国家卫生和计划生育委员会“十二五”规划教材
全国高等医药教材建设研究会“十二五”规划教材
专科医师核心能力提升导引丛书
供临床型研究生及专科医师用

内分泌内科学

Endocrinology

第 2 版

主　　编　宁　光　周智广
副 主 编　王卫庆　邢小平

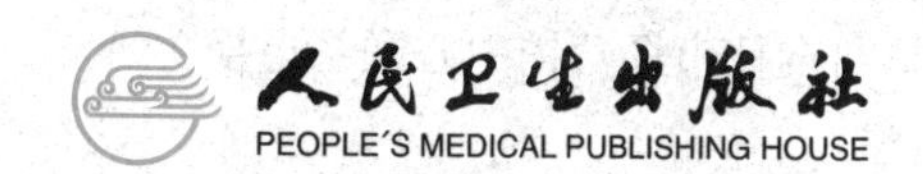

图书在版编目（CIP）数据

内分泌内科学 / 宁光，周智广主编 . —2 版 . —北京：人民卫生出版社，2014

ISBN 978-7-117-19501-0

Ⅰ. ①内… Ⅱ. ①宁…②周… Ⅲ. ①内分泌学 – 研究生 – 教材 Ⅳ. ①R58

中国版本图书馆 CIP 数据核字（2014）第 172414 号

内分泌内科学

第 2 版

主　　编：宁　光　周智广
出版发行：人民卫生出版社（中继线 010-59780011）
地　　址：北京市朝阳区潘家园南里 19 号
邮　　编：100021
E - mail：pmph @ pmph.com
购书热线：010-59787592　010-59787584　010-65264830
印　　刷：人卫印务（北京）有限公司
经　　销：新华书店
开　　本：850 × 1168　1/16　　印张：28　　插页：1
字　　数：847 千字
版　　次：2009 年 2 月第 1 版　　2014 年 10 月第 2 版
2019 年 12 月第 2 版第 5 次印刷（总第 6 次印刷）
标准书号：ISBN 978-7-117-19501-0/R · 19502
定　　价：99.00 元
打击盗版举报电话：010-59787491　E-mail：WQ @ pmph.com
（凡属印装质量问题请与本社市场营销中心联系退换）

编　　者(以姓氏笔画为序)

王　臻(中南大学湘雅二医院)
王卫庆(上海交通大学医学院附属瑞金医院)
王玉环(西安交通大学医学院第二附属医院)
王佑民(安徽医科大学第一附属医院)
王桂侠(吉林大学第一临床医学院)
邓大同(安徽医科大学第一附属医院)
包玉倩(上海市第六人民医院)
宁　光(上海交通大学医学院附属瑞金医院)
母义明(中国人民解放军总医院)
邢小平(北京协和医院)
毕宇芳(上海交通大学医学院附属瑞金医院)
朱　梅(天津医科大学总医院)
向光大(湖北省武汉市广州军区武汉总医院)
刘礼斌(福建医科大学附属协和医院)
关海霞(中国医科大学附属第一医院)
汤旭磊(兰州大学第一医院)
严　励(广东省广州市中山大学附属第二医院)
苏　青(上海交通大学医学院附属新华医院)
杜建玲(大连医科大学附属第一医院)
李　强(黑龙江省哈尔滨医科大学第二医院)
李　静(中国医科大学附属第一医院)
李　霞(中南大学湘雅二医院)
李小英(上海交通大学医学院附属瑞金医院)
李长贵(山东省青岛医学院附属医院)
李玉秀(北京协和医院)
李玉姝(中国医科大学附属第一医院)
李昭英(山西医科大学第一医院)
李艳波(哈尔滨医科大学附属第一医院)
杨　涛(江苏省南京医科大学第一附属医院)
杨　静(山西医科大学第一医院)
余学锋(华中科技大学同济医学院附属同济医院)
谷伟军(中国人民解放军总医院)
沈飞霞(温州医学院附属第一医院)
张　波(北京中日友好医院)
张力辉(河北医科大学第二医院)
张乐乐(中国人民解放军总医院)
张克勤(上海同济医院)
张松筠(河北医科大学第二医院)
陆召麟(北京协和医院)
陈　刚(福建省立医院)
陈　丽(山东大学齐鲁医院)
陈　康(中国人民解放军总医院)
陈德才(四川大学华西医院)
陈璐璐(华中科技大学同济医学院附属协和医院)
罗佐杰(广西医科大学第一附属医院)
罗湘杭(中南大学湘雅二医院)
周智广(中南大学湘雅二医院)
单忠艳(中国医科大学内分泌研究所)
赵家军(山东省立医院)
钟历勇(首都医科大学附属天坛医院)
施秉银(西安交通大学医学院第一附属医院)
洪　洁(上海交通大学医学院附属瑞金医院)
洪天配(北京大学第三医院)
秦映芬(广西医科大学第一附属医院)
秦贵军(河南省郑州大学第一附属医院)
夏维波(北京协和医院)
高　鑫(复旦大学附属中山医院)
高政南(辽宁省大连市中心医院)
郭清华(中国人民解放军总医院)
黄　干(中南大学湘雅二医院)
彭永德(上海交通大学附属第一人民医院)
童南伟(四川大学华西医院)
窦京涛(中国人民解放军总医院)
滕卫平(中国医科大学内分泌研究所)
霍亚南(江西省人民医院)

主 编 简 介

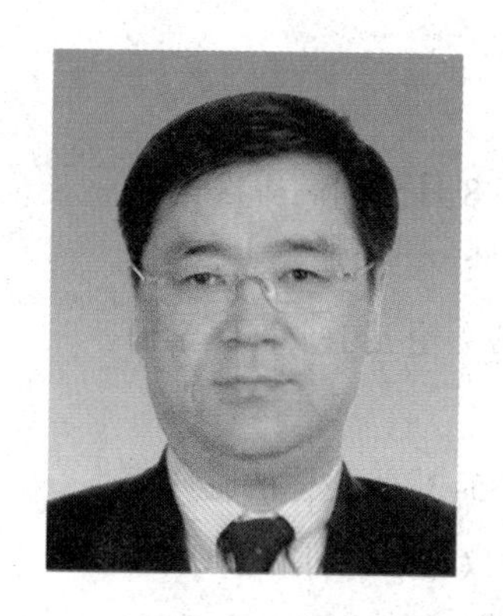

宁光，教育部长江特聘教授、博士生导师，上海交通大学医学院附属瑞金医院副院长、国家代谢性疾病临床医学研究中心主任、卫生部内分泌代谢病重点实验室主任、上海市内分泌代谢病研究所所长和上海市内分泌肿瘤重点实验室主任，学术任职国际内分泌学会执行委员会委员、中华医学会内分泌分会前任主任委员、中国医师协会内分泌代谢科医师分会会长、《中华内分泌代谢杂志》总编辑、*Journal of Diabetes* 主编和 *Nature Review of Endocrinology* 编委。

宁光教授先后承担包括国家杰青、科技部新药创制重大专项在内课题 19 项，主要学术成绩为遗传性内分泌疾病诊治和 2 型糖尿病防治研究，并获 3 次国家科技进步二等奖、两次上海市科技进步一等奖，获国家基金委创新团队首席、人事部千百万人才工程国家级人选、国务院特殊津贴、教育部创新团队、卫生部有突出贡献专家等。发表科研论文近 400 篇，其中 SCI 论文 180 篇。

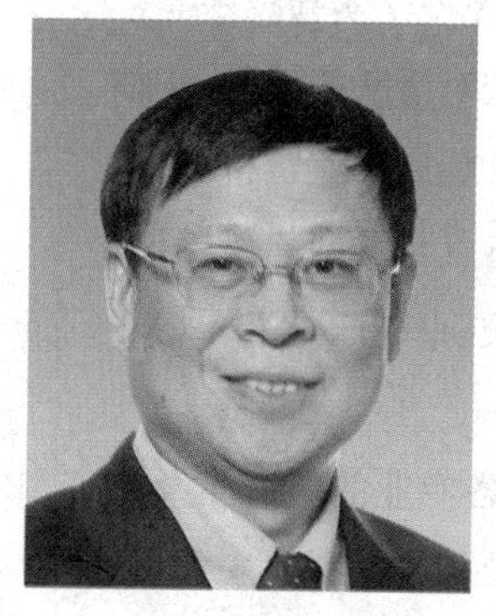

周智广，教授、一级主任医师、博士生导师。现任中南大学湘雅二医院党委书记、中南大学代谢内分泌研究所所长、湖南省糖尿病研究中心主任、糖尿病免疫学教育部重点实验室主任、国家代谢性疾病临床医学研究中心主任。兼任中华医学会糖尿病学分会副主任委员、中国医师协会内分泌代谢科医师分会副会长、国际糖尿病联盟青少年糖尿病组专家、亚洲糖尿病研究会执行理事；《中国医师杂志》主编、《中国糖尿病杂志》副主编、及 *Diabetes Research Clinical Practice*、*Diabetes Metabolism Research & Reviews* 等杂志编委。

周智广教授主要从事自身免疫糖尿病临床与基础研究，先后主持国家、部省级和国际课题 39 项。获得国家科技进步奖两项、省部级奖 10 项；获中国青年科技奖、全国中青年医学科技之星和卫生部有突出贡献中青年专家等称号。发表论文400余篇。1993年起享受国务院政府特殊津贴。

全国高等学校医学研究生规划教材
第二轮修订说明

为了推动医学研究生教育的改革与发展，加强创新人才培养，自2001年8月全国高等医药教材建设研究会和原卫生部教材办公室启动医学研究生教材的组织编写工作开始，在多次大规模的调研、论证的前提下，人民卫生出版社先后于2002年和2008年分两批完成了第一轮五十余种医学研究生规划教材的编写与出版工作。

为了进一步贯彻落实第二次全国高等医学教育改革工作会议精神，推动"5+3"为主体的临床医学教育综合改革，培养研究型、创新性、高素质的卓越医学人才，全国高等医药教材建设研究会、人民卫生出版社在全面调研、系统分析第一轮研究生教材的基础上，再次对这套教材进行了系统的规划，进一步确立了以"解决研究生科研和临床中实际遇到的问题"为立足点，以"回顾、现状、展望"为线索，以"培养和启发研究生创新思维"为中心的教材创新修订原则。

修订后的第二轮教材共包括5个系列：①科研公共学科系列：主要围绕研究生科研中所需要的基本理论知识，以及从最初的科研设计到最终的论文发表的各个环节可能遇到的问题展开；②常用统计软件与技术介绍了SAS统计软件、SPSS统计软件、分子生物学实验技术、免疫学实验技术等常用的统计软件以及实验技术；③基础前沿与进展：主要包括了基础学科中进展相对活跃的学科；④临床基础与辅助学科：包括了临床型研究生所需要进一步加强的相关学科内容；⑤临床专业学科：通过对疾病诊疗历史变迁的点评、当前诊疗中困惑、局限与不足的剖析，以及研究热点与发展趋势探讨，启发和培养临床诊疗中的创新。从而构建了适应新时期研究型、创新性、高素质、卓越医学人才培养的教材体系。

该套教材中的科研公共学科、常用统计软件与技术学科适用于医学院校各专业的研究生及相应的科研工作者，基础前沿与进展主要适用于基础医学和临床医学的研究生及相应的科研工作者；临床基础与辅助学科和临床专业学科主要适用于临床型研究生及相应学科的专科医师。

全国高等学校第二轮医学研究生规划教材目录

1	医学哲学	主　编　柯　杨　张大庆 副主编　赵明杰　段志光　罗长坤　刘　虹
2	医学科研方法学(第2版)	主　编　刘　民 副主编　陈　峰
3	医学统计学(第4版)	主　编　孙振球　徐勇勇
4	医学实验动物学(第2版)	主　编　秦　川 副主编　谭　毅　张连峰
5	实验室生物安全(第2版)	主　审　余新炳 主　编　叶冬青
6	医学科研课题设计、申报与实施(第2版)	主　审　龚非力 主　编　李卓娅 副主编　李宗芳
7	医学信息搜集与利用(第2版)	主　编　代　涛 副主编　赵文龙　张云秋
8	医学实验技术原理与选择(第2版)	主　编　魏于全 副主编　向　荣　郭亚军　胡　汛　徐宁志
9	统计方法在医学科研中的应用	主　编　李晓松 副主编　李　康
10	医学科研论文撰写与发表(第2版)	主　编　张学军 副主编　王征爱　吴忠均
11	IBM SPSS 统计软件应用(第3版)	主　编　陈平雁　黄浙明 副主编　安胜利　欧春泉　陈莉雅
12	SAS 统计软件应用(第3版)	主　编　贺　佳 副主编　尹　平

13	医学分子生物学实验技术(第3版)	主　编　药立波 副主编　韩　骅　焦炳华　常智杰
14	医学免疫学实验技术(第2版)	主　编　柳忠辉　吴雄文 副主编　王全兴　吴玉章　储以微
15	组织病理技术(第2版)	主　编　李甘地
16	组织和细胞培养技术(第3版)	主　审　宋今丹 主　编　章静波 副主编　张世馥　连小华
17	组织化学与细胞化学技术(第2版)	主　编　李　和　周　莉 副主编　周德山　周国民　肖　岚
18	人类疾病动物模型(第2版)	主　审　施新猷 主　编　刘恩岐 副主编　李亮平　师长宏
19	医学分子生物学(第2版)	主　审　刘德培 主　编　周春燕　冯作化 副主编　药立波　何凤田
20	医学免疫学	主　编　曹雪涛 副主编　于益芝　熊思东
21	基础与临床药理学(第2版)	主　编　杨宝峰 副主编　李学军　李　俊　董　志
22	医学微生物学	主　编　徐志凯　郭晓奎 副主编　江丽芳　龙北国
23	病理学	主　编　来茂德 副主编　李一雷
24	医学细胞生物学(第3版)	主　审　钟正明 主　编　杨　恬 副主编　易　静　陈誉华　何通川
25	分子病毒学(第3版)	主　编　黄文林 副主编　徐志凯　董小平　张　辉
26	医学微生态学	主　编　李兰娟
27	临床流行病学(第4版)	主　审　李立明 主　编　黄悦勤
28	循证医学	主　编　李幼平 副主编　杨克虎

29 断层影像解剖学
主　编　刘树伟
副主编　张绍祥　赵　斌

30 临床应用解剖学
主　编　王海杰
副主编　陈　尧　杨桂姣

31 临床信息管理
主　编　崔　雷
副主编　曹高芳　张　晓　郑西川

32 临床心理学
主　审　张亚林
主　编　李占江
副主编　王建平　赵旭东　张海音

33 医患沟通
主　编　周　晋
副主编　尹　梅

34 实验诊断学
主　编　王兰兰　尚　红
副主编　尹一兵　樊绮诗

35 核医学(第2版)
主　编　张永学
副主编　李亚明　王　铁

36 放射诊断学
主　编　郭启勇
副主编　王晓明　刘士远

37 超声影像学
主　审　张　运　王新房
主　编　谢明星　唐　杰
副主编　何怡华　田家玮　周晓东

38 呼吸病学(第2版)
主　审　钟南山
主　编　王　辰　陈荣昌
副主编　代华平　陈宝元

39 消化内科学(第2版)
主　审　樊代明　胡品津　刘新光
主　编　钱家鸣
副主编　厉有名　林菊生

40 心血管内科学(第2版)
主　编　胡大一　马长生
副主编　雷　寒　韩雅玲　黄　峻

41 血液内科学(第2版)
主　编　黄晓军　黄　河
副主编　邵宗鸿　胡　豫

42 肾内科学(第2版)
主　编　谌贻璞
副主编　余学清

43 内分泌内科学(第2版)
主　编　宁　光　周智广
副主编　王卫庆　邢小平

58	血管淋巴管外科学(第2版)	主　编	汪忠镐
		副主编	王深明　俞恒锡
59	小儿外科学(第2版)	主　审	王　果
		主　编	冯杰雄　郑　珊
		副主编	孙　宁　王维林　夏慧敏
60	器官移植学	主　审	陈　实
		主　编	刘永锋　郑树森
		副主编	陈忠华　朱继业　陈江华
61	临床肿瘤学	主　编	赫　捷
		副主编	毛友生　沈　铿　马　骏
62	麻醉学	主　编	刘　进
		副主编	熊利泽　黄宇光
63	妇产科学(第2版)	主　编	曹泽毅　乔　杰
		副主编	陈春玲　段　涛　沈　铿 王建六　杨慧霞
64	儿科学	主　编	桂永浩　申昆玲
		副主编	毛　萌　杜立中
65	耳鼻咽喉头颈外科学(第2版)	主　编	孔维佳　韩德民
		副主编	周　梁　许　庚　韩东一
66	眼科学(第2版)	主　编	崔　浩　王宁利
		副主编	杨培增　何守志　黎晓新
67	灾难医学	主　审	王一镗
		主　编	刘中民
		副主编	田军章　周荣斌　王立祥
68	康复医学	主　编	励建安
		副主编	毕　胜
69	皮肤性病学	主　编	王宝玺
		副主编	顾　恒　晋红中　李　岷
70	创伤、烧伤与再生医学	主　审	王正国　盛志勇
		主　编	付小兵
		副主编	黄跃生　蒋建新

全国高等学校第二轮医学研究生规划教材
评审委员会名单

前　言

分子和细胞生物学技术的迅猛发展和广泛应用，使内分泌领域从广度到深度，全方位地获得了突飞猛进的开拓和深入，内分泌学的全貌已焕然一新，在许多原先认为不属内分泌的器官组织和细胞中发现了也具有分泌激素样物质的内分泌功能，这使得内分泌领域的研究范围大大地扩展。内分泌学在医学中的地位也从一个临床内科的一个分支而成为机体内外环境平衡的神经－内分泌－免疫三大调控系统之一，成为渗透医学各个领域的基础医学。具有临床诊断、治疗和预防价值的激素都已通过基因工程的方法进行人工合成，基因转移、基因治疗也从实验阶段转入临床研究及应用阶段，为防治各种内分泌疾病开创了崭新的局面。随着内分泌学的发展变化及高校研究生教学的需要，由"全国高等医药教材建设研究会"组织编写了这本规划教材，即《内分泌内科学》(第2版)。

本书的读者对象为各高等学校内分泌专业及相关专业的临床型及科研型研究生，目的是要在临床型研究生临床技能、临床创新思维的培养过程中起到手电筒、导航系统的作用，注重学生提出问题、分析问题、解决问题能力的培养。在注重解决临床实际的前提下，强调诊疗现状的剖析，必要的地方辅以回顾和展望。

本书的编委阵容强大，资历层次较高，来自全国许多重点医学院校和知名医院从事内分泌学的专家和教授，写作角度独特，基本涵盖内分泌学的基本理论。

本书的出版是所有参编人员努力的结果，但由于编写内容较多，时间紧促，尽管在编写中我们是认真、努力的，但书中难免有不足之处，望各位读者不吝赐教，提出宝贵意见，以不断提高本书的质量。

上海交通大学医学院附属瑞金医院

宁　光

2014年9月

目　录

第一篇　总　论

第二篇　下丘脑和垂体疾病

第三篇　甲状腺疾病

第四篇　甲状旁腺和钙磷代谢

第五篇　肾上腺疾病

第六篇　性 腺 疾 病

第七篇　营养代谢性疾病

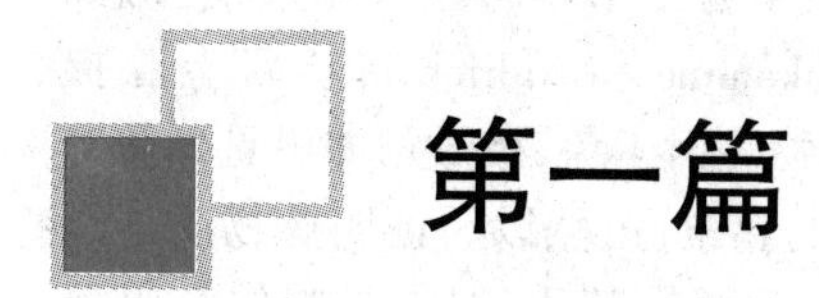

第一篇

总　论

Today, endocrinology is fun again.

今日的内分泌代谢病学正呈现出一片盎然生机。从一门古老的学科，历经数十年发展，内分泌代谢病学在自身蓬勃发展的同时，已深度渗入心血管、胃肠道、生殖医学、肿瘤等相关领域，并将在转化医学领域取得丰硕成果。与此同时，随着我国经济迅猛发展，人口老龄化和人民对健康水平要求的提高，内分泌代谢病的重要性越发显现。而且随着生活状态、环境以及诊断技术等因素的改变，我国内分泌代谢性疾病谱发生了显著变化：①随着工业化、城镇化和老龄化程度加快，一系列代谢性疾病如糖尿病、肥胖、骨质疏松等发病率明显增加；②环境等外在因素改变亦导致疾病发生率明显改变，塑化剂成分双酚A与糖尿病关联即为绝佳例证；③诊断技术的提高和改良亦使疾病发现率提高。以往认为原发性醛固酮增多症为少见疾病，占高血压不到1%。而目前普遍采用醛固酮/肾素比值（ARR）作为原醛筛查指标，发现原醛症占高血压的5%~10%，一项新的全国调研证实原醛症占难治性高血压的7.1%；④疾病认识程度发生明显变化，其中一个重要进展是疾病的亚临床状态，即临床症状轻微但生化尤其是激素测定异常的一种生化异常状态。

因而，今日的内分泌代谢病学已成为一门集人类功能基因组学、分子细胞生物学、遗传流行病学和临床医学为一体的新兴学科，并正在吸引着众多的优秀临床医师、研究人员、科学家们投入临床诊疗和基础研究中。

一、内分泌学概述

1. 激素和内分泌系统概念的发展 内分泌代谢病学历史悠久，早在《黄帝内经》中就有有关阉人丧失第二性征的描述。《黄帝内经》中还有如下记载："此肥美之所发也，此人必数食甘美而多肥也，肥者令人内热，甘者令人中满，故其气上溢，转为消渴。"所谓"消渴"即现代的糖尿病。西方医学之父希波克拉底（Hippocrates）所提出的"体液（humours）学说"中最核心的理念即是：健康是因为体内各种物质的平衡，此已具内分泌学雏形。但现代内分泌代谢病学的形成并逐渐作为一门独立的学科并取得令人瞩目的进展始于19世纪末、20世纪初。美国名医T.Addison是第一个完整描述一种内分泌疾病并把此疾病归因于内分泌腺体的人，1855年他对一种病提出报告："本人注意到本病的特征，是贫血、全身无力、虚弱、心动极微、胃肠障碍，以及与肾上腺病损相伴随的皮肤颜色的特殊变化。"这便是我们大家现已熟知的疾病：肾上腺皮质功能减退症，又称为Addison病，鉴于T. Addison的贡献，他常常被称为"内分泌之父"。

但直到20世纪初，激素概念的提出成为现代内分泌代谢病学作为一个学科正式出现的标志。首先，1901年，Takamine和Aldrich将从肾上腺提取一种纯净结晶物注射于兔，极微量即可见显著升压，故命名为肾上腺素，虽然以后证明此物质不是来源于肾上腺皮质而是髓质，但却是腺体分泌物质提纯的启端。1902年，英国生理学家Bayliss和Starling发现切断神经联系而仅保留血管的狗的游离肠袢的黏膜在接触酸性食糜或酸溶液时可以产生一种物质经血液直接刺激胰腺分泌，故将其命名为"胰泌素"。此项研究的重要意义在于他们发现一个被分泌的物质可以刺激另一腺体的分泌，也即机体内存在着的与神经调节相并存的体液调节机制，此即内分泌系统。他们的另一重要贡献在于，他们还根据希腊文"hormoa"（激活）创造了"Hormone"（激素）这个名词，并将激素定义为"生产出来通过血液作为中间物起到使人体各部协调的相互作用的物质。"其后经典内分泌学将激素定义为由内分泌器官产生并释放入血循环，转运到靶器官或组织发挥效应的微量化学物质。根据此激素概念构筑的经典内分泌系统，是以特异性的内分泌腺体为基础的，并且固守经典的血分泌的方式。但目前激素的概念已得到进一步扩展：激素是体内广泛存在的细胞间通讯的化学信使，其功能为调节机体代谢，协调机体器官、系统活动并维持内环境稳定，参与细胞生长、分化、发育和死亡的调控。这种扩展的激素概念极大扩大了激素范畴，将所有细胞因子、生长因子、神经递质、神经肽都归为激素。

更重要的是激素的分泌不再局限于经典的内分泌腺体，而是体内许多组织和器官皆具内分泌功能。肾脏是第一个被发现具有内分泌功能的非内分泌器官，如肾素、促红细胞生成素、1-羟化酶和前列环素等皆有肾脏分泌，新近发现肾脏还分泌可调节心脏功能和血压的新型可溶性单胺氧化酶——Renalase。长期以来，心脏被认为一简单的"动力泵"，自1984年发现心脏分泌心钠素、1988年发现血管内皮分泌内皮素后，人们认识到心脏、血管也有内分泌功能，同时也形成了一门新兴的交叉学科——心血管内分泌学，而且R Furchgott、L Ignar和F Marad三人因证实内皮细胞释放的最小气体分子（NO）也能发挥舒张血管的激素样作用，从而获得1998年诺贝尔奖。目前的研究证实:包括多肽、蛋白质、酶、生长因子、细胞因子、趋化因子、黏附分子、离子通道、信息传递分子和转录因子等在内的大量心血管生物活性物质是维持人体生命活动最重要的物质基础,亦是当前生命科学研究中最活跃、发展最迅速的领域之一。长期以来,脂肪组织一直被认为是仅供能量贮备的终末分化器官。然而,自1994年瘦素(leptin)发现后,激起对脂肪细胞因子(adipokines)研究的热潮。随着众多脂肪细胞因子如脂肪源性TNF-α、脂联素(adiponectin)、抵抗素(resistin)、白介素6(IL-6)和内脏脂肪素(visfatin)等的发现,脂肪组织旺盛的内分泌功能亦逐渐为人们所认识,脂肪组织已成为体内最大的内分泌器官,分泌百余种生物活性物质,脂肪内分泌学已成为内分泌学的一个新的领域。而且脂肪细胞因子作用的范围、涉及的器官和机制等已大大拓宽和更加深入。

2. 激素的分类及作用方式　目前激素有多种分类方法,一般按照它们的化学本质,分为五大类:

1) 肽及蛋白质激素:多数下丘脑、垂体激素,甲状旁腺激素、胰岛分泌激素、消化道的内分泌细胞均属于此类。

2) 类固醇激素:肾上腺皮质所分泌的皮质醇和醛固酮等所有皮质激素,以及睾丸、卵巢所分泌的雄激素、雌激素、孕激素等均属此类。

3) 胺类及氨基酸衍生物激素:这类激素包括肾上腺髓质激素与甲状腺激素。

4) 固醇类激素:这类激素都是维生素D3的衍生物。

5) 脂肪酸衍生物:包括前列腺素,也称为类花生酸。

激素的作用方式一般有以下几类:

1) 内分泌(endocrine)或称血分泌(hemocrine):激素分泌后经血液运输至远距离的靶组织而发挥作用。

2) 旁分泌或邻分泌(paracrine):激素分泌后并不经血液运输,仅由组织液扩散而作用于邻近细胞。

3) 自分泌(autocrine):细胞所分泌的激素在局部扩散又返回作用于该分泌细胞而发挥反馈作用。

4) 腔分泌(solinocrine):腔存在于胃肠道、支气管和泌尿生殖系等具有管道结构的器官,其分泌物质可直接作用于管道内膜细胞等细胞并调节其功能。与外分泌所不同的是后者多为酶类。

5) 神经内分泌(neuroendocrine):一些具有内分泌功能的神经细胞分泌神经激素借轴浆流动运送至末梢而释放,如下丘脑神经元分泌之神经激素经轴突输送到垂体后叶再分泌入血。

6) 神经分泌(neurocrine):主要指突触式分泌,如神经递质由突触前膜分泌并作用于突触后膜。

7) 激素的其他分泌方式:还有如胞质内合成的激素不出细胞,直接运送至细胞核而影响靶基因表达的胞内分泌;激素分泌细胞,胞膜间的隙间连接分泌,以及在病理状态下所出现的双重分泌。

3. 激素的合成、释放与运输　激素的合成与释放方式有两类,一些激素储存于囊泡中,受到分泌信号的刺激后,囊泡与细胞膜融合,激素从内分泌细胞中释放出来。分泌信号与合成信号可以偶联或单独存在。这类激素经历了合成、储存、释放三个步骤。另一类激素合成后立即释放,不需囊泡与细胞膜融合,它们的分泌信号与合成信号没有明显区别。多肽激素属于第一类,类固醇激素和脂肪酸衍生物属于第二类。囊泡介导的激素释放分为早期事件和晚期事件。早期事件包括将新合成的分泌蛋白转入膜性结构的内质网腔隙,晚期事件涉及将这些蛋白质从内质网腔转运至其他膜性结构的腔隙内,包括高尔基体和随后的分泌颗粒,最后通过分泌颗粒与细胞膜的融合而排出胞外。细胞核内完成mRNA前体的转录以及转录后处理形成mRNA的过程。包括RNA的切割,内含子的切除,外显子的再连接。在5'端进行甲基化三磷酸鸟苷的"帽子"修饰和在3'加上聚腺苷酸"尾巴"的修饰后,胞质内的mRNA随即聚集到核糖体中。来自胞质的游离的核糖体开始翻译编码分泌蛋白的mRNA,开始的一端密码子在核糖体上编码出一个信号序列,有助于新合成的肽链定位于内质网膜。核糖体与内质网间的跨内质网膜通道的形成为延续的肽链进入内质网腔提供了途径。随着整个肽链进入到内质网腔,在分子伴侣的控制下,多肽链发生折叠,核糖体亚单位被重新释放到游离胞质池中,通道分解或关闭。蛋白质经过翻译后加工形成成熟激素,等待下一步处理。

分泌蛋白质均以囊泡的形式从内质网中的合成场所转运到内质网后的"中介"区域,并进一步从此处转运到高尔基体。在高尔基体中,它们将按顺序从顺式高尔基网转运到中间高尔基堆,再到反式高尔基堆,最终到达反式高尔基网的扁平囊泡。由此处将多肽激素转送到调节性或原生型分泌途径,或者转送到溶酶体进行降解。除了前向转运外,还有通过小管介导的逆向转运,将膜和多肽送回上一级膜性结构。

4. 激素的作用机制 所有的内分泌细胞所分泌的激素均随血液循环于全身,身体所有的细胞均可接触到它们,但是,不同组织细胞对不同的激素反应截然不同,也就是说,大多数激素均有其固定的靶组织或靶器官。我们还可以注意到,循环在血液中的生理性激素浓度是很低的,通常可以达到纳克甚至皮克单位级,然而,它们引起的生理作用却是巨大的。这些现象都与激素与其高亲和力受体作用的特异性极其级联放大作用相关。

20世纪70年代,Sutherland揭示出激素作用的"第二信使"学说,为后来的人们探索激素的胞内作用打开了大门。胞外基质内的激素与受体相互作用,活化了一个相联系的效应系统(可在或不在同一分子上),活化作用产生了一个胞内信号分子或第二信使,通过一系列通路,产生了激素的最终效应,如使代谢酶活化,产生蛋白,DNA和RNA的合成,细胞生长分化,细胞转运等。按照激素与其受体的作用部位以及发挥作用的方式将激素分为两类,一类为作用于细胞膜表面的激素,包括神经递质和多肽激素;另一类为发挥转录调控因子作用的激素,即通常称为核受体激素,包括类固醇激素、甲状腺激素以及维生素D。

近年来,随着分子克隆技术的进步,多数已知的激素膜受体的初级结构得到阐明。人们对于受体在细胞膜上的组成表现,受体与配基的结合及信号传递的特点都有了更深入的认识。作用于细胞膜表面的受体有五大类第一类G蛋白偶联受体,为7次跨膜受体,此类受体含有一个胞外氨基端结构域,其后为7个跨膜疏水性氨基酸片段,每个片段均穿越双层脂质膜,在第7个跨膜片段后为亲水性胞内羧基端结构域,其末端连有结合G蛋白的部位,G蛋白通过激活腺苷酸环化酶起作用。第二类酪氨酸激酶受体只有一个跨膜结构域,有一个大的胞外结合区,其后依次为一跨膜片段和一个胞质尾,它本身就具有酪氨酸激酶活性,可进一步激活下游靶蛋白,最终影响细胞的增殖和生长等功能。第三类酪氨酸激酶偶联受体在功能上类似第二类受体,该类受体不具有内在酪氨酸激酶活性,但可通过与胞内酪氨酸激酶相互作用发挥功能。第四类为鸟苷酸环化酶受体,也是一次穿膜蛋白,膜内段含有鸟苷酸环化酶活性区,通过激活鸟苷酸环化酶起作用。第五类受体为配体闸门离子通道受体,当配体与受体结合后,通道开放,Na^+、K^+、Ca^{2+}通过通道,引起膜电位变化或激发蛋白功能,也可通过蛋白磷酸化产生激素作用信号。以上各种受体还可以按照受体分子穿越细胞膜的次数,分为1次穿膜、4次穿膜和7次穿膜3种类型。

肽类激素信息在胞内的信号转导通路包括通过胞内第二信使介导的信号通路、受体酪氨酸激酶有丝分裂原活化的蛋白激酶信号传递途径(Ras连接通路)、细胞因子激活的JAK-STAT信号通路以及第二信使介导的细胞膜受体与基因表达调控联系的偶联信号通路等。

跨膜的受体与激素结合,导致受体变构而活化,活化的受体在胞质侧与G蛋白结合,并使后者活化,G蛋白激活腺苷酸环化酶,使cAMP生成增加,cAMP激活了依赖cAMP的蛋白激酶(蛋白激酶A,PKA)。蛋白激酶的调节亚基与催化亚基解离,游离的催化亚基表现出活性,催化胞内蛋白质的磷酸化,产生进一步的生物学效应。

二、内分泌学的发展趋势

1. 降糖治疗 来自循证医学的启迪。

糖尿病治疗与"循证医学"息息相关。因为,关于糖尿病的治疗,从指南的制订,到强化降糖益处与风险的争论,到降糖药是否增加心血管风险,都是缘起于循证医学所呈现的正反面证据。

循证医学的主要创始人、国际著名临床流行病学家David Sackett曾将循证医学证医学定义为:"慎重、准确和明智地应用所能获得的最好研究证据来确定患者治疗措施"。根据这一定义,循证医学要求临床医师认真、明确和合理应用现有最好的证据来决定具体病人的医疗处理,作出准确的诊断,选择最佳的治疗方法,争取最好的效果和预后。"循证医学所要求的临床证据有3个主要来源:①大样本的随机对照临床试验;②系统性循证医学评价;③荟萃分析或称为汇总分析。循证医学提供的多种证据,其临床应用的价值并非都是相同的,因而需要对这些证据作评价积分级。Howden等将证据分为4个等级,其中Ⅰ级和Ⅱ级为最佳证据,均来自大样本的随机对照临床试验,或对这些随机对照临床试验所作的系统性评价和荟萃分析。这类证据可认为是评价临床治疗效果的金标准,也是借以作出临床决策的可靠依据。

目前,提呈给临床医生的最好研究证据来自于几项大型临床研究,包括最著名的英国前瞻性糖尿病研究(the United Kingdom prospective diabetes study,UKPDS)、糖尿病和心血管疾病行动研究

(action in diabetes and vascular disease: preterax and diamicron MR controlled evaluation, ADVANCE)、糖尿病患者心血管风险干预研究(action to control cardiovascular risk in diabetes, ACCORD)、退伍军人糖尿病研究(veterans affairs diabetes trial, VADT)。

令糖尿病学家兴奋和沮丧的是:这些证据已经明确强化血糖控制可以大大降低糖尿病微血管并发症的风险,积极强化干预治疗逐渐成为大家的共识。然而,强化控制血糖虽可使冠心病发生风险明显降低,但强化治疗对脑卒中及全因死亡发生风险无明显改善。与此同时,强化治疗对冠心病的受益均伴随着低血糖发生风险的增加而被削弱。糖尿病的全方位治疗,包括对糖尿病并发症危险因素各个组分所进行的全面有效的干预看来让患者获益更大。以控制血糖为中心,包含血压、血脂、生活方式和行为习惯等的全面调控,来自丹麦的 steno-2 研究在经过七八年的治疗,并随访 5 年后证实:强化治疗组的心血管死亡及心血管事件发生风险明显低于常规治疗组,表明高危 2 型糖尿病患者早期进行血糖、血压及血脂的多重干预可有效降低 2 型糖尿病患者的心血管事件、心血管死亡及全因死亡风险。

另一方面,迄今为止,尚未有任何口服降糖药物有大型 RCT(随机、对照)研究的确切证据表明具有心血管保护作用。唯一的一项二甲双胍与磺脲类药物在 2 型糖尿病合并冠心病患者中进行的前瞻性研究,用以评价通过上述二种药物干预后患者再发复合心血管终点的差异,由上海交通大学医学院附属瑞金医院的的宁光教授及其研究团队领衔完成。通过对 302 名 2 型糖尿病患者进行的五年观察发现:与格列吡嗪比较,连续服用二甲双胍 3 年能显著减少随后 5 年主要心血管事件的发生。该研究表明,使用二甲双胍治疗有高危因素的 2 型糖尿病患者,可以使患者在心血管方面获得潜在益处。目前在进行的 SAVOR-TIMI 53 是一项随机、双盲、安慰剂对照的多中心临床研究。其主要目的是,评估 16 500 名左右的 2 型糖尿病患者在保持原有治疗或护理方案的基础上增加了沙格列汀和安慰剂之后,沙格列汀在降低心血管病死亡、非致命性心肌梗死和非致命性缺血性卒中等心血管事件方面的效果,同时还进行了相应的血管和代谢生物标志物的亚组研究。如果这些潜在的心血管保护作用能在以心血管事件和死亡为终点的临床研究中获得验证,将给 2 型糖尿病的治疗,尤其是心血管并发症的防治,带来重大突破。因此,SAVOR-TIMI 53 研究值得期待。

继 GLP-1、二肽基肽酶Ⅳ抑制剂上市后,近来又有几类新药初现端倪。胆酸隔离剂与胰岛素、二甲双胍、磺脲类药物合用可以降低血糖;生长素受体拮抗剂在动物实验中被证实可以减少摄食;大麻受体拮抗剂(利莫纳班)的减重效果肯定,但可能与抑郁有关,其安全性尚待进一步研究;脂肪组织的 11β 羟化类醇脱氢酶抑制剂能减少可的松的转化,进而改善机体的胰岛素敏感性;钠/葡萄糖转运子 2 抑制剂使肾小管对葡萄糖的重吸收减少,进而增加尿糖排出而降低血糖。上述新药的问世必将为糖尿病的防治开辟新的途径。

2. 内分泌肿瘤 从分子诊断到个体化治疗。

神经内分泌肿瘤是一组起源于肽能神经元和神经内分泌细胞的一大类异质性肿瘤,可发生于整个神经内分泌系统。不同于常见的实体肿瘤,神经内分泌肿瘤因有分泌内分泌激素功能而可引发的典型临床症状。令人烦恼的是,大部分的神经内分泌肿瘤发病机制不清,一些非特异的临床症状如皮肤潮红、腹痛腹泻、红斑等易造成漏诊和误诊,而一些无功能性的神经内分泌肿瘤则因缺乏典型的临床表现,在就诊时往往已出现远处转移。手术切除是局限期神经内分泌肿瘤唯一的根治性治疗手段,但只有一小部分患者可以完全手术切除。发生肝转移的患者,纵使手术也能减轻肿瘤负荷,带来生存获益,但其远期预后仍较差。

另一方面,过去 10 年来,针对特异分子通路的癌症治疗药物已经是肿瘤药物开发的标志。在少数特殊实例中,以维持肿瘤生长和转移分子为靶点的单个小分子或抗体能有效并长期控制疾病的进程。如伊马替尼(格列卫)可用于治疗慢性髓系白血病、胃肠道间质瘤;赫赛汀(trastuzumab)可用于乳腺癌的治疗。分子靶向药物治疗是利用肿瘤细胞可以表达特定的基因或基因的表达产物,将抗癌药物定位到靶细胞的生物大分子或小分子上,从而达到抑制肿瘤细胞生长、增殖,最后使其死亡的目的。由于分子靶向药物作用的分子在正常细胞上很少表达或不表达,因而在最大程度上杀伤肿瘤细胞的同时,对正常细胞的伤害很小。分子靶向药物需要解决的问题包括:应选择什么样的靶点和(或)通路?应靶向作用于垂直(抑制同一通路的两个靶点)或平行通路?重要的生物过程和通路,如增殖、血管生成和细胞凋亡均应被抑制?根据经验选择靶点,还是根据药物不同的活性、不良反应和耐药机制的临床前资料?应构建什么动物模型测试疗效?应该如何设计适当的临床研究(包括患者的选择、组织学检测作用靶点、相关的影像学和实验室研究)?

以胰腺神经内分泌肿瘤(PNET)为例,它是来源自胰腺多能神经内分泌干细胞的一种罕见的胰腺肿瘤,病程缓慢,最终发生转移致死。局限于胰腺的仅占 14%,发生区域转移占 22%,远处转移高达 64%。PNET 的临床表现和预后差异很大,但总体预后好于胰腺癌。如果肿瘤发展,则具有很高的恶性侵袭性,进展速度较快,据文献报道其 5 年生存率不足 30%。

PNET 分为功能性和非功能性,目前治疗有手术、化学疗法、放射治疗、介入、生物治疗以及分子靶向药物治疗。目前使用的靶向药物主要是酪氨酸激酶抑制剂和抗血管生成的药物,以及哺乳动物西罗莫司抑制剂依维莫司和西罗莫斯等。与传统化疗药物及生长抑素类似物取得的有限疗效相比,靶向药物在 PNET 的治疗中取得了显著的进展。如:血管内皮生长因子抑制剂,包括酪氨酸激酶抑制剂舒尼替尼、索拉非尼和单克隆抗体贝伐单抗;mTOR 抑制剂,西罗莫司靶蛋白是一个保守的丝氨酸/苏氨酸激酶,通过对环境因子的应答以及酪氨酸激酶受体,如胰岛素样生长因子受体、血管生长因子受体和表皮生长因子受体等的下游信号传递,调节细胞生长和代谢。如坦罗莫司和依维莫司。

分子靶向药物在神经内分泌肿瘤中的应用意义是深刻的。神经内分泌肿瘤以"个小隐匿,看似良性却有着恶性行为"而著称。在既往手术、放化疗无法应对的前提下,我们期待着有更多的分子靶向治疗药物可给患者带来临床获益,并有着良好的安全耐受性。而基于肿瘤分子标志物的研发更是充满前景和令人期待。

3. 引物　内分泌代谢病学领域的一个重要分子研究工具。

细胞分子生物学曾一度被认为仅仅是科学家们的工作手段,与临床医学毫无关联。但在转化医学的概念提出后,该项技术已愈发显现出它的重要性,并已开始为一些疾病提供新的诊断和治疗方法。除了传统的 PCR 技术、Southern 印迹、Western 印迹和 Northern 印迹等实验室方法,基于基因组学、转录组学、蛋白质组学和代谢组学等新兴的系统生物学的组学(omics)研究,已在飞速发展。结合分子遗传学、生化与分子生物学、生物信息学等基础学科领域的成果,细胞分子生物学技术在临床实践中的广泛应用已指日可待。

1) 基因组学:基因组学是研究生物基因组的组成,组内各基因的精确结构、相互关系及表达调控的科学,研究内容包括以全基因组测序为目标的结构基因组学(structural genomics)和以基因功能鉴定为目标的功能基因组学(functional genomics),又被称为后基因组(postgenome)研究。基因组学的主要工具和方法包括:生物信息学,遗传分析,基因表达测量和基因功能鉴定。

目前最普遍应用于基因检测的技术是 DNA 探针,它正在广泛应用于基因表达分析、比较基因组杂交、和单一核苷酸多型性分析(single nucleotide polymorphism, SNP)等多种基因分析中。最新的全基因组关联分析(genome-wide association study, GWAS)技术结合了 SNP 和对比基因组技术,对人类全基因组范围内的常见遗传变异:单核苷酸多态性进行了总体关联分析。令人怦然心动的是:通过在全基因组范围内选择遗传变异进行基因分型,比较病例和对照间每个变异频率的差异,计算变异与疾病的关联强度,即可选出最相关的变异,进行验证后可最终确认某一个或几个基因与疾病相关。GWAS 采用的研究方式与传统的候选基因病例对照关联分析一致,即如果人群基因组中一些 SNP 与某种疾病相关联,理论上这些疾病相关 SNP 等位基因频率在某种疾病患者中应该高于未患病对照人群。

2005 年 Science 杂志首次报道了年龄相关性视网膜黄斑变性 GWAS 结果,引起医学界和遗传界极大地轰动,此后一系列 GWAS 研究陆续展开。2006 年,波士顿大学医学院联合哈佛大学等多个研究单位报道了关于肥胖的 GWAS 研究结果;2007 年,Saxena 等多个研究机构联合报道了 2 型糖尿病关联的多个位点,Samani 等则发表了冠心病关联基因;2008 年,Barrett 等通过 GWAS 发现了 30 多个与克罗恩病相关的易感基因位点;2009 年,Weiss 等运用 GWAS 发现了与具有高度遗传性的神经发育疾病,自闭症关联的染色体区域。目前,全球已陆续报道了与人类身高、体重、血压等主要性状,以及肥胖症、糖尿病、冠心病、视网膜黄斑、乳腺癌、前列腺癌、白血病、精神分裂症、风湿性关节炎等几十种威胁人类健康的常见疾病的 GWAS 结果,累计发表了近万篇论文,确定了一系列疾病发病的致病基因、相关基因、遗传易感区域和 SNP 变异。

以肥胖症为例:虽然食物摄入过多、能量消耗过少等环境因素是肥胖症发生的重要诱因,但是在既定环境下遗传因素仍起着至关重要的作用。肥胖症的家族聚集性就是遗传因素的直接证据。对于肥胖症遗传因素的研究历经了候选基因法、连锁分析、全基因组关联研究(GWAS)等时代。遗憾的是，所有GWAS所发现的遗传位点可能只能解释一小部分肥胖症的遗传度(heredity)。近年来遗传学家把目光也投入到罕见单核苷酸多态性(rareSNPs)、拷贝数变异(copy number variations, CNVs)、表观遗传学水平、系统生物学水平的遗传学研究上，以求更加全面客观的揭示肥胖症的遗传学发生机制。英国Peninsula医学院的Frayling等人通过全基因组关联研究发现位于脂肪和肥胖相关基因(fat mass an obesity associated gene, FTO)上的SNP与肥胖和2型糖尿病的发病风险有很强的关联关系。随后另外两个研究组也发现位于FTO基因上的SNP位点与成年人肥胖和儿童肥胖均有很强的相关关系。但是这些研究结果都是在欧洲白人人群中取得的，而在中国汉族人群中的结论尚不清楚。国内林旭研究组以参加"中国老龄人口营养健康状况"项目的北京和上海市汉族居民为基础，系统研究了FTO基因上多个SNP位点与肥胖和2型糖尿病的关联关系。他们发现：①在中国汉族人群内FTO基因上的SNP位点与肥胖、超重以及肥胖相关的数量性状(体质指数、体脂含量和腰围)之间均没有任何的关联关系；②FTO基因上的SNP位点与2型糖尿病、空腹血糖损伤以及糖尿病相关的数量性状(空腹血糖、糖化血红蛋白、胰岛素和胰岛素分泌指数)之间也没有显著的相关关系；③FTO基因的连锁不平衡(LD)结构和次要等位基因频率(MAF)在中国汉族人群和欧洲白种人群之间存在着显著的差异。因此，这些研究结果提示在中国汉族人群内FTO基因上的遗传多态性位点不是增加肥胖和2型糖尿病发病风险的主要危险因素，这些SNP在中国汉族人群和欧洲白种人群之间的功能差异可能是由于其次要等位基因频率和连锁不平衡结构的差异所导致的。

2) 蛋白质组学：蛋白质组成的分析鉴定是蛋白质组学中的与基因组学相对应的主要内容。它要求对蛋白质组进行表征，即实现所有蛋白质的分离、鉴定及其图谱化。双向凝胶电泳(2-DE)和质谱(mass spectrometry)技术是当前分离鉴定蛋白质的两大支柱技术。因为内分泌和代谢性疾病的病因通常极其复杂，往往是多基因共同作用及遗传多态性的结果，发病机制涉及遗传、环境等多个方面，现在越来越多的学者尝试直接从生命功能的执行者——蛋白质入手，研究内分泌和代谢性疾病发生、发展过程中蛋白质种类、数量、功能等的变化，以探索疾病的发病机制和治疗策略。

3) 有潜在价值的分子生物学研究技术：

a) 转基因技术：是将人工分离和修饰过的基因导入到生物体基因组中，由于导入基因的表达，引起生物体的性状的可遗传的修饰。通常为了实现动物转基因，我们需要依原核显微注射法、脉压反转录病毒载体法、胚胎干细胞介导法等技术。

b) 基因敲除：基因敲除技术就是通过同源重组将外源基因定点整合入靶细胞基因组上某一确定的位点，以达到定点修饰改造染色体上某一基因的目的的一种技术。它克服了随机整合的盲目性和偶然性，是一种理想的修饰、改造生物遗传物质的方法。通过对特定基因敲除小鼠的观察，我们可以得知该基因编码的蛋白质的作用效果。举个例子：观察Aquaporin-4基因敲除的CD1雌性小鼠，它们的FSH、LH水平较正常小鼠明显下降伴生殖功能的减退，结合之前的研究结果"AQP4在大鼠的所有腺垂体组织包括嗜碱性、嗜酸性、嫌色腺细胞及滤泡星形细胞膜上均有表达"，可以得出：分布在这些部位的AQP4可能参与了激素释放的调节过程，即分布于嗜碱性内分泌细胞膜上的AQP4也可能直接调节FSH和LH的分泌过程，进而影响生殖功能。

c) 染色质免疫共沉淀技术(chromatin immuno precipitation, ChIP)：也称结合位点分析法，是研究体内蛋白质与DNA相互作用的有力工具，通常用于转录因子结合位点或组蛋白特异性修饰位点的研究。将ChIP与第二代测序技术相结合的ChIP-Seq技术，能够高效地在全基因组范围内检测与组蛋白、转录因子等互作的DNA区段。ChIP-Seq的原理是：首先通过染色质免疫共沉淀技术(ChIP)特异性地富集目的蛋白结合的DNA片段，并对其进行纯化与文库构建；然后对富集得到的DNA片段进行高通量测序。研究人员通过将获得的数百万条序列标签精确定位到基因组上，从而获得全基因组范围内与组蛋白、转录因子等互作的DNA区段信息。

d) 反向染色质免疫共沉淀技术(reverse chromatin immunoprecipitation assay, Reverse ChIP)：是一种在体内状态下分析DNA-蛋白质相互作用的新方法。它用特异的核酸探针捕获靶DNA片段及与其相结合的蛋白质，蛋白质用质谱仪检测，以达到确定靶DNA位点全部相关蛋白质的目的。其可对靶DNA位点相关蛋白质进行全面、系统地鉴定，特别是寻找已知DNA元件相应的调节蛋白。在发现、鉴定靶DNA位点相关蛋白质和研究DNA-蛋白质相互作用中有重要应用价值。

e) 第三代测序系统—Pac Bio RS：这是一台革命性的DNA测序系统，它融合了新颖的单分子测序技术和高级的分析技术，在测序历史上首次实现了人类观测单个DNA聚合酶合成过程的梦想。它有着其他系统无法比拟的序列长，高达3000bp！目前PacBio上所使用的DNA聚合酶的合成速度大概是1~3个碱基/秒。由于在该平台上，聚合酶合成的过程就是序列解读的过程，这意味着测序速度每分钟可超过100个碱基。从样品制备到获得碱基序列的全部流程可在1天内完成。可应用于：①甲基化分析；②病原微生物测定；③高GC含量区域测定；④稀有突变检测。

f) RNA干扰(RNAi)技术：RNA干扰是指外源双链RNA进入细胞以后引起的与其同源mRNA特异性降解的现象，它参与真核生物抵抗病毒侵染，阻断转座子的异常活动，和调控基因表达。从应用的角度来看，RNAi非常适合于基因功能的大规模研究。另外RNAi具有高度的序列专一性，可以特异地使特定基因沉默，获得功能丧失或降低的突变。因此，RNAi可作为功能基因组研究的强有力的手段，可以大大加快研究进展，如原来要花费6个月至1年的时间才能明确一个哺乳动物细胞基因如何关闭，现在只需一个星期就能明确10个基因的关闭。将功能未知的基因的编码区(外显子)以反向重复的方式由同一启动子控制，这样在转基因个体内转录出的RNA可形成双链RNA，产生RNA干扰使目的基因沉默，进而可以深入研究基因的功能。

4. 转化医学 医学发展路上势不可挡的潮流趋势。

很多医学基础研究，从小鼠或实验室细胞出发，到文献发表为止，基础医学与临床医学之间的鸿沟被称为“死亡谷”。而强调基础与临床之间互动的转化医学，近年来在生物医学领域中的重要性被不断地提升。这条从实验室到病床的通道，让基础与临床之间的距离迅速缩短，无论是从基础到临床，还是从临床回到基础，转化医学这个双向矢量，就像单摆的间谐振动，诱惑着生命医学研究者去追根溯源。

幸运的是，和内分泌代谢学相关的糖尿病、自身免疫性疾病，连同癌症，是目前国内前瞻性转化医学研究所圈定的三大热点疾病。其实，早在1921年，胰岛素的发现与应用已经可以堪称是转化医学最好的典例。

1889年，约瑟夫·冯·梅林和奥斯卡·明科夫斯基发现切除狗的胰可导致致死性糖尿病，该发现提供了胰在调节葡萄糖浓度中发挥关键作用的首条线索。1910年，爱德华·艾伯特·沙比-谢弗提出了糖尿病是由胰产生的单一化学物质缺乏所致的假说，他称该化学物质为胰岛素，该词源自拉丁语单词“insula”，意思是“岛”，指朗格汉斯胰岛细胞。1921年，弗雷德里克·班廷和查尔斯·贝斯特在用健康狗的胰岛细胞提取物逆转了狗被诱导的糖尿病时，才真正发现了胰岛素。他们与詹姆斯·科利普和约翰·麦克劳德一起，从牛的胰中提纯了胰岛素激素，并首次将其用于治疗1例糖尿病患者。胰岛素的生产及其治疗应用迅速传播至全世界。这一系列事件可能是基础科学发现迅速转化为患者获益的最令人瞩目的例子。胰岛素注射液面世后，既往几乎肯定在数周至数月内面临痛苦死亡的胰岛素缺乏年轻患者能够生存更长时间。图1-1-1显示了1922年1例成功接受胰岛素治疗的患者治疗前后的状况。

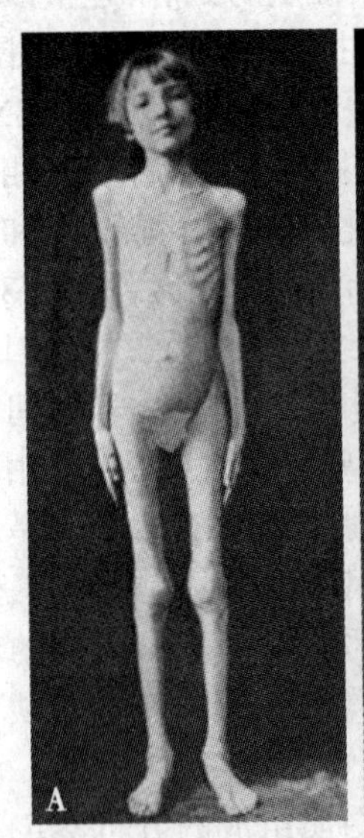

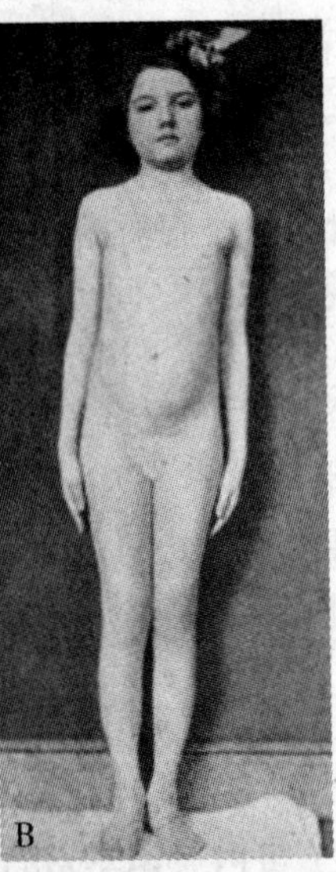

图1-1-1 1922年1例成功接受胰岛素治疗的患者治疗前(A)和治疗后(B)的状况

胰岛素令人瞩目的发现及其对于人类健康至关重要的迅速证明刺激了人们对胰岛素化学和生物学性质的强烈兴趣。此后出现了大量标志性的发现，其中一些超越了糖尿病研究的范围。例如，弗雷德里克·桑格因开发了蛋白质氨基酸测序方法被授予诺贝尔化学奖，并且他用胰岛素作为该方法的例证。胰岛素是首个三维晶体结构被确定的激素(由此前曾因确定维生素 B_{12} 的结构获得诺贝尔化学奖的多萝西·霍奇金确定)。

唐纳德·斯坦纳于 1967 年证明了 2 个多肽胰岛素分子来源于单链胰岛素原前体。这个发现是极为重要的,因为这不仅有助于我们了解胰岛素的生物化学性质,还因为它可应用于其他作为单链前体被转录的肽类激素。胰岛素是首个被克隆的激素,并且之后通过重组 DNA 技术的方式进行生产用于治疗用途,重组 DNA 技术可无限量供应这种重要分子,并且为生物技术产业奠定了基础。罗莎琳·亚洛和所罗门·伯森于 1959 年开发了胰岛素放射免疫测定法,使定量测量动物和人类胰 β 细胞功能成为可能,并且将放射免疫测定法确立为测定浓度非常低的蛋白质、代谢物和其他化学物质的一种强大方法。当前我们对糖尿病的许多认识来源于检测血清胰岛素水平的能力。

结束语:

随着现代医学的发展,内分泌代谢病学进展迅速,在生物学和医学中的重要性日益显著。它以系统生物医学为基点,以转换型医学为理念,运用高通量、高灵敏度的现代分析技术,借助基因组学、蛋白质组学与代谢组学等基础研究方法和分子影像学、遗传流行病学、临床检验学与循证医学等临床研究方法,从分子、细胞、动物、临床乃至群体多个层面进行研究。在内分泌代谢病领域,新的激素、新的概念、新的药物、新的技术在不断涌现,不仅极大地促进了内分泌代谢病学的迅速发展,而且使内分泌代谢性疾病的诊断和治疗水平显著提高。我们对此充满期盼和憧憬,并期待着更多的年轻、新鲜的血液加入到这支生气勃勃的研究队伍中!

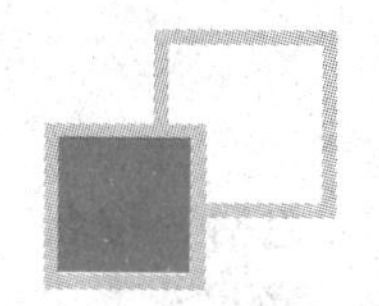

第二篇

下丘脑和垂体疾病

第一章　肢端肥大症的历史现状以及展望

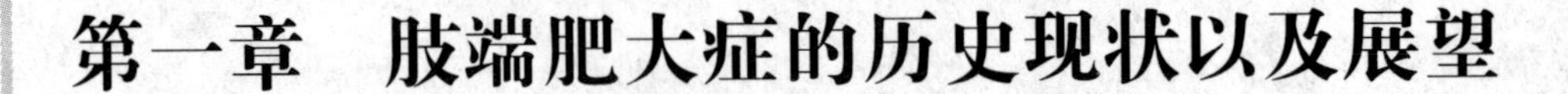

第一节　肢端肥大症的医学史

肢端肥大症(acromegaly)是一种由于体内生长激素(growth hormone,GH)过多导致的起病隐匿的慢性进展性内分泌疾病,95%以上的肢端肥大症患者是由于分泌和释放GH的垂体腺瘤所致。GH的持久过度分泌,在骨骺闭合之前引起巨人症,而在骨骺闭合之后导致肢端肥大症。该病起病隐匿,进展缓慢,以骨骼、软组织、内脏的增生肥大为主要特征,表现为面容改变、手脚趾末端肥大、皮肤粗厚、内脏增大及骨关节病变。其常见并发症有垂体肿瘤压迫症状、糖尿病、高血压、心脑血管疾病、呼吸系统疾病以及结肠癌等,严重影响患者的健康和生活质量,缩短寿命,因此对此病必须充分重视。

人们对肢端肥大症的了解始于对巨人症患者的研究。有史以来就有关于巨人的传说,人们对巨人症的兴趣也从未消减过。到19世纪末20世纪初,人们对肢端肥大症的研究进入了高速发展阶段,开始对该病的病因及治疗进行探讨。正是通过对肢端肥大症的研究,人们对内分泌系统,尤其是下丘脑-垂体轴有了更深的认识,极大地促进了内分泌学的诞生及发展。随着人们对肢端肥大症了解的进一步加深,临床上对这种疾病的治疗手段也在不断更新,使疾病得到了有效控制。

一、"肢端肥大症"的由来

1. 巨人的历史　自古以来,各个民族均有关于巨人的神话传说,而人们关注的最早案例可以说是对古埃及法老Akhenaten的研究,他生活在公元前1358年左右,具有肢端肥大面容及偏女性的外观。此后,史料中鲜有关于巨人的记载,直到1600年,巨人才再次走进人们的视野。普鲁士的国王Frederick William十分看重士兵的身高,在1613—1640年期间,共招募了几百个身材高大的士兵。同时在英国,巨人们也被招募作为国王或贵族的护卫。到18世纪,巨人展览会已成为英国伦敦及其周围国家中十分常见的现象。其中,包括一位名叫Charles Byrne的爱尔兰巨人,身高七英尺八英寸(231cm),1783年死后,他的骨骼被伦敦皇家外科学院的Hunterian博物馆收藏。到19世纪,巨人们已广泛参与到博物馆展览及马戏团表演中。随着巨人们越来越走进人们的日常生活,其身上的神秘色彩也逐渐消失无踪。

2. "肢端肥大症"名字的由来　1886年,法国人Pierre Marie首次使用"acromegaly"(肢端肥大症)命名这种疾病,并对疾病的临床特征进行了详细描述。其实对于肢端肥大症临床特征的最早描述并非源于Pierre Marie,其可以追溯到1567年的荷兰外科医生Johannes Wier,还有1772年的Saucerotte。同时,不同的医师也对该疾病进行了不同的命名。1822年,Alibert称其为"Ge'ant scrofuleux";1864年,Verga称其为"prosopoectasia",意为"颜面增大";1869年Lombroso称其为"macrosomia",意为"巨大症"。直到Pierre Marie将其命名为"acromegaly"后,对肢端肥大症的命名才归于统一,并被人们广泛接受。

二、病因学研究史

1. 垂体疾病与肢端肥大症　人们对垂体疾病的认识主要源于1886年Pierre Marie发表的关于肢端肥大症的文章,然而,对于肢端肥大症的病因,Pierre Marie并没有给出明确的结论。1887年,德国的Minkowski发现,在之前关于肢端肥大症患者的病例报道中,均存在垂体的增大,并在其题为"Ueber einen Fall von Akromegalie"的报告中首次提出肢端肥大症的发生和垂体的增大有关。1890年,Souza-Leite在7例肢端肥大症患者的尸检中发现蝶鞍区是扩大的,进一步验证了这种关系。1891年,Pierre Marie在对患者的尸检过程中发现了垂体瘤。尽管如此,关于肢端肥大症和垂体瘤之间的关系仍没有定论。1892年,Massalongo首次描述了一名肢端肥大症患者垂体肿瘤细胞的颗粒样改变,并首次提出了肢端肥大症是由于垂体机能亢进所致。

1912年，Harvey Cushing对垂体疾病进行了回顾分析，也将肢端肥大症的病理改变与垂体疾病联系起来。Cushing还发现，患者在行垂体切除术后临床症状得到缓解，这进一步证实了垂体疾病是肢端肥大症的病因。当然，现在我们知道，垂体外病变也可引起本病。

2. 生长激素、胰岛素样生长因子-1与肢端肥大症 随着人们越来越认识到垂体疾病与肢端肥大症的密切关系，腺垂体的提取液就被人们用来研究GH的生理功能。其中有一个十分经典的研究：Evans和Long在1922年，将牛的垂体提取物注射到大鼠体内，造成了大鼠的过度生长。几年以后，Smith发现，将大鼠的垂体切除后，大鼠会停止生长；而将垂体组织再移植到大鼠体内，大鼠又可继续生长。到1950年，关于GH的研究又有了新的发现，为肢端肥大症的发病机制提供了新的方向。1957年，Daughaday和他的同事发现：体内注射GH会恢复切除垂体大鼠的软骨对放射性硫酸盐的再摄取，而在体外使用GH刺激大鼠的软骨组织，则观察不到此现象。这提示我们：GH是通过血清中的"硫酸化因子"间接发挥作用的。之后，这个假说被验证，并且生长介素这个新的名字也被广泛接受，但是后来发现所谓的生长介素和已被发现的胰岛素样生长因子的结构是一样的，这种物质最终被命名为胰岛素样生长因子-1（IGF-1）。

放射性免疫分析方法的发明直接证明了肢端肥大症患者血清中GH和IGF-1的水平是增高的。因此，有人提出除了使用GH外，还可以使用IGF-1作为临床活动性肢端肥大症的标志物，但是IGF-1与GH呈非线性关系，却与logGH线性关系良好。由于IGF-1水平的相对稳定性，使其在肢端肥大症的诊断及病情评估中占据着重要地位。

三、治疗史

1. 外科治疗史 1892年，Massalongo首次提出，肢端肥大症是由于垂体功能亢进所致。同年，英国利物浦的外科医师F.T. Paul首次试图通过颞部开颅手术治疗一名男性肢端肥大症患者，虽然手术未能移除肿瘤，但患者的头痛症状得到明显缓解。这也是最早的人们首次对肢端肥大症进行干预治疗的记录。1906年，Sir Victor Horsley首次报道了几例经颞骨及额骨成功治疗肢端肥大症的病例。同时，人们发现了另一条可以通向垂体窝的通道——蝶窦。1907年，Herman Schloffer首次成功经蝶窦对垂体部位疾病进行了手术。1908年，维也纳的Hochenegg和他的同事首次成功经蝶窦对肢端肥大症患者进行手术治疗。美国的Harvey Cushing也在1909年对一名35岁的肢端肥大症农民患者进行了他的首例经蝶窦手术。

尽管一开始经蝶窦手术得到了广泛的认可，但是Cushing在1920年晚期放弃了这种手术方式，而是选择了经颅手术，因为经颅手术可以更容易的到达垂体部位，且能对所有蝶鞍上区的肿瘤进行明确的诊断。之后，大多数神经外科医生也跟随Cushing放弃了经蝶窦手术。然而，维也纳的Oscar Hirsch和爱丁堡的Norman Dott仍坚持提倡使用经蝶窦手术，并将这种方法教授给更多的人。直到1960s，神经外科医生开始使用经蝶窦手术切除垂体来治疗乳腺癌和糖尿病视网膜病变，才使经蝶窦手术重返神经外科治疗的舞台。在经蝶窦手术重生之前，对于那些有肿瘤压迫症状急需减压的肢端肥大症患者，手术治疗的使用是十分有限的，这时人们会选择放射治疗或药物治疗。1960s末、1970s初，Norman Dott的学生Gerard Guiot和他的学生Jules Hardy再次将经蝶窦手术引入到垂体腺瘤的治疗中。通过使用内镜及显微操作，Hardy可以选择性地切除垂体的肿瘤部分，并保留正常的垂体结构和功能，同时，他也成功地提出微腺瘤的概念。之后，大量的报道证明，手术可以安全、迅速地降低大量患者的GH水平，而不会引起垂体的功能紊乱。因此，选择性的经蝶窦腺瘤切除术成为治疗肢端肥大症的主要治疗手段。

2. 放射治疗史 肢端肥大症的放射性治疗具有悠久的历史，可以追溯到1909年Beclere发表的一篇题为"The radiotherapeutic treatment of tumours of the hypophysis, gigantism and acromegaly"的病例报道。不久，来自旧金山的Sheline和他的同事提出了有效安全的放射剂量，明确了传统的垂体放射可以用于治疗肢端肥大症。由于超过5000cGy的放射剂量常会导致视觉并发症的出现，如今治疗肿瘤的传统剂量定于4000~5000cGy之间，并分为25次照射，避免对视交叉产生损伤。

由于当时无法测定GH水平，所以放疗的疗效无法得到客观评估。1963年，GH放射性免疫测定法的发明，为采用放射性治疗的肢端肥大症患者的病情评估提供了工具和转折点。最初发现，放疗后GH会持续高水平，但随后的数据显示，治疗多年后GH水平会逐渐下降。St Bartholomew医院的一系列数据显示，只有18%的患者放射性治疗2年后GH水平低于10mUL，而86%的患者治疗7年后会达到这个水平。显而易见，放疗的成功与否明显受治疗前 GH 水平的影响，患者的初始 GH 水平越低治愈率越高。此外，还需要注意的是，放疗会导致垂体功能的减退及视野的损伤，这对放疗的使用提出了更高的要求。

3. 药物治疗史 在发现可以显著降低 GH 水平的药物之前，肢端肥大症的标准治疗药物包括雌激素，氯丙嗪和甲黄体酮等。但是，这些药物的临床疗效均十分有限。1972 年，米兰的 Liuzzi 和他的同事首次提出使用多巴胺激动剂(溴隐亭)抑制 GH 治疗肢端肥大症的可能，其疗效在 St Bartholomew 医院的大量患者中得到证实。但是，尽管像溴隐亭这类药物有很好的临床疗效，却只能在少数患者中取得令人满意的效果。需要指出的是，目前来说，疗效最好的是生长抑素类似物。1973 年，Hall 和 Besser 报道，注射使用生长抑素可以显著降低 GH 水平，然而，生长抑素短暂的半衰期和注射用药极大地限制了它的临床使用。因此，长效生长抑素类似物的研发就显得尤为重要。来自鹿特丹的 Lamberts 明确指出长效生长抑素类似物奥曲肽与溴隐亭相比有更好的疗效。大多数肢端肥大症患者每日皮下注射 3 次奥曲肽能良好控制 GH 的水平，其中这些患者中大约有 50% IGF-1 的水平可以恢复正常。随着制药工程的不断发展，我们可以获得更为长效的生长抑素类似物，肢端肥大症患者只需每两周甚至每个月注射一次，就可以取得良好的疗效，肢端肥大症的现代药物治疗拥有着光明的未来。

第二节 肢端肥大症治疗的现状及展望

一、概述

肢端肥大症是一种慢性、退行性疾病，以 GH 的过度分泌和 IGF-1 为特征。这是一种罕见病，英国纽卡斯尔地区的患病率是 53/1 000 000，且十多年来，以每年 3~4/1 000 000 的数目增长。Daly 在比利时的研究发现肢端肥大症的发病率接近 13/100 000，表明肢端肥大症及垂体瘤的发病率可能比之前想的要高。95% 的病例是由于垂体的生长激素腺瘤所致，但是在个别病例，也可能是源于异位分泌 GH 或促 GH 释放激素的肿瘤。生长激素腺瘤分泌过多的 GH，而 GH 的分泌会促进肝脏 IGF-1 的合成，GH 和 IGF-1 均可直接影响躯体的代谢反应，因此 GH 和 IGF-1 均可作为反映肢端肥大症活动性的指标。当前肢端肥大症治疗的主要方式仍是以传统的外科手术为主，辅助以放射治疗和药物治疗。然而，随着药物研发的迅猛发展，长效生长抑素类似物的应用对于手术作为首选治疗方法形成了巨大的挑战。研究发现，从头使用生长抑素类似物奥曲肽可以使大多数患者的 GH 和 IGF-1 水平恢复正常，同时还能明显减小肿瘤的体积。尤其是随着新型药物的进一步研发，可以预期，手术在肢端肥大症治疗策略中的主导地位将会被动摇，肢端肥大症的治疗模式也将会随之改变。本节主要围绕为什么要治疗肢端肥大症，如何评价疾病的活动性，肢端肥大症的治疗目标，疾病的主要治疗方式，治疗模式的可能改变以及治疗后存在的问题展开讨论，以期加深人们对肢端肥大症的理解和思考。

二、为什么要治疗肢端肥大症?

由于肢端肥大症缓慢、隐匿性进展的特性，其诊断往往会延迟 10 年以上，而疾病诊断的延迟会导致肿瘤的过度增长(大多数肿瘤为巨腺瘤，诊断时往往 >1cm)，肿瘤体积的增大及 GH 的过度分泌会导致并发症的逐渐出现。由于 GH 的长期过度分泌，肢端肥大症往往伴随显著的并发症，包括头痛和破坏性关节病等。最近，包括睡眠呼吸暂停综合征在内的一些常见的并发症引起了人们的极大兴趣。在一项包含 13 名肢端肥大症患者的研究中，基线水平时有 6 个患者患有睡眠呼吸暂停综合征，手术治疗后，所有患者的 IGF-1 水平均回复正常，同时那 6 位患者的睡眠呼吸暂停综合征也被治愈。然而，在之前的研究中，接受药物治疗的肢端肥大症患者，虽然其生化指标得到控制，睡眠呼吸暂停综合征也得到改善，但其仍会持续存在。

此外，肢端肥大症与心血管的异常也密切相关，包括高血压、2 型糖尿病、动脉粥样硬化、GH 介导的心肌肥大、心肌的收缩和舒张功能障碍等。肢端肥大症得到有效控制后，其左心室的体积及心功能都会明显改善。这些有益作用在年轻且病程较短的患者身上出现的更早且作用更显著。同时，肢端肥大症也与心脏瓣膜病变相关。肢端肥大症如果不治疗，大约会增加 2~4 倍的死亡率，而这主要是由于心血管并发症的发生。心血管疾病是导致肢端肥大症患者死亡率增加的罪魁祸首。在西班牙 1219 例肢端肥大症患者的跟踪研究中，有 56 人死亡，其中最常见的死因是心血管疾病。在这项研究中，值得注意的是，疾病是否处于活动期、之前是否进行过放射治疗都是导致死亡的最危险因素。研究发现死亡率的增加与垂体机能减退没有直接的联系，说明死亡不是激素的替代治疗导致的。在一项荟萃分析中，和正常人比起来，肢端肥大症患者具有1.62倍的平均死亡率。在这项研究中发现，手术治疗使生化指标达标后，其死亡率比常人增加10%，作者指出，出现这种结果可能是因为它只是一个小样本研究，而且没有考虑除了手术之外，其他治疗方式对结果的影响。另有其他的研究证明，血清GH和IGF-1的充分控制可以逆转死亡率的增加。

另一个重要的并发症是恶性肿瘤。在肢端肥大症患者中，普遍存在结肠息肉的癌前病变，其结肠癌的发病风险也显著增高。在一个病例对照研究中(包括19个患者和76个健康对照)，肢端肥大症患者中增生性息肉和癌症的发病率明显高于对照组(优势比分别为8.3和9.8)。同时发现，增生性息肉和癌症的发生与血清GH水平的增高有关。当然，这些结论尚未得到所有研究的证实：Renehan等使用历史对照研究，未能证明肢端肥大症患者息肉发病风险增加。虽然对于在肢端肥大症患者中结肠癌和息肉的发病风险是否增加仍存有争议。然而，这些数据，连同之前的研究，均表明应该对有明显肢端肥大症状的受试者进行结肠镜检查来筛查结肠息肉。

所有这些研究表明，肢端肥大症患者并发症的出现，极大地影响了患者的生存质量，甚至导致患者死亡率的增加。对肢端肥大症患者建立睡眠呼吸暂停综合征、心血管疾病及癌症等并发症的管理档案是非常必要的，同时，我们还需尽可能实现GH/IGF-1生化指标的控制，以减轻并发症、降低死亡率。

三、如何评价疾病的活动性?

现今对肢端肥大症的诊断和治疗监控仍存在争议。目前普遍认为：如果GH或IGF-1的水平处于安全范围以内或恢复正常(存在年龄和性别差异)，就认为疾病已得到控制或痊愈。随着更多GH敏感性分析方法的出现，GH的正常界值越来越低，人们也在讨论是否用更低的界值替代现有的界值。虽然将来关于GH的安全界值最终会达成共识，但因为缺乏标准化试验的数据，也没有具体的GH界值证明与疾病的发病终点相关，目前的指南仍然有效。在临床治疗上，标准化试验的缺乏仍然是个关键问题。在Arafat等的研究中，肢端肥大患者的血清样本被送往多个商业试验中心进行GH检测。发现GH的水平存在显著差异，根据这些试验，无法对肢端肥大症做出明确的诊断。此外，体重指数(BMI)，性别和年龄也会影响GH的结果。同样，不同的测试方法，IGF-1的水平也存在显著差异。因此，目前急需一种可以将年龄、性别和BMI标准化的检测GH和IGF-1水平的方法，这对决定最佳的生化界值和治疗终点十分重要。

四、肢端肥大症的治疗目标

研究发现，肢端肥大症的生存率与GH及IGF-1的水平明显负相关。西方国家的大型流调及循证医学研究表明，GH<2.5ng/ml或糖负荷后的GH水平≤1ng/ml，IGF-1水平降至与同年龄同性别相匹配的正常水平，患者的生存率可以与普通人群相当。此外，肢端肥大症患者并发症的治疗对降低患者的死亡率也十分重要。前文中已经提到，心血管疾病是导致肢端肥大症患者死亡率增加的罪魁祸首，而患者生化指标的控制可以部分逆转心血管并发症，从而降低患者的死亡率。

2000年5月举行的一次关于肢端肥大症治疗的研讨会，来自全世界的68位神经内分泌及神经外科专家共同起草了一份专家共识“Guidelines for Acromegaly Management”。2005年初至2006年8月，来自国内内分泌学、神经外科学、肿瘤放疗学以及影像学等学科的近四十位专家，以上述共识为蓝本，根据国外相关领域最新的进展和循证医学证据，结合我国肢端肥大症的治疗经验，起草了符合我国国情的“中国肢端肥大症诊治规范”。规范中明确提出肢端肥大症的治疗目标为：①GH水平控制到随机血清GH水平<0.12nmol/L(2.6μg/L)，口服葡萄糖负荷后血清GH水平≤0.05nmol/L(1.1μg/L)；②使血清IGF-1水平下降至与年龄和性别相匹配的正常范围内；③消除或者缩小垂体肿瘤并防止其复发；④消除或减轻临床症状及并发症，特别是心脑血管、呼吸系统和代谢方面的紊乱；⑤尽可能地保留垂体内分泌功能，已有腺垂体功能减低的患者应做相应靶腺激素的替代治疗。

2007年11月，肢端肥大症共识工作组(acromegaly consensus group，ACG)再次召集会议讨论更新了指南，在该组的第六次会议上，由垂体学会和欧洲神经内分泌协会资助的68名神经外科和内分泌专家达成共识并根据2007年的进展制定了新的肢端肥大症治疗指南“Guidelines for Acromegaly

Management: An Update"。该指南指出治疗目标为：降低死亡率，减小肿瘤体积，以及对并发症的治疗（详见"肢端肥大症最新诊疗指南"）。

五、肢端肥大症的治疗方式

（一）外科手术

经蝶窦手术是大多数患者的首选治疗手段，因为它可消除肿瘤对周围组织的压迫，并能使血清 GH 水平迅速下降，与药物治疗相比，它能实现生化指标的痊愈。然而，手术的疗效会受到外科医师的经验、肿瘤的大小和侵袭性等多种因素的影响。对于一个有经验的神经外科医生来说，大约 70%~80% 的微腺瘤（<1cm）患者和 <50% 的巨腺瘤（>1cm）患者，术后可实现良好的 GH 控制。同时，由于至少有 70% 的患者为巨腺瘤，多数患者在经蝶窦手术治疗后无法达到完全的生化缓解，仍需要辅助治疗。除此之外，沿颅底内镜手术等新的手术方式也逐渐用于肢端肥大症的治疗。

（二）放射治疗

放射治疗通常作为术后持续性疾病状态或药物治疗无效时的辅助治疗。传统的分次放疗（总量约 40~54Gy），其 GH 缓解率不全相同。虽然放疗对有些患者无效，但是放射性化学治疗已用于多达 2/3 的患者，且效果可以维持 10~20 年。放疗的并发症包括垂体功能减退和可能继发恶性肿瘤。在过去的十年中，立体定向放射外科（SRS）作为一种治疗 GH 过度分泌的方式已经被广泛应用。然而，在 Castinetti 等人最近的一项研究中，82 例（平均随访 50 个月）接受伽玛刀 SRS 治疗的患者中，只有 17% 的患者达到了生化缓解。Jezkova 等人在另一项研究中发现，接受伽玛刀 SRS 治疗的 96 名患者，50% 的患者在 42 个月后 GH 水平低于 2.5μg/L，54 个月后血清 IGF-I 水平恢复正常。在这些研究中垂体功能减退的发生风险与传统的放疗相当。这些研究表明，以目前有限的数据来看，伽马刀与传统放疗的疗效相似。虽然早期的研究表明，与传统放疗相比，SRS 可能更快的降低生化指标，但以目前的数据来看，SRS 并不能显著缩短生化缓解的时间，这种观点还需进一步的验证。此外，一项回顾性研究表明，生长抑素类似物具有放疗保护作用，但在其他的研究中并没有这种发现。在没有更多的证据证明这种观点之前，建议放疗时停用生长抑素类似物。

（三）内科药物治疗

目前来说，药物治疗仍只是作为一种主要的辅助治疗方式，用于无法进行手术或手术失败的患者，然而，越来越多的人认为生长抑素类似物可作为首选的治疗方式。目前用于治疗肢端肥大症的药物主要包括：生长抑素类似物；多巴胺受体激动剂；生长激素受体拮抗剂。人类生长抑素（SST）由下丘脑分泌，具有调节生长激素（GH）、甲状腺刺激激素（TSH）分泌的功能。SST 是通过与靶组织中特异性膜受体的结合而发挥其生物学功效的。人类绝大多数的 GH 腺瘤存在 SST 亚型 2 受体及亚型 5 受体的高表达。生长抑素类似物可以与 SST 竞争性结合到 SST 亚型受体上，有效阻断 SST 的生物效应，从而减少 GH 的分泌。多巴胺药物可与垂体中的多巴胺 2 型受体结合，使部分肢端肥大症患者的 GH 分泌受到一定程度抑制，但其确切机制仍不十分清楚。研究还发现，机体内的 GH 受体以二聚体形式存在。通常情况下，一个 GH 分子通过 1、2 两个不同位点与其受体结合而发挥生物学作用。生长激素受体拮抗剂可以与 GH 竞争结合受体，但它与受体结合后不能产生 GH 的活性，从而有效阻断 GH 的生物学作用。

1. 生长抑素类似物 生长抑素类似物（奥曲肽和兰瑞肽）是肢端肥大症药物治疗的支柱。这些化合物结合到生长抑素受体亚型 2 和 5 上，伴随着细胞内信号的变化，导致 GH 分泌的减少。两者都是肠外用药，都可以每月注射一次，但是奥曲肽 LAR（long-acting release）为肌内注射，兰瑞肽为深部皮下注射。在最近的一项由弗雷达等人完成的荟萃分析中，生长抑素类似物可以使 67% 患者的血清 IGF-1 水平恢复正常，并能控制 57% 患者的 GH 分泌。然而，有人认为，在一些研究中，研究者选择的是对奥曲肽反应较高的人群，因此，很可能高估了生长抑素类似物的疗效。在对肿瘤大小方面的作用，生长抑素类似物可以使接近 30% 患者的肿瘤缩小 25%~50%，使 18% 患者的肿瘤缩小 10%~25%。因此，生长抑素类似物作为一种辅助治疗方式只能使少数患者的肿瘤缩小。生长抑素类似物的副作用包括胃肠功能紊乱（通常随时间的推移改善），高达 40% 可能的胆结石（尽管阻塞性胆总管结石并不常见），脱发，和心动过缓。高血糖也可能发生，尽管胰岛素敏感性和 HDL 水平可以随着生长抑素类似物使用时间的延长而提高。

2. 多巴胺受体激动剂 溴隐亭和卡麦角林是目前可用的治疗肢端肥大症的多巴胺受体激动剂，可以减少 GH 的分泌。溴隐亭的疗效较差，仅可使少于 10% 患者的 IGF-1 水平恢复正常，因此常需较高的剂量(20~60mg/d)。在一些研究中,卡麦角林(D2受体选择性的多巴胺受体激动剂)的疗效更好。Abs等在一项非盲前瞻性研究中,给64位肢端肥大症患者注射卡麦角林。结果显示39%患者的血清IGF-1能恢复正常,在症状较轻的肢端肥大症患者或混合性分泌GH和催乳素(PRL)的肿瘤患者中,其控制率更高,分别为53%和50%。这些数据表明,对肢端肥大症患者,尤其是症状较局限的轻度患者或混合性肿瘤患者,卡麦角林可能是有效的,可以考虑是否可作为该类患者的一线用药。多巴胺受体激动剂能用于治疗肢端肥大症主要是因为它为口服剂型,用药方便,同时,相对于其他治疗肢端肥大症的药物,其价格相对较低。也有人建议在应用生长抑素类似物时加用多巴胺受体激动剂可能会有叠加作用,可以用于对生长抑素类似物反应较差的患者。目前已有报道,帕金森患者注射使用卡麦角林过程中,会出现心脏瓣膜病,尽管这种相关性只在使用高剂量(高于治疗垂体功能紊乱所用剂量)卡麦角林时出现在使用低剂量卡麦角林治疗肢端肥大症时,是否也存在这种相关性,仍不清楚,这是我们需要关注的一面。

3. 生长激素受体拮抗剂 培维索孟(pegvisomant)是一种新型的,由基因工程生产的人GH类似物,可以通过阻断GH受体二聚体的形成,抑制GH的功能。一项多中心的双盲安慰剂对照研究显示:112名肢端肥大症患者在注射培维索孟12周后,其临床症状明显改善,其中使用高剂量(20mg/d)皮下注射的患者,90%的血清IGF-1恢复正常。在另一研究中,152名患者平均接受14个月的培维索孟治疗,超过95%的患者IGF-1水平恢复正常。在一多中心非盲研究中,给118名患者注射培维索孟,Parkinson等发现,不同性别及不同体重的人对药物剂量反应不同:在男人及低体重患者中,低剂量的培维索孟即可使血清的IGF-1水平恢复正常。这种性别差异仍不清楚,但是可能是因为睾酮可以改变组织对GH和GH受体拮抗剂的敏感性。此外,对于那些单用生长抑素类似物效果不佳的患者,联用培维索孟会更有效,培维索孟使用剂量的减少,将极大地减轻一些患者的医疗负担。培维索孟的使用有利于糖稳态的维持,可以降低胰岛素及血糖水平,因此,培维索孟可能对肢端肥大症合并2型糖尿病的患者具有独特的疗效。最近人们达成了共识,即对于不耐受生长抑素类似物或对生长抑素类似物无反应的患者,培维索孟可以作为二线药物使用。

最近有几个研究评价培维索孟的安全性,总的来说,培维索孟的耐受性较好。其中,比较令人担心的是,培维索孟的使用可能会促进肿瘤的生长。一项维持2年的多中心研究发现:在229个患者中,有7名(3%)患者出现了肿瘤的生长。除此之外,在5%的患者中,还检测到肝酶的升高。这些研究表明,在使用培维索孟时,应持续监测肿瘤的大小及其肝功异常等方面的副作用,但总的来说,这种药的安全性还是比较好的。

六、治疗模式的改变——生长抑素类似物可否作为肢端肥大症的首选治疗方式?

内科药物治疗,正逐渐替代传统的治疗模式,成为肢端肥大症的首选治疗方式,不管是作为提高手术结局的术前用药,还是作为一种从头开始的治疗方式。

尽管有报道称术前使用生长抑素类似物可以改善手术结局,但是缺少对照研究来证明这一观点。因此,目前生长抑素类似物的术前用药只是为了改善明显的并发症或当手术延迟时使用。例如,当患者存在咽后壁肥厚,心肌病,严重的高血压和难以控制的糖尿病时,会增加麻醉的风险,此时可以术前给予患者生长抑素类似物治疗。

使用生长抑素类似物作为肢端肥大症的首选治疗方式也越来越引起人们的兴趣,尤其是用于治疗那些不存在局部压迫症状(如视野缺损)的巨腺瘤患者。Bevan等对24名初治患者进行研究,发现奥曲肽使用48周后,53%患者的IGF-1和79%患者的GH恢复到正常。相似的研究发现,从头使用生长抑素类似物治疗比其作为辅助用药时,会使更多患者的肿瘤缩小的程度更大。两个最近的前瞻性研究表明(72%~82%的患者是巨腺瘤),奥曲肽LAR可以使34%~70.1%患者的IGF-1恢复正常,且能使75%~82%患者的肿瘤显著减小(减小>20%)。尽管没有对照研究的数据证明如果作为首选的治疗手段,生长抑素类似物可以达到甚至优于手术治疗,但是有足够的数据表明,作为首选治疗手段,生长抑素类似物可能更安全一点,同时,也更有益于那些不适于手术治疗的患者。最近的指南建议,对于没有引起局部压迫症状的肿瘤,可以考虑使用药物治疗替代手术治疗,具体情况要根据治疗费用,手术风险及患者的个人选择偏好而定。而对于微腺瘤患者,手术应作为一线治疗方式,除非无法手术,例如存在较严重的并发症或患者希望延迟手术时。

七、如何看待治疗后出现的生长激素缺陷?

前文中,我们已经知道,GH及IGF-1水平的降低及恢复会减少总人群的死亡率。然而,许多生长激素肿瘤患者在术后或放疗后会出现生长激素的缺乏。在一项调查中,有55%的患者术后出现GH缺乏,有70%的患者同时接受手术和放疗后出现GH缺乏。GH缺乏的患者往往出现身体组成的异常及心血管疾病风险的增加,包括:身体总脂肪量的增加;胰岛素抵抗的增高;高收缩压;颈动脉内膜(IMT)的增厚;高敏感性C反应蛋白(hsCRP)的增高;脂代谢紊乱等。而GH缺乏患者注射使用GH后,会改善身体的组成:脂肪含量减少,肌肉含量增加。同时,心血管风险指标也会改善。总之,GH过多或缺乏,都会影响肢端肥大症患者并发症的出现及最终的死亡率。如何把握疾病的治疗程度,是临床医生需要谨慎对待的一个关键问题。

八、专家意见

在过去几十年里,我们对肢端肥大症的病理生理及结局有了越来越深的了解,同时,也发展了可以控制绝大多数患者病情的治疗策略。一旦肢端肥大症的诊断明确,将会有三种治疗方式,包括手术、药物治疗及放疗,这些方式可以使患者的生化指标恢复正常,改善患者的临床症状和体征,重建患者对生活的期望,保持垂体的正常功能,阻止肿瘤的局部压迫症状。经蝶窦手术是首选的治疗方式,因为其能快速治愈疾病,改善局部压迫症状。非浸润蝶鞍内微腺瘤的手术治愈率可以接近90%。然而,巨腺瘤患者的手术治愈率较低,不同的国家其治愈率也不同,从30%~0不等。治愈率取决于肿瘤的位置(比如蝶鞍外浸润到海绵窦的肿瘤是无法切除的)及术者的技术。由于至少70%的肢端肥大症患者存在垂体巨腺瘤,大多数患者经蝶鞍手术后疾病仍持续存在,需要辅助治疗。

目前人们对使用药物治疗提高手术结局已经讨论了很多。许多报道表明术前注射生长抑素类似物可以改善手术结局,尽管目前还没有对照研究证明这个观点。因此,目前亟需一个随机试验来对比术前注射生长抑素类似物与单独手术,其手术结局的不同。同时,当手术延迟或患者存在可以增加麻醉风险的并发症时,可以考虑术前使用生长抑素类似物。

手术治疗后,残留疾病常用药物治疗。有三种内科药物治疗,其中生长抑素类似物及多巴胺激动剂这两种可以作用于垂体肿瘤自身;第三种,GH受体拮抗剂,作用于GH的靶组织。生长抑素类似物,奥曲肽和兰瑞肽,疗效显著,且可以每月注射一次。最近的荟萃分析表明生长抑素类似物可以使高达2/3患者的IGF-1水平恢复正常,且耐受性良好。生长抑素类似物会缩小肿瘤的体积,尽管只有21%~39%的患者会出现。因此,不能单独依靠这些药物来显著减小肿瘤的大小。培维索孟、GH受体拮抗剂效果显著。因此,我们认为,培维索孟可以联合生长抑素类似物使用或者作为对生长抑素类似物不耐受或不敏感的患者的二线用药。

我们也讨论了药物是否可以代替手术成为首选治疗方式。我们认为,首选治疗方式的选择应该根据个人的具体情况来选择,如肿瘤的大小和位置,并存疾病的严重程度,患者的个人偏好,以及治疗费用等。以我们的观点,微腺瘤患者应该手术治疗,因其具有较高的手术治愈率。而对于存在视交叉压迫症状的巨腺瘤患者,也应行手术治疗,因为我们还没有找到可以有效改善局部神经压迫症状的药物。然而,对于没有肿瘤压迫症状的巨腺瘤患者,其治疗方式是有争议的,这些患者可能应该首选药物治疗。由于有数据表明,去除肿瘤主体可以改善药物治疗的控制疗效,因此我们建议,对于这类患者,可以先行垂体手术,生长抑素类似物作为术后的辅助治疗。然而,也有很多中心建议,对这类患者,可以从头就使用药物治疗,因为手术治疗并不能治愈疾病。因此,还需要更多的研究来帮助我们决定这类患者的首选治疗方式。

放疗常作为一种辅助治疗手段,用于术后的残留疾病或者是对药物治疗不敏感的患者。立体定向放射外科,例如γ刀,射波刀等,貌似能在3~4年时间内使接近30%~40%患者的生化指标恢复正常。新的数据显示,随着随访时间的延长,其控制率可能会更高。因此,对于这类患者,还需要更多的研究来判断放疗的疗效。此外,重要的是,我们仍需确定:药物治疗对放疗是否有保护作用?增加放疗敏感性的药物是否存在?

目前,一些治疗肢端肥大症的新药正在研发过程中。其中之一是帕瑞肽(pasireotide)。帕瑞肽是一种生长抑素类似物,可以与四种人类的生长抑素受体亚型高度亲和(1,2,3和5型)。由于帕瑞肽比奥曲肽和兰瑞肽具有更广泛的受体结合谱,这种药可能会对各种表达不同生长抑素受体亚型的肿瘤都有作用。体内、外实验均表明帕瑞肽可以抑制

GH的分泌。另一种新的药物是生长抑素-多巴胺嵌合分子，体外研究表明，其可以抑制人垂体生长激素腺瘤GH和催乳素（PRL）的分泌。当然，还需要更多的研究来验证这些药物的有效性及安全性，但这些药物确实为我们提供了新的视野。

九、总结

肢端肥大症是一种合并多种并发症的退行性疾病。明确的是，生化指标的控制可以显著改善全身并发症，从而阻止过早死。手术是当前治疗的支柱，它能迅速治愈疾病，并对局部的解剖结构起到保护作用。但是，药物是否可以作为首选治疗手段，也已经引起了人们的关注。生长抑素类似物是内科药物治疗的支柱，广泛地用于辅助治疗，具有良好的耐受性。注射生长抑素类似物后，可以使接近2/3患者的疾病得到控制，症状明显改善。GH受体拮抗剂也在使用，培维索孟几乎对所有的患者都有效，可以考虑与生长抑素类似物联用，或可作为二线用药。虽然基于治疗的多样性，我们可以预期，绝大多数患者都可以实现生化指标的良好控制。然而，对于不同的患者，我们应该对患者的肿瘤大小、对药物治疗的反应、并发症的情况、对医疗花费的承受能力及患者的个人偏好充分评估，在内分泌科、神经外科和放疗科等多科协作的基础上，制订个体化治疗方案，最终实现我们的治疗目标。

（陈　丽）

参考文献

1. Alexander L, Appleton D, Hall R, et al. Epidemiology of acromegaly in the Newcastle region. Clin Endocrinol (Oxf), 1980, 12: 71-79
2. Daly AF, Rixhon M, Adam C, et al. High prevalence of pituitary adenomas: a cross-sectional study in the province of Liege, Belgium. J Clin Endocrinol Metab, 2006, 91: 4769-4775
3. Gola M, Doga M, Bonadonna S, et al. Neuroendocrine tumors secreting growth hormone-releasing hormone: pathophysiological and clinical aspects. Pituitary, 2006, 9: 221-229
4. Melmed S. Medical progress: scromegaly. N Engl J Med, 2006, 355: 2558-2573
5. Sze L, Schmid C, Bloch KE, et al. Effect of transsphenoidal surgery on sleep apnoea in acromegaly. Eur J Endocrinol, 2007, 156: 321-329
6. Grunstein RR, Ho KK, Sullivan CE. Effect of octreotide, a somatostatin analog, on sleep apnea in patients with acromegaly. Ann Intern Med, 1994, 121: 478-483
7. Colao A, Vitale G, Pivonello R, et al. The heart: an end-organ of GH action. Eur J Endocrinol, 2004, 151 (Suppl 1): S93-101
8. van der Klaauw AA, Bax JJ, Roelfsema F, et al. Uncontrolled acromegaly is associated with progressive mitral valvular regurgitation. Growth Horm IGF Res, 2006, 16: 101-107
9. Bengtsson BA, Eden S, Ernest I, et al. Epidemiology and long-term survival in acromegaly. A study of 166 cases diagnosed between 1955 and 1984. Acta Med Scand, 1988, 223: 327-335
10. Holdaway IM, Rajasoorya RC, Gamble GD. Factors influencing mortality in acromegaly. J Clin Endocrinol Metab, 2004, 89: 667-674
11. Mestron A, Webb SM, Astorga R, et al. Epidemiology, clinical characteristics, outcome, morbidity and mortality in acromegaly based on the Spanish Acromegaly Registry (Registro Espanol de Acromegalia, REA). Eur J Endocrinol, 2004, 151: 439-446
12. Dekkers OM, Biermasz NR, Pereira AM, et al. Mortality in acromegaly: a metaanalysis. J Clin Endocrinol Metab, 2008, 93: 61-67
13. Matano Y, Okada T, Suzuki A, et al. Risk of colorectal neoplasm in patients with acromegaly and its relationship with serum growth hormone levels. Am J Gastroenterol, 2005, 100: 1154-1160
14. Renehan AG, Bhaskar P, Painter JE, et al. The prevalence and characteristics of colorectal neoplasia in acromegaly. J Clin Endocrinol Metab, 2000, 85: 3417-3424
15. Vasen HF, van Erpecum KJ, Roelfsema F, et al. Increased prevalence of colonic adenomas in patients with acromegaly. Eur J Endocrinol, 1994, 131: 235-237
16. Jenkins PJ. Acromegaly and cancer. Horm Res, 2004, 62 (Suppl 1): 108-115
17. Freda PU, Nuruzzaman AT, Reyes CM, et al. Significance of ‘abnormal’ nadir growth hormone levels after oral glucose in postoperative patients with acromegaly in remission with normal insulin-like growth factor-I levels. J Clin Endocrinol Metab, 2004, 89: 495-500
18. Arafat AM, Mohlig M, Weickert MO, et al. Growth hormone response during oral glucose tolerance test: the impact of assay method on the estimation of reference values in patients with acromegaly and in healthy

controls, and the role of gender, age, and body mass index. J Clin Endocrinol Metab, 2008, 93: 1254-1262

19. Rajasoorya C. Determinants of clinical outcome and survival in acromegaly. Clin Endocrinol (Oxf), 1994, 41 (1): 95-102

20. Biermasz NR. Determinants of survival in treated acromegaly in a single center: predictive value of serial insulin-like growth factor I measurements. J Clin Endocrinol Metab, 2004, 89 (6): 2789-2796

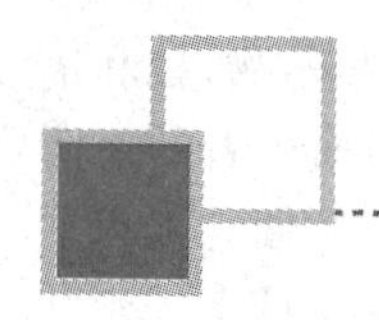

第二章　泌乳素的病理生理作用探讨

第一节　高泌乳素血症和泌乳素瘤的临床诊治指南解读

高催乳素血症可见于垂体催乳素瘤，也可因药物和病理等因素使下丘脑垂体多巴胺能途径调控异常而引起。各种原因导致的高催乳素血症均可能出现性腺功能减低，不育或性激素水平低下相关症状。一部分患者也可无症状。美国内分泌学会临床指南小组于2011年发布了最新的催乳素瘤诊治指南。本指南应用GRADE（Grading of Recommendations，Assessment，Development，and Evaluation）分级推荐标准，对推荐强度，证据质量进行了评述，提出了六大类共20条"推荐"和"建议"，包括：诊断、高催乳素血症的原因、药物性高催乳素血症的处理、催乳素瘤的治疗、药物抵抗和恶性催乳素瘤以及合并妊娠合并催乳素瘤的处理。按推荐施行时，通常对患者利多于弊，而按建议执行时则需结合患者的个体化情况。

基于较强的循证依据，指南推荐通过单次的血清催乳素测定来诊断高催乳素血症，而不建议作动态的催乳素分泌测定。当发现巨大垂体瘤而催乳素仅轻度升高时，应对血样作连续倍数稀释，以避免因放射免疫测定方法的误差而出现催乳素水平过低的假象，即"钩状效应"。

药物引起的高催乳素血症在临床工作中十分常见，因此高催乳素血症的所有患者在诊断催乳素瘤之前均需排除药物性高催乳素血症。某些抗精神类药物可使催乳素水平升高达200ng/ml以上，因此在进一步行磁共振检查排除垂体瘤之前，均需排除药物或者其他继发性因素，例如肾衰、甲状腺功能减低和鞍旁肿瘤引起的高催乳素血症。

对催乳素瘤引起的高催乳素血症指南推荐使用药物治疗而非手术切除。对于有症状的功能性微腺瘤和大腺瘤，推荐使用多巴胺激动剂来降低催乳素水平，控制垂体瘤体积，恢复患者的性腺功能。指南对这些药物的副作用给予了审慎的评估，特别是帕金森症患者使用极大剂量卡麦角林可能增加心脏瓣膜反流风险。尽管如此，指南仍然认为卡麦角林优于其他多巴胺受体激动剂。

对于药物抵抗的催乳素瘤患者，即常规剂量多巴胺激动剂未能使其催乳素恢复正常或垂体瘤体积明显缩小，推荐先逐步增加药物剂量至可耐受的最大量，再考虑手术治疗。如患者为溴隐亭耐药，建议换用卡麦角林。

指南还对妊娠合并催乳素瘤的处理作出了推荐：催乳素瘤女性患者发现妊娠后应尽快停用多巴胺激动剂。在妊娠期间不建议常规测定催乳素水平或行垂体磁共振检查，除非出现如视野缺损、头痛等垂体瘤长大的症状。妊娠期出现催乳素瘤增长症状的患者，推荐使用溴隐亭治疗。

此外，基于较弱的循证证据，指南对药物引起的高催乳素血症的处理也给出了建议：对有症状的、疑为药物引起的高催乳素血症患者，应停药3天或换用其他药物后再测定催乳素；抗精神类药物引起的高催乳素血症，停用或者换用精神病药物前应征询患者的治疗医师；而无症状的患者，不需要治疗；出现长期的性功能减退可使用雌激素或睾酮治疗。

总之，工作组对本领域的临床证据进行了审慎的评估和分级，结合大量的临床经验，为高催乳素血症患者的临床标准化治疗提供了循证医学指南。

附：高催乳素的诊治——美国内分泌学会临床指南的应用（循证临床实践指南制定的方法）

美国内分泌学会临床指南小组遵循国际GRADE组织的分级推荐标准，结合近期相关领域的研究成果，编写了该指南（以符号①○○○、①①○○、①①①○和①①①①分别表示从低到高的证据质量）。指南建议的内容又分为"推荐"和"建议"，分别用"1"和"2"表示，据推荐施行，通常对患者利多于弊，而如按建议执行时则需多考虑患者的个体化情况。

一、概论

催乳素是由垂体前叶的PRL细胞合成和分泌，其合成与分泌受下丘脑多巴胺能途径的调节，多巴胺进入垂体门静脉系统作用于PRL细胞表面的多巴胺D2受体，抑制PRL的生成与分泌。促进催乳素合成和分泌的因素包括：雌激素、促甲状腺素释放激素、表皮生长因子和多巴胺受体拮抗剂。1970年人催乳素的成功分离发展了放射免疫分析法，使高催乳素血症作为鉴别催乳素瘤和无功能性腺瘤的重要特征为人们所认识。

催乳素的功能是促进乳腺发育生长，刺激并维持泌乳。非产褥期高催乳素血症的主要原因是催乳素瘤，占垂体瘤的40%。药物或病理因素导致下丘脑多巴胺能途径失调，和某些非特异性的因素均能导致高催乳素血症。各种原因导致的高催乳素血症均可能出现性腺功能减低，不育，溢出乳或者无症状。高催乳素血症引起性激素水平低下，可引起继发性的骨量流失。高催乳素血症的妇女约25%出现脊柱骨密度减低，且在催乳素水平正常后，骨密度也无法回复到正常范围。

在尸体解剖中，大约12%的垂体存在隐匿性腺瘤。功能性催乳素瘤的发病率约波动在6~50/10万。对1607个药物治疗的高催乳素血症患者的研究发现，男性的发病率约为10/10万，而女性约为30/10万，其中女性的好发年龄在25~34岁左右。而合并统计既往曾接受治疗的患者后，男性发病率约为20/10万，女性为90/10万。在25~34岁的女性患者中，高催乳素血症的年患病率约为23.9/10万人年。高催乳素血症在儿童和青少年中较少见。女孩可能出现月经紊乱和泌乳，而男孩则常表现为青春发育迟缓和性腺功能不全。治疗方法与成年患者相同。

诊断高催乳素血症较为简单，只需测定血中的催乳素浓度。因此选用循证医学为基础的有效治疗方案对治疗这一内分泌常见病十分重要。

1. 高催乳素血症的诊断

建议1：建议通过单次的血清催乳素测定来诊断高催乳素血症，采血过程应避免过多的血管刺激，不建议作动态的催乳素分泌测定(1|①①①①)。

依据：血清催乳素测定技术已很成熟，女性催乳素水平高于男性，但一般均<25μg/L，［按照世界卫生组织(WHO)标准84/500，1μg/L=21.2mIU/L］。采用TRH、左旋多巴、诺米芬辛或多潘立酮进行的催乳素动态监测，对诊断的意义并不优于单次催乳素测定。催乳素>500μg/L提示存在巨大催乳素瘤。>250μg/L提示患有催乳素瘤，但有些药物，如利培酮或甲氧氯普胺也可以使非催乳素瘤患者的血清催乳素水平升高到>200μg/L。轻微的催乳素水平升高也可能由催乳素瘤引起，但此时更应考虑到其他种类垂体瘤的可能。垂体微腺瘤也可造成催乳素的大幅度升高。

注意事项：初次催乳素测定应避免过多的静脉刺激，可以在一天中的任意时间采血依据单次测定通常就可以确立诊断；出现疑似情况时，可以改天且间隔15~20分钟重复采血测定，以避免催乳素脉冲分泌的影响。

建议2：对于无症状的催乳素血症，建议测定巨催乳素(macroprolactin，2|①①○○)。

依据：循环中85%的催乳素是单体分子(235kDa)，也有以共价键结合的双分子"大催乳素"，以及更大的多分子结合的"巨大催乳素"。巨催乳素即指这些多分子结合的催乳素，抗催乳素自身抗体的存在也可能与巨催乳素血症有关。巨催乳素的生物活性很低，无症状的高催乳素患症患者应考虑到巨催乳素血症可能。普通的催乳素测定试剂盒不能检测巨催乳素，聚乙二醇方法可以低成本检测巨催乳素血症。回顾性研究发现，高催乳素血症者中40%伴有巨催乳素血症。少数巨催乳素血症患者也可以出现高催乳素血症表现，20%有溢乳，45%月经稀少或闭经，20%有垂体瘤。巨催乳素血症是高催乳素血症的常见原因，因而对巨催乳素的常规筛查可以减少不必要的临床检测和治疗由于目前的临床标准尚不能有效区分高催乳素血症和巨催乳素血症，建议对无症状的高催乳素血症患者进行巨催乳素测定(评：测定巨催乳素方法尚未在我国推广，建议用聚乙二醇法对疑似病例进行复查)。

建议3：当发现巨大垂体瘤和催乳素轻度升高这种差异情况，应对血样作连续倍数稀释，可以避免有些放射免疫测定方法的误差而出现催乳素水平过低的假象(1|①①①①)。

依据：在催乳素瘤，血清催乳素水平常与瘤体大小相关，大多数血清催素水平>250~μg/L的患者存在催乳素瘤。催乳素大腺瘤(直径>10mm患者催乳素水平均>250~μg/L。当然，也有催乳素水平与垂体瘤大小不一致的例外情况。这可能是由于催乳素水平过高时出现"钩状效应"，即过量的抗体分别与固相抗体和标记抗体结合而不再形成夹心复合物，使所得结果将低于实际含量。可以对血样作1∶100稀释后重复测定来避免此种误差。此外巨大无功能垂体瘤患者也会出现催乳素的轻度升高，其原因可能与巨大瘤体压迫垂体柄使得抑制催乳素分泌的多巴胺通过垂体柄的数量减少。

因此当催乳素水平低于预期值时，可以对血样作1∶100稀释后重复测定不仅可以避免"钩状效应"也可以鉴别催乳素大腺瘤和巨大无功能腺瘤。我们建议对巨大垂体腺瘤而血催乳素水平正常或者轻度升高的患者进行这样的验证。有报道新的检验方法可避免这一检验问题。

2. 高催乳素血症的病因

建议：需排除因使用药物、肾衰竭、甲状腺功能减退症和鞍区周围肿瘤引起的、有症状的、非生理性高催乳素血症（1|①①①①）。

依据：引起催乳素升高的生理性因素包括妊娠、哺乳、应激、运动和睡眠，及使用某些药物。肾功能不全患者催乳素降解受损，中枢催乳素调控状态改变，可以有中等程度的催乳素升高，1/3肾病患者血催乳素的清除减少和生成增加出现高催乳素血症。透析并不能改变血清催乳素的水平，肾移植后催乳素可以恢复正常。慢性肾脏病造成的高催乳素血症，可以引起性腺功能减退的症状，溴隐亭治疗可以使得月经周期恢复。部分原发性甲状腺功能减退症患者可以有中度的高催乳素血症，病程长而未治疗或未充分治疗的患者可以引起垂体增生并进而形成垂体瘤，因此引起的高催乳素血症和垂体增生可以通过左甲状腺素的治疗减轻TRH的刺激而恢复。催乳素分泌受下丘脑分泌的多巴胺调控，非分泌催乳素的垂体瘤或鞍区周围肿瘤如果压迫到垂体柄、也可以造成高催乳素血症。垂体巨大无功能瘤、颅咽管瘤、或下丘脑炎性细胞浸润斥迫垂体柄、或使多巴胺神经元受损均可导致高催乳素血症。在226例确诊的无功能巨大垂体瘤患者，催乳素水平高于94~μg/L可有效区分催乳素瘤和无功能腺瘤。

多巴胺受体激动剂对垂体压迫患者可以有效降低催乳素水平，改善症状，却对无功能垂体瘤患者未必有效。不到10%的特发性高催乳素可以找到垂体微腺瘤，但极少会发展成大腺瘤。约30%的特发性高催乳素血症患者可以自发恢复到正常的催乳素水平。高催乳素患者应排除肢端肥大症，50%的生长激素腺瘤可以伴有高催乳素血症。

3. 药物引起的高催乳素血症的处理

建议1：对有症状的、疑为药物引起的高催乳素血症患者，应停药3天或换用其他药物后再测定催乳素（2|①①○○）。停用或者换用精神病药物前应征询患者的治疗医师。如果无法停用药物，或发生高催乳素血症时间与药物治疗无明确关系，建议磁共振以排除垂体或下丘脑占位（1|①①①①）。

依据：非肿瘤性高催乳素血症的最常见病因是药物，造成高催乳素的精神、神经方面药物最多。在服用吩噻嗪类或丁酰苯类药物的患者，40%~90%出现高催乳素血症，服用利培酮的患者，为50%~100%。药物引起的高催乳素血症患者，一般在用药开始后，血催乳素水平缓慢升高，停药3天后血催乳水平恢复到正常。药物引起的高催乳素血症患者部分可以无临床症状，女性患者可能出现溢乳和闭经，男性患者出现性欲减退和勃起功能障碍。也有报道称女性患者服用抗精神类药物出现高催乳素血症增加骨量流失的风险。

药物引起的高催乳素血症，其催乳素水平一般在25~100g/L，而胃复安、利培酮、吩噻嗪类药物可使得催乳素超过200μg/L。作用机制是这些药物拮抗多巴胺的功能。多巴胺D2受体基因变异的患者，服用这类药物后可出现更严重的高催乳素血症。在一组106例服用抗精神病药物的患者中，服用利培酮、奥氮平、齐拉西酮和典型精神病药物者发生高催乳素血症的比例为81%、35%、29%和38%。

服用维拉帕米的患者有85%出现高催乳素血症，可能与其阻断了下丘脑的多巴胺有关。阿片制剂和可卡因通过其μ-受体引起轻度高催乳素血症。雌激素造成高催乳素血症的作用尚存争议，12%~30%的妇女服用含有较多雌激素的口服避孕药，可以使催乳素轻度升高，但无需治疗。

利弊权衡：药物引起的高催乳素血症患者应与他们的医生评估其用药方案的优劣。评估应包括换药方案的可行性，比如降低多巴胺拮抗作用或使用非典型抗精神病药物阿立哌唑。阿立哌唑兼有多巴胺受体激动剂和多巴胺拮抗剂作用，以降低催乳素血症并改善高催乳素血症的症状。

建议2：药物引起的高催乳素血症，如无症状者，无需治疗（2|①①○○）。我们建议药物引起的高催乳素血症的患者出现长期的性功能减退（性腺功能减低相关症状和骨量流失）可使用雌激素或睾酮治疗（2|①①○○）。

依据：药物引起的高催乳素血症而无症状的患者，不需要治疗。如果不能停药或换用其他药物，而患者有性腺功能减退症状或低骨量，仍可以考虑使用雌激素或睾酮。

建议3：对于药物引起的高催乳素血症，在治疗方案允许的情况下，首先应考虑停药。其次可以换用不引起高催乳素血症的药物。实在不能停药或换用药物时，可与患者的治疗医师协商加用多巴胺激动剂(2|①○○○)。

依据：对于抗精神病药物引起的高催乳素血症，是否加用多巴胺激动剂尚存争议。部分研究指出多巴胺激动剂只能使不超过75%的患者催乳素降至正常，而且可能加重原有精神疾病。

利弊权衡：在决定是否使用多巴胺激动剂时，我们优先考虑避免加用多巴胺激动剂的副作用，如精神病发作；其次才考虑因为无法换药和停药而引起的高催乳素血症加重以及加用多巴胺激动剂治疗可能带来的益处。

4. 催乳素瘤的治疗

建议1：对于有症状的功能性微腺瘤和大腺瘤，推荐使用多巴胺激动剂来降低催乳素水平，控制垂体瘤体积，恢复患者的性腺功能(1|①①①①)。推荐优先选用卡麦角林，因为它比其他多巴胺激动剂更有效地降低催乳素水平，缩小垂体瘤体积(1|①①①①)。

依据：美国内分泌学会一份关于多巴胺激动剂治疗高催乳素血症的综述提示多巴胺激动剂对患者的主要结果和替代结果均有一致的益处。这些指标包括：62%(20%~100%)垂体瘤缩小，67%(33%~100%)视野缺损恢复，78%(40%~100%)月经恢复，53%(10%~100%)生育功能恢复，67%(6%~100%)性功能恢复，86%(33%~100%)溢乳改善，68%(40%~100%)催乳素水平恢复。这些依据主要来自观察性研究报告，多数是非对照研究。一些规模较小的对照研究无法提供准确的结论且随访时间较短。尽管可能存在误差，多巴胺激动剂的治疗效果、治疗的量效关系(较大的剂量常更有效)、生物学合理性和治疗后起效时间，在不同研究中获得的结果仍是相当一致的。

催乳素瘤常表现为溢乳、性腺功能受损和性腺类固醇激素减少引起的骨密度下降。催乳素瘤的大小，通常与血清催乳素水平呈正相关。大腺瘤患者的血清催乳素一般高于微腺瘤患者，但仍存在个体差异。在一项46例催乳素瘤男性患者的研究中发现，12例微腺瘤患者的血清催乳素水平平均升高了99~μg/L(16~385μg/L)，而34例大腺瘤患者则平均升高了1415~μg/L(387~67 900~g/L)。

271例年龄不超过29岁的女性高催乳素血症患者，其中240例接受了多巴胺激动剂(包括溴隐亭、卡麦角林和喹高利特)，71%的患者催乳素降至正常，80%的垂体瘤部分或完全缩小。17例因不耐受药物或药物抵抗而接受手术的患者中，53%术后血清催乳素长期在正常水平而无需药物治疗。

在一项安慰剂-对照研究中，卡麦角林治疗(0.125~1.0mg，每周2次给药)催乳素微腺瘤患者12~24周，95%的患者催乳素恢复正常，表现为溢乳的患者中82%月经恢复正常。对26例初次接受治疗的催乳素大腺瘤患者的前瞻性研究发现，经过每周0.25~2mg麦角林治疗6个月，81%的患者血催乳素恢复正常，92%垂体瘤明显缩小。

80%的男性催乳素垂体瘤(包括大腺瘤和微腺瘤)患者接受溴隐亭、卡麦角林或其他多巴胺激动剂治疗后血催乳素可以恢复正常，每周0.5~1mg卡麦角林治疗6个月可以恢复勃起功能和精子计数及活力。

在一项150例患者(男性28例，女性122例；93例微腺瘤，57例大腺瘤)药物剂量逐步增加的前瞻性研究发现，149例高催乳素血症恢复正常，但与肿瘤大小无关。因此，卡麦角林有效控制高催乳素血症的有效剂量约为0.25到3mg/周，有时一些患者可能要用到11mg/周。

卡麦角林为何优于溴隐亭原因还不十分清楚，可能是由于其与多巴胺受体结合位点有更高的亲和力。卡麦角林的副作用较少，因此患者的依从性也较其他药物高。虽然还没有临床试验对不同多巴胺激动降低垂体瘤体积改变的疗效进行比较，但许多研究表明溴隐亭使2/3患者的垂体瘤体积缩小50%，而卡麦角林可缩小90%。

权衡利弊：在推荐使用麦角卡林主要依据其疗效和改善性腺功能减退的效果，而非其治疗花费。

注意事项：患者接受多巴胺激动剂治疗开始之后，随访内容应包括：①治疗1个月起定期测定血催乳素，调整药物剂量以期达到血催乳素恢复正常和改善性腺功能减退症状的目的；②每年重复垂体磁共振检查，大腺瘤患者3个月检查一次，其他如开始接受多巴胺激动剂治疗后血催乳素反而持续升高的患者、出现新症状(包括溢乳、视野缺损、头痛或其他激素水平异常)的患者，也应作垂体磁共振检查；③可能压迫到视交叉的大腺瘤患者，应作视野检查；④其他相关检查，如性激素减少引起的骨量丢失，催乳素恢复正常后仍持续存在的溢乳，垂体其他激素测定。

建议2：无症状的垂体微腺瘤患者，不必采用多巴胺激动剂治疗(2|①○○○)。建议对微腺瘤导

致闭经的患者采用多巴胺激动剂或口服避孕药(2|①○○○)。

依据:微腺瘤基本不生长,性腺功能减退而引起的提前绝经女性患者,如果无生育计划,可以用口服避孕药而非多巴胺激动剂。虽然尚无这两种方案的对照研究,值得注意的是闭经并不是这些按口服避孕药治疗患者高催乳素血症复发的标志。微腺瘤女性患者如果无生育计划,可以采用多巴胺激动剂或口服避孕药,虽无这两种方案的对照研究,口服避孕药花费较低且不良反应也较少。并未发现口服雌激素或雌激素/孕激素替代治疗会导致垂体瘤生长。

利弊权衡:这条建议侧重考虑患者的依从性,治疗的不良反应,药物或手术花费,而非那些并不十分肯定的预期疗效。

建议 3:随访应注意临床症状和生化指标的变化,减药或停药应在持续至少 2 年之后,患者的血清催乳素必须稳定在正常范围之内且垂体磁共振排除可见的垂体瘤(2|①○○○)。

依据:4 项近期的研究发现,在患者血催乳素恢复正常且垂体瘤明显缩小控制 2 年后,停用多巴胺激动剂是安全的。停药后复发风险为 26%~69%,与确诊时的催乳素水平和垂体瘤大小有关。停药后 1 年内复发的风险最高,有研究显示肿瘤每增加 1mm 复发的风险为 18%。并无证据显示撤药会促使垂体瘤生长,但不超过 28% 的患者可能出现性腺功能减退,提示对这些患者需要长期的监测和治疗。

注意事项:至少接受多巴胺激动剂治疗 2 年、血催乳素保持正常且没有可见垂体瘤的患者,可以减药或停药,这些患者的随访应包括:①停药后第 1 年,每 3 个月测定血催乳素,以后每年测定一次;②如果催乳素高出正常范围,应行垂体磁共振检查。催乳素微腺瘤的女性患者,在绝经后可以尝试停用多巴胺激动剂。另外,应定期监测垂体瘤体的变化。

5. 药物抵抗或恶性催素瘤

建议 1:对于有症状的患者,如果常规剂量多巴胺激动剂未能使其催乳素恢复正常或垂体瘤体积明显缩小(药物抵抗的催乳素瘤),建议先逐步增加药物剂量至可耐受的最大量,再考虑手术治疗(1|①①①①)。

依据:对多巴胺激动剂的反应存在个体差异,大多数催乳素瘤患者接受常规量多巴胺激动剂都可使血催乳素恢复正常、垂体瘤缩小,但也有少数患者例外。多巴胺激动剂抵抗指采用最大可耐受剂量仍不能使血催乳素恢复正常且垂体瘤体积缩小未达 50%,不能恢复生育功能。部分患者临床症状的恢复出现不一致性,如只出现垂体瘤体积缩小,或只是血催乳素水平下降。另有部分患者可表现为部分抵抗,需要较大的药物剂量来控制症状。多巴胺激动剂抵抗不同于药物不耐受,后者是指药物不良反应严重而妨碍了其使用。

多巴胺激动剂抵抗的机制尚未被阐明。有研究发现药物抵抗的催乳素瘤 D2 受体数量下降,但并非一成不变。多巴胺与受体的结合未出现异常,也未发现受体存在突变。D2 受体异构体比例是可变的、推测变异可能存在 D2 受体通路之后。因此,催乳素瘤对多巴胺激动剂抵抗可能存在不同的机制。

微腺痛出现多巴胺激动剂抵抗的情况较大腺瘤少,10% 的微腺瘤患者和 18% 的大腺瘤患者对卡麦角林抵抗,男性患者发生药物抵抗的情况多于女性。少数患者的卡麦角林剂量需要增加到 11mg/周来克服药物抵抗、但长期使用大剂量卡麦角林应谨防出现心脏瓣膜返流。帕金森症患者若接受超过 3mg/dd 卡麦角林,会有中等程度以上的心脏瓣膜反流风险。而在常规剂量的卡麦角林治疗之下、7 项相关研究中有 6 项、超过 500 例患者未出现心脏瓣膜问题;仅 1 项研究发现卡麦角林治疗组发生 57% 的三尖瓣关闭不全,但其对照组也出现了多例类似变化。

注意事项:药物剂量应根据催乳素水平来调整,逐步增加对于需要大剂量、长期使用药物的患者,应作心脏超声监测瓣膜病变。虽然本指南尚不能提出准确的药物剂量和治疗期限,接受普通剂量(1~2mg/周)的卡麦角林患者不需要常规行心脏超声监测。

建议 2:对溴隐亭抵抗的患者可改用卡麦角林(1|①①①○)。

依据:虽然卡麦角林是催乳素垂体瘤的一线用药,仍有约 10% 的患者发生药物抵抗。对溴隐亭抵抗的患者约为 25%,这些患者中的 80% 使用卡麦角林可有效降低血催乳素水平。尚没有临床研究比较不同多巴胺激动剂的缩小垂体瘤体积的作用,总结不同研究的结果发现,溴隐亭可使 2/3 患者的垂体瘤体积瘤小约 50%,而卡麦角林可缩小垂体瘤体积达 80%。

建议 3:对不能耐受大剂量卡麦角林、或对多巴胺激动剂治疗无效的催乳素瘤患者,建议采用经蝶手术。对于口服溴隐亭不能耐受的患者,可以尝

试阴道给药。对于手术失败、浸润性或恶性催乳素瘤患者，建议采用放射治疗(2|①○○○)。

依据：尚没有对药物抵抗患者手术治疗疗效的对照研究。7%~50%手术患者催乳素瘤复发。虽然在有经验的医师治疗后，手术并发症已不太常见，但仍有发生，如垂体功能减退、尿崩症、脑脊液漏和局部感染。

放射治疗可用于药物抵抗或恶性催乳素瘤，大约1/3患者治疗后高催乳素血症可以恢复。虽然放射治疗可以控制生长，但需要长达20年来获得最大疗效，而且对降低催乳素水平未必有效。放射治疗的不良反应主要是垂体功能减低，少数病人会有通路神经损伤或肿瘤发生。

建议4：恶性催乳素瘤患者，建议替莫唑胺治疗(2|①○○○)。

证据：恶性催乳素瘤指垂体瘤在中枢神经系统之内或之外转移，较罕见，仅报道了大约50例。癌和腺瘤在组织学无法区分，目前也没有适当的病理标志物来诊断恶性催乳瘤。催乳素瘤患者一般在出现临床症状而接受药物、手术治疗和(或)放射治疗之前数年即已发生或转移。只有少数情况下，能够早期确诊恶性催乳素瘤。

恶性肿瘤的治疗很困难，预期存活时间大约1年。手术治疗肿瘤的压迫症状，包括甲基苄肼、长春新碱、顺铂和依托泊甙一直收效甚微。有些病例报告报道替莫唑胺(烷化剂)有效，替莫唑胺可以降低催乳素水平，控制肿瘤生长，使肿瘤不表达甲基鸟苷DNA转甲基酶，但此法的预期效果有待验证。

6. 妊娠合并催乳素瘤的处理

建议1：催乳素瘤女性患者发现妊娠后应尽快停用多巴胺激动剂(1|①①○○)。

正在使用多巴胺激动剂治疗的大腺瘤患者，之前未行手术或者放射治疗，如果发现妊娠，可以在接下来的妊娠期间，谨慎的使用多巴胺激动剂。除非患者的垂体瘤是浸润性或者压迫视交叉(1|①○○○)。

证据：溴隐亭可以通过胎盘，受孕后最初4周是胎儿器官发生时期将暴露于药物作用之下。在报道的6000例妊娠期使用溴隐亭治疗高催乳素血症的女性中，先天性畸形或流产率并未增高。部分长期随访至儿童9岁时，也未发现危害。在卡麦角林治疗高催乳素血症不孕女性的研究提示该药是安全的，但临床报道例数还不多。在一项对85例妇女的前瞻性研究，其中80例在仍接受卡麦角林治疗过程中于妊娠5周时撤药，所有新生儿均健康，而孕妇的垂体瘤无明显增大。这些证据提示早孕时胎儿暴露于溴隐亭或卡麦角林对胎儿未造成不利影响。喹高利特妊娠中使用安全性较差，因此不建议准备生育的女性患者使用。

权衡利弊：建议妊娠时停用溴隐亭或卡麦角林主要考虑的是对胎儿发育可能造成的意外影响。

建议2：而对于妊娠的催乳素瘤患者，不建议在妊娠期间测定(1|①①①①)。

依据：在妊娠期间，血清催乳素可以升高10倍，分娩时更可达150~300μg/L。并且雌激素刺激催乳素细胞增生，垂体增大1倍以上。当妊娠开始时停用多巴胺激动剂，血催乳素水平升高，但其后催乳素的升高并不能反映垂体瘤的体积和活动。另外，并非所有催乳素瘤患者的血清催乳素升高。妊娠过程本身也可以改善高催乳素血症，因此血清催乳素水平可能低于受孕之前。更有部分患者，高催乳素血症可以在产后自愈。

利弊权衡：妊娠过程本身可以使催乳素升高，测定意义不大。

建议3：微腺瘤或垂体内大腺瘤的妊娠患者，不建议在妊娠期间作常规垂体磁共振，除非出现如视野缺损等垂体瘤长大的症状(1|①①○○)。

依据：有人担心妊娠期间催乳素大腺瘤会增大，而微腺瘤增大的可能性较小。患者会被告知确诊妊娠后应停用多巴胺激动剂，而前期治疗缩小的垂体瘤也会长大。妊娠期间高浓度雌激素会刺激正常垂体内的催乳素细胞增生，这种生理性的垂体生长会造成垂体瘤向鞍区之外发展。同时，高浓度雌激素环境会直接促进催乳素瘤生长。

实际上在一般情况下，鞍区内的催乳素微腺瘤和大腺瘤不会出现增大的症状。一篇包括457例微腺瘤的妊娠患者的综述指出，仅2.6%的患者出现垂体瘤增大的症状。而在其他的报道中垂体瘤增大的风险达4.5%~5%。由于垂体瘤增大而出现症状的风险很低，微腺瘤患者仅需在妊娠期间每3个月作一次体检；而大腺瘤增长出现症状的风险则大得多，妊娠前接受过垂体减压手术或垂体放射治疗的患者，妊娠期间出现垂体瘤增长症状的仅占2.8%，与微腺瘤患者的风险无差异。妊娠前未做手术或放射治疗的大腺瘤患者，垂体瘤增长而出现症状的风险高达31%。如果发生头痛或头痛症状加重、视野改变，应立即作正规的视野检查和垂体磁共振(避免用钆同位素)。

建议4：曾使用多巴胺激动剂治疗而垂体瘤未

见缩小的、或不能耐受溴隐亭和卡麦角林的催乳素大腺瘤患者，可以考虑在准备妊娠前行手术治疗(1|①①○○)。

依据：虽然有些内分泌学专科医师推荐所有催乳素大腺瘤患者在妊娠之前作手术治疗，但手术可能造成垂体功能减退使得受孕困难增加，从而需要接受诸如促性腺激素促排卵等治疗，或终生的激素替代治疗。

建议5：妊娠催乳素瘤患者如出现严重头痛和(或)视野改变应作正规的视野检查和磁共振避免用同位素钆(1|①①○○)。

依据：大多数妊娠的催乳素瘤患者，如果没有头痛或视野改变症状，不必作磁共振和视野检查。未曾作过手术的大腺瘤患者，推荐增加妊娠期间体检次数和作正规的视野检查。

利弊权衡：本条建议推荐催乳素瘤妊娠患者体检而不是磁共振检查是为了避免影像学检查对胎儿造成的可能影响，其次再考虑对垂体瘤形态学改变的检查。而当出现严重头痛或视野缺损时，则以避免永久性视神经损伤而优先考虑磁共振检查。

建议6：催乳素瘤出现增长症状的妊娠患者，推荐使用溴隐亭治疗(1|①①○○)。

依据：如果垂体瘤在妊娠期间增长而出现占位症状时，治疗措施包括重新使用多巴胺激动剂或者行垂体瘤手术。对此问题尚无对照研究报道，也缺少对这些方案潜在危险的研究。妊娠期间继续使用溴隐亭的报道仅100例左右，没有明确的药物不良反应报告，仅见1例隐睾和1例马蹄内翻畸形。推荐分次服用溴隐亭是因为仅此药有相对较多的报道，对于不能耐受溴隐亭的患者则可使用卡麦角林。如果重新服用多巴胺激动剂仍无法控制垂体瘤增长的症状，则有手术治疗的指征。尚无比较多巴胺激动剂和手术治疗在妊娠期间风险的研究，然而部分内分泌医生更倾向于多巴胺激动剂治疗。如果预产期临近，在接受神经外科手术之前可以先进行引产。

利弊权衡：本条建议推荐多巴胺激动剂治疗是因为妊娠期间手术风险可能高于药物对胎儿的影响。

二、总结和建议

1. 高催乳素血症的诊断

建议1：建议通过单次的血清催乳素测定来诊断高催乳素血症，采血过程应避免过多的血管刺激，不建议作动态的催乳素分泌测定(1|①①①①)。

建议2：对于无症状的催乳素血症，建议测定巨催乳素(macroprolactin，2|①①○○)。

建议3：当发现巨大垂体瘤和催乳素轻度升高这种差异情况，应对血样作连续倍数稀释，可以避免有些放射免疫测定方法的误差而出现催乳素水平过低的假象(1|①①①①)。

2. 高催乳素血症的病因

建议：需排除因使用药物、肾衰竭、甲状腺功能减退症和鞍区周围肿瘤引起的、有症状的、非生理性高催乳素血症(1 ①①①①)。

3. 药物引起的高催乳素血症的处理

建议1：对有症状的、疑为药物引起的高催乳素血症患者，应停药3天或换用其他药物后再测定催乳素(2|①①○○)。停用或者换用精神病药物前应征询患者的治疗医师。如果无法停用药物，或发生高催乳素血症时间与药物治疗无明确关系，建议磁共振以排除垂体或下丘脑占位(1|①①①①)。

建议2：药物引起的高催乳素血症，如无症状者，无需治疗(2|①①○○)。我们建议药物引起的高催乳素血症的患者出现长期的性功能减退(性腺功能减低相关症状和骨量流失)可使用雌激素或睾酮治疗(2|①①○○)。

建议3：对于药物引起的高催乳素血症，在治疗方案允许的情况下，首先应考虑停药。其次可以换用不引起高催乳素血症的药物。实在不能停药或换用药物时，可与患者的治疗医师协商加用多巴胺激动剂(2|①○○○)。

4. 催乳素瘤的治疗

建议1：对于有症状的功能性微腺瘤和大腺瘤，推荐使用多巴胺激动剂来降低催乳素水平，控制垂体瘤体积，恢复患者的性腺功能(1|①①①①)。推荐优先选用卡麦角林，因为它比其他多巴胺激动剂更有效地降低催乳素水平，缩小垂体瘤体积(1|①①①①)。

建议2：无症状的垂体微腺瘤患者，不必采用多巴胺激动剂治疗(2|①○○○)。建议对微腺瘤导致闭经的患者采用多巴胺激动剂或口服避孕药(2|①○○○)。

建议3：随访应注意临床症状和生化指标的变化，减药或停药应在持续至少2年之后，患者的血清催乳素必须稳定在正常范围之内且垂体磁共振排除可见的垂体瘤(2|①○○○)。

5. 药物抵抗或恶性催素瘤

建议1：对于有症状的患者，如果常规剂量多巴胺激动剂未能使其催乳素恢复正常或垂体瘤体

积明显缩小(药物抵抗的催乳素瘤),建议先逐步增加药物剂量至可耐受的最大量,再考虑手术治疗(1|①①①①)。

建议2:对溴隐亭抵抗的患者可改用卡麦角林(1|①①①○)。

建议3:对不能耐受大剂量卡麦角林、或对多巴胺激动剂治疗无效的催乳素瘤患者,建议采用经蝶手术。对于口服溴隐亭不能耐受的患者,可以尝试阴道给药。对于手术失败、浸润性或恶性催乳素瘤患者,建议采用放射治疗(2|①○○○)。

建议4:恶性催乳素瘤患者,建议替莫唑胺治疗(2|①○○○)。

6. 妊娠合并催乳素瘤的处理

建议1:催乳素瘤女性患者发现妊娠后应尽快停用多巴胺激动剂(1|①①○○)。

建议2:而对于妊娠的催乳素瘤患者,不建议在妊娠期间测定(1|①①①①)。

建议3:微腺瘤或垂体内大腺瘤的妊娠患者,不建议在妊娠期间作常规垂体磁共振,除非出现如视野缺损等垂体瘤长大的症状(1|①①○○)。

建议4:曾使用多巴胺激动剂治疗而垂体瘤未见缩小的、或不能耐受溴隐亭和卡麦角林的催乳素大腺瘤患者,可以考虑在准备妊娠前行手术治疗(1|①①○○)。

建议5:妊娠催乳素瘤患者如出现严重头痛和(或)视野改变应作正规的视野检查和磁共振避免用同位素钆(1|①①○○)。

建议6:催乳素瘤出现增长症状的妊娠患者,推荐使用溴隐亭治疗(1|①①○○)。

(陈　刚)

第二节　泌乳素与糖尿病:溴隐亭——一种新型降糖药?

一、泌乳素与糖尿病——几个临床现象引出的思考

"泌乳素与糖尿病"——这是一个充满思辨的医学与哲学命题。这两个似乎关联性不强的医学概念,临床内分泌医生在医疗实践中却潜心观察到了"泌乳素"与"糖尿病"之间可能存在着某种必然的内在联系。医学科学家们探索的本能驱使他们无论是在基础领域还是在临床实践中均加以潜心地研究。在哺乳类动物,泌乳素主要为腺垂体所分泌,其靶腺为乳腺与性腺,促进乳腺分泌组织的发育和生长,启动和维持泌乳、使乳腺细胞合成蛋白增多,可影响性腺功能,在人类女性卵泡液中生理水平的泌乳素变化可维持与促进女性卵泡的发育过程,腺垂体泌乳素的合成与分泌受下丘脑多巴胺能状态所调控,其生理作用极为复杂;糖尿病是由于遗传因素与环境因素相互作用,胰岛素分泌相对或绝对缺陷和(或)胰岛素生物作用障碍而导致以慢性高血糖为特征的代谢性疾病。因此,如若无端地将"泌乳素"与"糖尿病"两个概念突兀地关联起来,其间的联系是否存在有充分的科学依据?这仍有可能是一个使许多临床内分泌医师感到匪夷所思的临床命题!

然而,在临床内分泌实践中所观察到的"泌乳素"与"糖尿病"确实存在的相互密切关联的多个临床现象,蓦然打破了许多临床内分泌医师的惯性思维定势。

因为,临床上观察到非泌乳素瘤所致的继发性高泌乳素血症与高血糖现象均存在有不同程度的联系。业已知道,常见继发性高泌乳素血症原因有生理性、药理性、病理性等,譬如:①生理因素导致的高泌乳素血症:日常活动如运动、精神应激、低血糖、夜间睡眠、进食、性交以及各种生理现象,这些生理因素会影响血清泌乳素水平,应激性血清泌乳素水平的变化也与血糖的波动密切关联。②妊娠期泌乳素水平的增高与妊娠糖尿病的发病有一定的关系。妊娠期糖尿病的病因不明,经典的观点认为孕期胎盘泌乳素、垂体源泌乳素、糖皮质激素及孕激素等拮抗胰岛素激素水平的升高,导致胰岛素抵抗状态是主要原因,但有资料表明妊娠糖尿病的发生除与胰岛素分泌及功能异常有关外,可能还与泌乳素水平在妊娠期生理性变化有异质性关联。③药物导致的高泌乳素血症:任何拮抗或干扰下丘脑泌乳素释放抑制因子(多巴胺)或增强泌乳素释放因子的药物均可导致高泌乳素血症的发生。如多巴胺受体抑制剂(抗精神病药);止吐及胃动力调节剂;抗抑郁药;H_2受体拮抗剂;大剂量雌激素等。已观察到上述药物导致的高泌乳素血症均存在不同程度的糖脂代谢异常。④病理性高泌乳素血症:主要有下丘脑或垂体柄病变、原发性甲状腺功能减退症、功能性垂体腺瘤如泌乳素腺瘤、GH腺瘤、ACTH腺瘤等以及异位泌乳素分泌等病理性高泌乳素血症均可观察到不同程度的胰岛素抵抗与高血糖状态。

这些临床现象归纳起来主要为:①泌乳素的分泌受生理相关的应激因素所影响,而应激与高血

糖关系密切。②高泌乳素血症与妊娠期糖尿病关系密切。③抗精神病药和(或)抗抑郁药等可导致高泌乳素血症与胰岛素抵抗。④垂体GH瘤或GH与泌乳素混合性瘤所致特殊类型糖尿病,在联合应用多巴胺受体激动剂治疗后,其高血糖的控制较为容易,甚至可停用部分口服降糖药或胰岛素。

因此,仅从临床内分泌的角度来思考,“泌乳素”与“糖尿病”之间肯定存在密不可分的潜在联系。换言之,下丘脑多巴胺能与交感神经能的状态(泌乳素水平的增高或降低)可能与糖代谢、脂代谢以及嘌呤代谢等慢性代谢性疾病(代谢综合征)存在着密切的内在联系,那么,改善或调节下丘脑多巴胺能状态的药物,如多巴胺受体D2激动剂(溴隐亭)是否可通过抑制高泌乳素血症而改善胰岛素抵抗?或者改善胰岛B细胞功能?或者是通过其他的特殊作用机制,如通过调整下丘脑多巴胺能状态后(抗交感神经效应)是否可产生于糖、脂代谢有益的临床效果呢?

二、下丘脑多巴胺能状态对泌乳素分泌的生理与病理调控——从中得到的有益启示

在思考临床内分泌学问题的同时,我们仍需要回顾一些经典的神经内分泌学概念来关联前面所提出临床问题的可靠性与必然性。

人类分泌泌乳素的细胞占腺垂体细胞总数的15%~20%,妊娠期雌激素可使泌乳素细胞增加到70%。泌乳素的合成与分泌主要受下丘脑多巴胺能途径的调节,下丘脑弓状核和室旁核所分泌的多巴胺为主要的泌乳素分泌抑制因子,多巴胺对泌乳素细胞起着张力性抑制作用,即多巴胺作用于泌乳素细胞表面的多巴胺D2受体,抑制泌乳素的生成与分泌。任何减少多巴胺对泌乳素细胞上多巴胺D2受体作用的生理性及病理性过程,都会导致血清泌乳素水平升高。泌乳素功能性腺瘤与高泌乳素血症时,多巴胺D2受体激动剂如溴隐亭等药物会逆转这一过程。生理性的哺乳、应激与睡眠可激发泌乳素分泌的增加。妊娠期高雌激素水平也可导致生理性的高泌乳素血症。

泌乳素的分泌可能存在短、超短反馈调节,目前已在人类、啮齿类等的正常垂体和多数垂体瘤中发现泌乳素受体。泌乳素通过激活下丘脑多巴胺能神经元调节自身分泌,腺垂体分泌泌乳素时受下丘脑多巴胺能神经元的反馈调节,泌乳素激活多数下丘脑多巴胺能神经元亚群的泌乳素受体,导致STAT5核移位,增加神经元的活性。泌乳素刺激这些神经元合成与分泌多巴胺,多巴胺经垂体门脉系统到达垂体泌乳素细胞抑制泌乳素的分泌。

那么,如若对下丘脑多巴胺能状态施以调控又会产生什么效果,抑或是从中得到什么样的线索与启示呢?任何干扰下丘脑多巴胺合成、多巴胺向垂体转运或泌乳素细胞多巴胺受体作用的过程,均可引起抑制性调节减弱,而导致高泌乳素血症的发生,反之,则会导致泌乳素水平的下降。换言之,下丘脑多巴胺能状态的变化(泌乳素水平的增加或降低)对糖、脂代谢又有何种可能的潜在影响呢?外源性药物调节或干预下丘脑多巴胺能状态是否可能会产生有利于糖、脂代谢的控制?

三、下丘脑多巴胺能状态对胰岛素敏感性与糖脂代谢的潜在影响——打破临床惯性思维的突破点

业已知道,下丘脑多巴胺能状态的变化对胰岛素敏感性与糖脂代谢可产生显著的影响,但这种影响的作用机制较为独特,不是通过多巴胺特异性受体介导,而是通过中枢神经系统多巴胺能和交感神经能的状态而介导其对糖脂代谢的作用效应。鉴于人类活体脑组织标本研究的不可获得性,多数有关于下丘脑多巴胺能状态对糖脂代谢的影响机制源于动物基础研究。

生活在野外的哺乳类动物具有难以置信的适应力,在每年当食物缺乏的时候,为了较长时间生存,哺乳动物会在该食物匮乏(短缺)的恰当时期改变代谢状态,即从胰岛素敏感/葡萄糖耐量正常转变为胰岛素抵抗/葡萄糖耐量低减状态。在转换为胰岛素抵抗状态期间,基础的脂肪分解活动增加以减少(节省)外周肌肉组织对葡萄糖的利用,脂肪氧化转变为主导,在漫长的食物匮乏期间(或季节)肝糖生成与输出以及糖异生增加,以提供充足的中枢神经系统能量来源。当食物获得充足补充后,哺乳动物又回复逆转为原有的胰岛素敏感/葡萄糖耐量正常状态。

所有候鸟与冬眠动物都具有季节性代谢变化特征。这种季节代谢性变化规律受下丘脑视上核和室旁核单胺能浓度变化的调控(下丘脑视上核与室旁核被认为是哺乳动物的节律调节器),这些神经源和代谢的变化与节俭基因学说(假说)相一致,即在食物匮乏期间,动物暂时转换为肥胖与胰岛素抵抗状态以获得生存的有利条件。

值得注意的是,在哺乳动物季节性代谢转化为

胰岛素抵抗状态期间,恰好准确地模拟了2型糖尿病的状态:即肌肉和肝脏组织的胰岛素抵抗、肝葡萄糖输出与葡萄糖生成增加、高血糖产生、脂肪细胞对胰岛素抵抗和脂质分解增加,脂肪氧化加强,血浆游离脂肪酸和甘油三酯的水平增加,肥胖逐渐产生。这些季节性代谢转化规律与人类胰岛素抵抗综合征(代谢综合征)所观察到的代谢异常组分完全一致。

大量的研究证据表明,哺乳类动物在从胰岛素敏感转换为胰岛素抵抗状态过程中,下丘脑视上核与室旁核内源性、节律性多巴胺能与血清素能的变化起着重要的作用。室旁核与下丘脑其他神经核团有着多种密切联系,在调节自主神经系统功能,激素分泌,外周组织糖/脂代谢以及进食行为过程中起着重要的作用。

多种研究表明在季节性代谢变化过程中,下丘脑室旁核的血清素能与去甲肾上腺能水平和活性明显增强,并与胰岛素抵抗状态相一致,但在转变为胰岛素敏感状态时会显著降低并恢复至正常水平。相反,在胰岛素抵抗状态下下丘脑多巴胺水平偏低,而恢复至胰岛素敏感状态后多巴胺水平亦随之上升至正常。进一步选择性毁坏视上核的多巴胺能神经元后会导致严重的胰岛素抵抗以及非季节性肥胖动物模型。在Zucker肥胖大鼠与高热卡诱导的雄性SD大鼠都观察到室旁核与下丘脑侧核多巴胺水平的降低。对胰岛素敏感仓鼠与SD大鼠的脑室内慢性输注去甲肾上腺素和(或)血清素后导致严重的胰岛素抵抗,糖耐量低减和脂质分解加速。与此相反,对胰岛素抵抗的动物全身与脑室内给予多巴胺受体激动剂如溴隐亭处理后,可降低室旁核升高的去甲肾上腺素和血清素水平,导致肝糖输出/葡萄糖生成减少,降低脂肪组织分解,并改善胰岛素敏感性。全身溴隐亭给药处理也抑制室旁核对去甲肾上腺素的反应性,而相反,脑室内(三脑室)内输注去甲肾上腺素却拮抗溴隐亭对糖耐量与胰岛素敏感的有益效应。与这些动物研究所观察到的完全相同,2型糖尿病和肥胖的非糖尿病患者在口服溴隐亭后在不影响体重变化的情况下,也观察到改善血糖与血脂的同样现象。

多巴胺D2受体激动剂-溴隐亭改善糖耐量或者治疗2型糖尿病的潜在作用机制如图2-2-1所示。

综上所述,在脊椎类动物,外周靶组织(脂肪、肌肉和肝脏)节律性对胰岛素的反应受中枢神经系统(即视上核、室旁核)节律变化所介导,即脂质分解、肝糖输出、骨骼肌胰岛素的敏感性都暂时受节律性季节性变化的调节,以调整机体脂肪储存/肌肉体积的代谢。

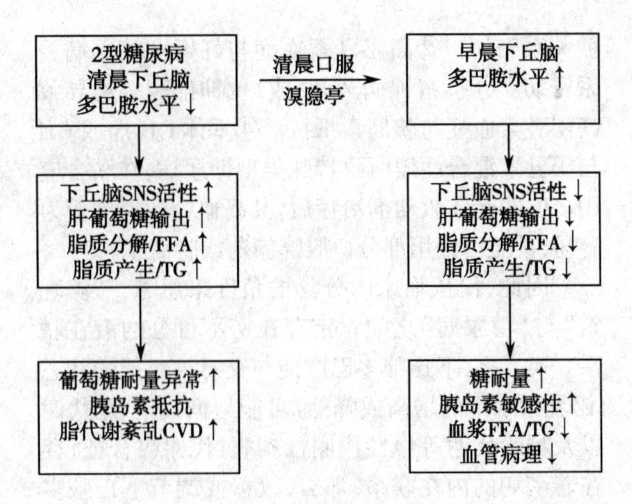

图2-2-1 多巴胺D2受体激动剂-溴隐亭改善糖耐量或者治疗2型糖尿病的潜在作用机制

但人类的代谢并未像上述脊椎类动物那样呈现出显著的节律波动性/季节性变化,那么,上述脊椎类动物在代谢中所呈现的节律性变化原理又怎样应用于人类?而溴隐亭用于治疗2型糖尿病又有什么提示或意味呢?抑或又预示着什么呢?下丘脑中枢(SCN与VMH)对节律的调节不仅接受来源于视交叉光信号的输入,而且接受来源于整个中枢神经系统其他中枢的信号输入,比如来自于外周组织与胃肠道的神经源刺激、激素信号以及来自于循环代谢产物的信号输出。下丘脑在整合所有的信号(信息)产生总的效应(结果)后,在本质上并不需要形成节律性变化。因此,溴隐亭干预处理后可改变下丘脑节律性中枢内的单胺类神经递质水平,从而对糖、脂代谢施加显著的影响。

四、多巴胺D2受体激动剂:溴隐亭——种新型降糖药?

溴隐亭(bromocriptine),一种人工合成的麦角碱衍生物,为多巴胺D2受体激动剂,通过与下丘脑多巴胺D2受体结合并激活该受体,可减少腺垂体泌乳素细胞中脱氧核糖核酸和信使核糖核酸的产生,从而直接抑制腺垂体泌乳素细胞合成和释放泌乳素,使血清泌乳素水平下降。溴隐亭作为多巴胺受体激动剂在临床中广泛应用于治疗垂体泌乳素瘤、高泌乳素血症和帕金森病等疾病。

尽管已有多种不同作用机制的降糖药用于2型糖尿病的治疗,但鉴于2型糖尿病分子病因学的高度异质性,现有的多种不同作用机制的降糖药即使联合应用仍然难以有效地实现血糖谱的良好控制。因此,探索作用机制独特的新型降糖药势在必行。

多巴胺 D2 受体激动剂 - 溴隐亭,由于具有独特的从中枢神经系统改善下丘脑多巴胺能状态的作用机制,提高下丘脑多巴胺水平,抑制过度兴奋的交感神经能状态,不通过促胰岛素分泌等传统降糖机制,而是通过抑制肝葡萄糖生成、降低空腹与餐后游离脂肪酸和甘油三酯水平,改善糖耐量异常,增加胰岛素敏感性,降低空腹与餐后血浆血糖,有益于糖脂代谢,已有较多的基础与临床研究证据使溴隐亭成为一种作用机制独特的新型降糖药。

迄今为止,有几个 2 期临床研究已完成溴隐亭治疗 2 型糖尿病的临床作用机制研究。一个小型临床研究中,12 名肥胖伴高胰岛素血症的非糖尿病受试者,在服用溴隐亭 1.6mg/d 两周后检查发现,在体重不受影响的情况下,空腹血糖与餐后血糖(标准餐负荷后)均明显降低,同时伴空腹与餐后血浆胰岛素水平下降 50% 左右。在一个与上述相似的临床研究中,13 名肥胖非糖尿病女性受试者口服溴隐亭 8 周后,在体重无变化的情况下,全天血浆血糖、甘油三酯和游离脂肪酸水平均显著降低,口服溴隐亭后餐后血浆游离脂肪酸与甘油三酯水平的下降与动物基础研究所观察到的完全一致。但未观察到通过胰岛素抑制试验测定到的胰岛素介导的葡萄糖处置能力的改变,因为胰岛素抑制试验主要反映胰岛素所介导的肌肉组织对葡萄糖的处置能力,而餐后血浆血糖水平的改善最有可能是反映胰岛素抑制肝糖输出能力的提高,这种现象与基础动物研究所观察到的亦完全一致。

在一个双盲、安慰剂对照为期 16 周的临床研究中,22 名肥胖的 2 型糖尿病受试者,在服用溴隐亭 16 周后,HbA1c 下降 1.2%,空腹血浆血糖下降 54mg/dl(3.0mmol/L),在血浆胰岛素浓度、体重或体脂比率无改变的情况下,OGTT 平均血浆血糖下降 46mg/dl(2.56mmol/L)。在一个两步法正血糖高胰岛素钳挟试验中,尽管在生理胰岛素钳挟步骤观察到胰岛素最大刺激量达 377mU/ml 时葡萄糖的处置量增加,但于最初的第一步中仍未观察到溴隐亭对胰岛素敏感性的改善,这些结果与胰岛素抑制试验所观察到的结果相一致,并且表明在高胰岛素血症的生理范围内,溴隐亭对骨骼肌胰岛素敏感性无改善作用。然而,肌肉组织在生理状态下,于稳定血浆胰岛素浓度的需求远高于抑制肝葡萄糖输出的最大量的半数,这就难于确定肝脏组织对胰岛素的敏感性是否有改善与提高。在另一个具有挑战性的为期 12 周的研究中,已用胰岛素治疗的 2 型糖尿病受试者被随机分为安慰剂组(n=11)或溴隐亭组(n=21)(4.8mg/d)。与安慰剂组相比,溴隐亭组在不影响体重的情况下 HbA1c 下降 0.7%,平均血浆血糖浓度下降 8%(7am 至 7pm),上述结果与改善胰岛素敏感性相一致,尽管难于确定是肝脏抑或是骨骼肌组织的胰岛素敏感性得到了改善。

在一个小规模(n=17)双盲、安慰剂对照的临床研究中,受试者为非糖尿病伴有白天泌乳素升高的肥胖患者,与安慰剂加饮食控制(限制 25% 的热卡)组相比,溴隐亭(1.6~2.4mg/d)加饮食控制组(25% 热卡控制)可显著降低体重与体脂含量。但在一个规模稍大(n=38)为期 24 周的安慰剂对照研究中,与安慰剂加饮食控制组相比,溴隐亭加饮食控制组未能使肥胖的非糖尿病受试者体重有显著的下降,但非常有趣的是,统计学分析发现伴有白天泌乳素水平升高的肥胖受试者(约占所有入组受试者的 1/4)的体重下降比泌乳素节律正常的受试者更为显著(分别为 5.7kg *vs* 3.0kg)。

目前溴隐亭治疗 2 型糖尿病的有效性临床研究有四个,均为有安慰剂对照的 3 期临床试验,评价了溴隐亭治疗 2 型糖尿病的有效性。所有试验的受试者均排除了有值夜班工作习惯者,溴隐亭均在早晨觉醒 2 小时内服用。这四个临床试验包括:①一个为期 24 周的单药治疗研究(n=159);②两个为期 24 周联合磺脲类药物的研究(n=494);③一个为期 52 周联合不同口服降糖药的研究(n=3095),上述四个Ⅲ期临床研究均一致显示在减去安慰剂效应后,溴隐亭可降低 HbA1c 0.5%~0.7%。单药治疗研究组与联合磺脲类组的 2 型糖尿病受试者,在随机化分组前与研究进行至 6 个月时均接受了早、中、晚餐(7am、12am、5pm)的标准餐负荷试验,并分别于标准餐负荷试验前、负荷后 1 小时、负荷后 2 小时采血测定了血清葡萄糖、胰岛素、游离脂肪酸以及甘油三酯浓度。相对于安慰剂,溴隐亭可显著地降低空腹、早餐后、午餐后以及晚餐后血糖浓度,但对血清胰岛素水平与体重无影响,溴隐亭也显著降低空腹和餐后血清游离脂肪酸与甘油三酯浓度。

在一个为期 52 周,随机、双盲、安慰剂对照设计的大型临床研究中,受试者均为服用一至两种口服降糖药后血糖控制仍然较差的 2 型糖尿病患者(HbA1c>7.5%),在上述基础上联合应用溴隐亭治疗。其 HbA1c 平均基线水平为 8.3%,平均年龄为 58 岁,平均 BMI 为 33kg/m^2,男性占 63%。在完成24周试验治疗，并服完试验药物80%以上的2型糖尿病受试者中，减去安慰剂效应后，其HbA1c下降范围在0.6%至0.9%之间。在安全性研究中发现溴隐亭可降低心血管事件的复合终点达40%，而不良事件发生频率约为>5%，溴隐亭组的副反应发生率比安慰剂组略多，主要为恶心(32.2%：7.6%)、头晕(14.8% *vs*9.2%)、疲乏(13.9%*vs*6.7%)、头痛(11.4%：8.3%)、呕吐(8.1%*vs*3.1%)、腹泻(8.1%*vs* 8.0%)和便秘(5.8%*vs*5.1%)。总的来说，副反应一般轻微并很短暂，大多可耐受。溴隐亭组低血糖事件的发生率与安慰剂组相比无差异。

关于药代动力学与剂量的探索性研究：溴隐亭-QR(溴隐亭快速释放剂型)(商品名：Cycloset)口服后，在30分钟内被快速溶解并吸收。空腹口服血浆浓度在60分钟内达峰。食物可使吸收延迟，在进食时口服血浆达峰浓度延迟至120分钟。有较大的肝脏首关代谢清除效应，仅有约5%~10%的吸收剂量达到全身循环系统。溴隐亭吸收后98%以约6小时左右的半衰期通过肠-肝循环(胆道)被清除。溴隐亭在肝脏被(特异性CYP3A4)细胞色素P450系统广泛代谢成约20~30种代谢终产物，但这些代谢终产物的生物活性仍不清楚。新型溴隐亭-QR制剂与传统的溴隐亭制剂如佰莫亭有差异。新型溴隐亭-QR制剂快速释放后60分钟达峰值，每片0.8mg，起始剂量为0.8mg/d，可滴定到最大剂量4.8mg/d，在晨起2小时内一次性顿服。

2型糖尿病患者在清晨下丘脑多巴胺能水平下降，导致交感神经活性的增加。在脊椎类物种血浆泌乳素水平的节律变化与下丘脑多巴胺水平和胰岛素敏感性相互一致。偏瘦且葡萄糖耐量正常、胰岛素敏感的人类个体，血浆泌乳素浓度的峰值出现在夜间睡眠状态，相反，肥胖且伴胰岛素抵抗的个体，白天血浆泌乳素水平升高(约2倍)，与多巴胺能状态的降低相吻合，在觉醒状态2小时内口服溴隐亭可降低升高的泌乳素水平，并重新恢复多巴胺能的活性，在不增加血浆胰岛素水平的情况下，降低血浆血糖、甘油三酯和游离脂肪酸的浓度。

五、小结

无论单独应用溴隐亭还是联合其他口服降糖药治疗2型糖尿病患者，溴隐亭均可降低HbA1c 0.6%~0.7%，以及降低血浆甘油三酯和游离脂肪酸的浓度。为期52周的安全性研究中溴隐亭降低心血管事件的复合终点达40%。溴隐亭的其他优势还包括：不刺激胰岛素分泌而无低血糖出现，对体重影响为中性，在中等程度肾功不全时无需调整剂量，无水肿与慢性心衰发生以及良好的安全性记录。因此，多巴胺D2受体激动剂-溴隐亭，为一种治疗2型糖尿病的新型降糖药，通过降低交感神经兴奋性，调节下丘脑多巴胺能与交感神经能状态，以一种独特的作用机制来实现糖脂代谢与心血管事件复合终点获益。但有关溴隐亭治疗2型糖尿病的作用机制大多基于动物研究的结论，而临床研究的受试者多数为高加索人种与少数黑种人，目前尚缺乏试验设计良好的前瞻性、随机双盲、安慰剂对照、多中心且以亚裔人种为受试者所完成的临床研究。

(钟历勇)

参考文献

1. Melmed S, Casanueva FF, Hoffman AR, et al. Diagnosis and treatment of hyperprolactinemia: an endocrine society clinical practice guideline. J Clin Endocrinol Metab, 2011, 96: 273-288
2. Cincotta AH. Hypothalamic role in the insulin resistance syndrome. in insulin resistance syndrome. Hansen B, Shaffrir E. London: Taylor and Francis, 2002
3. DeFronzo RA. Insulin resistance, lipotoxicity, type 2 diabetes and atherosclerosis: the missing links. The Claude Bernard Lecture 2009. Diabetologia, 2010, 53: 1270-1287
4. Borg MA, Sherwin RS, Borg WP, et al. Local ventromedial hypothalamus glucose perfusion blocks counterregulation during systemic hypoglycemia in awake rats. J Clin Invest, 1997, 99: 361-365
5. Neel JV. Diabetes mellitus: a "thrifty" genotype rendered detrimental by "progress"? Am J Hum Genet, 1962, 14: 353-362
6. Meier AHCA. Circadian rhythms regulate the expression of the thrifty genotype/phenotype. Diabetes Reviews, 1996, 4: 464-487
7. Pijl H. Reduced dopaminergic tone in hypothalamic neural circuits: expression of a "thrifty" genotype underlying the metabolic syndrome? Eur J Pharmaco, l 2003, 480: 125-131
8. Luiten PG, ter Horst GJ, Steffens AB. The hypothalamus,

intrinsic connections and outflow pathways to the endocrine system in relation to the control of feeding and metabolism. Prog Neurobiol, 1987, 28: 1-54

9. Morgane PJPJ. Hypothalamic control of metabolism. New York, Marcel Dekker, 1980, 519-555
10. Oltmans GA. Norepinephrine and dopamine levels in hypothalamic nuclei of the genetically obese mouse (ob/ob). Brain Res, 1983, 273: 369-373
11. Shimazu T. Neuronal regulation of hepatic glucose metabolism in mammals. Diabetes Metab Rev, 1987, 3: 185-206
12. Boundy VA, Cincotta AH. Hypothalamic adrenergic receptor changes in the metabolic syndrome of genetically obese (ob/ob) mice. Am J Physiol Regul Integr Comp Physiol 2000, 279: R505-R514
13. Cincotta AH, Meier AH. Bromocriptine inhibits in vivo free fatty acid oxidation and hepatic glucose output in seasonally obese hamsters (Mesocricetus auratus). Metabolism 1995, 44: 1349-1355
14. Jones AP, Pothos EN, Rada P, et al. Maternal hormonal manipulations in rats cause obesity and increase medial hypothalamic norepinephrine release in male offspring. Brain Res Dev Brain Res, 1995, 88: 127-131
15. Wang GJ, Volkow ND, Logan J, et al. Brain dopamine and obesity. Lancet, 2001, 357: 354-357
16. Kraszewski KZ, Cincotta AH. Increased responsiveness of ventromedial hypothalamic neurons to norepinephrine in obese versus lean mice: relation to the metabolic syndrome. Int J Mol Med, 2000, 5: 349-355
17. Cincotta AH, Luo S, Zhang Y, et al. Chronic infusion of norepinephrine into the VMH of normal rats induces the obese glucose-intolerant state. Am J Physiol Regul Integr Comp Physiol, 2000, 278: R435-R444
18. Luo S, Luo J, Cincotta AH. Suprachiasmatic nuclei monoamine metabolism of glucose tolerant versus intolerant hamsters. Neuroreport, 1999, 10: 2073-2077
19. Luo S, Meier AH, Cincotta AH. Bromocriptine reduces obesity, glucose intolerance and extracellular monoamine metabolite levels in the ventromedial hypothalamus of Syrian hamsters. Neuroendocrinology, 1998, 68: 1-10
20. Luo S, Luo J, Meier AH, et al. Dopaminergic neurotoxin administration to the area of the suprachiasmatic nuclei induces insulin resistance. Neuroreport, 1997, 8: 3495-3499

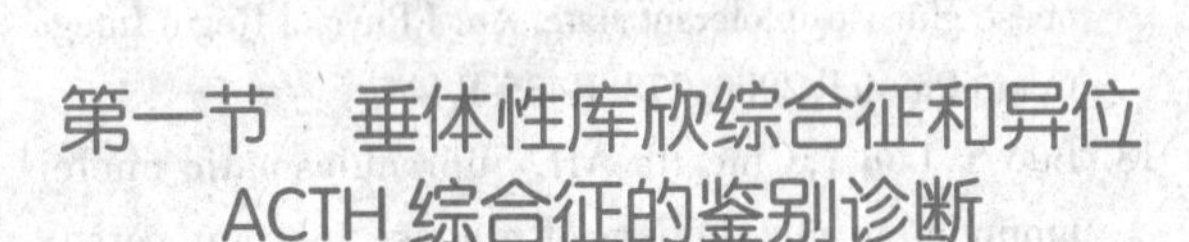

第三章 垂体性库欣综合征和异位 ACTH 综合征的鉴别和治疗方案的选择

第一节 垂体性库欣综合征和异位 ACTH 综合征的鉴别诊断

一、ACTH 依赖性 Cushing 综合征鉴别诊断面临的挑战

促肾上腺皮质激素(adrenocorticotrophic hormone, ACTH)依赖性库欣综合征(Cushing syndrome 指下丘脑 - 垂体或垂体以外的某些肿瘤组织分泌过量 ACTH 和(或)促肾上腺皮质激素释放激素(CRH),引起双侧肾上腺皮质增生并分泌过量的皮质醇。临床上以垂体 ACTH 瘤致 Cushing 综合征常见,又称为库欣病(Cushing's disease,CD),占库欣综合征的 65%~70%。Cushing 病常见于 20~50 岁的成年女性。异位 ACTH 综合征(ectopic ACTH syndrome, EAS)指垂体以外的肿瘤组织分泌过量具有生物活性的 ACTH 或 ACTH 类似物,刺激肾上腺皮质增生并产生过量皮质醇所引起的临床综合征,约占 Cushing 综合征患者总数的 5%~10%。国外文献报道最多见病因为肺部或支气管肿瘤,约占 50%,其次分别为胸腺及胰腺肿瘤,各约占 10%,还可有甲状腺髓样癌、嗜铬细胞瘤、胃肠道及生殖系统、前列腺等部位的肿瘤。国内报道 EAS 由胸腺类癌、支气管类癌等所致者较多。

二、ACTH 依赖性 Cushing 综合征临床特征的鉴别

尽管 Cushing 病和 EAS 在临床表现上十分相似,仍有一些特点可作为鉴别的线索。Cushing 病患者女性远多于男性,而 EAS 男女发病率基本相同,低钾血症也更严重,常伴较严重的水肿、肌无力和肌萎缩。超过 95%EAS 和近 10%Cushing 病患者会出现低血钾性碱中毒,可能与盐皮质激素过量分泌有关。EAS 患者常分泌更高水平的皮质醇,过多皮质醇激活肾脏 11β-HSD2 酶,从而引起皮质醇诱导的盐皮质激素性高血压(cortisol-induced mineralocorticoid hypertension)。EAS 因肿瘤大量分泌 ACTH、β-LPH 和 N-POMC 等,患者多有明显的皮肤色素沉着,具有一定的临床提示意义。此外,EAS 还可出现一些与肿瘤相关的症状:肿瘤引起的局部压迫症状,如胸腺瘤可有上腔静脉阻塞综合征;肿瘤除了分泌 ACTH 和其前体外还能分泌其他异源激素如降钙素、生长抑素、胃泌素、胰高血糖素等,引起相应的症状。ACTH 依赖性 Cushing 综合征的鉴别没有单一方法,常有赖于联合内分泌动态试验、影像学检查以及有创性检查作综合判定。

三、鉴别 ACTH 依赖性 Cushing 综合征的内分泌动态试验

(一) 血浆 ACTH

正常情况下垂体 ACTH 分泌昼夜变化很大,晨 6:00 最高,午夜 24:00 最低。理论上,通常利用放射免疫法检测血浆 ACTH 水平区分是否为 ACTH 依赖性 Cushing 综合征。50%Cushing 病患者 9:00 血浆 ACTH 水平位于正常范围[2~11pmol/L(9~52pg/ml)],其余患者 ACTH 表现为不同程度的升高。EAS 患者血浆 ACTH 水平升高更明显,通常 >20pmol/L(>90pg/ml),甚至 >500pg/ml。30%EAS 和 Cushing 病患者血 ACTH 水平存在重叠,因而检测 ACTH 在鉴别 Cushing 病和 EAS 的价值有限。已知多种癌肿的肿瘤细胞如类癌等能分泌大量 ACTH,所产生的是 ACTH 的前体物质(pro-ACTH, POMC)。虽然目前无法对这些 ACTH 前体物质进行常规检测,但其有助于检测异位来源的 ACTH 分泌。POMC 具有免疫活性而生物活性差,引起的临床症状往往不明显。故当血 ACTH 值 >200pg/ml 而临床库欣症状不显著时,也应考虑为异位性癌肿,宜作进一步检测以查明诊断。

(二) 大剂量地塞米松抑制试验(high-dose dexamethasone suppression test, HDDST)

HDDST 的基本原理是基于 Cushing 病患者对 ACTH 负反馈反应被调节至较高的水平,因此 Cushing 病患者不能被低剂量地塞米松抑制试验

(LDDST)抑制，而可被HDDST所抑制。与基础皮质醇比较，服用地塞米松后48小时的血、尿皮质醇抑制率>50%判定为阳性反应，考虑Cushing病；而EAS多不能达到满意的抑制。大约90%Cushing病和10%EAS患者HDDST结果为阳性。Cushing病患者对HDDST的抑制反应各不相同，皮质醇被抑制的程度主要依赖于基础皮质醇的分泌速度，基础皮质醇水平较低的患者通常HDDST被抑制的程度更显著。如将尿皮质醇抑制率超过90%作为阳性结果的判定指标，其诊断Cushing病患者的特异性可达100%。50%惰性支气管癌肿引起的EAS患者可被HDDST抑制，而某些Cushing病患者，尤其是侵袭性生长的ACTH分泌性垂体巨腺瘤患者往往不能被大剂量地塞米松所抑制。HDDST对于鉴别垂体源性和异位ACTH分泌的敏感性为70%~90%，特异性为90%~100%。在目前国内CRH无法获取的情况下，HDDST可作为一种方便有效的鉴别诊断方法。

（三）促肾上腺皮质激素释放激素(corticotropin-releasing hormone，CRH)兴奋试验

CRH由一条含有41个氨基酸的肽链组成，1981年Vale从绵羊下丘脑组织中提取获得。绵羊CRH的氨基酸序列中有7个氨基酸残基与人类不同，但其刺激人体释放ACTH的能力更强大。在一些临床中心，联合运用CRH和AVP能刺激ACTH分泌增加。CRH兴奋试验在上午或下午均可开展。静脉注射1μg/kg或100μg hCRH，采集基础及1~2小时内的血液样本用以检测血ACTH和皮质醇水平。正常人经CRH刺激后ACTH和皮质醇可升高15%~20%，Cushing病患者升高幅度更明显，ACTH升高>50%，皮质醇>20%。EAS患者对CRH无反应，但也有少数假阳性的报道；同样，超过10%Cushing病患者可对CRH无反应。ACTH较基础升高100%以上或皮质醇升高50%，可排除EAS。CRH兴奋试验在鉴别Cushing病和EAS的特异性和敏感性可达90%，血皮质醇水平比血ACTH水平具更好的判断价值。

（四）去氨加压素(desmopressin，DDAVP)兴奋试验

血管加压素(vasopressin)是刺激ACTH释放的有效促泌剂，通过增强CRH作用来促进垂体释放ACTH和(或)与垂体促肾上腺皮质激素细胞表面的血管加压素受体(V3受体和V2受体)结合直接刺激ACTH细胞释放ACTH。正常人群及假性库欣综合征患者对去氨加压素的反应率在0~15%之间，提示去氨加压素兴奋试验可有效鉴别库欣综合征与假性库欣综合征、正常人群。垂体促肾上腺皮质激素腺瘤细胞表面会过度表达血管加压素受体(V3受体)。研究表明库欣病患者静脉推注DDAVP10μg后，血皮质醇和ACTH对DDAVP的阳性反应率分别为73%~100%和80%~92%，其诊断Cushing病的敏感性为89%，特异性为40%~60%。20%~50%EAS患者会对DDAVP有反应，提示其在ACTH依赖性Cushing综合征的鉴别诊断价值有限。

（五）甲吡酮刺激试验

甲吡酮通过阻断11-脱氧皮质醇转化为皮质醇，使血浆皮质醇降低，血浆ACTH水平和尿17-羟皮质类固醇浓度升高。大多数EAS患者对甲吡酮反应很小或无反应。甲吡酮试验最先用于鉴别垂体性Cushing病和肾上腺来源的Cushing综合征，而以往通过ACTH水平和肾上腺CT扫描可轻易鉴别。甲吡酮试验并不适用于鉴别Cushing病和EAS，其对内分泌诊断的意义尚存在争议，仅在其他试验存在争议时可考虑进行。

四、鉴别ACTH依赖性Cushing综合征的有创检查

岩下窦静脉取血(inferior petrosal sinus sampling，IPSS)测定中心及外周血ACTH浓度可用来鉴别Cushing病和EAS。垂体静脉血液汇入同侧的岩下窦，插管采集此处的血样能有效区分ACTH分泌来源。Cushing病患者垂体附近的ACTH浓度较周围静脉高，岩下窦与外周静脉ACTH水平有着明显浓度梯度。鉴于ACTH分泌呈间歇性的特点，为提高诊断敏感度测完基础ACTH后常用100μg人工合成绵羊CRH兴奋促使ACTH分泌。岩下窦与外周血ACTH比值≥2或CRH兴奋后比值≥3可诊断Cushing病，其敏感性为96%，特异性为100%。而EAS则没有这种表现。当HDDST不能被抑制、CRH试验无反应或垂体MRI扫描无法定位肿瘤时建议进行IPSS检查。垂体发育不良或岩下窦血管丛异常分布有时会导致试验结果假阴性，而EAS患者有时会出现假阳性结果。有研究发现以双侧岩下静脉窦的ACTH差值(IPSG)>1.4为标准时认为腺瘤偏侧生长，可正确定位83%的垂体微腺瘤，而MRI仅达72%。当两者结果矛盾时，手术证实IPSG可靠性更大。但亦有研究表明两者至少具有相同的敏感性，同时认为IPSG定位错误是因IRS间血液分流所致。IPSS是一种创伤性的检测方法，对技术有着较高的要求，其准确性与操作者的经验

技术有关。分段静脉采血测定 ACTH 梯度在确定可能分泌 ACTH 肿瘤区段有一定帮助。

海绵窦比岩下窦静脉更接近垂体，因此有学者提出可于双侧海绵窦取血来代替 IPSS 以获得更高的诊断敏感性和特异性。研究结果显示海绵窦静脉取血在 Cushing 病诊断准确性为 50%，而 IPSS 为 86%。考虑到海绵窦采血有着比 IPSS 更高的风险性和昂贵的价格，目前尚无法完全替代 IPSS 检查。

五、鉴别 ACTH 依赖性 Cushing 综合征的影像学检查

（一）垂体影像学检查

高分辨力薄层 CT、MRI 增强扫描可用于发现 Cushing 综合征的病变部位，为避免误诊的发生应结合影像学检查和生化指标共同判断。生化指标提示 Cushing 病时垂体 MRI 检查的敏感性达 70%，特异性 87%。约 90% 垂体 ACTH 分泌肿瘤为微腺瘤（直径 <10mm）。典型的垂体微腺瘤在增强后呈低密度灶，伴随垂体柄偏移、垂体表面凸起。CT 扫描对于这类小肿瘤的敏感性和特异性都很低（20%~60%）。隐匿性 EAS 患者需进胸腹部、盆腔 CT 或 MRI 扫描用以发现小的分泌 ACTH 癌肿。大部分异位 ACTH 分泌肿瘤位于胸腔和腹腔内，约半数肿瘤在常规胸部 X 线摄片、胸腹部 CT 扫描或 MRI 时即可定位。但棘手的是有时肿瘤不能为常规检查发现，此时 PET 或 PET-CT 在可疑肿瘤部位筛查中有一定帮助。

（二）生长抑素受体显像（somatostatin receptor scintigraphy，SRS）

引起 EAS 神经内分泌肿瘤可表达生长抑素受体，运用放射性同位素标记的生长抑素类似物可使之显像（常用铟 111 标记的奥曲肽）。该方法可检测出几毫米大小的肿瘤病灶，适用于已排除 Cushing 病可能的 ACTH 依赖性综合征患者。因大部分神经内分泌肿瘤都有生长抑素受体 2 型的表达，所以 ^{111}In 标记的生长抑素被用于 EAS 的定位诊断。

（宁　光）

第二节　库欣综合征药物治疗的发展与展望

一、Cushing 综合征治疗面临的困境

Cushing 综合征主要是由于皮质醇长期分泌过多引起的蛋白质、脂肪、糖、电解质代谢紊乱。典型 Cushing 综合征临床上常表现为向心性肥胖、满月脸、多血质、痤疮、血压升高、紫纹、月经失调、性功能障碍等，严重者可表现为体重减轻、摄食减少、水肿、肌无力、重度低血钾碱中毒、病理性骨折、精神症状等。由于患者长期处于分解和消耗状态，导致 Cushing 综合征发病率和死亡率大大升高。

Cushing 综合征合理治疗取决于其病因，对于 Cushing 病而言首选经鼻蝶垂体瘤摘除术，不能手术或手术失败可行垂体垂体放疗、双侧肾上腺切除术或药物治疗。原发性肾上腺增生、腺瘤或癌肿则首选肾上腺病变切除，无法切除者予以药物治疗。Cushing 综合征的治疗可手术切除原发肿瘤或肾上腺，放射线照射肿瘤发生部位或者垂体，但由于定位诊断困难，手术难度以及复发的危险，对 Cushing 综合征的治疗存在很大的局限性。

（一）经蝶垂体手术是 Cushing 病最有效的治疗手段？

垂体手术作为 Cushing 病一线治疗方案，缓解率维持在 60%~90% 左右。然而超过 25% 患者疾病会复发，使得 Cushing 病手术治疗的实际缓解率相当低。此外，垂体影像学阴性和大腺瘤患者经蝶手术缓解率更低。对于持续未缓解和复发 Cushing 病患者有指征行二次垂体手术，但缓解率降低，同时伴有相当程度的垂体前叶机能减退。

（二）垂体放疗和双侧肾上腺切除术是否为 Cushing 病治疗最后防线？

术后持续高皮质醇血症者适用垂体放疗，缺点是起效慢，平均起效时间需 2 年。在这期间患者持续暴露于皮质醇过多分泌的有害影响。此外，放疗能诱导垂体低功，尽管进行了替代治疗这些垂体功能紊乱的 Cushing 病患者的生活质量是受损的。双侧肾上腺切除术对 Cushing 病而言是一种有效且严峻的治疗方法需要终身糖皮质激素和盐皮质激素替代治疗，在应激状态下有出现急性肾上腺皮质机能减退的风险。考虑到未控制高皮质醇血症对死亡率影响和放疗、双侧肾上腺切除术存在的缺陷，对手术不成功或不可行的 Cushing 病患者需要有效药物治疗。药物治疗作用目前受限于可选用药物有效性和（或）严重毒性，妨碍了长期治疗。近年来，新分子靶点被确认作为促肾上腺皮质腺瘤药物治疗。

（三）高皮质醇血症存在哪些风险？

Cushing 综合征未有效控制时，慢性高皮质醇血症状态引发的多种并发症会导致高致残和致死

率。ACTH依赖性Cushing综合征，尤其是Cushing病的诊断仍然是难点，常因症状的渐进性发展而延迟。首先，慢性高皮质醇血症能使机体组成诱导产生面部和腹部脂肪堆积，肌肉和皮肤萎缩和骨质疏松；其次，皮质醇过度分泌对脑部产生主要作用是精神异常和神经认知功能异常。55%~80%Cushing病患者有抑郁和焦虑症状。严重高皮质醇血症会诱导精神病。神经认知功能异常除了表现为睡眠障碍外，还体现为记忆损伤和执行功能。再次，Cushing病伴随一系列代谢综合征所有组分，包括超重或肥胖（超过90%患者）、高血压（超过60%~80%）、糖耐量受损或糖尿病（超过65%）和血脂代谢紊乱（40%~70%）。一系列心血管危险因素及过多皮质醇分泌产生的可能直接心脏毒性效果使Cushing病患者更易患冠状动脉疾病、左室肥大、舒张功能紊乱和脑血管疾病。凝血级联系统和纤维蛋白溶解激活，除了动脉血栓危险增加外Cushing病还与静脉血栓疾病危险增加有关。最后，由于Cushing病混杂特征如多毛、性腺功能减退、肾脏结石和易感性增加。

二、药物治疗在Cushing综合征中的地位

Cushing综合征理想的治疗目标是去除病因及纠正高皮质醇血症。然而手术治疗及放射治疗并不能达到100%治愈。然而由于手术治疗和放疗对于疾病缓解有限性，其在临床控制高皮质醇血症广泛应用方面受到限制。仍有相当一部分患者因术后持续高皮质醇血症或丧失手术机会，不能通过手术或放疗得到生化缓解。鉴于高皮质醇血症危害性，怎样扩大其使用范围让更多的患者受益已成为近年来困扰内分泌学界的一道重大的难题。药物治疗长久以来一直作为辅助治疗的手段。对于通过药物治疗来控制高皮质醇血症，改善病情对于复发或不适合手术病人的治疗地位越来越受到重视。

三、Cushing综合征中药物治疗策略

（一）哪些人群适合应用药物治疗？

1）Cushing病经垂体放疗后，等待放疗效果出现。

2）垂体手术加垂体放疗，疗效均不好。

3）病情严重不能耐受手术治疗。

4）肾上腺癌伴转移，无法手术。

5）术前准备。

6）异位ACTH综合征病情严重暂时无法找到原发病灶。

（二）Cushing综合征药物治疗的分类和相应的作用机制？

Cushing综合征的药物治疗可通过控制下丘脑-垂体的ACTH合成和分泌、阻断肾上腺的异常受体、抑制肾上腺的糖皮质激素的合成和分泌，以及阻断外周糖皮质激素的效应来等来发挥作用，可作为控制高皮质醇血症的有效选择。根据治疗靶点不同主要分为三大类：作用于下丘脑-垂体药物、作用于肾上腺药物和糖皮质激素受体抑制剂。

1. 作用于下丘脑-垂体的药物

1）多巴胺受体激动剂：垂体前叶大部分细胞表达多巴胺受体（dopamine receptors，DRs）。原位杂交、RT-PCR和免疫组化发现促肾上腺皮质腺瘤主要表达D2受体。Cushing病患者促肾上腺皮质细胞D2表达水平与多巴胺受体激动剂卡麦角林对尿皮质醇抑制效果呈正相关。人类促肾上腺皮质腺瘤表达一定程度D2受体可作为应用多巴胺受体激动剂治疗的潜在靶点。溴隐亭作为多巴胺受体激动剂，能减少垂体前叶合成ACTH。超过75%垂体ACTH腺瘤中都有多巴胺D2受体表达，但临床试验证实溴隐停只对少数Cushing病患者有效。早期研究提出多巴胺受体激动剂溴麦角环肽（bromocriptine）短期治疗能降低40%Cushing病患者ACTH和皮质醇水平，而目前认为溴麦角环肽对Cushing病治疗效果模棱两可。研究证实卡麦角林短期和长期治疗分别能使37%和30%（治疗周期>2年，平均剂量2.1mg/周）Cushing病患者尿皮质醇恢复正常。与Cushing病患者帕瑞肽长期治疗未产生脱逸现象相比，相当一部分病人出现卡麦角林治疗后的脱逸。有报道20例Cushing病患者中5例患者出现了治疗脱逸。长期卡麦角林治疗在相当一部分Cushing病患者中有效。然而对于卡麦角林对于心脏瓣膜功能影响仍有存在较大争议。在应用高剂量卡麦角林治疗的帕金森患者中发现瓣膜成纤维细胞5-羟色胺受体2B激活引起了心脏瓣膜纤维化。与未治疗患者相比，应用低剂量卡麦角林治疗泌乳素腺瘤患者仍观察到较高的瓣膜钙化发生率，但未影响瓣膜功能。

2）生长抑素类似物：生长抑素对于多种垂体前叶激素分泌都有抑制作用，特别是GH、TSH和PRL分泌。生长抑素通过生长抑素受体（SSRs）发挥作用。生长抑素受体共分为5种亚型，为不同基因所编码。正常垂体前叶表达5种中的4种SSR

亚型，如 sst1、sst2、sst3 和 sst5。生长抑素受体类似物对多种神经内分泌肿瘤均有效。研究发现 ACTH 瘤表达生长抑素受体 sst1、sst2 和 sst5 亚型，应用其配体可进行针对性治疗。促肾上腺激素垂体肿瘤主要表达 sst2（相对低水平）和 sst5 受体。生长抑素类似物奥曲肽（Octreotide）和兰瑞肽（Lanreotide）为选择性 sst2 配体，在 Cushing 病患者对 ACTH 和尿皮质醇分泌没有抑制作用。新型 SSA 帕瑞肽（Pasireotide，SOM230）对 sst1-sst3 特别是 sst5 有高度亲和性。近期，体内和体外研究评估了帕瑞肽在 Cushing 病患者对 ACTH 和皮质醇分泌的抑制作用。帕瑞肽单药治疗 28 天（100~250μg，每日 3 次），能使 29% 初发或复发 Cushing 病患者尿皮质醇降至正常范围。近期大型双盲多中心Ⅲ期临床试验纳入了 162 例 Cushing 病患者，采用帕瑞肽 600μg 或 900μg，每日 2 次（分别为 82 和 80 例），治疗在 6 月时分别使 15% 和 26% 患者尿皮质醇水平回复正常。所有治疗应答者在最初 2 周内观察到效果，完全应答患者尿皮质醇水平能迅速控制并持续生化缓解超过 1 年。高剂量帕瑞肽（900μg，每日 2 次）治疗 12 月后可观察到肿瘤缩小。未治疗 Cushing 病患者中 ACTH 肿瘤相对低表达 sst2 是由于循环高皮质醇水平的抑制作用所致。ACTH 肿瘤 sst5 相对于 sst2 的高表达是由于 sst5 对皮质醇抑制作用不敏感。sst5 受体作为未治疗 Cushing 病的治疗靶点。药物引起高血糖作为主要不良反应是由于帕瑞肽介导抑制了肠促胰岛素分泌。欧洲近期推荐帕瑞肽作为手术失败或无法手术 Cushing 病患者治疗方案。

3）其他：血清素拮抗剂和 γ- 氨基丁酸（GABA，γ-aminobutyric acid）激动剂。

5- 羟色胺拮抗剂赛庚啶（cyproheptadine）作为下丘脑 CRH 和抗利尿激素分泌抑制剂和 γ- 氨基丁酸再摄取抑制剂丙戊酸钠（sodium valproate）对降低 Cushing 病患者 ACTH 和皮质醇水平效果有限。

2. 作用于肾上腺的药物 肾上腺皮质带表达类固醇合成酶可作为库欣综合征治疗的重要靶点，作用于肾上腺皮质的皮质醇合成抑制剂能明显纠正库欣综合征患者高皮质醇血症，改善临床症状，疗效呈剂量依赖性，常用的有米托坦、氨鲁米特、美替拉酮、酮康唑。11β- 羟化酶涉及 11 脱氧皮质醇生成皮质醇的最后步骤，作为重要靶点能被多种肾上腺阻断药物所抑制。除 11β- 羟化酶外，17α- 羟化酶也涉及孕烯醇酮向 17-OH 孕烯醇酮和黄体酮向 17-OH 黄体酮转化，作为药物治疗靶点抑制皮质醇和脱氢表雄酮合成。最后，有些药物能抑制参与类固醇激素合成第一步促进胆固醇向孕烯醇酮转化的胆固醇侧链裂解酶（CYP11A1）。

1）米托坦（mitotane，o，p'-DDD）：米托坦（双氯苯二氯乙烷，o，p'-DDD）是杀虫剂 DDT 的衍生物，能选择性作用于肾上腺皮质网状带和束状带，抑制胆固醇侧链裂解酶（11CYP11A1）、3β- 类固醇脱氢酶、11β- 羟化酶（CYP11B1）和 18- 羟化酶（CYP11B2），直接破坏肾上腺皮质组织使之出血坏死，抑制类固醇激素的合成。米托坦最先用于肾上腺皮质癌用来减少皮质醇分泌和诱导肿瘤破坏的作用，之后广泛应用于各种病因所致的高皮质醇血症。米托坦证实在 Cushing 病患者有效。46 例 Cushing 病患者应用米托坦有 38 人（83%）获得缓解，其中 60% 患者复发。米托坦本身副作用限制了其在 Cushing 病患者中的应用。米托坦在 Cushing 病中治疗剂量未明，但低于用于肾上腺皮质癌抗肿瘤作用。近期 Baudry 等治疗 76 例系列 Cushing 病，将缓解定义为尿皮质醇水平或高皮质醇血症正常，72% 患者平均治疗 6.7 个月（5.2~8.2 个月），缓解时血浆米托坦浓度为（10.5 ± 8.9）mg/L，日平均剂量为（2.6 ± 1.1）g。Baudry 等随访发现血浆米托坦浓度≥8.5mg/L 时与正常尿皮质醇水平相关。米托坦通过口服途径，60% 经粪便排泄，40% 累积于肝脏、脑、脂肪和肾上腺组织。初始剂量 500mg tid 口服，最大剂量 3000mg tid 口服。起始每隔 1~2 月检测一次米托坦浓度，浓度到达 10~14mg/L 后改为每 3 个月检测一次。米托坦起效慢，有消化和神经系统的副作用，须严密监测药物浓度。其特异的抗肾上腺的作用能达到长期有效控制高皮质醇血症，防止 Cushing 病患者因皮质醇降低、ACTH 升高而出现脱逸现象。因其易发生肾上腺功能不全，需行糖皮质激素替代治疗。用药期间需随访临床症状和 24 小时 UFC。

2）酮康唑（ketoconazole）：酮康唑最初作为抗真菌药应用，通过抑制多种类固醇激素合成酶（如 11β 羟化酶、17 羟化酶和 18 羟化酶）来减少类固醇激素产生。酮康唑是最常用抑制肾上腺药物之一。最初要副作用包括肝脏毒性。治疗期间需要监测肝功能，其他副作用包括男性性功能减退和胃肠道不适。回顾性研究发现（起始口服酮康唑 200~400mg/d，逐渐加量最大 1200mg/d 直至生化缓解）随访平均 23 个月后，51%Cushing 病患者治疗后获得生化缓解。皮质醇合成减少带来临床症状的改善，包括血压下降和血糖降低。所有治疗有应答患者，能在治疗最初 3 个月内获得生化缓解。酮康唑治疗并不昂贵，然而不是在所有国家都适用。酮康唑初始剂量200mg bid口服，最大剂量400mg tid口服，不推荐妊娠期间服用。治疗期间可能会出现肝酶轻度短暂升高，恶心、呕吐、腹痛、发热、乏力，在男性有可能引起男性性功能减退、男性乳房发育，肾上腺皮质功能减退、高血压、甲状腺机能减退、甘油三酯血症少见。质子泵抑制剂能减少酮康唑生物利用率，因此两药不适宜联合应用。

3）氨鲁米特（aminoglutethimide）：氨鲁米特又称氨基导眠能，通过抑制胆固醇侧链裂解酶活性来抑制类固醇激素的合成，但降低的皮质醇可以刺激ACTH的合成和分泌，有拮抗药物的作用。氨鲁米特可拮抗美替拉酮升高雄激素和盐皮质激素的副作用。常用剂量0.75~1.5g/d，分次口服。但服药期间需用小剂量糖皮质激素，以防止发生肾上腺皮质功能减退危象。氨鲁米特是较强的肝酶诱导剂，使用时应注意药物协同作用。

4）美替拉酮（metyrapone）：美替拉酮最初抑制皮质醇合成的最后步骤，如11β羟化酶，用于治疗肾上腺肿瘤、异位ACTH综合征和Cushing病患者。美替拉酮起效快速，发现Cushing病患者首剂口服2小时内出现皮质醇水平下降。短期美替拉酮治疗多有效，Cushing病患者快速抗药性发生较少。大多数患者临床症状得到改善，75%生化得到控制（平均剂量2250mg/d）。美替拉酮对强降低皮质醇的效果伴随着ACTH负反馈抑制消失，过度刺激肾上腺产生雄激素和盐皮质激素前体（去氧皮质酮）。多毛、痤疮和盐皮质激素过多症状如低钾血症和高血压限制了美替拉酮长期应用。美替拉酮应用剂量多在500~6000mg/d之间，可用于治疗妊娠期Cushing综合征。美替拉酮对于Cushing病患者的治疗效果仍需长程研究来进一步观察。

5）依托咪酯（etomidate）：衍生物和麻醉药依托咪酯能抑制17-羟化酶和11β-羟化酶。起效迅速，对于需要迅速控制皮质醇水平且口服药物存在顾虑时，可考虑静脉应用依托咪。尽管依托咪酯多用于EAS患者，但在Cushing病患者中也有应用。经注射途径药物应用剂量维持在0.03~0.3mg/(kg·h)。通常初始剂量为0.1mg/(kg·h)，维持剂量0.03mg/(kg·h)，最大剂量0.3mg/(kg·h)，每日总剂量不超过25mg/kg。应用过程中需注意低血压、肌阵挛和镇静作用。

3. 糖皮质激素受体拮抗剂　垂体为靶向药物只对部分Cushing病患者有效。肾上腺阻断药物有着较高的有效性，同样也会带来较高的毒性作用。因而需要评估其他可能治疗手段，包括阻断自身糖皮质激素受体。至今临床上唯一可用的糖皮质激素受体是米非司酮。米非司酮因其潜在抗孕激素作用最早被用作避孕药。在近期开放多中心试验（SEISMIC研究）中纳入的Cushing病患者中，米非司酮的应用剂量为300~1200mg/d。其中87%患者临床症状得到明显改善，60%糖尿病得到改善，38%舒张压得到改善，体重减轻，臀围减少。米非司酮近期被美国用于手术失败或无法手术合并糖尿病或高血糖的Cushing综合征。米非司酮治疗可能会产生严重副作用，如高血压和低钾血症加重以及女性患者出现子宫内膜增生。目前没有明确生化指标可用于调整米非司酮剂量，药物剂量过大可能会导致临床肾上腺皮质机能减退。考虑到药物强临床有效性和副作用，米非司酮治疗主要用于考虑存在急性并发症的重症高皮质醇（如急性精神异常、严重感染）、垂体腺瘤患者但对手术治愈机会较低者（垂体腺瘤未定位和未见腺瘤者）和等待放疗起效的患者候选治疗，而对长期米非司酮治疗安全性需要额外研究。

（三）以垂体为治疗靶向的新药物及潜在有效新型肾上腺阻断药物有哪些？

在实验Cushing病动物模型包括狗治疗中发现视黄醇可作为有效的药物治疗选择。近期前瞻性多中心研究在7例Cushing病患者中应用视黄醇10mg到80mg治疗6~12个月，3例患者尿皮质醇恢复正常，仅报道了轻度副作用。

LCI699能有效抑制11β-羟化酶和18β-羟化酶，目前对于Cushing病患者治疗的有效性仍在研究中。初步开放研究中11例轻度至重度Cushing病患者口服LCI699共10周，10例口服5~10mg每日两次70天时UFC恢复正常，5例患者ACTH较基线水平升高>2倍。药物耐受良好，副作用包括乏力、恶心和头痛，仅4例患者出现药物相关的低钾血症。近期体外人肾上腺皮质细胞原代培养发现药理学浓度的氟康唑能抑制皮质醇产生。这种效果通过抑制11-β羟化酶和17-羟化酶活性来介导。尽管氟康唑有效性逊于酮康唑（抑制皮质醇分泌IC50分别为67μM和0.75μM），它可能成为控制Cushing综合征患者高皮质醇血症酮康唑治疗的选择性药物。

四、探讨提高治疗疗效和安全性的其他问题

1）选择联合药物治疗的优势：首先，联合药物

治疗能在可接受时间窗内抑制皮质醇产生,迅速达到生化缓解逆转致残和病死率。达到生化缓解可减少药物剂量或停用其中一种药物;其次,联合治疗允许各联合药物采用较低剂量,减少不良事件发生;最后,联合治疗对ACTH肿瘤细胞的ACTH分泌有强化效果。大多数ACTH肿瘤同时表达sst5和D2,联合sst5和D2靶点药物可对ACTH分泌有着额外或协同作用。体外数据发现针对sst和D2协同作用可能增加治疗效果。

2) 联合药物治疗的用法:近期报道了17例Cushing病患者用分段方法以帕瑞肽单药治疗起始(300μg/d起始,增加到750μg/d),治疗1月后如UFC未恢复正常则联合卡麦角林(隔日服用1.5mg),继续联合治疗UFC仍升高者再加用酮康唑(600mg/d)。第80天近90%患者获得生化缓解,单用帕瑞肽29%患者缓解,加用卡麦角林后另有24%患者缓解,三药治疗后35%获得额外缓解。有意义的是无论研究核心期还是延长期联合帕瑞肽和卡麦角林治疗均未观察到脱逸现象,这与以往报道长期卡麦角林单药治疗引起的脱逸现象所不同。

(王卫庆)

参考文献

1. Isidori AM, Kaltsas GA, Mohammed S, et al. Discriminatory value of the low-dose dexamethasone suppression test in establishing the diagnosis and differential diagnosis of Cushing's syndrome. J Clin Endocrinol Metab, 2003, 88: 5299-5306
2. Newell-Price J, Bertagna X, Grossman AB, et al. Cushing's syndrome. Lancet, 2006, 367: 1605-1617
3. Ilias I, Torpy DJ, Pacak K, et al. Cushing's syndrome due to ectopic corticotropin secretion: twenty years' experience at the National Institutes of Health. J Clin Endocrinol Metab, 2005, 90: 4955-4962
4. Lindsay JR, Nieman LK. Differential diagnosis and imaging in Cushing's syndrome. Endocrinol Metab Clin North Am, 2005, 34: 403-421
5. Kaltsas GA, Giannulis MG, Newell-Price JD, et al. A critical analysis of the value of simultaneous inferior petrosal sinus sampling in Cushing's disease and the occult ectopic adrenocorticotropin syndrome. J Clin Endocrinol Metab, 1999, 84: 487-492
6. A Colao, A Faggiano, R Pivonello, et al. Inferior petrosal sinus sampling in the differential diagnosis of Cushing's syndrome: results of an Italian multicenter study. Eur J Endocrinol, 2001, 144: 499-507
7. Nieman LK, Biller BM, Findling JW, et al. The diagnosis of Cushing's syndrome: an Endocrine Society Clinical Practice Guideline. J Clin Endocrinol Metab, 2008, 93: 1526-1540
8. Hall WA, Luciano MG, Doppman JL, et al. Pituitary magnetic resonance imaging in normal human volunteers: occult adenomas in the general population. Ann Intern Med, 1994, 120: 817-820
9. de Herder WW, Krenning EP, Malchoff CD, et al. Somatostatin receptor scintigraphy: its value in tumor localization in patients with Cushing's syndrome caused by ectopic corticotropin or corticotropin-releasing hormone secretion. Am J Med, 1994, 96: 305-312
10. Biller BM, Grossman AB, Stewart PM, et al. Treatment of adrenocorticotropin-dependent Cushing's syndrome: a consensus statement. J Clin Endocrinol Metab, 2008, 93 (7): 2454-2462
11. Atkinson AB, Kennedy A, Wiggam MI, et al. Long-term remission rates after pituitary surgery for Cushing's disease: the need for long-term surveillance. Clin Endocrinol (Oxf), 2005, 63 (5): 549-559
12. Castinetti F, Nagai M, Dufour H, et al. Gamma knife radiosurgery is a successful adjunctive treatment in Cushing's disease. Eur J Endocrinol, 2007, 156 (1): 91-98
13. Chow JT, Thompson GB, Grant CS, et al. Bilateral laparoscopic adrenalectomy for corticotrophin-dependent Cushing's syndrome: a review of the Mayo clinic experience. Clin Endocrinol (Oxf), 2008, 513-519
14. de Bruin C, Pereira AM, Feelders RA, et al. Coexpression of dopamine and somatostatin receptor subtypes in corticotroph adenomas. J Clin Endocrinol Metab, 2009, 94: 1118-1112
15. Godbout A, Manavela M, Danilowicz K, et al. Cabergoline monotherapy in the long-term treatment of Cushing's disease. Eur J Endocrinol, 2010, 163: 709-716
16. Feelders RA, de Bruin C, Pereira AM, et al. Pasireotide alone or with cabergoline and ketoconazole in Cushing's disease. N Engl J Med, 2010, 362: 1846-1848
17. Colao A, Petersenn S, Newell-Price J, et al. A 12-month phase 3 study of pasireotide in Cushing's disease. N Engl J Med, 2012, 366: 914-924
18. Luton JP, Mahoudeau JA, Bouchard P, et al. Treatment

of Cushing's disease by O,p'DDD. Survey of 62 cases. NEngl J Med,1979,300:459-464

19. Castinetti F,Morange I,Jaquet P,et al. Ketoconazole revisited:a preoperative or postoperative treatment in Cushing's disease. Eur J Endocrinol,2008,158:91-99

20. Preda VA,Sen J,Karavitaki N,et al. Etomidate in the management of hypercortisolaemia in Cushing's syndrome:a review. Eur J Endocrinol,2012,167:137-143

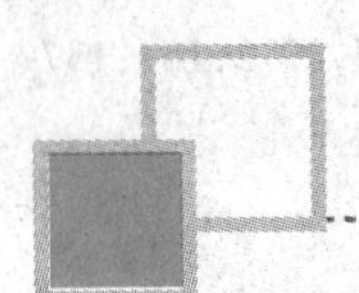

第四章　矮小症的病因和治疗

矮小症的病因和治疗

矮身材是指身高低于同性别、同年龄的正常人群平均身高 2 个标准差者(-2SD)或低于第 3 百分位线(-1.88SD)。如年生长速度 <7cm/ 年(<2 岁儿童),4 岁至青春期儿童 <5cm/ 年,青春期儿童 <6cm/ 年,为生长速度不足,需引起警戒。儿童矮身材病因见表 2-4-1。

多年来,生长迟缓性疾病的治疗被限定在校正潜在的疾病或激素干预。然而,在过去的 20 年间,生长障碍的治疗扩展为激素替代治疗,包括强化治疗来改善身高,改善体质成分和生活质量。这种扩大治疗范围的后果之一是陷入复杂的伦理困境,关于 GH 开始治疗和中断治疗的合适标准,健康资源的合理配置和"美容内分泌学"需要的生长都是目前值得探讨的问题。

一、生长激素的治疗的回顾

生长激素(GH)是由 191 个氨基酸组成,分子量为 22kD 的蛋白质。其生理功能包括①促进软骨生长:身高增长主要通过长骨骨干与骨骺之间的软骨板中的细胞分裂增殖实现,GH 通过软骨细胞产生 IGF1,促软骨细胞增殖,骨生长。②对三大物质代谢的影响:a. 蛋白质代谢:GH 促细胞分裂、增殖、蛋白合成;b. 脂代谢:融脂,抑制脂肪酸的酯化;c. 糖代谢:小剂量降血糖,大剂量导致血糖升高。③对水、矿物质代谢影响:促进水、钠潴留,钾磷正平衡,肠钙吸收。④有抗衰老,促进脑功能效应,增强心肌功能,提高免疫功能等作用。

1956 年,从人垂体中分离和提纯的生长激素(pituitary derived human growth hormone,phGH) 问世,并随之应用于生长激素缺乏症(growth hormone deficiency,GHD)的治疗。但由于 1984 年始相继报

表 2-4-1　儿童矮身材病因

非内分泌缺陷性矮身材	1. 家族性:特发性矮身材、体质性青春发育期延迟 2. 营养不良性
生长激素缺陷	1. 垂体发育异常,如:前脑无裂畸形、视 - 中隔发育不良、裂腭、下丘脑错构胚细胞瘤等 2. 生长激素、生长激素释放激素缺陷 (1)特发性生长激素缺乏症:机制不明、部分患儿可见垂体发育不良 (2)常染色体隐形遗传 ①Ⅰ型 ②ⅠA 型:*GH1* 基因缺失 ③ⅠB 型:*GH1* 及其他基因突变、生长激素释放激素受体基因变异 (3)常染色体显性遗传:Ⅱ型 *GH1* 及其他基因变异 (4)X 连锁遗传Ⅲ型 (5)转录因子基因缺陷,如:*Pit1*、*Prop1*、*HESX-1*、*LHX3* 基因突变 (6)生长激素受体缺陷 Laron 综合征 (7)胰岛素样生长因子Ⅰ(IGF-1)缺陷
颅脑损伤	围产期损伤(臀位产、缺血缺氧、颅内出血等);颅底骨折、放射线损伤、炎症后遗症等
脑浸润病变	如:肿瘤、Langerhans 细胞组织细胞增生症等
其他	小于胎龄儿、生长激素神经分泌功能障碍、精神心理性矮身材、染色体畸变、骨骼发育障碍、慢性系统性疾病等

道了应用phGH的患者中出现了数十例Creutzfeldt-Jakob病，研究发现是因为应用了从尸体垂体中提取的GH治疗造成的，从尸体的垂体中提取的GH存在亚病毒颗粒污染，故1985年初phGH被美国食品药品管理局（FDA）禁用。之后数月，生化合成的生长激素被美国FDA核准上市，但因具有较高的抗原性易产生抗体而被很快停用。同年，体外合成重组人生长激素（recombinant human growth hormone，rhGH）成功并上市，使GH的大量临床应用成为可能。基因重组人生长激素的生物合成技术有两种，一种是细菌（原核）重组，另一种是哺乳动物细胞（真核）重组。目前国内外rhGH多采用大肠埃希菌分泌型基因表达技术合成，其氨基酸含量、序列及蛋白质结构与天然生长激素相同。

1985年FDA批准rhGH用于GHD儿童的治疗。之后FDA又相继批准rhGH用于一系列非生长激素缺乏症患者矮身材的治疗（表2-4-2）。

表2-4-2 FDA批准的生长激素治疗的常见适应证

时间	适应证
1985年	GHD
1993年	慢性肾功能不全肾移植前
1996年	Turner综合征
2000年	Prader-Willi综合征
2001年	小于胎龄儿
2003年	特发性矮身材
2006年	*SHOX*基因缺失
2008年	Nooman综合征

二、生长激素治疗的现状

近30年来，rhGH在临床应用日益广泛，促生长、改善终身高的作用得到公认。关注矮小儿童的社会和心理危害，希望得到有效治疗，也导致促生长治疗的数量增加。虽然也有一些矮身材出现学习成绩不良、行为问题及社会胜任能力降低的报道，但是数据证实身材本身对生理健康的影响有限，更多的是与心理和社会损害关系更密切。对于许多孩子，考虑生长障碍的原因后进行适当的治疗，需要充分评估患者和家长的关注程度、治疗成功的可能性、治疗的益处、需要的感情投入和金钱资源。

目前GH的临床应用存在以下问题：①随意扩大rhGH应用范围；②疾病诊断不规范；③过度或不规则治疗；④治疗过程中不注意监测等。

欧洲儿科内分泌学会（ESPE）、美国劳森-威尔金斯（Lawson-wilkins）儿科内分泌学会、国际儿科内分泌学会（ISPE）、美国临床内分泌学会（AACE）等多个学会制定了GHD以及非生长激素缺乏症矮身材儿童rhGH诊疗指南及共识等。

中华医学会儿科学分会内分泌遗传代谢学组于1998年提出“对基因重组人生长激素在临床应用的建议”，2008年制定了“矮身材儿童诊治指南”，以期规范rhGH的临床应用，指导矮身材儿童的诊治，2013中华医学会儿科学分会内分泌遗传代谢学组再次组织修订“基因重组人生长激素儿科临床规范应用的建议，以期进一步指导rhGH的规范应用。

三、常见的可用rhGH治疗的内分泌遗传病

1. 生长激素缺乏症　GHD是第一个被美国FDA批准可用rhGH治疗的疾病。因GHD的诊断缺乏金标准，在诊断过程中，应综合分析患儿生长发育指标及生化检测结果。

GHD诊断依据：①身高落后于同年龄、同性别正常健康儿童身高的第3百分位数[减1.88个标准差（-1.88SD）]或减2个标准差（-2SD）以下；②年生长速率<7cm/年（3岁以下）；<5cm/年（3岁~青春期前）；<6cm/年（青春期）；③匀称性矮小、面容幼稚；④智力发育正常；⑤骨龄落后于实际年龄；⑥两项GH药物激发试验GH峰值均<10μg/L；⑦血清胰岛素样生长因子1（IGF-1）水平低于正常。

2. 特发性矮身材　是一组目前病因未明的导致身材矮小疾病的总称。60%~80%身高低于-2SD的矮身材儿童符合ISS的定义，且该定义包括体质性青春期发育迟缓、家族性矮身材等。因此，ISS是排他性诊断，在诊断过程中务必根据患者的病史、家族史、临床表现、体格检查、相关实验室检查等排除其他导致身材矮小的原因。

ISS的治疗标准以生长学指标为主，目前尚无任何生化指标可以决定是否启动ISS治疗。ISS治疗的身高指征因不同国家/地区和临床参数而不同。美国等规定ISS的治疗标准：身高低于同性别、同年龄、正常健康人群平均身高-2.25SD（<1.2百分位）；生长激素研究学会、Lawson Wilkins儿科内分泌学会、欧洲内分泌学会推荐的标准为低于平均身高的-3~-2SDS，建议开始治疗年龄为5岁~青春期早期；国外大部分资料中ISS患者rhGH治疗的年龄在3~4岁以上。

国内推荐用rhGH治疗的ISS患儿，应满足下列条件：①身高落后于同年龄、同性别正常健康儿童平均身高-2SD；②出生时身长、体重处于同胎龄儿的正常范围；③排除了系统性疾病、其他内分泌疾病、营养性疾病、染色体异常、骨骼发育不良、心理情感障碍等其他导致身材矮小的原因；④GH药物激发试验GH峰值≥10μg/L；⑤起始治疗的年龄为5岁。

3. 小于胎龄儿 目前，国内外缺乏统一的小于胎龄儿的诊断标准。不同国家或地区的诊断标准有所不同。大多认为小于胎龄儿是指出生体重和(或)身长低于同胎龄正常参考值第10百分位的新生儿；或指出生体重低于同胎龄正常参考值-2个SD或第3百分位的新生儿。国内普遍采用前者作为小于胎龄儿的诊断指标。

FDA于2001年批准rhGH用于小于胎龄儿的治疗，但并非所有出生时诊断小于胎龄儿的患儿均需应用rhGH治疗。大多数小于胎龄儿在出生6~12个月实现追赶生长。2~3岁时，90%的小于胎龄儿实现追赶生长。但早产小于胎龄儿可能要经4年或4年以上身高才能达到正常范围。实现追赶生长包括两层含义：①身长和体重超过同年龄、同性别正常儿童的-2s；②生长速率超过同年龄、同胎龄儿童的均值。反之，则称为追赶生长失败。

关于小于胎龄儿患儿起始治疗的年龄，国内外专家并未取得一致意见。美国FDA推荐2岁小于胎龄儿未实现追赶生长者即可开始rhGH治疗。欧洲EMEA推荐4岁以上身高SDS<-2.5；生长速度低于同年龄均值；身高SDS低于遗传靶身高SDS的1SD可用rhGH治疗。国际儿科内分泌学会和GH研究学会推荐2~4岁小于胎龄儿无追赶生长，身高SDS<-2.5可考虑开始rhGH治疗；对于4岁以上未实现追赶生长，身高SDS为-2.5~-2的小于胎龄儿是否应用rhGH治疗尚未有统一共识，但大部分专家认为身高<-2.0SDs可考虑rhGH治疗。

国内建议小于胎龄儿rhGH治疗指征：①出生体重和(或)身长低于同胎龄、同性别正常参考值第10百分位；②≥4岁身高仍低于同年龄、同性别正常儿童平均身高-2SD。

小于胎龄儿rhGH治疗前是否需要评价GH分泌状态尚存在争议。小于胎龄儿GH—IGF1轴功能表现不一，典型GHD较为少见，部分患儿可出现24h GH分泌率降低，IGF1及IGFBP3的水平较正常儿童及适于胎龄的矮身材儿童低。若小于胎龄儿生长速率持续下降，出现GH缺乏或垂体功能低下的表现时，则应评价GH—IGF1轴功能，必要时进行其他垂体内分泌轴功能评价。

流行病学资料表明，小于胎龄儿成年后发生心血管疾病、代谢综合征、卒中等疾病的风险增加。rhGH治疗前，根据患儿的情况可考虑进行糖代谢功能检测，以排除合并糖代谢异常等。

4. Turner综合征 Turner综合征是临床常见的性染色体异常疾病，患病率为1/2500~1/2000活产女婴。患儿出生时即有身长/体重落后，2~3岁后生长显著缓慢，正常青春期年龄后生长落后更为明显。典型Turner综合征的诊断依据为：①生长发育落后；②性腺发育不全；③具有特殊的躯体特征，如：后发际低，面部多痣，颈蹼，肘外翻，乳距宽，盾形胸，第4、5掌骨短等；④染色体核型分析提示X染色体完全缺失或结构异常。

因生长落后可为Turner综合征患儿青春期前唯一的临床表现，故青春期前生长落后的女孩应常规行染色体核型分析，以排除Turner综合征。Turner综合征患儿生长落后的机制不明，GH—IGF1轴功能表现不一，患儿的GH激发试验结果可以正常，也可出现GH部分缺乏，因此GH激发试验不需常规进行，但对于生长速率明显偏离Turner生长曲线的患儿，仍应注意下丘脑—垂体轴的功能检查。具有一定骨骼特征的Turner综合征患儿中SHOX基因缺陷相对常见，必要时可行SHOX基因分析。

一般认为在Turner综合征患儿的身高位于正常女性生长曲线的第5百分位数以下时，即应开始GH治疗，可早至2岁时开始。

近年通过分子遗传学研究发现，部分Turner综合征患儿体内可含有Y染色体或有来源于Y染色体的片段，具有该核型的患儿发生性腺恶性肿瘤的危险性增加30%。且发病风险随年龄的增长而明显增加，其中2/3为性腺母细胞瘤，10%为更恶性的内胚窦瘤或胚胎癌，明确诊断后应尽早行双侧性腺预防性切除。具有该种核型的患儿rhGH治疗应非常慎重。

5. Prader—Willi综合征 Prader—Willi综合征多由于15q11—13父源性缺失、母源性单亲二倍体或sNRPN、NDN、MAGEL2、MKRN3等印记基因异常所引起的一种综合征。临床主要表现为：婴儿期喂养困难、肌张力低下，幼儿期生长落后，肥胖，智力发育障碍，低促性腺激素性腺功能减退。

2000年，FDA批准rhGH用于儿童Prader—Willi

综合征的治疗。Prader—Willi 综合征患儿生长落后的机制不明，部分患儿可出现 GH 缺乏，IGF1 水平降低，24 小时 GH 分泌减少等。rhGH 治疗前是否行 GH 激发试验尚存在争议，但治疗前应检测血清 IGF1 水平，以有助于评价治疗的依从性和敏感性。关于 Prader—willi 综合征的起治年龄目前尚未统一，但普遍认为在肥胖发生前（通常 2 岁左右）开始 rhGH 治疗是有益的。rhGH 治疗对改善 prader—willi 综合征患儿的生长发育、体成分、脂肪利用等多方面有显著效果。但在 rhGH 治疗的同时，仍应强调饮食控制、生活方式干预等综合治疗。

Prader—Willi 综合征患儿易发生扁桃体肥大、腺样体肥大、上气道梗阻，重度肥胖患儿可能并发严重的呼吸功能障碍而致死。在 rhGH 治疗前，尤应注意检查口咽部、监测呼吸睡眠等相关检查。rhGH 治疗并没有增加患儿胰岛素抵抗的危险性，但特别肥胖或体重快速增加的患儿，发展成糖尿病的危险性增加。

严重肥胖、未控制的糖尿病、未控制的严重阻塞性睡眠呼吸暂停、活动性肿瘤、活动性精神病禁用 rhGH。

6. Noonan 综合征　Noonan 综合征是一种相对常见、多发先天畸形的综合征。国外患病率 1/2500~1/1000 活产婴，男女发病均等。主要临床表现为：生长落后、特殊的面部特征、骨骼畸形、先天性心脏病。80% Noonan 综合征伴有先天性心脏病，以右心系统病变为主，如肺动脉狭窄、肥厚型心肌病等。患儿的染色体核型分析正常。目前已经报道的基因异常涉及 PTPN11、KRAS、NRAS、SOS1、RAF1、BRAF、SHOC2 等。

Noonan 综合征患儿出生时，身长和体重正常。生后出现生长发育迟缓，青春期发育延迟，无青春期生长突增。Noonan 综合征患儿 GH—IGF1 轴功能报道不一，37%~45% 的患儿出现生长激素缺乏，也有患儿出现生长激素神经分泌功能障碍或生长激素分泌正常。IGF1 水平通常较低，PTPN11 突变的患儿水平更低。Noonan 综合征生长落后机制不明，可能与 SHP2 负向调控 GHR—JAK2—STAT 5 信号通路有关，也有研究认为 PTPN 11 功能获得性突变可引起部分生长激素在受体后水平不敏感。

有报道 Noonan 综合征患儿经 rhGH 治疗后出现心室肥大、肥厚型心肌病、心律失常等。因此，在 rhGH 治疗前及治疗过程中均应注意心脏彩超和心电图检查。

7. 其他　身高受遗传、内分泌、疾病等诸多因素的影响，有明显的种族及个体差异，rhGH 不可用于单纯以改善身高为目的的正常偏矮儿童的治疗，除美国 FDA 推荐的 rhGH 适应证外，国外研究显示中枢性性早熟、先天性肾上腺皮质增生症、先天性甲状腺功能减低症等患者经原发病治疗后，生长落后、预测成人身高受损时（男孩 <160cm；女孩 <150cm）给予 rhGH 治疗可改善生长情况。但尚需更多循证医学依据，不能作为常规临床应用。因目前缺乏科学的心理评估手段，rhGH 也不应用于改善矮身材患儿的心理行为治疗。

四、rhGH 规范化治疗

1. 开始用药的时间　除 GHD 外，其他适应证的起始治疗，ISS 起始治疗的年龄为 5 岁，SGA≥4 岁身高仍低于同年龄、同性别正常儿童平均身高 -2SD 时考虑治疗，Turncr 综合征患者身高位于正常女性生长曲线的第 5 百分位数以下时治疗，甚至可在 2 岁时开始治疗；PWS 的起治年龄目前尚未统一，认为在肥胖发生前（通常 2 岁左右）开始 rhGH 治疗有益。

2. 治疗剂量　在一定范围内，rhGH 治疗存在剂量依赖效应，但治疗剂量并非越大越好。有研究显示低剂量长疗程的治疗可获得更好的终身高。治疗剂量与病种、青春期状态等有关。不同疾病的起始治疗剂量有所不同，HD 患者剂量较低，Turner 综合征、S 个 A 以及 ISS 的治疗剂量稍大。青春期前治疗剂量稍小，而青春发育期治疗剂量稍大。但最大量不宜超过 0.2μg/（kg·d），长期超生理剂量的 rhGH 应用尚需要更大样本、远期的安全性监测资料（表 2-4-3）。

表 2-4-3　rhGH 的治疗剂量

疾病	剂量 μg/（kg·d）	U/（kg·d）
儿童期	25~50	0.175~0.15
青春期	25~70	0.075~0.1
Twrner 综合征	50	0.15
PWS	35~50	0.10~0.15
SGA	35~70	0.1~0.2
ISS	43~70	0.025~0.2

3. 治疗疗程　身高 SDS 随着 rhGH 治疗时间的延长而不断改善，为改善成年身高，rhGH 应至少持续 1 年以上，短期特别是半年以内 rhGH 治疗难以达到改善终身高的目的，临床不予提倡。

4. 停药时机　治疗后身高达正常成人身高范

围内(>-2SD),接近成年身高即生长速率 <2cm/ 年,男孩骨龄 >16 岁,女孩骨龄 >14 岁。

5. 疗效评估 根据患者的治疗效果、体重变化、青春期状态和 IGF1 水平进行剂量调整,若血清 IGF1 水平高于正常范围,特别是持续高于 2.5SD,应考虑减量或停药。治疗原则为个体化治疗,采用合适的剂量、长疗程、早治疗。

五、rhGH 治疗的安全性监测

重视生长发育指标的监测,重视安全性的监测。

1. rhGH 治疗过程中可能出现的不良反应 良性颅高压、糖代谢的影响、甲状腺功能低下、股骨头滑脱、脊柱侧弯、诱发肿瘤的可能性、色素痣、腺样体肥大、手脚变大等。长期治疗可降低胰岛素敏感性,增加胰岛素抵抗,部分患者出现糖耐量受损,但多为暂时可递,极少发展为糖尿病。股骨头滑脱、脊柱侧弯、手脚变大等骨骼改变是由于生长过快所致,而非 rhGH 的直接副作用。rhGH 具有潜在的致癌性,可增加肿瘤新发、复发或继发肿瘤的发生,但目前证据不足。有资料显示首次肿瘤为白血病和中粗神经系统肿瘤的患者,rhGH 治疗者发生继发肿瘤的风险增加。rhGH 可能增加色素痣的数量、大小,但没有证据显示会增加黑色素瘤的风险

2. 治疗前严格筛查及治疗过程中密切监测 在 rhGH 治疗前应常规检查甲腺功能、空腹血糖、胰岛素,必要时进行糖耐量、糖化血红蛋白检测、常规进行垂体 MRI 检测。在 rhGH 治疗的过程中,监测生长发育指标,常规进行生化指标监测;每 3~6 个月监测甲状腺功能、空腹血糖及胰岛素、IGF-1 和 IGFBP3 水平。每年监测肝肾功能、肾上腺皮质功能、糖化血红蛋白、骨龄、必要时对部分器质性生长激素缺乏症患儿得查垂体磁共振。每次随访,均应注意检查是否有不良反应的发生

以下情况禁用 rhGH 治疗:活动性肿瘤,活动性精神病、严重肥胖、未控制的糖尿病、未控制的严重阻塞性睡眠呼吸暂停等,Bloom 综合征、Fanconi 综合征、Down 综合征具有肿瘤家族史或患有下列疾病:中枢神经系统肿瘤、白血病;组织细胞增生症;颅咽管瘤;混合性性腺发育不良、家族性腺瘤息肉症、神经纤维瘤病等慎用 rhGH 治疗。极度肥胖、不能控制的体重增加、胃食管反流,上气道梗阻的患儿,亦应慎用 rhGH 治疗。对糖尿病高发风险的人群要谨慎。不提倡颅部肿瘤在放疗后 2 年内进行 rhGH 治疗。

严格掌握适应证、规范治疗、治疗过程中规范监测是坚持 rhGH 科学、合理、有效应用的重要保障。

六、展望

(1) 国内 rhGH 制剂有冻干粉针剂和水剂,长效 rhGH 制剂已完成临床试验。

(2) 目前临床缺乏科学、有效、适合中国矮身材患儿的预测身高评价方法。Bayley-Pinnecau(B-P)并不适合中国矮身儿童身高预测,骨龄落后和提前的程度可影响预测身高的准确性。目前不宜根据预测身高进行 rhGH 治疗。国内应在大规模生长发育调查的基础上,建立中国儿童身高预测的科学方法。

(3) 加强 rhGH 治疗长期随访和国内数据库建设:为更好监测 rhGH 长期治疗的安全性和有效性,国外先后建立了美国国家生长协作研究(National Cooperative Growth Study,NCGS)、辉瑞国际生长数据库(the Pfizer International Growth Database,KIGS)、澳大利亚和新西兰生长数据库(Australian and New Zealand Growth Database,Ozgrow)等,来源于数据库的大样本、长期资料为进一步规范 rhGH 的治疗提供了依据。国内中华医学会儿科学分会内分泌遗传代谢学组于 2009 年牵头建立了中国 rhGH 治疗矮小患者数据库,数据库的建设在不断的扩大与完善中,期望对中国矮小患者的规范治疗提供数据支持。

(秦映芬)

参考文献

1. Michael SK, David BA, Mitchell EG.. 儿科内分泌学 - 诊疗与实践 . 陈晓波 译 . 北京:人民军医出版社,2012
2. 中华医学会儿科学分会内分泌遗传代谢学组 . 基因重组人生长激素儿科临床规范应用的建议 . 中华儿科杂志,2013,51(6):426-432
3. 梁雁,罗小平 . 高度重视重组人生长激素在儿科临床的规范化应用及安全性监测 . 中华儿科杂志,2013,51(6):401-405

第五章　抗利尿激素分泌不适当综合征

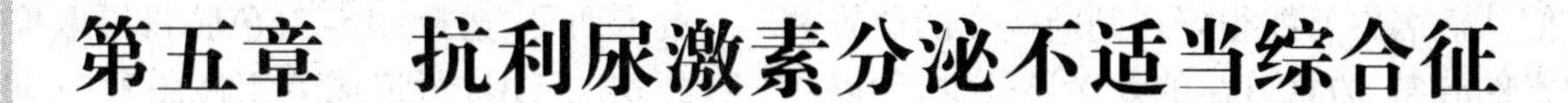

第一节　概　　述

抗利尿激素分泌不适当综合征(syndrome of inappropriate secretion of antidiuretic hormone,SIADH)是低钠血症的最常见病因之一,在临床的主要表现为低钠血症,对该病治疗的目的主要是纠正低钠血症。

低钠血症,即血钠浓度 <135mmol/L,是临床上最常见的电解质紊乱,在许多疾病中都可能伴随出现,也比较容易被临床医生所忽略。当低钠血症发生时,患者的血浆渗透压可以表现有高渗性、等渗性和低渗性等不同的状态。故在治疗上需要依据不同的临床表现来做出准确的判断以决定处理原则,否则可能不仅不能使疾病得到改善,反而还会使低钠血症加重。临床研究表明在住院患者中低钠血症的发生率为 30%~34%;急性低钠血症会造成细胞外液的渗透压降低而导所致脑水肿和脑疝及低渗性脑病,其病死率可达 42%;慢性无症状性低钠血症同样也提示预后不佳,会延长住院时间。

SIADH 是在 1957 年首次报道,由于发现了一种新的病理生理状态而被誉为肾脏病学中的一个重要的里程碑,其后的研究表明其发病主要与 ADH 的异常分泌有关。SIADH 约占低钠血症的 1/3,属于细胞外液(主要是指血液循环)容量正常状态下的低钠血症,同时伴有尿钠的排出增多。其病因包括恶性肿瘤、中枢神经疾病、肺部疾病以及使用某些药物(如抗抑郁药物)。低钠血症作为疾病的伴发症,其存在常常提示病情严重和预后不良。目前主要的治疗手段为限制水的摄入、补充高渗盐水。新型药物如选择性肾血管加压素 V2 受体拮抗剂托伐普坦(tolvaptan,商品名苏麦卡)已在中国上市,对其疗效和安全性有待进一步的观察。

对 SIADH 的发现和疾病的命名——命名的困惑

1957 年美国波士顿的新英格兰医学中心的 William B. Schwartz 医师在《美国医学杂志》上报道了两例以支气管肺癌收治的年龄分别为 56 岁和 60 岁的男性患者出现了严重而不可解释的低钠血症和尿钠的排出增多。进一步的检测发现患者的血压和血容量正常,肾功能和肾上腺皮质功能正常;尽管患者血钠和血渗透压的水平下降,但尿的渗透压一直高于血渗透压,所有这些证据提示可能在此病理生理状态下仍有 ADH 的分泌或存在而导致此病发生。在临床观察中发现患者的血钠一直波动在 103~136mmol/L,还发现①若给患者补钠只能使患者的血钠的水平暂时性的升高,补充的钠随后会从尿液中排出;②若补充盐皮质激素(DOCA,20mg/d,或氟氢可的松 5mg/d)以及大量的钠盐,血钠和血渗透压会增加,同时尿钠会减少,但是患者会出现严重的低钾血症;③限制液体的摄入量能明显地保留机体钠的含量,使血钠水平恢复到正常;但是若随意饮水则会造成钠的再次大量丢失而发生低钠血症;在限制液体的摄入量的情况下给患者输入高于其血渗透压(血 Na:116mmol/L,渗透压 234mOsm)的盐水(142mmol/L),能纠正低钠血症,增加尿量,能使尿的渗透压下降并低于血渗透压。患者所存在的低血钠高尿钠,尿渗透压高于血渗透压的这些表现可以在持续给予抗利尿激素和水的正常个体中观察到,而且在这些个体中若限制液体的摄入则能阻止钠的丢失和纠正低钠血症。Schwartz 医师认为这是由于在明显的低钠血症而且血浆渗透压明显下降的情况下本应完全停止分泌的 ADH 还有不适当或异常的分泌,综合征故将此病命名为抗利尿激素不适当分泌综合征(syndrome of inappropriate secretion of antidiuretic hormone,SIADH)。

此后,临床上关于此病的报道逐渐增多,实际上该病的英文名称从提出之初到现在就一直没有改变,但是中文的翻译名称多种多样,有“抗利尿激素分泌异常综合征”、“抗利尿激素分泌不当综合征”、“抗利尿激素分泌失调综合征”等多个提法。需要指出的是该病名所传递和表达的信息并不清晰，这一点上不同于内分泌其他疾病如原发性甲状腺功能减退、继发性肾上腺皮质功能亢进等，这些疾病我们从病名中就能很好地判断病变的位置和哪种激素的异常、激素分泌的是多还是少，所以在这里我们有必要对病名作进一步解释。病名中的“抗利尿激素”是由其生理作用来命名的，实际上指的是一类具有类似血管加压素、包含血管加压素的激素，它们可以增加水潴留促进钠的排出而起到抗利尿作用。病名中“不适当分泌”指的是在正常细胞外液和低钠血症（低渗）情况下此类激素仍持续分泌这种不适当的状态，在这种情况下抗利尿激素的分泌状态不受循环容量、血浆晶体渗透压和动脉血压的调节。故不应该从字面将“不适当”理解为单纯的分泌量过多或过少。

第二节　对病因和发病机制的认识与目前的研究现状

一、病因

在临床上有多种疾病可以引起 SIADH，其病因可分为五大类，包括恶性肿瘤、中枢神经系统疾病、肺部疾病、药物和特发性。

1. 肿瘤　恶性肿瘤是引起 SIADH 的最常见病因。主要是肺癌、乳腺癌和头颈部肿瘤，1957 年 SIADH 就是在二例肺癌患者中首次报道的，1978 年在支气管肺癌患者中检测到增高的抗利尿激素（ADH），证实了当年的推测。学者认为能产生 AVP 的肿瘤主要是小细胞肺癌，另外有一小部分是非小细胞肺癌。小细胞肺癌中 10%~15% 的患者会出现低钠血症，其中有 70% 出现 AVP 水平的增高；但是也有 1/3 伴发低钠血症的小细胞肺癌患者没有异位 AVP 分泌。在头颈部肿瘤中 3% 患者出现 SIADH，这些肿瘤主要在口腔，少见部位为喉、咽、上颌窦和唾液腺。更为少见的肿瘤有嗅神经母细胞瘤、小细胞神经内皮癌、腺样囊性癌和肉瘤。

在肿瘤患者中若出现低钠血症往往意味着病情严重，患者的住院天数会延长，而且 90 天死亡率会增加。

2. 中枢神经系统疾病　是造成 SIADH 的第二位病因，包括中枢神经功能紊乱、脑外伤、精神病发作等。

3. 肺部疾病　如急性肺炎、肺结核、粟粒性结核、慢性阻塞性肺病、囊性纤维化、呼吸衰竭均会造成 SIADH，这与缺氧、高碳酸血症有关；机械通气可能会加重有肺部疾患患者的 SIADH。

4. 药物　精神治疗药物，尤其使用卡马西平、奥卡西平、选择性 5- 羟色胺再摄取抑制剂（SSRIs）药物。SSRIs 可造成老年使用者中 30% 患者出现 SIADH，机制为此类药直接作用肾小管，促进水的重吸收。

5. 特发性　多见于老年患者，临床上没有找到病因，肺部和中枢神经系统的 CT 和 MRI 正常。推测继发于脑动脉硬化或自主神经受损。

二、发病机制

1. 抗利尿激素（ADH）与 SIADH　ADH 又称精氨酸加压素（arginnine vasopressin，AVP）、血管加压素，是一种神经肽激素，由下丘脑的视丘核生成，并由垂体后叶分泌至血液内。ADH 分泌受到如下三种机制的调节：渗透压（通过渗透压感受器）、血容量（通过容量感受器）和血压。正常情况下，ADH 释放主要受渗透压的调节。渗透压调节取决于口渴感和肾脏对 ADH 的反应。当血浆渗透压升高 1% 或血容量减少 5%~10% 时，即能刺激 ADH 的释放。反过来说，当渗透压不高或下降时，正常的生理反应是 AHD 的分泌受抑制。但是在 1957 年首次报道的病例中发现当患者出现低钠血症时仍有尿钠排出增多，当时推测并且后来证实是由于 ADH 不适当的分泌增多所致。随着对这类疾病发病机制的不断研究，目前认为 ADH 不适当的分泌是由非渗透压性因素所导致的，包括：①下丘脑室旁核或视上核受到某种特定的刺激会促使垂体后叶分泌 ADH；②异位 ADH 分泌；③ V2 受体的功能激活性突变，从而起到 ADH 样作用。

在早期的研究中发现 SIADH 患者有精氨酸加压素的分泌增多，后来随着人们对该病认识的逐渐深入，发现只有 1/3 的患者有精氨酸加压素的增多，还有些患者精氨酸加压素的分泌是受抑制的。另外，在某些患者中存在有渗透压调定点的重设（reset osmostat），渗透压感受器对血浆渗透浓度改变的反应正常，但是渗透压调定点发生左移而使促使 ADH 释放的渗透压阈值下调，结果是即使在较低的渗透压水平时 ADH 也会释放，从而造成血钠水平的下降；更罕见的情况是血中 ADH 基本测不出或极低，造成 SIADH 的病因是编码抗利尿激素受体 -2（AVPR2）的基因发生了功能获得性突变，所以有学者提出应将其更名为“抗利尿不适当综合征（SIAD，syndrome of inappropriate antidiuresis）”可能更加合适。由于 ADH 在不同类型的 SIADH 中的分泌状态不同，故不将其水平的测定作为该病的诊断依据。

ADH能调节自由水的重吸收、体液的渗透压、血容量、血压、平滑肌细胞的收缩、细胞增殖和ACTH的分泌，这些功能是通过特异性G蛋白偶联受体实现的。目前将AVP受体分为V1-血管受体1（V1A）、V2-肾受体（V2），V3-垂体受体（V1B）等亚型。

V1A存在于许多组织如脑、垂体、肝脏、子宫、肾、肾上腺等的血管平滑肌细胞上，刺激V1A受体能使血管收缩、肝糖分解、血小板聚集、心肌细胞肥大，并能造成情绪的紧张和不安。

V1B亚型，对激动剂和拮抗剂的亲和力不同于V1A，主要表达在垂体前叶细胞、脑组织，尤其是海马椎体神经元和胰腺。刺激V1B亚型受体能促进ACTH分泌。

V2受体表达在肾集合管的主细胞内、血管平滑肌细胞和内皮细胞。刺激V2受体能使得血管扩张、释放血管性血友病因子（von willebrand factor，vWF）和Ⅷ因子以及水潴留。

AVP对血管的作用是剂量依赖性的，大剂量时以血管扩张为主，低剂量时会造成血管收缩。上述对AVP受体的认识为进一步阐明SIADH的发病机制和开发特异性药物奠定了基础。

2. 低钠血症的原因　首先需要说明的是SIADH患者为什么会出现低钠血症？为什么血管加压素缺乏或降低（尿崩症）时，血钠水平基本正常，没有明显的高钠血症；而在高血管加压素状态时（SIADH）有明显的低钠血症呢？为什么在低钠血症时还会出现尿钠排出不适当的增多，尿的渗透压增高呢？

这首先要从ADH的生理功能谈起。ADH与肾小管和集合管的上皮细胞管周膜上的V2受体结合后，激活膜内的腺甘酸环化酶，使上皮细胞中cAMP的生成增加；cAMP生成增加激活上皮细胞中的蛋白激酶，蛋白激酶的激活，使得位于管腔膜附近的含有水通道的小泡镶嵌在管腔膜上，增加管腔膜上的水通道，从而增加水的通透性，基侧膜则对水可自由通过，因此，水通过管腔膜进入细胞后自由通过基侧膜进入毛细血管而被重吸收。水的重吸收增加，则尿量减少。当ADH缺乏时，管腔膜上的水通道可在细胞膜的衣被凹陷处集中，后者形成吞饮小泡进入胞质，称为内移（internalization）。因此，管腔膜上的水通道消失，对水就不通透，肾小管、集合管对水的重吸收减少，结果排出大量低渗尿。这些含水通道的小泡镶嵌在管腔膜或从管腔膜进入细胞内，就可调节管腔内膜对水的通透性。ADH的分泌主要受血浆晶体渗透压、循环血量和动脉血压的调节。渗透压的升高、循环容量的减少及动脉压的下降能刺激ADH的释放。此外，心房钠尿肽可抑制抗利尿激素分泌，血管紧张素Ⅱ则可刺激其分泌。例如大量饮清水后，血液稀释，晶体渗透压降低，抗利尿素分泌减少，肾小管、集合管对水的重吸收减少，结果排出大量低渗尿，将体内多余的水排出体外，此现象称水利尿（water diuresis）。此外，ADH还能增强肾髓质集合管对尿素的通透性。口渴感对水/电解质代谢的调节是非常重要的。在人类，当需要时可以很好地启动口渴饮水行为，但是当机体不需要时，却不能很好限制饮水行为，即不会主动限水。当ADH下降或缺乏(尿崩症)时，有大量排尿，会造成血浆渗透压和血钠增高，增高的血浆渗透压刺激了口渴感受，使得患者大量的饮水，从而保持血钠在正常范围。所以，ADH缺乏或降低（尿崩症）时临床表现为多尿、稀释性尿、多饮，但血钠基本正常。当ADH增多时，有尿渗透压异常和水潴留，水潴留引起容量扩张，稀释了血钠，如果如同高渗能刺激口渴一样，低渗能有效地抑制饮水，就可以使得体液的自然丢失（呼吸、胃肠道和尿液）与食物中的水保持平衡，从而维持正常的血钠浓度。可是，事实上患者的饮水行为并不能被完全抑制，患者仍在按惯常的方式饮水，体液的扩张不仅造成了容量的异常，同时还稀释了血钠造成了血浆晶体渗透压的异常。在面对渗透压异常和容量异常同时存在的情况下，机体选择性地启动了以保持容量为主的机制，那么只能通过增加尿钠的排泄来降低容量的扩张，因此进一步加重了低钠血症。以上的机制说明了在SIADH治疗过程中限制水的摄入的治疗机制和重要性。总的来说，在高ADH血症状态下（SIADH）的主要生化特点是中度体液扩张、低钠血症、尿钠增多、尿渗透压升高。

第三节　SIADH的临床表现、诊断、鉴别诊断及对诊断方法的评价

SIADH患者因为基础疾病谱非常广泛，临床表现并无特异性。与低钠血症相关的症状是其主要的临床表现。因此在临床上对低钠血症病因的分析和发病机制的了解对该病的诊断和治疗至关重要。

一、低钠血症的原因和临床表现

SIADH临床表现与低钠血症的程度与病程密切相关,脑水肿是严重低钠血症的表现之一。①当血钠>120mmol/L时,患者很少出现临床症状;②当血钠降低至115~120mmol/L,患者会逐渐出现厌食、恶性、呕吐、腹痛、头痛、嗜睡、注意力不集中、记忆力减退、肌肉痉挛、乏力、味觉障碍等不适;③随着血钠进一步降低至<110mmol/L时,临床表现则进一步加重,表现为意识障碍、昏迷、幻觉、癫痫、椎体外系症状、呼吸暂停、死亡。

低钠血症的实验室检测和意义:低钠血症的根本原因在于水的摄入超过了肾脏对水的排泄使得血液中水分相对多于血钠。低钠血症与钠缺乏(sodium depletion)有一定的区别,钠缺乏指的是机体总钠量减少,它是引起低钠血症的原因之一。但是,钠缺乏并不一定伴有低钠血症而低钠血症也不一定存在钠缺乏。

低钠血症的类别与发病机制的不同不仅决定了治疗手段的不同,同时还提示不同的临床预后。

血钠的测定方法有火焰光度法和离子特异性电极(ion-specific electrode,ISE),目前医院生化室多用后者。如果血钠的测定方法采用的是火焰光度法,可能出现假性低钠血症。其测定原理是:测定钠离子占血浆中的固定比例。如果血浆固体相中有过多的脂质(如甘油三酯)或蛋白(高蛋白血症或异常蛋白增多症)时,由于它们所占比例增加,相对来说,这时的血钠占比是降低的,表现为假性低钠血症,换用ISE再次测定。

二、SIADH的诊断和鉴别诊断

确定低钠血症的诊断后,接下来判断机体细胞外液的状态,这是鉴别诊断的关键所在。对血、尿渗透压和尿钠浓度的测定也在鉴别诊断中起到重要的作用。

血浆渗透压的测定可以采用冰点下降法直接测得。另外,在细胞外液中对血浆渗透压起关键作用是钠离子、葡萄糖和血尿素氮,故也可以通过公式计算出血浆渗透压,其结果与冰点下降法测得值有很好的相关性,公式如下:

血浆渗透压(mOSm/kg H_2O)=2×[Na^+](mEq/L)+Glusose(mmol/L)+BUN(mmol/L)

在低钠血症时,血浆渗透压可以有三种不同的血浆渗透压状态,第一种状态是上面提到的假性低钠血症实际上是等渗性的,可见于①高甘油三酯血症(TG>17mmol/L)。如糖尿病、阻塞性肝病、肾病综合征、急性胰腺炎、家族性高甘油血症;②高蛋白血症(>100g/L)。如多发性骨髓瘤、大量应用静脉丙球。其鉴别方法是:用离子特异性电极(ion-specific electrode)来测血钠水平,或者直接用冰点下降法测得血浆渗透压,测得的血浆渗透压值高于公式计算得出的血浆渗透压值。第二种状态是高渗性低钠血症,它的产生是由于细胞外液中的溶质过高,将细胞内的水转移至细胞外,也称为易位性低钠血症,最常见的原因是高血糖,所以当血糖每升高10mmol/L,血钠相应减少3mmol/L,还见于高张甘露醇的潴留。第三种状态是低渗性低钠血症,其鉴别比较复杂和困难的(表2-5-1)。主要根据细胞外液容量状态和尿钠浓度来鉴别。细胞外液(extracellular fluid,ECF)容积可以用中心静脉压测定、红细胞比容(HCT)、血浆蛋白浓度、BUN/Cr等多种方法来衡量,在临床实际工作中通常通过体检来评估机体的容量状态,包括颈静脉有无充盈或怒张、有无皮肤的脱水、有无外周水肿、腹水、体位性低血压等体征,ECF可分为脱水(循环功能障碍、体位性低血压、心动过速)、正常和水肿。容量状态的评估非常重要,关系到下一步的治疗是补液还是限液这两种完全相反的治疗手段。此外,尿钠浓度和尿渗透压的测定也有助于低钠血症的鉴别诊断。

如果低钠血症的患者有脱水、尿钠的排出减少,说明存在肾外钠丢失(呕吐或腹泻),这时尿钠<20mEq/L,应采取生理盐水来补充钠和液体。

如果低钠血症的患者有脱水,但是尿钠是增多的,尿钠>25mEq/L,这说明尿钠的排出增多源自于肾脏本身钠的丢失,可见于应用利尿剂、或耗盐性肾炎、醛固酮缺乏、脑耗盐综合征(cerebral salt wasting,CSW)等。在治疗上主要是采用等渗生理盐水补液补钠,同时还要对原发疾病进行治疗。

水肿或腹水等体液容量的扩张并伴有尿钠浓度下降的状态常见于肝硬化和充血性心衰,有效循环容量不足,而导致继发性醛固酮增多,这时主要针对原发病进行治疗。

如果体液容量是正常的,尿钠浓度是升高,则提示是SIADH,主要治疗是限水和补充高渗氯化钠溶液。

如果低钠血症的患者有尿钠浓度增高,那么对患者ECF容量状态的准确判断对低钠血症病因的鉴别诊断极其重要。但是有时在临床中仅凭借体格检查有时难以分辨ECF容量是轻度的减少还是正常。为此，可以通过输注生理盐水后观察血钠和尿钠水平的变化来进行鉴别。SIADH 患者的 ECF 容量是正常的，在输注生理盐水后，尿钠排出会增加，低钠血症不能得到纠正甚至会进一步加重。而 ECF 容量减少并伴有尿钠丢失时（如使用利尿剂、耗盐性肾炎、CSW、Addison 病等），补充生理盐水后，补充的钠会被保留在体内，排水会增多，尿钠的浓度会下降而血钠水平会升高。在这里需要重点说明的是 SIADH 与 CSW 综合征的鉴别，CSW 有严重的原发性尿钠排出增多，造成了有 ECF 容量减少的低钠血症。其鉴别点是输注等渗盐水不能纠正 SIADH 的低钠血症，但对 CSW 则有效；另外，CSW 患者会突然出现不可解释的尿量明显增多（SIADH 没有），尿钠排出增多，患者多有颅脑外伤（如蛛网膜下腔出血）或脑部手术后，应采用生理盐水或高渗盐水治疗。

表 2-5-1　低钠血症的鉴别诊断

细胞外液的容量	尿 Na^+	诊断
低（脱水）	<20mEq/L	体内总钠丢失，正常的肾脏反应
	>25mEq/L	肾脏钠丢失（如肾脏疾病、CSW、利尿剂、Addison 病）
正常或扩张（可能有水肿）	<20mEq/L	血容量不足致高醛固酮血症（心衰、腹水等）
	>40mEq/L	SIADH，继发于容量扩张

SIADH 的诊断标准　了解了 SIADH 的血、尿电解质和细胞外液、渗透压的病理生理特点后，现将 SIADH 的诊断标准总结如下。

（1）主要诊断标准：①低血钠（<135mmol/L）并伴有血浆渗透压降低（<275mOsm/kg H_2O）；②低血浆渗透压时尿渗透压 >100mOsm/kg H_2O；③正常血容量；④在正常摄盐饮食下，尿钠浓度 >40mmol/L；⑤甲状腺和肾上腺功能的正常；⑥近期未使用利尿剂。

（2）次要诊断标准：①血尿酸 <0.24mmol/L；②血尿素 <3.6mmo/L，血肌酐在正常低限；③钠的排泄分数[（尿钠 × 血肌酐）/（血钠 × 尿肌酐）× 100%]>1%，尿素排泄分数[（尿尿酸 × 血肌酐）/（血尿酸 × 尿肌酐）× 100%]>55%；④使用等渗盐水（0.9% 氯化钠）不能纠正低钠血症；⑤限制液体摄入，可以纠正低钠血症；⑥异常的水负荷试验（4 小时内负荷 20ml/kg H_2O，排除率 <80%）。

第四节　治疗的方法及其疗效的评价（包括治疗上存在的问题）

SIADH 治疗的一个主要方面是纠正低钠血症，目前对 SIADH 的治疗大多是基于临床经验所得到的结论，而非随机对照研究。

临床低钠血症的治疗分为急性低钠处理和慢性低钠血症的纠正。尽管低钠血症的患者住院时间会延长、病死率会增加；但是，如果低钠血症的纠正过快或过度，同样会导致死亡率的增加和出现大脑渗透性脱髓鞘综合征（osmotic demyelinating syndrome）。治疗中常常面临的问题是：①低钠血症时 ECF 容量状态的识别；②低钠血症合理的纠正速度；③如何根据疾病的病因和病理生理特点来纠正血钠水平；④根据患者液体的入量和电解质水平的简单公式来计算液体的摄入量。

常规治疗主要包括三个方面：限制水的摄入量、高渗氯化钠溶液的补充及病因治疗。

一、限水治疗

在第一次报道 SIADH 病例时就已经将限水治疗列为主要的治疗方法，其后一直为临床所推荐并广泛采用。通过限水所造成水的负平衡可提升血钠的水平。每日的入量（口服、静脉液体和饮食代谢产物）少于水的出量（皮肤和呼吸道挥发、大、小便），粗略估计正常人皮肤和呼吸道每日挥发水分 400ml、大便水分 200ml，小便 600ml，总量约为 1600ml，如果要达到负平衡，每日的水入量需控制在 500~800ml，这对于患者来说可能难以耐受。有学者推荐采用尿 / 血电解质比值来指导限水量，公式为：(尿钠 + 尿钾)/ 血钠，如果尿电解质相对高，比值 >1.0，推荐采用最少的基本摄入量，或尽量少入；如果比值为 0.5，每日摄入量为 1000ml，即可达到限水作用。

二、高渗氯化钠溶液的补充

如果低钠血症较短的时间内发生（<48 小时）、低钠明显（<120mmol/L）和确定神经系统症状是低钠血症引起的，应给予迅速处理；治疗的目的是消除脑部症状。可使用 3% 氯化钠高渗盐水以 2ml/kg 体重 1 次或多次静脉输入（间隔 5~10 分钟再次给予）。以 3% 氯化钠 ml2ml/kg 输入，可以使血钠立即升高 2mmol/L。如果患者本身已有脑病或肝性脑病而出现神志改变使得诊断困难，补充上述剂量

的氯化钠也不会加重病情。但要注意的是如果对治疗没有反应，一定要考虑脑部症状是否继发于其他原因如缺氧、高/低碳酸血症、低灌注。随着补钠的治疗进行，脑功能得以改善。但是，若低钠血症的纠正过快则会出现大脑渗透性脱髓鞘综合征。目前尚没有关于低钠血症时安全有效的补钠速度的前瞻性研究。比较保守和推荐的方案是：每小时升高钠 1~2mmol/L，头 24 小时升高 8mmol/L，头 48 小时升高 14mmol/L，72 小时升高 16mmol/L。

可以使用袢利尿剂，如速尿以抑制肾小管上皮细胞对钠、氯的重吸收，阻碍肾髓质高渗态的形成，使肾小管内水的重吸收受阻，从而抑制 ADH 的作用。而噻嗪类利尿剂会使尿钠排出多于自由水从而加重低钠血症而不宜选用。一般来说，血钠浓度达到 125mmol/L 时已可消除低钠血症相关性症状，血钠达到这一水平后即使不再给予高渗氯化钠溶液而只是适当地控制水的入量，血钠会在数天内逐渐恢复到正常水平。因此，不需通过输注高渗氯化钠溶液的方法快速地将血钠浓度提升到正常水平。如果仍然无法纠正，目前有特异性药物使用(见后)。

尽早进行尿的检查，在补钠前，测定尿钠、尿钾、尿素、尿酸、尿渗透压；在治疗过程中至少在 0、6、24 和 48 小时测血钠水平。为了监测水平衡，膀胱导尿管记录尿量并测定尿钠、尿钾的排泄。

如果慢性起病、症状轻，治疗也相应缓慢。过度激进的治疗会造成新的问题。

动物实验显示，重度低钠血症大鼠如血钠纠正过快，可引起弥漫性脑细胞坏死。而轻度低钠血症即使提升很快亦不发生这种情况。在考尼伐坦(非选择性 AVPV$_1$ 和 V$_2$ 受体拮抗剂)的临床试验中对补钠速度过快进行了界定，达到以下条件之一即表明补钠过快：①头一天血钠提升 >12mEq/L；②总血钠提升 >24mEq/L；③血钠 >145mEq/L；④血钠上升后又减少，或为短暂性维持。

三、对原发病的治疗

视具体情况而定。

四、传统治疗所面临的问题

(1) 限水是 SIADH 的治疗的最重要的基础治疗，对患者和医生来说，常规限水的治疗在实际工作中实施起来有赖于患者的密切配合，患者很难长期维持限水这样的生活方式；并且一旦出现病情变化如恶心、呕吐、腹泻、因病情需要服用某些药物(利尿剂)等造成出入水量上有变化和体内 AVP 分泌改变时，则治疗上更显棘手。

(2) 对于限水、补高渗液治疗方案的治疗反应有一定的不确定性，需要严密监测血、尿电解质。

(3) 其他的药物，如锂剂、地美环素、尿素都存在着副作用较大、疗效不确定、临床不耐受等，现在基本上很少使用。

五、对 SIADH 中低钠血症的特异性治疗

长期以来在临床上除了限水补钠外，一直缺乏一种特异性强专门针对排水治疗的有效药物来治疗 SIADH。早在 1960 年人们尝试开发肽类 AVP 受体拮抗剂(vasopressin receptors antagonists，VRAs)，但是它们口服生物活性低，半衰期短的缺陷，限制了其应用。1991 年研发非肽类 AVP 受体拮抗剂，克服了上述不足，并在健康人体内产生了水排泄作用。目前研发的几个非肽制剂包括口服、静脉剂型，它们各自对 AVP 受体亚型的选择性不同。

1. 非选择性 AVPV$_1$ 和 V$_2$ 受体拮抗剂 考尼伐坦(conivaptan)为静脉制剂。考尼伐坦是非选择性 AVPV$_1$ 受体和 V$_2$ 受体拮抗剂，对 V$_{1A}$ 受体和 V$_2$ 受体有抑制作用，对 V$_{1B}$ 无作用。是第一个被 FDA 批准用于改善低钠血症的药物，适用于正常血容量和高血容量的低钠血症。动物实验中观察到对 AVPV$_1$ 受体和 V$_2$ 受体均有较高的亲和力，对两者的选择依赖于浓度和结合性竞争，对 AVPV$_1$ 受体的亲和力高于 V$_2$ 受体 10 倍，为可逆性结合。在体内，通过肝脏细胞色素 P450(CYP3A4)代谢，也是 CYP3A4 的潜在抑制剂。正因如此，和其他通过 CYP3A4 代谢途径的药物有比较强的药物间相互作用，出现副作用，肝、肾功能不全者慎用。不良反应为：注射部位反应：疼痛、红斑、静脉炎和肿胀；因其有 V$_{1A}$ 受体作用，相对于选择性 V$_2$ 受体拮抗剂，对有心衰的低钠血症更有益。

2. 选择性血管加压素(V$_2$ 受体)拮抗剂

(1) 托伐普坦(tolvaptan)：口服剂，已获 FDA 批准用于症状性和严重性低钠血症(血钠 <125mmol/L)，商品名苏麦卡(Samsca)。用法为 15~60mg，qd。

(2) 利昔伐坦(lixivaptan：为口服剂，目前还处于临床实验阶段，主要用于有心衰的低钠血症。

托伐普坦是日本大冢公司研发的选择性血管加压素Ⅱ型受体(简称为 V$_2$ 受体)拮抗剂，是世界上首个口服普坦类药物，SFDA 获批的 V2 受体拮抗剂。与 AVP V$_2$ 受体的亲和力比精氨酸加压素(AVP)

高1.8倍,比V1A受体的亲和力高29倍。可用于治疗由于肝硬化、心衰、SIADH所导致的高容量性和正常容量性低钠血症,并可改善患者的高容量状况。不良反应有口干、渴感、晕眩、恶心、低血压等。

目前认为这血管加压素拮抗剂是低钠血症治疗领域中的突破,但是这类药物是否优于传统治疗方案,从疗效上可能需要头对头的研究。目前对SIADH慢性低钠血症,血钠水平在120~132mmol/L之间,适应证被认为是血管加压素拮抗剂的适应证。缺乏在血钠低于120mmol/L使用血管加压素拮抗剂的临床经验。在目前发表的数据中所有VRAs临床试验中尚无大脑渗透性脱髓鞘综合征的报道。但此类药物价格昂贵,限制了其临床使用。

SIADH的诊断方法和治疗手段的确立多来自于临床观察性研究,尚无共识或指南。在将来的工作中需要有更适用和精细的标准,能更早期识别SIADH,从而提高医生对低钠血症的识别和正确处理能力。

(余学锋 林 梅)

参考文献

1. HawkinsRC. Age and gender as risk factors for hyponatremia and hypernatremia. Clin Chim Acta, 2003, 337(1-2): 169-172
2. Hoorn EJ, J Lindemans, R Zietse. Development of severe hyponatraemia in hospitalized patients: treatment-related risk factors and inadequate management. Nephrol Dial Transplant, 2006. 21(1): 70-76
3. Ayus JC, SG AChinger, A Arieff. Brain cell volume regulation in hyponatremia: role of sex, age, vasopressin, and hypoxia. Am J Physiol Renal Physiol, 2008, 295(3): F619-624
4. Baran D, TA Hutchinson. The outcome of hyponatremia in a general hospital population. Clin Nephrol, 1984, 22(2): 72-76
5. Schwartz WB. A syndrome of renal sodium loss and hyponatremia probably resulting from inappropriate secretion of antidiuretic hormone. Am J Med, 1957, 23(4): 529-542
6. Morton JJ. P Kelly, PL Padfield. Antidiuretic hormone in bronchogenic carcinoma. Clin Endocrinol (Oxf), 1978, 9(4): 357-370
7. Anderson RJ. Hyponatremia: a prospective analysis of its epidemiology and the pathogenetic role of vasopressin. Ann Intern Med, 1985, 102(2): 164-168
8. Schrier RW, S Sharma, D Shchekochikhin. Hyponatraemia: more than just a marker of disease severity? Nat Rev Nephrol, 2013, 9(1): 37-50
9. Leaf A. Evidence in man that urinary electrolyte loss induced by pitressin is a function of water retention. J Clin Invest, 1953, 32(9): 868-878
10. Berghmans T, M Paesmans, JJ Body. A prospective study on hyponatraemia in medical cancer patients: epidemiology, aetiology and differential diagnosis. Support Care Cancer, 2000, 8(3): 192-197
11. Odell WD, AR Wolfsen. Humoral syndromes associated with cancer. Annu Rev Med, 1978, 29: 379-406
12. Doshi SM. Hyponatremia in hospitalized cancer patients and its impact on clinical outcomes. Am J Kidney Dis, 2012, 59(2): 222-228
13. Nair V. Hyponatremia in community-acquired pneumonia. Am J Nephrol, 2007, 27(2): 184-190
14. HillAR. Altered water metabolism in tuberculosis: role of vasopressin. Am J Med, 1990, 88(4): 357-364
15. Breuer R, A. Rubinow. Inappropriate secretion of antidiuretic hormone and mycoplasma pneumonia infection. Respiration, 1981, 42(3): 217-219
16. Farber MO. Abnormalities of sodium and H_2O handling in chronic obstructive lung disease. Arch Intern Med, 1982, 142(7): p. 1326-1330
17. KaskavageJ, D Sklansky. Hyponatremia-associated rhabdomyolysis following exercise in an adolescent with cystic fibrosis. Pediatrics, 2012, 130(1): e220-223
18. MoysesZP, FK Nakandakari, AJ Magaldi. Fluoxetine effect on kidney water reabsorption. Nephrol Dial Transplant, 2008, 23(4): 1173-1178
19. Bourque CW, SH Oliet. Osmoreceptors in the central nervous system. Annu Rev Physiol, 1997, 59: 601-619
20. Wade CE, LC Keil, DJ Ramsay. Role of volume and osmolality in the control of plasma vasopressin in dehydrated dogs. Neuroendocrinology, 1983, 37(5): 349-353

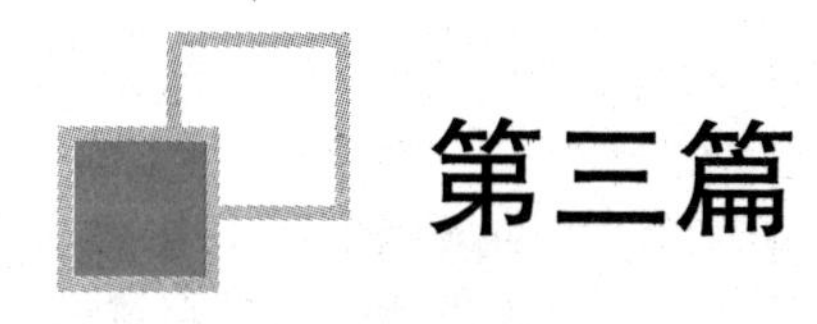

第三篇

甲状腺疾病

第一章　碘营养与甲状腺疾病的流行病学
第二章　甲状腺机能亢进症
第三章　甲状腺相关眼病
第四章　甲状腺炎
第五章　甲状腺结节的鉴别诊断
第六章　甲状腺癌
第七章　碘过量与甲状腺疾病

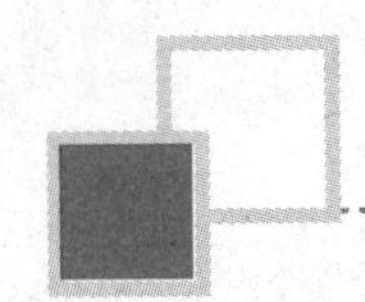

第一章 碘营养与甲状腺疾病的流行病学

碘元素不仅是合成甲状腺激素的主要原料，而且构成了甲状腺细胞生存和工作的微环境。碘摄入量与甲状腺疾病的发生呈现为U字型的曲线，碘摄入量过少和过多都可以危害甲状腺健康。碘缺乏可以导致碘缺乏病(iodine deficiency disorders，IDD)，碘过量可以导致甲状腺功能亢进症(甲亢)(iodine induced hyperthyroidism，IHH)、甲状腺功能减退症(甲减)和自身免疫甲状腺炎(autoimmune thyroiditis，AIT)。但是碘过量诱致甲状腺恶变目前尚无定论。

第一节 碘的生理需要量和推荐摄入量

甲状腺每天合成甲状腺激素100μg，需要碘60μg。美国科学院医学研究所(Institue of Medicine，IOM)提出的成人的碘估计需要量(EAR)95μg/天；推荐的饮食碘摄入量(RDA)150μg/天。国际防治碘缺乏病权威组织推荐的成人饮食碘摄入量标准(150μg/天)的依据来自这里(表3-1-1)。实际上推荐的饮食碘摄入量已经是生理需要量的两倍左右。

"碘超足量"和"碘过量"的判断标准

2001年世界卫生组织(WHO)、国际防治碘缺乏病理事会(ICCIDD)、联合国儿童基金会(UNICEF)国际权威组织颁布了不同人群的碘摄入推荐量见表3-1-1和评价碘营养状况的标准(表3-1-2)。依据一个地区的学龄儿童的尿碘中位数(MUI)判定碘营养状况。MUI<100μg/L为碘缺乏；MUI 100~199μg/L为碘足量；MUI 200~299μg/L为碘超足量；MUI≥300μg/L为碘过量。这个标准首次提出了"碘超足量"和"碘过量"的定义"。他们在解释这个标准时指出："总的来讲，不应当鼓励碘摄入量超过MUI 300μg/L。特别在原来碘缺乏地区。因为碘过量可以导致对健康的不良影响，包括碘致甲状腺功能亢进症和自身免疫甲状腺病。" 2002年4月在加拿大召开的国际碘缺乏病理事会会议上明确提出了今后的工作目标：从消除碘缺乏病转变为"维持持久的适量碘营养水平"。

表3-1-1 WHO、UNICEF和ICCIDD推荐的碘摄入量标准(2001年)

年龄	碘摄入量(μg/天)
0~<6岁	90
6~12岁	120
>12岁	150
妊娠或哺乳妇女	200

表3-1-2 WHO、ICCIDD、UNICEF碘营养状况评价标准(2001年)

碘营养状况	尿碘中位数(μg/L)	副作用
重度碘缺乏(severe deficiency)	<20	碘缺乏病
中度碘缺乏(moderate deficiency)	20~49	碘缺乏病
轻度碘缺乏(mild deficiency)	50~99	碘缺乏病
碘充足(adequate)	100~199	
碘超足量(more than adequate)	200~299	易感个体发生IIH
碘过量(excessive)	>300	发生IIH和AITD

注：IIH：碘致甲状腺功能亢进症；AITD：自身免疫甲状腺病

第二节 我国碘营养状态的沿革

一、我国国民碘营养状况的沿革和现状

我国采取食盐加碘方式防治碘缺乏病大致经历四个阶段。

第一阶段是从建国初期至1978年，这个阶段主要是地方病学界调查我国碘缺乏病的分布情况和发病程度，同时在部分严重碘缺乏地区开始补充碘盐或者注射碘油。调查结果显示：碘缺乏病是我国的常见的地方病。据国家地方病防治部门20世纪70年代的调查结果，我国29个省、市、自治区都存在碘缺乏病。病区县1762个，4.25亿人口生活在碘缺乏病地区（注意：不是全国所有人口）。病区县的碘缺乏程度轻、中、重度不等（图3-1-1）。

第二阶段是从1979—1995年，这个阶段我国立法在碘缺乏地区实行食盐加碘。我国从1979年起开始在碘缺乏地区实行食盐加碘（注意：不是全民食盐加碘）。国务院1979年颁布了《食盐加碘防治地方性甲状腺肿暂行办法》（国发1979，296号）。这个文件规定的食盐加碘的政策是："病区居民供应碘盐，非病区不供应"。

据1992年末统计，经过13年的在碘缺乏病区实行食盐加碘，全国已经有5亿人口食用碘盐（注意：这个数字正好与碘缺乏地区的4.25亿人口接近），地方性甲状腺肿患者从1984年的3500万人下降至700万人，甲状腺肿的患病率为7%（国际控制的标准是<5.0%。甲状腺肿的原因不是都源于碘缺乏）。1995年（我国实行全民食盐加碘前一年），天津医科大学闫玉芹课题组对我国十大城市12 000名学龄儿童碘营养状态调查结果显示，尿碘中位数（MUI）108μg/L，甲状腺肿患病率7.6%。1995年的国家级碘缺乏病监测结果显示：我国居民的MUI 164.8μg/L，处于国际权威组织规定的碘足量的范围（100~199μg/L）。当时的家庭碘盐中位数仅为16.2mg/kg。但是1995年全国监测结果的甲状腺肿患病率却高达20.4%。这个结果与尿碘中位数164.8μg/L的结果是矛盾的，与闫玉芹课题组的报告的甲状腺肿患病率（7.6%）和1992年报告的甲状腺肿患病率（7%）相差很大（表3-1-3）。

第三阶段是1996年至现在，这个阶段是我国立法实行全民食盐加碘（universal salt iodization，USI）阶段。

1991年世界卫生大会提出2000年在全球消除碘缺乏病的目标以后，1994年国务院颁布《食盐加碘消除碘缺乏病危害管理条例》（1994年，国务院163号）和《中国2000年消除碘缺乏病规划纲要》（1994年国办发，88号）。纲要规定："全国所有

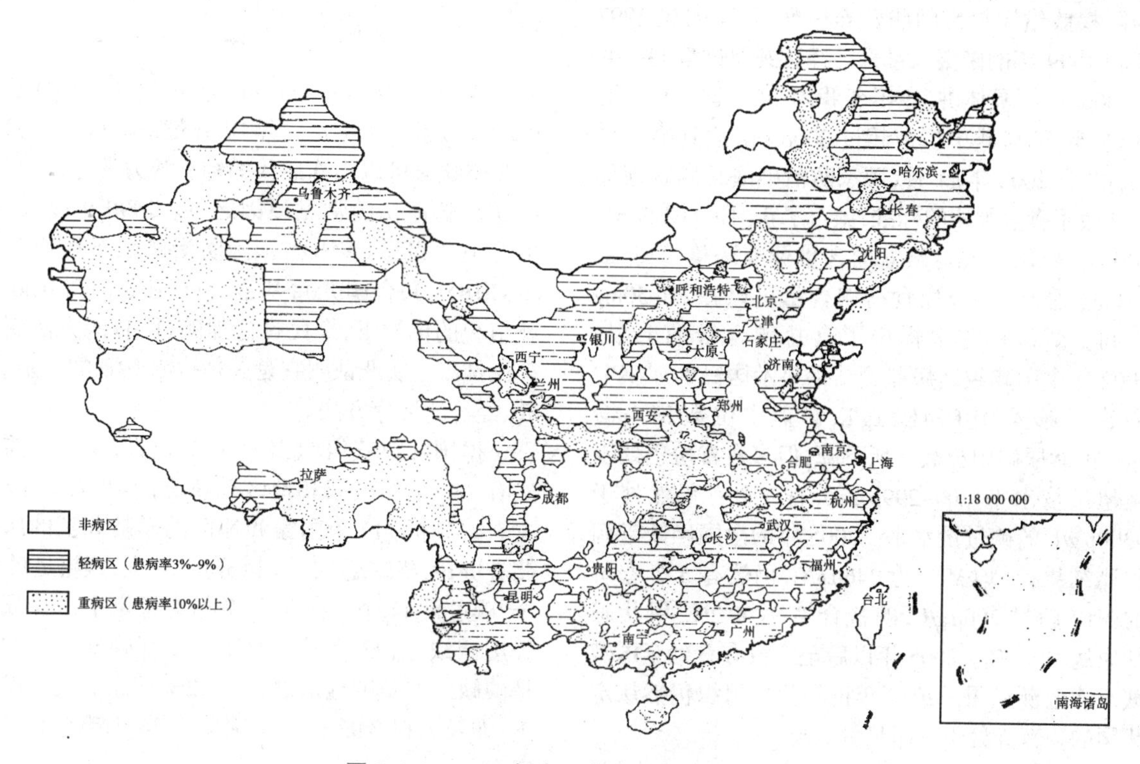

图3-1-1 1979年我国碘缺乏病的分布情况

表 3-1-3 我国实行 USI 法规以来的国民碘营养状况的演变

年代	法规	学龄儿童尿碘中位数（μg/L）	家庭碘盐浓度（mg/kg）	家庭碘盐合格率（%）	甲状腺肿（%）	
					触诊	B超
1995	区域加碘	164.8	16.2	39.9	20.4	
1997	USI	330.2	37.0	81.1	10.9	9.6
1999	USI	306.0	42.3	88.9	8.8	8.0
2002	USI	241.2	31.4	88.9	5.8	5.1
2005	USI	246.3		90.2		5.0
2012	停止 USI					

注：USI 全民食盐加碘（universal salt iodization，USI）

食用盐（包括牲畜用盐）全部加碘，合格碘盐食用率达到 95%"，"市场只允许销售加碘食盐"。食盐碘含量的国家标准（GB5461-1992）规定："加工为 50mg/ 公斤；出厂不低于 40mg/ 公斤；销售不低于 30mg/ 公斤；家庭用户不低于 20mg/ 公斤。"1996 年 3 月卫生部颁布《全国碘缺乏病防治监测方案》，同年 5 月，国务院发布《食盐专营办法》，1996 年起全民食盐加碘的法规正式实行。实行全民食盐加碘以后一年，根据 1997 年国家级碘缺乏病监测结果资料：我国居民的尿碘中位数上升 1 倍，MUI 达到 330.2μg/L，家庭碘盐含量上升 1 倍，中位数达到 37mg/kg；1999 年国家级监测结果为：MUI 306μg/L，家庭碘盐中位数 42.3mg/kg（表 3-1-3）。根据上述的国际权威组织提出的碘营养标准，我国居民 1997 年和 1999 年的碘摄入量都已经达到碘过量的标准（>300μg/L）。具体讲，1999 年我国 14 个省、市、自治区（45%）的尿碘中位数超过 300μg/L，达到碘过量的标准。2000 年 11 月，国家防治碘缺乏病管理部门修改了食盐加碘的标准，颁布了新国标（GB5461-2000）。新国标规定碘盐的含量标准调整为（35±15）mg/ 公斤，每公斤食盐碘含量可以在 20~50mg 之间。新国标首次提出了食盐碘含量的上限。2002 年全国碘缺乏病监测结果显示居民的尿碘中位数下降至 MUI 241.2μg/L，碘盐中位数 31.4mg/kg。虽然尿碘中位数有所下降，但多数省份仍处于碘超足量水平（200~299μg/L），有 3 个省仍然处于 >300μg/L 的碘过量水平。2005 年的全国碘缺乏病监测结果：平均 MUI 为 246μg/L，仍然有 5 个省份的 MUI 超过 300μg/L，碘盐合格率 90.2%，甲状腺肿患病率 4.0%。2005 年以后至今没有看到全国碘缺乏病监测结果。2012 年世界卫生组织仍然认定我国的碘营养处于碘超足量状态。

第四阶段是国家全面修改食盐加碘法规。2012 年 3 月国家修改了历时 16 年的全民食盐加碘法规，颁布了新的食盐加碘国家标准（GB26878-2011）。新法规有两个变化：一是食盐加碘浓度从以前的（35±15）mg/kg 下调至 20~30mg/kg；二是摈弃了全国食盐统一的碘浓度的法规，授权各个省、直辖市、自治区可以根据本地区的自然碘资源的状况制定本地区的食盐加碘浓度。

综上所述，我国实行全民食盐加碘以后，我国国民经历了 6 年（1997—2002 年）的碘过量营养状态（MUI>300μg/L）和 10 年（2003—2012 年）的碘超足量碘营养状态（MUI 200~300μg/L）。在实施新食盐加碘法规之前我国居民仍然处于碘超足量的状态。

二、防治碘缺乏病的国际现状

碘缺乏病（iodine deficiency disorder，IDD）导致甲状腺激素产生不足，影响机体健康。妊娠期和新生儿碘缺乏可以损伤后代的神经智力发育，是儿童可逆性脑损伤的常见原因之一。1990 年以来，在世界卫生组织（WHO）、国际防治碘缺乏病理事会（ICCIDD）、联合国儿童基金会（UNICEF）等国际权威组织的倡导下，全民食盐加碘（USI）的方法获得广泛推广。实践证明它是一种控制 IDD 的安全、有效、经济的治疗方法。

据国际权威组织 2011 年的报告，全球目前仍然有 28.7% 的国家和地区碘缺乏，涉及人口 19 亿左右。分析 117 个国家和地区的学龄儿童的尿碘调查资料，碘缺乏 32 个，碘充足 71 个，碘超足量 36 个，碘过量 11 个。在 32 个碘缺乏国家中，9 个属于轻度碘缺乏，23 个属于中度和重度碘缺乏。欧洲是碘缺乏严重的地区之一，44.2% 国家和地区碘缺乏，涉及人口 3.93 亿。中国属于 36 个碘超足量国家之一。

第三节 妊娠妇女的碘缺乏病

一、妊娠期碘代谢的特点

妊娠期碘缺乏造成的后代智力发育损伤是碘缺乏病的最严重的后果。妊娠期对甲状腺激素的需求增加。这是因为:①高水平的雌激素抑制了含唾液酸丰富的TBG的代谢。TBG的血清水平1.5倍升高,TT4和TT3增高。②妊娠初期血清HCG增高,妊娠9~11周达到最高峰,妊娠20周开始下降。HCG的α亚单位可以刺激TSH受体,增加甲状腺激素的产生。③胎盘的脱碘酶活性增加,甲状腺激素在胎盘消耗。T_4和T_3内环脱碘形成无活性的*r*-T3和3-3'-T2,防止过多的活性甲状腺激素进入胎儿。④由于妊娠肾小球滤过率增加,碘的排泄方式是被动排泄,所以碘从肾脏排泄增加。⑤胎儿甲状腺对碘的需求,3kg的胎儿一般需要碘75μg/天。

二、妊娠期碘摄入量的推荐标准

由于上述的妊娠期碘代谢特点,WHO、ICCIDD、UNICEF制定了妊娠期碘摄入量的特定推荐标准。2001年的妊娠期碘摄入推荐剂量是200μg/天(表3-1-4);2005年WHO修订了这个标准,不仅提高了碘摄入的推荐剂量,而且首次公布了妊娠期碘营养的判定标准(表3-1-4)。中国《妊娠期和产后甲状腺疾病的诊治指南》采纳了这个标准。

表3-1-4 WHO推荐的妊娠期和哺乳期碘营养判定标准

	碘营养状况	尿碘中位数(μg/L)
妊娠妇女	碘缺乏(insuffcient)	<150
	碘充足(adequate)	150~249
	碘超足量(more than adequate)	250~499
	碘过量(excessive)	≥500

三、妊娠期碘缺乏病的危害

严重碘缺乏可以导致不良妊娠结果(包括流产、早产、滞产)和后代神经发育障碍(包括克汀病)。因为甲状腺激素是胎儿脑发育所必需的激素,它控制神经元的迁移、髓鞘化、突触传递和组织架构形成。一项来自中国的荟萃分析显示:严重碘缺乏地区儿童的智商较碘充足地区减少12.5分。

随着严重碘缺乏病被控制,妊娠妇女轻度碘缺乏(MUI 50~150μg/L)的危害开始受到关注。部分非妊娠期碘摄入量正常的妇女妊娠以后表现为轻度碘缺乏,较为普遍。我国多地报告妊娠妇女MUI<150μg/L的患病率在50%以上,欧洲地区则高达60%~80%。补碘干预妊娠妇女轻度碘缺乏的前瞻研究有8篇,所有的报告都来自欧洲,尿碘50~100μg/L之间。其中6篇观察指标是甲状腺功能补碘可以使孕妇的甲状腺体积缩小,但是甲状腺激素变化不显著。这些研究都没有后代智力发育的评价,随访时间很短。另外2篇小样本的研究发现对轻度碘缺乏妊娠妇女早期补碘可以使后代智商提高。最近,英国学者Rayman完成了1040例妊娠≤12周妇女的尿碘(UIC)与后代神经智力发育的研究。作者发现UIC<150μg/L与UIC≥150μg/L妊娠妇女出生的8~9岁儿童相比,前者的总智商、语言智商、阅读准确性和阅读理解能力均显著高于后者。但是该研究没有甲状腺激素的资料。国内学者刘玉辉等成功建立边缘性碘缺乏的妊娠鼠动物模型。边缘性碘缺乏的妊娠鼠的血清FT4下降30%。其仔鼠7天时,海马区的脑源性神经因子(BDNF)和早期生长反应因子(EGR1)显著下降。40天时海马CAI区的C-jun和C-fos蛋白表达显著下降,仔鼠的空间记忆功能也有下降的趋势。

第四节 碘过量对普通人群的危害

一、甲状腺功能亢进症(甲亢)

碘缺乏地区的甲亢病因主要是结节性甲状腺肿和Graves病,碘充足地区甲亢的原因主要是Graves病。丹麦学者Laurberg发现中度碘缺乏(50~60μg/天)的丹麦甲亢病因的构成是结节性甲状腺肿47.3%,Graves病38.9%,甲状腺腺瘤9.6%,亚急性甲状腺炎4.2%;碘充足(250~300μg/L)的冰岛甲亢病因的构成是结节性甲状腺肿6.2%,Graves病84.4%,甲状腺腺瘤6.9%,亚急性甲状腺炎2.5%;补碘对甲亢发病率的影响取决于补碘前碘缺乏的程度。碘缺乏的程度越重,补碘后甲亢的发生率越高。主要发生在40岁以上的人群。这个类型的甲亢症状较轻,多数自发性缓解。我国学者对不同碘摄入量三个农村社区(MUI 84μg/L、243μg/L、651μg/L)的五年随访研究没有发现甲亢发病率的差别。李昌祁等人对大庆地区十万人群的Graves

病流行病学调查结果显示:碘摄入量增加是 Graves 病发生的一个独立的危险因素;重庆市实行全民补碘政策后,某国企职工甲亢发病率较补碘前显著升高;上海市第一人民医院吴艺捷等、上海第二军医大学长海医院黄勤等也报告在低碘的上海地区实行 USI 后临床甲亢的发病率增加。所以为减少补碘对甲亢发病率的影响,食盐的碘浓度应当缓慢增加,保持尿碘在 100~200μg/L 的安全范围之内,可以减少甲亢增加的副作用。碘致甲亢(iodineinduced hyperthyroidism,IIH)是指碘缺乏地区补碘以后发生的甲亢,其机制是长期碘缺乏,甲状腺代偿性产生自主功能结节。碘缺乏时结节的自主性功能被抑制。当获得足够碘补充时,自主功能结节产生过量的甲状腺激素,导致甲亢。补碘一段时间后,结节的自主功能可以消失,甲亢随之缓解。

二、甲状腺功能减退症(甲减)和自身免疫甲状腺炎

甲减是碘超足量和碘过量的主要副作用。丹麦学者 Laurberg 报告欧洲 MUI 150μg/L 地区老年人的临床甲减和亚临床甲减患病率分别是 38μg/L 地区的 4.4 倍和 4.7 倍。1997 年匈牙利学者 Szabols 对 MUI 分别为 72μg/g 肌酐、100μg/g 肌酐、513μg/g 肌酐的 3 个地区的老年人的调查也显示随碘摄入量增加,甲减发生呈增加的趋势:临床甲减的患病率分别为 0.8%、1.5%、7.6%;亚临床甲减的患病率分别为 4.2%、10.4%、23.9%;引起甲减的主要原因也是自身免疫甲状腺炎。1985—1999 年波兰甲状腺疾病诊所接受甲状腺细针穿刺的 35 000 例患者的统计分析发现:1992 年实行全民食盐碘化(USI)后自身免疫性甲状腺炎的发病率由 1.5% 上升至 5.7%。澳大利亚 1963 年实行 USI 后,甲状腺癌的发病率由 3.07/10 万 / 年上升为 7.8/10 万 / 年。1997 年 Kahaly 报道:地方性甲状腺肿患者每天补充 200μg 碘(尿碘中位数由 30μg/L 上升为 213μg/L),碘致甲状腺功能减退症和甲状腺炎的发病率显著增加。1998 年 Reinhardt 报道桥本氏甲状腺炎患者每天补充 250 微克碘(尿碘中位数由 70μg/g 肌酐上升为 268μg/g 肌酐),4 个月后 20% 发生甲状腺功能减退,而未服碘组仅为 2%。希腊和斯里兰卡也先后报道了碘缺乏地区补碘后引起儿童自身免疫性甲状腺炎发病率的显著增加。

1999—2004 年,中国医科大学附属第一医院“碘致甲状腺疾病(IITD)”课题组对 MUI 分别为 84μg/L、243μg/L、651μg/L 的辽宁、河北的三个地区 3761 例居民进行为期 5 年的前瞻性随访调查。我们发现:碘超足量地区和碘过量地区的亚临床甲状腺功能减退症的发病率分别升高 11.3 倍和 12.6 倍;自身免疫甲状腺炎的发病率分别升高 4.4 倍和 5.5 倍。碘缺乏地区补碘至碘超足量可以促进亚临床甲减发展为临床甲减;2007 年,我们又进一步对 MUI 分别为 145μg/L 和 261μg/L 的辽宁两个地区 3813 例居民进行横断面的流行病学调查。结果发现:碘超足量(261μg/L)地区的甲减和自身免疫甲状腺炎患病率较碘足量(145μg/L)地区显著增高。我们的另一项对沈阳地区 488 例妊娠妇女的产后随访研究发现:碘过量妊娠妇女的产后甲状腺炎的患病率显著增加。最近完成的我国十城市碘营养和甲状腺疾病调查再次证实:碘超足量地区的多数甲状腺疾病显著高于碘充足地区(表 3-1-5)。

表 3-1-5 中国 10 城市碘营养和甲状腺疾病调查(2010—2011 年)

甲状腺疾病	总人群 (n=15 008)	碘足量人群 (n=8965)	碘超足量人群 (n=6043)	P values	OR	95%CI
临床甲亢	134(0.9)	68(0.8)	66(1.1)	0.030*	1.46	1.04~2.06
亚临床甲亢	108(0.7)	73(0.8)	35(0.6)	0.102	0.71	0.48~1.07
临床甲减	167(1.1)	87(1.0)	80(1.3)	0.045*	1.37	1.01~1.85
亚临床甲减	2504(16.7)	1139(12.7)	1365(22.6)	<0.001†	2.00	1.84~2.18
Graves 病	92(0.6)	44(0.5)	48(0.8)	0.012*	1.69	1.12~2.56
TPOAb 阳性	1728(11.5)	977(10.9)	751(12.4)	0.005†	1.16	1.05~1.28
TgAb 阳性	1889(12.6)	1077(12.0)	812(13.4)	0.011*	1.13	1.03~1.25
甲状腺肿	441(2.9)	383(4.3)	58(1.0)	<0.001†	0.22	0.16~0.27
甲状腺结节	1925(12.8)	1297(14.5)	628(10.4)	<0.001†	0.68	0.62~0.76

综上所述，碘超足量和碘过量主要累及具有自身免疫遗传背景或甲状腺自身抗体阳性的易感人群。这个易感人群很大，估计占总人群的15%左右。仅女性中的甲状腺自身抗体阳性者就高达12%左右。2010年ICCIDD科学技术委员会主席Hans Bürgi博士在《碘过量》一文中指出："在甲状腺自身免疫背景的人群，即使是轻度的碘摄入量增加（250μg/天），也会引起此人群的20%发生甲减"。"虽然补碘防治碘缺乏病利大于弊，但是务必要控制补碘剂量在推荐剂量的上限之下（MUI<200μg/L）。

三、甲状腺癌

甲状腺癌是最常见的内分泌肿瘤，约占新发肿瘤的1.0%~1.5%。在过去的30年里，全世界甲状腺癌的发病率都在持续地增加。美国甲状腺癌的年百分比变化（annual percent change，APC）：1980—1997年为2.4%，1997—2009年为6.6%。甲状腺癌已经在女性肿瘤中排序第五位，在<45岁女性肿瘤中排序第2位。我国甲状腺癌的发病率也呈现相同的趋势。钱碧云等报告天津市女性甲状腺癌的标化发病率从1.23/10万（1981年）上升至3.91/10万（2006年），3.18倍升高。甲状腺癌在女性恶性肿瘤的排序从第20位（1981年）上升至第8位（2006年）；上海市女性甲状腺癌的标化发病率从3.3/10万（1981年）上升至11.13/10万（2006年），3.37倍升高。甲状腺癌在女性恶性肿瘤的排序从第12位（1981年）上升至第6位（2006年）。增加的甲状腺癌都是乳头状甲状腺癌（PTC），滤泡状甲状腺癌、髓样癌和未分化癌的发病率均未见增长。

甲状腺癌发病率增加的解释存在争论。一种解释是敏感的检查手段导致了检出率增加，包括B超、CT、MRI、PET的广泛使用。因为依靠触诊，直径<1.5cm的肿瘤仅有40%被触及。而尸体解剖中小甲状腺癌的检出率是2.8%~39%。目前诊断的甲状腺癌80%直径<2.0cm。另一种解释是甲状腺癌的发病率确实增加。因为各种大小和各个阶段的甲状腺癌都在增加。美国学者报告：1992—1995年期间各种大小肿瘤对于甲状腺癌的贡献率是：直径>1.0cm者为50%，直径1.1~2.0cm者为30%，>2.0cm者为20%。西班牙的1978—2001年的资料显示，甲状腺癌和甲状腺微小癌的发病率同等地增加。

碘摄入量是甲状腺癌的危险因素之一。动物实验证实：碘缺乏引起TSH升高，后者导致甲状腺癌。但是在碘缺乏的人群中未能得到证实。碘过量可能与甲状腺癌相关。我国学者在MUI 651μg/L的河北某高碘地区发现甲状腺癌的发病率显著增加（19.37/10万/年，国际文献报告的发病率为4~6/10万/年），病理学证实全部是乳头状甲状腺癌。该课题组对比了高水碘地区（水碘104~287μg/L）和正常水碘地区（水碘10~21μg/L）的BRAF基因突变率（T1799A），发现高水碘地区的突变率显著高于正常水碘地区（69%：53%，OR=1.97）。

碘过量促进甲状腺癌发生的机制可能是高TSH血症。因为，血清TSH水平随着碘摄入量的增加而升高。临床医生在20世纪90年代发现了高TSH血症与甲状腺癌复发和预后的关系。1994年，美国学者Mazzaferri等首次提出：甲状腺全切除后采用左甲状腺素（L-T_4）抑制血清TSH，能够显著改善PTC的生存率。随后的几项大型研究进一步证实TSH水平与PTC的复发、转移和癌症相关死亡的关系密切，TSH>2mIU/L时癌症相关死亡率和复发率增加，高危DTC患者术后TSH水平抑制至<0.1mIU/L时，肿瘤复发率、转移率都显著降低。因此，TSH抑制治疗已经成为国内外甲状腺癌诊治指南中普遍推荐的术后治疗重要手段。近几年来，高TSH血症与甲状腺癌的研究出现突破性进展。国外学者开始研究高TSH血症与甲状腺结节恶变的相关性。在McLeod等最近完成的一项荟萃分析中，纳入了近期28项、42 032例甲状腺结节患者（其中5786例甲状腺癌）的研究结果：如果TSH<1.0mIU/L作为基线，TSH每升高1.0mIU/L，甲状腺结节恶性病变的风险增高0.72（0.42~1.07）倍；28项研究中有3项同时发现TSH水平与甲状腺癌的不良预后指标（腺外侵袭、淋巴结转移等）显著相关。作者结论：血清TSH升高（即使还处在正常范围内）增加甲状腺癌发病风险。

令人担忧的是《中国十城市碘营养和甲状腺疾病调查》的结果显示：我国正常人群的血清TSH水平显著升高，TSH中位数2.69mIU/L，显著高于国际上报告的1.5mIU/L的水平（表3-1-6和表3-1-7）。分析1999，2007和2010年的资料发现，TSH升高伴随着碘摄入量的增加和甲状腺自身抗体阳性率的增加（未发表资料）。由此推测血清TSH升高可能是长期补碘的结果。持续升高的血清TSH对甲状腺癌发病率发生什么影响亟需进一步前瞻性研究。

表 3-1-6 中国十城市正常人群血清 TSH 水平(mIU/L)

碘营养状况	样本 (n)	2.5th 百分位点	50th 百分位点	97.5th 百分位点	TSH(n,%)		
					<0.27	0.27~4.2	>4.2
碘足量	4944	0.71	2.23	6.46	32(0.6)	4377(88.5)	535(10.8)
碘超足量	3428	0.83	2.69	7.59	19(0.6)	2974(86.8)	750(21.9)
合计	8372	0.76	2.40	6.92	51(0.6)	7036(84.0)	1285(15.3)

表 3-1-7 血清 TSH:中国十城市调查与美国国家营养调查结果比较

	IITD-Ⅳ(中国)	NHANES Ⅲ(美国)
调查年份	2010—2011	1988—1994
调查地点	中国 10 个城市	美国 50 个州
样本(n)	15 008	17 353
年龄(岁)	45.4±14.9	/
性别(男:女)	1:1.4	1:1.2
尿碘中位数(MUI,μg/L)	197	145
总人群中位数(mIU/L)	2.46	1.47
总人群参考值范围(mIU/L)	0.53~9.25	0.33~5.80
正常人群中位数(mIU/L)	2.40	1.40
正常人群参考值范围(mIU/L)	0.76~6.92	0.45~4.12

* 正常人群指无甲状腺疾病家族史和个人史、血清 TPOAb 和 TgAb 阴性,甲状腺触诊和 B 超检查正常的人群。

(滕卫平)

参考文献

1. WHO/ICCIDD/UNICEF. Assessment of the iodine deficiency disoeders and mornitoring their elimination. Geneva, World Health Organization, 2001
2. Abalovich M, Amino N, Barhour LA, et al. management of thyroid dysfunction during pregnancy and postpartum: an endocrine society clinical guidline. J clinEndocrinolmetab, 2007, 92, S1-S27
3. 马泰. 碘缺乏病. 北京:人民卫生出版社, 1980
4. 卫生部. 中国轻工总会. 中国 2000 年消除碘缺乏病规划纲要. 1994, 8
5. 闫玉芹. 我国 10 城市儿童碘营养调查. 中国地方病学杂志, 1995, 10(6):326-329
6. 陈祖培, 阎玉芹, 舒延清, 等. 对我国全民食盐加碘后人群的碘摄入量和安全量的分析. 中国地方学杂志, 2001, 16:185-186
7. Zimmermann MB, Andersson M.Update iodine status worldwide. Curr Opin Endocrinol Diabetes Obes, 2012, 19:382-387
8. Yarrington C, Pearce EN. Iodine and pregnancy. Journal of Thyroid Research, 2011, 934104
9. M Qian, DWang, W E Watk ins, et al. The effects of iodine on intelligence in children: a meta-anylsis of studies conducted in China. Asia Pacific Journal of Clinical Nutrit ion, 2005, 14:32-42
10. Romano R, Jannini EA, Pepe M, Grimaldi A, et al. The effects of iodoprophylaxis on thyroid size during pregnancy. Am J ObstetGynecol 1, 1991, 4:482-485
11. Pedersen KM, Laurberg P, Iversen E, et al. Amelioration of some pregnancy-associated variations in thyroid function by iodine supplementation. J Clin Endocrinol Metab, 1993, 77:1078-1083
12. Glinoer D, De Nayer P, Delange F, et al. A randomized trial for the treatment of mild iodine deficiency during pregnancy: maternal and neonatal effects. J Clin Endocrinol Metab, 1995, 80:258-269
13. Liesenkötter KP, Göpel W, Bogner U, et al. ACh Earliest prevention of endemic goiter by iodine supplemen-tation during pregnancy. Eur J Endocrinol, 1996, 134:443-448
14. Nohr SB, Jorgensen A, Pedersen KM, et al. Postpartum thyroid dysfunction in pregnant thyroid per-oxidase

antibody-positive women living in an area withmild to moderate iodine deficiency: is iodine supplementa-tion safe? J Clin Endocrinol Metab, 2000, 85: 3191-3198

15. Antonangeli L, Maccherini D, Cavaliere R, et al. Comparison of two different doses of iodide in the prevention of gesta-tional goiter in marginal iodine deficiency: a longitudinal study. Eur J Endocrinol, 2002, 147: 29-34
16. Vermiglio F, Sidoti M, Finocchiaro MD, et al. Defective neuromotor and cognitive ability in iodine-deficient schoolchildren of an endemic goiter region in Sicily. J Clin Endocrinol Metab, 1990, 70: 379-384
17. Berbel J L, Mestre A, Santamarıa, et al. Delayed neurobehavioral development in children born to pregnant women with mild hypothyroxinemia during the first month of gestation: the importance of early iodine supplementation. Thyroid, 2009, 19(5): 511-519
18. Bath SC, Steer CD, Golding J, et al. Effect of inadequate iodine status in UK pregnant women on cognitive outcomes in their children: results from the Avon Longitudinal Study of Parents and Children (ALSPAC). The lancet, Published online May 22, 2013: http://dx.doi.org/10.1016/S0140-6736(13)60436-5
19. Liu YH, Zhang L, Li J, et al. Maternal margin al iodine deficiency affects the express ion of relative proteins during brain development in rat off spring. J Endocrinol, 2013, 217: 21
20. Laurberg P, Cerqueira C, Ovesen L, et al. Iodine intake as a determinant of thyroid disorders in population. Best Pract Res Clin Endocrinol Metab, 2010, 24: 13-27

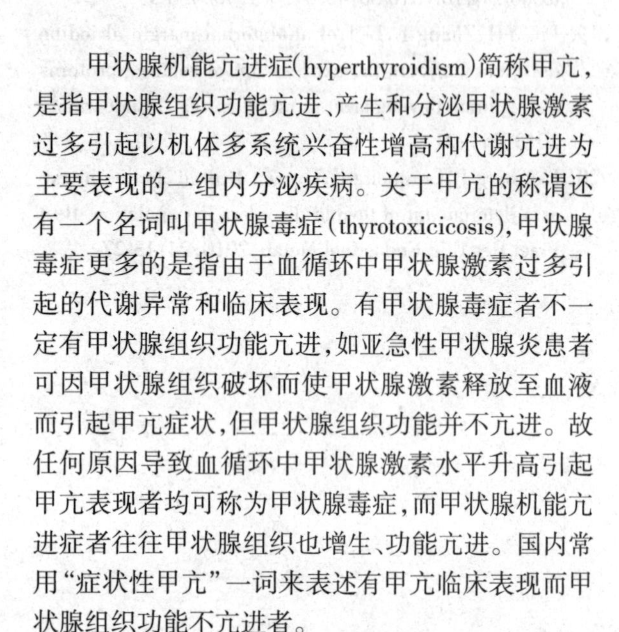

第二章 甲状腺机能亢进症

甲状腺机能亢进症(hyperthyroidism)简称甲亢,是指甲状腺组织功能亢进、产生和分泌甲状腺激素过多引起以机体多系统兴奋性增高和代谢亢进为主要表现的一组内分泌疾病。关于甲亢的称谓还有一个名词叫甲状腺毒症(thyrotoxicicosis),甲状腺毒症更多的是指由于血循环中甲状腺激素过多引起的代谢异常和临床表现。有甲状腺毒症者不一定有甲状腺组织功能亢进,如亚急性甲状腺炎患者可因甲状腺组织破坏而使甲状腺激素释放至血液而引起甲亢症状,但甲状腺组织功能并不亢进。故任何原因导致血循环中甲状腺激素水平升高引起甲亢表现者均可称为甲状腺毒症,而甲状腺机能亢进症者往往甲状腺组织也增生、功能亢进。国内常用“症状性甲亢”一词来表述有甲亢临床表现而甲状腺组织功能不亢进者。

引起甲亢的原因很多,最常见的是 Graves 病,占所有甲亢的 85% 以上。该病是由爱尔兰医生 Robert Graves 于 1895 年报道,故大部分英文文献称为 Graves 病。由于 Karl A. von Basidow 也报道过本病,部分欧洲文献中也称为 Basidow 病。实际最早报道本病的是英国医生 Caleb Parry,故有人也把本病称为 Parry 病。Graves 病为自身免疫性疾病,系机体产生了针对甲状腺组织成分 TSH 受体抗体(TRAb)所引起。TRAb 与 TSH 受体结合后模拟了 TSH 作用引起甲状腺组织增生和功能亢进,不断产生甲状腺激素释放入血。引起甲亢的其他原因包括结节性甲状腺肿伴甲亢,自主性高功能性结节或腺瘤、亚急性甲状腺炎、产后甲状腺炎等。这些疾病引起甲亢的原因为甲状腺结节或腺瘤因某种原因导致其功能自主而不受 TSH 调节而产生过多甲状腺激素,或甲状腺破坏释放出较多甲状腺激素所致。

Graves 病的临床表现包括甲状腺肿大、高代谢表现及浸润性突眼和胫前黏液性水肿等。由于有少部分患者可无高代谢表现,甚至可出现甲低,故有时用 Graves 甲亢来表示 Graves 病伴有高代谢表现,以与无高代谢者相区别。

本章就 Graves 病发病机制研究进展、诊断难点及临床治疗的变迁与挑战等作一介绍。

第一节 Graves 病病因探索的硕果与瓶颈

尽管 Graves 病的基本治疗方法近 70 年来没有大的变化,但在病因及发病机制的研究方面取得了重要进展。揭示 Graves 病病因的奠基人应该是新西兰的科学家 Adams 和 Purves,他们于 1956 年用当时检查 TSH 的方法对 Graves 病病人的血清进行了研究。该方法是将 TSH 注射到体内观察 ^{131}I 标记的甲状腺激素水平变化,通常注射 TSH 后会引起血中 ^{131}I 标记的甲状腺激素水平升高,高峰在 2~3 小时。Adams 等将 Graves 甲亢病人的血清注射到豚鼠体内后发现血中 ^{131}I 标记水平持续升高,在 16~24 小时达高峰。这是人类首次发现 Graves 甲亢病人血中有类似 TSH 的物质,由于作用时间明显长于 TSH 故称长效甲状腺刺激物(long-acting thyroid stimulator,LATS)。当初曾以为 LATS 来自垂体,但很快确定为非垂体分泌。进一步的研究证实 LATS 为血清中的 γ 球蛋白,是一种针对 TSH 受体的抗体(thyrotropin receptor antibody,TRAb),由于该抗体与 TSH 受体结合后刺激甲状腺组织增生和功能亢进,故也称为甲状腺刺激抗体(thyroid stimulating antibody,TSAb),或称为甲状腺刺激免疫球蛋白(thyroid stimulating immunoglobulin,TSI)。这些研究结果确定了 Graves 病的自身免疫性质,也即属于自身免疫性疾病,同时也揭示了一些特殊的临床现象。Graves 甲亢在临床表现上有较大的个体差异,部分患者病情会自发缓解或转为甲低,或甲亢与甲低交替出现。这些均与 TSAb 在血清中的消长有关,还发现部分患者体内有阻断 TSH 和 TSAb 刺激活性的抗体,称甲状腺刺激阻断抗体(thyroid stimulating blocking antibody,TSBAb),或称为甲状腺阻断免疫球蛋白(thyroid blocking immunoglobulin,TBI),这些患者甲亢与甲低的交替出现由 TSAb/

TSBAb 的净作用所决定。对本病自身免疫的认识也使对某些胎儿和新生儿甲亢的临床诊断与治疗发生了重要变化。TRAb 可通过胎盘进入胎儿体内，引起胎儿甲亢，这些胎儿生后即为新生儿甲亢，由于新生儿自身并不产生 TRAb，故母体来的 TRAb 随时间推移而代谢，约一个月后基本消失，故这种类型的新生儿甲亢约一个月后自行好转。女性 Graves 甲亢患者如果怀孕期间 TRAb 持续高滴度，要警惕引起胎儿和新生儿甲亢的可能。

在 LATS 发现 30 年后 Graves 病的特异性抗原 TSH 受体被成功克隆，这是 Graves 病研究的另一个重要的里程碑性的进展。TSH 受体为 G 蛋白偶联受体家族成员，为由 764 个氨基酸组成的糖蛋白，受体由胞外段、七个穿膜袢组成的跨膜片段及与 G 蛋白结合的胞内绊所构成。TSH 受体可通过受体分子内裂解形成 A 和 B 二个亚单位（也称为 α 亚单位和 β 亚单位），二个亚单位之间以二硫键联结（图 3-2-1）。裂解后 A 亚单位脱落下来，而 A 和 B 亚单位之间还有一个 C 肽段自行降解。Graves 病的自身抗原是 A 亚单位，分解而脱落的 A 亚单位即是激活也是加重自身免疫反应的自身抗原。TSH 受体克隆成功又推动了 Graves 病的研究，尤其在制备 Graves 病动物模型方面取得了重大进展。在 TSH 受体克隆出之前也有很多模型方面的研究，但均不完善。第一个真正的 Graves 病动物模型由 Shimojo 等于 1996 年报道，他们选用 AKR/N（H-2k）小鼠作为实验动物，RT4.15HP（鼠成成纤维细胞）作为免疫细胞。该细胞稳定表达 MHC-Ⅱ类分子和人类 TSHR。小鼠腹腔注射稳定表达人 TSHR

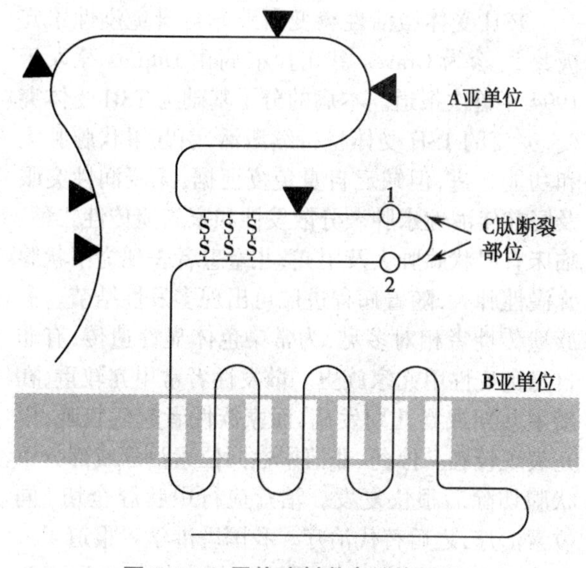

图 3-2-1　甲状腺刺激素结构图示

的 RT4.15HP 细胞 6 次后，90% 小鼠体内产生了 TSHR 抗体，15%~25% 的小鼠甲状腺激素水平升高，TSAb、甲状腺结合抑制性免疫球蛋白（thyroid binding inhibitory immunoglobulins，TBII）阳性及甲状腺弥漫性肿大，甲状腺细胞增生，而对照组无一例发生。Ando 等选用远交系中国仓鼠作为实验动物，选用稳定表达人类 TSHR 的中国仓鼠卵巢细胞（CHO）为免疫细胞腹腔注射，辅以明矾和 Th2 佐剂组织毒素（pertussis toxin，PTX），2 周 1 次，共 6 次。结果有 80% 小鼠产生了 TBII，70% 的血清中出现 TSAb，但仅有 1 只发展成为甲亢。用表达 TSHR 的腺病毒免疫动物制备的 Graves 病动物模型是迄今为止最成功的 Graves 病动物模型。此方法是由 Nagayama 等于 2002 年报道的。选用 BALB/c，C57BL/6，CBA/J，DBA/1J 和 SJL/J 品系小鼠为实验动物，以编码 TSHR 全长的腺病毒为载体，采用肌内注射，3 周免疫 1 次，共 3 次。8 周后 55% 雌性和 33% 雄性 BALB/c 小鼠和 25% 雌性 C57BL/6 小鼠诱导出甲亢，T_4 水平明显高于对照组，所有 T_4 升高的动物都表现为 TSAb 阳性，且 TSAb 值与 T_4 水平呈明显正相关（r=0.89）。84% 雌性和 56% 雄性 BALB/c，75% C57BL/6 TBAb 阳性。而 CBA/J，DBA/1J 和 SJL/J 小鼠均未诱导出甲亢症状，除 SJL/J（H-2s）组 TBII 活性较高外，其余两组无 TSHR 抗体产生。Chen 等通过表达 TSH 受体 A 亚单位的腺病毒（Ad-TSHR289）和表达裂解 C 肽后具 TSH 受体 A 和 B 亚单位的腺病毒（Ad-TSHR-D1NET）免疫 BALB/c 小鼠，并以表达 β 半乳糖的腺病毒免疫小鼠作对照。结果显示，Ad-TSHR289 组 8/10 小鼠血 T_4 水平增高，而 Ad-TSHR-D1NET 组仅 1/10 小鼠血 T_4 增高；Ad-TSHR289 组血 TSAb 活性明显高于 Ad-TSHR-D1NET 组（P<0.002），而 TBAb 活性在 Ad-TSHR289 组明显低于 Ad-TSHR-D1NET 组。该研究证明 TSHR A 亚单位具有更强的免疫活性，诱导的 GD 发病率更高。作者单位所在实验室于 2006 年用表达 A 亚单位的腺病毒（Ad-TSHR289）免疫 BALB/c 小鼠成功制备了 Graves 病模型。在此基础上又探索在新生期诱导免疫耐受预防 Graves 病的可能，给出生后 24 小时内的小鼠分别在皮下和腹腔注射不同剂量的 Ad-TSHR289，老鼠成年后再诱导 Graves 病。结果显示大剂量 Ad-TSHR289（10^{10}）免疫组成功预防了 Graves 病的发生，TRAb 阴性，甲状腺激素正常。这是人类历史上首次利用免疫学方法成功预防了 Graves 病的发生。

目前认为自身抗原 TSH 受体提呈给自身反应

性T细胞,促使其激活和增殖,进而刺激B细胞生产针对TSH受体的抗体。Graves病甲状腺外表现,如眼病及胫前黏液性水肿等也因自身免疫所致。很多研究证明眼球后组织及胫骨前皮下组织均有TSH受体表达。

尽管目前已有足够的证据说明Graves病为自身免疫性疾病,但这些研究结果并没有给临床Graves病的防治带来明显的改善。目前对导致Graves病起病的初始环节仍不清楚,针对免疫抑制的治疗也未对Graves甲亢的预后带来影响。有些器官移植后长期接受免疫抑制治疗的患者也发生了Graves病。故对Graves病发病机制的研究仍然任重而道远。

第二节 Graves病诊断的难点与解决方案

随着诊断技术的发展,Graves病的诊断也取得了长足发展,大部分Graves病的诊断并不难,但某些症状性甲亢、桥本甲状腺炎合并甲亢、选择性垂体对甲状腺激素抵抗及TSH受体突变所致甲亢等易与Graves甲亢相混淆。

一、症状性甲亢的诊断与鉴别诊断

亚急性甲状腺炎、寂静性甲状腺炎(或产后甲状腺炎)及桥本甲状腺炎等疾病在某一阶段因甲状腺组织破坏、甲状腺激素释放增多而引起甲亢表现,甲状腺组织本身功能并不亢进。有些患者可因临床表现不典型或未对病史进行仔细询问而易误诊为Graves甲亢。这类甲亢的共同特点为:①病史相对较短,病前可有上感或妊娠史;②甲状腺质地韧。亚急性甲状腺炎可有甲状腺疼痛、压痛及发热、乏力等全身症状;③甲亢症状持续一段时间后减轻、消失或转为甲低;④甲状腺核素显像示甲状腺显影差或不显影;⑤甲状腺穿刺细胞学检查可见较多淋巴细胞,并有滤泡细胞的嗜酸性变等改变。如为亚急性甲状腺炎还可见多核巨细胞等肉芽肿的特征。

临床诊断有疑问时也可随访观察一段时间,甲亢症状会逐渐减轻或消失。如怀疑亚急性甲状腺炎可试用糖皮质激素治疗,效果显著。

二、桥本甲状腺炎合并甲亢

桥本甲状腺炎合并甲亢指桥本甲状腺炎与Graves甲亢并存,起病时临床有典型甲亢表现和实验室检查结果,同时血中TPOAb和TgAb阳性滴度较高,甲状腺质地偏韧,对抗甲状腺药物反应良好。如果手术或放射性碘治疗可发生永久性甲减。如行甲状腺活检检查可同时有甲亢和桥本甲状腺炎二种病理改变。Graves甲亢病史较久者往往TPOAb和TgAb阳滴度也较高,故Graves甲亢病史较久者TPOAb和TgAb检查对二者鉴别诊断意义较小。

三、选择性垂体对甲状腺激素抵抗

综合征选择性垂体对甲状腺激素抵抗是甲状腺激素抵抗综合征中的一种,本症垂体对甲状腺激素不敏感,致垂体与甲状腺激素的反馈调节失衡,垂体对甲状腺激素反应的调定点升高,TSH与高水平的甲状腺激素保持相对平衡。由于外周组织对甲状腺激素的反应正常,故临床表现为甲亢,血循环中甲状腺激素水平升高,但TSH不降低。甲状腺肿大,促甲状腺激素释放激素(TRH)兴奋试验呈正常或过度反应,TSH不能被T_4抑制,但可被大剂量T_3抑制,免疫学指标阴性。与本病鉴别的疾病为垂体TSH细胞瘤,垂体TSH细胞瘤也表现为甲亢,TSH不降低或升高,甲状腺肿大,但TSH瘤可有视野缺损,TRH兴奋试验大部分TSH无反应,垂体影像学检查可发现垂体瘤(通常为大腺瘤)。诊断本病的核心为T_3、T_4升高但TSH不降低,垂体影像学检查阴性。本症TSH测定很重要,普通TSH测定不能诊断本病。我国已有多例报道。

四、TSH受体激活性突变所致非自身免疫性甲亢

TSH受体激活性突变所致非自身免疫性甲亢极易误诊为Graves甲亢。本病由Duprez等人于1994年首次报道。本病的分子基础为TSH受体突变,突变的TSH受体呈持续激活,引起甲状腺肿大和功能亢进,但缺乏自身免疫证据,无浸润性突眼及胫前年液性水肿。分散发性和家族遗传性二种。临床有甲状腺肿大及甲亢,儿童患者表现为甲状腺弥漫性肿大,随着病程进展可出现多发性结节。家族遗传性者相对多见,为常染色体显性遗传,有非自身免疫性甲亢家族史。散发性者常甲亢较重,在新生儿期或婴儿期发病;而家族性者起病较晚,甲亢表现较轻。停药、非清甲性同位素治疗或部分甲状腺切除后很快复发。治疗应行甲状腺全切/同位素治疗,之后替代治疗。我国香港学者报道了一个家系10例患者,4例男性、6例女性。先证者为

一位 8 岁女孩,2 岁时就诊断为甲亢。疑似病例可通过对 TSH 受体基因分析来确诊。

第三节 临床治疗的变迁与挑战

一、历史沿革

甲状腺机能亢进症的现代治疗始于 70 多年前。在此之前进行了很长时间的探索,最早试用的药物有洋地黄制剂、铁剂及莨菪碱等。20 世纪初曾一度用 X 线来治疗甲亢。甲亢的手术治疗最早可回溯到 1820 年记载的甲状腺动脉结扎术。后来采用分步甲状腺大部或次全切除术,完成一例手术需数月时间,这是因为麻醉及止血技术都较落后,最初的手术也未使用碘剂进行准备。随着麻醉、碘剂的应用及止血等技术的发展,甲状腺大部或次全切除术才趋于成熟。在很长一段时间内手术治疗是甲亢的主要治疗手段。

20 世纪 40 年代在用硫氰酸盐治疗高血压的过程中有的病人发生了甲低及黏液性水肿,这导致了硫脲类及咪唑类抗甲状腺药物的问世。该类药物的作用机制为抑制甲状腺过氧化物酶,该酶抑制后进入甲状腺的碘离子不能被氧化成活性碘,因而阻止了酪氨酸的碘化;另一方面还可抑制碘化酪氨酸的偶联,从而妨碍甲状腺激素的合成。但对已经合成的甲状腺激素无作用,故用药后显效较慢,服用数周、甲状腺内贮存的激素消耗完后方能充分显示作用。几乎与抗甲状腺药物同时用于治疗甲亢的另一有效方法是放射性碘(^{131}I)。七十多年来,抗甲状腺药物、^{131}I 及手术作为治疗甲亢的三种主要方法沿用至今。

抗甲状腺药物一直是治疗甲亢的主要手段。临床常用的药物为甲巯咪唑和丙硫氧嘧啶(PTU)。卡吡马唑(甲亢平)和甲巯咪唑同属于咪唑类,但卡吡马唑在体内经水解后方转化为甲巯咪唑而发挥作用。甲巯咪唑的效能是 PTU 的 10 倍,故甲巯咪唑的用量为 PTU 的十分之一。此外,甲巯咪唑为长效制剂,半衰期约为 6 小时,而 PTU 约为 1 小时。基于上述特点,甲巯咪唑的临床疗效优于 PTU。其服药方法为,开始大剂量,甲巯咪唑 10mg(PTU 100mg)每日 2~3 次,T_3、T_4 正常后逐渐减量。长久以来认为抗甲状腺药物最大的缺点为治愈率较低,约为 50%,停药后约一半病人可复发,但再次治疗仍然有效。常见的副作用有粒细胞减少,皮疹。粒细胞减少多可通过减少抗甲状腺药物剂量、加服一般升白细胞药而得以纠正。皮疹可给以一般抗过敏药治疗,但严重皮疹或发生剥脱性皮炎者需停药,改用其他治疗方法。白细胞低下也是 Graves 病的表现之一,故治疗之前白细胞的多寡并不影响治疗方法的选择,但对这类患者采用药物治疗时更应严密监测白细胞的变化。抗甲状腺药物少见的副作用为肝功损害,甲巯咪唑多引起胆汁郁积性黄疸,停药后可恢复。PTU 可引起急性肝细胞坏死。Williams 等于 1997 年回顾分析了首次报道 PTU 引起严重肝损害后 50 年间 PTU 引起严重肝损害的英文资料。从 Medline 上检索到资料完整的 PTU 所致肝严重损害病例 28 例,加上作者报道的 2 例共 30 例。该 30 例以女性较多,女∶男 =8.3∶1,其中 8 例死亡。以后又陆续有报道因应用 PTU 发生严重肝损害导致死亡或进行肝移植者。过去认为甲巯咪唑有致皮肤缺损及后鼻孔闭锁等致畸作用,而 PTU 无此副作用;另甲巯咪唑通过胎盘较少,故整个妊娠期间建议服用 PTU;PTU 进入乳汁的量也较甲巯咪唑为少,故哺乳期妇女也建议服用 PTU。观察显示甲巯咪唑的致畸作用主要发生在妊娠的前三个月,另也有因 PTU 引起皮肤缺损等副作用的个案报道。基于此,美国甲状腺协会于 2011 年发布的妊娠和产后甲状腺疾病指南中提出了抗甲状腺药物在妊娠期间使用的新模式。新指南提出,在妊娠前三个月建议使用 PTU 甲巯咪唑,之后换为甲巯咪唑。虽然 PTU 进入乳汁的量可能少于甲巯咪唑,但中、小剂量时二者差别是不大,故哺乳期间服用中、小剂量抗甲状腺药物时,甲巯咪唑和 PTU 均可。抗甲状腺药物很少见而严重的副作用为粒细胞缺乏,因粒细胞缺乏而引发的严重感染可导致患者死亡。本症过去预后很差,随着高效抗生素的使用及粒细胞集落刺激因子等新药的问世,其预后已大大改观,如果诊断较早,绝大部分患者有望治愈。

^{131}I 最初在临床使用时人们一直担心其放射辐射影响,适应证因此早期适应证局限于中、老年患者、长期药物治疗无效、停药后复发及手术后复发者。并将青少年患者列为禁忌证。通过长时间的观察及大量病例积累发现,^{131}I 治疗并不会引起甲状腺癌及白血病等肿瘤的风险升高,也未发现不良的遗传效应。从 ^{131}I 引入治疗甲亢后医务工作者们一直在寻找能够治愈甲亢而又不引起甲低的剂量评估方法。但遗憾的是大部分 ^{131}I 治疗后患者最终以甲低为结局。通过繁琐而费时的方法计算的剂量大部分最终仍然变为甲减,故 ^{131}I 治疗甲亢又

派生出了另一种简单的治疗方法，即固定剂量，患者就诊时诊断明确后给一固定剂量 ^{131}I(如 5mCi)，一定时间后复查，如仍甲亢可再次给予固定剂量治疗。还有采用更为简捷的方法，即一次给予消融剂量的 ^{131}I，之后即可开始甲低的治疗，这样还可避免日后对甲低可能的延误诊治。^{131}I 治疗的绝对禁忌证为妊娠和哺乳期的妇女，主要是担心对胎儿和新生儿甲状腺的影响。

手术治疗一直是治疗甲亢的主要方法。主要用于甲状腺明显肿大，抗甲状腺药物治疗无效或停药后复发，甲亢合并甲状腺癌或可疑结节等。结节性甲状腺肿伴甲亢和甲状腺自主性高功能腺瘤应优先考虑手术治疗。手术治疗的并发症为喉返神经损伤、甲状旁腺功能减退。由于甲状腺手术的专业化趋势及技术的进展使甲亢手术的预后大大改善，并发症的发生率明显下降。甲状腺手术也存在切除过多发生甲减、切除少不能治愈甲亢或很快复发的问题。即使手术后当时甲功正常者，不少患者在日后会复发。故现在倾向于甲状腺次全切除术，保留甲状腺组织 2~4g，术后根据甲功情况补充甲状腺激素。某些患者需要行甲状腺全切，如同时有严重浸润性突眼，认为全切可清除体内的自身抗原，阻止或减缓自身免疫反应。拟诊为 TSH 受体基因突变所致甲亢者也应全切。

二、治疗模式的重大转折

20 世纪 70 年代和 80 年代来自临床观察的报道认为，抗甲状腺药物治疗甲亢的治愈率明显下降，达 25%~30%，其原因与碘摄入过多有关，包括食用含碘食物增多及食盐加碘等。加之抗甲状腺药物可能的粒细胞缺乏及肝脏损害等副作用，使人们对抗甲状腺药物的信心降低，并又一次把目光聚集到了 ^{131}I 上。上面已述及，^{131}I 治疗中最大的担心—辐射损伤—并没有在大量的临床观察中证实，来自动物实验方面的研究也证实，常规剂量的 ^{131}I 治疗对人体所造成的影响和一次胃肠造影差不多。虽然甲低是 ^{131}I 治疗不可避免的副作用，但现代医学的发展使甲低很容易被诊断，特异性和敏感性很高的高敏 TSH 测试方法的应用使甲低在很早期就可被诊断，用以治疗甲低的 L-T_4 半衰期长达一周，每日一次服药即可保持稳定的血药浓度，如果病情稳定每年进行 1 至 2 次生化监测即可。故越来越多的病人被推荐接受了 ^{131}I 治疗。尤其在美国和加拿大将 ^{131}I 列为成人甲亢的首选治疗，而且很多病人接受了大剂量的 ^{131}I 转而很快转为甲低。许多青少年患者甚至儿童患者也接受了 ^{131}I 治疗。

^{131}I 治疗方法简单，易于操作，这在一定程度上解决了抗甲状腺药物疗程长、治愈低、复发率高的问题。^{131}I 治疗主要是通过放射性碘释出的 β 射线破坏甲状腺细胞，为不手术的手术。故很多需要手术的患者也是适于 ^{131}I 治疗。

但治疗后发生的需要终身治疗的甲减仍然是其主要的副作用。近年来有报道显示抗甲状腺药物治愈率又有所升高，因碘摄入引起的甲亢治愈低的问题也随时间推移而减轻，而且有报道显示规律治疗其治愈率可达 80% 左右。在美国学者主张将 ^{131}I 作为 Graves 甲亢治疗的第一选择时，在美国和加拿大之外的其他地区尽管接受 ^{131}I 治疗者在逐渐增多，但抗甲状腺药物治疗一直是甲亢的主要治疗方法。最近的监测显示在美国接受抗甲状腺药物治疗的患者也在逐渐增多。可能随着在世界范围内食盐加碘对甲亢发病及治疗的影响随时间延长而减弱的情况下，抗甲状腺药物在包括美国在内的全球范围内有可能再次成为甲亢的主导治疗。随着我国经济实力进一步增强及卫生条件的改善，可使大部分甲亢患者在早期得以诊断和治疗，这也为提高其治愈率提供了一定条件。

碘是甲状腺激素合成的原料，碘摄入的多少对甲状腺疾病有一定影响。全球范围内经历了由严重缺碘、地方性甲状腺肿及克汀病广泛流行到世界范围内实行全民食盐加碘政策后全面遏制了地方性甲状腺肿及克汀病的过程。但全民食盐加碘后对甲状腺病的疾病构成产生了一定影响，主要为自身免疫性甲状腺病，桥本甲状腺炎和 Graves 病，发病率升高，甲状腺癌的总体发病无影响，但乳头状甲状腺癌发病增多，滤泡性甲状腺癌发病下降。同时也使 Graves 病的临床治愈率有所下降。但对自身免疫性甲状病的发病及 Graves 病临床治疗效果的影响随时间延长而减弱或消失。

三、Graves 甲亢的免疫学治疗

Graves 甲亢为自身免疫性疾病，目前三种主要的治疗方法都可治愈甲亢。可能的机制为：实验研究显示抗甲状腺药物有一定的调节免疫作用；^{131}I 治疗者其放射性碘释出的 β 射线也可破坏甲状腺内的淋巴细胞；手术治疗者移除自身抗原可减轻自身免疫反应。但这些都不是真正意义上的免疫学治疗，也缺乏足够的证据。糖皮质激素是治疗自身免疫性疾病最常用的药物且对大多数自身免疫性疾病有效，在 Graves 甲亢治疗中糖皮质激素也有很

多直接和间接的使用，有学者也进行了专门观察分析。Werner 等于 1965 年报道了对 5 例 Graves 甲亢单纯行强的松治疗的临床观察资料，剂量为 1mg/kg，治疗 3 个月。1 例无效，其余 4 例有效，其中 1 例停药一月后复发，另 3 例维持甲功正常 2.5 至 4 个月。Mori 等对 5 例 Graves 甲亢经抗甲状腺药物治疗甲功正常但甲状腺肿大仍较明显者给予短期（3 个月）倍他米松治疗，结果显示甲状腺均有不同程度的缩小，故认为可提高甲亢治愈率。Kubota 等于 2005 年进行了较为严密的临床研究，将 Graves 甲亢合并浸润性突眼作为实验组：在使用抗甲状腺药的同时给予甲泼尼龙 1g 静脉输注，连续 3 天，间隔 4 天后再次冲击治疗，连续 3 个周期后改为强的松口服，15mg/d，连用 3 个月；对照组仅用抗甲状腺药物治疗甲亢。抗甲状腺药物治疗两年后停药观察其甲亢复发情况，结果显示，抗甲状腺药物加激素治疗者其甲亢缓解率为 40.98%，而单用抗甲状腺药物治疗者甲亢缓解率为 48.5%，二者无统计学差异。这一结果说明大剂量糖皮质激素冲击治疗及随后的强的松治疗并不会给甲亢抗甲状腺药物治疗的总体预后带来益处。这一结果与大部分临床观察是相一致的，许多 Graves 眼病患者接受了糖皮质激素治疗，但并未发现其甲亢的治愈率有所提高。

最近我国学者观察了甲状腺局部注射地塞米松对临床治愈率的影响。有 206 例新诊 Graves 甲亢患者纳入研究，所有患者先用大剂量甲巯咪唑治疗，并根据甲功逐渐减量。六个月后随机分为两组，一组用单一的甲巯咪唑治疗，另一组在甲巯咪唑治疗的基础上加用地塞米松甲状腺内注射治疗三个月，第一个月每周注射两次，双侧甲状腺每次注射 5mg，第二个月每周注射一次，第三个月每月注射两次。地塞米松的剂量第一、二、三个月分别为 80mg、40mg、20mg，累积剂量 140mg。之后继续甲巯咪唑治疗 9 月停药，所有患者继续随访 2 年。在随访过程中单纯甲巯咪唑治疗组 51% 患者复发，而加用地塞米松组中只有 7.2% 复发。显示在甲巯咪唑治疗的基础上加用地塞米松甲状腺局部注射可显著提高 Graves 甲亢的治愈率。

近年来有学者尝试应用新型靶向免疫抑制剂来治疗 Graves 甲亢。利妥昔单抗（美罗华）为一种单克隆抗体，是全球第一个被批准用于临床治疗非霍奇金淋巴瘤（NHL）的单克隆抗体。该抗体与 CD20 抗原特异性结合，与 B 淋巴细胞上的 CD20 结合，可引起 B 细胞溶解。细胞溶解的可能机制包括补体依赖性细胞毒性（CDC）和抗体依赖性细胞的细胞毒性（ADCC）。最初被用于治疗 Graves 眼病显示出一定效果，在应用中观察到可降低甲状腺自身抗体。后用于 Graves 甲亢的临床治疗，但因其明显的副作用，如免疫复合物型血清病，结肠炎，虹膜睫状体炎，多发性关节炎等而终止。

四、展望

抗甲状腺药物、放射性碘及手术治疗作为甲亢的三种治疗手段共同存在和发展了七十多年。这三种方法无一种是完美无缺的，每一种方法都有各自的优缺点。但通过漫长的临床应用及观察和研究，每一种方法从最初应用到现在都发生了重大变化并趋于完善。针对不同病人的个体情况选择合理的治疗方法均可取得良好结果。但抗甲状腺药物疗程长、停药后有部分病人复发，放射性碘及手术后易发生甲减均为其缺点。基于 Graves 病的自身免疫特点，对免疫异常的环节进行干预和治疗有可能是从根据上预防和治疗本病的最终途径。近来有学者采用合成的小分子拮抗剂阻断 TSAb 与 TSH 受体的结合，探索治疗 Graves 病的新方法，已在实验研究中取得了较好效果。在新生期诱导免疫耐受预防 Graves 病的发病已在动物研究中取得成功。相信在不久的将来人们会找更好的预防和治疗本病的方法，把 Graves 病对人类的危害减到最低。

（施秉银）

参 考 文 献

1. Graves RJ. Clinical lectures. London Med Surg J (pt 2). 1835:516
2. Nagayama Y, Rapoport B. The thyrotropin receptor 25 years after its discovery: new insight after its molecular cloning. Mol Endocrinol, 1992, 6(2): 145-156
3. Shimojo N, Kohno Y, Yamaguchi K-I, et al. Induction of Graves-like disease in mice by immunization with fibroblasts transfected with the thyrotropin repector and a class II molecule. Proc Natl Acad Sci USA, 1996, 93: 11074-11079

4. Ando T, Imaizumi M, Graves P, et al. Induction of thyroid-stimulating hormone receptor autoimmunity in hamsters. Endocrinology, 2003, 144: 671-680
5. Nagayama Y, Kita FuruyamaM, Ando T, et al. A novel murine model of Graves' hyperthyroidism with intramuscular injection of adenovirus expressing the thyrotropin receptor. Immunol, 2002, 168: 2789
6. Chun-Rong C, Pichurin P, Nagayama Y, et al. The thyrotropin receptor autoantigen in Graves disease is the culprit as well as the victim. Clin Invest, 2003, 111: 1897
7. 伍丽萍,施秉银,郭丽英,等. 在雌性小鼠制备graves病动物模型. 中华内分泌代谢杂志, 2006, 22(4): 388-391
8. Wu L, Xun L, Yang J, et al. Induction of murine neonatal tolerance against Graves' disease using recombinant adenovirus expressing the TSH receptor A-subunit. Endocrinology, 2011, 152(3): 1165-1171
9. Dumitrescu AM, Refetoff S. The syndromes of reduced sensitivity to thyroid hormone. Biochimica et Biophysica Acta, 2013, 1830(7): 3987-4003
10. Duprez L, Parma J, Van Sande J, et al. Germline mutations in the thyrotropin receptor gene cause nonautoimmune autosomal dominant hyperthyroidism. Nat Genet, 1994, 7: 396-401
11. Liu Z, Sun Y, Dong Q. A novel TSHR gene mutation (Ile691Phe) in a Chinese family causing autosomal dominant non-autoimmune hyperthyroidism. J Hum Genet, 2008, 53: 475-478
12. Williams KV, Nayak S, BeckerD, et al. Fifty years of experience with p ropylthiouracil-associated hepatotoxicity: what we learned? J Clin Endocrinol Metab, 1997, 82(6): 1727-1733
13. Stagnaro-Green A, Abalovich M, Alexander E, et al.Guidelines of the American Thyroid Association for the diagnosis and management of thyroid disease during pregnancy and postpartum.Thyroid, 2011
14. Shapiro B. Optimization of radioiodine therapy of thyrotoxicosis: what have we learned after 50 years? J Nucl Med, 1993, 34(10): 1638-1641
15. Lind P. Strategies of radioiodine therapy for Graves' disease. Eur J Nucl Med Mol Imaging, 2002, 29*(Suppl 2): S453-457
16. Wartofsky L.Low remission after therapy for Graves disease. Possible relation of dietary iodine with antithyroid therapy results. JAMA, 1973, 26, 226(9): 1083-1088
17. Solomon BL, Evaul JE, Burman KD, et al. Remission rates with antithyroid drug therapy: continuing influence of iodine intake? Ann Intern Med, 1987, 107(4): 510-512
18. Vitti P, Rago T, Chiovato L, Pallini S, et al. Clinical features of patients with Graves' disease undergoing remission after antithyroid drug treatment. Thyroid, 1997, 7(3): 369-375
19. Kashiwai T, Hidaka Y, Takano T, et al. Practical treatment with minimum maintenance dose of anti-thyroid drugs for prediction of remission in Graves' disease. Endocr J, 2003, 50(1): 45-49

第三章　甲状腺相关眼病

甲状腺相关眼病(thyroid-associated ophthalmopathy,TAO)是由多种自身免疫性甲状腺疾病引起的眼部损伤,居成人眼眶疾病的首位,从发现至今已有200余年的历史。过去TAO命名较多,有Graves眼病、甲状腺眼病、内分泌性突眼、恶性眼球突出和浸润性突眼等。1786年Parry首先描述了弥漫性毒性甲状腺肿和眼球突出。由于TAO最常见于Graves病,约有25%~50%的Graves病患者可伴有TAO,故很多人直接将TAO称为Graves眼病(Graves ophthalmopathy,GO),严格来说这不是很合适。因为GO只是TAO的一种类型,即甲亢型眼病。而TAO除了可发生于甲亢患者外,还可发生于不同甲状腺功能状态的患者中,包括甲亢、甲减和甲状腺功能正常者,而后者往往在之后的随访中出现甲状腺功能异常。故1991年,Weetman提出,应将其称为甲状腺相关眼病。因该命名强调了眼病与多种甲状腺疾病的关系,较为合理,逐渐被广大学者们所接受。

典型TAO的临床表现为眼睑挛缩、结膜充血水肿、眼球突出、眼球运动受限、复视和视神经受累等。不同患者临床表现差异较大,多数表现为双侧性,但也有部分患者单侧或不对称性发病。本病发病后部分病例可自发减轻,约14%病例眼征继续恶化。由于TAO的早期诊断和治疗与预后直接相关,且病情严重程度不同,治疗方案的选择也不同。故只有对该病发病机制、病程发展、临床特征、活动性评估等有一定的认识,才能早期诊断、合理治疗,获得满意的疗效。

第一节　TAO的临床病理表现、诊断及应思考的问题

一、临床表现

TAO患者90%以上伴有甲状腺功能亢进。除甲亢典型症状如怕热、心悸、焦虑、烦躁、易怒、多食易饥、体重下降等外,TAO常见的症状有眼内异物感、眼痛、眼胀、畏光、流泪、复视、斜视、视力下降等。眼部典型体征有上睑挛缩、眼睑水肿、球结膜充血水肿、眼球突出、眼球活动受限等。不同TAO患者临床表现可不一,可双眼受累或单眼受累,双眼受累者,双眼病变程度也可不一致。

1. 眼睑挛缩,上睑迟落的表现　眼睑挛缩是最常见的体征,发生于90%以上的TAO患者。上下眼睑均可受累,多为上眼睑。此时患者可表现为睑裂增宽,瞬目减少,眼睛炯炯发亮。嘱患者眼球向下转动时上眼睑不能跟随下落,露出白色巩膜(von Graefe征)。

2. 软组织炎症的表现　TAO活动期,眼眶组织大量炎性细胞浸润,异常分泌细胞因子,刺激球后成纤维细胞合成和分泌大量高渗亲水性的葡萄糖胺聚糖(glycosaminoglycan,GAG),引起软组织肿胀,眶内内容物增加,静脉回流受阻,导致局部充血水肿。患者可有眼部不适、胀痛、异物感、畏光、流泪等症状,眼部体征有球结膜充血水肿,眼睑、泪腺、泪阜充血肿大,严重者,水肿的球结膜可突出在睑裂之外。

3. 眼球突出的表现　眼球突出指眼球突出度>18mm或两眼突出度相差≥2mm,一般用突眼计测量。个体间眼球突出度存在差异,在判断患者是否有眼球突出时要考虑发病前的眼球突出度和两眼突出度差值。部分患者眼睑挛缩表现睑裂增大,似眼球突出,但测定眼球突出度并无真正突眼。眼球突出多为双侧,也可以单侧,可先后发病。部分患者因眼球突出后,眼睑闭合不全常导致角膜炎、角膜溃疡等严重并发症。

4. 眼外肌受累,眼球运动受限的表现　患者可单条眼外肌受累,也可多条眼外肌受累。根据眼外肌受累的条数及程度,临床表现不同,可表现为复视、凝视、眼球活动受限。某个方向的运动受限多表明其拮抗肌存在病变,如下直肌病变,眼球向上转动受限,这是由于下直肌挛缩所致。据统计,眼外肌受累最常见的为下直肌,其次为内直肌、上直肌、外直肌。早期病变及时治疗后可逆转,随着

病变的发展，逐渐变成持续性。

5. 视神经病变的表现 视神经病变是TAO最为严重的临床表现，目前认为主要原因是由于眼外肌肿大及眶内软组织体积增加导致眶尖拥挤，压力增大，对视神经造成压迫。患者多有视力减退、视野缩小或有病理性暗点；眼底检查可见视盘苍白水肿，视网膜渗出，视网膜静脉迂曲扩张。若不予处理，任其进展将导致失明。

二、病理表现

TAO的病理改变主要为免疫炎性反应及眼眶脂肪组织的增加。眶内多种软组织（特别是眼外肌组织）炎性细胞浸润，主要集中在眼外肌的肌腹，表现为组织水肿，淋巴细胞浸润，成纤维细胞大量增生，GAG沉积在组织间质中，因渗透压的作用，吸收水分，引起间质水肿，眶组织体积增加，最终肌肉纤维化，导致眼球活动障碍。而眼眶脂肪组织的增加是TAO患者眼球前突的最直接原因之一。CT检查发现87%的TAO患者眼外肌肥大和（或）眼眶结缔组织、眼眶脂肪容积增加，大多数患者兼有这两种表现，但其中部分患者以其中一项为主。据此，将TAO分为3种类型：①眼外肌明显肿大、眼眶脂肪容积正常；②眼外肌无明显肿大，眼眶脂肪容积明显增加；③眼外肌肿大，眼眶脂肪增加。

用不同方式观察TAO病理表现如下：

（一）大体标本

对TAO患者眼外肌大体标本观察发现，眼眶结缔组织和脂肪组织增加，眼外肌肌肉肥大、充血、水肿，肌腹明显增粗，为正常的3~8倍，质地较硬，无弹性；眼外肌颜色改变与不同病程阶段有关，有的苍白、粉红，有的褐色或深红，夹杂有白色的纤维条纹，被动牵拉明显受限。

（二）光镜下观察

TAO间质改变的共同特征是肌纤维间质水肿、增宽，不同程度的炎性细胞浸润、水肿和纤维化；细胞外基质蛋白过多沉着，主要是胶原和GAG。阿辛蓝染色显示肌纤维间质中含有少许硫酸基和较多羧基的GAG。肌纤维改变则表现为大部分肌纤维横断面肥大，大小不均匀，呈圆形、梭形或不规则形，部分肌纤维周界不清，肌纤维变性，核0~4个不等，位于胞质中，胞质中可见空泡。阿辛蓝染色可见GAG浸润部分肌纤维；肌纤维间可有脂肪细胞存在。

（三）电镜下观察

对活动期患者的眼外肌进行电镜观察发现，肌纤维破坏，主要异常包括：Z线溶解，线粒体异常，核异位和脂滴扩大；眼肌从轻度破坏到广泛坏死，破坏区被胶原代替。廖志强等观察了5例眼眶减压术的眼肌标本，结果与上述相似：Z线紊乱；线粒体重度增生、糖原颗粒堆积，肌浆网扩张，胞质中可见较多脂滴；间质毛细血管增加，胶原纤维增加。但也有发现肌纤维间虽有大量的成纤维细胞，而胶原纤维数量却无明显异常，只是间距增宽。不同时期眼外肌的病理改变不同。TAO患者早期仅有肌原纤维形态的改变，伴随成纤维细胞的增生；随着病情进展，有的肌原纤维被完全破坏，呈玻璃样变或者完全被胶原纤维替代，导致晚期眼外肌广泛纤维化。

问题是为何TAO患者有些是表现为眼眶组织炎症为主，而有些则是表现为脂肪组织增生为主。另外，TAO的眼外肌组织标本无法像某些器官可以通过穿刺来获得，故对其是否处于病变活动期，及其病理特征对治疗决策的影响只能通过其他途径来判断。

三、影像学及化验检查

目前临床上用于TAO影像学检查的有超声、CT、MRI、核素扫描，这些检查在诊断价值方面有什么不同？临床与科研中采用哪一种检查更可靠？如何判断眼病是处于活动期还是静止期？

A超可根据眼外肌回声强度，精确测量眼肌的厚度，为TAO提供定量诊断依据。TAO在疾病活动期眼外肌肿胀，A超提示眼肌厚度增加。当疾病进入静止期，眼外肌纤维化，A超提示眼外肌厚度不变或减小。在A超下所测量的眼肌前后肌鞘之间所有反射波的平均高度与前巩膜峰的比值可计算眼肌反射率（EMR），可用来判断TAO活动性。在TAO活动期，由于眼肌水肿和淋巴细胞浸润，EMR较低，而后期眼肌纤维化，EMR较高。但A超由于是一维图像，无法显示病变形态、位置等，很难直观的分析软组织的情况，故应结合其他手段综合判断。

B超对组织结构的显示是由强弱不等的回声组成的二维图像，可准确形象地显示病变的位置、形态、边界等，同时，根据回声的特性可以较准确地判断病变的组织结构。且由于操作简单，易重复，无放射性，价格便宜等优点广泛应用于临床。利用B超检查可清楚显示眼外肌的厚度，评估病变程度。反复多次的检查，可以观察病情变化、治疗效果和及时发现视神经受损等病变。但在测量上，由于上、下直肌与斜肌有交叉，检查时上、下直肌厚度测量值可能偏大，同样外直肌与部分下斜肌止端也有交叉，也会影响外直肌厚度的测量，且其图像需人工定位测量，缺乏客观标准，故其准确性难免受超声医生及测量方法的影响。

眼眶CT分辨率较高，可从不同层面清晰地显示眶内软组织和眼眶骨性结构，是TAO的一种简单有效的检查方法。TAO在CT图像上可表现为单眼或双眼、一条或数条眼外肌肌腹呈梭形肥大，肌健及肌附着点正常。对于眼外肌肿大、眶内压增高导致的视神经损害，亦可在CT上反映，图像显示眶尖拥挤，明显的眼球突出，眼外肌增粗，眼上静脉扩张，视神经增粗和泪腺前移等表现。需注意的是，有时下直肌高度肿胀，横轴位CT扫描显示为眶尖部类圆形软组织密度肿块影，易误诊为肿瘤，但冠状位CT扫描能较好地显示为肥大的下直肌，故常规CT横轴位和冠状位结合扫描可有效避免误诊。应用CT三维重建技术可直观地显示眼外肌形态，为眼外肌病变程度判断及眼眶肿瘤的鉴别诊断提供客观依据。

眼眶MRI可观察和定量测量突眼度、眼外肌大小及视神经轴的变化，灵敏度及分辨率均优于CT。但因费用昂贵，检查时间长，不作首选。TAO炎症初期，眼外肌充血、水肿，炎性细胞浸润，MRI表现为眼外肌T2信号增高，超过正常肌肉组织水平，此时肿胀可不明显；炎症中期，炎症细胞产生大量GAG，造成水分聚积，肌腹部肥大，MRI可见眼外肌明显肿胀，T2信号明显增高。但眼眶的背景基质主要是由脂肪组织组成，在常规MRI成像上也表现高信号，可干扰对眼肌水肿的判断。而短T反转顺序MRI技术(STIR)脂肪抑制序列成像可以抑制眼眶内脂肪组织及眼外肌内的脂肪信号，从而避免了脂肪产生的化学位移伪影干扰病变的显示，加强含水组织的信号，使病变组织显示更加清晰，有利于眼肌水肿的判断。有学者研究发现，利用STIR技术获得的信号强度比值(SIR)与TAO临床活动性评分(clinical activity score，CAS)有很强的关联性，活动期显著高于稳定期，可为TAO的活动性评估提供客观、量化的指标。MRI另一个优点是对软组织分辨率高，能检查出临床不易检出的隐蔽病变部位，如眼睑、泪腺、上睑提肌等眼眶组织的改变。此外，MRI可以作为TAO球后放射治疗疗效预测的重要手段，信号强度比值越高，疗效越好。

核素扫描是利用带放射标记的生长抑素类似物奥曲肽能与眼眶内淋巴细胞和成纤维细胞表面表达的生长抑素受体结合，而淋巴细胞与成纤维细胞在TAO炎症中发挥重要作用，活动期两者在眼眶内浸润多，稳定期则较少。因此可以通过测定眼眶内奥曲肽吸收率来推测TAO的活动分期。有研究显示，通过99mTc标记奥曲肽眼眶显像判定TAO活动性，结果显示活动组TAO患者眼眶奥曲肽摄取率明显高于非活动组。奥曲肽摄取率与CAS评分也有较好的一致性。67Ga扫描也是常用的方法，由于炎症导致毛细血管通透性增加，67Ga能以嫁转铁蛋白复合物的形式透过毛细血管壁，被炎症区中性粒细胞和乳铁蛋白摄取，并可在体外扫描中显像。67Ga扫描已在临床中广泛应用于炎症性病变的检测和严重程度的评价。炎症活动期，67Ga摄取率高，非活动期则低，且眼眶部67Ga摄取率和CAS评分也有很好的相关性。

关于化验检查的选择及其意义方面，因TAO患者90%伴有甲亢，且TAO的病情与甲状腺功能密切相关，通常可测定全套甲状腺功能，包括血清促甲状腺激素(TSH)、TT3、TT4、FT3、FT4来协助诊断，评估病情及指导治疗。TAO属器官特异性自身免疫病，故自身抗体检测有一定的诊断意义，尤其是对单侧突眼、甲状腺功能正常的突眼。但对于高度怀疑TAO而甲功正常患者，自身抗体阴性也不能排除诊断。目前临床上常检测的自身抗体有TSH受体抗体(TSH receptor antibody，TRAb)、甲状腺球蛋白抗体(thyroglobulin antibody，TgAb)、甲状腺过氧化物酶抗体(thyroid peroxidasea antibody，TPOAb)。TAO中重要的病理表现为GAG在眶后组织中的聚集，从而出现上睑挛缩、眼球突出、复视等各种临床表现。透明质酸(HA)是GAG的主要成分，研究发现TAO患者尿GAG和血HA值均高于对照组，而且活动期TAO患者尿GAG和血HA值均高出静止期TAO患者2~3倍，血尿GAG测定可为TAO诊断和活动性评估提供依据。

四、诊断及鉴别诊断

(一) 诊断

伴有甲亢的TAO，根据典型的甲亢症状及眼部临床表现，一般诊断较容易。不典型病例，尤其是甲状腺功能正常者，常需通过相应的实验室检查、影像学检查等综合考虑后作出诊断。关于TAO的诊断涉及疾病的诊断标准、疾病严重度及活动度的评判等三个方面。

1. **TAO诊断标准** 被推荐作为TAO诊断的有Bartley诊断标准及Frueh诊断标准。Bartley诊断标准是目前最为全面的诊断标准，即强调了眼病与甲状腺功能异常的关系，也包含了甲状腺功能正常的TAO患者的临床特征，已被大部分学者所公认。患者有眼睑挛缩，合并以下体征或检查结果之一，并排除其他原因后，即可诊断。①甲状腺功能异常，患者血清中TT3、TT4、FT3、FT4水平升高，TSH水平下降；②眼球突出，眼球突出度≥20mm，双眼球突度相差 >2mm；③眼外肌受累，眼球活动受限，CT发现眼外肌增大；④视神经功能障碍，包括视力下降，瞳孔反射、色觉、视野异常，无法用其他病变解释。如无眼睑挛缩，除必须具备甲状腺功能异常外，还应有眼球突出、眼外肌受累或视神经功能障碍中的一个，并排除其他眼病引起的类似体征，才可诊断TAO。Frueh诊断标准符合以下3条诊断标准中的任何一个都可以诊断：①患者有甲状腺病史，眼球突出大 >20mm，眼睑挛缩、睑裂增大11mm以上，眼外肌受累，至少有一条眼外肌为限制性病变，CT检查提示单眼或双眼眼外肌肥大。②眼球突出、眼睑挛缩、眼外肌受累3个体征同时出现，至少有2个体征是双眼性的。③眼球突出、眼睑挛缩，CT检查发现眼外肌增粗，3个体征至少有2个以上体征在一眼出现。

2. 关于TAO严重程度分级　目前应用最广泛的是1969年Werner提出，后在美国甲状腺学会（ATA）建议和修改形成的较完善的Graves眼病分级，即NOSPECS分级（表3-3-1），其主要根据TAO损害的范围和程度进行分级，分为0到6级，0和1级为非浸润性，2~6级为浸润性。每一级又再分为无(0)，轻度(a)，中度(b)，重度(c)。

0级和1级处于疾病的早期，可无任何症状和体征。当病变累及软组织时，临床出现眼睑肿胀、结膜充血水肿、眼部疼痛等表现。眼眶组织由于炎性细胞浸润、分泌炎症因子及GAG，导致眶内组织容积增大，压力增大，引起眼球突出。病变继续进展，累及眼外肌，眼外肌肿胀，挛缩，导致眼球活动受限，同时肿大的眼外肌及增生的脂肪组织进一步加重突眼。严重的突眼常致眼睑闭合不全，角膜暴露，引起角膜干燥，发生炎症而导致角膜炎、角膜溃疡或穿孔，TAO发展至5级。当眼外肌增厚，尤其是眶尖部增厚，视神经受到压迫，出现视力下降、视野缺失、视神经萎缩，此时是TAO最严重的临床表现，达到6级。但并非所有TAO患者临床病程都是从0向6级顺序典型发展，有些病例只有其中的一项或几项临床表现，说明了TAO患者临床表现的多样性，是TAO诊断中的难点。

另一种被广泛采用的是2008年欧洲GO专家组（EUGOGO）对TAO严重性分级的最新建议为：

轻度TAO：患者眼睑挛缩 <2mm，眼球突出 <3mm，轻度眼眶软组织受累，一过性或无复视，闭眼无角膜外露，眼病对患者的生活质量影响小。

中、重度TAO：眼睑挛缩≥2mm，眼球突出≥3mm，中或重度眼眶内软组织受累，间断或持续性复视，轻度角膜外露。尽管眼病尚未影响患者视力，但对患者的生活和工作有很大影响。

极重度TAO（威胁视力）：患者出现甲状腺相关眼病的视神经病变和（或）角膜受损，应立即采取干预治疗措施。

3. 疾病活动度的评估　1989年Mourist根据

表3-3-1 NOSPECS分级

分级	定义	英文缩写
0级	无症状，无体征	N no signs or symptoms
1级	只有体征，无症状 软组织受累（有症状及体征）	O only signs
2级	0无；a轻度；b中度；c重度 眼球突出	S soft-tissue involvement
3级	0无；a> 正常上限3~4mm；b> 正常上限5~7mm；c> 正常上限8mm 眼外肌受累	P proptosis
4级	0无；a各方向极度注视时运动受限；b运动明显受限；c单或双眼固定 角膜受累	E extraocular muscle involvement
5级	0无；a角膜点染；b角膜溃疡；c角膜云翳、坏死穿孔 视神经受损	C corneal involvement
6级	0无；a视力为0.63~0.5；b视力为0.4~0.1；c视力 <0.1~无光感	S sight loss

TAO典型的炎症症状和体征如红、肿、热、痛的基础上提出了一个临床活动性评分(clinical activity score,CAS)共10项,每项计1分,评分≥4分时为活动期(表3-3-2)。1992年国际4个甲状腺学会联合提出的判断TAO活动的评分方法(clinical activity score,CAS)推荐了7分法的临床活动性评分标准(表3-3-3)。该分法较10分法更为简便易行,达到3分判断为疾病活动,积分越多,活动度越高。但两种评分方法都受到主观因素的影响,有时与眼病病理状态并不一致。

表3-3-2 TAO临床活动度10项评分表(CAS)

症状	表现
疼痛感	眼球或球后疼痛或压迫感 眼球上抬、左右、向下凝视时疼痛,运动痛
红肿	眼睑发红、充血 结膜弥漫性充血 眼睑水肿 球结膜水肿 泪阜水肿
功能障碍	1~3个月内突眼度增加2mm以上 1~3个月内眼球向任何方向活动度下降5°以上 1~3个月内视力下降(斯内伦视力表下降一行)

表3-3-3 TAO临床活动度7项评分表(CAS)

(1)自发性球后疼痛	(5)结膜充血
(2)眼球运动时疼痛	(6)泪阜肿胀
(3)眼睑红斑	(7)结膜水肿
(4)眼睑水肿	

问题是仅通过上述临床症状和体征评分结果并不能十分准确判断TAO活动性,还需联合其他辅助检查如眼眶A超、眼眶MRI、核素扫描及测定血中HA、自身免疫抗体、免疫调节分子等方法来综合评价眼病的活动性,指导治疗方案的选择。

(二) TAO鉴别诊断

尽管目前TAO的诊断方法颇多,但仍有一部分患者诊断不清或无法确定诊断:例如有的患者双侧或单侧眼球突出,甲状腺功能正常,影像学检查未发现眼外肌肥厚,如何诊断?单侧眼外肌肥厚,眼部无任何眼睑的征象如无上睑挛缩或迟落,如何诊断?临床和影像学检查无法确定其眼外肌肥厚是因TAO,还是肌炎型炎性假瘤时,如何诊断?这部分患者可能需要长期临床观察,才能得到比较正确的诊断。

非TAO眼睑挛缩:眼睑挛缩主要由神经源性、肌源性或机械性等原因引起,可见于脑积水、Parinaud综合征、Marcus-Gunn综合征、中脑疾病等,眼外伤、眼睑手术等亦可引起眼睑异常,这些疾病除眼睑挛缩外,均有其自身的特点,根据病史和体征可鉴别。

非TAO眼外肌增大伴眼球突出:主要与眼眶炎性假瘤、眼眶肌炎、眶内肿瘤、颈动脉海绵窦瘘等疾病鉴别。这些疾病可引起眼外肌增厚和眼球突出,但有原发病的临床表现、体征、实验室检查、影像学特征,且一般多无眼睑挛缩,详细询问病史、体检可作出鉴别诊断。

(1) 眼眶炎性假瘤:起病突然,疼痛明显,眼睑、结膜充血水肿严重,眼球运动受限,眼眶CT显示眼外肌受累,肌腹和肌腱不规则增粗,泪腺可受累肿大。而TAO在CT图像上表现眼外肌增粗,但肌腱一般正常,故可鉴别。

(2) 眶内肿瘤:大多数可在眶缘触及肿块,多为单侧,影像学检查可显示眶内类圆形占位,边界清,密度较高,眼外肌多正常,多方位的扫描有助于鉴别诊断。

(3) 颈动脉海绵窦瘘:可有头部外伤史,因颈动脉高流量、高压力流入海绵窦而发病。常伴麻痹性内斜视,外展受限,眼睑肿胀、球结膜充血水肿,眼球突出,眼眶可扪及搏动,听到杂音。CT上可见静脉怒张,眼外肌仅轻度增粗。

第二节 TAO发病机制的研究现状及思索

研究证实,TAO是一种器官特异性的自身免疫性疾病,目前已知与遗传、环境、自身免疫紊乱等因素有关,但确切的发病机制尚不清楚。比如为什么甲状腺疾病严重度与眼病的严重度不成比例?到底是什么因素启动了眼病的发生?为什么有些患者两眼病变并不对称?在病理上为什么有些是眼眶后脂肪组织增生为主而有些病例是眼眶眼外肌肌肉肥大、充血、水肿为主?要解答这些问题,还需要对自身抗原、免疫细胞、眶内成纤维细胞、前脂肪细胞、细胞因子等做更深入的研究。

一、遗传因素在TAO发病中的作用

遗传因素在TAO发生中起一定的作用。1983年,Bothers首先提出HLA-DR抗原可能是甲状腺

自身免疫病的关键因子。HLA-DR 主要参与抗原的加工和提呈，调控免疫应答中免疫细胞间相互作用。大量的研究表明 HLA 与 TAO 存在相关性，但种族之间有差异，美国白人 TAO 患者主要与 HLA-DRB1*0304、HLA-DQB1* 02 和 HLA-DQA1* 0501 相关；而非洲裔美国人是 HLA-DR3* 020、HLA-DQA1* 0501；日本人是 HLA-B35、HLA-B46、HLA-A2；南非黑人是 HLA-DR1 和 HLA-DR3；中国 TAO 患者主要与 HLA-B46、HLA-DR9、HLA-DQB1* 0303 相关。尽管 TAO 患者存在不同的 HLA 基因改变，但是 HLA-DR 抗原的改变在这些患者中更多地被检测到，而且 HLA-DR 抗原的表达存在器官特异性。

近年，一些小样本病例对照研究发现了其他数个易感基因位点，包括细胞毒性 T 淋巴细胞抗原 4（CTLA-4，2q33）、肿瘤坏死因子（TNF，6p21.3）、干扰素 -*r*（IFN-*r*，12q14）、细胞间黏附分子 -1（ICAM-1，19p13）和促甲状腺激素受体基因（*TSHR*，*14q31*）等。但由于缺乏 TAO 大量样本特征性的研究，这些结果可能存在假阴性或假阳性的结果，均需要更多的研究来重复其结果。

二、环境因素在 TAO 发病中的作用

据统计，Graves 病的女性发病率远高于男性，女 / 男之比为 4∶1~8∶1。但 TAO 中女 / 男比率下降为 1.8∶1~2.5∶1。其中吸烟就是引起 TAO 女 / 男比率下降的原因之一。吸烟是 TAO 发生的一个危险因素。研究表明，吸烟可促进 TAO 的发生，加重 TAO 病情进展，使免疫抑制剂治疗与放射治疗的疗效显著降低，并增加放射性碘治疗 Graves 病后眼病恶化的危险。并且，吸烟者 TAO 的严重程度与每天吸烟的数量多少有关。吸烟的剂量效应：每天吸烟 1~10 支，其复视或突眼的相对风险为 1.8；每天吸烟 11~20 支，其风险为 3.8；每天吸烟 >20 支，其相对风险将达到 7.0；但对于已戒烟者，即使曾经吸烟 >20 支 / 天，其风险也不会很显著。吸烟引起 TAO 发病的原因尚不清楚，推测可能通过直接作用引起眼眶组织局部缺氧，释放氧自由基，改变循环中的致炎因子和抗炎因子的水平及尼古丁和焦油等成分刺激成纤维细胞 HLA-DR 的表达，增加葡萄糖胺聚糖（glycosaminoglycan，GAG）的产生等起作用。

三、免疫因素在 TAO 发病中的作用

机体在正常情况下不会对自身组织细胞产生免疫反应，但在遗传、环境因素条件下，免疫耐受状态被打破，自身反应性 T、B 细胞作用于眼部组织细胞，产生一系列炎性反应，引起大量的细胞外基质和脂肪堆积在眶周间隙，最终导致 TAO 发病。已有研究发现自身抗原、免疫细胞、眶内成纤维细胞、细胞因子等都是该病发病过程中的重要因素。

1. 自身抗原在 TAO 发病中的作用 TAO 是一种器官特异性自身免疫性疾病。关于其致病原因，甲状腺和眼球后组织的共同抗原学说普遍为大家所接受。目前研究较多的是促甲状腺激素受体（thyroid stimulating hormone receptor，TSHR）。TAO 患者眶内组织 TSHR 表达增高，活动期 TSHR 水平往往升高，通过 hTSHR 特异性抗血清和 Graves 病患者的血清免疫杂交试验证实，hTSHR 或相关蛋白的免疫反应导致 TAO 发生。

除 TSHR 外，胰岛素样生长因子 1 受体（insulin-like growth factor-1 receptor，IGF-1R）是 TAO 另外一个重要的自身抗原。1993 年 Weightman 等发现胰岛素样生长因子 1（insulin-like growth factor-1，IGF-1）结合位点对人眼眶成纤维细胞的高亲和性，之后研究者开始注意到 IGF-1R 与其自身抗体和 TAO 的联系。最近的研究显示，TAO 患者眼眶成纤维细胞比起正常人成纤维细胞具有更高水平的 IGF-1R，用 IGF-1 或者 GD-IgG 处理这些表达 IGF-1R 的成纤维细胞后不仅产生了对 T 细胞的活化和趋化有明显诱导作用的趋化因子，如 IL-16，而且也产生了透明质酸。因此认为 IGF-1 是脂肪形成过程中的一个有力的刺激物，故可以推断 TAO 患者血清中针对 IGF-1R 的抗体作用于成纤维细胞，使其或是分泌了更多的透明质酸或是向脂肪细胞分化。Douglas 等还发现 TAO 患者的 T 细胞和 B 细胞同成纤维细胞一样，往往表达 IGF-1R，在大多数 TAO 患者都能检测到抗 IGF-1R 抗体，只有极少数非 TAO 患者才出现这种抗体。故可以推断 IGF-1R 介导了 TAO 的发生发展。

此外，近年来不少研究表明眼外肌中也存在自身抗原，其可能与 TAO 发生有关。研究相对较多的有原肌球调节蛋白（G2s）、黄素蛋白（Fp）。G2s 是一种眼肌细胞膜蛋白，在甲状腺、眼外肌、骨骼肌中均有表达，有研究者测定了 TAO 患者及正常对照者血清中的抗 G2s 抗体，发现 TAO 患者明显高于正常对照组。Fp 在眼肌纤维损伤和线粒体破裂后产生，其抗体是监测 TAO 中眼外肌免疫介导损伤的良好指标。最近，Ohkura 等学者用酶联免疫吸附试验法检测到 TAO 患者血中存在抗带有卷曲螺旋和锚蛋白重复序列的葡萄膜自身抗原（UACA）抗

体,结果显示该抗体在TAO患者的出现率显著高于正常人(15%和0),也高于患有GD但无眼病的患者(29%和11%),而且75%严重的眼肌病患者表现出较高的UACA滴度。

尽管在TAO发病过程中发现了不少新的自身抗原抗体,但它们在TAO致病机制中可能起不同的作用,主要致病抗原还有待于确认,目前得到较多认同的自身抗原是TSHR。众多针对眼肌蛋白的抗体可能是自身免疫反应损害的继发性结果,而不是致病因子。在TAO的发病启动因素方面尚有许多难以解释之处,导致眶后组织TSHR表达增高的具体机制也有待进一步研究来明确。

2. 免疫细胞的致病作用 对TAO患者球后浸润的单个核细胞免疫组化研究发现,眼外肌间质和球后结缔组织中有淋巴细胞浸润,主要是T淋巴细胞,还有少量B淋巴细胞。多数学者认为TAO是一种由自身抗原引起的以细胞免疫为主的特异性自身免疫性疾病。TAO活动期以Th1免疫反应为主,静止期以Th2免疫反应为主。Th1细胞通过促进细胞毒性T细胞及巨噬细胞的活化与增殖,介导细胞毒效应,参与细胞免疫应答,表达和分泌IFN-r、IL-1、IL-2和TNF-α等细胞因子,刺激球后成纤维细胞增殖、分化为成熟脂肪细胞,并分泌高渗亲水性的GAG,使眶周组织及眼外肌组织水肿,最终导致突眼。在静止期,Th2细胞辅助B细胞增殖活化,产生抗体,介导球后组织的纤维化,并抑制Th1型细胞因子的产生,改善急性炎症损伤。

除了T细胞,B细胞对于TAO的发生也是必不可少且十分关键的。B细胞可识别自身抗原,产生自身抗体,引起体液免疫应答。一学者将TAO患者球后组织移植给严重联合免疫缺陷小鼠(无成熟的T、B淋巴细胞),结果发现大多数移植小鼠血浆可检测到甲状腺刺激抗体(TSAb),而在移植非TAO患者球后组织的对照小鼠的血浆中则未检测到。进一步研究在这些TAO患者球后组织中分离出了自身抗体,这些抗体是由眼球局部浸润的B淋巴细胞产生。B细胞不仅作为分泌抗体的浆细胞的前体存在,还可作为抗原提呈细胞,将抗原提呈给自身反应性T细胞,引起T细胞的活化,产生大量细胞因子,诱发细胞免疫应答。B细胞缺陷可导致无法完成针对TSHR的自身免疫的T细胞反应。

3. 眼眶成纤维细胞(orbital fibroblasts,OF)在TAO发病机制中的作用 自1987年Bahn等在体外成功地培养OF,它在TAO发病机制中的作用越来越受关注。OF作为靶细胞和效应细胞,被认为是影响眼外肌肥厚和脂肪组织增生的主要细胞。OF存在着多种自身抗原的表达,当识别这些抗原的自身反应性T细胞通过循环或细胞表面的黏附分子浸润OF时,与这些抗原相互作用,使T细胞及巨噬细胞激活,分泌多种细胞因子,细胞因子又作用于OF,使其增殖并分泌大量的GAG,并产生细胞因子和化学分子,异位表达HLA-Ⅱ类分子、细胞黏附分子和热休克蛋白等,引起局部炎性反应的发生,GAG具有强的亲水力,引起球后组织和眼外肌的水肿、变性,最终导致突眼等临床表现。目前研究表明OF存在至少两种亚型,用一种表面糖蛋白即胸腺肽-1(Thy-1)来描述OF,可分为Thy-1+和Thy-1-的OF,Thy-1+的OF,如肌束膜成纤维细胞,在转化生长因子-β(transforming growthfactor-β,TGF-β)作用下可以分化为肌成纤维细胞,通过产生IL-6、IL-8等细胞因子以及细胞外基质,能促进炎症的产生和眼部纤维化,但它们脂肪化的能力有限。而Thy-1-的OF在细胞因子IL-6、激活的TSHR和过氧化物酶体增殖物激活受体(PPAR-γ)等的适当刺激下,能够分化成为成熟的脂肪细胞,与TAO患者眼眶脂肪细胞数量增加有关。成纤维细胞所处的微环境和表型不同,可分化成肌成纤维细胞和脂肪成纤维细胞。Thy-1+和Thy-1-的成纤维细胞的相对比例以及暴露于TGF-β的程度可能决定了疾病的发展方向。部分解释了临床病理表现是眼外肌肥大还是眶后脂肪膨胀以及纤维化的程度。OF在TAO的发病机制中,源于血浆的自身B细胞产生抗体与眼眶成纤维细胞结合并使之活化是TAO发病的关键。对眼眶成纤维细胞活化途径、信号通路的深入研究将对治疗TAO更具有靶向性提供依据,也将是今后能获得治疗上突破的关键。由此可见,眼眶成纤维细胞在TAO发病机制上尚有很多值得研究的空间。

4. 眼眶脂肪细胞增多的机制 TAO患者眼眶脂肪组织增多可以引起眼球突出,是引发TAO患者眼部症状的重要原因之一。对TAO患者进行眼眶CT扫描,发现大多数患者的眼外肌只是轻度肿大,眼外肌改变程度与眼球突出度并不相称,在这些病例中眼眶脂肪增多是眼球突出的主要原因。Nishida等在研究中也发现TAO患者眼眶中脂肪组织容积的增加明显高于眼外肌容积的增加,并且眼眶总脂肪容积与TAO突眼度的相关系数明显高于眼外肌容积与TAO突眼度的相关系数,说明眼眶脂肪容积增加与TAO的发病有关。脂肪组织的增加,不但可直接导致眼眶压增高、眼球突出、视力损害，而且脂肪组织本身作为一种新的内分泌器官，分泌多种脂肪细胞因子、生长因子及蛋白分子等，其中部分因子和蛋白分子参与了TAO的发生和发展。

眼眶脂肪组织属于结缔组织。它充填于眼球和眼眶之间，起到缓冲压力、保护眼球的作用，主要是由成熟的脂肪细胞所组成，一般不再增殖。有研究者从眼眶组织中体外分离和培养出前脂肪细胞。在生理情况下，脂肪细胞保持相对静止；在病理情况或受到一定条件的刺激后，调节脂肪生成的转录因子激活相关基因，成纤维细胞、脂肪干细胞经前脂肪细胞最后分化为成熟的脂肪细胞，导致脂肪组织的异常增生。由此可见眼眶成纤维细胞、脂肪干细胞的分离和培养为研究TAO提供了很好的细胞模型。近年研究发现TAO患者眼眶脂肪组织的异常增生与PPAR-γ及TSHR有关。

PPAR-γ是促进脂肪生成的重要的转录因子之一。研究发现，活动期TAO患者眼眶脂肪组织中的PPAR-γ水平高于正常对照组，静止期TAO患者的PPAR-r水平与正常对照组无显著差异，PPAR-γ的增高可能与TAO患者眼眶脂肪组织的异常增生有关。PPAR-γ的水平可作为评估TAO患者病情活动程度的一个指标。另外的一些病例也说明PPAR-γ对眼眶前脂肪细胞分化的作用。罗格列酮属于噻唑烷二酮类药物，通过激活PPAR-γ受体改善胰岛素抵抗。临床上有报道在服用该类药物后出现TAO复发及加重的病例，停药后眼球则眼球疼痛减轻。在体外，将前脂肪细胞的培养基中加入罗格列酮和环磷酸腺苷增强剂，结果有近50%的细胞分化为成熟的脂肪细胞。此外还有研究发现，PPAR-γ的激动剂可以刺激眼眶前脂肪细胞TSHR的表达，TSHR反过来又促进了脂肪的生成。眼眶成熟的脂肪细胞和正在分化的前脂肪细胞表达有功能性的TSHR蛋白，体外培养的眼眶前脂肪细胞分化时，TSHR的表达增加。成熟的脂肪细胞的TSHR mRNA的水平是未分化的前脂肪细胞的十倍。将脉压反转录病毒的载体将激活的突变型TSHR转入到人的眼眶前脂肪细胞中，结果促进了前脂肪细胞的分化，说明TSHR存在人眼眶脂肪组织中，它在前脂肪细胞的分化中有着重要的作用。

眼眶脂肪组织除了作为结缔组织起到充填眼眶间隙、缓冲外力保护眼球的作用外，还可以作为内分泌器官来调节自身和其他组织的功能。脂肪细胞通过自分泌或旁分泌，分泌出多种细胞因子和生物活性物质。其中包括瘦素、脂联素、抵抗素、肿瘤坏死因子(tumor necrosis factor α，TNF-α)、IGF-1、IL-6、IL-8等。这些因子在脂肪组织与其他组织之间的信息传递以及控制自身体积等方面发挥作用。在TAO的早期阶段，眼眶中Th1辅助性T细胞介导的细胞免疫反应占主导地位，TNF-α含量增高，它参与细胞间信息传递、免疫调节功能；IL-8参与激活T细胞：IL-6加快了B细胞的成熟，增加了眼眶浆细胞抗TSHR抗体的产生。可见脂肪细胞在TAO的病理过程中可能起着重要的作用。

进一步深入研究限眶脂肪细胞在TAO发生和发展中的作用，明确眼眶脂肪组织异常增殖的始动因素，了解眼眶前脂肪细胞分化的关键转录因子及其传导通路，可通过抑制眼眶脂肪异常生成来减少眼眶脂肪的容量，为TAO的治疗提供新的治疗靶点。

5. 细胞因子的致病作用　与其他的自身免疫性疾病相似，TAO患者体内也存在着多种细胞因子异常表达，如IL-1、IL-4、IL-6、INF-γ等。紊乱的细胞因子作为细胞间的信号传递分子，通过多种途径导致TAO的发生、发展。IL-1由球后浸润的单核细胞、激活的T细胞及局部的成纤维细胞产生，分泌的IL-1又作用于眼眶成纤维细胞，不仅刺激其合成和分泌大量的GAG，并可诱导热休克蛋白72、细胞黏附分子ICAM-1等表达，促进氧自由基产生，进而放大眼眶局部炎性反应，导致水肿和最终的纤维化。IL-4可刺激TSH依赖的cAMP产生，并刺激活性B细胞和抗体的生成，介导了晚期球后组织的纤维化。许多实验发现TAO患者球后浸润的T细胞有INF-γ表达，INF-γ可刺激球后组织MHC-Ⅱ类分子表达，使其将自身抗原提成给自身反应性T细胞，导致组织损伤。IL-6是T细胞和B细胞的激动剂，通过刺激眼脂肪/结缔组织中TSHR的表达，在TAO的发病中起重要作用。

第三节　甲状腺相关性眼病的治疗策略及评价

关于TAO的治疗，临床上尚未形成统一的治疗方法。对TAO发病机制的深入认识，新的治疗方法开始应用于临床，但治疗效果不能令人满意。不同TAO患者病情和对治疗效果的反应个体差异较大，故临床上应强调个体化治疗。根据患者疾病严重程度和活动性，判断患者是否需要治疗，并制定合适的治疗方案。

一、治疗流程

TAO的治疗方案主要根据眼部病变的严重程度及活动性而确定。TAO病情严重程度评估，现在常用的评价标准为NOSPECS标准和2008年EUGOGO分级标准。活动性评估主要使用CAS评分，此外可结合眼部A超、MRI、生长抑素受体显像、血尿GAG测定等综合评估活动性。大多数TAO患者仅有轻微的眼部症状或体征，且多数可自发缓解，只需局部对症及支持治疗缓解症状，无需特殊处理。但若TAO病情进展，症状或体征严重，常需药物、放射和(或)外科手术等进一步治疗。对于中重度活动性TAO患者，可以应用免疫抑制药物或球后放射治疗，而非活动性但症状或体征明显者，可考虑手术治疗。所有患者均应戒烟，积极纠正甲状腺功能紊乱，并定期监测眼部病变。中国甲状腺疾病诊治指南中关于突眼的治疗建议与欧洲Graves眼病专家组提出的TAO治疗共识相类似。

2008年欧洲Graves眼病专家组提出的TAO治疗共识中制定的流程图(图3-3-1)。

二、治疗策略及评价

阻止疾病的继续进展，改善症状及体征，避免出现或加重角膜及视神经病变，尽可能保护和恢复视力，改善容貌。

(一) TAO患者治疗甲亢方案的选择

大多数TAO患者伴有不同程度的甲亢，其可在TAO前、后或同时发生。甲状腺功能的异常常可促进TAO的进展，所以对于TAO患者，甲状腺功能应当控制在正常范围之内。但究竟以抗甲状腺药物(ATD)、放射性碘还是手术治疗甲亢，每种方式与相应TAO患者预后的关系如何，目前尚存在一定争议。

ATD可以调节机体的免疫功能，用ATD治疗者不仅可以有效地控制甲亢，其突眼表现也能明显改善。但药物剂量不宜太大，甲亢的控制也不宜操之过急，而且，在使用ATD过程中可适当加用甲状腺片或L-T_4等制剂，特别是对突眼显著者。因为在治疗中若出现促甲状腺激素水平升高，可能增加球后组织促甲状腺激素受体，导致眼病加重。

放射性碘(^{131}I)治疗是控制甲亢的一种有效措施，也是目前欧美等国家应用最广泛的治疗甲亢的方法，已有60多年的历史。但在治疗伴有TAO的甲亢患者时，放射性碘治疗应十分慎重，对TAO的转归是否有影响及其影响程度尚存在争论。由于放射性^{131}I会引起甲状腺抗原释放增加、激活累及眼眶的自身免疫反应，在部分患者身上可能引起眼病的发生或使已发生的眼病进一步恶化。报道显示，约15%~35%的患者经过放射性碘治疗后其眼病加重，尤其在^{131}I治疗前眼病越严重，则^{131}I治疗

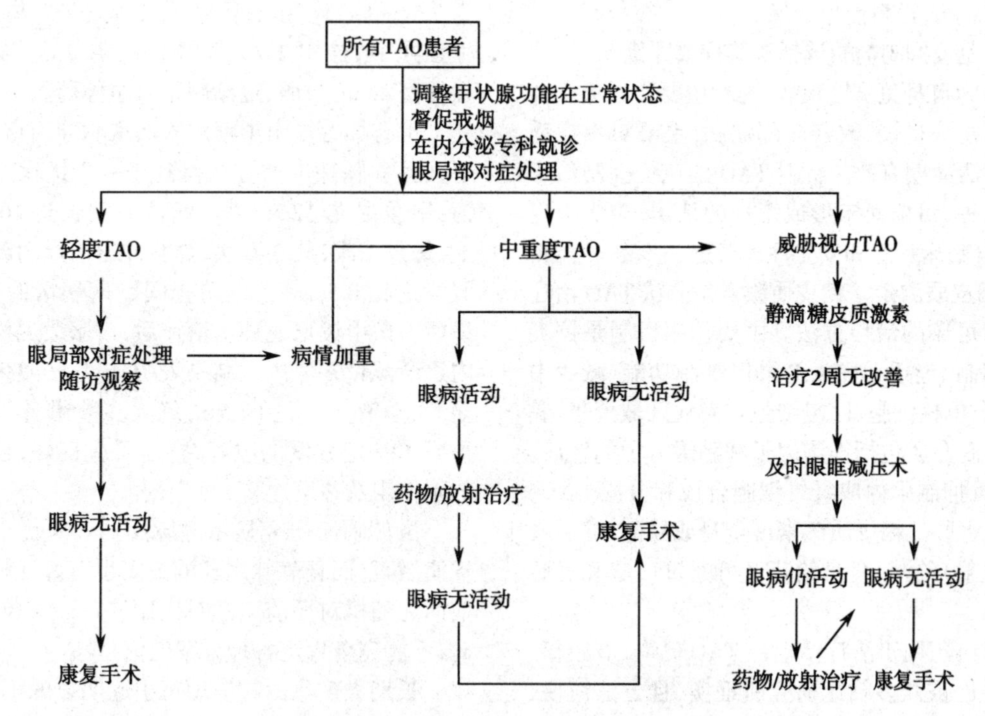

图3-3-1　2008年欧洲Graves眼病专家组提出的TAO治疗流程

后眼病的转归越差。但也有研究报道认为 ^{131}I 治疗与甲状腺手术和抗甲状腺药物治疗后 TAO 的新发和恶化率无明显区别。如在 ^{131}I 治疗同时短期内给予糖皮质激素治疗，则可以减少由其引起的眼病恶化。但是否有必要为预防眼病的加重而常规采用类固醇激素的预防性应用则有争论。2011 年美国 ATA 及 AACE 关于甲状腺机能亢进症的治疗指南建议：中重度活动性突眼或者危及视力的眼病反对单纯用 ^{131}I 治疗甲亢，但是否可以 ^{131}I 加糖皮质激素同时治疗依据不充分。轻度的活动性突眼如用 ^{131}I 治疗甲亢时建议同时口服糖皮质激素来预防眼病恶化。

对于甲状腺切除术是否加重 TAO 也有很多争议。从眼病的发病机制上考虑，甲状腺和眼球后组织存在共同抗原，甲状腺全切可以去除自身反应 T 淋巴细胞和自身抗原，对 TAO 治疗有益。多数研究提示，无论是甲状腺次全切还是全切，其对 TAO 均无显著影响，极少有引起突眼加重的报道。

需注意的是，甲亢应逐步控制，过快控制甲亢，会使 TSH 水平迅速升高，反而不利于眼病的治疗。

（二）TAO 的预防保护

TAO 患者除常规的免疫抑制、放疗、手术等治疗外，可根据病情需要，加强眼局部的支持治疗，包括配戴墨镜；眼睑闭合不全者，睡觉时为避免角膜暴露，可戴眼罩；使用人工泪液及其他眼药水滴眼、眼膏；遮盖复视眼或棱镜矫正复视等，从而进一步改善眼部症状，提高治疗效果。

（三）免疫抑制剂的选择及其疗效评价

TAO 为自身免疫性疾病，药物主要通过免疫抑制来阻断疾病进展，改善眼部症状，主要对炎症反应阶段即活动期有效。针对 TAO 的免疫抑制治疗方案有多种，目前尚未形成统一的认识，对于出现的新药，其临床疗效和安全性尚待进一步考察。

1. 糖皮质激素 糖皮质激素是公认 TAO 治疗疗效确切可靠的治疗方法。主要作用机制是抗炎及免疫抑制，包括干扰 T、B 淋巴细胞功能，减少中性粒细胞、单核细胞、巨噬细胞在炎症区域聚集，黏附分子抑制介质包括细胞因子和黏附分子的释放。此外，还可抑制眶内成纤维细胞合成和分泌 GAG，减轻眼眶水肿。糖皮质激素可全身或局部（球后或结膜下注射）给药，全身给药又可通过口服和静脉两种途径。

口服给药用于治疗活动性 TAO 已有 50 余年，其有效性已被众多临床研究所证实，且方法简便、费用低廉，是临床应用最广泛的方法。一般采用大剂量、长程治疗方案，2008 年 EUGOGO 共识推荐起始剂量通常为强的松 80~100mg/d，或 1mg/(kg·d)，随后可根据临床症状改善评估结果逐渐减量，一般持续 2~4 周后开始减量。减量宜缓，首次减量不宜超过原用量的 1/3，以后可根据病情每 1~2 周减量 1 次，1 次减少 5~10mg，最小维持剂量维持数月。在减量期间或停药后出现复发者需延长维持治疗时间。临床观察显示，口服糖皮质激素治疗与其他治疗方法相比，对软组织炎症、近期眼外肌受累疗效较好，总有效率为 40%~100%，平均 63%。由于口服给药激素用量大，维持时间长（通常需数月），因而带来一定的副作用及并发症，且减量过快或停药后可能出现复发。

近几年，临床开始着重于静脉途径给药法的研究。结果发现，静脉冲击治疗能有效缓解重度突眼，降低自身抗体滴度，与口服用药相比，具有疗效快、效果佳、副作用少及不易复发的优点。目前静脉用药的剂量、用药间隔及疗程均未统一，大多临床研究者多采用大剂量的甲基强的松龙进行冲击治疗。中国甲状腺疾病诊疗指南推荐方案为甲强龙 0.5~1g 静脉冲击，隔日 1 次，连用 3 次，总剂量不超过 4.5~6g。其他方案还有对于中度患者甲强龙 0.5g，每周 1 次，用 6 周后改为 0.25g，每周 1 次，继续用 6 周，总剂量 4.5g；或甲强龙 0.5g，连用 3 天，每隔 4 周 1 次，共 4 次，总剂量 6g；重度患者甲强龙 15mg/kg，连用 2 天，每隔 2 周 1 次，共 4 次，继之改为 7.5mg/kg，连用 2 天，每隔 2 周 1 次，共 4 次；或甲强龙 1g，连用 3 天，每周 1 次，共 2 次，以后改为强的松 40mg 口服，逐渐减量直至停药。

也有学者提出了糖皮质激素脉冲治疗方案，使甲强龙静脉冲击的方案得到进一步优化。其方案为：甲泼尼龙 12.5mg/kg，滴注时间长达 10 小时以上，每月 1 次，共 3~6 次，静脉冲击治疗间歇期予口服泼尼松 0.5mg/kg，以防止间歇期病情的加重，在最后一次甲泼尼龙冲击治疗后，口服泼尼松在四周内逐渐减量并停用。结果表明，该疗法效果快速而显著，总有效率达 87.5%，绝大多数患者的眼症都得到了一定程度的改善，整体反应良好，且无明显的副作用及并发症。

虽然临床研究显示静脉用药效果优于口服糖皮质激素，而且静脉用药的方案也有好几种。但目前尚无随机对照前瞻性对比比较各种给药途径，因此，不能完全肯定各种方案的优越性。

长期大剂量激素应用可引起明显的不良反应，包括医源性库欣综合征、消化道溃疡、骨质疏松、股骨头无菌性坏死、免疫抑制继发感染等。有报告显示，静脉甲强龙冲击治疗剂量累计达 10~24g 可诱发严重急性肝损，并有致死亡的病例报道。目前应用甲泼尼龙出现肝损的机制尚不明确，其机制可能与糖皮质激素对肝细胞的直接毒性或诱发了病毒性肝炎，或在药物停用后引起免疫系统的再激活而诱发了自身免疫性肝炎有关。2008 年 EUGOGO 发表的对 Graves 病治疗的共识声明中有关静脉激素冲击治疗的建议：适用于中重度及活动性 Graves 眼病患者，需在有经验的医疗中心进行，累及总剂量不超过 8g，在治疗前需先检查有无肝功能异常、肝炎病史、脂肪肝、有无溃疡病史，有无糖尿病、青光眼、尿路感染。在治疗过程中需密切观察激素的不良反应，及时发现并积极处理。

由于全身给药的副作用大，不少患者难以耐受而中止治疗，因此研究者对球后局部糖皮质激素注射作为新的 TAO 治疗手段进行了尝试。临床观察结果显示，球后糖皮质激素注射治疗疗效弱于全身治疗，但副作用明显减轻。球后注射治疗可以明显改善眼球活动、复视，减轻眼外肌水肿。目前球后注射的主要制剂为曲安奈德，因其半衰期长，作用强而持久，每隔 2 周注射一次，可获得较好的疗效，患者易于接受，依从性好。但毕竟是有创性治疗，注射时会出现一过性球结膜水肿、复视，注射后出现眶周出血，中毒性视神经病变及面部皮下组织萎缩等并发症，严重者甚至引起眼球破裂。

虽然糖皮质激素是 TAO 治疗的最经典方法，但目前尚未形成一个统一的治疗方案，针对不同病人病情严重程度及活动性给予不同的给药方案。在治疗过程中密切监测激素不良反应的发生。

2. 免疫抑制剂 免疫抑制剂在 TAO 治疗中的应用已有较长时间，临床上常用的免疫抑制剂有环孢素、环磷酰胺、硫唑嘌呤、甲氨蝶呤等，这类药物可通过抑制细胞毒性 T 淋巴细胞活性，抑制单核细胞与巨噬细胞的抗原表达，激活抑制性 T 细胞，抑制细胞因子产生而影响体液免疫与细胞免疫。

环孢素在治疗自身免疫性疾病中的作用和地位已经得到确认，临床试验显示其对缩小肿大的眼外肌、减轻突眼、改善视敏度、使眼球总积分下降有一定疗效，但其治疗 TAO 的总体效果仍尚有争论。单用有效率仅 20%，与糖皮质激素联用效果优于单用任何一种药物，特别是对单用激素抵抗以及病变持续活动需要长期干预的患者，可减少激素用量，减轻药物副所用。环孢素剂量不宜过大，一般 3~5mg/(kg·d)，其副作用包括高血压、肝损、血肌酐升高、多毛症等，停药后症状可消失，一般不推荐单独用于治疗 TAO。

其他免疫抑制剂如环磷酰胺、硫唑嘌呤、甲氨蝶呤等，对 TAO 均有一定作用，但其疗效尚在进一步评价中，一般需与糖皮质激素合用，适用于对其他治疗无反应者及放疗禁忌者。至于新型免疫调节剂 FK507(tacrolimus)和霉酚酸酯(mycophenolate mofeti，MMF)等在 TAO 治疗中的地位和作用，目前尚缺乏有价值的临床资料，对其应用需持慎重态度。

问题是哪一种免疫抑制剂疗效更好有待 RCT 研究去证实。另外，在临床上必须做好药物不良反应的监测，定期检查血常规、肝功能等。

3. 其他药物

(1) 生长抑素类似物：生长抑素类似物不仅可用来评估 TAO 活动性，同时也是 TAO 治疗近来研究中认为疗效较为肯定的一种新的治疗方法。其通过直接或间接阻断 IGF-1 对组织的作用减少 GAG 的合成；抑制 T 淋巴细胞释放淋巴因子，抑制细胞因子的活性，使球后成纤维细胞的 sICMA-1 表达及细胞 DNA 的合成减少，减轻炎症反应，从而改善眼部症状。目前临床常用的生长抑素类似物有奥曲肽(octreotide)和兰瑞肽(lanreotide)。临床研究显示，应用奥曲肽 0.1mg，每日 3 次，连续 3 个月皮下注射治疗后，患者症状可有明显改善，尤其对减轻软组织炎症、消除眼病症状效果更优，治疗后同时伴有血清中 ICAM-1 浓度下降。但奥曲肽的半衰期短，每日需多次注射，给治疗带来不便。兰瑞肽是近年研制的一种新型的长效生长抑素类似物，一般单次用量 30mg，每两周 1 次，疗程 3 个月，疗效与奥曲肽相当。生长抑素类似物不良反应较少，仅在治疗的前几周出现轻度胃肠道反应，如恶心、呕吐、腹痛、腹泻、胃肠胀气等，随着治疗时间的延长，这些症状也逐渐减轻。由于治疗费用昂贵，且缺乏长期临床应用经验，目前尚未推广。

(2) 细胞因子拮抗剂：细胞因子在 TAO 的发病中起关键作用。它启动并维持球后组织的免疫级联反应，最终导致软组织水肿、突眼等临床表现。细胞因子拮抗剂不仅可以显著抑制细胞因子的活性，而且可以阻断由 IL-1、TNF-α、IFN-r 介导的人白细胞抗原(HLA-DR)表达及眶内成成纤维细胞 GAG 的合成，从而减轻炎症反应和局部水肿。有关可溶性细胞受体、天然或合成的细胞因子拮抗剂以及抗炎细胞因子治疗 TAO 的研究仍在进行中。目前治疗 TAO 临床唯一使用的细胞因子拮抗剂是己酮可可碱(pentoxifylline)。Balazs 等静脉使用己酮可可碱 200mg/d 治疗 10 例中度 TAO 患者,共 10 天,后继以口服治疗 10 周,其中 8 例球后软组织肿胀改善,而突眼及眼外肌厚度改善不明显。治疗有效者的血 GAG、TNF-α 水平下降。需注意的是由于缺乏对照,试验例数少,需进一步的临床试验评估其疗效。

(3) CD20 单抗:B 淋巴细胞作为抗原提呈细胞和抗体生成的前体细胞,直接或通过 T 淋巴细胞间接作用于球后成纤维细胞,促进其增生和表达炎症因子,在 TAO 的发生发展中起非常重要的作用。故在 TAO 早期阶段减少 B 淋巴细胞,并阻断其与 CD20 结合、抑制抗体产生可能对 TAO 有益。利妥昔单抗(rituximab,RTX),采用基因工程研制的人鼠嵌合型抗人 CD20 单克隆抗体,由鼠抗人 CD20 单克隆抗体的可变区 Fab 和人 IgG1 抗体恒定区 Fc 片段构成,通过人 IgG1 恒定区与效应细胞的 Fc 受体结合,介导补体依赖性细胞毒(CDC)和抗体依赖性细胞毒(ADCC)作用溶解 CD20+ 细胞,可以导致 B 淋巴细胞的一过性缺失。RTX 过去用来治疗 B 淋巴细胞非霍奇金淋巴瘤,近来用于类风湿关节炎和红斑狼疮的治疗。Salvi 在一项开放性临床研究中,将 RTX 与静脉糖皮质激素治疗作了比较,接受两种治疗的 TAO 患者局部炎症反应和突眼度均有明显改善。而接受 RTX 治疗组 CAS 评分下降的程度优于接受激素治疗组,治疗后复发及不良应的发生均少于后者。其他相关临床试验也得出相似结论,用 RTX 治疗后,TAO 患者局部炎症和眼球的活动度得到改善,对低水平 TRAb 的 TAO 患者有持久的缓解作用,但对抗体水平无影响。但由于价格昂贵,限制其在临床广泛应用,故临床上需根据患者病情活动、严重程度及经济能力等情况选择性使用。

(4) 放射性药物:锝 99- 亚甲基二膦酸盐(^{99}Tc-MDP),商品名云克,是同位素 Tc 标记的二磷酸盐化合物,其主要的作用机制为通过 +4 价态的 Tc 得失电子,清除人体内的自由基,保护人体内超氧化物歧化酶(superoxide dismutase,SOD)活力,防止自由基对组织的破坏;二磷酸盐可通过抑制前列腺素的产生和组胺的释放起抗炎作用。两者螯合后能够通过抑制眼球后多种细胞因子产生,抑制成纤维细胞的活性,减少免疫调节因子 ICAM-1、HLA-DR 的过度表达,从而调节免疫功能。临床研究证实,^{99}Tc-MDP 能够改善 TAO 患者的眼部症状,可使眼睑水肿消退,增厚的眼外肌逐渐恢复正常,同时可降低患者血清中 TRAb 滴度水平,治疗过程未见明显不良反应。^{99}Tc-MDP 对激素禁忌或不能耐受的患者提供了新的治疗方案。

(5) 大剂量静脉注射免疫球蛋白(IVIGs):大剂量静脉注射免疫球蛋白可能通过抑制受体而对免疫活性细胞进行下调,抑制细胞因子的释放及其对细胞因子受体的调节,溶解免疫补体,通过抗独特型抗体阻断抗原决定簇等多种机制发挥作用。研究发现,IVIGs 1g/kg,连续 2 天,每 3 周 1 次,连续 20 次治疗后,有效率达 62%,与口服泼尼松组治疗疗效相近,但 IVIGs 组自身抗体滴度水平明显下降,且副作用少。由于用量大、治疗费用昂贵,临床上使用受到一定限制。

(6) 其他:有报道雷公藤和秋水仙碱分别通过抑制 IFN-C 诱导的成纤维细胞增殖和抗炎,减少黏附分子、炎症因子表达,抑制成纤维细胞和淋巴细胞功能和增殖,对 TAO 也有一定治疗作用。

(四)血浆置换疗法

血浆置换可迅速清除或减少与本病相关的抗原、自身抗体、循环免疫复合物及其他对 TAO 有致病作用的体液免疫因素,达到治疗目的。但目前对其确切疗效仍难以肯定,单用血浆置换治疗的疗效为一过性,临床上常需配合使用糖皮质激素或免疫抑制剂。一般 5~8 天内行血浆置换 4 次,置换出血浆共 10 升,代之以稳定的血浆蛋白溶液。在末次置换后,加用泼尼松 40mg/d 和硫唑嘌呤 100mg/d,3~4 周后逐渐减至维持量,总疗程 3 个月。适用于严重急性进展期,其他治疗方法无效的病人。

(五)眼眶放射治疗

眼眶放射性治疗的机制是非特异性抗炎作用,利用眶内浸润的淋巴细胞对射线具有高度敏感性的特征,对眼局部进行照射,抑制淋巴细胞活性,改变辅助 / 抑制 T 淋巴细胞的比例,减少细胞因子的释放,从而发挥局部非特异性免疫抑制和抗炎症作用。

常用的方案是采用直线加速器,放射总剂量是每只眼 20Gy,在 2 周内分 10 次照射。放射治疗对 TAO 的各种眼部表现均有效,总有效率约为 60%,对软组织改变和视神经病变及新近的眼外肌受累疗效较好,但对改善眼球突出、复视效果欠佳,特别是眼外肌受累时间长,病程处于后期的患者,故对治疗时机的选择十分重要。目前主张眼眶放射治疗应在疾病的早期,尤其是疾病的活动及进展期进行效果更好。适用于中重度活动性 TAO 患者。

与糖皮质激素相比,眼眶放射治疗具有无全身副作用、并发症少、疗程短、可在门诊进行等优点,适合于TAO活动期糖皮质激素不耐受患者。但其起效缓慢,一般需数天至数周后才发挥效应,且在治疗的初始2周内可因局部急性放射性损伤,引起眼部症状加重,故合并暴露性角膜炎和视神经受累的患者不宜单独采用球后放疗。目前推荐放疗和糖皮质激素的联合应用,既可提高疗效,缩短疗程,又可减少球后放疗短期内出现的局部放射性炎症损伤及糖皮质激素用量,减轻药物副作用。

放疗的主要并发症是白内障和放射性视网膜病变。长期的放疗后随访未见相关肿瘤的发生,但仍不建议<35岁的患者进行球后放疗治疗。视网膜病变与接受的照射剂量有关,总量20Gy一般认为是安全的照射剂量。但在糖尿病视网膜病变和高血压眼底病变的患者中放射性视网膜病变的发生率很高,是球后放疗的禁忌证。

(六)手术治疗

TAO早期病变处于活动期时,主要为淋巴细胞浸润、成纤维细胞激活、合成和分泌GAG,糖皮质激素、免疫抑制剂、球后放射治疗能有效抑制炎症反应,从而改善患者眼部症状并阻碍病程发展。但在疾病后期,胶原纤维增生取代淋巴细胞浸润,组织纤维化形成和脂肪沉积,一旦形成纤维硬化后便对药物或放射治疗不敏感。此时患者若出现严重视神经病变、斜视、眼睑挛缩等表现,则需考虑手术治疗。

手术治疗的首要目的是解决视神经病变。手术时机的选择十分重要。急性期如患者的视神经病变和暴露性角膜溃疡对视力造成严重威胁,可紧急行眼眶减压术。眼病后期,因眼外肌纤维化造成的非对称性眼球运动障碍而导致的复视,在病情稳定后,可考虑行整形手术。除了进展性视神经病变和暴露性角膜溃疡对视力造成严重威胁时需紧急手术,一般手术治疗需要甲状腺功能控制在正常范围内,病情稳定6个月以上才能实施,否则会影响手术效果。

1. 眼眶减压术　通过去除眼眶的部分骨性结构,扩大眼眶内空间,解除对软组织和视神经的压迫,改善视功能,减轻突眼。虽然该手术方法对TAO的致病因素无影响,但对眼球突出以及静脉回流障碍引起的眼部症状改善有效。

适应证:药物或放疗无法控制的突眼;因眼突导致暴露性角膜炎或角膜溃疡;因眼外肌肥大在眶尖部引起压迫性视神经病变、视野缺损、视力和色觉损害;患者强烈要求改善因眼球突出导致的外观改变。

手术并发症:眼眶减压术的手术并发症主要包括视力丧失、脑血管意外、复视、眼球移位、眼球突出不缓解、上眼睑退缩加重、眶上神经麻痹、眶下神经麻痹、眶内感染、鼻窦炎、脑脊液漏、结膜炎等。手术并发症与手术方式的选择有十分密切的关系。

2. 整形手术　整形手术包括眼外肌手术和眼睑手术,用来矫正内外科治疗无效的复视或眼睑挛缩,不仅有助于恢复容貌,且能保护患者的眼睛。

眼外肌手术:旨在减轻复视,但手术不可能减轻所有注视位的复视,主要是使患者在眼原位和向下注视位获得双眼单视及预留眼球向下拉和内收的可能。多数患者一次手术能获得较满意效果,但仍有少数患者病情进展,更多的眼外肌纤维化导致复视复发。

眼睑手术:目的在于减轻角膜暴露导致的症状,保护角膜,矫正眼睑位置改善外观。手术一般要求病情稳定6个月以上后进行,如需同时行眼眶减压术或眼外肌手术,则眼睑手术要放在最后。术后因角膜暴露导致的眼部症状可明显改善,但部分患者仍可能有双眼睑位置不对称。

三、治疗展望

由于病变不同时期免疫抑制治疗、放射治疗或手术治疗的疗效不同,以及病变轻重所采取的治疗方法不同,因此正确评判TAO的活动性和病情严重程度是临床合理治疗TAO的基础。对于中重度活动期患者尚可采取联合治疗方法,如口服糖皮质激素联合免疫抑制剂,静脉甲强龙冲击联合球后放疗等,提高治疗效果,减少副作用发生和停药后的复发。

尽管TAO是临床医生处理较为棘手的疾病,但早期发现、正确判断患者的病情,及时采取合理的治疗措施,多数患者的病情能够得到有效的控制,避免致残,生活质量得到提高。

TAO是一种器官特异性的自身免疫性疾病,目前确切的发病机制尚不清楚,涉及遗传、环境、自身免疫紊乱等多种因素。对于其目前的治疗,也并不尽如人意。近年来,许多学者致力于TAO发病机制及治疗新靶点的研究。由于在TAO的发生与发展过程中免疫机制起到主导作用,针对免疫细胞、细胞因子及PPAR途径的药物,已成为治疗TAO

的研究热点，关于CD20单抗利妥昔的治疗、新的细胞因子拮抗剂及干扰TSHR通路的药物、PPAR拮抗剂GW9662等研究都在进展之中。相信对TAO发病机制的不断深入了解，在不久的将来，我们一定能攻克TAO这一难题。

（沈飞霞）

参考文献

1. Weetman AP. Thyroid-associated eye disease: pathophysiology. Lancet, 1991, 338: 25-28
2. 李凤鸣．中华眼科学．北京：人民卫生出版社，2005
3. Small RG. Enlargement of levator palpebrae superioris muscle fibers in Graves' ophthalmopathy. Ophthalmology, 1989, 96: 424-430
4. 何为民，罗清礼．Graves眼病的组织病理学研究．华西医学，2002，17，422-423
5. 廖志强，夏瑞南，方谦逊．眼型Graves病眼外肌的组织病理学研究．眼科研究，1994：258-261
6. Wall JR. Pathogenesis of thyroid-associated ophthalmopathy: an autoimmune disorder of the eye muscle associated with Graves' hyperthyroidism and Hashimoto's thyroiditis. Clin Immunol Immunopathol, 1993, 68: 1-8
7. Kroll AJ, KuwabaraT. Dysthyroid ocular myopathy. Anatomy, histology, and electron microscopy. Arch Ophthalmol, 1966, 76: 244-247
8. Byrne SF, Gendron E K, Glaser J S, et al. Diameter of normal extraocular recti muscles with echography. Am J Ophthalmol, 1991, 112: 706-713
9. 刘福平．甲状腺相关性眼病的病情评判与治疗策略．中华临床医师杂志（电子版），2010，4-7
10. Given-Wilson R, Pope R M, Michell M J, et al. The use of real-time orbital ultrasound in Graves' ophthalmopathy: a comparison with computed tomography. Br J Radiol, 1989, 62: 705-709
11. Bartalena L, Pinchera A, Marcocci C. Management of Graves' ophthalmopathy: reality and perspectives. Endocr Rev, 2000, 21: 168-199
12. Sillaire I, Ravel A, Dalens H, Et al. Graves' ophthalmopathy: usefulness of T2 weighted muscle signal intensity. J Radiol, 2003, 84: 139-142
13. Mayer E. Serial STIR magnetic resonance imaging correlates with clinical score of activity in thyroid disease. Eye (Lond), 2001, 15: 313-318
14. Burggasser G. Orbital scintigraphy with the somatostatin receptor tracer 99mTc-P829 in patients with Graves' disease. J Nucl, 2003, 44, : 1547-1555
15. Konuk O. Orbital gallium-67 scintigraphy in Graves' ophthalmopathy. Thyroid, 2002, 12, 603-608
16. Bartley GB, Gorman C A. Diagnostic criteria for Graves' ophthalmopathy. Am J Ophthalmol, 1995, 119, 792-795
17. Frueh BR. Graves' eye disease: orbital compliance and other physical measurements. Trans AmOphthalmol Soc, 1984, 82, 492-598
18. Van Dyk H J. Orbital Graves' disease. A modification of the "NO SPECS" classification. Ophthalmology, 1981, 88, 479-483
19. Bartalena L Consensus statement of the European Group on Graves' orbitopathy (EUGOGO) on management of GO. Eur J Endocrinol, 2008, 158: 273-285
20. Mourits MP, Prummel MF, Wiersinga W Met al. Clinical activity score as a guide in the management of patients with Graves' ophthalmopathy. Clin Endocrinol (Oxf.), 1997, 47, 9-14

第四章　甲 状 腺 炎

第一节　有关甲状腺炎分类认识的回顾和展望

甲状腺炎(thyroiditis)是一组由多种病因引起的甲状腺炎症。其共同特征是甲状腺滤泡结构破坏,可伴有甲状腺功能正常、升高或减低,而且甲状腺功能可以由一种状态转化为另一种状态。甲状腺炎的鉴别通常依据临床表现、起病急缓、家族史、是否伴有前驱症状或颈部疼痛等,不同病因的甲状腺炎这些症状可能重叠,所以,在甲状腺炎分类上经历了模糊混乱到逐渐一致的过程。

一、如何对甲状腺炎进行分类

甲状腺炎的分类多种多样。按起病的急缓分为急性、亚急性、慢性甲状腺炎;根据病因分为感染性、自身免疫性和其他(放射、直接创伤等因素)甲状腺炎。病理学将甲状腺炎分为化脓性、肉芽肿性、淋巴细胞性和纤维性甲状腺炎等(表 3-4-1、表 3-4-2)。

表 3-4-1　甲状腺炎的分类

急性甲状腺炎	慢性甲状腺炎
细菌性(化脓性甲状腺炎)	慢性淋巴细胞性甲状腺炎(chronic lymphocytic thyroiditis,CLT)
病毒性(如猫抓热病毒感染,少见)	桥本甲状腺炎(hashimoto thyroiditis)
真菌性	慢性萎缩性甲状腺炎(atrophic thyroiditis)
亚急性甲状腺炎	慢性侵袭性纤维性甲状腺炎(riedel's thyroiditis)
亚急性肉芽肿性甲状腺炎(de Quervain 甲状腺炎)	纤维性甲状腺炎
亚急性假性肉芽肿性甲状腺炎	木样甲状腺炎
亚急性淋巴细胞性甲状腺炎	其他甲状腺炎
产后甲状腺炎(postpartum thyroiditis)	放射性甲状腺炎
散发性无痛性甲状腺炎(sporadic type of painless thyroiditis)	外伤性甲状腺炎
亚急性痛性甲状腺炎	结节病
巨细胞性甲状腺炎	淀粉样变

表 3-4-2　美国家庭医生根据病理进行的甲状腺炎分类

病理分类	病名	病理分类	病名
慢性淋巴细胞性甲状腺炎	慢性淋巴细胞性甲状腺炎 桥本甲状腺炎	微生物性甲状腺炎	化脓性甲状腺炎 急性甲状腺炎
亚急性淋巴细胞性甲状腺炎	亚急性淋巴细胞性甲状腺炎 产后甲状腺炎 散发性无痛性甲状腺炎	纤维侵袭性甲状腺炎	Riedel 甲状腺炎
肉芽肿性甲状腺炎	亚急性肉芽肿性甲状腺炎 de Quervain 甲状腺炎		

从以上分类可以看出，甲状腺炎分类并不统一。分析分类困难的原因：第一，甲状腺炎命名混乱。如桥本甲状腺炎，又称之为慢性淋巴细胞性甲状腺炎、慢性自身免疫性甲状腺炎、淋巴结样甲状腺肿；亚急性甲状腺炎又称之为痛性亚急性甲状腺炎、de Quervain 甲状腺炎、巨细胞性甲状腺炎、亚急性肉芽肿甲状腺炎、假肉芽肿性甲状腺炎。表 3-4-3 详列了同一甲状腺炎的不同命名。第二，对甲状腺炎病因的认识不足。例如由于亚急性淋巴细胞性甲状腺炎的病因不清，所以，最初被归类为亚急性甲状腺炎。虽然两病在临床过程上有相似之处，如典型表现经历甲状腺功能亢进、减退、最后正常的阶段，在疾病早期，甲状腺激素水平升高而甲状腺摄碘能力下降，提示甲状腺本身结构的破坏。但是，随着对两病病因和病理上的认识，目前已经明确将亚急性淋巴细胞性甲状腺炎归因为自身免疫破坏，甲状腺病理表现为淋巴细胞浸润、生发中心形成；亚急性甲状腺炎与病毒感染有关，甲状腺病理为肉芽肿形成。

表 3-4-3 甲状腺炎不同的命名

甲状腺炎	同义词
桥本甲状腺炎	慢性淋巴细胞性甲状腺炎 慢性自身免疫性甲状腺炎 淋巴结样甲状腺肿
无痛性产后甲状腺炎	产后甲状腺炎 亚急性淋巴细胞性甲状腺炎
无痛性散发性甲状腺炎	寂静散发性甲状腺炎 亚急性淋巴细胞性甲状腺炎
痛性亚急性甲状腺炎	亚急性甲状腺炎 亚急性(de Quervain)甲状腺炎 巨细胞性甲状腺炎 亚急性肉芽肿甲状腺炎 假肉芽肿性甲状腺炎
化脓性甲状腺炎	感染性甲状腺炎 急性化脓性甲状腺炎 发热性甲状腺炎 细菌性甲状腺炎
Riedel's 甲状腺炎	纤维性甲状腺炎

目前从临床上将甲状腺炎概括起来分为两种类型：一种是疼痛型，与甲状腺疼痛或触痛相关的甲状腺炎；另一种是无痛型的甲状腺炎。疼痛型甲状腺炎由感染、放射损伤或外伤引起；无痛型甲状腺炎由自身免疫、药物或特发性纤维化所致。在所有甲状腺炎中常见的形式是桥本甲状腺炎、亚急性肉芽肿性甲状腺炎、产后甲状腺炎、亚急性淋巴细胞甲状腺炎和药物引起的甲状腺炎（如胺碘酮，干扰素 -α，白介素 -2 或锂制剂）。表 3-4-4 列出了按照疼痛型和无痛型甲状腺炎的分类及其特点，并据此归纳出疑诊甲状腺炎的诊断流程（图 3-4-1）。

二、自身免疫甲状腺炎分类的演变和分歧

1912 年桥本（Hakaru Hashimoto）通过对 4 名妇女的甲状腺切除标本的病理观察，首次描述了一种从未报告过的病理特点，并从此以他的名字命名 - 桥本甲状腺炎。这种新发现的疾病主要病理特点是甲状腺没有胶质蓄积，而是表现为大量的淋巴细胞浸润，形成淋巴样滤泡和间质改变。这种病理改变不同于碘缺乏导致的甲状腺肿大和 Riedel 甲状腺炎。临床上患者可以表现为甲减，尽管没有表现为 Graves 病，但是病理上两者有很多的相似之处。1956 年，在桥本甲状腺炎患者的血清中 Ivan Roitt，Deborah Doniach 及其同事检测到了针对甲状腺球蛋白的自身抗体，他们的发现又被其后的研究所证实。Noel Rose and Ernest Witebsky 做了一项开创性的实验，将桥本甲状腺炎患者的甲状腺提取物给兔子免疫，发现这些动物产生了甲状腺球蛋白抗体并且甲状腺有淋巴细胞浸润，和桥本甲状腺炎极其相似。由于当时认为桥本甲状腺炎是一种罕见的疾病，很难获得患者的血清，所以没有进一步的研究。直到 1957 年才证实在慢性甲状腺炎的患者中存在甲状腺自身抗体。自此，自身免疫甲状腺炎的自身免疫启动过程、甲状腺自身免疫谱的产生及其影响因素逐渐被研究和阐释。桥本甲状腺炎只是自身免疫甲状腺炎最常见的类型。

自身免疫甲状腺炎（autoimmune thyroiditis，AIT）是一组由遗传因素、环境因素和内源性因素共同作用的自身免疫性疾病。从病理上曾定义为甲状腺内淋巴细胞浸润和甲状腺滤泡的破坏。但是这种定义已被修正。目前认为 AIT 共同特征是血清存在针对甲状腺的自身抗体，甲状腺有浸润的淋巴细胞，甲状腺滤泡细胞的破坏可有可无。这种对 AIT 的定义在第九版威廉姆斯内分泌学对 AIT 的分类中得到了体现（表 3-4-5）。从这种分类中我们可以看到，AIT 患者均有针对甲状腺球蛋白（Tg）和（或）甲状腺过氧化物酶（TPO）和（或）TSH 受体的自身抗体，但是不同类型 AIT 甲状腺自身抗体的主要表达形式不同，如 Graves 病的患者主要以 TSH 受体刺激性抗体（TSAb）为主，而桥本甲状腺炎的患

表 3-4-4 甲状腺炎分类及其特点

类型	病因	发病年龄(岁)	性别比例(女：男)	病程	病理	甲功	24 小时摄碘率	TPOAb	患病率或发病率
疼痛型									
亚急性肉芽肿性甲状腺炎	感染(病毒)	20~60	5：1	亚急性	巨细胞，肉芽肿	亢进、减退、或先亢进后减退最终正常	<5%	低滴度或检测不到	4~5/10 000
化脓性甲状腺炎	感染(非病毒)	儿童，20~40	1：1	急性(非细菌性的也可表现为亚急性)	脓肿形成	正常	正常	检测不到	尚无准确数据，非常罕见
放射性或创伤性甲状腺炎	甲状腺实质结构破坏	所有年龄		急性		亢进、减退、正常	<5%	检测不到，但 GD ^{131}I 治疗后的患者可阳性	1% 为经 ^{131}I 治疗后的 GD 患者
无痛型									
桥本甲状腺炎	自身免疫	所有年龄，高峰在 30~50	8-9：1	慢性	淋巴细胞浸润、生发中心、纤维化	亢进、正常、减退	正常或减低	高滴度，持续存在	5%~10%
产后甲状腺炎	自身免疫	产后 1 年内	—	亚急性	淋巴细胞浸润	亢进、减退、或者先亢进后减退最终正常	<5%	高滴度，持续存在	5%~7% 的产后妇女
亚急性淋巴细胞性甲状腺炎	自身免疫	所有年龄，高峰在 30~40	2：1	亚急性	淋巴细胞浸润	亢进、减退、或者先亢进后减退最终正常	<5%	有，持续	10~15/10 000
胺碘酮、IFN-α、IL-2 等药物诱导甲状腺炎	炎症	所有年龄		急性或亚急性		亢进或减退	减低	<10% 的患者阳性	10%~15%
锂盐诱导甲状腺炎	自身免疫	所有年龄		急性或亚急性		先亢进而后减低或正常	减低	33% 阳性	13/100 000
Riedel's 甲状腺炎	纤维化	30~60	3~4：1	慢性	纤维化	正常或减低	正常或低	有	尚无确切数据

TPO：甲状腺过氧化物酶

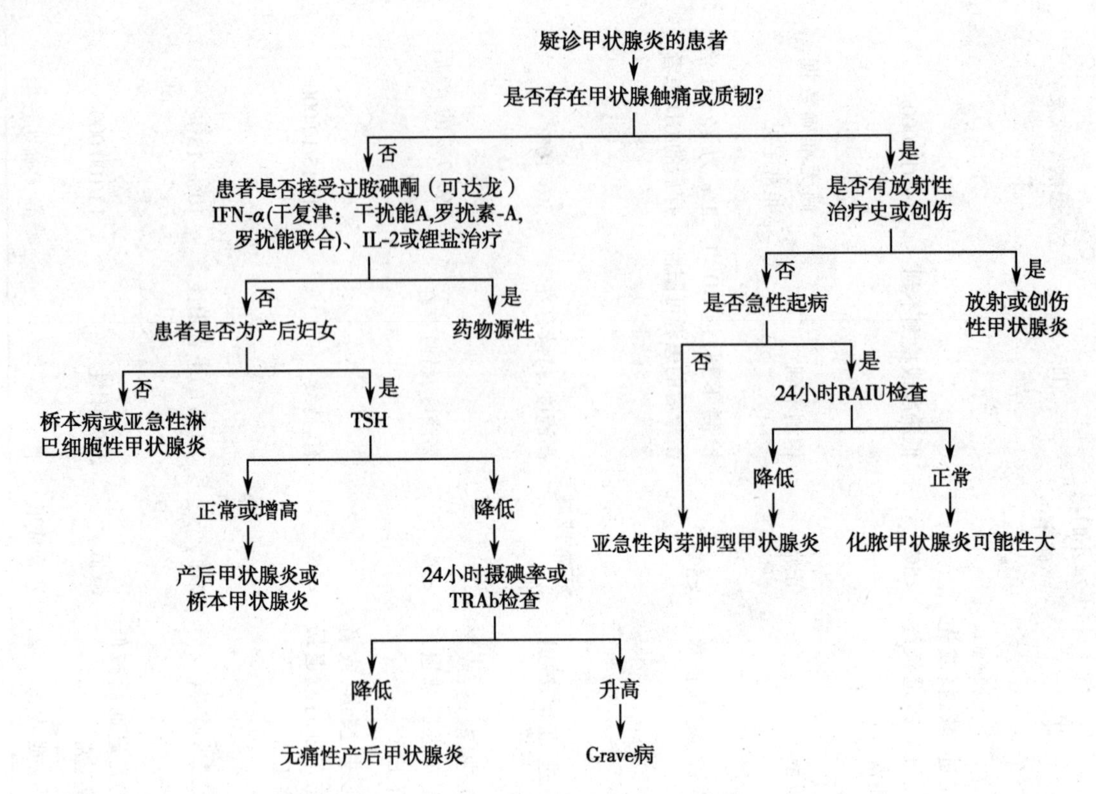

图 3-4-1 疑诊甲状腺炎患者的诊断流程

表 3-4-5 自身免疫甲状腺炎的分类

分类
1 型 AIT （1 型桥本甲状腺炎）
1A:甲状腺肿型
1B:非甲状腺肿型
2 型 AIT(2 型桥本甲状腺炎）
2A:甲状腺肿型(经典桥本病)
2B:非甲状腺肿型(原发性黏液性水肿,萎缩性甲状腺炎)
2C:一过性加重的甲状腺炎(例如产后甲状腺炎)
3 型 AIT(Graves 病)
3A:甲状腺功能亢进的 Graves 病
3B:甲状腺功能正常的 Graves 病
3C:甲状腺功能减退的 Graves 病

者以 TPO 抗体(TPOAb)为主。甲状腺炎症及其破坏程度可以不同,Graves 病的甲状腺炎症破坏较轻,以 TSAb 引起的甲亢表现为主;桥本甲状腺炎则以甲状腺的炎症破坏为主,严重者发生甲减。

上述分类可以看出 AIT 有不同的临床表现,甲状腺可以肿大、正常或萎缩;甲状腺功能可以亢进、正常或减低,而且在疾病的不同阶段可以自发转化。但是,我们同时也能看到,上述 AIT 的分类分型中有重叠,显得繁琐,而且在最近越来越多发现的某些药物引起的甲状腺炎也和自身免疫相关,分类中并没有囊括,所以,威廉姆斯内分泌学自第十版以后不再采用上述 AIT 的分类,同时也不再对 AIT 进行分类。有专家认为 AIT 包括了 Graves 病(自身免疫性甲亢)、慢性甲状腺肿性淋巴细胞性甲状腺炎(慢性淋巴细胞性甲状腺炎)、自身免疫性萎缩性甲状腺炎、产后甲状腺炎、无痛性甲状腺炎和甲状腺相关性眼病。上述分类兼顾了甲状腺是否肿大、包括了 Graves 病和 Graves 眼病,但是将无痛性甲状腺炎和产后甲状腺炎分为两类似乎也不是很合适。在最新出版的第八版全国高等学校教材《内科学》将 AIT 分为五种类型:①桥本甲状腺炎(hashimoto thyroiditis,HT),是 AIT 的经典类型,甲状腺显著肿大,50% 伴临床甲减;②萎缩性甲状腺炎(atrophic thyroiditis,AT),过去也称为特发性甲状腺功能减退症、原发性黏液性水肿。甲状腺萎缩,大多数伴临床甲减。TSH 受体刺激阻断性抗体(TSBAb)与 AT 引起的甲减有关;③甲功正常的甲状腺炎(euthyroid thyroiditis,ET),此型甲状腺炎仅表现为甲状腺淋巴细胞浸润,甲状腺自身抗体(TPOAb 和(或)TgAb)阳性,但是甲状腺功能正常。国内调查显示 ET 的患病率在 10% 左右;④无痛性甲状腺炎(painless thyroiditis),也称安静性甲状腺炎(silent thyroiditis),产后甲状腺炎(postpartum thyroiditis,PPT)是无痛性甲状腺炎的一个亚型。药物性甲状腺炎如胺碘酮、IFN-α 和 IL-2 等也属于无痛性甲状腺炎;⑤桥本甲亢(hashitoxicosis):少数 Graves 病甲亢可以和桥本甲状腺炎并存,可称为桥本甲亢。需要注意的是上述分类没有将 Graves 病纳入其中,认为 AIT 和 Graves 病具有共同的遗传背景,两者之间可以相互转化,桥本甲状腺毒症即是一种转化的形式,临床表现为 Graves 病的甲亢和桥本甲状腺炎的甲减交替出现。鉴于 AIT 的共同特征,血清存在针对甲状腺的自身抗体,甲状腺有浸润的淋巴细胞,Graves 病应该归为 AIT 之列。

三、自身免疫甲状腺炎的发病趋势及其影响因素

桥本甲状腺炎作为自身免疫甲状腺炎最常见的类型发病率明显升高。Caturegli 及其同事回顾分析了 Johns Hopkins 医院 1889 年到 2012 年间 14 867 例甲状腺手术切除标本的病理资料,他们发现 1942 年在巴尔的摩首次描述桥本甲状腺炎,这比桥本发现这种疾病晚了 30 年;桥本甲状腺炎的发病率从 1943 年到 1967 年明显升高;至 1992 年呈现平稳态势;最近 20 年出现另一个发病高峰的趋势(图 3-4-2)。意大利也有类似的报告,1975 年到 2005 年间桥本甲状腺炎的发病率增加了 10 倍,相对年轻化、男性发病增多、低抗体滴度成为新特点。发病率升高可能与甲状腺功能的测定增加导致疾病早期发现有关。但是,不可否认的事实是环境因素起到很大的作用。碘摄入量的增加是一个确切的影响因素。

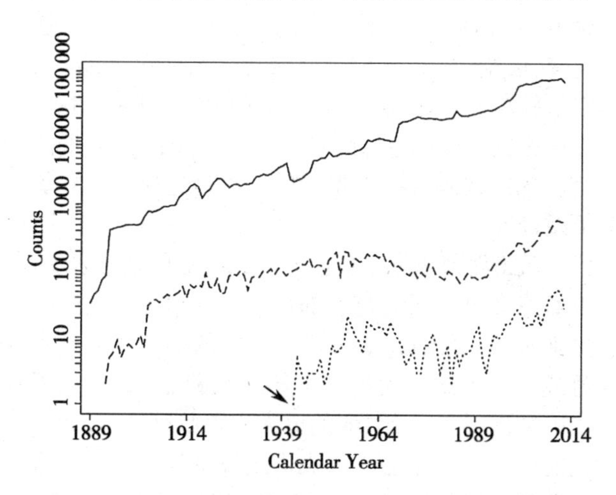

图 3-4-2 1889 年 5 月到 2012 年 10 月约翰霍普金斯医院病理科年手术标本数量

桥本甲状腺炎(点线),甲状腺手术(破折线)、所有外科手术标本数量(实线)。箭头指示 1942 年首次在该院病理科报告桥本甲状腺炎

碘对自身免疫甲状腺炎的影响概括来说,碘超足量和碘过量主要使具有自身免疫遗传背景或甲状腺自身抗体阳性的易感人群发生甲亢和自身免疫甲状腺病的危险性增加。碘缺乏地区的甲亢病因主要是结节性甲状腺肿和 Graves 病,碘充足地区甲亢的原因主要是 Graves 病。补碘对甲亢发病率的影响取决于补碘前碘缺乏的程度和补碘的时间。碘缺乏的程度越重,补碘后甲亢的发生率越高。补碘后 3 年之内发生甲亢的危险性增大。我国学者对不同碘摄入量三个农村社区(MUI 84μg/L、243μg/L、651μg/L)的 5 年随访研究没有发现 Graves 病发病率的差别,考虑的原因就是调查地区为轻度碘缺乏以及调查的时间为补碘 3 年后。

自身免疫甲状腺炎和甲减是碘超足量和碘过量的主要副作用。1985—1999 年波兰甲状腺疾病诊所接受甲状腺细针穿刺的 35 000 例患者的统计分析发现:1992 年实行全民食盐碘化(USI)后自身免疫性甲状腺炎的发病率由 1.5% 上升至 5.7%。

1999—2004 年,中国医科大学附属第一医院"碘致甲状腺疾病(IITD)"课题组对 MUI 分别为 84μg/L、243μg/L、651μg/L 的辽宁、河北的三个地区 3761 例居民进行为期 5 年的前瞻性随访调查。我们发现:碘超足量地区和碘过量地区的亚临床甲状腺功能减退症的发病率分别升高 11.3 倍和 12.6 倍;自身免疫甲状腺炎的发病率分别升高 4.4 倍和 5.5 倍。碘缺乏地区补碘至碘超足量可以促进亚临床甲减发展为临床甲减;2007 年,我们又进一步对 MUI 分别为 145μg/L 和 261μg/L 的辽宁两个地区 3813 例居民进行横断面的流行病学调查。结果发现:碘超足量(261μg/L)地区的甲减和自身免疫甲状腺炎患病率较碘足量(145μg/L)地区显著增高。我们的另一项对沈阳地区 488 例妊娠妇女的产后随访研究发现:碘过量妊娠妇女的产后甲状腺炎的患病率显著增加。Bjergved 等也观察到了相似的结果,他们前瞻性分析丹麦 1997—1998 年之前和 2008—2010 年实施强制性食盐碘化计划之后的甲状腺功能和甲状腺自身抗体,发现甲减发病率增高同时伴有 TPOAb 阳性率升高。

(单忠艳)

第二节 亚急性甲状腺炎处理中的难点、争议和建议

一、疾病名称变迁

亚急性甲状腺炎(subacute thyroiditis,SAT)是一种自限性甲状腺炎症性疾病。1895年Mygind首次对这一疾病进行了描述,共描述了18个“单纯akuta甲状腺炎”病例,这些患者患病前甲状腺均正常,患甲状腺炎后没有脓肿形成。1904年,Fritz de Quervain从病理学角度阐述了这种甲状腺炎;1936年de Quervain和Giordanengo对该病进行了进一步的重申,认为巨细胞和肉芽肿样改变是该病独特的病理表现,因此,SAT也被称为de Quervain甲状腺炎。SAT还被称为亚急性疼痛性甲状腺炎、亚急性肉芽肿性甲状腺炎、亚急性非化脓性甲状腺炎、巨细胞性甲状腺炎、假肉芽肿性甲状腺炎、假结核性甲状腺炎、肉芽肿性甲状腺疾病等,但最常称为SAT或de Quervain甲状腺炎。

二、病因及发病机制尚未完全阐明

普遍认为SAT与病毒感染有关,但并没有找到病毒感染引起SAT的直接证据;有上呼吸道感染的前驱病史,病毒感染的症状,季节性发病,以及发病具有一定的流行趋势等都只是病毒感染的间接证据。与SAT相关的病毒包括:腮腺炎病毒,腺病毒,EB病毒,柯萨奇病毒,巨细胞病毒,流感病毒,埃可病毒,肠道病毒等;患者甲状腺组织中可培养出这些病毒,并可从患者的血清中检测到这些病毒的抗体;某些患者可能患有这些病毒感染引起的相应疾病,这些均支持病毒感染是发生SAT的一个原因。最近报道,感染N1H1病毒的患者也可发生SAT。病毒引起甲状腺炎可能是细胞毒性T淋巴细胞识别病毒和细胞抗原组成的复合物,导致滤泡细胞破坏造成的。SAT也可发生于非病毒感染之后,如Q热和疟疾等。

自身免疫是否在SAT发病机制中扮演角色有较大分歧。SAT不属于自身免疫性疾病,但患者血清中可以检测到甲状腺自身抗体。SAT患者血清中TgAb的抗原表型主要为A区,A区在自身免疫性甲状腺疾病和非自身免疫性甲状腺疾病均有表达,也就是说大部分SAT患者的自身免疫是非特异的,是甲状腺破坏释放抗原的瞬时反应,而不是甲状腺的自身免疫性反应。SAT患者血清中TSBAb阳性,可以解释SAT患者疾病过程中为什么存在甲状腺功能减退,但是TSBAb阴性的患者同样存在甲状腺功能减退这一阶段,TSBAb阳性并不是导致SAT患者出现甲状腺功能减退的真正原因。TSBAb、TSAb、TPOAb等抗体的产生,考虑与甲状腺炎症性破坏,释放大量抗原,触发自反应性B细胞,暂时性产生抗体有关。

遗传缺陷是导致SAT的潜在因素。SAT与HLA-B35阳性的相关报道最多:有2/3的SAT患者HLA-B35阳性;HLA-B35单倍型杂合子的同卵双胞胎常患SAT;家族性SAT患者的HLA-B35阳性,说明SAT有明显的遗传易感性;HLA-B35阳性个体发生SAT没有季节性。还有SAT患者HLA-B15/62阳性及HLA-B67阳性的报道,且HLA-B67阳性个体在夏天或秋天更易发生SAT。有个案报道具有自身免疫背景的个体流感疫苗接种后出现SAT,说明具有遗传易感性的个体在病毒感染后更容易患SAT,免疫遗传因素在SAT的发病中具有重要作用。

三、临床表现各异

一般可表现为低热、咽喉痛、肌痛、关节痛和周身不适等流感样症状。典型的临床表现为高热,颈前部甲状腺区域疼痛;颈部疼痛通常先出现在一侧,然后迁移至另一侧,也可仅局限于一侧;疼痛可向同侧下颌、耳部、枕部或是胸部放射,疼痛可因转颈或吞咽加重。多数病人的症状于病后3~4天达高峰,也有少数起病缓慢,1~2周达到高峰;触诊时,甲状腺触痛明显、质地硬,明显肿大,两侧甲状腺可以对称,也可以不对称。50%的病人在疾病早期阶段出现甲状腺毒症表现,紧张、心动过速、心悸、体重减轻等。

关键注意下列不典型SAT或少见的临床表现。少数患者可能无明显颈部疼痛。个别患者出现吞咽困难、呼吸困难,主要因为肿大的甲状腺压迫食道或气道所致。大约一半的患儿和2/3的成人甲状腺弥漫受累。有1/4的成人有甲状腺结节,受侵犯的甲状腺偶尔会出现表面皮温升高或红斑。很少发现颈部淋巴结肿大。部分病例仅表现为发热,而缺乏其他典型的临床特征。个别患者会出现精神症状,如焦虑、易冲动、失眠、兴奋、躁狂、抑郁;极为罕见的情况会出现精神失常和急性精神错乱。最近报道,18岁男性,出现行为异常,躁动,性亢进,心理偏执,无精神疾病和特殊药物及饮酒史,症状、查体和实验室检查均支持SAT甲状腺毒症期诊断。

Graves 病（Graves disease，GD）患者甲状腺功能亢进时可引起精神异常，SAT 患者甲状腺毒症期也可出现精神异常，临床上若遇到类似情况，排除其他常见导致精神异常因素后，应进行甲状腺疾病相关指标检查，明确是否存在甲状腺疾病，以免漏诊。甲亢危象主要见于 GD，但有报道 SAT 患者也可发生甲状腺危象。

美国甲状腺学会和美国临床内分泌学家协会制定的指南将 SAT 的自然病程分甲状腺毒症、甲状腺功能正常、甲减、甲状腺功能恢复正常四个阶段，整个病程大概会持续 6~12 个月。甲状腺毒症阶段因甲状腺滤泡上皮破坏和滤泡的完整性丧失，使已合成的甲状腺激素大量释放入血，T_3、T_4 明显升高抑制 TSH，由于滤泡的破坏，TSH 无法使甲状腺增加碘的摄入，致使放射性碘的摄取率（radioactive iodine uptake，RAIU）降低，这一阶段通常持续 2 个月；之后为持续 1~3 周的甲状腺功能正常阶段；由于甲状腺不能摄取碘，之前合成的甲状腺激素释放殆尽，新合成的甲状腺激素不足导致甲减，进入甲减阶段，大概持续数周至数月；最后，甲状腺功能逐渐恢复正常，重新合成甲状腺激素，进入甲状腺功能恢复正常阶段。我国甲状腺诊治指南将 SAT 的病程分为甲状腺毒症、甲减、甲状腺功能恢复正常三个阶段，没有甲状腺功能正常阶段。两个指南没有原则差异。

四、有助于诊断及鉴别诊断的实验室和特殊检查

1. 非特异性一般检查常有阳性发现　外周血白细胞计数正常或轻度升高，中性粒细胞或淋巴细胞也可增多，可出现正细胞性贫血。ESR 明显增快，常高于 50mm/h，甚至高于 100mm/h。血 CRP 常显著升高。

2. 血清甲状腺激素水平与 RAIU 或 ^{99m}Tc 甲状腺扫描时甲状腺摄取率的特殊镜像改变非常重要　SAT 甲状腺毒症阶段，血清 T_3、T_4 升高，TSH 受抑制，外周脱碘酶活性下降可引起 T_4 向 T_3 转化减少，$T_3/T_4<20$；此时，甲状腺滤泡被大量破坏，摄碘能力明显受限，RAIU 或 ^{99m}Tc 甲状腺扫描时甲状腺的摄取率均明显降低（核素扫描甲状腺不显影或呈冷结节）。之前合成的甲状腺激素释放殆尽，新合成的甲状腺激素不足导致 SAT 进入甲减阶段时，血 T_3、T_4 降低，TSH 升高，而 RAIU 或 ^{99m}Tc 甲状腺扫描时甲状腺的摄取率略降低或可恢复正常。SAT 进入甲状腺功能恢复正常阶段，RAIU 或 ^{99m}Tc 甲状腺扫描时甲状腺的摄取率则正常或轻度升高（增强）。

个别患者在甲状腺毒症期出现 RAIU 轻度升高，检测其血清中 TRAb 和 TSAb 活性明显升高，推测 TRAb 和 TSAb 持续存在可能是 RAIU 轻度升高的原因。

3. 甲状腺超声检查地位似有提升　超声检查甲状腺增大，炎症区域甲状腺呈现片状低回声；彩色多普勒可见甲状腺血流降低或正常；有报道称 SAT 患者甲状腺低回声面积与甲状腺炎症的程度及甲状腺激素水平呈正相关。

美国甲状腺学会和美国临床内分泌学家协会制定的指南及我国甲状腺疾病诊治指南中将 RAIU 的检测作为确诊 SAT 的指标，但日本甲状腺协会亚急性甲状腺炎诊断指南中将超声下表现——甲状腺疼痛部位低回声作为确诊 SAT 的必备指标之一，而未采用 RAIU 作为确诊指标。

目前有两项研究使用超声检查来确诊 SAT。RAIU 具有高度的特异性、灵敏性、无创性、简便实用性等特征，但是其诊断率仍未达到 100%；超声检查简便易行，对 SAT 的诊断也有重要价值；RAIU 和超声检查这两种方法究竟哪种方法对确定诊断更有价值，还需要进行大样本的随机对照研究来验证。如果能将两种方法结合，可能会大大提高 SAT 的确诊率。

4. 甲状腺细针穿刺细胞学（fine needle aspiration and cytology，FNAC）检查评价　早期典型 FNAC 细胞学图片可见多核巨细胞、片状上皮样细胞、不同程度炎性细胞浸润、肉芽组织形成；晚期往往见不到典型表现。

SAT 是自限性疾病，病程中甲状腺可以表现为结节样增大，缓解后结节可以消退，诊断本病通常不常规行 FNAC 检查。如果亚甲炎患者的结节持续存在，就需要长期随访，必要时行细针穿刺。有疑问的病例，如触痛局限于某个独立的结节或是局部区域，细针穿刺有助于鉴别囊肿性出血或是肿瘤出血。若 SAT 患者出现声音嘶哑，需要除外淋巴瘤或未分化型甲状腺癌，最好行细针穿刺取病理明确。

5. SAT 可伴有其他甲状腺相关指标变化　甲状腺滤泡的破坏使血清中甲状腺球蛋白（thyroglobulin，T_g）水平明显升高，T_g 水平与甲状腺破坏严重程度呈正相关，但不被作为确诊 SAT 的指标。SAT 患者血清中通常检测不到 TgAb、TPOAb、TRAb，但个别患者血清中可一过性出现较低滴度的上述抗体。这些抗体可能是由 B 细胞致敏产生，

也可能是通过T辅助细胞介导产生。

五、SAT诊断不难，鉴别诊断非常重要

依据典型的临床表现（急性起病、发热等全身症状，甲状腺疼痛、肿大、质硬等），结合实验室及特殊检查很容易诊断SAT。不典型病例，只要想到SAT，进行相关检查，诊断SAT亦并不困难。

由于SAT系自限性疾病，治疗原则及方法明显不同于其他甲状腺疾病，因此，诊断SAT时与下列疾病的鉴别诊断尤为重要。

1. 急性化脓性甲状腺炎 急性化脓性甲状腺炎是甲状腺化脓性感染，往往是全身化脓性感染的一部分，在儿童中更为常见，也表现为痛性甲状腺肿大，但局部或邻近组织会有红、肿、热或波动感，全身感染中毒症状更明显，血中性粒细胞升高更显著，而无甲状腺毒症表现。化脓部位的甲状腺核素摄取能力低下（也可表现为冷结节），但感染部位以外的甲状腺组织核素摄取能力正常。甲功正常，甲状腺相关抗体阴性。甲状腺超声检查示化脓性感染征像或可见液性暗区（脓汁的特殊回声）。

2. 结节性甲状腺肿或甲状腺腺瘤出血 突然出血时可伴甲状腺疼痛，出血部位可伴波动感，但是无全身感染中毒症状及甲状腺毒症表现，ESR不升高，甲状腺超声对诊断有帮助。

3. 桥本甲状腺炎 本病少数可以有甲状腺疼痛、触痛，活动期ESR也可轻度升高，并可出现短暂甲状腺毒症和摄碘率降低，但是无全身感染症状，血清TgAb、TPOAb滴度明显增高。FNAC检查可资鉴别。

4. 无痛性甲状腺炎 本病是桥本甲状腺炎的变异型，是自身免疫甲状腺炎的一个类型。有甲状腺肿，临床表现经历甲状腺毒症、甲减和甲状腺功能恢复3期，与SAT相似。但本病无全身感染症状，无甲状腺疼痛，ESR不增快，FNAC检测可见局灶淋巴细胞浸润。

5. 伴有低碘摄取率的甲状腺毒症 Graves病应用外源性碘，碘诱发甲亢，医源或人为甲状腺毒症，恶性病变浸润甲状腺（甲状腺淋巴瘤），异源性高分泌甲状腺组织（卵巢甲状腺肿，实体转移甲状腺癌）等可以表现为甲状腺毒症伴RAIU降低，仔细询问病史、甲状腺相关抗体检测、核素扫描及必要时FNAC检查等有助于鉴别。

六、SAT治疗药物选择上的争议

亚急性甲状腺炎治疗目的就是缓解疼痛和减轻甲状腺毒症症状。早期甲状腺毒症阶段是由于已经合成的甲状腺激素大量释放引起，不需要使用抗甲状腺药物，主要使用阿司匹林或是非甾体抗炎药（nonsteroidal anti-inflammatory drugs，NSAIDs）或口服糖皮质激素[泼尼松龙（prednisolone，PSL）]控制炎症、减轻疼痛及应用β受体阻滞剂减轻甲状腺毒症表现。

美国甲状腺协会和美国临床内分泌专家协会的管理指南推荐：轻中度SAT患者抗炎药物通常首选阿司匹林或NSAIDs，一般需要1~20周疼痛才能完全缓解，平均需5周；中重度SAT患者如果NSAIDs无效，需给予口服糖皮质激素治疗，通常在24~48小时内可以迅速缓解疼痛、发热的症状。

糖皮质激素治疗SAT的起始剂量没有定论。美国甲状腺协会和美国临床内分泌专家协会的管理指南推荐PSL40mg/dd作为治疗SAT的起始剂量，但也有使用25~60mg/d作为起始剂量，我国的诊治指南推荐剂量20~40mg/d。上述推荐的起始剂量均没有强有力的依据支持。加上糖皮质激素存在一定副作用，所以临床医生一般不是十分愿意首选该药治疗SAT，但是如果能够使用小剂量糖皮质激素即可缓解症状，并且在短时间内停药，将明显减少糖皮质激素的副作用，不失为治疗SAT最理想的方法。最近报道的日本一项前瞻性研究中，治疗SAT使用的PSL起始剂量为15mg/d，每两周减量5mg，结果发现80%的患者在8周内症状改善，且几乎没有观察到PSL的副作用，所以他们认为起始剂量15mg/d，每两周减量5mg的治疗方案对于日本人来说是安全有效的。按日本SAT患者平均体重55.27kg、PSL起始剂量0.27mg/kg体重计算，对于欧洲人来说相当于20mg/d起始。但是日本、中国或是欧洲、美国等地区，由于种族差异可能对PSL治疗的敏感性可能不同，需要的剂量也可能不同，小剂量还是大剂量PSL治疗SAT，还有待不同地区、不同种族、更大样本量、更多的临床研究来验证。研究还发现SAT患者病初甲状腺激素水平越高，PSL治疗后甲状腺功能恢复正常所需的时间越短，推测可能是早期毒症轻的患者甲状腺滤泡破坏较轻、持续时间更长、恢复更慢。

小剂量PSL治疗SAT可以迅速缓解症状，副作用少，永久性甲状腺功能减退症的发病率较低，与使用NSAIDs相比，治疗SAT选用PSL可能会是一个更好的选择。

糖皮质激素治疗SAT过程中，宜缓慢减少剂量，总疗程不少于6~8周；过快减量、过早停药可使

病情反复；停药或减量过程中病情反复者使用糖皮质激素仍然有效；治疗过程中，RAIU 持续降低提示炎症反应继续，应延长使用糖皮质激素疗程；停用糖皮质激素前行 RAIU 检测，对预测患者是否会早期复发有用。

早期的甲状腺功能减退症通常都是一过性的，甲状腺毒症阶段过后也很少使用 L-T_4 治疗(由于 TSH 降低不利于甲状腺细胞恢复)。明显甲减者短期、小量使用 L-T_4；永久性甲减者才需长期 L-T_4 替代治疗。

七、预后和结局比较乐观

1. SAT 后甲减多为一过性　SAT 是一种自限性疾病，3~6 个月后可以自行缓解，不留并发症，20%~56% 的患者毒症阶段过后会出现一过性甲减，很少发生永久性甲减(发生率仅 0.5%~15%)。

糖皮质激素的应用与永久性甲减的关系尚有争议。长期随访发现使用糖皮质激素治疗甲减发生率高于未用激素者，但也有报道糖皮质激素治疗后永久性甲减的发病率较低，究竟糖皮质激素治疗后永久性甲减的发病率如何变化，还需要更多的研究来证实。某些迟发型甲减患者 TSBAb 阳性，可能是 SAT 触发了自身反应性 B 细胞造成的。

Nishihara 等发现，双侧甲状腺低回声是 SAT 后发生甲状腺功能紊乱的预测指标，但没有发现实验室检测指标对预后有预测作用。Schenke 等的研究发现永久性甲减患者甲状腺体积相对较小。

长期随访监测 SAT 患者甲功注意是否发生迟发型甲减是非常重要的。

2. SAT 的复发率低　仅有 2%~4% 的 SAT 患者会复发，少数复发数次，通常发生在确诊后 1 年内。然而，也有报道几年后复发的。复发时的表现与第一次发病时相似，可再次使用糖皮质激素治疗。

3. SAT 与 Graves 病　SAT 后可发生 GD，但非常少见，通常都是在 1 年内发生。有报道 SAT 后发生 GD 患者同时具有 SAT 和 GD 易感基因(HLA-B35 和 HLA-DR3)；还有报道 SAT 后 7~8 年可发生 GD，7 年后发生 GD 的患者同时具有 SAT 和 GD 易感基因(HLA-B35 和 HLA-BW46)，而 8 年后发生 GD 的患者两种易感基因均阴性，SAT 后发生 GD 可能有遗传因素参与其中。SAT 患者血清中可检测到较低滴度的甲状腺自身抗体，SAT 可能促发自反应性 B 细胞产生 TRAb。SAT 后如果甲状腺激素水平持续升高，应该警惕是否发生 GD。

(杜建玲)

第三节　评析慢性淋巴细胞性甲状腺炎的发病、临床及实验室诊断

一、概念及历史沿革

慢性淋巴细胞性甲状腺炎(chronic lymphocytic thyroiditis，CLT)又称为慢性自身免疫性甲状腺炎(chronic autoimmune thyroiditis，CAT)，桥本甲状腺炎(Hashimoto's thyroiditis，HT)，或桥本病。1912 年，日本学者桥本策首次在其研究论文中描述了四个甲状腺肿患者手术标本的典型组织学表现：弥漫性淋巴细胞浸润和甲状腺纤维化，伴有不同程度的甲状腺滤泡细胞萎缩和嗜酸样变。1931 年，Graham 和 McCullagh 第一次用术语"桥本"作为一篇文章的标题。他们认为淋巴细胞性甲状腺肿是不同于 Riedel 甲状腺炎的一种新的疾病。1939 年，英国著名的甲状腺外科医生 Cecil Joll 创造了术语"桥本病"，并把它用作他写的关于这种疾病的综述的标题。1956 年，Roitt 及同事在 HT 的病人血清中首次发现抗甲状腺球蛋白抗体，奠定了 HT 是一种器官特异性自身免疫病的基础。自此，HT 已经从一个罕见疾病变成最常见的自身免疫性疾病，即一类常见的自身免疫性甲状腺疾病(autoimmune thyroid diseases，AITDs)，也是原发性甲状腺功能减退症最主要的原因。HT 发病率约为每年每 1000 人 1 例。汇总已发表的文章，其患病率为每 1000 人达 8 例，根据美国第三次国家健康和营养调查结果，依据生化证据每 1000 健康自愿者中有 46 例为甲减及甲状腺自身抗体阳性。我国北方地区一项流行病学调查显示 CTL 的发病率为 0.84%，患病率为 1.65%。

二、HT 发病机制的新认识

HT 和 Graves 病(GD)同属 AITD。此类疾病的发生有一个共同特征，即有遗传背景(携有易感基因)的个体被环境因素所触发。其病因学发生机制包括免疫耐受遭受破坏和淋巴细胞在甲状腺的聚集。这种作用可导致甲状腺自身免疫的不同表型，如产生甲状腺自身抗体，临床可表现为以甲减为主的 HT 和甲状腺功能亢进(甲亢)的 GD，但两者都是 AITD 的临床结果。

1. 遗传学研究　AITD 遗传学研究的进展得益于遗产研究方法学的飞速发展。对于复杂疾病基因的研究方法包括四个阶段：第一阶段，候选基因研究；第二阶段，全基因组连锁研究；第三阶段，

全基因组关联研究（GWAS）；第四阶段，全基因组测序。AITD的研究也是基于这样的一个过程。在第一阶段最早提出的候选基因是HLA-DR基因，HLA-DR3基因与GD和HT均相关。随后细胞毒性T细胞相关抗原4（CTLA-4）也作为候选基因被提出。目前已经确定CTLA-4基因与多种自身免疫病相关，它不但与GD和HT相关，还与单纯甲状腺自身抗体阳性相关。哪些基因可能成为候选基因呢？首先AITD是自身免疫病，因此与免疫相关的基因都可能成为AITD的候选基因，例如调节性T细胞相关的*CD25*基因、*Foxp3*基因，*CD40*基因、*PTPN22*基因等，这些基因都是AITD的研究热点基因。另一类候选基因从甲状腺自身抗原入手，包括甲状腺球蛋白（Tg），甲状腺过氧化物酶（TPO）及促甲状腺素受体（TSHR）。在第二阶段，通过全基因组连锁分析，发现多条染色体上存在易感基因座，包括：2q、6p、8q、10q、12q、14q及20q。2q上的易感基因正是候选基因CTLA-4。8q、14q和20q上的易感基因分别是Tg、TSHR和CD40基因。在第三阶段的GWAS研究中发现了与GD相关的易感基因，仍以T、B细胞活化信号及HLA I类抗原或甲状腺特异抗原相关的基因。但鲜有单独针对HT患者的研究结果。Denny JC等发现在9q22去FOXE1区附近的单核苷酸多肽特别是rs7850258位点与甲减及甲状腺炎相关。近年全基因组测序的应用又使复杂疾病的遗传学研究有了新的工具，未来可能会用于预测个体的疾病易感性以及对药物治疗的反应性和预后。

遗传学研究的新问题：尽管AITD的遗传学易感基因研究已经取得很多进展，但作为一类复杂疾病，现阶段仍没有哪一个基因能确定疾病在人群中的易感性及发生频度。究竟携带多少条易感基因才能导致CLT或GD，基因与基因之间如何发挥相互作用，带有这些易感基因是否带来疾病表现型的变化，携带的易感基因通过哪些机制导致疾病的发生发展，这些仍是亟待研究的课题。

2. 自身免疫调节网络 本病为一种器官特异性自身免疫性疾患。许多证据显示，本病的自身免疫病程始发于辅助性T细胞（CD4）针对甲状腺抗原特异性活化。其机制目前尚未清楚，可能的假说有两个：一个是病毒或细菌感染，因其含有与甲状腺类似的蛋白，产生交叉反应，诱发甲状腺特异性T细胞的活化；另一个是甲状腺上皮细胞向辅助性T细胞提呈自身抗原。一旦自身反应性CD4+ T细胞被活化，则会刺激自身反应性B细胞聚集于甲状腺组织，分泌抗甲状腺自身抗体。主要针对3种靶抗原产生抗体：甲状腺球蛋白、甲状腺过氧化物酶和促甲状腺激素受体。自身抗体通过抗体依赖细胞介导的细胞毒性作用以及自身抗体改变靶细胞功能，共同损伤甲状腺。本病是体液免疫和细胞免疫共同作用的结果。浸润的淋巴细胞和甲状腺上皮细胞均能产生高水平的细胞因子、主要为IFN-γ、TNF-α以及IL-1等为主的辅助性T细胞（Th）1型细胞因子，它们调节炎症细胞和甲状腺细胞之间的相互作用，放大级联反应。在多种细胞因子的协同作用下，甲状腺上皮细胞表达MHC II类抗原和细胞间黏附分子-1（ICAM-1）等协同刺激信号，成为抗原提呈细胞，触发并维持自身免疫反应。过去认为CD8+T细胞以及杀伤性T细胞（CTL）是HT的效应细胞。近年的研究显示一类具有免疫调节功能的T细胞——调节性T细胞（Treg）表达下降及功能受损，使机体免疫耐受被打破参与CLT发病及进展。在实验性自身免疫性甲状腺炎（EAT）小鼠模型，去除Treg细胞，甲状腺的炎症程度加重。此外，新型效应性T细胞——Th17细胞功能增强，或Treg/Th17失衡也可能是HT发病原因之一。Th17基因敲除鼠甲状腺炎病症减轻。此外趋化因子如CXCL9、CXCL10、CXCL11等也参与HT的过程。因此HT是研究自身免疫性疾病免疫调节网络的一个较好疾病模型。Tg及弗氏佐剂联合免疫诱导的实验性自身免疫甲状腺炎小鼠动物模型，具有遗传背景的肥胖鸡（OS鸡）模型以及碘诱导的自发自身免疫性甲状腺炎NOD-$H2^{h4}$小鼠模型等为HT的研究提供了理想的动物模型。

3. 细胞凋亡是否参与AITD 1997年意大利学者发表于Science杂志的研究首次报告HT患者的甲状腺滤泡细胞表达FasL，与表达Fas的浸润淋巴细胞相互作用诱导甲状腺细胞凋亡引起患者甲状腺功能低下。然而，随后多个研究室并未在HT患者的甲状腺重复出上述研究结果，怀疑FasL抗体的纯度可能导致实验的假阳性。但是细胞凋亡在AITD中的作用仍然得到了认可，因为HT的甲状腺细胞凋亡增加，除Fas外一些凋亡相关蛋白如BCL-2，Trail等也被发现表达于甲状腺，且其表达受IL-1等细胞因子的刺激。高碘、放射性损伤等环境因素能诱导或加重甲状腺细胞凋亡从而诱发自身免疫性甲状腺疾病。但是诱导甲状腺细胞凋亡的始动因素是什么，凋亡的细胞又如何启动甲状腺自身免疫反应？这些详细的机制仍不清楚。

4. 环境因素 高碘摄入是HT发病的一个重

要因素。适碘和高碘地区HT的发病率高于低碘地区，摄碘量低的国家HT亦较少见。我国的一项流行病学前瞻研究显示随着碘摄入量的增加HT的患病率和发病率显著增加。高碘引起甲状腺自身免疫的机制考虑以下几个方面：高碘引起甲状腺细胞的过氧化损伤；诱导细胞凋亡；碘增加Tg的免疫源性。除碘外，硒元素也与甲状腺疾病关系密切，硒参与了甲状腺激素的合成、活化和代谢过程。另外，硒对免疫系统也有重要的影响，硒缺乏可能对包括细胞免疫和体液免疫在内的机体免疫功能都会造成不利的影响。临床研究发现，硒补充治疗可以降低HT患者血清TPOAb水平。碘诱导的甲状腺炎模型NOD-H2^{h4}小鼠给予硒治疗使甲状腺内淋巴细胞浸润明显减少，滤泡破坏程度减轻，外周Treg细胞表达增多。另外，肠道病原中的Yersinia细菌的小肠结肠感染、应激、情绪、吸烟可能与本病的发生也有关系。近年来，日益加重的环境污染，迫使人们开始关注环境内分泌干扰物（EDCs）对人体内分泌系统的影响。EDCs包括工业用品，如多氯联苯类（PCB）、二噁英类等；农用化学用品，如杀虫剂、除草剂等；药用环境激素；植物雌激素等。已有报道多种EDCs能影响甲状腺激素的分泌和调节，生育期女性和男性暴露于PCB后甲状腺自身抗体阳性率升高。究竟多少种EDCs能影响甲状腺功能及自身免疫，其具体机制是什么，仍有待研究。

三、病理表现

HT的典型病理表现是：甲状腺坚硬，肿大。正常的滤泡结构广泛地被浸润的淋巴细胞、浆细胞及其淋巴生发中心代替。甲状腺滤泡孤立，呈小片状，滤泡变小，萎缩，其内胶质稀疏。残余的滤泡上皮细胞增大，胞质嗜酸性染色，称为Askanazy细胞。这些细胞代表损伤性上皮细胞的一种特征。纤维化程度不等，间质内可见淋巴细胞浸润。发生甲减时，90%的甲状腺滤泡被破坏。甲状腺萎缩被认为是HT发展的终末期，被称为萎缩性甲状腺炎（atrophic thyroditis，AT）。

慢性淋巴细胞性甲状腺炎和乳头状甲状腺癌（PTC）的手术标本或细针穿刺细胞学检查中发现两者共患的现象比较普遍。美国约翰霍普金斯医院100年来HT的手术标本中发现乳头状甲状腺癌达26.6%。但是在一部分PTC患者中，腺体内虽然没有典型的HT患者典型的具有生发中心的淋巴滤泡，但存在少量散在的淋巴细胞浸润，被称为慢性非特异性甲状腺炎。这种非特异性炎症到底是HT的早期表现，还是对肿瘤的炎症反应仍然不清楚。PTC和HT间的关系也成为目前研究的热点。

四、HT临床表现呈现多样性

HT多见于女性，好发年龄30~50岁，发展缓慢，缺乏特异性临床表现，不少患者临床症状缺如。HT患者最典型的临床表现是甲状腺肿大和甲状腺功能减退。但是，甲状腺不大甚至萎缩、甲功正常或甲状腺激素水平升高并不能除外HT。HT患者还可同时伴有其他自身免疫异常，因此HT患者的临床表现呈现异质性。

1. 甲状腺肿大 当CLT患者出现甲状腺肿时平均病程已达2~4年。肿大的甲状腺质地韧如硬橡皮，多为双侧弥漫性肿大，很少与周围粘连，触诊表面可光滑、结节样或细粒感。肿大程度轻重不等，还可表现为单叶或局部肿大，因此常与结节性甲状腺肿难以鉴别。甲状腺不肿大甚至萎缩并不能除外HT，虽然有些患者诊断时就表现为甲状腺萎缩，但目前的观点仍然认为萎缩性甲状腺炎是HT的晚期阶段。

HT患者全身症状不明显，局部压迫症状亦不明显，常有咽部不适感，甲状腺罕见疼痛，偶有轻压痛。如果甲状腺出现明显疼痛应警惕合并淋巴瘤。此时需要细针抽吸细胞学检查（FNAC）或手术活检来鉴别。当存在明显的结节或甲状腺肿体积增大迅速时也需要活检来鉴别。

2. 甲状腺功能变化 甲减还常常是HT的首发症状。但是随着诊断技术的提高发现许多亚临床的HT患者，表现为高水平的TPOAb和（或）TgAb，仅有TSH升高T_4正常的亚临床甲减，或者甲功完全正常。还有患者可出现一过性甲亢的临床表现，为炎症破坏引起的一过性甲状腺激素释放增多。少部分患者可伴有眼征。HT中局限性黏液水肿也较少见。HT患者甲状腺功能下降的速率增加。在英国的Whickham研究中，亚临床甲减和高TPOAb浓度者以每年5%的比率进展为临床甲减。经过20年随访，25%的甲状腺炎患者自发恢复，但另有33%进展为甲减。在中国的IITD研究中也发现TPOAb阳性且TSH升高者5年随访时进展为甲减的比率显著增高，且高碘摄入是进展为甲减的促进因素。该前瞻研究中也同样发现在初次调查时确诊的伴有临床甲减的20例HT患者，5年后55%甲功自发恢复正常，另有20%转变为亚临床甲减。

HT患者为什么甲状腺功能变化会呈现多样性

仍是个未解的课题。同样的甲状腺肿大,血液中同样存在高水平的TPOAb或TgAb,为什么在不同患者会表现为甲功正常或严重的甲减?同一个患者为什么在抗体水平未变化的情况下,不同时期甲功表现不同。是炎症破坏的程度不同、是甲状腺自身抗体的亚型不同、是炎症细胞浸润程度不同、是细胞因子水平不同?目前尚无确切答案。

3. 其他异常 HT患者可并发GD。GD可能先发或后发于HT,可能源于两病间共同的甲状腺自身免疫背景。在一项研究中对促甲状腺素受体刺激性抗体(TSAb)阳性的GO患者进行活检,发现共存的慢性淋巴细胞性炎症,证明了二者共病。20%的抗甲状腺药物治疗后出现甲减的Graves甲状腺毒症患者是因为发生了HT,因为停用抗甲药后甲功恢复正常。

HT与甲状腺的原发性大B细胞淋巴瘤相关。通常发生在50至80岁的女性,为非何杰金型,局限于甲状腺内。一项研究中,119名淋巴瘤患者均患有HT,可能是甲状腺内B细胞受到长期慢性的刺激最终形成恶性克隆。分化型甲状腺癌与HT的关系也开始受到关注,研究发现HT患者中分化型甲状腺癌发病率增高,甲状腺自身抗体与DTC相关。尽管机制不清,甚至有人认为是甲状腺癌引起了甲状腺的慢性炎症。这个话题仍在讨论中。

HT还是1型和2型自身免疫多腺体综合征的一个表现,常与其他多种免疫异常相伴随。1型:主要表现是甲状旁腺功能减退,艾迪森病,慢性黏膜念珠菌病,HT发生于10%~25%的病例。2型:主要异常是AITD,1型糖尿病,和艾迪森病。其他包括卵巢早衰,淋巴细胞性垂体炎、白癜风、斑秃、乳糜泻、恶性贫血、浆膜炎、重症肌无力;HT在以上任意一种疾病的患者中均高发。

HT还易伴发类风湿性疾病,如:类风湿性关节炎、系统性红斑狼疮,干燥综合征,风湿性多肌痛,巨细胞性动脉炎,复发性多软骨炎和系统性硬化病。其他疾病,包括:慢性活动性肝炎、原发性胆汁性肝硬化、疱疹样皮炎和自身免疫性血小板减少症等也与HT或甲状腺自身抗体阳性相关。特纳综合征的患者患HL比率显著增加。

患不孕症女性的TPOAb阳性比率升高,特别是子宫内膜异位症的患者。临床流行病研究还显示TPOAb阳性与自发流产或辅助妊娠失败相关。女性肿大的甲状腺炎患者还与乳腺癌相关。TPOAb在这些疾病中到底是致病原因或仅是一种疾病的标志物仍不明确。这些相关的原因不清,推测可能与神经内分泌系统与免疫系统间的相互作用有关。血清甲状腺自身抗体阳性率在健康的百岁老人中反而显著降低,提示远离HT可能对抗衰老。

五、诊断

1. CLT诊断需要金标准 目前为止HT并没有统一的诊断标准。1975年Fisher等提出HT的五项诊断标准:①甲状腺弥漫性肿大,质韧,有结节,表面不平;②TPO-Ab和TGAb阳性;③TSH升高;④甲状腺核素扫描呈放射性分布不均;⑤过氯酸盐排泄试验阳性。上述5项中有2项符合可拟诊HT,具有4项可确诊。但随着放免学、影像医学、细胞学等各学科的迅猛发展,临床对HT的诊断有了更进一步的认识及提高。在美国ATA的成人甲减指南中指出:HT是成人甲减的最常见病因,AITD的最主要病理表现是甲状腺内反应性淋巴细胞浸润,循环血清中出现甲状腺自身抗体。AITD的主要诊断是血清中存在甲状腺自身抗体,包括TPOAb、TgAb和促甲状腺素受体抗体(TRAb)。许多HT患者生化学上甲功正常、但是75% HT患者甲状腺抗体阳性,患者一旦抗体检测阳性,很少转阴,且即使目前甲功正常伴TSH升高的TPOAb阳性患者仍每年以4.3%的比率进展为临床甲减。日本甲状腺学会HT诊断指南中的诊断标准为:临床表现,没有其他病因(如GD)的弥漫性腺体肿大,如以下任一项:①甲状腺微粒体抗体阳性或TPOAb阳性;②TgAb阳性;③细胞学证实甲状腺内淋巴细胞浸润。中国甲状腺诊治指南(2007年版)中指出:凡是弥漫性甲状腺肿大,质地较韧,特别是伴峡部锥体叶肿大,不论甲状腺功能有否改变,均应怀疑HT。如血清TPOAb和TgAb阳性,即可诊断HT,FNAC检查有确诊价值,伴临床甲减或亚临床甲减进一步支持诊断。我国指南中还提出:如果临床临床以甲减首诊,触诊和超声检查甲状腺无肿大或萎缩,血清TPOAb和TgAb阳性,可诊断AT。

目前临床比较一致的意见是:血清TPOAb和(或)TgAb阳性,应考虑诊断HT,即使患者甲功正常、无甲状腺肿大或是甲状腺肿瘤的患者偶然发现的TPOAb阳性。总之,灵敏的血清抗体检测、先进的彩色多普勒超声诊断技术及FNAC联合诊断,为HT的诊断提供了较为可靠的诊断依据,但是目前仍需建立统一的HT诊断金标准。

HT之所以没有统一的诊断标准与HT患者所表现的多彩的临床症状有关,也与目前的临床检测水平有关。TPOAb及TgAb检测的灵敏性和特异性仍有待提高,经病理证实的HT患者,并非百分百抗体阳性。一些患者存在的低水平抗体升高是否具有临床意义也有待探讨。对单纯TgAb抗体阳性是否具有与TPOAb同等的诊断意义仍有异议。另外,临床中尚有争议的是:当Graves病(GD)患者伴有较高水平TPOAb时是否诊断HT,甲亢治愈后仍有部分患者持续TPOAb抗体阳性,是否意味患者存在HT。部分研究者认为:当GD患者药物治疗过程中易出现甲减则考虑合并HT的诊断;还有人认为患者出现较高水平TPOAb应考虑GD合并HT的诊断,但是这个TPOAb的诊断切点是多少?尚没有研究证据支持。

2. 实验室检查 TPOAb和TgAb是HT的标志性抗体及重要诊断指标。

TPOAb的自身抗原为110kD的甲状腺过氧化物酶(TPO)。TPO有多种异构体,存在异质性,具有多种不同抗原决定簇。TPOAb是以前所检测的甲状腺微粒体抗体(TMAb)的主要成分。TPOAb也是一组针对不同抗原决定簇的多克隆抗体,以IgG型为主。最早时通过患者血清与甲状腺组织切片的免疫荧光染色发现甲状腺自身抗体的存在。随后通过半定量被动鞣酸红细胞血凝试验检测到TMAb,用粗甲状腺细胞膜提取液做抗原因此称为甲状腺微粒体抗体,抗原纯度低包含Tg等杂抗原,假阳性和假阴性均较高。结果以阳性或阴性表示,或者血清经倍比稀释后检测,结果以滴度表示,可进行半定量分析。随着免疫诊断技术的进步,抗体检测方法发生飞跃变化。目前的测定方法包括放射免疫测定法(RIA),免疫化学发光法(ICMA)和酶联免疫吸附(ELISA)等方法,灵敏性大大提高。所用抗原也由粗提的甲状腺微粒体到天然人TPO纯化物到现在的基因工程重组TPO分子或片段,特异性明显提高。检测结果以IU/ml表示,由一组含高浓度TPOAb的患者血清库建立的国际参考标准MRC66/387,被用来校正不同试剂盒测定的TPOAb浓度。尽管如此,目前TPOAb测定方法间的变异仍然比较显著,批间变异达到3.2%到19%不等,检测的灵敏度也从0.3到20IU/ml不等。因此,各实验室应该建立自己的抗体正常值。

美国临床生化科学院(National Academy of Clinical Biochemistry,NACB)建议,甲状腺抗体的正常值范围应从120例正常人确定。正常人标准:①男性;②年龄<0岁;③血清TSH水平0.5~2.0mIU/L;④无甲状腺肿大;⑤无甲状腺疾病的个人史或家族史;⑥无非甲状腺的自身免疫性疾病(如系统性红斑狼疮、1型糖尿病等)。

日本学者报告,HT患者的TPOAb滴度与甲状腺内淋巴细胞浸润程度正相关,因此,TPOAb是HT的免疫标志,是诊断HT的敏感指标。另一方面,TPOAb还与甲状腺功能损伤相关。其机制可能是:ADCC作用;补体依赖的细胞毒性作用(CDC);与TPO结合抑制酶的活性,影响甲状腺功能。然而,当临床上以上述方法建立抗体的阳性切值(cut-off points)时,发现在完全正常的人群中存在低水平的TPOAb,此种低水平阳性的TPOAb的意义并不明确。中国IITD调查组的研究发现,TPOAb阳性但处于较低水平,这样的人群经过5年随访并未增加甲状腺功能异常的风险,提示以现有试剂盒检测到的低水平TPOAb可能并不具有临床意义。此外,临床上我们经常观察到患者存在高水平的TPOAb,但并不表现为甲减。是TPOAb抗原决定簇的不同?是TPOAb IgG亚型的不同?这些问题都有待我们去进一步研究。将补体结合的TPOAb转移到猴体内,并不能使猴发病,从母体接受了TPOAb的婴儿也并未发生永久性甲减。这些提示TPOAb可能会使甲状腺的损伤维持和加重,但并不是甲状腺免疫损伤的始动因素。

TgAb是最早发现的甲状腺自身抗体,是一组针对Tg不同抗原决定簇的多克隆抗体,以IgG型抗体为主,也有IgA和IgM型抗体。甲状腺球蛋白(Tg)是660kD的可溶性高分子糖蛋白,具有高度异质性,免疫结构复杂。TgAb的检测方法的演变与TPOAb相似且测定方法间的变异更大于TPOAb。不同试剂盒应用相同的国际参比血清(MRC 65/93)进行单位校正。各实验室同样要建立自己的正常参考值。TgAb的病理意义仍不明确,体外实验证实TgAb在抗体依赖细胞介导的细胞毒性作用(ADCC)中起一定作用。但抗体的滴度与甲状腺功能减退、甲状腺肿等的程度并不相关,提示TgAb可能只是自身免疫反应的结果。但是在诊断HT中多认为与TPOAb有同等的诊断价值。

在HT的诊断中如何建立合理、有意义的阳性切点仍在探索中,个体出现低水平的TPOAb和(或)TgAb而不伴有其他异常能否诊断HT,妊娠期母体对胎儿的免疫妥协作用,妊娠期间的抗体滴度显著减低,诊断HT的甲状腺自身抗体阳性切值应发生变化,目前国际上尚无公认的正常值范围,这些疑惑仍需要丰富的,大样本流行病学和临床研究资料来帮助解决。

3. 甲状腺超声检查 超声检查因其无创、实时、可重复操作、超声仪的分辨率提高及超声弹性成像新技术在甲状腺疾病中的应用，目前在甲状腺疾病诊断中具有重要的地位。CLT的超声表现为甲状腺弥漫性肿或结节性肿，腺体常呈低回声或回声不均匀，表现为各种由小（增生）到大（甲状腺肿）的颗粒状物或散在的结节状物，腺体变形表面不规则。当伴发甲状腺结节时应注意结节的回声、形状、边缘、微小钙化，甲状腺外淋巴结的超声变化等情况，注意恶性结节的征象，因为临床上发现HT与乳头状癌的伴发越来越常见，虽然具体机制仍不清楚。

4. 甲状腺细针穿刺细胞学 细针穿刺细胞学（FNAC）是HT较准确的诊断方法。HT的FNAC标本镜下可见上皮细胞和炎性细胞。炎性细胞主要为淋巴细胞、浆细胞等。滤泡细胞成团片状排列，有较大的多形性。滤泡细胞嗜酸性变（Hürthle细胞）为HT特征性的改变，滤泡细胞胞质较宽，HE染色呈鲜艳的红色，背景较多淋巴细胞。纤维化病变明显时也可呈干抽，有时需要反复多次穿刺。FNAC在诊断HT中并不常规应用，仅当伴有可疑的甲状腺结节或怀疑淋巴瘤时进行该检查。

六、HT是否需要免疫调节药物治疗

本病尚无针对病因的治疗措施。当出现甲减时给予左甲状腺素（L-T_4）治疗，使甲功维持正常。对于亚临床甲减的患者，一方面考虑到未来进展成临床甲减的可能性较大，另一方面考虑到对血脂、心脏功能等的影响，目前也主张行甲状腺激素治疗。甲减的治疗在不同年龄和不同特点的人群中设定目标不同。限制碘摄入量在安全范围（尿碘100~200μg/L）可能有助于阻止甲状腺自身免疫破坏进展。仅有甲状腺肿、无甲减者一般不需要治疗。甲状腺肿大明显者可考虑L-T_4抑制治疗，但效果不肯定。压迫症状明显、药物治疗后不缓解者，可考虑手术治疗。但是手术治疗发生术后甲减的风险高。

关于治疗的争议是：是否需要给予免疫调节药物治疗。HT的本质是甲状腺自身免疫异常，但结果是甲减，鉴于甲减治疗简单、有效，因此免疫调节治疗在普通HT患者中并没有迫切的需要。糖皮质激素虽然能降低甲状腺自身抗体水平，但考虑到其获益风险比，几乎不用于临床治疗，除非患者出现甲状腺迅速肿大伴疼痛。但此时应首先除外恶性疾病。微量元素硒在体内具有调节免疫、抗氧化、参与甲状腺激素合成等功能，临床研究发现，补硒3到6个月可以显著降低HT患者TPOAb水平，特别是TPOAb水平较高者（TPOAb大于350IU/L），但是当停用硒制剂后，抗体水平可能再次升高。应用硒制剂也不能改善甲状腺功能。因此硒制剂对一般HT患者的治疗并无显著意义。但对于那些与TPOAb相关的不孕、反复自发流产及辅助妊娠失败的患者，短期硒干预可能有一定意义，目前缺乏在妊娠人群应用硒治疗的流行病学资料。此外，研究报道，给予孕妇注射免疫球蛋白能降低TPOAb水平，降低抗体水平，降低流产发生率。

（李玉姝）

第四节 对无痛性甲状腺炎检出和诊断的思考

无痛性甲状腺炎（painless subacute thyroiditis，PST）是一种特殊类型的甲状腺疾病，又称无症状性甲状腺炎（silent thyroiditis）、亚急性淋巴细胞性甲状腺炎，是自身免疫甲状腺炎的一个类型，一般认为PST系自限性疾病。PST的临床病程与亚急性甲状腺炎（subacute thyroiditis）相似，但是无甲状腺疼痛及触痛。其最典型的临床过程：甲状腺毒症期持续1~3个月；进入正常甲状腺素血症期，甲状腺毒症症状基本消失，此期持续数周；然后进入低甲状腺素血症（即甲减）期，表现为甲减的症状，如怕冷、水肿、便秘等，并且血甲状腺激素水平低于正常；最后甲功可恢复正常，临床症状消失，摄碘率亦恢复正常。不同病人经历的阶段和症状的严重程度各不相同，部分患者不进入甲减期，甲状腺功能直接恢复正常。若甲减期持续6个月以上，发生永久性甲减的可能性较大。通常上述整个病程不超过一年。1974年Hanburger首先描述PST后，已有许多学者报告此类病例并承认这是一种独立的甲状腺疾病。其病因及发病机制仍未明确，可能与自身免疫功能紊乱、病毒感染及妊娠有关。该病源于短暂、可逆的甲状腺滤泡细胞破坏及局灶性淋巴细胞浸润。任何年龄均可发病，以30~50岁为多，女性高发，男女之比为1∶2~1∶5。

一、临床表现、实验室和其他检查

以下临床表现提示可能患有PST，例如发病前无前驱感染病史，全身表现轻微，无典型甲亢症状，但存在甲状腺结节。有轻微甲亢症状，甲状腺肿大或轻微肿大并无疼痛。有怕热、多汗、烦躁、乏力、

手抖、食欲亢进、体重减轻、便次增加、月经紊乱、心悸等典型甲亢症状，甲状腺弥漫性肿大，质地较硬，但无甲状腺疼痛及触痛，甲状腺部位无血管杂音，无眼球突出或胫前黏液水肿。短时间内甚至在首诊开出化验单至复诊看报告的间隔期内症状和体征较快改善以及产后3~12个月的甲状腺毒症。PST有散发和产后发病两种类型，后者约占10%，称为产后甲状腺炎(PPT)。妇女于分娩后出现怕热、心悸、易怒及乏力等症状，应注意检查有无PST，尤其哪些妊娠前已表现为血清高滴度抗甲状腺过氧化物酶抗体或甲状腺球蛋白抗体者。

根据上述临床表现怀疑PST，安排合适的检查对于诊断和鉴别诊断至关重要。对怀疑PST者应该进行哪些检查？哪些检查对于确诊是最关键的？主要包括下列检查，尤其前四项。

（一）血甲状腺激素水平检测

甲状腺毒症期随着甲状腺滤泡细胞破坏，血循环中TT_3、TT_4、FT_3、FT_4升高，TSH降低；而甲减期TT_3、TT_4、FT_3、FT_4逐渐下降，TSH升高；恢复期逐渐恢复正常。但国外研究显示：当甲状腺毒症出现时，可能出现垂体抵抗，严重时TSH可能不降低。目前所采用的第三代超灵敏TSH测定方法，灵敏度高，能精确地检测TSH水平。

（二）T_3/T_4比值

研究已表明，以T_3/T_4(TT_3/TT_4)<20ng/μg为切点值来诊断包括PST在内的破坏性甲状腺毒症有较高的灵敏度和特异度，也是诊断和鉴别PST的关键检查之一。Graves病时T_3产生增加，T_3/T_4比值升高，而甲状腺炎(包括PST和亚急性甲状腺炎)所致破坏性甲状腺毒症时该比值下降。但是TT_3、TT_4的测定可受血液中甲状腺结合球蛋白(TBG)的量以及蛋白与激素结合力的影响而变化。如妊娠、雌激素、急性病毒性肝炎、先天因素等可导致TBG升高，雄激素、糖皮质激素、低蛋白血症等可导致TBG降低。而FT_3、FT_4测试不容易受以上因素影响，更能比较客观反映甲状腺功能。因而，以FT_3/FT_4值代替T_3/T_4来对甲状腺毒症进行鉴别的研究也受到关注。2005年Jaeduk等报道FT_3/FT_4在区别PST与Graves病方面仍有较多重叠，但当FT_4值明显升高(>5.4ng/dL)时，可以获得好的切点值来区别以上两种甲状腺毒症(均数 ± 标准误：Graves病3.1 ± 0.07，PST2.3 ± 0.15)。

（三）血清甲状腺自身抗体检测

超过半数PST患者甲状腺过氧化物酶抗体(TPOAb)阳性，约1/3甲状腺球蛋白抗体(TgAb)阳性。少数患者血中存在甲状腺刺激抗体(TSAb)或甲状腺刺激阻断抗体(TSBAb)，也具有诊断价值，但甲状腺自身抗体阳性与甲状腺功能之间关系尚不确定，不作为必备诊断条件。我国学者研究显示，TPOAb是PST的重要危险因素和预测指标，其滴度与PST严重程度相关。由于甲状腺球蛋白(Tg)测定受到TgAb的影响，对诊断意义不大。

（四）甲状腺吸碘率与核素扫描

甲状腺^{131}I摄取率是反映甲状腺功能状态、经典的非实验室检查方法，应用已超过半个世纪。国外研究显示：摄^{131}I率并不受近期碘摄入量的影响，因此在测摄^{131}I率时不需要限制碘摄入量。由于放射性碘可以通过乳汁排泌，因此哺乳期妇女进行该试验后至少2天内应该吸出并弃去乳汁。对于哺乳期而不能行^{131}I检查者，可行^{99m}TC扫描。^{99m}TC半衰期短，对哺乳影响相对较小。后者不仅能反映甲状腺功能，而且直观显示甲状腺受累范围及程度，灵敏度高，并减少辐射损伤。患PST者，由于甲状腺细胞被自身免疫反应所破坏以及其在炎症状态下吸收无机碘及碘的有机化障碍导致甲状腺^{131}I摄取率降低。PST在甲状腺毒症期的24小时摄^{131}I率降低，一般为5%左右，尤其是呈现出的“分离”现象，对临床诊断具有最为重要的意义。当进入甲减期和恢复期时，^{131}I逐渐恢复正常，甚至高于正常病人。Graves病患者摄碘率升高，伴有高峰提前，而且即使病人服用抗甲药数天或摄食含碘食物或药物后，其所致摄碘率的降低也不会达到PST甲状腺毒症期的低水平，有助于对二者的鉴别。一般PST患者^{99m}Tc扫描时核素摄取率远低于正常水平，甲状腺轮廓显示不清或呈不显影。但也有少数患者就诊时已处于非甲状腺毒症期，^{99m}Tc的摄取不减低，判断检查结果时需结合具体病情、病史等综合考虑。甲状腺吸碘率与核素扫描是诊断和鉴别PST最关键的检查。应该重视甲状腺毒症患者选择摄^{131}I率的大致指征，包括初诊甲状腺毒症、不伴有典型甲状腺疼痛和压痛和轻中度升高病例。

（五）甲状腺彩超

多数PST患者的甲状腺彩超提示，甲状腺一叶或双叶轻度肿大，可有单个或多个片状低回声，边界不清，彩色血流不丰富。Kamijo通过超声多普勒血流检测技术，分别对63例GD和34例PST患者的血流指数(VI，vascularity index，即某一区域血流信号产生的彩色像素占该区域像素总和的百分比)进行研究，发现所有VI≥80%的患者最终确诊为Graves病，而VI≤50%的患者最终均诊断为PST，具有定量诊断价值。

（六）甲状腺细针穿刺和细胞学检查

本病可见淋巴细胞呈弥漫性或局灶性浸润，但浸润程度较桥本甲状腺炎轻，无生发中心或弥漫性纤维化、无 Askanasy 细胞和淋巴滤泡形成，可与桥本甲状腺炎相鉴别。

（七）其他检查

国外学者在研究营养物质对甲状腺功能及病理学方面影响时，发现硒含量在亚急性甲状腺炎和 PST 患者中显著下降，但具体机制不明，而锌和维生素 C 在 PST 中无特征性变化。在甲状腺毒症阶段也可出现高钙血症，可能是因高代谢导致骨溶解，破骨细胞激活所致。此外，该阶段可出现锂中毒，特别是当甲状腺毒症突然发生或肾功能受损时，原因可能是甲状腺激素增加肾小管重吸收锂。因此当出现锂中毒时应注意评估甲状腺功能。

二、诊断及鉴别诊断应思考的问题

PST 的诊断应依据以下几个方面综合判定。

（一）应根据病史考虑是否存在遗传因素、自身免疫、病毒感染以及高碘、胺碘酮、α 干扰素等 PST 诱因。

（二）病程短，常表现为一过性甲状腺毒症，而且高代谢症状（如怕热、多汗、体重下降、心悸等）通常较轻或缺如。对于部分被诊断为“甲亢”而给予抗甲药治疗后很快甲功恢复正常甚至出现功能减低者，特别需要注意是否为 PST 患者。

（三）查体时甲状腺通常无肿大或轻度肿大，无疼痛或触痛，质地偏韧。

（四）典型者甲状腺功能检查呈现甲状腺毒症期、甲减期、恢复期三期改变，但也有部分患者不出现甲减期，而极少数患者甲减也不能完全恢复，发生永久性甲减。

（五）甲状腺彩超一般血流不丰富。

（六）甲状腺摄碘率和甲状腺 ^{99m}Tc 扫描显示核素摄取与血甲状腺激素水平呈“分离现象”。此二项检查可反映甲状腺病变的受累范围、程度和功能状态，在 PST 诊断中起关键作用，是目前鉴别 PST 与 Graves 病不可替代的简便而又有效的方法。

（七）必要时可行甲状腺细针穿刺，可发现甲状腺内淋巴细胞浸润。

以甲状腺毒症起病的 PST 与其他能引起甲状腺毒症的疾病进行鉴别对于选择正确的治疗方案是必不可少的环节。

（一）Graves 病

无突眼、甲状腺肿大不显著的 Graves 病很难与 PST 鉴别，而因误诊采用抗甲状腺药物治疗可导致甲减的发生率增高。此外，PPT 与 Graves 病的相似之处也很多，但 Graves 病多在妊娠前已有症状，故病史也有助于鉴别。

（1）Graves 病一般无明确的前驱上感病史或颈部疼痛症状，常有明显的心悸乏力、怕热多汗、大便溏泄、多食善饥、体重减轻等甲状腺毒症症状。GD 查体：通常甲状腺双叶增大，可闻及血管杂音或触及细震颤，可伴有突眼或胫前黏液水肿。上述症状及查体不同于 PST。

（2）在游离甲状腺素水平较高时，应用 T_3/T_4 可能有助于区分 PST 和 Graves 病。Graves 病中 T_3/T_4 显著升高 >20ng/μg，PST T_3/T_4 比值 <20ng/μg。

（3）甲状腺摄 ^{131}I 率是目前临床上鉴别二者的重要方法。Graves 病的甲状腺摄 ^{131}I 率增高伴高峰前移。PST 最特征性的表现是在甲状腺毒症期的 24 小时摄 ^{131}I 率降低，^{131}I 摄取率与甲状腺激素水平呈分离现象。

（4）有学者报道 PST 病人的平均尿碘浓度（UI）为（482.4 ± 296.4）μg/d，而 Graves 病的病人为（169.8 ± 75.2）μg/d，前者显著高于后者。并且 PST 病人的 UI 与 FT4 及 T3（TT3）有显著相关（r=0.76，P<0.0001 和 r=0.54，P<0.02），而 Graves 病病人则无明显显著性（r=0.34，P=0.07 和 r=0.24，P=0.14）。PST 病人 UI/FT4 及 UI/TT3 显著高于 Graves 病患者。提示 UI/FT4 和 UI/TT3 有利于鉴别诊断。

（5）TRAb 对鉴别二者有帮助，未经治疗的 Graves 病 TRAb 的阳性率 >95%，对诊断特异性较高，治疗后可下降转阴，停药复发可再次升高。而只有少数 PST 患者出现 TRAb 阳性。

（6）碱性磷酸酶（AKP）是一种胞外酶，几乎存在于机体的各个组织，但以骨骼肌、牙齿、肝脏、肾脏含量较高。碘甲状腺原氨酸作为 AKP 又一刺激因子，可促进 AKP 释放，Graves 病患者 AKP 显著升高与 PST 患者有显著差异。

（7）与 PST 不同的是，Graves 病时 T2 细胞分泌的白介素 5（IL-5）会增加。Hidaka Y 等报道 PST 病人甲状腺毒症阶段血清中由 Th1 细胞分泌的 IL-12 为（385.2 ± 164.5）pg/ml，Graves 病 为（343.6 ± 163.8）pg/ml，远高于正常数值（163.9 ± 66.8）pg/ml，（P<0.0001，P<0.0001）以及亚急性甲状腺炎的甲状腺毒症患者（241.9 ± 46.5）pg/ml，（P<0.01，<0.05）。PST 病人甲状腺毒症阶段血清中 IL-12/IL-5（64.2 ±

39.7)显著高于正常值(33.7±13.3,$P<0.01$)或Graves病的病人(40.6±36.0,$P<0.05$)。这些数值表明PST时Th1型免疫应答占优势,Graves病时Th2、Th1型免疫应答都很重要。

(8) 红细胞中的锌浓度有助于鉴别两者,但临床上不是常规检查项目。

(9) 甲状腺放射性核素扫描可辅助诊断。PST的甲状腺轮廓显示边界欠清晰,体积增大,放射性分布稀疏。部分患者未见甲状腺显影,而Graves病的甲状腺轮廓清晰可见,多表现为核素摄取增强。这样二者就形成了鲜明差异,能够进一步予以明确诊断。这可能与其各自的发病机制不同有关。Graves病的发生与甲状腺刺激性自身抗体密切相关,是由于甲状腺激素合成和释放增多而致,所以表现为摄^{131}I率升高、甲状腺核素显像呈摄取增强;而PST是由于甲状腺滤泡细胞结构被破坏后导致甲状腺激素逸出而致,摄碘功能丧失,所以摄^{131}I率极低,甲状腺核素现象显示轮廓不清晰。

(10) 必要时可行甲状腺细针穿刺和细胞学检查。甲状腺中度以上肿大并质偏硬者,可行FNAB检查,以鉴别Graves病、PST、Plummer病及桥本甲状腺炎。

(二) 桥本甲状腺炎

桥本甲状腺炎与PST的甲状腺均无肿大或轻度肿大,质地偏韧,无结节感,组织细胞征象有相似之处,即都有大量淋巴细胞浸润。PST可因甲状腺质地韧、血清TgAb和TPOAb阳性及细针针吸细胞学(FNAB)示淋巴细胞浸润而误诊为桥本甲状腺炎。但桥本甲状腺炎摄^{131}I率比PST明显升高,甲状腺自身抗体滴度水平更高,甲状腺扫描有不规则浓聚或稀疏,绝大多数发展为永久性甲减。甲状腺活检常有特征性生发中心、淋巴滤泡形成及纤维化,并可见Askanasy细胞,并非自限性疾病。

(三) 亚急性甲状腺炎

无痛性亚急性甲状腺炎和亚急性甲状腺炎的临床过程及实验室检查极为相似,起病初期都有甲状腺激素水平暂时增高,而甲状腺摄^{131}I率降低,可依据以下几点鉴别。

(1) 亚急性甲状腺炎常有呼吸道等病毒感染前驱症状,而PST少见。

(2) 亚急性甲状腺炎疼痛明显且有压痛,疼痛可向耳部放射,而PST不痛亦无压痛。

(3) 绝大多数亚急性甲状腺炎病人的血沉加快,常大于50mm/h,而PST血沉一般正常或轻度增高。

(4) 44%的亚急性甲状腺炎有病毒抗体滴度改变,而PST很少有病毒抗体滴度改变。

(5) 亚急性甲状腺炎活检示甲状腺有肉芽肿形成,而PST为淋巴细胞浸润。

(6) 亚急性甲状腺炎的显像特点为甲状腺失去正常形态,模糊不清呈"毛玻璃"状。而无痛性甲状腺炎的影像特点可见甲状腺轮廓,边界欠清晰,放射性分布稍显稀疏。

(四) 毒性甲状腺腺瘤病(plummer病)

血中甲状腺激素水平无明显差异,但Plummer病患者血中甲状腺自身抗体通常为阴性,Plummer病甲状腺核素现象显示甲状腺病变部位"热结节"。此两点是两种病鉴别诊断的重要依据。

(五) 其他原因产生的甲状腺毒症

例如,国外有报道因误食被甲状腺激素污染的颈部牛肉而引发的反复甲状腺毒症阶段;口服甲状腺激素所致药物性甲状腺毒症阶段;使用碘胺酮、华素片等含碘药物所致碘甲状腺毒症阶段等。上述病因所致甲状腺毒症通过甲状腺吸碘率与核素扫描无法鉴别,因为均表现为核素摄取降低,详细询问病史对于鉴别诊断也是非常重要的。

三、PST发病机制的研究现状

PST病因复杂,发病机制目前尚不十分清楚,根据目前研究发现,导致PST发病的重要机制涉及以下几个方面。

1) 遗传因素:相关研究表明,PST发病有遗传倾向,与HLA-DR3、-DR4、-DR5相关,20%~25%的患者一级亲属存在自身免疫疾病。

2) 自身免疫:一般认为该病与免疫功能紊乱有关。首先,80%产后发病型和50%散发型PST患者中TPOAb阳性;其次淋巴细胞浸润是PST最显著的病理学特征,其病理改变较亚急性肉芽肿性甲状腺炎更接近桥本甲状腺炎;最后PST可与其他自身免疫病共存,如干燥综合征、系统性红斑狼疮、Addison病或淋巴细胞性垂体炎等。国外有报道胸腺瘤作为一种自身免疫性疾病,切除后可引发PST,也支持该机制。但由于PST短期内可自行恢复,所以在PST发病中自身免疫致病机制有待考证。

3) 妊娠:1948年Roberton首次报道了219例妇女(483次妊娠)产后发生甲状腺疾病。Amino于1977年首次提出PPT的概念。目前认为PPT发病是原已存在的亚临床甲状腺炎在产后由于免疫反弹所致,其与细胞免疫及体液免疫均有关。这种免疫反跳诱发了具有潜在甲状腺自身免疫病倾向的妇女发病，导致 PPT 的发生。此外，研究发现催乳素（PRL）显著诱导甲状腺细胞表面对抗原细胞间黏附分子 -1（ICAM-1）、共刺激分子 B7.1 和 TPO 高表达，因此产后哺乳刺激产生的催乳素被认为很可能是 PPT 的重要致病因素。

四、病毒感染

部分患者发病前有明确上呼吸道感染史。甲状腺细针穿刺及病理检查示甲状腺内局灶性淋巴细胞浸润，短暂、可逆的甲状腺滤泡破坏，病愈后组织学完全恢复正常。由于目前未发现病毒抗体，此机制也有待考证。

1）高碘负荷：碘是合成甲状腺激素的必需原料，主要从尿中排出。尿碘约占总排出碘的 85%，故正常情况下尿碘基本上反映碘的摄入量。由于 PST 患者的尿碘显著高于 Graves 病，提示 PST 患者体内碘量高于 Graves 病，因此支持 PST 的发病与高碘饮食有关的学说。高碘饮食引发 PST 的机制可能为：①高碘直接引起甲状腺损伤；②高碘负荷能增加 Tg 的免疫原性；③碘可诱导或增强甲状腺滤泡细胞表达 TNF-α 等细胞因子而导致淋巴细胞性甲状腺炎。碘摄入量与 PPT 发生、发展是否有关的报道，目前结果不一。

2）药物：胺碘酮、α 干扰素（IFN-α）、白细胞介素 2（IL-2）、肿瘤坏死因子（TNF）及锂剂等药物均可引起 PST。长期的胺碘酮治疗（>24 个月）可导致 TPOAb 显著升高。IFN-α 可导致 PST 的甲状腺毒症期并使其延续。国外研究结果显示：锂剂导致的 PST 发病率高达 1.3/1000，超过普通人群的发病率（<0.03~0.28/1000），可能与锂剂损伤甲状腺滤泡细胞有关，因此服用锂剂的病人应注意测定甲状腺激素水平，防止出现甲状腺功能减退。与其他类型的甲状腺炎不同，药物导致的 PST 持续时间很长。临床上也有部分病例由 Graves 病应用抗甲状腺药物治疗后演变而来。

3）吸烟：相关研究表明：吸烟是 PPT 发生的独立危险因子[相对危险（RR）=3.1]。烟草中的硫氰酸盐通过甲状腺代谢，并抑制碘转运。同时硫氰酸盐是 TPO 的竞争底物。吸烟还可能影响免疫系统，使肺单核吞噬细胞的清除功能发生变化，并产生较多的细胞炎性因子。

PST 的甲状腺破坏后伴有自身修复功能，同时血中高浓度甲状腺激素被代谢灭活，甲状腺激素浓度下降。当血中甲状腺激素水平下降，同时甲状腺组织修复不良时，可表现为暂时性甲状腺机能减退，其程度多较轻。随时间延长甲状腺组织基本修复，甲状腺功能可恢复正常。部分病例甲状腺组织修复不良，则可表现为永久性甲状腺功能减退。少数 PST 病例恢复后因内、外因素刺激还可再引起甲状腺组织破坏而导致疾病复发。

五、PST 的治疗

PST 治疗原则容易掌握，PST 在甲状腺毒症阶段为对症治疗（如 β- 肾上腺素能受体阻断剂），避免减量或停药过急出现病情反复；甲减阶段视病情需要短期、小剂量补充甲状腺激素，永久性甲减需终生替代治疗。甲状腺功能恢复正常后仍需继续随访。但是，在具体实施过程中如何把握不同阶段的用药时机，是否需要糖皮质激素治疗还需要注意。

（1）β- 肾上腺素能受体阻断剂或镇静剂可缓解大部分患者的心悸症状。但这些药物可从乳汁分泌，因此需提醒哺乳期妇女谨慎用药。

（2）糖皮质激素可以增强细胞膜的稳定性，抑制细胞、体液免疫，降低炎性因子的活性，因此可以用于治疗较严重的 PST 或需短期内控制甲状腺毒症阶段，但糖皮质激素虽可缩短甲状腺毒症病程，并不能预防甲减的发生，所以一般不主张使用。

（3）有学者认为加用甲状腺素片可以抑制垂体分泌过多促甲状腺激素，从而减轻甲状腺的急性炎症过程，可以缓解症状，缩短疗程，有预防甲减的作用。但甲减期一般不需要治疗，如症状明显或持续时间久，也可短期小量应用甲状腺激素，数月后停用。如发展为慢性甲减，需用甲状腺激素终身替代治疗。

（4）采用中西医结合方法进行治疗不仅疗程短，而且预后良好。对心率明显加快者，以软坚散结、消肿、化痰为主，加服普萘洛尔，方剂为柴胡疏肝散。对心率无明显加快者，加用甲状腺片另外辅以维生素 C，百乐来片等药物，均不用泼尼松，疗程一般为 2~3 周。

（5）同位素或手术治疗属禁忌。但也有报道在严重的甲状腺毒症及复发的情况下实行手术使病情缓解的情况，因此该禁忌有待进一步考证。

（6）应限制长期或突然大剂量摄碘，防止碘甲状腺毒症阶段发生。

（7）对于基层医院无条件做甲状腺摄碘率或 ^{99m}Tc 扫描的应密切观察病情，不要盲目使用抗甲状腺药物。多数学者认为，确诊为 PST 时，特别是甲状腺毒症阶段应避免应用抗甲状腺药物及放射性碘治疗。长期应用抗甲状腺药物治疗，有可能增加甲减的发生率，或增加患者不应有的治疗麻烦。但对于一些近期内因食含碘食物或药物而不能做摄 ^{131}I 率的患者或对于诊断不能肯定的患者，短期应用抗甲状腺药物治疗也是一种可采用的治疗方法，避免部分 Graves 病患者的延缓治疗。若甲状腺毒症短期内（<2 个月）恢复，也应考虑 PST 的可能。

(8) 有报道认为：该病可复发，遗留永久性甲低，何种治疗能降低复发率及减少永久性甲低的发生率的研究尚未见报道，因此应注意随访。需在临床缓解后数年内定期监测甲状腺功能。部分患者在产后 1 年仍有甲状腺功能异常。预测永久性甲减的影响因素包括在急性期出现甲减、高水平 TPOAb 及超声显示甲状腺低回声表现。对于易感妊娠妇女应筛查 TPOAb。而对于甲状腺自身抗体阳性的妊娠妇女补碘应个体化、适量化，尿碘不宜超过 300μg/L，这样既保证了母体和胎儿甲状腺对碘的需求，也能够预防 PPT 的发生。有研究显示，在产后 1 个月测定血清中可溶性 CD4 浓度是筛查即将发生 PPT 的理想方法。

（李 静）

第五节 产后甲状腺炎的临床认识和治疗

一、产后甲状腺炎（postpartum thyroiditis）的研究史和患病率

有关产后阶段甲状腺疾病的记载，可以追溯到 1825 年。当时 Caleb Hillier Parry 医生报道了一名妇女在产后 3 个月发生甲状腺功能亢进症（简称甲亢）。1888 年，Horatio Bryan Donkin 医生也报道了一例产后 7 个月发生严重甲状腺功能减退症（简称甲减）的病例。在这些零星出现的病例报道之后，1948 年，新西兰的家庭医生 Roberton 首次总结了一组妇女（219 例，483 次妊娠）的产后甲状腺疾病发生情况。这些次妊娠之中，有 36% 发生了产后甲状腺功能减退症。此后这个领域的研究沉寂了 20 余年。直到 70 年代，日本学者网野信行的研究小组开始继续这个领域的探讨。1982 年，他们的研究取得了突破性进展：在他们对日本产妇的前瞻性观察中，发现产后甲状腺功能异常的发病率为 5.5%，并首次提出了产后自身免疫甲状腺功能异常（postpartum antoimmune thyroid dysfunction，PATD）的新概念，其中包括产后甲状腺炎（postpartum thyroiditis）。这一研究结果发表在国际权威杂志《新英格兰医学杂志》上。随后，产后甲状腺炎的相关研究逐渐受到了各国学者的关注。

不同文献报告的产后甲状腺炎患病率由 1.1%~21.1% 不等。如何看待产后甲状腺炎患病率的巨大差异，分析其原因，主要在于：①产后随访的频度不同——因为产后甲状腺炎的甲状腺功能改变多为一过性，所以不难理解产后密集随访（例：每月一次）必然会比长间隔随访（例：每半年一次）发现更多的产后甲状腺炎病例；②产后随访持续的时间不同——部分研究随访至产后 6 个月，因此可能会比随访至产后 1 年的研究漏诊一些病例；③产后 Graves 病的干扰——对于仅出现产后甲状腺毒症相的病例，由于哺乳期甲状腺同位素影像学的使用受到限制，促甲状腺激素受体抗体（TRAb）检测的普及型、敏感性、准确性也难以保证，因此有时难以与产后 Graves 病区分，这部分病例可能导致误诊或漏诊产后甲状腺炎；④环境因素的差异——例如地区的碘营养状态。碘缺乏地区补充碘剂可能不会影响产后甲状腺炎的发生，但碘充足地区补充碘剂则可能增加产后甲状腺炎的患病率；碘过量是产后甲状腺炎发生的危险因素之一；⑤研究对象是否合并其他免疫性疾病——患有其他免疫性疾病的女性更易罹患产后甲状腺炎。在产后甲状腺炎患者中，25% 伴有 1 型糖尿病，25% 伴有慢性病毒性肝炎，14% 伴有系统性红斑狼疮，44% 有 Graves 病病史。因此，解读产后甲状腺炎的流行病学资料时，一定要注意了解研究队列的纳入标准、随访情况，分析其中存在的偏倚，才能正确认识产后甲状腺炎的患病率情况。

我国女性产后甲状腺炎的患病率由中国医科大学首次报道，这也是目前仅有的我国女性大样本产后甲状腺炎的流行病学资料。该研究于碘足量地区进行；队列纳入标准为：孕足月产妇，自诉无甲状腺疾病现患史和既往史，并且分娩前检测甲状腺功能正常；队列中 80%（488/610）接受随访至产后 6 个月（每 3 个月随访 1 次）；产后甲状腺炎的诊断标准为产后 6 个月内出现 TSH 异常（根据是否伴有甲状腺激素水平的异常，分为临床产后甲状腺炎和亚临床产后甲状腺炎），同时 TRAb 阴性。这项研究报告临床和亚临床产后甲状腺炎的患病率分别是 7.1% 和 4.7%。

二、产后甲状腺炎定义及其解析

如今，被广泛认可的产后甲状腺炎的定义是：

分娩前甲状腺功能正常，在产后第一年发生的甲状腺功能异常。产后甲状腺炎是自身免疫甲状腺炎的一种。按照《威廉姆斯内分泌学》中自身免疫甲状腺炎的分类，产后甲状腺炎属于2C型，即"一过性自身免疫甲状腺炎"。典型病例表现为产后先发生一过性甲状腺毒症（多发生于产后2~6个月，中位发生时间为产后13周），接着出现一过性甲状腺功能减退（简称甲减，常出现于产后3~12个月，中位发生时间为产后19周），之后甲状腺功能逐渐恢复正常。

但是，并非所有产后甲状腺炎病例均出现如此典型的双相性甲状腺功能改变——超过半数的病例可以表现为仅有甲状腺毒症或仅有甲减的单相改变。另外，并非所有产后甲状腺炎病例的甲状腺功能改变均为一过性——产后甲状腺炎病程中的甲状腺毒症都有自限性，不会发生持续性的甲状腺毒症；但病程中的甲减有可能会持续存在，因此部分产后甲状腺炎患者在产后一年时仍处于甲减状态，甚至以后也不再恢复而成为永久性甲减（图3-4-3）。

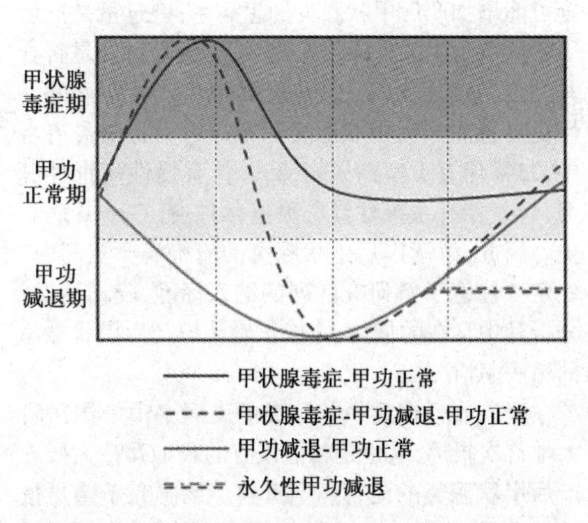

图3-4-3　产后甲状腺炎的甲状腺功能改变

另外还需指出，产后甲状腺炎不仅仅发生于分娩后，也会发生于流产后，但对于这方面的资料，目前还很匮乏。

三、对产后甲状腺炎病因学机制的认识

产后甲状腺炎是一种自身免疫异常所致的疾病，可有甲状腺抗体（如甲状腺过氧化物酶抗体和甲状腺球蛋白抗体）升高、T型淋巴细胞异常、补体活跃、免疫球蛋白（IgG）亚型-1水平增高、自然杀伤细胞活性增高及人类白细胞抗原（HLA）表型异常等。产后甲状腺炎的发生实质上反映了妊娠期间机体的免疫抑制在产后消失（"免疫反跳"），因此也可将产后甲状腺炎的发生归纳为潜在的自身免疫甲状腺炎在妊娠的因素影响下转变为显性甲状腺功能异常。

近年来，有报道在自身免疫甲状腺疾病的女性患者体内发现了胎儿细胞，引出了"胎儿微嵌合体"致病学说，即指胎儿的免疫细胞可穿过胎盘、到达母体甲状腺，并诱发自身免疫反应。这是否能够成为产后甲状腺炎发病机制的另一种解释，目前尚缺乏足够的证据，但作为一种推测，"分娩后母体免疫妥协消失→甲状腺内的胎儿免疫细胞被激活→诱发移植物-宿主反应→活化母体自身反应性T细胞→发生产后甲状腺炎"的过程确实有一定合理性，有待进一步的研究证实。

产后甲状腺炎的病因研究领域中，还有一片很有研究价值的天地，即产后垂体炎和产后甲状腺炎的发病机制异同点。这两种针对内分泌器官的产后自身免疫性疾病，究竟仅仅是源于妊娠对机体免疫系统的普遍性影响，还是有什么内在的联系，还是个待解的问题。

四、产后甲状腺炎的临床症状、治疗时机和治疗药物

产后甲状腺炎患者的临床表现不明显、不特异。在甲状腺毒症阶段，既可无临床症状，也可出现易怒、怕热、易疲劳和心悸等高代谢症状；在甲减阶段，症状表现从无到怕冷、皮肤干燥、精力不足和注意力不集中等，差异也很大。产后甲状腺炎的某些症状与产后正常生理表现和产后抑郁难以区分。因此，单凭症状不能诊断产后甲状腺炎。

对于产后甲状腺炎的治疗时机和治疗药物，目前尚无前瞻性研究。临床上，往往根据疾病的病程阶段和患者的临床表现选择随访观察或药物治疗的方案。鉴于产后甲状腺炎的甲状腺毒症均为自限性，故应以随访观察为主（每1~2个月复查甲状腺功能），不推荐应用抗甲状腺药物（如甲巯咪唑和丙硫氧嘧啶）干预，有症状者可选用β受体阻滞剂。处于甲减阶段的产后甲状腺炎患者，如果无症状或症状轻微，可每1~2个月监测甲状腺功能；如果症状明显或计划再次受孕或患者有治疗意愿，则可用左甲状腺素（L-T_4）治疗。因为产后甲状腺炎患者的甲减可能是一过性，也可能持续存在，故在L-T_4治疗至甲状腺功能正常6~12个月后，可以尝试逐

渐减小剂量，跟踪观察 L-T_4 的治疗效果和减量反应，直至停药；但是，对于有意再次妊娠、已妊娠或处于哺乳期的女性，应维持甲功于正常水平，不能贸然尝试减量或停药。图 3-4-4 所示为美国甲状腺学会指南中推荐的产后甲状腺炎治疗路径图。

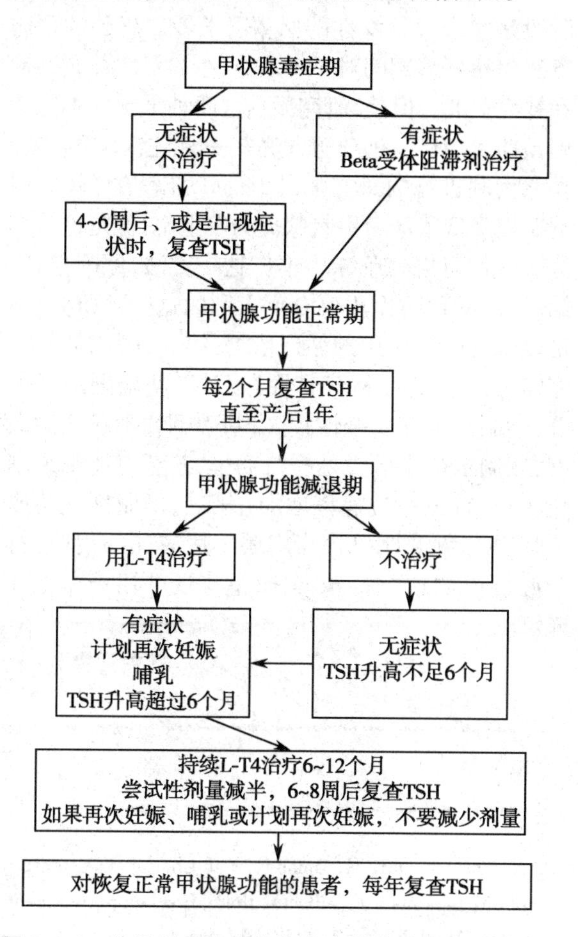

图 3-4-4 美国甲状腺学会指南中推荐的产后甲状腺炎治疗路径图

五、产后甲状腺炎的临床意义

对于一种有自限性、多数患者仅需随访观察的疾病，为什么我们还要关注？这就是牵涉到产后甲状腺炎的临床意义。

1. 产后甲状腺炎是产后甲状腺毒症的最主要病因 产后阶段甲状腺毒症并不少见，其中超过 90% 源自产后甲状腺炎。在中国医科大学的调查中，产后甲状腺炎甲状腺毒症的患病率为 9.4%，而产后 Graves 病相关的甲状腺毒症患病率仅为 0.6%。认识到产后甲状腺炎是产后甲状腺毒症的最主要原因这一问题非常重要，因为产后甲状腺炎带来的甲状腺毒症能自发缓解，仅需随访观察或短期应用 β 受体阻滞剂，而无需应用抗甲状腺药物治疗。由于产后甲状腺炎的病程中，甲状腺毒症阶段后往往跟随一段甲减期，应用抗甲状腺药物治疗可能加重甲减。如果在产后甲状腺炎的甲状腺毒症阶段应用破坏性的抗甲状腺治疗（如放射性碘），将造成不可逆的甲状腺破坏，可导致永久性甲减。因此，对于育龄妇女因甲状腺毒症就诊时，一定要仔细询问患者的生育史，对发生在产后（或者流产后）1 年内（尤其是半年内）的甲状腺毒症，需要考虑产后甲状腺炎的可能，切忌不分青红皂白地应用抗甲状腺治疗，尤其是破坏性的抗甲状腺治疗。

当然，尽管少见，产后阶段的甲状腺毒症也要考虑到产后 Graves 病的可能。特别是在妊娠前曾患有 Graves 病的女性，由于产后“免疫反跳”，Graves 病复发的几率较未妊娠者增高。与产后甲状腺炎造成甲状腺滤泡细胞破坏、甲状腺激素释放入血造成甲状腺毒症不同，产后 Graves 导致的甲状腺毒症是由于 TRAb 刺激甲状腺组织合成过多的甲状腺激素，因此，产后 Graves 病有抗甲状腺治疗的指征。

那么，如何鉴别产后甲状腺炎和产后 Graves 病呢？既往 Graves 病史者、有特征性体征（如甲状腺弥漫性肿大伴血管杂音、内分泌性突眼等）者、TRAb 阳性者，更倾向于诊断产后 Graves 病（新发或复发）。如果确实必要，可进行甲状腺放射性核素显像检查以协助诊断，产后 Graves 病甲状腺摄取核素的能力升高或正常，而产后甲状腺炎摄取能力减低。由于碘 -123（^{123}I）和锝 -99（^{99m}Tc）的半衰期较短，比 ^{131}I 显像更适合哺乳期女性，^{123}I 或 ^{99m}Tc 扫描几天后即可重新开始哺乳。

2. 产后甲状腺炎可能发展为永久性甲减 产后甲状腺炎中发生甲减的时间常出现于产后 3~12 个月，其中部分将发展为永久性甲减，需要终生 L-T_4 替代治疗。有关产后甲状腺炎的流行病学研究几乎无一例外地关注了永久性甲减的问题，但在随访年限上有长短之差。国外的数据显示：在产后 1 年时，约 10%~20% 的患者发展为永久性甲减，这一百分率在最近一项对 169 位产后甲状腺炎患者的前瞻性研究中，甚至增加到 54%；而在产后 5~8 年时，约有 50% 的患者发展为永久性甲减。我国已有的相关数据为 2 年随访结果，显示产后甲状腺炎永久性甲减的发生率为 20.8%。

由于产后甲状腺炎对甲状腺功能的这种远期影响，所以对产后甲状腺炎患者进行长期随访不仅重要，也非常必要。尤其是那些在产后甲状腺炎病程中出现甲减阶段、抗 TPOAb 滴度明显增高的患者,因为这些因素明显增加永久性甲减的发生几率。根据国内外相关指南的推荐,有过产后甲状腺炎病史的女性应每年检查 TSH,以评估是否发生永久性甲减,及时诊断并给予替代治疗。

六、产后甲状腺炎高危人群筛查和预防

认识产后甲状腺炎的过程中,学者们观察到有些因素有助于预测这一特殊类型自身免疫性甲状腺病的发生,具有这些因素的妊娠女性,即为产后甲状腺炎的高危人群。首当其冲的危险因素是 TPOAb,尤其是妊娠早期(妊娠 12 周内)的 TPOAb,目前被认为是预测产后甲状腺炎发生的最佳指标,因为此时 TPOAb 水平尚未受到妊娠期免疫抑制的明显干扰。综合分析 10 项研究的结果显示,妊娠早期 TPOAb 阳性者,33%~50% 会发生产后甲状腺炎;随着抗体滴度升高,产后甲状腺炎的患病风险也随之上升;这些妊娠女性产后甲状腺炎的发生率较 TPOAb 阴性者高 30 余倍。但是,TPOAb 预测产后甲状腺炎的阳性预测值仍比较低(平均为 0.57)。另外一个确切的危险因素是既往产后甲状腺炎病史。即使在第一次产后甲状腺炎病程中甲状腺功能完全恢复正常,这样的女性仍会有高达 70% 的几率在下一次分娩后再患产后甲状腺炎。

即便产后甲状腺炎可能仅带来一过性的甲状腺功能改变,但是我们仍会关心是否能够预防、怎样才能预防这种疾病,毕竟顺利、健康地度过产后阶段是每个育龄女性的愿望。学者们想到的预防方法包括妊娠期间对 TPOAb 阳性的女性补充碘剂和补充 L-T_4。但是,研究显示这两种干预均不能达到预期目的!一种预防方法——硒制剂似乎有效。在意大利进行的研究中,200mg/d 的硒治疗较安慰剂明显降低了产后甲状腺炎的发生率,但是这并不等于我们可以在临床中推广这一方法,原因包括:第一,硒的预防作用仅有意大利的这一项研究,不足以成为临床应用的循证依据;第二,硒制剂的补充需要结合基础硒营养状态,对于基础硒缺乏人群,硒制剂治疗安全性较高;基础硒并不缺乏的人群,硒制剂带来的益处有待商榷,甚至可能带来副作用(如糖尿病发病率增加);第三,硒制剂预防或治疗自身免疫性甲状腺病属于适应证外用药,对于妊娠人群这个特殊群体,适应证外用药需格外谨慎。

(关海霞)

参考文献

1. Pearce E N, Farwell AP, Braverman LE. Thyroiditis. N Engl J Med, 2003, 348: 2646-2655
2. Bindra A, Braunstein G. Thyroiditis. Am Fam Physician, 2006, 73: 1769-1776
3. Weetman A. Hundred years of Hashimoto's thyroiditis. Thyroid, 2013, 23(2): 135-136
4. Wilson JD, Foster DW, Kronenberg HM, et al. Williams textbook of endocrionology. 9th Edition, 1998, 475-476
5. 滕卫平. 内科学(第 8 版). 北京: 人民卫生出版社, 2013
6. Greene JN. Subacute thyroiditis. Am J Med, 1971, 51: 97-108
7. Pearce EN, Farwell AP, Braverman LE. Thyroiditis. N Engl J Med, 2003, 348: 2646-2655
8. Farwell AP. Subacute thyroiditis and acute infectious thyroiditis. In: Braverman LE, Utiger RD (eds) The Thyroid. A Fundamental and Clinical Text. Ninth edition. Philadelphia: Lippincott Williams & Wilkins, 2005: 536-547
9. Volpé R. The management of subacute (DeQuervain's) thyroiditis. Thyroid, 1993, 3: 253-255
10. Nishihara E, Ohye H, Amino N, et al. Clinical characteristics of 852 patients with subacute thyroiditis before treatment. Intern Med, 2008, 47: 725-729
11. Desailloud R, Hober D. Viruses and thyroiditis: an update. Virol J, 2009, 6: 5
12. Hahsimoto H. Zur Kenntniss der lymphomatösen Veränderung der Schilddrüse (Struma lymphomatosa). Arch Klin Chir, 1912, 97: 219-248
13. Roberton H. Lassitude, coldness, and hair changes following pregnancy and their response to treatment with thyroid extract. Br Med J, 1948, 93: 2275-2276
14. Amino N, Mori H, Iwatani Y, et al. High prevalence of transient postpartum thyrotoxicosis and hypothyroidism. N Engl J Med, 1982, 306: 849-852
15. Nohr S, Jorgensen A, Pedersen K, et al. Postpartum thyroid dysfunction in pregnant thyroid peroxidase antibody-positive women living in an area with mild to moderate iodine deficiency: is iodine supplementation safe? J Clin Endocrinol Metab, 2000, 85: 3191-3198
16. 李丹, 李晨阳, 滕卫平. 不同碘摄入量地区妇女产后甲状腺炎的流行病学调查. 中华妇产科杂志, 2003,

38:27-29
17. Guan H, Li C, Li Y, et al. High iodine intake is a risk factor of postpartum thyroiditis: result of a survey from Shenyang, China. J Endocrinol Invest, 2005, 28: 876-881
18. ATA. Guideline of ATA for the diagnosis and management of thyroid diseases during pregnancy and postpartum. Thyroid, 2011, 21: 1081-1125
19. De Groot L, Abalovich M, Alexander E, et al. Management of thyroid dysfunction during pregnancy and postpartum: an Endocrine Society clinical practice guideline. J Clin Endocrinol Metab, 2012, 97: 2543-2565
20. 中华医学会内分泌学分会,中华医学会围产医学分会.《妊娠和产后甲状腺疾病诊治指南》. 中华内分泌代谢杂志,2012,28:354-367

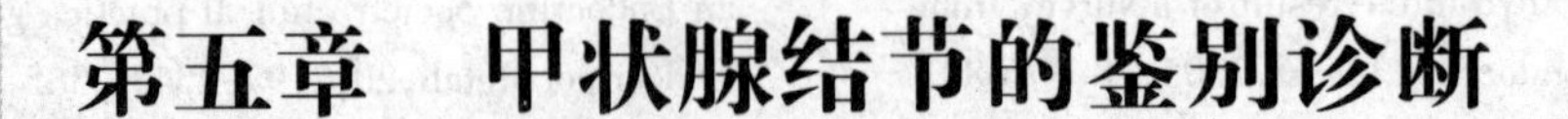

第五章 甲状腺结节的鉴别诊断

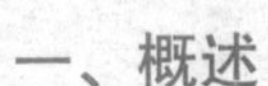

一、概述

甲状腺结节(thyroid nodules)是指甲状腺内的单发或多发结节性病变,是甲状腺最常见的一种病症,可表现在多种甲状腺疾病上,包括甲状腺的退行性变、炎症、自身免疫性甲状腺病、损伤性及新生物等多种病变。甲状腺结节在各个年龄段的男女人群中均可见到,但在中年女性中较多。甲状腺结节有良性与恶性之分,良性中主要包括结节性甲状腺肿、甲状腺腺瘤等;恶性的甲状腺结节则以甲状腺癌为主,另外还包括甲状腺淋巴瘤、转移瘤等。近年来,随着高清晰超声诊断技术的普及应用,甲状腺结节发病率由触诊发现的3%~7%增至20%~76%。事实上,仍有不少甲状腺结节未被发现,曾有尸体解剖资料表明,甲状腺结节的检出率为50%。据尸体解剖材料报道,在甲状腺中,组织学上的微小恶性肿瘤的发病率可高达17%。在临床上,甲状腺癌的发病数每年每百万人中有39例(3.9/10万人口)。

二、诊断方法的合理选择及评价

甲状腺结节的诊断需结合病史、体格检查、实验室及辅助检查等综合考虑,并依据学科诊疗指南及临床实践经验进行规范化处理。一旦确定存在甲状腺结节后,应对甲状腺功能进行评估,同时结合影像学检查结果对甲状腺结节的良恶性和病因进行初步判定,对可疑为恶性的甲状腺结节可进行细针穿刺细胞学检查或手术活检并根据病理学结果进行相应的处理。

1. 病史与体格检查时应重视的问题　绝大多数甲状腺结节发病隐匿,较少有明显的症状和体征,常常是通过体格检查或自身触摸或影像学检查而发现。临床上,发现甲状腺结节后必须对甲状腺及其周围的淋巴结仔细检查和评估,并收集完整的病史资料。下述病史和体格检查结果是提示甲状腺癌的危险因素:①童年期头颈部放射线照射史或放射性尘埃接触史;②全身放射治疗史;③有分化型甲状腺癌(differentiated thyroid cancer,DTC)、甲状腺髓样癌(medullary thyroid cancer,MTC)或多发性内分泌腺瘤病(multiple endocrine neoplasia syndrome,MEN)2型、家族性多发性息肉病、某些甲状腺癌综合征的既往史或家族史;④男性;⑤结节增长迅速;⑥伴持续性声音嘶哑、发音困难,并可排除声带病变(炎症、息肉等);⑦伴吞咽困难和呼吸困难;⑧结节形状不规则、与周围组织粘连固定;⑨伴颈部淋巴结病理性肿大。越来越多的研究发现,下列4种情况甲状腺结节恶性变的可能性相同:孤立性甲状腺结节、多结节性甲状腺肿、临床上可触及的结节、意外甲状腺结节(即偶然瘤)。另外,现有资料提示,甲状腺小结节和甲状腺大结节具有一样的侵犯性,能侵犯甲状腺包膜、周围淋巴结,故认为结节大小不是判断其是否有侵犯性的指标。

2. 血清学检查的现状及意义　虽然绝大部分甲状腺结节功能都正常,但促甲状腺激素(thyrotropin releasing hormone,TSH)仍被推荐为必测项目。大多数权威指南提出,发现甲状腺结节后应首先行TSH测定,如果TSH低于正常,下一步行甲状腺核素显像,以判断结节是否为功能性。因为除极少数的甲状腺滤泡性腺癌表现为热结节外,功能性结节绝大多数均为良性病变,因此,显像确定为功能性者一般不需要再行细胞学检查。如果TSH正常或增高,应做甲状腺超声或甲状腺细针穿刺细胞学检查(fine needle aspiration cytology,FNAC)。甲状腺结节恶性程度与TSH呈正相关,即使TSH在正常范围也是如此,故把TSH作为甲状腺恶变的独立危险因子。业已证实,甲状腺球蛋白(thyroglobulin,TG)、甲状腺球蛋白抗体(thyroglobulin antibody,TGAb)及其他甲状腺自身抗体的测定对恶性甲状腺结节的鉴别没有实际价值。

如果有MTC或是MEN2家族史,应检测基础降钙素(calcitonin,CT)水平,如果升高,提示MTC的可能。这些患者应排除是否患有嗜铬细胞瘤。如果家族史阴性则不需要施行常规检测CT和TG,两者都不能区别良恶性甲状腺结节,但一些权威指南提出，条件允许者，可以将血清基础 CT 水平的检测用于甲状腺结节的初始评估。

3. 正确评价超声检查在甲状腺结节诊断中的作用 由于具备快捷、经济、无创、可重复性等优点，超声检查目前被认为是诊断甲状腺结节的首选手段，对于甲状腺结节的定位和大小的估计明显优于其他方法。近年来，随着超声影像技术的发展，超声检查采用灰阶超声、彩色多普勒血流显像、超声造影及弹性成像技术（ultrasonic elasotography，UE），对甲状腺结节的诊断及鉴别诊断提供了更有力的依据。

某些超声征象有助于甲状腺结节的良恶性鉴别。中华医学会关于“甲状腺结节和分化型甲状腺癌诊治指南”指出：下述两种超声改变的甲状腺结节几乎全部为良性：①纯囊性结节；②由多个小囊泡占据 50% 以上结节体积、呈海绵状改变的结节，97% 为良性。而以下超声征象提示甲状腺癌的可能性大：①实性低回声结节；②结节内血供丰富（TSH 正常情况下）；③结节的形态和边缘不规则、晕圈缺如；④微小钙化、针尖样弥散分布或簇状分布的钙化；⑤同时伴有颈部淋巴结超声影像异常，如淋巴结呈圆形、边界不规则或模糊、内部回声不均、内部出现出现钙化、皮髓质分界不清、淋巴门消失或囊性变等。通过超声检查鉴别甲状腺结节良恶性的能力与超声医师说的临床经验有关。

2009 年美国甲状腺学会（American thyroid association，ATA）发表了甲状腺结节和分化型甲状腺癌的诊断治疗指南，该指南描述了超声检查提示甲状腺癌可能性的影像学特点：①有沙砾样钙化；②结节回声低；③结节内部血流丰富、紊乱；④结节边界不规则并向周边浸润；⑤横截面前后径大于左右径。值得注意的是，上述各项指标提示恶性病变的特异性高，但敏感性较低，其中，超声显示微钙化对甲状腺癌诊断的特异性为 85%~94%，阳性预测值为 69%~71%，但其敏感性仅为 36%~59%。因此，单独一项特征不足以诊断恶性病变，如果同时存在 2 种以上特征时，或低回声结节中合并上述一项特征时，诊断恶性病变的敏感性会显著提高。另外，目前的研究显示，结节的良恶性与结节的大小、单发或多发、是否合并囊性病变均无关。

UE 自 1991 年由 Ophir 等首次提出后，其在临床实践中逐步显现出独特的应用价值，为人类肿瘤良恶性的诊断和鉴别诊断开辟了新的天地。UE 是一种对组织力学特征成像的新技术，它是依据病变和组织硬度的差别，对这种自身的弹性特性进行成像，其所获取的信息是对传统超声检查的一个重要补充。UE 的 5 分法评分标准最早由日本学者提出，中山大学孙逸仙纪念医院罗葆明教授等认为，传统超声 UE 5 分法不能包含所有的超声弹性图像表现，遂提出了改良 5 分评分标准：良性病灶多为 1~3 分，提示病灶较软；恶性病灶多为 4 或 5 分，提示病灶较硬；评 4 分或 5 分伴有病灶内有绿色显示者，提示病灶内有坏死液化；评 5 分者，病理提示病灶向周围组织浸润。但由于此项技术应用临床时间较短，操作和诊断技术还需不断完善。目前，国内外的临床研究分析结果提示，UE 假阳性的病例并不少见，主要表现在伴发钙化、胶原化、玻璃样变和间质细胞丰富的良性病变；而假阴性病例常见于病灶内伴有出血、坏死等情况。另外，髓样癌和黏液细胞癌的硬度较差也较易发生误诊。如果将 UE 技术与传统超声技术结合，则会明显提高恶性肿瘤诊断的敏感性和准确性。UE 对较小的甲状腺良恶性结节尤其是微小癌（最大直径 ≤1.0cm）的鉴别具有较高的敏感性和特异性。常规超声和弹性成像技术联合诊断甲状腺恶性结节的敏感性为 73.33%，特异性为 88.37%，准确性为 89.66%。

4. 甲状腺核素显像的临床意义 依据结节对放射性核素的摄取能力评价结节的功能，将结节分为“热结节”、“温结节”、“冷 / 凉结节”。^{123}I 或高锝酸盐（^{99}Tc^{m}）对于甲状腺结节都是有用的显像物质，但大多数专家更偏向于应用 ^{123}I 处理病人。^{123}I 或 ^{99}Tc^{m} 检查提示高功能的结节几乎均为良性，这些病变占所有结节的比例不到 10%。偶尔会有 ^{99}Tc^{m} 显像为高功能性结节，而 ^{123}I 为低功能者。那些 ^{123}I 或 ^{99}Tc^{m} 显像表现为低功能或正常功能的结节也通常为良性，但是不能排除恶性的可能。因此，除了高功能结节，甲状腺扫描不能区分良恶性。为此，很多内分泌学家不再提倡把甲状腺扫描作为结节性甲状腺肿常规初始评价方法，他们建议首先进行 FNAC。

然而，在有些情况下，甲状腺扫描是有意义的，包括：①判断甲亢患者是否是高功能结节；②判断 FNAC 提示为滤泡肿瘤的甲状腺结节的功能状态；③区别多发性甲状腺结节的功能状态。此外，当触诊难以鉴别结节的特征，尤其是多发性结节尚存疑问、甲状腺不规则或胸骨后甲状腺肿，放射性核素甲状腺扫描有助于诊断。

新近的甲状腺 ^{99}Tc^{m}O_4^-/^{99}Tc^{m} 标记的甲氧基异丁基异腈（^{99}Tc^{m}O_4^-/^{99}Tc^{m} 2MIBI）联合显像对甲状腺恶性结节的确诊率有所提高，其阳性预测值为

47.5%，但有较好的阴性预测值(96.9%)，即如果扫描阴性则恶性可能性极小。核素的另外一种扫描即 ^{18}F- 葡聚糖正电子发射计算机断层扫描(PET/CT)虽然可以提高甲状腺恶性结节的诊断率;其敏感性和特异性并不理想，且因价格昂贵而较少在临床使用，只有在诊断颈部不明原发灶的转移癌时才被选用。

5. MRI 和 CT 检查　MRI 和 CT 检查因价格昂贵而且判断结节的性质不如超声检查敏感，故不推荐常规使用。但当怀疑甲状腺结节位于胸骨后、巨大甲状腺肿导致气管压迫、甲状腺癌侵犯气管及喉时，可进行 CT 或 MRI 评估结节和周围组织的关系。

6. 穿刺活检　甲状腺 FNAC 是一种快捷、准确、安全、创伤小的检查方法。1930 年，Martin 等首先报道了粗针抽吸活检诊断甲状腺疾病。但因粗针有并发症，且有针道癌的报道，从而限制了其发展。至 20 世纪 80 年代，Yokozawa 等采取 FNAC，未见针道癌的报道，并发症也大为减少，自此，FNAC 的临床应用日趋广泛。目前在美国，FNAC 已被列为临床上诊断甲状腺结节最精确的首选方法，已经成为评估孤立性甲状腺结节和多发性结节性甲状腺肿中结节的基石。FNAC 是一种需要技术和经验的操作，病理读片也同样重要。如果操作得当，假阴性发生率低于 5%，假阳性率不足 1%。多数学者报道，FNAC 诊断甲状腺癌的敏感度为 65%~98%，特异度为 72%~100%，准确度为 85%~100%，尤其对乳头状癌的诊断准确率最高。但对滤泡样良恶性结节的诊断，被称为 FNAC 的禁区，因为滤泡样癌的诊断需要血管、淋巴管及包膜的侵犯情况，在 FNAC 中却不能发现。甲状腺超声检查提示直径≥1cm 结节及临床或超声提示恶性病变者，无论结节大小均为 FNAC 的适应证。

一般来说，FNAC 的病理报告可分为 4 种:①良性;②恶性;③可疑滤泡或 Hürthle 细胞癌;④无法诊断。如果病变能够确定是良性或恶性，处理措施就会相对直接。如果取材不足以诊断，应该考虑重复施行 FNAC。活检材料不足可能归因于缺乏活检技术和细胞学准备或有囊肿液体存在。然而，即使对于有经验的操作者来说，约有 10% 活检组织是无法诊断的。

7. 基因检测及肿瘤标志物　近年来，基因诊断技术的进步也提高了 FNAC 诊断的准确性。应用分子生物学手段可检测穿刺细胞中的 BRAF 等基因突变，如果查到突变，则可确定为乳头状腺癌。据报道，在 10%~16% 的常规细胞学检查不能确定的病例中，应用基因检查可获得正确诊断。

RET 基因筛查对于甲状腺髓样癌家族或内分泌综合征 MEN2A 及 2B 的直系亲属亦有重要意义，可以早期发现微小的髓样癌，或作为家族成员预防性甲状腺切除的依据。不仅如此，确定鉴别良恶性甲状腺结节并估计预后的特异性肿瘤标记物，建立确实可行的检测手段，一直是研究的热门领域，对甲状腺肿瘤患者的诊断及治疗具有重要意义。目前常见的肿瘤标记物为基质金属蛋白酶、抗人白细胞抗原单克隆抗体系统、人 TG、表皮生长因子、转化生长因子、半乳糖凝集素等。目前，尚无一种理想的肿瘤标记物去验证甲状腺结节性质，但很多专家仍然建议，在今后的医疗活动中尽可能研究和实施甲状腺肿瘤标记物的检测，并结合其他实验室及影像学检查来帮助鉴别甲状腺结节的性质。

三、鉴别诊断的难点与对策

(一) 超声检查在甲状腺结节鉴别诊断中的作用与不足

超声检查不仅能提供甲状腺结节的数量及大小，还能明确肿块的囊实性及包膜是否完整，与周围组织关系等特征。有些临床未能触及的肿块，超声可探及，这对肿瘤的早期发现有一定的价值。但是，超声检查在鉴别甲状腺结节的良恶性方面还存在一定的局限性。由于甲状腺结节病理结构的多源性，导致了图像的复杂性，诊断特异性较低，良、恶性结节之间的征象往往存在一些交叉。在以下几种情况下，超声检查易出现漏诊及误诊:

1. 甲状腺结节合并其他疾病　①最常见的是结节性甲状腺肿合并甲状腺癌:当超声影像表现为众多良性结节时，容易使超声诊断医师放松警惕，从而使一部分病例漏诊;②甲状腺炎合并甲状腺结节时，甲状腺炎可使甲状腺表现为弥漫性对称性肿大，伴内部回声降低与回声不均匀，这样的背景给甲状腺结节的鉴别提高了难度。亚急性甲状腺炎典型超声表现为一侧甲状腺局灶性边界不清的低回声结节或双侧甲状腺弥漫性的低回声，除非伴有微小钙化与颈部肿大淋巴结，否则亚急性甲状腺炎早期的局灶性的低回声易与乳头状癌相混淆。

2. 特殊类型的甲状腺肿瘤　①囊性甲状腺乳头状癌:极易与增生性结节囊性变相混淆，囊性甲状腺结节主要通过囊腔内的乳头状突起的形态进行鉴别，但水蟌状或圆屋顶状的囊腔内突起常被认为是腺瘤样结节性甲状腺肿的特征，不均质的囊性结构并且囊腔内有直径≥2cm的指状息肉样突起提示乳头状癌，直径<1cm卵圆形囊肿伴有内部强回声提示结节性甲状腺肿。然而这种分类绝大程度上还是依靠超声科医师的主观判断，有赖于其临床经验的积累，这使得囊性甲状腺结节的判断具有一定难度。②弥漫型硬化性甲状腺乳头状癌：是甲状腺乳头状癌中一种较少见的变异，发病年龄较轻，较易出现颈淋巴结转移，其与桥本甲状腺炎主要鉴别是在于弥漫的微小钙化或多发甲状腺可疑结节占据甲状腺全叶。当这两个特征不明显时，两种疾病的超声鉴别就存在较大难度。③微小浸润型滤泡样癌：甲状腺滤泡样癌的病理诊断主要依靠包膜或血管浸润来确定，其在病理上进一步分为微小浸润与广泛浸润型，前者更多见，大体与腺瘤相似，有完整的包膜，故超声在微小浸润型滤泡样癌与腺瘤的鉴别诊断中尚有欠缺。

3. 钙化　甲状腺超声中的钙化是目前研究的热点，微小钙化被认为是恶性特异性指标，而粗大钙化与弧形钙化被认为是良性钙化。但是研究中发现，良性病变误诊为甲状腺癌的病例中有72.5%存在微小钙化，而甲状腺癌误诊为良性病变中粗大钙化也并不少见。因此，不能盲目的将钙化打上良恶性的标签，应当追本溯源，从本质上认识钙化。①微小钙化：微小钙化之所以被认为是甲状腺乳头状癌的特异性指标，是由于被认定与沙砾体相对应；然而，微小钙化并不等同于沙砾体，结节性甲状腺肿或甲状腺腺瘤可以产生一种草酸钙结晶，在影像学上表现为微小钙化，目前通过超声检查不能够对两者进行鉴别。因此，虽然微小钙化与甲状腺癌相关性已得到肯定，但在超声发现微小钙化时仍应谨慎综合其他声像图特征进行诊断；②粗大钙化与弧形钙化：粗大钙化与弧形钙化均为营养不良性钙化，以往的研究认为其属良性病变，但目前研究认为，粗大钙化结节中50%为恶性，弧形钙化在甲状腺癌中也有存在。

（二）细针穿刺病理学检查的不足与对策

目前，《美国甲状腺结节诊断治疗指南》已把甲状腺细针穿刺细胞学活检作为甲状腺结节诊断的首选方法。近年来，许多学者发现细针穿刺细胞学检查存在一定的局限性，究其原因如下：①操作者技术不过关：没有穿到肿瘤部位和（或）穿刺针太细，导致细胞学检查标本量不足；②与甲状腺结节及内部组织情况有关：甲状腺结节体积越小，定位越困难，细针穿刺细胞学检查诊断率越低，特别是对于内部有液化的甲状腺结节，穿刺针仅抽出囊内液体，无组织细胞，故对诊断无意义；③细胞学诊断：对于细胞形态改变突出的疾病最能发挥作用，但对病变以组织结构改变为主，强调实质和间质成分关系的病变则困难较大。如甲状腺乳头状癌经细针穿刺细胞学检查能够明确诊断，而对于胚胎型、Hürthle细胞瘤和滤泡状腺瘤，其诊断准确性较低；④染色技术：也是影响结果的重要因素。细胞学标本中的胶状体、胆固醇结晶、变性红细胞、细胞边缘空泡、神经内分泌颗粒、淀粉样物质等，这些结构和物质都对甲状腺疾病的诊断十分重要，然而在瑞氏、巴氏等染色时却很难观察到。

近年来，随着超声引导下FNAC的开展，FNAC的精确率得到了较大提高，尤其对临床触诊阴性的甲状腺结节诊断具有较高的准确率，因此，对临床触诊阴性的或直径小于1cm的甲状腺结节来说，是一种较为有效的检查方法。甲状腺结节体积越小，定位越困难，穿刺细胞学诊断率越低。传统的细针穿刺细胞学检查对囊件变的甲状腺结节诊断阳件率低，其主要原因是穿刺针穿入囊内后只抽出液体，无组织细胞。而超声引导细针穿刺在超声引导下可直接穿刺至囊壁或囊内的实体部分，大大提高细针穿刺细胞检查阳性率，更能显示其独特的优越性。目前，大多数权威指南对超声引导的FNAC均提出了明确的要求和适应证，即下列7种情况可用超声指引：①结节>1cm，但不能触及；②结节<1.5cm，可触及；③深部的甲状腺结节；④结节邻近血管；⑤囊性或混合性结节；⑥传统的FNAC不能诊断的结节；⑦同时存在难以触及的淋巴结。

四、治疗对策及评价

（一）非手术治疗

1. TSH抑制治疗　①多数认为TSH抑制剂治疗并不能有效地缩小甲状腺结节。Franklyn等报道，TSH抑制剂治疗使甲状腺结节缩小者不足20%，而50%的患者可自行缩小，其疗效难以确定；同时长期使用TSH抑制剂治疗还可引起亚临床甲亢和骨质疏松等。因此，目前不主张常规使用；②甲状腺癌做次全或全切除术后患者应终身服用甲状腺素片或左甲状腺素钠片，以预防甲状腺功能减退及抑制TSH。甲状腺素片的剂量，应根据TSH水平来调整。一般来讲，有残余癌或复发高危因素的患者，TSH应维持在0.1mU/L以下。对无病灶残存的高危患者，血清TSH应控制在0.1~0.5mU/L之间。对无病灶残存的低危患者，血清TSH应控制在0.3~2.0mU/L。

2. ^{131}I 治疗 主要用于治疗有自主摄取功能并伴有甲亢的良性甲状腺结节。出现局部压迫症状或位于胸骨后的甲状腺结节，不推荐 ^{131}I 治疗。处于妊娠期或哺乳期是 ^{131}I 治疗的绝对禁忌证。^{131}I 治疗后，约 10% 的患者于 5 年内发生甲减，随时间延长甲减发生率逐渐增加。因此，建议治疗后每年至少检测一次甲状腺功能，如发现甲减，要及时给予甲状腺素替代治疗。

^{131}I 也是分化型甲状腺癌（DTC）术后治疗的重要手段之一。^{131}I 治疗包括两个层次：一是采用 ^{131}I 清除 DTC 术后残留的甲状腺组织（^{131}I ablation for thyroid remnant），简称 ^{131}I 清甲；二是采用 ^{131}I 清除手术不能切除的 DTC 转移灶，简称 ^{131}I 清灶。

DTC 术后 ^{131}I 清甲的意义包括：①利于通过血清 Tg 和全身显像（whole body scan，WBS）检测疾病进展；②是 ^{131}I 清灶的基础；③清甲后的 WBS、单光子发射计算机断层成像（SPECT）/CT 融合显像等有助于对 DTC 进行再分期；④可能治疗潜在的 DTC 病灶。

目前对术后 ^{131}I 清甲治疗的适应证尚存争议，主要问题集中于低危患者是否从中获益。结合 ATA 的推荐、国内的实际情况和临床经验，建议对 DTC 术后患者进行实时评估，根据 TNM 分期，选择性实施 ^{131}I 清甲治疗。总体来说，除所有癌灶 <1.0cm 且无腺外浸润、无淋巴结和远处转移的 DTC 外，均可考虑 ^{131}I 清甲治疗。妊娠期、哺乳期、计划短期（<6 个月）内妊娠者和无法依从辐射防护指导者，禁忌进行 ^{131}I 清甲治疗。

^{131}I 清灶治疗适用于无法手术切除、但具备摄碘功能的 DTC 转移灶（包括局部淋巴结转移和远处转移）。治疗目的为清除病灶或部分缓解病情。清灶治疗的疗效与转移灶摄取 ^{131}I 的程度和 ^{131}I 在病灶中的滞留时间直接相关，还受到患者年龄、转移灶的大小和部位，以及病灶对 ^{131}I 的辐射敏感性等因素的影响。年轻患者获得治愈的可能性较大，软组织和肺部的微小转移灶易被清除；已形成实质性肿块的转移灶或合并骨质破坏的骨转移，即使病灶明显摄取 ^{131}I，清灶治疗的效果也往往欠佳。高龄、伴随其他严重疾病或无法耐受治疗前甲减者，不宜采用 ^{131}I 清灶治疗。位于关键部位的转移灶（如颅内或脊髓旁、气道内、性腺旁转移等），如果无法手术，即使病灶显著摄取 ^{131}I，也不适合 ^{131}I 清灶治疗，而应采用其他方法处理。

（二）手术治疗

1. 良性结节遇到以下情况也应考虑手术切除 ①有局部压迫症状，引起呼吸、吞咽困难及声音嘶哑等症状；②直径很大（>3cm）的单个结节，内科保守治疗很难使结节变小或消失；③胸骨后甲状腺结节；④高功能甲状腺腺瘤。目前良性结节患者一般主张采取腺叶或加峡部切除术，不主张单纯腺瘤剜除术。主要考虑：①单纯腺瘤剜除易发生小结节残留或存在复发可能；②如术中或术后病理诊断为癌性结节，需补行手术，且易引起癌细胞局部扩散或血行转移。

2. 甲状腺癌一经诊断或高度怀疑甲状腺癌的患者 一般均需尽早手术治疗，可使手术操作更容易，同时也可抑制癌细胞的扩散。分化良好，局限于一叶内者可切除患侧叶加峡部；侵及甲状腺包膜者切除患侧叶、峡部及对侧叶大部；有淋巴转移者可施行功能性颈淋巴清扫术。近年来，一些国家主张对分化型甲状腺癌采用双侧甲状腺全切术，2010 年美国国立综合癌症网络推荐，如果细针穿刺结果为乳头状癌，对于有下列任一情况的患者应行全甲状腺切除术：①年龄 <15 岁或 >45 岁；②有放射性治疗病史；③有远处转移灶；④双侧结节；⑤甲状腺被膜外侵犯；⑥肿瘤直径 >4cm；⑦颈部淋巴结转移；⑧柱状细胞型、高细胞型及分化差的癌。

（李艳波）

参考文献

1. 廖二元，超楚生．内分泌学．北京：人民卫生出版社，2001：593
2. Hegedus L. Clinical practice. The thyroid nodules. N Engl J Med，2004，351：1764-1771
3. Belfiore A，La Rosa GL，La Porta GA，et al. Cancer risk in patients with cold thyroid nodules：relevance of iodine intake，sex，age，and multinodularity. Am J Med，1992，93：363-369
4. Cappelli C，Castellano M，Braga M，et al. Aggressiveness and outcome of papillary thyroid carcinoma（PTC）versus microcarcinoma（PMC）：a mono-institutional experience. J Surg Oncol，2007，95：555-560
5. Boelaert K，Horacek J，Holder R.L，et al. Serum thyrotropin concentration as a novel predictor of malignancy in thyroid

nodules investigated by fine-needle aspiration. J Clin Endocrinol Metab, 2006, 91: 4295-4301
6. 刘超,褚晓秋. 良恶性甲状腺结节的鉴别诊断. 中华内科杂志, 2012, 51(1): 58-60
7. 甲状腺结节和分化型甲状腺癌诊治指南. 中华内分泌代谢杂志, 2012, 28(10): 779-797
8. Seiberling KA, Dutra JC, Grant T, et al. Role of intrathyroidal calcifications detected on ultrasound as a marker of malignancy. Laryngoscope, 2004, 114: 1753-1757
9. 黄小莉,黄道中. 甲状腺结节超声造影研究进展. 中国医学影像技术, 2009, 25(9): 1717-1719
10. Appetecchia M, Bacaro D, Brigida R, et al. Second generation ultrasonographic contrast agents in the diagnosis of neoplastic thyroid nodules. J Exp Clin Cancer Res, 2006, 25: 325-330
11. Hoang JK, Lee WK, Lee M, et al. US Features of thyroid malignancy: pearls and pitfalls. Radiographics, 2007, 27: 847-860
12. 俞清,徐智章,毛枫,等. 实时超声弹性成像在甲状腺占位性病变中的初步应用. 上海医学影像, 2007, 16(3): 56-58
13. 张纯海,高识,朱灏宇,等. 99mTc-MIBI 显像在甲状腺结节诊断中的应用研究. 中国实验诊断学, 2008, 12: 1560-1561
14. Yokozawa T, Fukata S, Kuma K, et al. Thyroid cancer detected by ultrasound-guided fine-needle aspiration biopsy. World J Surg, 1996, 20: 848-853
15. 李文波,朱庆莉,张波,等. 超声引导下细针吸取细胞学检查对甲状腺结节的诊断价值. 中国医学科学院学报, 2010, 32(5): 77-80
16. Salvatore G, Giannini R, Faviana P, et al. Analysis of BRAF point mutation and RET/PTC rearrangement refines the fine-needle aspiration diagnosis of papillary thyroid carcinoma. J Clin Endocrinol Metab, 2004, 89: 5175-5180
17. Rydlova M, Ludvikova M, Stankova I. Potential diagnostic markers in nodular lesions of the thyroid gland: an immunohistochemical study. Biomed Pap Med Fac Univ Palacky Olomouc Czech Repub, 2008, 152: 53-59
18. 吴毅. 关于甲状腺结节诊断和治疗的若干思考. 中国实用外科杂志, 2010, 30(10): 821-823
19. Franklyn JA. Comparing USA and UK guidelines for the management of differentiated thyroid carcinoma. Thyroid, 2006, 16(2): 105-107
20. Cooper DS, Doherty GM. American Thyroid Association (ATA) Guidelines Taskforce on Thyroid Nodules and Differentiated Thyroid Cancer, The American Thyroid Association Guidelines Taskforce. Revised management guidelines for patients with thyroid nodules and differentiated thyroid cancer. Thyroid, 2009, 19: 1167-1214

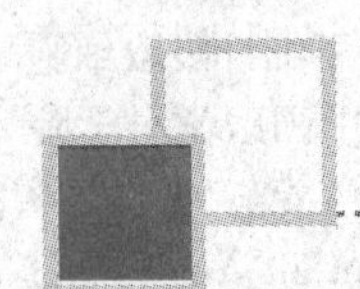

第六章　甲状腺癌

第一节　甲状腺滤泡上皮细胞癌

一、概述

甲状腺癌（thyroid carcinoma）是内分泌系统最常见的肿瘤，占头颈部肿瘤的首位，占所有恶性肿瘤的2.3%。其发病率在世界范围内呈上升趋势，我国的流行病学资料也显示甲状腺癌的发病率在逐年上升，尤以35~50岁女性多见。

临床上，常按其组织发生学、细胞分化程度和生物学特性分为甲状腺良性肿瘤和恶性肿瘤两大类，其中大多数为良性肿瘤，少数为癌，罕见肉瘤。根据起源于滤泡细胞或滤泡旁细胞，可将原发性甲状腺癌分为滤泡上皮细胞癌和髓样癌（medullary thyroid carcinoma，MTC）两类。而滤泡上皮细胞癌又可分为乳头状癌（papillary thyroid carcinoma，PTC）、滤泡状癌（follicular thyroid carcinoma，FTC）及未分化癌（anaplastic thyroid carcinoma，ATC）。其中，PTC最常见，分化程度高，恶性程度最小，占全部甲状腺癌的80%；其次是FTC，占15%，发病率最低的是ATC，占2%。

二、病因及危险因素的认知与思考

目前甲状腺滤泡上皮细胞癌的病因还不完全清楚，临床上对大多数滤泡上皮细胞癌不能用单一因素来解释。

1. 电离辐射　20世纪40年代到60年代，人们就发现幼年时头部和颈部受到小剂量放射治疗的良性疾病患者，其患甲状腺乳头状癌的风险明显增高。从照射到肿瘤发生平均约10年，但也可能超过30年以上。在恶性疾病的治疗中使用较高的辐射剂量[超过2000cGy（拉德）]也使患甲状腺乳头状癌的风险增加。发生在1986年4月26日的切尔诺贝利核事故，导致甲状腺乳头状癌的发病率呈现3~75倍的增长，年幼的孩子影响更甚。此外，职业接触电离辐射如使用X线，甲状腺癌发生率也将明显升高，尤其在女性。因此，可以认为，电离辐射是迄今为止甲状腺癌最明确的危险因素之一。

2. 缺碘与高碘　早在20世纪初即有人提出缺碘可能致甲状腺肿瘤的观点。1935年，Hellwig以低碘饮食饲鼠，成功诱发了甲状腺肿瘤。其后较长时期，缺碘一直被认为与甲状腺肿瘤发生有关，其所诱发的甲状腺癌以FTC为主。高碘饮食亦是甲状腺癌高发的诱因，高碘地区（如挪威、冰岛、夏威夷等地）的PTC发病率明显高于其他地区。我国东部沿海地区是高碘饮食地区，亦是我国甲状腺癌高发地区（主要以PTC为主）。致病原因可能是缺碘而引发的甲状腺滤泡过度增生而致癌变；或由于长期的高碘刺激甲状腺上皮致突变而产生癌变。但是，碘与甲状腺癌的关系目前仍存在争论。

3. 遗传和基因突变　在甲状腺癌患者中，有些病人具有家族发病倾向，称为家族性非髓样甲状腺癌（familial non-medullary thyroid cancer，FNMTC）。家族聚集性分析显示PTC患者的一、二级亲属和一般人群的患病率均有统计学差异，存在一级亲属>二级亲属>一般人群的规律。随着分子生物技术的不断进步，发现甲状腺癌的发生、发展与癌基因和抑癌基因有关。有超过70%的甲状腺乳头状癌中存在BRAF和RAS点突变基因以及RET/PTC和TRK重排，其通过激活丝裂原活化蛋白激酶（mitogen-activated protein protein kinase，MAPK）通路发挥遗传学作用。滤泡状癌中也存在RAS点突变及PAX8和PPARγ重排。其他抑癌基因或癌基因如*p53*基因、*c-myc*基因等与甲状腺癌有关。但是这些基因仍需要在大样本中进行长期的前瞻性研究中予以证实。

4. 性别与女性激素　甲状腺癌发病性别差异较大，女性生育期甲状腺癌的发病率明显高于男性，青春期前和绝经后与男性的发病率大致相同，而且绝经后发病率呈明显下降趋势，提示雌激素对甲状腺癌的发生有一定作用。研究表明，甲状腺癌组织中有雌激素受体（ER）的表达，体外实验发现随雌激素的增加，ER阳性的PTC原代培养细胞发生增殖反应增强。

5. 其他因素 长期的饮食结构不合理、不良的生活习惯、工作压力和不良情绪等因素造成的过度酸化，人体的整体机能下降，促使一些正常细胞改变，染色体采取主动变异，促使肿瘤性状得以表达。此外，吸烟、饮酒及绝经后超重亦可使甲状腺肿瘤的发病率增加。吸烟可刺激甲状腺激素转化，抑制外周脱碘酶活性，直接刺激垂体等，使 TSH 水平增高进而导致肿瘤的发生。目前饮酒对甲状腺肿瘤影响的具体机制尚未阐明。

三、临床病理分类及难点分析

甲状腺肿瘤的病理类型较多，目前国内外多采用以下分类：①乳头状癌（隐癌、腺内型、腺外型）；②滤泡样癌（包膜血管轻微或可疑浸润，包膜中度或明显浸润），包括 Hürthle 细胞癌；③髓样癌（家族遗传型、散发型）；④未分化癌（包括鳞状细胞癌）；⑤恶性淋巴瘤；⑥转移癌；⑦其他。

1. 乳头状癌 生长缓慢、恶性度较低，随年龄增长，肿瘤恶性度增加。癌肿多为单个结节，少数为多发或双侧结节，质地较硬，边界不规则，一般无包膜，仅 5% 有不完整包膜。其大小变异很大，小的直径可 <1cm，大的直径可达 10cm，常因病程长易发生囊性变、纤维化及钙化。病灶可以在腺内扩散和转移至局部淋巴结，较少侵入血管。显微镜下可见分化良好的柱状上皮呈乳头状突起，细胞核增大，变淡，含有清晰的核内包涵体。部分病例可有嗜酸性细胞质（Hürthle cell）。大约 50% 的乳头状癌可见同心圆的沙粒样体（psammoma body）（推测是肿瘤乳突血管梗死致坏死区的钙化斑），是本癌的诊断特征之一。

但是，许多肿瘤同时有乳头状和滤泡状结构，组织学上称之为乳头状癌的滤泡样变，并将其归类为乳头状病变，因为他们的临床表现与常规的乳头状癌相同。高的细胞、柱状细胞以及岛状细胞均是甲状腺乳头状癌的组织学亚型，通常预后较差。

2. 滤泡状癌 世界卫生组织明确地将其定义为：来源于滤泡细胞同时缺乏甲状腺乳头状癌诊断学特征的分化型上皮细胞恶性肿瘤。恶性程度超过 PTC，很少经淋巴结转移，一般通过血行向骨与肺等远处转移。其病理特征是存在小的滤泡，但是滤泡内没有胶质，局部侵犯不明显时，与滤泡状腺瘤不易区别，仅能够依靠侵入包膜和血管来区分。病灶大小不一，切面呈肉样、褐红色，常被结缔组织分隔成大小不等的小叶。常见纤维化或钙化，较大的肿瘤常合并出血、坏死或静脉内瘤栓。镜检以滤泡状结构为主要组织学特征。无乳头状形成，无淀粉样变。

非典型滤泡细胞腺瘤与 FTC 的鉴别比较难，它虽然没有包膜和血管侵犯，但细胞的形态及排列非常不典型。但是有研究发现非典型滤泡细胞腺瘤存在 *p53* 基因突变，提示它可能是发展为侵袭性甲状腺癌的前体。此外，一些滤泡细胞癌由滤泡细胞腺瘤发展而来，因此可以说，某些滤泡细胞腺瘤可能就是原位癌病变。

滤泡细胞癌还有特殊亚型包括嗜酸性细胞癌和岛状癌。嗜酸性细胞癌在临床上更容易出现浸润性生长，它对于碘的摄取比较少，它和非嗜酸细胞腺癌的预后非常相似，特别表现在它们都会出现局部的广泛浸润。岛状癌浓聚碘的能力和临床病程介于退行性癌和滤泡细胞癌之间。其胞质较少，不存在嗜酸性变，向甲状腺外及血管浸润性生长，易向远处转移。与其他类型的甲状腺滤泡细胞癌不同的是，岛状癌通常出现淋巴结转移，并且在常见的骨、肺组织转移之外，还容易向肝、胸膜和脑转移。

近来，人们对甲状腺癌的分子遗传学认识有了很大的进步。一些研究已经用于临床实践，为甲状腺癌的术前诊疗和预后判断提供帮助。在 ATA2009 年修订版《甲状腺结节与分化型甲状腺癌治疗指南》中也推荐：甲状腺细针吸取细胞学活检（FNA）不能确定病理细胞类型的患者可以考虑应用分子诊断标志物（BRAF、RAS 等），推荐等级为 C 级。

四、TNM 分类与临床分期

对分化型甲状腺肿瘤有很多不同的临床分期方法。美国甲状腺协会的最新指南推荐的美国癌症联合委员会（AJCC）- 国际抗癌症联盟（UICC）的分类系统，该系统是基于 TNM [tumor（肿瘤）、node（淋巴结）、metastasis（远处转移）] 的分期系统。可用来评估原发肿瘤，局部转移和远处转移（表 3-6-1）。尽管其他一些分期系统添加了几项额外的预后变量，能进行更加精确的危险分层，但是在众多的甲状腺癌分期方法中，TNM 分级法是评估预后的最实用的分期方法，因此，该系统为更多的人所采纳。

表 3-6-1 甲状腺肿瘤的 TNM 分类与临床分期

(一)分类

T	原发肿瘤
T_x	无法对原发肿瘤作出估计
T_0	未发现原发肿瘤
T_1	肿瘤限于甲状腺,最大直径≤2cm
T_2	肿瘤限于甲状腺,最大直径 >2cm,≤4cm
T_3	肿瘤限于甲状腺,最大直径 >4cm,或者微小甲状腺外侵犯(如胸骨甲状肌、甲状腺周围软组织)
T_{4a}	肿瘤已侵犯甲状腺包膜外,肿瘤侵犯皮下软组织、喉、气管、食管、喉返神经
T_{4b}	肿瘤侵犯椎前筋膜、纵隔血管或颈总动脉

注:以上各项可再分为:①孤立性肿瘤;②多灶性肿瘤。

N	区域淋巴结转移
N_x	未确定有无淋巴结转移
N_0	未发现区域淋巴结转移
N_1	区域淋巴结转移
N_{1a}	肿瘤转移至Ⅵ区淋巴结(气管前、食管前、喉前及 Delphian 淋巴结)
N_{1b}	肿瘤转移至一侧、双侧、对侧颈或纵隔单个或多个淋巴结转移
M	远处转移
M_x	未确定有无远处转移
M_0	无远处转移
M_1	有远处转移

(二)分期

	乳头状或滤泡状癌			
	<45 岁	≥45 岁		
Ⅰ期	任何 T 和 N;M_0	T_1	N_0	M_0
Ⅱ期	任何 T 和 N;M_1	T_2	N_0	M_0
Ⅲ期		T_3	N_0	M_0
		$T_{1,2,3}$	N_{1a}	M_0
Ⅳ期 A		$T_{1,2,3}$	N_{1b}	M_0
		T_{4a}	任何 N	M_0
B		T_{4b}	任何 N	M_0
C		任何 T	任何 N	M_1
未分化癌(任何未分化癌均为Ⅳ期):				
Ⅳ期 A	T_{4a}	任何 N	M_0	
B	T_{4b}	任何 N	M_0	
C	任何 T	任何 N	M_1	

五、辅助检查在甲状腺滤泡上皮细胞癌诊断中的意义

FNA 检查能够提供病灶病理组织学诊断,其灵敏度以及特异度可达 90% 左右。但是,目前 FNA 在大多数医疗单位没有被常规应用于甲状腺诊断。这是由于 FNA 诊断对病理学医师有较高的要求,而且有些医疗环境也达不到要求。同时,甲状腺滤泡上皮细胞癌特别是分化型甲状腺癌,缺乏典型的症状和体征,生物学属于低度恶性,发展也比较缓

慢。因此，很多相关辅助检查如甲状腺功能、甲状腺B超、CT、MRI等检查方法在发现可疑病例及监测病情变化方面仍然有重要意义。

1. 实验室检查 一般应测定血清TT_4、FT_4、TT_3、FT_3和TSH。必要时还应检测TGAb和TPOAb或TSAb等。甲状腺癌患者的甲状腺功能一般正常，少数可因肿瘤细胞能合成和分泌T_3、T_4而出现甲亢症状，较轻者可仅有TSH下降和FT_3、FT_4的升高。肿瘤出血、坏死时，有时也可出现一过性甲亢。血清TG测定主要用于分化良好的甲状腺癌的复发判断，其浓度主要由3个因素决定：①甲状腺容量，体积越大，分泌的TG越多；②TSH受体的活化程度：TSH受体被刺激时分泌的TG越多；③滤泡细胞或肿瘤细胞合成和分泌TG的能力，一般分化良好的甲状腺癌可保存TG的合成和分泌功能。

2. 甲状腺超声 甲状腺B超是确诊甲状腺结节的必要检查，可以确定结节的体积，有无囊样变和癌性征象。癌性征象包括：实性低回声结节，结节内血供丰富，结节形态或边缘不规则、晕圈缺如，微小钙化，颈部淋巴结超声影像异常。

3. 甲状腺核素扫描 经典使用的核素是^{131}I、^{123}I、$^{99m}TcO_4$。根据甲状腺结节摄取核素的多寡，划分为“热结节”、“温结节”、“凉结节”、“冷结节”。因为大多数良性结节和甲状腺癌一样吸收核素较少，成为所谓的“凉结节”和“冷结节”，所以诊断价值不大，仅对甲状腺自主高功能腺瘤（热结节）有诊断价值。

4. 甲状腺CT/MRI 拟行手术治疗的甲状腺结节可行颈部CT检查，显示结节与周围解剖结构的毗邻关系，寻找可疑淋巴结。如CT显示的病变欠满意，宜用MRI检查。CT或MRI检查有助于甲状腺结节的手术治疗，但在评估甲状腺结节良恶性方面，价值不及超声。

六、甲状腺滤泡上皮细胞癌的治疗对策与评价

自1996年起，欧美国家的学术机构陆续开始定期发布并不断更新各自版本的甲状腺癌临床指南，使得甲状腺癌的诊治逐步完善和规范。目前，我国对于甲状腺癌的临床认知理念及诊治观念存在很大差异。部分已经成立甲状腺外科专科的三甲医院沿用欧美国家的指南，甲状腺手术方式为只限于患侧腺叶 ± 峡部切除、甲状腺全切除和甲状腺近全切除三种，并注重中央区淋巴结的预防性清扫和治疗性颈清扫，注重按危险度分级施行促甲状腺素（TSH）抑制治疗，碘131治疗等综合治疗，随访也更规范、合理；然而，大部分无甲状腺外科专科的医院则依然沿用传统的治疗原则，甚少施行甲状腺全切除或近全切除等手术方式，也不注重中央区淋巴结的清扫，TSH抑制治疗、^{131}I治疗等综合治疗也随意或不重视。2012年，内分泌科、肿瘤科、外科以及核医学科的专家共同撰写了中国甲状腺结节和分化型甲状腺癌的诊治指南，该指南的发布标志着我国甲状腺癌的治疗逐渐走向规范化。

1. 现代分化型甲状腺癌治疗原则演变的历史回顾 20世纪末以前，国内外分化型甲状腺癌的治疗原则基本一致。以克氏外科学为例，1997年出版的《克氏外科学》第15版，当时关于分化型甲状腺癌的手术原则与目前国内最新教材有相似之处，建议肿瘤>1.5cm选择全切除，<1.5cm可选择腺叶切除，包含有次全切除（患侧全切除、对侧次全切除），但当时已经明确指出，腺叶切除对侧复发率达7%，且半数死于甲状腺癌，全切除总复发率（11%）比次全切除的复发率（22%）低，这一点很重要，因为复发的甲状腺癌患者半数死于此病。而2007年出版的《克氏外科学》，对于分化型甲状腺癌手术方式的建议则只有三种，即腺叶全切除 ± 峡部切除、甲状腺全切除或近全切除（患侧全切除、对侧次全切除）；此版废除了次全切除的选择项，并明确表明不足一侧腺叶切除的手术方式没有任何优点和适应证；界定腺叶切除的适应证为单个<1cm的肿瘤，其他则应该选择全切除或近全切除。

随着循证医学原则的广泛认可，以临床证据为基础的各类临床指南开始发布并用于指导临床实践。1998年，荷兰发布了分化型甲状腺癌临床指南的雏形—《分化型甲状腺癌治疗共识》；美国甲状腺学会（ATA）于1996年发布了第一个真正循证医学时代的《甲状腺结节和分化型甲状腺癌临床指南》，美国国家癌症综合网（NCCN）也开始每年1~2版发布《甲状腺癌临床指南》，随后，欧洲各国如英国、葡萄牙、意大利等分别发布了自己的指南。2006年统一由欧洲甲状腺学会（ETA）发布了欧洲版的临床指南《分化型甲状腺癌欧洲治疗共识》；2010年再由欧洲肿瘤学会（ESMO）发布了另一版本的欧洲指南。目前，最具学术影响力的指南由4个最新版本，即ATA（2009）、NCCN（2012第2版）、ETA（2006）及ESMO（2010）。该4个指南基本原则高度一致，外科手术只推荐三种方式：患侧腺叶切除、甲状腺全切除和甲状腺近全切除，腺叶切除仅限于单个<1cm的低度危险的肿瘤，主流方式是甲

状腺全切除或近全切除，中央区淋巴结主张预防性清扫，侧方淋巴结主张治疗性清扫；均推荐手术＋TSH 抑制＋碘 131 治疗是主流的综合治疗模式。

2. 外科手术治疗 甲状腺滤泡上皮细胞癌一经诊断或高度怀疑者，一般均需尽早手术治疗。手术方式选择上需要注意严防治疗不足，同时尽量避免治疗过度。手术方式和范围应根据具体情况加以选择。

(1) 癌限于一侧腺叶：目前所采用的术式有 3 种：①肿瘤局部切除术：临床实践证明，该术式不能保证完全切除原发癌，不宜采用。行此术后，再行患侧甲状腺腺叶切除术，标本病理检查 20%~60% 仍可查见残余癌，故多见术后复发，常造成不良后果。②全或近全甲状腺切除术：多年来国外不少人主张施行此术，认为作为靶器官，双侧甲状腺应该作为一个整体，应予全部切除，同时甲状腺乳头状癌常呈多灶性生长，全甲状腺切除有利于日后 ^{131}I 检测及采用 ^{131}I 治疗甲状腺以外部位的复发或转移灶。但近年来对此手术方法提出了不同意见，认为此术无助于改善预后，而且手术并发症较多，不宜常规施行。因此，应该根据患者的个体具体情况而选择此方法。对原发肿瘤大于 1~1.5cm、有对侧甲状腺结节、甲状腺外浸润、多核心的、组织学变异并浸润的以及局部或远处转移者行甲状腺全切除术。对于曾经接受过头部和颈部放射史的患者行甲状腺手术时，应该选择甲状腺全切术，因为他们发生多核心甲状腺癌的风险较高。对高危患者进行扩大手术可提高其生存率。相反，对于其原发肿瘤小于 1cm，不符合前面提到的全切手术标准的，单侧切除就已足够。③患侧腺体合并峡部切除术：国内多数人主张当单侧甲状腺乳头状癌临床尚未证实有多灶癌存在时，选用本术式较为合适。单侧腺叶切除术与全甲状腺切除术相比，其远期疗效并无统计学差异。

(2) 双侧腺体受累或有多发病灶：此种情况多属施行全甲状腺切除术的适应证，术中要注意对甲状旁腺的保护。

(3) 癌变位于峡部：一般主张做扩大的甲状腺峡部切除术加气管前淋巴结清扫术。

(4) 癌变累及甲状腺外组织：甲状腺癌累及腺外组织并不少见，往往给手术带来很大困难，是影响预后的重要因素之一。在现代外科条件下，多数已非手术禁忌证，不可轻易放弃手术治疗，如能将局部肿瘤与受累组织一并彻底切除，一些患者仍有可能获得较长期或长期生存。

(5) 颈淋巴结转移癌的外科治疗：甲状腺乳头状癌患者区域淋巴结转移占 20%~90%，存在淋巴结转移就增加了疾病复发的风险。然而，与其他的恶性肿瘤不同，它仅仅是死亡率增加的一个较小的风险因素，如淋巴结在双侧颈部或纵隔都有转移时，则死亡率大大增加。临床上已出现颈淋巴结转移，而且原发灶可以切除时，一般均主张行甲状腺原发病灶与转移病灶联合根治切除术。目前采用功能性颈部分区清除术[如，同侧中央颈区域淋巴清除术（Ⅵ级）或是改良颈分区淋巴结清除术（Ⅱ~Ⅴ级，不包括脊髓副神经、颈内静脉、胸锁乳突肌）]，而不是选择性淋巴结切除术（"摘草莓""berry picking"）。双侧中央淋巴结清扫可以提高患者生存率，并减少淋巴结复发风险。然而，目前还有争论，主要在于常规中央颈淋巴清除术增加了手术并发症，这样部分抵消了减少肿瘤复发的优势，因此由有经验的外科医生进行手术显得格外重要。

3. 术后 ^{131}I 治疗 放射性碘（特指 ^{131}I）是表达 NIS（钠碘同向转运体）的具有摄碘功能的分化型甲状腺癌甲状腺手术后的特异性治疗药物。术后 ^{131}I 治疗的主要目的是杀死残余的甲状腺癌细胞灶和转移灶。放射性碘的有效性依赖肿瘤的特性（癌组织的吸收能力与其病理组织结构有关，癌组织中含滤泡结构越多，越完整，胶质越多，其浓聚碘的能力越高。滤泡样癌吸碘较多，次之为乳头状癌，未分化癌几乎不吸碘），包括放射性碘的分布、吸收和残留，患者的准备，以及所给放射性碘的剂量。

正常甲状腺滤泡上皮细胞和 DTC 细胞在 TSH 刺激下可充分摄取 ^{131}I。研究表明，血清 TSH>30mU/L 可显著增加 DTC 肿瘤组织对 ^{131}I 的摄取。升高 TSH 水平可通过两种方式实现：①升高内源性 TSH 水平：全/近全甲状腺切除术后 4~6 周内暂不服用 L-T_4，或（已开始 TSH 抑制治疗者）停用 L-T_4 至少 2~3 周，使血清 TSH 水平升至 30mU/L 以上；②使用重组人 TSH（rhTSH）：术后 ^{131}I 治疗前，每日肌内注射 rhTSH 0.9mg，连续 2 日，无需停用 L-T_4。rhTSH 尤其适用于老年 DTC 患者、不能耐受甲减者和停用 L-T_4 后 TSH 升高无法达标者。

关于 ^{131}I 的剂量，意见不一。目前有 3 种治疗方案可供选择：①经验性选择，即常规辅助残余消融使用剂量为 25~100mCi，大约 150mCi 治疗淋巴结转移，200mCi 或更多治疗局部侵袭或远处转移。经验性剂量选择的缺点是没有充分考虑靶组织的独特性，以确保足够高的放射活性获得恰当的治疗，也不能确保足够低的放射活性以确保患者的安全。②通过对血液或机体放射剂量测定来确定安全上限剂量。该方法确定了 ^{131}I 的最高上限剂量，可以一次给药，通常以转入全血 200rad 为限。如果存在弥漫性肺转移，该方法还可以确保 ^{131}I 治疗 48 小时后低于 80mCi（如果没有肺转移则为 120~150mCi）存留在机体，这样减少肺间质纤维化的风险。③根据肿瘤来定量放射剂量。通过计算确定的 ^{131}I 活性可有效治疗肿瘤，同时系统毒性降到最低。这种方法需要测量靶组织质量，旨在提供 30 000rad 到甲状腺残留或 8000~12 000rad 到结节或转移的软组织。

4. 甲状腺激素抑制治疗　甲状腺激素抑制治疗通常用于甲状腺滤泡上皮细胞癌手术后和（或）^{131}I 治疗后，其目的是将 TSH 尽可能的抑制在可接受的最低范围内，达到减少肿瘤复发的目的。TSH 对甲状腺组织具有线性作用，甲状腺滤泡细胞的增殖和甲状腺的大小有赖于 TSH。分化型甲状腺癌细胞对 TSH 刺激的反应表现为甲状腺特异蛋白质表达增加，包括甲状腺球蛋白和钠碘共转运体的表达增加，并且增加了细胞的生长速率。在甲状腺滤泡上皮细胞癌的治疗中药理性 TSH 抑制作用是相当重要的。TSH 抑制的优点是减少疾病的复发、进展和死亡率。

有关 TSH 抑制的程度和时间长短目前还有争议。最近 NTCTCSG 研究表明，甲状腺激素抑制治疗能够显著改善Ⅱ、Ⅲ和Ⅳ期分化型甲状腺癌患者的整体存活率。在Ⅱ期的患者，TSH 水平在 0.1~0.5mU/L 之间时可显著改善总体存活率，但如果进一步抑制 TSH 并不能得到更进一步的生存改善。对于高风险患者，渐进性抑制 TSH 就可获得总生存率的改善，而且将 TSH 水平抑制到低于正常低值甚至低到不能测的水平时，患者的整体存活率最高。根据我国 2012 年版甲状腺结节和分化型甲状腺癌诊治指南，高危患者术后 TSH 抑制至 <0.1mU/L 时，肿瘤复发、转移率显著降低。低危患者术后 TSH 抑制于 0.1~0.5mU/L 即可使总体预后显著改善，而将 TSH 进一步抑制至 <0.1mU/L，并无额外收益。该指南提倡应同时兼顾肿瘤复发风险和 TSH 抑制治疗副作用风险，建议在患者术后 1 年内和随访期中，制定个体化治疗方案，设定相应 TSH 抑制治疗目标。

5. 外放射治疗　外照射治疗（external bean radiotherapy，EBRT）是在甲状腺滤泡上皮癌不再摄取碘而出现放射性碘治疗失效时的有效治疗方法，包括钴衰变释放的 γ 射线，直线加速器产生的高能光子和电子。通常情况下，这种疗法适于伴有大残留病灶的老年患者或者有气管食管浸润和至少有微残留病灶者，以及那些通过传统手术和 ^{131}I 治疗不能得到有效治疗的残余病灶者。年龄小于 45 岁者不采用 ERBT 治疗，因为这些患者的预后良好，而且该疗法可能有迟发性的副作用，包括继发性恶性变。ERBT 急性并发症包括食管炎和气管炎。长期并发症包括颈部纤维化、口干、龋齿和食管或气管狭窄。

6. 甲状腺滤泡上皮癌治疗新探索——分子靶向治疗　分子靶向治疗是基于对肿瘤发病机制分子水平的深入认识而发展起来的，已经成为除手术、放疗和化疗之外治疗甲状腺癌的新方法。甲状腺癌分子靶向治疗的主要途径有：血管内皮生长因子（vascular endothelial growth factor，VEGF）靶向途径、原癌基因（rearranged during trsansfection，RET）靶向途径、B-RAF 基因靶向途径、上皮生长因子受体（epidermal growth factor recepror，EGFR）靶向途径。分子靶向治疗发展迅速、应用前景广阔、为甲状腺癌的治疗开辟了新的途径。

VEGF 靶向途径的机制为：酪氨酸激酶抑制剂竞争性的抑制 VEGF 受体，阻断 VEGF 与受体的结合，从而阻断下游的一系列生物效应如血管生成、细胞增殖、迁移，达到抑制肿瘤细胞增殖侵袭的目的。常用药物有舒尼替尼、索拉非尼、阿西替尼等。RET 靶向途径的机制为：RET 特异性靶向药物阻断 RET 基因的错误修复融合，进而阻止融合基因在甲状腺滤泡细胞中激活，导致 RET- 酪氨酸激酶信号通路不能激活，常用药物有凡得他尼、AMG706、索拉非尼、XL-184 等。*B-RAF* 基因的突变是乳头状甲状腺癌最常见、最特异的变异，特异性靶向药物作用于 *B-RAF* 基因，从而抑制 RAF/MEK/ERK 通路，达到抑制细胞增殖及肿瘤生长的效应。*B-RAF* 基因靶向途径的常用药物有索拉非尼、PLX-4032、XL281 等。EGF 靶向药物如吉非替尼阻断 EGF 刺激的 EGF 受体自动磷酸化，还可通过阻断 EGF 受体介导的下游信号转导，达到抑制肿瘤生长、转移和血管生成的效果。

这些新化合物中积累经验最多的是索拉非尼（多吉美），这是一种 FDA 批准用于治疗晚期肾细胞癌的口服化合物。一项对 58 例甲状腺癌的初步研究结果表明，血清中 TG 水平降低 50% 以上，MRI 显示肿瘤灌注减少，PET 显示肿瘤 FDG 摄取率下降，解剖显像显示约 50% 肿瘤表现为部分地或轻微地缩小。阿西替尼是一类血管生成抑制剂，是另一类在甲状腺癌治疗中积累了较多经验的复合物。初步显示有30%的部分缓解，42%保持病情稳定，17%出现肿瘤进展。在快速进展期甲状腺癌中，利用沙利度胺的抗血管生成作用已进行了Ⅱ期临床试验。结果显示，50%达到部分缓解或保持稳定，并且持续了2~14个月。

7. 长期随访　甲状腺滤泡上皮细胞癌应该被当做是一种慢性病进行随访和观察。虽然早期手术联合放射性碘消融治疗会消除患者体内残存的甲状腺组织和癌组织，但是在之后仍然存在肿瘤复发和恶化的危险。因此，需要使用多种临床诊断技术来进行鉴别，避免误诊和漏诊的出现。临床医生必须强调患者提高的长期随访和观察的依从性。随访的主要内容包括定期监测甲状腺球蛋白（Tg）及TgAb水平、全身放射性碘扫描、局部解剖结构的影像学检查（如颈部超声）等，以期能够提高患者的"无病"生存率。

七、展望

在甲状腺滤泡上皮细胞癌治疗中的一个非常重要的问题是对于不摄碘的病灶缺乏有效的系统的治疗手段。目前研究主要集中在以下三个方面。首先，大量的研究集中在寻找甲状腺癌不摄碘的原因，并致力于修复该项功能。其次，新的化疗药物可望抑制各种类型的甲状腺癌的潜在生长和复发。再者，也是最有前景的治疗方法是"肿瘤改性剂"，该物质并不杀灭肿瘤细胞，它只是终止肿瘤的生长和转移。它通过改变细胞酪氨酸激酶发挥直接作用，也可以通过抗血管生成作用发挥间接作用。今后将针对难治性甲状腺癌开发有效的、高选择性的药物进行治疗。

八、待解决的临床问题

(1) 某些学者通过某些检查方法先鉴别甲状腺滤泡细胞癌和甲状腺滤泡细胞腺瘤，再行甲状腺切除术。而另外一些学者认为甲状腺滤泡细胞腺瘤是癌前病变或者可能是原位癌，应该进行手术切除。

(2) 一些临床医生担心不熟练的外科医生进行甲状腺切除术可能会出现并发症，建议进行甲状腺次全切，而另外一些医生则倾向于进行甲状腺全切手术。

(3) 关于甲状腺放射性碘治疗的最佳剂量和最小剂量没有统一的意见。

(4) 某些临床医师在所有进行 ^{131}I 扫描之前都选用外源性rhTSH注射，另外一些医生则选择局部微小癌和不能耐受甲减的患者才进行外源性rhTSH注射，而其他患者均选择停用L-T_4作为碘消融术前准备。

(5) TSH抑制治疗的作用和目标值没有统一的意见。

以上关于甲状腺滤泡上皮细胞癌诊治过程中的争议与分歧尚需大量的基础研究及临床实践予以检验，最终达到统一认识。

（向光大）

第二节　分化型甲状腺癌处理的不同意见

甲状腺癌是内分泌系统最常见的恶性肿瘤，也是近20多年发病率增长最快的恶性肿瘤之一。分化型甲状腺癌（differentiated thyroid carcinoma，DTC）占甲状腺癌的90%以上。DTC起源于甲状腺滤泡上皮细胞．主要包括甲状腺乳头状癌（papillary thyroid carcinoma，PTC）、甲状腺滤泡状癌（follicular thyroid carcinoma，FTC）以及嗜酸性细胞癌（Hürthle细胞癌）。数十年来，对于分化型甲状腺癌的手术范围争论不休、分歧较大。手术、术后 ^{131}I 治疗、TSH抑制治疗是目前公认的DTC治疗方案。随着循证医学证据的不断积累，世界各国高度重视甲状腺癌的规范化诊治。学术机构陆续开始定期发布并不断更新各自版本的甲状腺癌临床指南。教科书、参考书及专著的相关内容也随之改写和更新。建立在各自经验基础上的不同观点并存状况依然存在。其原因主要在于业内对分化型甲状腺癌的临床生物学特性的认知和专业水准的差异。

一、学术争鸣的主要原因

1. 甲状腺癌的生物学特性　甲状腺癌是一种生物性质独特的恶性肿瘤。甲状腺乳头状癌可能随着基因突变的积累而去分化成为低分化癌，最终变为未分化癌。甲状腺滤泡状癌和嗜酸性细胞癌可随着基因突变的积累直接去分化为未分化癌。低分化或未分化甲状腺癌生存期极短、死亡率高。因此，分化型甲状腺癌初始治疗极为重要。

2. 甲状腺癌多灶性　分化型甲状腺癌的另一特点是病变呈多灶性分布。无论是在尸体解剖中偶尔发现的隐性癌，或是在甲状腺全切除的病理标本，还是临床甲状腺癌术后肿瘤残留，均提示多灶性病变的存在。国外病理研究资料报道，甲状腺癌多灶性发生率为42.4%~92.0%，对侧病灶发现率约为28.8%~43.0%。PTC颈淋巴结转移率为20%~90%。

3. 甲状腺癌的预后较好　大部分DTC进展缓慢，近似于良性病程。少数一些组织学亚型的DTC（如PTC高细胞型、柱状细胞型、弥漫硬化型、实体亚型和FTC的广泛浸润型等）侵袭性强、容易转移、复发率高、预后相对较差。Mazzaferri等报道甲状腺乳头状癌和滤泡状癌1355位患者随访30年，患者的生存率为76%，复发率为30%，而甲状腺癌死亡率仅为8%。分化型甲状腺癌的预后良好，恰当治疗后生存期长。因此，患者术后的生活质量就成了术者在保证患者生存率的前提下需要优先考虑的一个重要方面。同时，也正是较好的预后使得目前较大规模的前瞻性临床试验研究较少。目前有关的临床指南多是依据回顾性分析的基础上产生，因此存在学派的分歧。

4. 甲状腺癌治疗的副损伤　甲状腺切除术中甲状旁腺损伤致患者出现甲状旁腺机能减退症状，患者甚为痛苦，严重病例可伴喉和膈肌痉挛，引起窒息死亡患者多需长期服药，增加了经济负担。喉返神经损伤是甲状腺手术最常见的并发症损伤后患者出现声音嘶哑甚至呼吸困难。甲状腺手术范围与副损伤密切相关，全甲状腺切除术的副损伤明显升高。Haigh等人的研究结果显示，甲状腺癌行甲状腺腺叶切除术、次全切除术、全切除术后，患者甲状旁腺损伤概率分别为3.3%，6.2%，12.4%。因此，对所有乳头状癌行全甲状腺切除术一定会产生较多的严重并发症。

DTC术后^{131}I消融治疗可能导致部分病人出现唾液腺、消化道甚至血液系统和性腺等脏器的短期损伤。过量的累积性辐射损伤可导致甚至出现血液再生障碍或诱发第二种恶性肿瘤。另外，大剂量^{131}I对从业医护人员、病人家属乃至公众形成潜在辐射危害等也是不容忽视的问题。

二、分化型甲状腺癌术式的争论

1. 原发灶切除范围　分化型甲状腺癌的甲状腺切除范围在外科界一直争论不断。小于一侧腺叶切除的术式，因其癌肿残留率高、远处转移率高、长年生存率低，应予废弃已成共识。规范的DTC的甲状腺切除术式主要包括全/近全甲状腺切除术和甲状腺腺叶+峡部切除术。全甲状腺切除术即切除所有甲状腺组织，无肉眼可见的甲状腺组织残存。近全甲状腺切除术即切除几乎所有肉眼可见的甲状腺组织（保留<1g的非肿瘤性甲状腺组织，如喉返神经入喉处或甲状旁腺处的非肿瘤性甲状腺组织）。

全/近全甲状腺切除术可为DTC患者带来下述益处：①一次性治疗多灶性病变；②利于术后监控肿瘤的复发和转移；③利于术后^{131}I治疗；④减少肿瘤复发和再次手术的几率（特别是对中、高危DTC患者），从而避免再次手术导致的严重并发症发生率增加；⑤准确评估患者的术后分期和危险度分层。另一方面，全/近全甲状腺切除术后，将不可避免地发生永久性甲减；并且术后甲状旁腺功能受损和喉返神经损伤的几率增大。因此，这种术式对外科医生专业技能的要求较高。

有学者研究比较了低度危险的甲状腺乳头状癌，甲状腺全切除或患侧腺叶+峡部切除后的20年总体复发率分别为8%和22%；局部复发率2%和14%；淋巴结转移率分别为6%和19%。Bilimoria等人研究了1985—1998年间纳入美国国家肿瘤数据库52 173名乳头状甲状腺癌（PTC）患者进行随访，结果显示，对于PTC病灶<1cm的患者，手术范围并不会影响复发率或生存率；而PTC病灶>1cm的患者，全甲状腺切除术显著提高患者生存率，降低复发率。

与全/近全甲状腺切除术相比，甲状腺腺叶+峡部切除术更有利于保护甲状旁腺功能、减少对侧喉返神经损伤，也利于保留部分甲状腺功能。国内不少学者主张对原发灶行甲状腺叶+峡部切除术，认为该手术的10年生存率与全甲状腺切除术相似，而手术副损伤少，患者长期生存质量优于甲状腺全切除者。但这种术式可能遗漏对侧甲状腺内的微小病灶，不利于术后通过血清甲状腺球蛋白测定和^{131}I全身显像监控病情。如果术后经评估还需要^{131}I治疗，则要进行再次手术切除残留的甲状腺。

美国综合癌症网络（NCCN）、美国甲状腺学会（ATA）及欧洲肿瘤内科学会（ESMO）颁布有关甲状腺癌诊疗指南反映了大多数文献和最新的循证医学证据。较之经验医学时代的原则可能更符合分化型甲状腺癌的疾病规律。主要是为了减少患者复发和再次手术率，提高其无病生存率，更倾向于选择甲状腺全切除术。

我国学者于认真总结了我国的实践经验，充分汲取国际多个指南和国内各个学科现有指南的精华，2012年编撰了首部《甲状腺结节和分化型甲状腺癌诊治指南》。建议DTC的全/近全甲状腺切除术适应证包括：①童年期有头颈部放射线照射史或放射性尘埃接触史；②原发灶最大直径 >4cm；③多癌灶，尤其是双侧癌灶；④不良的病理亚型，如：PTC 的高细胞型、柱状细胞型、弥漫硬化型、实体亚型，FTC 的广泛浸润型，低分化型甲状腺癌；⑤已有远处转移，需行术后 ^{131}I 治疗；⑥伴有双侧颈部淋巴结转移；⑦伴有腺外侵犯（如气管、食管、颈动脉或纵隔侵犯等）。

全 / 近全甲状腺切除术的相对适应证：肿瘤最大直径介于 1~4cm 之间，伴有甲状腺癌高危因素或合并对侧甲状腺结节。

甲状腺腺叶 + 峡部切除术的适应证：局限于一侧腺叶内的单发 DTC，并且肿瘤原发灶≤1cm、复发危险度低、无童年期头颈部放射线接触史、无颈部淋巴结转移和远处转移、对侧腺叶内无结节。

甲状腺腺叶 + 峡部切除术的相对适应证为：局限于一侧腺叶内的单发 DTC，并且肿瘤原发灶≤4cm、复发危险度低、对侧腺叶内无结节；微小浸润型 FTC。

2. 淋巴结的处理 滤泡性癌（FTC）主要经血循环转移，较少经颈淋巴结转移。因此，在手术治疗 FTC 时，如果没有颈淋巴结肿大，一般不需要常规行颈淋巴结清扫。乳头状癌（PTC）主要经颈淋巴结转移，其转移率为 20%~90%。国内有研究资料显示，中央区淋巴结转移率为 71.21%，颈侧区淋巴结转移率为 80.58%。有研究者回顾了淋巴结是否清扫对复发率的影响，仅行甲状腺全切除有 51% 颈部淋巴结复发，而甲状腺全切除 + 淋巴结清扫的复发率只有 18%。因此，淋巴结的清扫是 PTC 手术的关键问题。

(1) 中央区淋巴结：中央区淋巴结，指气管前与气管旁淋巴结，亦称Ⅵ区淋巴结。美国甲状腺学会 2009 年《分化型甲状腺癌诊治指南》指出，当Ⅵ区有淋巴结转移时需行全甲状腺切除 + 中央区淋巴结清除术。当Ⅵ区无淋巴结转移，仅对癌灶 > 4cm 并有甲状腺外浸润的患者行预防性中央区淋巴结清扫术（患侧或双侧）。对于癌灶较小，无甲状腺外侵犯，无淋巴结转移病例可不清扫中央区淋巴结。国内学者则多数主张对 DTC 患者进行预防性中央区淋巴结清扫。

中央区淋巴结是甲状腺癌淋巴结转移的第一站（前哨淋巴结），其转移率高，但根据国内资料显示，中央区淋巴结的转移率达 38%~70%。即便是微小乳头状癌（papillary thyroid microcarcinoma，PTMC），其转移率在 50% 左右。分化型甲状腺癌一旦诊断，首次手术均应常规清扫中央区淋巴结。

中央区淋巴结转移具有隐蔽性。由于解剖特点的不同，临床触诊较难发现 <10mm 的淋巴结；该区转移淋巴结的平均最大直径往往小于颈侧区有转移的淋巴结；气管内气体的干扰，超声检查也较难发现肿大的淋巴结。

颈部淋巴结处理的核心问题是如何确定患者有无淋巴结转移。单凭临床体检已显粗糙。超声技术对于淋巴结转移评估确定具有相当的价值。近年来影像学的进步帮助我们更好地，如 CT 和超声影像技术，尤其是特点。郑向前等人建议，采用术前超声影像学检查确定是否有颈部淋巴结。因为临床认为无淋巴结转移的患者中约有 51.5% 被超声或病理证实存在淋巴结转移。而超声影像检查与病理结果更为接近，准确率超过 80%。

甲状旁腺和喉返神经都位于该区，首次手术行中央区淋巴结清扫术并发症发生率较低。如果首次手术没有行中央区淋巴结清扫，以后该区淋巴结发现转移再次手术时，由于术区粘连、解剖层次破坏导致甲状旁腺及喉返神经损伤的几率明显加大。

预防性清扫中央区淋巴结能够额外发现 28%~33% 的淋巴结转移，从而影响肿瘤的分期以及制定更科学的术后治疗方案。

因此，在有充分的专业技术保障条件下，即喉返神经和甲状旁腺的有效保留，建议同期完成中央区淋巴结清除。既治疗疾病、减少复发，又利于临床的精确分期，还可预测颈侧区淋巴结转移的可能。可谓是一举多得。

(2) 颈侧区淋巴结：甲状腺癌颈淋巴结转移Ⅰ区转移较为少见，颈外侧区（Ⅱ~Ⅴ区）及前上纵隔（Ⅶ区）转移相对较多。如果术前超声引导下的淋巴结穿刺活检或甲状腺球蛋白（Tg）测量证实颈侧区淋巴结一旦明确有转移，均应行淋巴结清扫术，能有效地降低复发率及死亡率。

由于分化型甲状腺癌的颈淋巴结转移多为包膜内转移，所以大多数患者均能行功能性颈清扫术而不是单纯的淋巴结切除术。仅做可疑淋巴结摘除术，不符合肿瘤的治疗原则。有条件的可采用保留颈丛神经的颈清扫术。对临床淋巴结阴性患者不主张行预防性颈淋巴结清扫术，因其并不能改善预后。

三、分化型甲状腺癌的 ^{131}I 消融治疗

放射治疗是甲状腺癌治疗中一种重要的辅助治疗手段，主要在两方面发挥作用：一是采用 ^{131}I 清除 DTC 术后残留的甲状腺组织（^{131}I ablation for thyroid remnant)简称 ^{131}I 清甲，二是采用 ^{131}I 清除手术不能切除的 DTC 转移灶，简称 ^{131}I 清灶。

多数 DTC 细胞仍保留摄取和存储碘离子的功能。DTC 细胞膜上的钠碘转运体和细胞内碘有机化相关蛋白表达的变异，摄碘和存贮 ^{131}I 的能力都有不同程度下降。目前，提高 DTC 病灶 ^{131}I 的摄取量的有效手段是采用甲状腺全切术减少病人正常甲状腺组织的容积。对残留甲状腺组织进行 ^{131}I 清甲；而后再使用 ^{131}I 消除 DTC 转移灶。

DTC 术后使用 ^{131}I 治疗的临床意义不仅在于清除手术残留的甲状腺组织和 DTC 转移灶；而且，在 ^{131}I 清甲后的全身扫描检出此前未发现的转移病灶，准确地确定疾病风险分级、后续治疗及随访方案。此外，使随后的 DTC 随访中血清甲状腺球蛋白（Tg）的监测能够及时准确地反映 DTC 的转归或复发。

目前并没有长期、多中心随机对照研究的结果，现有的依据均来源于观察性和回顾性研究的结果。一系列大规模的回顾性研究提示，术后消融治疗可以显著减少复发及死亡率；显著提高中高危 DTC 患者的无病生存率。但是大多数研究提示低危癌患者术后常规进行 RAI 辅助治疗在局部复发及生存方面较少甚至并无受益。

基于国外大样本 DTC 的长期随访研究结果，一些医疗机构将 ^{131}I 消融列为 DTC 术后常规处理方法。即 DTC 手术加 ^{131}I 消融加甲状腺制剂替代抑制治疗模式。而另一些研究质疑 ^{131}I 消融的实际临床意义。事实上，^{131}I 消融的临床疗效在 DTC 病人中差异很大。它取决于患者发病时的年龄、病灶对 ^{131}I 的摄取和存留时间、辐射敏感性以及病人对 ^{131}I 多次治疗的不良反应等因素。

中危 DTC 的 ^{131}I 消融治疗争议较少。主要是因为大剂量 ^{131}I 可清除手术不能切除的 DTC 局部浸润或转移灶。如 DTC 转移灶位于关键组织器官，如颅内、脊髓旁、气道内等，实施消融治疗也宜谨慎。

对高危 DTC 而言，^{131}I 消融的作用是十分有限的。原因在于进展期的 DTC 细胞多数分化较低，摄取和潴留 ^{131}I 的能力差，放射性碘难以消除 DTC 细胞。有研究试图采用基因重组技术诱导 DTC 细胞膜上钠碘转运体蛋白重新表达或用药物诱导低分化 DTC 病灶转为高分化以提高病灶摄取 ^{131}I 的能力。但距离临床实际应用尚有相当长的路要走。

一些学者反对将 ^{131}I 消融作为低危 DTC 术后常规的处理手段。其主要的原因是考虑到 ^{131}I 消融治疗的不良反应与临床获益间的权衡。目前仍缺乏系统的前瞻性临床对照研究来确定 ^{131}I 消融能有效提高低危 DTC 病人的生存期并改善生活质量。

客观地评估治疗的利益与风险是医师进行临床决策的前提。在 ^{131}I 消融成为 DTC 病灶术后的有效方法，同时对身体有辐射损伤风险也是必须考虑的。对不同临床特点的 DTC 病人进行全面和动态的风险评估，其中包括 DTC 的复发和致死风险、伴随疾病的危险性、各种相关治疗的利弊以及病人自己对 DTC 的认知度等。采取有针对性的个性化临床治疗方案。

（杨 静 李昭英）

第三节 L-T_4 抑制治疗的利与弊

分化型甲状腺癌（differentiated thyroid cancer）患者术后用甲状腺激素（thyroid hormone）制剂抑制促甲状腺激素（thyroid-stimulating hormone，TSH）的分泌从而减少甲状腺癌复发的危险，称为 TSH 抑制治疗（TSH suppressive therapy），为甲状腺癌三大治疗方法之一。TSH 抑制治疗是通过使用甲状腺激素而实现的，因此也称为甲状腺激素抑制治疗（thyroid hormone suppression therapy）。因目前最常使用的甲状腺激素制剂是左甲状腺素（L-T_4），故此种治疗亦称为 L-T_4 抑制治疗（L-T_4 suppression therapy）。甲状腺激素抑制治疗与甲状腺激素替代治疗有所不同：前者所用甲状腺激素制剂的剂量往往较大，以使血清 TSH 抑制在较低水平。广义地说，L-T_4 抑制治疗也包括用于甲状腺结节的抑制治疗，但我们这里只讨论用于甲状腺癌的抑制治疗。

TSH 抑制治疗用于临床已有 70 多年的历史，但这种治疗方法的利弊得失仍有争论，本文兹就有关问题讨论如下。

一、L-T_4 抑制治疗的机制及相关争论

众所周知，TSH 是甲状腺滤泡上皮细胞最重要的生长因子，TSH 通过作用于甲状腺细胞膜表面的 TSH 受体而刺激甲状腺细胞的生长。L-T_4 抑制治疗的理论基础是：甲状腺癌细胞和正常甲状腺细胞一样也表达有活性的 TSH 受体。早期的一些研究甚至显示甲状腺癌细胞 TSH 受体与 TSH 的亲和力较正常甲状腺细胞更高，TSH 与其结合后诱导的腺苷酸环化酶活性也较正常更高。TSH 通过作用于甲状腺癌细胞的 TSH 受体而刺激甲状腺癌细胞的生长，L-T_4 通过抑制 TSH 的分泌而阻止 TSH 对

甲状腺癌细胞的刺激作用。近年 Franco 等探讨了 TSH 受体信号系统在 $Braf^{V600}$(一种可诱导甲状腺乳头状癌的 BRAF 基因突变体)转化中的作用,结果显示:敲入(knock in)$Braf^{V600E}$ 小鼠和 TSH 受体敲除小鼠杂交的后代虽可出现甲状腺乳头状癌,但相较 TSH 受体正常的 $Braf^{V600E}$ 小鼠此种杂交小鼠(具有 $Braf^{V600E}$ 突变体但不表达 TSH 受体)的甲状腺乳头状癌需要较长的时间,且瘤体变小、恶性程度及侵袭性均降低,说明在 BRAF 突变诱导甲状腺乳头状癌的过程中有 TSH 受体信号系统参与。

$L-T_4$ 抑制治疗也得到临床资料的支持。大量的临床研究显示,血清 TSH 水平不仅与甲状腺癌的风险呈正相关,还与甲状腺癌的大小及进展性有关,体积较大的甲状腺癌其血清 TSH 水平高于体积较小者,Ⅲ/Ⅳ期甲状腺癌的血清 TSH 水平高于Ⅰ/Ⅱ期的甲状腺癌,甚至有学者认为血清 TSH 水平可作为甲状腺结节良恶性的预测因素之一。国内滕卫平等分析了 1870 例甲状腺结节手术资料,其中 269 例经病理证实为分化性甲状腺癌,相较于血清 TSH 1.0~1.9mIU/L 的患者,血清 TSH 1.9~4.8mIU/L 的患者分化型甲状腺癌的风险增加 57%(P=0.038),血清 TSH>4.8mIU/L 的患者分化型甲状腺癌的风险增加 471%(P=0.0002),血清 TSH 水平还与甲状腺癌的淋巴结转移和进展程度相关,但与微癌无关,他们据此认为血清 TSH 水平与甲状腺癌的发展有关,但与其发生无关。Kim 等采用病例对照研究分析了血清 TSH 水平与分化性甲型腺癌的关系,认为高 TSH 水平为分化型甲状腺癌的独立危险因素,TSH 不仅与分化型甲状腺癌的发展有关,也与其发生有关。Fiore 等复习了 2006—2011 年的文献,发现不仅血清 TSH 水平与甲状腺癌相关,而且给予 $L-T_4$ 治疗可降低结节性甲状腺疾病发展为甲状腺癌的风险。

但是也有学者认为,TSH 可能不是甲状腺癌细胞主要的生长因子,在甲状腺癌的发生发展过程中不起重要的作用。其依据有:①在体外细胞研究中,TSH 单独对甲状腺细胞的促生长效应很弱,只有在胰岛素及胰岛素样生长因子 -1(IGF-1)存在的情况下 TSH 才能充分发挥其促甲状腺细胞生长的效应;②TSH 和 TSH 受体结合后诱导的主要是促进细胞分化信号而非去分化信号和促生长信号;③甲状腺癌细胞 TSH 受体的表达降低甚至缺如;④TSH 受体激活性突变患者甲状腺癌的发病率并没有增加;⑤TSH 受体敲除的小鼠甲状腺可发育到正常大小。这些学者认为,在 $L-T_4$ 抑制治疗中起作用的可能是甲状腺激素本身而非甲状腺激素对 TSH 的抑制作用。甲状腺激素可能通过垂体瘤转化基因 1(pituitary tumor transforming gene 1,*PTTG1*)而发挥作用。PTTG1 基因与肿瘤的发生发展密切相关,其表达产物可诱导甲状腺细胞增生、去分化和转化,甲状腺癌细胞 PTTG1 mRNA 和 PTTG1 蛋白水平均增高,说明 *PTTG1* 参与甲状腺癌的发生发展。研究显示,T_3 与其核受体结合后可促进蛋白酶体降解 PTTG1 蛋白,从而抑制 PTTG1 对甲状腺癌细胞的作用。但也有相反的观点,认为甲状腺激素有促进肿瘤的作用(详见下文)。

二、$L-T_4$ 抑制治疗的方法

$L-T_4$ 抑制治疗的 $L-T_4$ 剂量通常高于单纯替代治疗。$L-T_4$ 抑制治疗的剂量受很多因素的影响,如甲状腺切除的程度、年龄、性别、体重、伴发疾病等。由于脂肪组织并不参与 $L-T_4$ 的代谢,故有些学者建议用瘦体重(lean body mass)来估算 $L-T_4$ 的剂量。对已清除全部甲状腺的分化型甲状腺癌患者,$L-T_4$ 剂量一般为 1. 5~2. 5μg(kg·d)。老年患者甲状腺激素的降解减慢,且对甲状腺激素的耐受性降低,故所需 $L-T_4$ 剂量往往较年轻患者低 20%~30%。$L-T_4$ 的起始剂量因患者年龄和伴发疾病情况而异。2012 年中国《甲状腺结节和分化型甲状腺癌诊治指南》推荐:对甲状腺已完全清除的年轻患者,可直接启用目标剂量;50 岁以上的患者,如无心脏病及其倾向,初始剂量为 50μg/d;如患者有冠心病或其他高危因素,初始剂量为 12. 5~25μg/d,甚至更少。给予初始剂量后每 4 周左右测定血清 TSH,根据血清 TSH 测定结果调整 $L-T_4$ 剂量,直至血清 TSH 达到目标水平。中国《甲状腺结节和分化型甲状腺癌诊治指南》推荐:达标后 1 年内每 2~3 个月、2 年内每 3~6 个月、5 年内每 6~12 个月复查甲状腺功能,以确定 TSH 维持于目标范围。值得注意的是,老年患者尤其是合并有冠心病者宜缓慢增加剂量,并严密监测心脏状况。部分患者需要根据冬夏季节血清 TSH 水平的变化调整 $L-T_4$ 用量(冬增夏减)。

$L-T_4$ 抑制治疗一般将全天剂量顿服。如有漏服,应补足漏服剂量。由于食物可影响 $L-T_4$ 的生物利用度,故 $L-T_4$ 制剂通常于早餐前半小时以水佐服。不过,有人比较了早餐前半小时服用 $L-T_4$ 和晚餐后 2 小时服用 $L-T_4$,发现二者并无差异。咖啡对 $L-T_4$ 在肠道的吸收有较大影响。国外曾有学者报道,患者以浓咖啡 espresso 佐服 $L-T_4$ 引起 $L-T_4$ 吸收不佳,致使血清 TSH 不被抑制,改用水佐服

L-T_4后血清TSH即恢复。某些疾病会影响L-T_4在肠道的吸收，如炎症性肠病、短肠综合征、乳糖不耐受症、幽门螺杆菌感染、慢性胃炎等。某些食物和药物亦能影响L-T_4在肠道的吸收，如奶、豆类、纤维素、硫酸亚铁、碳酸钙、质子泵抑制剂、硫糖铝、司维拉姆（sevelamer，一种促进粪磷排泄以治疗高磷血症的药物）、卡马西平、雄激素和雌激素制剂等。因此，L-T_4和这类食物或药物应间隔足够时间。中国《甲状腺结节和分化型甲状腺癌诊治指南》推荐：L-T_4与维生素、滋补品应间隔1小时；与含铁、钙食物或药物间隔2小时；与奶、豆类食品间隔4小时；与消胆胺或降脂树脂间隔12小时。有少数患者肠道对L-T_4吸收不佳，需要皮下使用L-T_4或T_3针剂。还有少数患者口服L-T_4效果不佳并非肠道吸收不良，而是不依从所致，称为假性吸收不良（pseudomal absorption），对这类患者要加强教育提高依从性。

L-T_4抑制治疗的靶标一般以血清TSH水平为参照，血清TSH的抑制目标视甲状腺癌的危险度而定（详见后文）。但由于血清甲状腺激素水平与此种治疗的副作用有关，且近年也有证据显示血清甲状腺激素水平与肿瘤相关，因此将血清FT_3和FT_4也列为观察指标似乎是合理的，但目前尚缺乏这方面的循证医学证据。

L-T_4抑制治疗目前一般都采用L-T_4制剂。正常情况下，人体内20%的T_3来自甲状腺，80%的T_3来自甲状腺外T_4向T_3的转化。甲状腺癌患者在甲状腺全切或次全切除后（尤其在放射碘毁损残存甲状腺后），甲状腺来源的T_3缺如，如果仅给予L-T_4治疗，可能会引起相对性T_3缺乏。Ito等的研究显示，乳头状甲状腺癌患者在甲状腺全切后的L-T_4抑制治疗过程中，TSH低于术前水平（$P<0.001$），FT_4水平明显高于术前水平（$P<0.001$），但FT_3水平明显低于术前水平（$P=0.029$），说明这种只给予L-T_4而不给予T_3的治疗方法即使在血清T_4水平已超过术前的情况下仍然存在一定程度的T_3缺乏。因此从理论上说，T_3、T_4联合治疗更为合理。但是，临床试验并未显示T_3、T_4联合治疗甲状腺功能减退患者较单用L-T_4更好。不过，对于TSH抑制治疗来说，T_3、T_4联用是否较单用L-T_4更好尚需相关的循证医学证据，但目前尚未见T_3、T_4联用和L-T_4单用用于TSH抑制治疗的头对头研究。临床上观察到部分患者在L-T_4治疗过程中如果将TSH抑制到预订目标则FT_4则超过正常，如让FT_4达到正常水平则TSH难以抑制到预订目标，对于此类患者采取T_3、T_4联合治疗（如使用含有T_3的干甲状腺片）往往可兼顾FT_3、FT_4和TSH，即在血清TSH抑制到预订目标的情况下保持血清FT_3和FT_4于正常水平。

三、L-T_4抑制治疗的"利"

L-T_4抑制治疗的获益得到循证医学证据的支持。McGriff等曾对早年的有关临床试验进行荟萃分析，结果显示甲状腺激素抑制治疗可使主要不良临床事件（包括肿瘤进展、复发及死亡）的风险降低27%（$P<0.05$）。其他研究亦得到类似的结论。但这些较早的研究有一定的局限性，如手术程度不一致、一些研究因未测定血清TSH水平而难以判断是甲状腺激素抑制治疗还是甲状腺激素替代治疗、判断甲状腺癌复发的检查不够敏感。以后一些更细致的研究显示，L-T_4抑制治疗获益与否与甲状腺癌的危险性有关。Cooper等分析了617例乳头状甲状腺癌和66例滤泡状甲状腺癌的随访资料（平均随访4.5年），结果发现：于高危患者严格的TSH抑制可使患者获益，而低危患者并不需要严格的TSH抑制。Jonklaas等随后的研究显示：于Ⅲ/Ⅳ期甲状腺癌患者激进的TH抑制治疗可改善预后，Ⅱ期患者适度TH抑制治疗亦能改善预后，Ⅰ期患者TH抑制治疗不能改善预后。Hovens等对366例分化性甲状腺癌的随访（平均随访8.85年）资料作了分析，结果显示：于低危甲状腺癌患者TSH抑制到较低的正常参考范围即可，于高危患者则需严格抑制。Ito等对日本的资料作了分析，结果显示：TSH抑制治疗可改善M1甲状腺癌的预后。晚近Diessl等对以157例有远处转移的甲状腺癌患者为对象，分析了不同TSH抑制程度对预后的影响，结果分析：血清TSH≤0.1mU/L者的平均存活时间超过血清TSH>0.1mU/L者（15.8年 *vs* 7.1年，$P<0.001$），但血清TSH≤0.1mU/L者的平均存活时间较血清TSH在0.03~0.1mU/L之间的患者无进一步改善。Diessl等还发现，血清FT_3和FT_4水平与甲状腺癌的存活时间呈负相关，但只有血清FT_3水平不依赖血清TSH水平独立地影响甲状腺癌的存活时间。

四、L-T_4抑制治疗的"弊"

L-T_4抑制治疗往往需要将患者控制到亚临床甲亢状态，此种亚临床甲亢的甲状腺激素主要来自外部，也称为外源性亚临床甲亢（exogenous subclinical hyperthyroidism）。L-T_4抑制治疗引起的外源性亚临床甲亢的血激素谱和内源性亚临床甲亢（如Graves病和毒性结节性甲状腺肿所引起的亚临床甲亢）的激素谱可有很大不同：L-T_4抑制治疗患者的血清 TSH 如抑制到亚临床甲亢状态,其血清 FT4 水平一般高于手术前,甚至高于正常参考范围,而血清 FT3 水平往往低于手术前甚至低于正常参考范围。虽然如此,L-T_4 抑制治疗仍会给患者带来一些负面影响,年龄较长者尤其如此。

(一) 对心血管系统的影响

心血管系统是甲状腺激素最重要的靶器官,因此 L-T_4 抑制治疗对心血管系统的影响一直受到高度关注。Biondi 等曾报道,长期接受 TSH 抑制治疗的患者心率较年龄性别匹配的对照组快($P<0.01$),房早发生率增加($P<0.006$)。超声心动图的结果显示,TSH 抑制治疗者左室质量增加($P<0.02$),左室收缩功能增强($P<0.05$)。Biondi 等随后的研究显示,长期 L-T_4 抑制治疗可降低患者的心脏储备功能及对运动的耐受性,β- 阻滞剂可改善 L-T_4 抑制治疗对心脏储备功能及运动耐受性的负面影响。Smit 等研究发现,L-T_4 抑制治疗也可引起心脏舒张功能和收缩功能减退。此外,还有证据显示,在 60 岁以上人群 L-T_4 抑制治疗可使房颤发生率增加。Flynn 等的大样本研究显示,接受 L-T_4 抑制治疗的患者如血清 TSH≤0.03mU/L 则心血管疾病患病率、死亡率均增加,而血清 TSH 0.04~0.4mU/L 的患者较血清 TSH 正常(0.4~4.0mU/L)者心血管疾病患病率、死亡率无增加,说明 TSH 不宜抑制过严。

(二) 对骨骼的影响

由于甲亢可引起骨质疏松,因此 L-T_4 抑制治疗对骨骼的影响一直受到关注。Flynn 等的研究显示,接受 L-T_4 抑制治疗的患者如血清 TSH 抑制过严(TSH≤0.03mU/L)则骨折风险增加。Sugitani 等用随机对照试验研究了 TSH 抑制治疗对女性乳头状甲状腺癌患者骨密度的影响,结果显示,TSH 抑制治疗组(n=144)在术后 1 年腰椎骨密度即开始降低而对照组(n=127)在术后 5 年腰椎骨密度仍无明显降低。于 TSH 抑制治疗组,术后 1 年腰椎骨密度降低主要见于 50 岁以上者,50 岁以下者术后 1 年腰椎骨密度并无降低。这一结果显示 TSH 抑制治疗对 50 岁以上女性可引起骨密度降低,对 50 岁以下女性骨密度并无影响。Turner 等的研究显示,于 70 岁以上患者,L-T4 治疗可引起骨折风险增加且具有剂量依赖现象。Reverter 等的研究则显示,于男性分化型甲状腺癌患者,术后长程 L-T4 抑制治疗对骨密度并无不利影响,也不增加骨折风险。晚近 Schneider 等的研究亦显示,L-T_4 抑制治疗不增加骨质疏松风险。看来,L-T_4 抑制治疗对骨骼的影响可能与年龄、性别及血清 TSH 抑制程度对因素有关:绝经后女性较易受到医学;年龄越大、血清 TSH 抑制程度越显著影响越大。

L-T_4 抑制治疗对骨骼的影响一般认为系甲状腺激素对骨骼的作用所致。但近年有研究显示,TSH 对骨骼有直接影响,L-T_4 抑制治疗引起的 TSH 水平降低本身也是尤其骨密度降低的重要原因。

(三) 对肿瘤的影响

很早人们就注意到甲状腺激素与肿瘤的关系。Hellevik 等对 29 691 位无甲状腺疾病病史的人群进行了长达 9 年的前瞻性研究,结果显示:与甲状腺功能正常者相比,血清 TSH<0.5mU/L 者肿瘤风险增加 34%,其中肺癌风险增加 134%,前列腺癌风险增加 97%。如果去除前 2 年发生的肿瘤(可能在基线时已经存在但尚未诊断),则肺癌风险增加 191%,前列腺癌风险增加 160%。提示亚临床甲亢增加肺癌和前列腺癌风险。甲状腺激素和乳腺癌的关系也受到关注。早在 1976 年,Kapdi 等就注意到甲减女性接受甲状腺激素替代治疗者乳腺癌风险显著高于未接受治疗者,且甲状腺激素替代治疗时间越长者这一效应越明显。甲状腺激素对肿瘤的影响可能通过整合素 $\alpha v\beta 3$ 而发挥。整合素 $\alpha v\beta 3$ 为膜蛋白,可与 T_3 和 T_4 结合,被视为甲状腺激素的膜受体并介导甲状腺激素的非基因组作用。甲状腺激素与整合素 $\alpha v\beta 3$ 结合后可促进肿瘤细胞增生和血管形成,其机制可能涉及 MAPK 和 PI3K 的激活。某些甲状腺激素类似物可发挥抑制垂体 TSH 的分泌,但可拮抗甲状腺激素对整合素 $\alpha v\beta 3$ 的作用,可能更适于 TSH 抑制治疗。

(四) 其他影响

Jaracz 等的研究显示,慢性 TSH 抑制治疗可引起认知功能减退。

五、指南对 L-T_4 抑制治疗的推荐

综上所述,L-T_4 抑制治疗兼有利弊。临床医生在临诊时应尽可能保证病人获益,并尽可能规避其风险。为此,很多学术机构在系统分析循证医学证据的基础上制定相关的指南,这些指南在权衡 L-T_4 抑制治疗利弊的基础上作出相关推荐,对指导临床工作具有重要的意义。

美国甲状腺协会(American thyroid association,ATA)推荐将甲状腺癌的危险度进行分层,根据患者的危险度决定采取什么样的治疗方案。ATA 推荐根据死亡风险和复发风险将甲状腺癌分为低危、中危和高危,并对无病状态(disease-free status)进行了定义。低危患者包括:①无局部和远处转移;

②目视下肿瘤全部切除;③局部组织结构无肿瘤浸润;④无组织学上肿瘤恶性程度较高的表现,如高细胞(tall cell)、岛状、柱状细胞癌或有血管浸润;⑤术后第一次全身 ^{131}I 扫描甲状腺外无 ^{131}I 摄取。中危患者包括:①在第一次手术时发现甲状腺周围软组织有肿瘤的显微镜下浸润;②有颈淋巴结转移或术后全身 ^{131}I 扫描显示甲状腺外有 ^{131}I 摄取;③组织学上肿瘤恶性程度较高。高危患者包括:①目视可见肿瘤浸润;②肿瘤切除不全;③有远处转移;④血清 Tg 水平与术后 ^{131}I 扫描表现不匹配。无病状态(或称无病生存)指的是:无肿瘤存在的临床证据;无肿瘤存在的影像学证据;在甲状腺球蛋白(Tg)抗体阴性的情况下,无论是 TSH 抑制期间还是刺激期间(即使用重组人 TSH 或停用 L-T_4 使血清 TSH 水平升高的状态)血清 Tg 均测不出。

ATA 推荐高危和中危分化性甲状腺癌患者术后早期血清 TSH 抑制到 0.1mU/L 以下,低危甲状腺癌患者血清 TSH 抑制到正常低限或略低于正常低限(at or slightly below the lower limit of normal),即 0.1~0.5mU/L。关于长期治疗,ATA 推荐:对于持续性疾病(persistent disease)状态,只要没有禁忌证血清 TSH 应抑制到 0.1mU/L 以下;对于无临床和生化复发证据的高危患者,血清 TSH 可控制到 0.1~0.5mU/L 并维持 5~10 年;对于无病状态的患者尤其是复发危险低者,血清 TSH 可控制到较低的正常参考范围(low-normal range)即 0.3~2.0mU/L;未接受放射碘清甲的患者,若处于无病状态且 TSH 抑制治疗期间血清 Tg 测不出、颈部超声检查正常,血清 TSH 亦可控制到较低的正常参考范围即 0.3~2.0mU/L。

中国《甲状腺结节和分化型甲状腺癌诊治指南》推荐:将甲状腺癌的危险度进行分层的同时对 TSH 抑制治疗的副作用风险进行分层,根据双风险评估的结果决定 TSH 抑制到什么程度(表 3-6-2)。TSH 抑制治疗的副作用风险也分为低危、中危、高危三个层级。低危患者应同时具备以下 10 项条件:①中青年;②无症状;③无心血管疾病;④无心律失常;⑤无肾上腺素能受体激动的症状或体征;⑥无心血管疾病危险因素;⑦无合并疾病;⑧如为女性应未绝经;⑨骨密度正常;⑩无骨质疏松的危险因素。中危患者应具备以下 8 项之 1 项:①中年;②高血压;③有肾上腺素能受体激动的症状或体征;④吸烟;⑤存在心血管疾病危险因素或糖尿病;⑥围绝经期妇女;⑦骨量减少;⑧存在骨质疏松的危险因素。高危患者应具备以下 4 项之 1 项:①临床心脏病;②老年;③绝经后妇女;④伴发其他严重疾病。

中国《甲状腺结节和分化型甲状腺癌诊治指南》推荐的基于复发风险和抑制治疗副作用风险分层的分化型甲状腺癌术后 TSH 抑制治疗目标如表 3-6-2 所示。该指南同时指出:TSH 抑制治疗的副作用风险为高、中危者,应个体化抑制 TSH 至接近达标的最大可耐受程度,予以动态评估,同时预防和治疗心血管和骨骼系统相应病变;对复发危险度为高、中危同时 TSH 抑制治疗副作用危险度为低危的甲状腺癌患者,应定期评价心血管和骨骼系统情况;对复发危险度为低危的患者 5~10 年后如无病生存,可仅进行甲状腺激素替代治疗。

为规避 TSH 抑制治疗副作用的风险,中国《甲状腺结节和分化型甲状腺癌诊治指南》还对治疗期间如何预防骨质疏松进行了推荐:对需要将 TSH 抑制到低于 TSH 正常参考范围下限的分化型甲状腺癌患者(特别是绝经后妇女),评估治疗前基础骨矿化状态并定期监测,监测指标可根据医疗条件酌情选用血清钙/磷、24 小时尿钙/磷、骨转换生化标志物和骨密度测定。由于长期亚临床甲亢是绝经后女性骨质疏松的危险因素,因此绝经后分化型甲状腺癌患者在 L-T4 抑制治疗期间应接受骨质疏松初级预防,确保钙摄入 1000mg/d,并补充维生素 D 400~800U(10~20μg/d)。对未使用雌激素或双膦酸盐治疗的绝经后妇女、L-T_4 抑制治疗前或治疗期间达到骨质疏松诊断标准者,维生素 D 应增至 800~1200U(20~30μg/d),并酌情联合其他干预治疗药物(如双膦酸盐类、降钙素类、雌激素类、甲状旁

表 3-6-2 基于复发风险和抑制治疗副作用风险分层的甲状腺癌术后 TSH 抑制治疗目标

		复发危险度			
		初始期(术后 1 年)		随访期	
		高中危	低危	高中危	低危
抑制治疗风险	高中危	<0.1	0.5~1.0	0.1~0.5	1.0~2.0*
	低危	<0.1	0.1~0.5	<0.1	0.5~2.0*

注:5~10 年后如无病生存,可仅进行甲状腺激素替代治疗

腺激素、选择性雌激素受体调节剂类等)。

中国《甲状腺结节和分化型甲状腺癌诊治指南》对如何预防 L-T_4 抑制治疗的心血管副作用也进行了推荐:对需要将 TSH 抑制到低于 TSH 正常参考范围下限的分化型甲状腺癌患者,评估治疗前基础心脏情况;定期监测心电图,必要时行动态心电图和超声心动图检查;定期进行血压、血糖和血脂水平监测,必要时可测定颈动脉内膜中层厚度以协助评估动脉粥样硬化的危险性。β受体阻滞剂可使外源性亚临床甲亢引起的心脏舒张功能和运动耐力受损可以得到显著改善,并能控制心血管事件(尤其是心房颤动)的相关死亡率。因此,L-T_4 抑制治疗期间,如无β受体阻滞剂禁忌证,部分患者可考虑给予该类药物预防心血管系统副作用(表 3-6-3)。L-T_4 抑制前或治疗期间发生心房颤动者,应给予规范化治疗。有心脏基础疾病或心血管事件高危因素者,应针对性地给予地高辛、血管紧张素转换酶抑制剂或其他心血管药物治疗,并适当放宽 L-T_4 抑制治疗的 TSH 控制目标。

表 3-6-3 分化型甲状腺癌患者 L-T_4 抑制治疗期间β受体阻滞剂的使用指征

	TSH<0.1mU/L	TSH 0.1~0.5mU/L
≥65 岁	使用	考虑使用
<65 岁,有心脏病	使用	使用
<65 岁,有心血管疾病危险因素	使用	考虑使用
<65 岁,有甲亢症状	使用	使用

六、结语

L-T_4 抑制治疗是分化型甲状腺癌最主要的内科治疗手段,能降低高危患者的复发率和死亡率。虽然 L-T_4 抑制治疗的机制仍有争议,但多数学者认为此种治疗系通过降低血清 TSH 水平而发挥其治疗效应。从理论上说,表达有活性 TSH 受体是甲状腺癌对 L-T_4 抑制治疗有反应的基础。因此,对甲状腺癌行 TSH 受体检测(如免疫组化)并将检测结果作为 L-T_4 抑制治疗的依据是合理的,但这种策略目前尚未在临床实施。L-T_4 抑制治疗引起的外源性亚临床甲亢也会给患者带来潜在的不良反应(尤其是心血管系统和骨骼系统)。临床医生应根据患者具体情况权衡治疗的"利"与"弊",确定患者最佳的 TSH 抑制目标,进行个体化治疗。L-T_4 抑制治疗的 TSH 抑制目标应兼顾患者的获益和风险:在降低甲状腺癌复发、转移和肿瘤相关死亡风险的基础上将外源性亚临床甲亢的副作用控制到患者可以耐受的程度。中国《甲状腺结节和分化型甲状腺癌诊治指南》推荐对患者进行肿瘤复发及治疗副作用的双风险评估,根据双风险评估的结果确定患者的 TSH 抑制目标,具有较好的操作性。

(苏 青)

参 考 文 献

1. Jemal A, Siegel R, Ward E, et al. Cancer statistics, 2007. CA Cancer J Clin, 2007, 57:43-66
2. Nikiforova MN, Nikiforov YE. Molecular genetics of thyroid cancer: implications for diagnosis, treatment and prognosis. Expert Rev Mol Diagn, 2008, 8:83-95
3. Pacini F, Vorontsova T, Demidchik EP, et al. Post-Chernobyl thyroid carcinoma in Belarus children and adolescents: comparison with naturally occurring thyroid carcinoma in Italy and France. J Clin Endocrinol Metab, 1997, 82:3563-3569
4. Lope V, Pérez-Gómez B, Aragonés N, et al. Occupational exposure to ionizing radiation and electromagnetic fields in relation to the risk of thyroid cancer in Sweden. Scand J Work Environ Health, 2006, 32:276-284
5. Feldt-Rasmussen U. Iodine and cancer. Thyroid, 2001, 11:483-486
6. Hay ID, Thompson GB, Grant CS, et al. Papillary thyroid carcinoma managed at the Mayo Clinic during six decades (1940-1999): temporal trends in initial therapy and long-term outcome in 2444 consecutively treated patients.world J surg, 2002, 26(8):879-885
7. Mazzaferri EL, Jhiang SM. Long-term impact of initial surgical and medical therapy on papillary and follicular thyroid cancer. Am J Med, 1994, 97:418-428
8. Sawka MA, Rilkoff H, Tsang RW, et al. The rationale of patients with early-stage papillary thyroid cancer for accepting or rejecting radioactive iodine remnant ablation. Thyroid, 2013, 23(2):246-247
9. American Thyroid Association (ATA). Guidelines Taskforce on Thyroid Nodules and Differentiated Thyroid Cancer., Cooper DS, Doherty GM, et al. The American Thyroid Association Guidelines Taskforce. Revised

management guidelines for patients with thyroid nodules and differentiated thyroid cancer. Thyroid, 2009, 19: 1167-1214

10. Roh JL, Kim JM, Park CI. Central cervical nodal metastasis from papillary thyroid icrocarcinoma: pattem and factors predictive of nodal metastasis. Ann Surg Oncol, 2008, 15 (9): 2482-2486
11. Cooper DS. TSH suppressive therapy: an overview of long-term clinical consequences. Hormones, 2010, 9 (1): 57-59
12. Zafón C. TSH-suppressive treatment in differentiated thyroid cancer. A dogma under review. Endocrinol Nutr, 2012, 59 (2): 125-130
13. Regalbuto C, Frasca F, Pellegriti G, et al. Update on thyroid cancer treatment. Future Oncol, 2012, 8 (10): 1331-1348
14. Ichikawa Y, Saito E, Abe Y, et al. Presence of TSH receptor in thyroid neoplasms. J Clin Endocrinol Metab, 1976, 42 (2): 395-398
15. Carayon P, Thomas-Morvan C, Castanas E, et al. Human thyroid cancer: membrane thyrotropin binding and adenylate cyclase activity. J Clin Endocrinol Metab, 1980, 51 (4): 915-920
16. García-Jiménez C, Santisteban P. TSH signalling and cancer. Arq Bras Endocrinol Metabol, 2007, 51 (5): 654-671
17. Clark OH, Gerend PL, Goretzki P, Nissenson RA. Characterization of the thyrotropin receptor-adenylate cyclase system in neoplastic human thyroid tissue. J Clin Endocrinol Metab, 1983, 57 (1): 140-147
18. Franco AT, Malaguarnera R, Refetoff S, et al. Thyrotrophin receptor signaling dependence of Braf-induced thyroid tumor initiation in mice. Proc Natl Acad Sci USA, 2011, 108 (4): 1615-1620

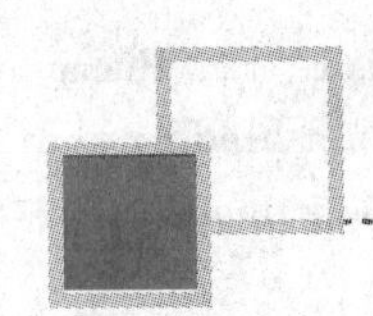

第七章 碘过量与甲状腺疾病

碘缺乏和碘过量均可导致甲状腺功能损害,碘缺乏疾病到目前仍旧是全世界范围内的重大社会和卫生健康问题。我国曾是世界上碘缺乏疾病的高发区之一,在1996年国家立法实行全民食盐加碘(universal salt iodization,USI)后,碘缺乏疾病的发病率明显下降。1999年WHO宣布在患有碘缺乏病的130个国家中,包括中国等15个国家率先达到了消除碘缺乏疾病的目标。增加碘摄入量对碘缺乏疾病疗效确切,但同时我们观察到随着碘摄入量的增加,甲状腺疾病谱和发病率也发生了急剧变化,类似的情况在国外同样有报道。因此,以辩证的角度来看待碘摄入量和甲状腺疾病的关系,尊重目前观察到的实际情况,将更有助于我们科学、合理地补碘。

一、正常人体碘元素的需要量

碘是生物体内必需的微量元素之一,也是合成甲状腺激素的必需原料,而甲状腺是唯一能浓聚和利用碘的内分泌腺体。人体碘主要来源于食物(约80%~90%),其余10%~20%来自饮水,5%来自空气。食物碘主要以I^-形式被机体吸收,经消化道吸收的碘主要浓集在甲状腺组织中,小部分经肾脏排出体外,妇女哺乳期经乳汁排出的碘较多,而粪和皮肤的碘排泄量很少。研究表明,外源性甲状腺素(thyroxine,T_4)100μg即可以替代甲状腺全部切除患者的甲状腺功能。而甲状腺合成100μgT_4需要碘原料65μg。这就是说甲状腺为合成生理需要的甲状腺激素对碘的基础需要量是65μg/d。要消除碘缺乏病的全部症状,每天需要补充碘100μg。

(一)碘摄入量的推荐剂量

根据正常人体对碘元素的需要量,世界卫生组织/联合国儿童基金会/国际控治碘缺乏病理事会(WHO/UNICEF/ICCIDD)在1996年提出了人类碘摄入量的推荐标准(表3-7-1)。并于2001年、2007年,上述国际组织再次确认了这个标准。

表3-7-1 WHO、UNICEF和ICCIDD推荐的碘摄入量标准

年龄	碘摄入量(μg/d)
0~6岁	90
6~12岁	120
>12岁	150
妊娠或哺乳妇女	200

(二)碘过量的标准

2001年,WHO/UNICEF/ICCIDD提出了依据学龄儿童尿碘评价碘营养状态的流行病学标准(表3-7-2)。至此,国际权威学术组织首次赋予人类足量碘摄入、超足量碘摄入和过量碘摄入的定义和剂量范围。即尿碘中位数(median urinary iodine,MUI)100~199μg/L是足量碘摄入;MUI 200~300μg/L是超足量碘摄入;MUI>300μg/L是碘过量。2007年,上述国际组织再次确认了这个标准。

表3-7-2 依据学龄儿童的尿碘评价碘营养状态的流行病学标准

尿碘中位数(μg/L)	碘摄入量	碘营养状态
<20	不足(Insufficient)	重度碘缺乏
20~49	不足(Insufficient)	中度碘缺乏
50~99	不足(Insufficient)	轻度碘缺乏
100~199	足量(Adequate)	足量碘营养
200~299	超足量(Above requirements)	轻度的风险增加
≥300	过量(Excessive)	有发生IIH和AITD的风险

注:IIH:碘致甲状腺功能亢进;AITD:自身免疫甲状腺病

(三)我国居民的碘营养状况

80年代前碘缺乏病一直属于我国常见的地方病,20世纪70年代地方病防治部门的流行病学调查结果显示:全国29个省、市、自治区存在碘缺乏,病区人口4.25亿,全国1762个县有碘缺乏病,累计查出地方性甲状腺肿3500万,呆小病25万。自1979年起,我国立法在碘缺乏区实行食盐加碘。

1992年末的统计学数据显示：我国约有5亿人口食用加碘食盐，甲状腺肿的患病率为7%，地方性甲状腺肿患者从1984年的3500万人下降至700万人。

我国于1996年下半年起开始实施全民食盐加碘，并在1995、1997、1999、2002、2005年以省（自治区、直辖市）为基本单位、按人口比例概率抽样方法随机抽样，进行了5次国家级碘缺乏病监测，结果见表3-7-3。

表3-7-3　1995—2005年全国8~10岁儿童尿碘水平

时间（年）	尿碘中位数（μg/L）
1995	164.8
1997	330.2
1999	306.0
2002	241.2
2005	246.3

WHO建议：8~10岁儿童的尿碘水平可以用来评价整个人群的碘营养状况。通过表3-7-3可以看出，在全民食盐加碘实施后，1997、1999年我国居民平均MUI均>300μg/L，均达到了WHO/UNICEF/ICCIDD所规定的碘过量标准。2002、2005年的MUI则均位于200~300μg/L之间，虽然仍处于WHO/UNICEF/ICCIDD所规定的碘超足量水平，但与1997、1999年相比已有所下降。这除了与抽样有关之外（2002年抽样前剔除饮用水碘含量在200μg/L以上的地区，2005年则剔除饮用水碘含量在150μg/L以上的地区），和国家调整食用盐碘含量亦有很大的关系。2000年国家修改了原食用盐加碘标准，将食用盐碘含量由20~60mg/kg下调为平均（35±15）mg/kg，全国盐碘中位数由1999年的42.3mg/kg下降到2005年的30.8mg/kg。

2011年9月15日，卫生部再次发布了新的《食用盐碘含量》标准（GB26878-2011），将碘盐中碘含量的平均水平（以碘元素计）由原来的加工水平35mg/kg下调至产品水平20~30mg/kg。新标准还规定各省（区、市）可结合病区类型、居民饮用水碘含量等来选择不同的食盐加碘水平，这也是国家因地调整食盐碘含量、科学补碘的行动之一。

（四）世界各国目前的碘营养状况

1990年，联合国儿童基金会建立了在全世界范围内消除了碘缺乏疾病的目标，通过全民食盐加碘的方式和多年的努力，目前为止已取得了巨大的成效。来自2012年联合国儿童基金会的数据显示，在其128个成员国中，37个国家完成了碘化食盐家庭覆盖率≥90%，52个国家覆盖率达到50%~89%，39个国家覆盖率仍然<50%。到目前为止，世界范围内大约70%的人口在食用加碘食盐，这个数据在1990年是小于10%。然而，在过去十年全民食盐碘化的进程已经开始减慢，这源于制造细盐技术的缺乏、缺少对碘化食盐的良好监测、政府缺乏关注和强制碘化食盐立法困难等多方面的原因。此外，在全球范围内的另一项数据"尿碘浓度"也公布了最新的结果，其可以代表全世界大约97.7%的学龄儿童的尿碘水平。数据显示：到2012年为止，111个国家达到了足量碘营养状态，9个国家为中度碘缺乏，21个国家为轻度碘缺乏，没有国家是重度碘缺乏。值得注意的是，有10个国家存在碘摄入过多现象（尿碘中位数>300μg/L），碘摄入过多是由于加入食盐中的碘过多导致。这也给我们以警示，应当注意监测碘盐项目和人群碘营养状态。

2003—2013年，足量碘摄入国家的数目从67个增加到111个。与2011年的全球评估相比，澳大利亚、比利时、拉脱维亚和毛里塔尼亚的碘营养状态从碘缺乏改善至碘足量。而芬兰则由碘足量下降至碘缺乏，北朝鲜第一份国家级报告显示轻度碘缺乏营养状态。贝宁湾碘摄入量则增加至过量状态。欧洲、西地中海和东南亚在过去的十年间，通过加强碘化食盐项目和加强监测，各国碘营养状态处于稳步进展，但是非洲只有很小的变化。

在过去的几十年间，尽管各国在消除碘缺乏疾病方面已取得可观的改善，但碘缺乏疾病无论在发达国家还是发展中国家仍是一项严重的健康问题。监测人群碘营养状态仍然非常重要。同时，为避免纠正碘缺乏疾病而导致的碘摄入过量状态，加强对碘盐和其他饮食碘来源的监测则非常必要。

二、碘摄入量增加对甲状腺疾病的影响

随着全球范围内碘缺乏疾病的纠正，碘过量引起的问题受到越来越多的关注，尤其食盐碘化过量的问题以及缺乏对高危人群的监测。个体对碘的耐受性有很大的差异，少数人群在每日进食几十毫克以上的碘仍然没有明显的问题。但到目前为止，已有大量的流行病学调查和回顾性研究表明，碘摄入量增加可以改变甲状腺疾病谱和发病率。WHO/UNICEF/ICCIDD在2007年的《碘缺乏疾病及其消除的评估指南》中明确指出：对于尿碘中位数在300μg/L以上的人群应当适当限制碘摄入量，尤其在那些既往碘缺乏的区域。在此情况下，这些人群

更容易产生甲状腺疾病，包括碘致甲亢和自身免疫性甲状腺病。通过世界各国学者的多年工作，我们对碘摄入量增加对甲状腺疾病的影响有了一定的认识，我们将逐一介绍。

1. 碘致甲状腺肿 甲状腺肿包括两种，一是缺碘引起的地方性甲状腺肿，二是高碘性甲状腺肿。1965 年日本学者报道了北海道"沿海地方性甲状腺肿"的发病率，由于传统饮食习惯导致的高碘摄入量，当地儿童的尿碘排泄达到了 23 000μg/d，而其儿童甲状腺肿的发病率达到了 3%~9%，在一些村庄更是高达 25%。20 世纪 70、80 年代，我国学者通过对渤海沿岸的水源性高碘区的研究工作，提出了尿碘与甲状腺肿的倒"U"字形曲线关系：当尿碘 <50μg/d 肌酐时，甲状腺肿大率与尿碘成反比；当 >900μg/d 肌酐时，甲状腺肿大率与尿碘成正比。2005 年一项涉及南美、北美、中欧、西太平洋区域和地中海西部的大型流行病学调查研究公布了其结果：当长期高碘饮食导致尿碘中位数≥500μg/L 时，将会导致儿童的甲状腺体积增大。

笔者曾研究不同浓度的高碘水对小鼠甲状腺功能和形态的影响，以了解高碘甲状腺肿的发病机制。结果显示：在光镜观察示高碘各组甲状腺滤泡腔直径明显扩大，腔内充满浓厚、深染的胶质，少量滤泡腔甚至有融合，形成巨形滤泡或囊腔。上皮细胞扁平，呈单层分布，细胞核浓染。间质成分明显稀少，毛细血管很少。随着碘摄入量的增加，这些表现越明显，且甲状腺重量和甲状腺组织碘含量也增加。高碘甲状腺肿是胶质性甲状腺，是由于过多含碘复合物堆积中滤泡腔内所致，这与既往由于 TSH 升高导致甲状腺滤泡增生的观点不一致。后续的研究进一步表明：高碘对甲状腺有损伤作用，而高酪蛋白膳食能明显抑制高碘甲状腺肿的发生，机制可能是酪蛋白能消除过量碘对甲状腺过氧化物酶活性的抑制作用，进而减少过量碘进入甲状腺内有关。

2. 碘致甲状腺功能亢进 Coindet 于 1821 年首次描述碘致甲亢，之后 Breuer 和 Kocher 于 1904 年定义了碘致甲亢。津巴布韦于 1991 年开始实行全民食盐加碘后，当地居民的尿碘中位数增加了约 10 倍，与此同时，当地医生发现居民甲状腺功能亢进的发病率较前增加。WHO 和 ICCIDD 在 1995 年对津巴布韦 USI 后甲亢的发病率进行了回顾性调查，结果示甲亢发病率由 USI 前的 2.8/10 万上升到 7.4/10 万，类似现象在刚果民主共和国也有报道。1999 年 ICCIDD 公布了针对非洲 7 个严重碘缺乏国家 USI 后碘致甲亢风险的回顾性分析结果：由于缺乏良好的监测导致部分区域出现过多碘摄入现象，而碘致甲亢和纠碘缺乏至碘过量有密切的相关性。国内学者李昌祁等通过对大庆地区十万人群的格雷夫斯病的流行病学调查显示：碘摄入量增加是格雷夫斯病发生的独立危险因素之一。WHO/UNICEF/ICCIDD 在 2007 年版《碘缺乏疾病及其消除的评估指南》中指出：碘过量导致的主要流行病学现象就是甲状腺功能亢进。

碘致甲亢发病率与该地区补碘前的碘营养状态有关，长期生活在碘缺乏的人群在快速增加碘摄入量后，尤其当尿碘中位数 >200μg/L 时碘致甲亢的风险将会增加。这种情况在长期碘缺乏区域且既往结节性甲状腺性肿的老年患者中更易发生。但该现象主要发生在碘盐应用后 5~10 年，当超过此时间段后，即使尿碘中位数 >300μg/L 也没有明显的副作用。而在非碘缺乏地区，碘致甲亢的报道就较少。1998 年我国大连长海县（全民食盐碘化前为适碘地区）进行的 57 000 人问卷调查发现，实行全民食盐碘化后，甲亢的发病率无明显差异。国内滕卫平主持的 5 年时间的大型前瞻性流行病学调查，其对比观察了三个农村社区（分别为轻度碘缺乏区、碘超足量区和碘过量区）居民甲状腺疾病的患病率和发病率以及疾病谱的变化，研究发现轻度碘缺乏区补碘至碘超足量，8 年后甲亢的发病率未见明显上升，而碘过量区实行 USI 后也未引起甲亢发病率的增加。

碘致甲亢的发病机制可能源于突变导致甲状腺细胞的功能自主性，当自主功能细胞增加到一定数量且碘供增高时，机体就可以产生高甲状腺毒症。而碘致甲亢发病率在碘缺乏区域和碘足量区域的差异则很难解释，可能是由于碘足量区域人群的甲状腺自主调节机制更敏感而对高碘环境抵抗，使其能更好地处理更多的外源性碘。

碘致甲亢同样可发生在那些因碘缺乏致格雷夫斯病未能显现的患者，在增加碘摄入量后甲亢将会发生。曾有报道称饮食中碘含量的轻度升高就可以使药物治疗后甲亢的复发率增加。同时，过多的碘摄入将会影响抗甲状腺药物对格雷夫斯病的疗效，而生活在碘缺乏区域的格雷夫斯病患者对咪唑类药物反应较快且控制疾病的有效剂量更小。Solomon BL 等通过回顾分析抗甲状腺药物治疗格雷夫斯病的缓解率，发现缓解率从 1963 年的 60%~80% 下降到 1973 年的 13%~20%，但在 1987 年缓解率又回升到 50.6%，有趣的是，缓解率和同期饮食中的含碘量存在线性关系。

3. 碘致自身免疫性甲状腺炎　自身免疫性甲状腺炎是一种器官特异性的自身免疫系统紊乱疾病，特征是甲状腺腺体被淋巴细胞浸润和破坏，进一步可引起甲状腺功能减退。在桥本氏甲状腺炎病程中，过氧化物酶是主要受攻击的酶，而碘是甲状腺过氧化物酶的关键辅因子和刺激因子。碘摄入量增加将加重免疫系统对甲状腺的攻击，这称为Job-Basedow现象。这种现象在碘缺乏合并甲状腺抗体升高的人群中更容易出现，当这些人群给予外源性碘补充时，将启动自身免疫系统的高反应性。

希腊学者在2003年报道：对生活在西北部碘缺乏区域的儿童进行碘补充治疗7年后，虽然碘缺乏疾病被消除，但自身免疫性甲状腺炎的发病率明显增高。类似情况在阿塞拜疆也有报道：当地山区碘缺乏儿童在进行碘油补充后，地方性甲状腺肿的发病率由99%下降至26%，但甲状腺自身抗体（TPO-Ag、Tg-Ab）亦增加明显。国内滕卫平主持的课题组通过5年流行病学调查证实：碘超足量和碘过量可以增加自身免疫甲状腺炎的发病率，且可促进自身免疫甲状腺炎进展至甲状腺功能减退。在国际上首次证实碘摄入量增加和产后甲状腺炎的患病率增加显著相关。

国内赵树君等通过观察碘对大鼠免疫细胞（CD4/CD8）、甲状腺自身抗体的作用，探讨碘对甲状腺自身免疫应答的影响。结果显示碘会影响CD4/CD8细胞数量和甲状腺自身抗体水平，参与甲状腺自身免疫反应，100倍高碘摄入可激活大鼠的免疫状态。C.Lynne Burek等通过NOD.H2h4鼠（一种由高碘诱发的自发性甲状腺炎）来研究高碘对甲状腺炎的促进作用，结果显示高碘可通过改变甲状腺球蛋白的免疫原性和上调甲状腺细胞内的ICAM-1、ROS水平两个方面来影响免疫系统。

4. 碘致甲状腺功能减退　当机体碘摄入量增多时，甲状腺内碘的有机化将会被抑制，这称为Wolff-Chaikoff效应，其机制到目前仍未完全清楚，可能是由于碘肽的形成将短暂抑制甲状腺过氧化物酶mRNA和蛋白质的合成，从而影响甲状腺球蛋白的碘化。Wolff-Chaikoff效应对于甲状腺应对大量碘化物是非常有效的，阻止甲状腺激素的大量合成。Wolff-Chaikoff效应的持续时间多不会超过2周，之后就会产生“脱逸现象”，甲状腺内的有机碘化作用将重新恢复，甲状腺激素合成将增加。但是对于某些人群，如慢性系统性疾病、甲功正常的自身免疫性甲状腺炎、接受过治疗的格雷夫斯病和应用干扰素-α过程中出现一过性甲功异常的患者，“脱逸现象”可能不会产生，这就将导致甲减的出现。

国内外多项报道显示：碘摄入过量可引起甲状腺功能减退的发病率升高，主要原因是自身免疫性甲状腺炎。在第十二届国际甲状腺大会上，流行病学研究结果提示少量补碘能使甲减增加。匈牙利学者调查发现，随尿碘浓度从72μg/L升高到100μg/L及升高到513μg/L，老年人甲减的患病率则从0.8%增加至1.5%和7.6%。国内滕卫平主持的课题组通过5年流行病学调查显示：碘超足量和碘过量地区临床甲减的患病率分别增高3.5倍和7.3倍，亚临床甲减的患病率分别增高3.2倍和6.6倍，亚临床甲减的累积发病率分别增高11.3倍和12.6倍，且首次证实碘缺乏地区补碘至碘超足量可以促进亚临床甲减发展为临床甲减。Soo-Jee Yoon等通过观察桥本氏甲状腺炎患者在限制碘摄入量后（<100μg/d）甲状腺功能的恢复率，结果显示达标率在限制碘摄入量（78.3%）组明显高于非限制组（45.5%）。以上研究表明：碘摄入量增加一方面可促进甲减的发生，另一方面可能降低甲减的缓解率。

5. 碘致甲状腺癌　到目前为止，已有越来越多的流行病学调查证据表明碘摄入量增加和甲状腺癌的高相关性。一方面，在冰岛和夏威夷等这些长期高碘摄入量的区域，甲状腺癌的发病率明显高发；另一方面，包括中国、澳大利亚和丹麦等在内，均报道在实行全民食盐碘化后甲状腺癌发病率较前升高。甲状腺癌主要分为乳头状癌、滤泡状癌、未分化癌和髓样癌四种，其中乳头状癌和滤泡状癌占主要比例，未分化癌和髓样癌相对较少见。碘摄入量增加对甲状腺癌的分型同样有影响。

中国医科大学通过收集1992.01.01—2009.12.31期间在其附属医院通过外科手术证实的甲状腺癌患者，来对比全民食盐碘化后甲状腺癌发病率的变化，结果显示甲状腺癌发病率由全民食盐碘化前的0.71%增加至碘化后的1.31%，在各类型的比例上，乳头状癌由61.88%激增至加碘后的87.44%，滤泡状癌由25.88%下降至3.99%，未分化癌也有所下降，髓样癌无明显变化。这与世界其他各国报道的USI后增高甲状腺癌发病率中以乳头状细胞癌最常见的结论一致，喂食实验动物高碘食物也只有乳头状甲状腺癌可以被诱发。研究表明高碘摄入量是BRAF基因突变的诱发因子，而在所有类型的甲状腺癌中，BRAF基因突变只在乳头状甲状腺癌中被发现，其可能对甲状腺乳头状癌的发生和进展有重要的影响。

三、小结

我们在和疾病斗争的过程中，不断加深和完善对疾病的认识，在这个过程中能够正视和不断修正自己的错误，将有助于我们从源头上消除疾病。人群碘摄入量和甲状腺疾病的发病率成“U”型曲线，人群合适碘摄入量范围相对较窄，碘缺乏和碘过量都可引起甲状腺疾病。USI对全世界范围内碘缺乏疾病的消除功不可没，但同时由于缺乏对碘盐质量和人群尿碘中位数的良好监测，碘摄入量过多也愈来愈突出。国际碘缺乏病流行病学专家Dunn和Delange于2001、2002、2004年在《甲状腺》杂志上先后发表评论文章指出：碘缺乏和碘过量都可导致甲状腺功能损伤，适量的碘营养范围相当狭窄，碘过量的副作用应引起重视。2002年的国际碘缺乏病理事会会议上明确提出了到2005年底ICCIDD的工作目标：从消除碘缺乏病转变为“维持持久的适量碘营养水平”。通过上述，碘过量已成为我们亟待解决的问题。如何避免“矫枉过正”？因地、因人制宜就显得尤为关键，对水源性高碘地区、有甲状腺自身免疫遗传背景和潜在自身免疫甲状腺炎的人群加强监测，使其尿碘中位数达到WHO/UNICEF/ICCIDD提出的安全碘营养状态，这是我们需要继续努力的方向。

（秦贵军）

参考文献

1. 廖二元，莫朝辉，张红，等．内分泌代谢病学．碘代谢与碘相关性疾病．第2版．北京：人民卫生出版社，2012
2. Wilson JD, Foster DW, Kronenberg HM, et al. Willianms textbook of endocrinology. Philadephia, 1998, 9: 392
3. WHO/UNICEF/ICCIDD. Assessment of the iodine deficiency disorders and monitoring their elimination. Geneva: WHO, 2007
4. UNICEF 2012 The State of the World's Children 2012: Children in an Urban World. United Nations Children's Fund, New York, NY
5. UNICEF.Child info: monitoring the situation of children and women.United Nations Children's Fund, New York, NY
6. UNICEF 2003 The State of the World's Children 2004: Girls, Education and Devepment. UNICEF, New York, NY
7. Andersson M, Takkouche B, Egli I, et al. Current global iodine status and progress over the last decade towards the elimination of iodine deficiency. Bull World Health Organ, 2005, 83: 518-525
8. Andersson M, Karumbunathan V, Zimmermann MB. Global iodine status in 2011 and trends over the past decade. J Nutr, 2012, 142: 744-750
9. Suzuki H, Higuchi T, Sawa K, et al. “Endemic coast goiter” in Hokkaido, Japan. Acta Endocrinol (Copenh), 1965, 50: 161-176
10. 马泰，卢倜章，于志恒．碘缺乏病．地方性甲状腺肿与地方性克汀病．第2版．北京：人民卫生出版社，1993
11. Zimmermann MB, Ito Y, Hess SY. High thyroid volume in children with excess dietary iodine intakes. American Journal of Clinical Nutrition, 2005, 81: 840-844
12. 霍守义，秦贵军．小鼠高碘甲状腺肿的实验研究．河南大学学报（医学版），2004，23(4)：27-29
13. 秦贵军，王庆祝，欧阳安，等．高蛋白质营养抗高碘致甲状腺肿作用的实验研究．河南医学研究，2000，9(2)：103-105
14. Coindet JF. Nouvelles recherches sur les effects de liode, et sur les precautious a suivre dans le traitement de goitre parle traitement de goitre par le nouveau remade. Bibl Univ Sci Belles Lettres Arts, 1821, 16: 140-152
15. Todd CH, Allain T, Gomo ZA, et al. Increase in thyrotoxicosis associated with iodine supplements in Zimbabwe. Lancet, 1995, 346 (8989): 1563-1564
16. Delange F, de Benoist B, Alnwick D. Risks of iodine-induced hyperthyroidism after correction of iodine deficiency by iodized salt. Thyroid, 1999, 9 (6): 545-556
17. 李昌祁，阴慧清，张春凯，等．大庆地区十万人群格雷夫斯病流行病学调查．中华医学杂志，1996，76(6)：443-446
18. Stanbury JB l. Iodine-induced hyperthyroidism: occurrence and Epidemiology. Thyroid, 1998, 8: 83-100
19. 吕德喜，陈祖培．大连长海县适碘地区全民食盐加碘后甲亢的调查．西宁碘性甲亢研讨会，1999
20. Teng WP, Shan ZY, Teng XC, et al. Effect of iodine intake on thyroid disease in china. N Engl J Med, 2006, 354: 2783-2793

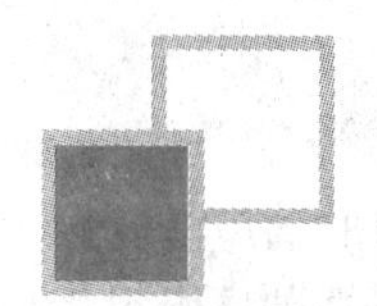

第四篇

甲状旁腺和钙磷代谢

第一章 甲状旁腺和钙磷代谢疾病

高钙血症(hypercalcemia)是内分泌临床较常见的代谢紊乱之一,轻者无症状,仅常规筛查中发现血钙升高,重者可危及生命。近几十年来,欧美国家由于普遍进行血钙筛查,因而其临床谱发生很大变化,无症状患者的数量成倍上升;随着我国医疗水平的提高,目前我国无症状高钙血症患者的数量也有增高趋势,但尚无确切数据。高钙血症最常见的原因为原发性甲状旁腺功能亢进症和恶性肿瘤,占总致病原因的90%以上。筛查出的无症状患者高血钙原因多为甲旁亢,而住院病人的高血钙往往由肿瘤所致,大约20%~30%的恶性肿瘤患者,特别是晚期恶性肿瘤患者出现高钙血症。按血钙升高水平可将高钙血症分为轻、中和重度,轻度高血钙为血总钙值低于3.0mmol/L;中度为3.0~3.5mmol/L;重度时>3.5mmol/L,同时可导致一系列严重的临床征象,即称高血钙危象。

一、繁杂的病因

虽然高钙血症的患病率并不高,但导致高钙血症的原因很多,可归纳如表4-1-1。

二、发病机制的发现过程-基于临床现象的追寻

由于高钙血症的患者较少、病因繁杂,所以对高钙血症的发病机制探讨经历了漫长的追寻过程,特别是对恶性肿瘤导致的高钙血症,简述如下:

(一)原发性甲状旁腺功能亢进症(原发性甲旁亢)

甲状旁腺病变引起自主性持续过量的PTH分泌,可导致:①破骨细胞数量和活性增加,促进骨吸收,使骨钙释放入血;②促使肾小管对钙重吸收增加;③刺激肾脏合成1,25$(OH)_2D_3$,从而增加肠道钙的吸收。

(二)恶性肿瘤

恶性肿瘤是高钙血症的最常见原因之一,1921年Zondek等进行了首例报道。1936年Gutman等做了一系列的肿瘤相关高钙血症的报道,这组患者原发病为多发性骨髓瘤和乳腺癌,有肿瘤广泛骨侵犯,作者认为其高钙血症的原因是恶性肿瘤侵犯骨骼所致。

1941年当Albright报道了一例肾癌合并高钙血症但仅有一处骨转移的患者时,才对恶性肿瘤相关高钙血症的机制进行了假设。Albright认为单一的骨转移灶不可能导致高钙血症,且他注意到此患者有低磷血症,而不是预期的骨羟磷灰石迅速溶解释放钙磷入血、且高钙血症抑制甲状旁腺从而出现高磷血症,Albright认为其高钙血症的病因有别于以往描述的乳腺癌和多发性骨髓瘤患者,提示高钙血症可能由于肾癌分泌PTH或其他类似于PTH的体液因子所致。支持Albright体液理论的文章发表于1956年,两组未出现骨骼侵犯的恶性肿瘤经手术或其他根治方法治疗后高钙血症被逆转。此后更多报道支持“体液因子理论”。Lafferty在1966年报道了50例体液介导的高钙血症,这些病人在X线摄片上未发现骨骼转移,随着肿瘤的切除高钙血症可缓解,组织学主要为肺鳞癌、肾、膀胱、妇科恶性肿瘤。60年代末,恶性肿瘤相关高钙血症(MAHC)的两种机制被证实:一种类型高钙血症是由于肿瘤骨骼侵犯,定义为局部溶骨性高钙血症(local osteolytic hypercalcemia,LOH),另一种类型高钙血症是由于体液介导所致,定义为恶性肿瘤体液性高钙血症(humoral hypercalcemia of malignancy,HHM)。研究证实,无论LOH还是HHM,其导致高钙血症的最终共同途径均是诱导破骨细胞的骨吸收。

癌症患者如果出现高钙血症提示其预后极差,有观察表明,高钙血症出现后30天内生存率仅50%,也有报道认为平均生存率为4~6周。据报道20%~30%的恶性肿瘤患者在病程中会发生高钙血症,目前随着二磷酸盐的广泛使用,多发性骨髓瘤和乳腺癌患者的高钙血症发生率有所下降。

目前尚无研究能够明确定义肿瘤大小与高钙血症发生的关系,但小的、隐匿性的肿瘤的确罕有发生高钙血症。也有报道认为某些神经内分泌肿

表 4-1-1 导致高钙血症的原因

导致高钙血症的原因
1. 原发性甲状旁腺功能亢进症
(1)散发性甲旁亢:腺瘤、增生、腺癌
(2)家族性:多发性内分泌腺瘤病(MEN)Ⅰ型、Ⅱa型、甲状腺-颌骨肿瘤综合征(HPT-JT)、家族性孤原发性甲状旁腺功能亢进症(FIHPT),等
(3)三发性甲状旁腺功能亢进症
2. 恶性肿瘤
(1)局部溶骨性高钙血症(LOH)
(2)恶性肿瘤体液性高钙血症(HHM)
(3)异位甲状旁腺激素分泌
(4)HHM不常见的原因
3. 内分泌疾病
(1)甲状腺毒症、嗜铬细胞瘤
(2)肾上腺皮质功能减退症
(3)肢端肥大症
(4)血管活性肠肽瘤(VIP瘤)
4. 肉芽肿疾病
(1)结节病
(2)组织胞质菌病
(3)球孢子菌病
(4)结核病
(5)Wegener肉芽肿
(6)放线菌病
(7)念珠菌病
(8)嗜酸细胞肉芽肿
(9)硅植入,石蜡注射
5. 药物
(1)维生素D中毒
(2)维生素A中毒
(3)噻嗪类利尿药
(4)碳酸锂
(5)雌激素和SERMs
(6)雄激素
(7)茶碱
(8)磷甲酸钠
(9)生长激素
(10)铝中毒(慢性肾衰竭时)
(11)8-Cl-cAMP
6. 其他
(1)制动(尤其在生长期儿童或Paget病患者)
(2)急性和慢性肾衰竭
(3)家族性低尿钙高钙血症
(4)乳碱综合征
(5)全胃肠外营养
(6)婴儿特发性高钙血症
(7)慢性活动性肝病

瘤,如胰岛细胞瘤可发生高钙血症,但由于体积较小而常被忽略。当患者有肿瘤相关的高钙血症时,仔细寻找可发现肿瘤。但有些肿瘤寻找比较困难,如腹膜后肿瘤(肾癌、淋巴瘤、胰腺肿瘤等)。

高钙血症的发生与肿瘤的组织来源关系很大,但事实上,所有类型的肿瘤都有引起高钙血症的报道,只是某些肿瘤是导致高钙血症的常见类型,如肺癌、乳腺癌、肾细胞瘤、头颈部上皮细胞瘤、卵巢癌、多发性骨髓瘤及淋巴瘤等,国外报道称肺癌及乳腺癌高钙血症发生率约为24%~28%;而某些肿瘤类型如结肠腺癌、胃腺癌、甲状腺癌和中枢神经系统恶性肿瘤等罕有高钙血症发生。

目前将恶性肿瘤相关的高钙血症分为四种类型:①局部溶骨性高钙血症(LOH);②恶性肿瘤体液性高钙血症(HHM);③异位甲状旁腺激素分泌;④HHM不常见的原因。

1. 局部溶骨性高钙血症(LOH) 指由原发于血液系统肿瘤或非血液系统肿瘤骨转移直接侵犯骨骼引起的高钙血症。此类病人占恶性肿瘤相关的高钙血症约20%。最常见为多发性骨髓瘤、白血病、淋巴瘤和乳腺癌骨转移。

骨侵犯和骨转移部位溶骨原因:第一为瘤细胞产生蛋白分解酶导致骨基质溶解破坏,某些肿瘤类型如燕麦细胞癌、前列腺癌引发的高钙血症与广泛破坏性骨转移有关,但这只是局部溶骨性高钙血症很罕见的原因;第二为溶骨的主要机制:骨内的瘤细胞或被瘤细胞激活的宿主免疫细胞,在骨的微环境下释放某些破骨细胞刺激因子,导致局部破骨细胞增殖,继而促进溶骨。局部释放的破骨细胞激活因子包括PTHrP、白介素IL-1、IL-6,肿瘤坏死因子(TNF)-β即淋巴毒素、TNF-α、转化生长因子(TGF)-α、TGF-β和前列腺素E(PGE)等。与HHM不同的是LOH患者血中PTHrP不高。

多发性骨髓瘤大多伴有广泛骨损害,在病程中约1/3合并肾小球滤过率受损的病人发生高钙血症。多发散在的溶骨性损害出现在骨髓瘤细胞沉着及聚集部位,常见于脊柱、颅骨、肋骨及长骨近端。破骨细胞聚集在骨髓瘤细胞周围,有原因不明的骨形成受损,溶骨区域无新骨形成表现,血碱性磷酸酶不增加。研究表明骨髓瘤的骨损害是由瘤细胞在骨的微环境中释放局部作用的细胞因子,刺激破骨细胞骨吸收所致,这些骨髓瘤细胞产生的细胞因子包括:TNF-β、IL-1、IL-6。目前认为,在骨髓微环境中骨髓瘤细胞和破骨细胞骨吸收之间存在着一个恶性循环,即骨髓瘤细胞越具有侵犯性,破骨细胞骨吸收越明显，而被刺激的破骨细胞本身也可产生细胞因子如IL-6，使某些细胞因子产生过剩，促进局部骨髓瘤细胞生长，导致骨髓瘤细胞更具有侵犯性。用破骨细胞骨吸收抑制药物如二膦酸盐可阻断此恶性循环，减少骨吸收，从而延缓骨髓微循环中骨髓瘤细胞生长。1%~2%的淋巴瘤和白血病患者可出现高钙血症，据报道与人类T细胞淋巴瘤/白血病病毒I(HTLV-1)有关的淋巴瘤可以产生PTHrP；儿童急性淋巴细胞白血病也可产生PTHrP。

实验表明，在骨微环境中的某些转移瘤细胞具有不同于原发灶部位的瘤细胞的特性，如有些骨转移灶的瘤细胞可产生PTHrP，溶骨部位骨髓腔内血中PTHrP浓度明显升高，但原发灶瘤细胞并不产生PTHrP，因此周围血中测定不到PTHrP。Southby等的免疫组化分析表明12/13(92%)乳腺癌骨转移灶含有PTHrP，而仅3/18(17%)乳腺癌非骨转移灶含PTHrP。

这些发现已被乳腺癌转移至骨或软组织病灶的PTHrP mRNA原位杂交研究所证实。另外，研究提示作为局部骨吸收因子，乳腺癌患者的PTHrP可能以某种方式加速骨转移和转移瘤生长。Guise等发现在人乳腺癌细胞系表达PTHrP水平有高有低，那些大量产生PTHrP的细胞比产生量低的细胞更易发生骨转移，而且在骨转移发生后，将会出现一个PTHrP诱导的局部恶性循环，即PTHrP诱导破骨细胞骨吸收，吸收的骨组织释放TGF-β，局部释放的TGF-β进一步促进肿瘤产生PTHrP，继而加速骨吸收。用鼠抗PTHrP(1-34)的单克隆抗体治疗有肿瘤骨转移的小鼠，发现抗体能防止骨转移继续发展，减少骨溶解范围。

一个世纪以前，Paget认为肿瘤细胞特别易于在某些部位生长，Paget将这些有利于肿瘤转移的环境称为“适宜的土壤”。骨基质可能就是这样一种环境，因为骨基质含有丰富的生长调节因子，当骨吸收时它们释放出来，可能会改变骨局部微环境中瘤细胞的特性，并且局部骨转换率的增加对肿瘤细胞的生长非常有利。为了证实这些假设，有研究曾用破骨细胞骨吸收活性抑制物利塞膦酸盐治疗经人乳腺癌细胞接种后有骨损害的裸鼠，发现瘤细胞的局部溶骨能力和在骨骼微环境中的生长能力均被完全抑制。进一步的研究是将能够增加骨吸收的IL-1注射在小鼠罕有骨转移发生的颅盖骨局部，然后将人乳腺癌细胞系MDA-231细胞接种于小鼠左心室，发现在颅盖骨的转移瘤细胞明显增加，提示局部骨转换率的增高为瘤细胞的转移和生长提供了非常有利的条件。

2. 恶性肿瘤体液性高钙血症(HHM) 约占恶性肿瘤相关高钙血症的80%。指由于未发生广泛骨转移的实性肿瘤或对肿瘤有反应的其他细胞分泌体液介导因子至血循环，刺激破骨细胞骨吸收及肾小管钙的重吸收，导致高钙血症。其特征是：很少或无恶性肿瘤骨侵犯或骨转移；肿瘤切除或治愈后高钙血症和其他生化异常可以逆转。最常见于肺、食道、宫颈、阴道及头颈部的鳞状上皮细胞癌，其他还有肾、膀胱、卵巢及胰腺癌，而乳腺癌可有HHM，也可有LOH。

(1) 恶性肿瘤分泌PTHrP：自Albright在20世纪40年代提出恶性肿瘤体液性高钙血症的理论以来，已有多种物质被认为是相关的体液介质。目前明确绝大多数HHM是由肿瘤分泌PTHrP所致。目前有的学者将HHM特别定义为由PTHrP引起的一类十分特异的临床征象。而支持此理论的证据有：①与HHM相关的肿瘤分泌的PTHrP已从相应肿瘤中纯化；②给实验动物输注PTHrP能再现HHM的主要临床特征；③循环中PTHrP浓度在HHM患者升高，但在其他类型的高钙血症或无高钙血症的癌症患者体内不高；④给实验动物输注PTHrP的抗血清能逆转HHM。

PTHrP是在氨基端与PTH具有类似氨基酸序列的一组蛋白，分子量常大于PTH，能激活PTH受体，由于PTHrP与PTH高度同源性，可产生类似于PTH对骨和肾小管的作用。PTHrP基因在正常人体组织广泛表达，在以下方面起较重要的生理作用：①软骨组织分化和软骨内成骨；②皮肤、乳腺、胰岛的生长和分化；③肾远曲小管、乳腺上皮细胞和胎盘的钙转运；④舒张子宫、膀胱、动脉、胃及小肠平滑肌；⑤调节免疫功能等。恶性肿瘤发生时PTHrP基因表达可明显增加。PTHrP介导的HHM与原发性甲旁亢相同之处为：均由循环的体液因子导致高钙血症；均使肾磷阈降低，尿磷排泄增多，出现低磷血症；能增加尿cAMP排泄；促进破骨细胞骨吸收。重要的不同如下：①PTH能有效刺激肾远曲小管钙的重吸收，因此原发性甲旁亢病人仅为轻、中度高尿钙，而大多数HHM患者尿钙排泄显著增加，可能提示PTHrP对肾远曲小管钙重吸收作用较弱；②PTH能显著促进肾脏产生1,25(OH)$_2$D，因此，原发性甲旁亢患者血中1,25(OH)$_2$D明显增加，肠钙吸收也增加，而HHM患者血中1,25(OH)$_2$D及肠钙吸收均减少，原因仍不明确；③原发性甲旁亢时血氯增高、肾小管重吸收 HCO_3 减少致代谢性酸中毒，而 HHM 患者血氯降低、肾小管重吸收 HCO_3 增加致代谢性碱中毒；④原发性甲旁亢的破骨细胞骨吸收增加，伴有骨形成也增加，两者相互偶联；HHM 患者骨活检显示破骨细胞骨吸收显著增强，成骨细胞骨形成反而减少，骨吸收和骨形成之间明显失偶联导致大量的钙从骨骼流到细胞外液，主要决定了 HHM 高钙血症的程度，这一显著失偶联的原因尚不明确。在一些体外及动物体内试验中显示 PTHrP 均能刺激成骨细胞活性，与在人体内的观察不一致；⑤原发性甲旁亢患者血中免疫活性 PTH 浓度增高，而 HHM 患者 PTH 水平正常或受抑制；⑥血中免疫活性 PTHrP 水平在原发性甲旁亢是正常的，而 HHM 患者 PTHrP 水平升高。初步的临床研究提示：测定免疫反应 PTHrP 的浓度，可用于观察血中 PTHrP 水平增高的肿瘤对手术、化疗或放疗的反应。

(2) 恶性肿瘤分泌 PTH：该情况也被称为异位甲旁亢（假性甲旁亢），由于非甲状旁腺肿瘤分泌 PTH 导致高钙血症，是恶性肿瘤相关的高钙血症的罕见原因，目前仅有约 10 例报道。

早在 20 世纪 40~70 年代，由于免疫测定方法的不敏感、不特异，将 PTHrP 介导的高钙血症 HHM 都归于异位甲旁亢。80 年代测定技术的提高及使用 PTH 和 PTHrP 的分子探针发现原先所谓的异位甲旁亢是由 PTHrP 引发，由 PTH 介导的异位甲旁亢是非常罕见或不存在的。然而 90 年代后有几例令人信服的报道证实真正的异位甲旁亢是存在的，只是非常罕见；这几例异位甲旁亢包括肺小细胞癌、肺鳞癌、卵巢透明细胞腺癌、胸腺瘤、未分化神经内分泌肿瘤、甲状腺乳头状癌等。应用现代的双位点 PTH 免疫测定法测得血浆中有免疫活性的 PTH 水平升高，和（或）肿瘤中有 PTH mRNA 表达。一例患者术中发现卵巢肿瘤切除前后 PTH 水平有相差 5 倍的梯度，肿瘤切除后，PTH 水平及血钙恢复正常；卵巢手术前的颈部探查发现了 4 个正常的甲状旁腺，切除 3 个半甲状旁腺对血清钙水平没有影响；此例 PTH 的 mRNA 在肿瘤中有丰富表达，而无法检测到 PTHrP 的 mRNA。在该肿瘤中 PTH 过量表达有双重基础：首先，卵巢癌中 PTH 基因的一个拷贝上游区域存在克隆重排，使得该区域的沉默子失活或者包含了正常卵巢基因的一个启动子区域。第二，PTH 基因在肿瘤中被放大。相反，在 Yoshimoto 等的报道中，描述了由小细胞肺癌引起的异位甲旁亢，未发现这样的基因重排或放大，表达 PTH 的原因还不清楚。

在临床工作中，尚需注意肿瘤同时伴发原发性甲旁亢的可能，发生率约为 1‰。

(3) 恶性肿瘤体液性高钙血症（HHM）不常见的原因：广义的 HHM 除 PTHrP 所介导外，还包括少数由 $1,25(OH)_2D$ 及某些细胞因子介导的高钙血症。

1) $1,25(OH)_2D$：许多研究提示淋巴瘤细胞可分泌 $1,25(OH)_2D$ 促进肠钙吸收；白血病细胞偶可产生 $1,25(OH)_2D$。研究表明某些恶性淋巴瘤患者血中 $1,25(OH)_2D$ 水平显著升高，而无 PTH 或 PTHrP 水平升高的证据，淋巴瘤切除或治疗后高钙血症可恢复，$1,25(OH)_2D$ 水平降至正常。

2) 与恶性肿瘤相关的细胞因子：恶性肿瘤及对肿瘤有反应的宿主细胞能够产生一些刺激破骨细胞骨吸收活性的细胞因子，如 IL-1α、IL-1β、IL-6、TNF-β、TNF-α、TGF-α 等。有研究证实 IL-1α、IL-6、TNF-α 和 TGF-α 可导致啮齿类动物高钙血症发生。某些研究认为有些细胞因子如 IL-1α、TGF-α、TNF 可与 PTHrP 同时产生，并联合作用导致高钙血症，但这些联合作用的重要性尚不明确。HHM 患者的骨形成受抑制可能与上述细胞因子同 PTHrP 联合作用有关。

3) PGE：前列腺素对人的骨吸收作用尚不清楚。70 年代初，体外培养发现 PGE 是破骨细胞骨吸收刺激因子；随后的研究认为，PGE 是乳腺癌骨转移和 HHM 中与骨破坏有关的重要介导因子，乳腺癌细胞与骨联合培养导致的破骨细胞骨吸收能被前列腺素合成抑制剂如阿司匹林和消炎痛所抑制。然而在 80 年代的研究中，用前列腺素合成抑制剂治疗一批乳腺癌骨转移患者，其结果令人失望。偶有报道某些肿瘤患者骨吸收的增加能被消炎痛抑制；此外，在前列腺素产生增多的动物模型中，其他导致骨吸收的因子也可能增加。目前认为，PGE 是 HHM 的罕见或次要的介导因子。

（三）内分泌疾病

1. 甲状腺毒症 甲状腺毒症常合并轻度高钙血症，多数患者没有明显临床症状，国外文献报道认为发生率为 11%~52% 不等，原因可能为高浓度的甲状腺激素过度刺激破骨细胞活性所致，血碱性磷酸酶水平增高常见。这些患者 PTH 分泌受抑制，肾小管钙重吸收减少，继而尿钙增多。β 受体阻滞剂能减轻这类病人的高钙血症，随着甲亢的有效性治疗，高钙血症能够缓解。如果甲亢合并严重的高钙血症要考虑同时存在原发性甲旁亢。

2. 嗜铬细胞瘤 嗜铬细胞瘤患者可出现轻度到严重的高钙血症，可能机制包括：①最多见与合并原发性甲旁亢的 MEN Ⅱa 型有关；②也偶有切除了嗜铬细胞瘤后高钙血症即缓解的报道，近期研究证实嗜铬细胞瘤可产生 PTHrP；③儿茶酚胺介导的甲状旁腺分泌 PTH 致甲旁亢；④儿茶酚胺介导的骨吸收。

3. 肾上腺皮质功能减退症 有报道在原发和继发性肾上腺皮质功能减低病人，尤其在阿狄森危象时出现轻度高钙血症，机制可能为血容量减少，血液浓缩，血浆白蛋白升高致血总钙增多，有些患者游离钙水平也升高，同时肾小球滤过率降低、近端肾小管重吸收钙减少亦可导致血钙排出减少。也有学者认为可能与糖皮质激素缺乏，拮抗钙质吸收作用减弱相关。PTH、PTHrP、$1,25(OH)_2D$ 均受抑制。扩容和糖皮质激素治疗很快就可使血钙恢复正常。

4. 血管活性肠肽分泌肿瘤（VIP 瘤） 为良性或恶性的分泌 VIP 的胰岛细胞肿瘤，其临床特征包括：水泻、低血钾、胃酸缺乏（也称 VIP 瘤综合征，胰霍乱等）。约 50% 的这类患者有高钙血症，偶尔是重度高钙血症。虽然高钙血症可能是 MEN Ⅰ中合并的甲旁亢所致，但事实上有些患者在外科手术切除 VIP 瘤后高钙血症也可逆转，提示高钙血症与 VIP 本身或胰岛细胞分泌的其他物质有关。

5. 其他 肢端肥大症、生长激素治疗也可引发高钙血症，作用机制尚不明确。

（四）结节病和其他肉芽肿病

10% 结节病患者经过常规生化检测发现有轻到重度高钙血症，20% 的患者在疾病进程中出现尿钙升高。以往认为高血钙、高尿钙及骨量损失的发生可能是结节病患者对维生素 D 过于敏感所致，夏季过多接受日照或少量服用维生素 D 均可引发结节病患者的高钙血症。近期研究发现有高血钙的肉芽肿病患者血中的 $1,25(OH)_2D$ 水平增高，可能是结节病和其他肉芽肿组织中的巨噬细胞或与肉芽肿组织有关的其他细胞产生过量 $1,25(OH)_2D$ 的结果，激素治疗有效，该类患者应限制食物中钙质和维生素 D 的摄取，避免光照暴露。

（五）药物诱导高钙血症

1. 维生素 D 中毒 维生素 D 的生理需要量为 400~800IU/ 天，正常人发生高钙血症所需摄入维生素 D 量通常为生理需要量的 100 倍以上。在治疗骨质疏松、甲旁减、骨软化和肾性骨病时，由于维生素 D 使用不当或个体敏感性不同可导致高钙血症。此外，维生素 D 中毒可出现在维生素 D 衍生物的治疗中，如 $1,25(OH)_2D$。维生素 D 中毒使肠钙过量吸收和骨吸收增加形成高钙血症，进而诱导肾小球滤过率减少，尿钙清除减少，从而加重高钙血症。在所有使用药理剂量维生素 D 的病人不管血钙值怎样，血中 25(OH)D 浓度明显升高。而在维生素 D 中毒的患者血中 $1,25(OH)_2D$ 浓度无明显升高，常常为正常或降低。

2. 维生素 A 中毒 维生素 A 的每日允许推荐剂量为 50 000U/ 天。大剂量维生素 A 摄入（50 000U/ 天，数周至数月）可导致高血钙，临床罕见。但目前维生素 A 类似物的广泛使用，如用顺维 A 酸治疗痤疮及其他皮肤病，用全反式维 A 酸治疗血液系统恶性肿瘤，均可导致维生素 A 中毒性高钙血症的频发。其机制可能为过量维生素 A 刺激破骨细胞骨吸收、抑制骨形成。该类患者多有明显的高钙血症表现。诊断基于有过量维生素 A 服用史，停止使用维生素 A 后高钙血症可逆转。测定血中维生素 A 及视黄醇有助于诊断。激素治疗可能可以迅速降低血钙水平。

3. 噻嗪类利尿药 该药与轻度高钙血症有关，可限制尿钙排泄，增加远曲小管钙的重吸收；然而肾不仅是噻嗪类利尿药介导高钙血症的唯一脏器，对肾外的作用，如对肠钙吸收及骨转换的影响可能也是重要的。

4. 锂盐治疗 接受碳酸锂治疗的病人，在剂量为 900~1500mg/d 时，约有 5% 发生高钙血症。多数为轻度无症状性高钙血症。其机制尚有争议。一些研究认为锂刺激甲状旁腺释放 PTH 导致高钙血症，终止锂盐治疗则血钙恢复正常。

5. 其他药物 如氨茶碱及其衍生物、雌激素和抗雌激素等也有导致高钙血症的报道，发病机制尚不清楚。

（六）其他原因所致高钙血症

1. 制动 失重（宇航员）、长期卧床，尤其是 Paget 病等具有高骨转换率的患者长期卧床可出现高钙血症。制动数日到数周后可能增加破骨细胞骨吸收，减少成骨细胞骨形成，可能同时造成肾结石、骨软化症等。研究表明年轻患者在完全制动的头几周至数月有约 30% 的骨钙丢失。制动诱导快速骨丢失的机制尚待研究。在制动的动物模型中行甲状旁腺切除能预防骨量的丢失，提示制动时破骨细胞活性增加可能通过 PTH 介导。有报道称双膦酸盐药物治疗可能有一定收益。开始正常负重活动后，骨吸收、高血钙及高尿钙均可迅速逆转，但被动的运动锻炼不起作用。

2. 家族性低尿钙高钙血症 也曾经被称为家族性良性高钙血症，属常染色体显性遗传，常于10岁以前发病，以持续终生无症状性轻度高钙血症为特征，尿钙排量与高血钙水平不相适应，尿钙通常<0.1mg/mg肌酐（而甲旁亢尿钙大于0.2mg/mg肌酐）。血中PTH、磷和1,25（OH）$_2$D水平正常，血镁升高，肾功能正常，无肾结石，肾对钙的重吸收能力高于原发性甲旁亢，甲状旁腺切除后高钙血症不缓解。

3. 乳碱综合征 指由于摄入过多的钙剂（每天摄入元素钙2~8g）和可吸收的抗酸剂导致的高钙血症、高磷血症、代谢性碱中毒和肾功能不全。最早描述于1923年，用西皮饮食（sippy diet）即牛奶、铋、钙、碳酸氢钠混合物治疗消化性溃疡，20天后患者出现头痛、恶心、呕吐、皮肤瘙痒、带状角膜病，检查发现碱中毒、肾功能不全、血钙值升高和尿钙值降低。但许多病人即使摄入过多的钙和碱性药物，也不发生乳碱综合征，因此考虑个体敏感性也是一个很重要的因素。自广泛认识此病，同时使用不可吸收的抗酸剂和H_2受体拮抗剂治疗消化性溃疡后，此病发生率明显降低。近期，包含有引起乳碱综合征两种因素的碳酸钙频繁用于制酸或作为代谢性骨病如骨质疏松的防治用药，可能会导致此综合征发生率增加。近期就有碳酸钙治疗甲状旁腺功能减退时导致乳碱综合征的报道。据统计，乳碱综合征是引起住院非终末期肾病患者高钙血症的第三大病因。

乳碱综合征的发病机制尚未完全明确。可能为抗酸剂的使用导致碱中毒，与摄入过多的钙剂一道引发高钙血症，使PTH受抑制、肾小管腔内过多钙浓缩及血容量损耗，均可增加近曲小管碳酸氢盐重吸收，从而加重碱中毒；碱中毒可抑制尿钙的排泄，并且由于呕吐和高钙血症及高尿钙可诱发肾性尿崩症导致脱水，同时高钙血症及高尿钙可发生肾间质钙化引起肾功能不全，使尿钙排泄进一步减少，加重高钙血症，造成恶性循环。

4. 婴儿期特发性高钙血症 是一组罕见的以婴儿高钙血症和先天性生长发育缺陷为特征的综合征，病理机制尚不清楚，可能与胃肠道对维生素D敏感性增强、钙吸收增多相关，有的高钙血症患儿中PTHrP水平升高。Schlingmann KP等研究认为CYP24A1基因突变可能是造成该类患儿对维生素D敏感性增加的原因，从而增加高钙血症发生风险。

三、涉及多系统的临床表现

高钙血症的临床表现涉及多个系统，症状因人而异，变化很多。最常见的是中枢神经系统、胃肠道、心血管及泌尿系统症状。

由于神经系统正常功能的维持必须有合适的细胞外液钙浓度，因此高血钙时可出现注意力不集中、共济失调、嗜睡、抑郁、木僵、甚至昏迷。心血管系统表现为高血压、心动过缓、心律失常，Q-T间期缩短，对洋地黄过度敏感，心搏骤停。胃肠道表现为厌食、恶心、呕吐、便秘，原发性甲旁亢有时可出现胰腺炎及消化性溃疡。泌尿系统表现为多尿、肾结石、肾钙化、肾小球滤过率下降、高氯性酸中毒。还可有近端肌病、肌无力，带状角膜病，全身迁徙性钙化及脱水。

高钙血症的临床表现出现与否及轻重程度，与血钙升高的速度、程度及病人对高血钙的耐受能力有关。血钙<3mmol/L时，大多数病人可无症状或症状较轻；当血钙中等程度升高时，多数患者有症状，某些老年患者甚至出现高钙危象时的临床表现，而有些慢性中度高血钙患者可无明显不适。病人血钙>3.5~4mmol/L时，几乎都有明显症状，即出现高钙危象。我们在1994年分析了自1968年以来收治的23例由原发性甲旁亢(18例)、恶性肿瘤(4例)及维生素D中毒(1例)导致的高钙危象，均有不同程度的厌食、恶心、呕吐、便秘，多饮多尿，头晕、记忆力减退、焦虑、精神萎靡、表情淡漠、昏睡，心律失常及心电图异常改变，其中1例甲旁亢患者由于未能及时治疗而昏迷死亡。

四、如何寻找病因？

进行高钙血症鉴别诊断前，首先确定高血钙是否真正存在。需多次重复血钙测定以除外实验室误差及止血带绑扎时间过长等人为因素造成的高血钙；还需注意患者有无脱水及血浆蛋白浓度升高。

高钙血症一经确立，便可进行以下鉴别：首先从临床表现观察，由于90%以上的原因为原发性甲旁亢和恶性肿瘤，因此临床表现为无症状或慢性过程的很可能为甲旁亢；而高血钙通常是癌症病情恶化的表现，一般高钙血症出现后，病人仅能存活数周或数月，因此如果临床表现重症、急性的，很可能是恶性肿瘤。然后再结合血PTH测定来考虑：如果PTH测定值高，则诊断为原发性甲旁亢，当然要注意除外恶性肿瘤异位分泌PTH，但非常罕见；如果PTH测定值低，则需根据病史、体征、各种实验室化验及影像学检查仔细筛查恶性肿瘤,确定是否为结节病等其他少见原因导致的高钙血症(图4-1-1)。

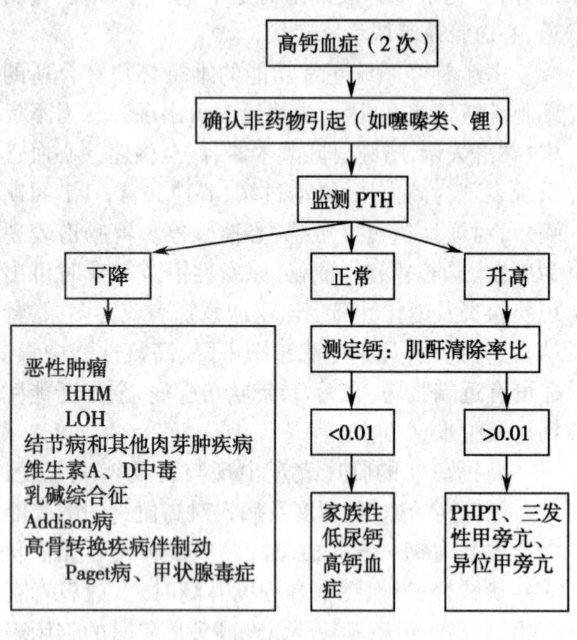

图 4-1-1 高钙血症诊治流程

在诊治恶性肿瘤相关的高钙血症时,必须注意肿瘤病人合并其他引起高钙血症的疾病,如 Godsall 等报道的 1978—1984 年一项 133 例癌症合并高钙血症病例分析中,有 8 例患者最终被诊出患有原发性甲旁亢。

五、如何治疗高钙血症?

治疗高钙血症最根本的办法是去除病因,如手术、化疗、放疗,控制原发病、立即停止使用导致高血钙的药物、制动患者尽可能增加负重锻炼等。由于高血钙危象可危及生命,所以在去除病因之前,降低血钙、缓解症状往往成为当务之急。短期治疗通常能有效地缓解急性症状、避免高钙危象造成的死亡,争取时间确定和去除病因。

对高钙血症的治疗取决于血钙水平和临床症状。通常对轻度高血钙,无临床症状的患者,一般不积极采取控制血钙的措施;对有症状、体征的中度高血钙患者,需立即进行治疗,然而对于无症状的中度高血钙,需根据病因决定是否治疗和采取何种治疗,如为可治愈的甲旁亢,则控制高血钙应比对预后很差的恶性肿瘤更为积极。在血钙 >3.5mmol/L 时,不管有无临床症状,均需立即采取有效措施降低血钙。

(一) 扩容、促尿钙排泄

1. 生理盐水 高钙血症时由于恶心、呕吐、多尿引起的脱水非常多见,因此,不论何种原因的高血钙,均需首先使用生理盐水补充细胞外液容量。开始 24~48 小时每日持续静点 3000~4000ml,可使血钙降低 1~3mg/dL。生理盐水的补充一是纠正脱水,二是通过增加肾小球钙的滤过率及降低肾脏近、远曲小管对钠和钙的重吸收,使尿钙排泄增多。但老年病人及心肾功能不全的患者使用时要特别慎重。心功能不好的患者可同时从胃肠道补充盐水。我们在治疗 23 例高钙危象患者时均首先补充生理盐水,近几年静脉补充量为 2000~4500ml/d,同时口服盐水 1000~4000ml/d,每例盐水入量总计 3000~6000ml/d。但单纯使用盐水往往不能使血钙降至正常,还必须采用其他治疗措施。

2. 利尿 细胞外液容量补足后可使用呋塞米(速尿)。速尿和利尿酸钠可作用于肾小管髓袢升支粗段,抑制钠和钙的重吸收,促进尿钙排泄,同时防止细胞外液容量补充过多。速尿应用剂量为 20~40mg 静脉注射;当给予大剂量速尿加强治疗(80~120mg/2~3 小时)时,需注意水和电解质补充,最好能监测中心静脉压、血及尿电解质,以防发生水、电解质紊乱,目前,利尿方法常与抗骨吸收药物一同使用,一般仅用 1~3 天,在抗骨吸收药物起效后即可停用。由于噻嗪类利尿药可减少肾脏钙的排泄,加重高血钙,因此绝对禁忌。

(二) 抑制骨吸收药物的应用

由于破骨细胞骨吸收的增加是绝大多数高钙血症患者最常见和重要的发病机制,因此,目前经常使用阻断破骨细胞骨吸收的药物降低血钙。此类药物的早期使用还可避免长期大量使用生理盐水和速尿造成的水及电解质紊乱。

1. 二膦酸盐 静脉使用二膦酸盐是迄今为止最有效的治疗高钙血症的方法。高钙血症一经明确,必须尽早开始使用,因为二膦酸盐起效需 2~4 日,达到最大效果需 4~7 日,约 60%~70% 患者血钙能降至正常水平,效果可持续 1~3 周。二膦酸盐胃肠道吸收率很低,因此治疗高钙血症时常采用静脉滴注给药。将一定剂量二膦酸盐溶解于 500ml 以上的溶液中静点,维持 4h 以上,以防二膦酸盐和钙的复合物沉积造成肾损害。在美国,目前有两种二膦酸盐被 FDA 批准用于癌症相关的高钙血症,即帕米膦酸钠(pamidronate)和唑来膦酸(zoledronic acid)。

(1) 帕米膦酸钠:第二代二膦酸盐,推荐剂量为 30~60mg 一次静脉点滴。有报道用帕米磷酸钠 60~90mg 一次静点,可使 80%~100% 患者的血钙值降达正常并维持数周甚至数月。副作用为静点当日 20% 患者出现暂时性发热,可能与破骨细胞、单核细胞及巨噬细胞释放细胞因子有关;还可有肌痛,偶有暂时性白细胞降低、轻度无症状低钙及低磷血症;如用 90mg 静点,10% 患者注射部位软组织可出现反应。另外,帕米磷酸钠有抑制乳腺癌骨转移及进一步发展、减少多发性骨髓瘤的溶骨、预防高钙血症的作用。

(2) 唑来膦酸:为第三代二膦酸盐,与帕米膦酸钠相比,唑来膦酸降血钙作用更快、维持正常血钙时间更持久,且使用方便。Body 等报道,用单一剂量的唑来膦酸(0.02~0.04mg/kg)静脉点滴,静点时间平均 30 分钟,可使 20 例癌症相关的高钙血症患者中的 19 例血钙恢复正常。

Markowitz 等报道帕米膦酸钠和唑来膦酸的使用能导致或加重肾衰竭,但此副作用通常出现在多次重复使用的患者。二膦酸盐类药物的肾脏损害可表现为肾小管坏死、肾病综合征、间质性肾炎等,与用药剂量和药物静脉滴注时间相关。按美国临床肿瘤学会的意见,由于肿瘤相关的高钙血症常伴有肾功能不全,而在采取补液等措施后常能改善肾功能,因此当患者血肌酐(Cr) <3.0mg/dL (265.2μmol/L) 时,可不减少帕米膦酸钠或唑来膦酸的使用剂量,但需注意输液时间不能缩短。其他罕见副作用包括下颌骨坏死、结膜炎、葡萄膜炎、巩膜炎等。

2. 降钙素　可作用于破骨细胞上的降钙素受体,抑制破骨细胞骨吸收,同时能减少肾小管钙的重吸收,增加尿钙排泄。起效快,但效果不如二膦酸盐显著。使用降钙素 2~6 小时内血钙可平均下降 0.5mmol/L,但不能使大多数患者的血钙水平降至正常。常用剂量为:鲑鱼降钙素 2~8U/kg,鳗鱼降钙素 0.4~1.6U/kg,均为皮下或肌内注射,每 6~12 小时重复注射,停药后 24 小时内血钙回升。降钙素半衰期短,每日需多次注射才能维持血钙水平,同时重复注射同一剂量的降钙素不能达到首次注射的降血钙效果,即多次注射,作用渐弱,不适于长期用药。这种降钙素逸脱现象多出现于使用后的 72~96 小时内,可能与破骨细胞上降钙素受体的快速降调节作用有关,据报道可被同时使用糖皮质激素减弱。因而降钙素多适用于高钙危象患者,短期内可使血钙水平降低,用于二膦酸盐药物起效过渡期。

降钙素的使用非常安全,少数病人仅有暂时性的轻度恶心、腹痛、肌痛及面色潮红。将降钙素与二膦酸盐联合使用能够更迅速和大幅度地降低血钙水平。

3. 光辉霉素(plicamycin 或 mithramycin)　为治疗肿瘤的药物,也可阻断破骨细胞 RNA 合成,干扰破骨细胞前体分化为成熟破骨细胞,从而抑制骨吸收,也可减少肾小管对尿钙的重吸收。由于光辉霉素对骨髓、肾和肝有毒性,可出现一过性转氨酶及血肌酐升高,有蛋白尿、血小板减少。同时随着重复使用次数增多,降血钙作用渐弱,而毒副作用越来越明显,因此,光辉霉素不适合用于慢性高钙血症的长期治疗。目前临床上已很少应用。

4. 硝酸镓(gallium nitrate)　最初用于癌症治疗,由于发现许多病人用此药时发生低钙血症,因此也用于控制高血钙。具体作用机制尚不明确,血钙下降速度较慢,正常血钙大约可持续十余天。由于硝酸镓有使肾功能受损、血肌酐升高、降低血色素等副作用,因此不是理想的治疗高血钙的药物。目前临床上已很少应用。

(三) 糖皮质激素

通过多种途径达到降血钙的目的,如抑制肠钙吸收、增加尿钙排泄等;有研究报道还能使产生 $1,25(OH)_2D$ 的肉芽肿病患者血中的 $1,25(OH)_2D$ 水平降至正常。可用于治疗由于血液系统恶性肿瘤如淋巴瘤和多发性骨髓瘤导致的高血钙,也用于治疗维生素 D 和 A 中毒或肉芽肿病导致的血钙升高。通常对实性肿瘤或原发性甲旁亢引发的高血钙无效。血钙水平通常在使用后的 1~2 天开始降低,起效高峰需 7~10 天。常用剂量为氢化可的松 200~300mg 每日静脉滴注,共用 3~5 天。

(四) 磷制剂

过去曾使用磷快速降低血钙水平,由于风险很大,尤其是静脉用磷,使用后产生的钙磷复合物可沉积在肾、心、肺及周围软组织等处,造成严重的脏器损害,甚至有引起死亡的报道,因此这种治疗方法已逐渐被抑制破骨细胞骨吸收的药物取代。如必须使用则需注意:无论口服或静脉使用磷治疗高钙危象,禁用于合并有肾衰竭及正常或高血磷患者。可用于伴有低磷血症的原发性甲旁亢或 PTHrP 介导的体液性恶性肿瘤高钙血症。口服磷(中性磷 250~500mg,4 次 / 日)也可用于轻及中度高血钙伴低磷血症患者的长期治疗。

（五）其他

1. 透析 使用低钙或无钙透析液进行腹透或血透，治疗顽固性或肾功能不全的高钙危象，可达到迅速降低血钙的目的。

2. 活动 卧床的患者应尽早活动，以避免和缓解长期卧床造成的高钙血症。

（邢小平）

参考文献

1. Gutman AB，Tyson TL，Gutman EB.Serum calcium，inorganic phosphorus and phospatase activity in hyperparathyroidism，Paget's disease，multiple myeloma and neoplastic disease of the bones. Arch Intern Med，1936，57：379-413
2. Case records of the Massachusetts General Hospital（case 27461）. N Engl J Med，1941，225：789-791
3. Southby J，Kissin Mn，Danks JA，et al. Immunohistochemical Localization of PTHrP in Human Breast Cancer. Cancer Res，1990，50：7710-7716
4. Michelle MR，Andrew FS.Primer on the metabolic bone diseases and disorders of mineral mMetabolism. Fourth Edition. USA：Lippincott-Raven，1999，203-207
5. Nabhan FA，Sizemore GW，Camacho PM. Milk-alkali syndrome from ingestion of calcium carbonate in a patient with hypoparathyroidism. Endocr Pract，2004，10：372-375
6. 邢小平、孟迅吾 . 高钙危象的初步诊治经验 . 中国医学科学院学报，1994，16（2）：116-121
7. Godsall JW，Burtis WJ，Insogna KL，et al. Nephrogenous cyclic AMP，adenylate cyclase-stimulating activity，and the humoral hypercalcemia of malignancy. Recent Prog Horm Res，1986，42：705-750
8. Body JJ，Lortholary A，Romieu G，et al.A dose-finding study of zoledronate in hypercalcemic cancer patients. J Bone Miner Res，1999，14：1557-1561
9. Markowitz GS，Fine PL，Stack JI，et al.Toxic acute tubular necrosis following treatment with zoledronate（Zometa）. Kidney Int，；，2003，64：281-289
10. Hillner BE，Ingle JN，Chlebowski RT，et al.American Society of Clinical Oncology 2003 update on the role of bisphosphonates and bone health issue in woman with breast cancer. J Clin Oncol，2003，21：4042-4057，
11. Andrew FS. Hypercalcemia Associated with Cancer. N Engl J Med，2005，352：373-379

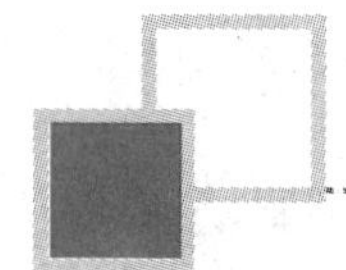

第二章　原发性骨质疏松症

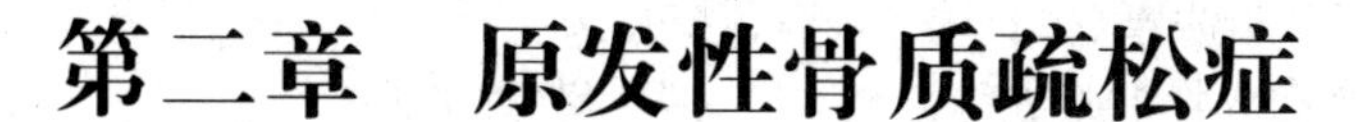

第一节　骨骼代谢的基础

一、概述

骨骼构成了人体的支架，赋予了人体的基本形态，起着保护、支持、运动、代谢等功能。骨由塑建形成，并由重建（又称转换）而更新。骨组织对生物力学和代谢调节信号的应答贯穿于整个生命过程中，为了不断地适应功能的需要，骨组织始终处在骨重建，即骨吸收和骨形成的循环式变化过程中。

二、骨发育和骨重建中各种骨组织细胞的作用

骨组织是动态变化的组织，由具有不同功能的细胞维持骨结构、生物化学和力学的稳定，同时这些细胞在调节矿物盐内环境的稳定方面也起着非常重要的作用。骨组织包括五种主要的细胞类型：骨原细胞（osteoprogenitor cell）、成骨细胞（osteoblast）、破骨细胞（osteoclast）、骨细胞（osteocyte）和骨衬里细胞（bone lining cell）。

（一）骨原细胞

多潜能的干细胞具有自我更新的能力，可以在组织的微环境中再生出多种细胞系，在适当的刺激下干细胞可以产生骨原细胞。骨髓基质细胞中含有增殖能力十分强大的细胞，后者可形成单细胞集落（CFU-F）。这些集落现被称为基质干细胞（mesenchymal stem cell，MSC），以示与造血干细胞（hematopoietic stem cell，HSC）的区别。在体内的CFU-F具有形成骨、软骨、脂肪和纤维组织的能力，但是其中仅有15%的CFU-F具有与骨形成细胞相关的特性。在成人的外周血、婴儿的脐带血、胎肝和骨髓中的一些细胞具有与成人MSC相似的特性。

成骨细胞刺激因子-1具有趋化形成骨原细胞的作用，刺激集落形成，并且增加碱性磷酸酶阳性细胞的百分比。白介素-11（IL-11）在小鼠体内的过度表达可以使皮质骨增厚，骨密度增加，骨生物力学特性增强，碱性磷酸酶阳性细胞数量增多。一些生长因子（如胰岛素样生长因子和结缔组织生长因子）和肽类激素（如甲状旁腺激素和生长激素）具有更广泛的作用，不仅可以刺激MSC和骨原细胞的增殖，而且还促进成骨细胞的分化。

MSC定向分化为组织特异性的细胞系受多种因素调节，如形成蛋白、信号通路以及转录因子等。经典的Wnt/β-catenin信号通路在启动骨骼发育方面起着重要的作用，包括间接地介导骨形成和成骨细胞分化的相关基因表达。Wnt从胚胎期骨骼发育开始到成年期骨重建的整个骨形成过程都扮演着重要的角色。体外试验也证实，Wnt信号在软骨发育中也具有重要的作用。但是在骨骼发育的不同阶段，Wnt对于成骨细胞分化的刺激或抑制作用还存有争议。骨形成蛋白（BMP）属于转化生长因子-β（TGF-β）家族成员，如BMP-2、BMP-4和BMP-7等都是促进骨形成的因子，并且目前已经应用于临床，用来促进骨折的愈合。总体上来说，在骨的微环境中，细胞外基质的堆积，成骨细胞合成的细胞因子、生长因子、非胶原蛋白等使得骨原细胞不断增多，同时BMPs通过转录因子激活合成骨基质的基因，促进成骨细胞的分化和成熟。

（二）成骨细胞

成骨细胞细胞核较大，高尔基体发达，具有大量的粗面内质网，其主要功能是合成和分泌类骨质和非胶原蛋白。成骨细胞特异性基因的表达也参与了细胞外基质的合成以及基质的矿化过程，并成为反映成骨细胞分化不同阶段的标志物。在成骨细胞分化的不同阶段都有不同的特异性基因表达，而在其成熟阶段也会出现凋亡。I型胶原、碱性磷酸酶、骨桥蛋白、骨钙素、骨涎蛋白和PTH/PTH相关蛋白受体的表达在前体细胞分化和骨基质成熟和矿化阶段分别呈现相应的改变。一般来说，碱性磷酸酶和PTH/PTH相关蛋白受体是骨前体细胞的早期标志物，其表达在成骨细胞成熟和基质沉积阶段上调；在成骨细胞转化为骨细胞阶段则下调。而骨钙素则是一个晚期的标志物，仅仅在成熟的成骨

细胞其表达才会上调。

成骨细胞具有PTH受体、雌激素受体、维生素D受体等，因此很多类固醇或多肽类激素、生长因子和细胞因子不仅调节骨原细胞向成骨细胞分化，同时也调节成骨细胞的活性和凋亡，影响骨的发育和重建。这种调节作用并不是只作用于某个环节，而是作用于多个环节，在不同的阶段或者是在不同的骨组织这种作用可能是双相的甚至是相反的。因此，一种因子可能促进骨原细胞的增殖，同时也刺激或抑制随后的分化步骤。例如，PTH促进骨原细胞的生长，同时抑制成骨细胞和骨细胞的凋亡，但是有研究证实过度表达PTHrR却对不同部位的成骨细胞起着不同的作用，在增加小梁骨和骨内膜的成骨细胞活性的同时，也抑制骨外膜的成骨细胞活性。体外研究证实，糖皮质激素促进人和大鼠骨髓基质细胞向成骨细胞分化，但是治疗剂量的糖皮质激素对骨形成却有抑制作用，因为可以诱导成骨细胞和骨细胞凋亡，从而在某种程度上加重了骨质疏松。

（三）骨细胞

骨细胞是成骨细胞分化的终末阶段，主要用于支撑骨的结构，保持骨的完整性并参与一些代谢功能。骨细胞最显著的形态学特征是位于陷窝内，同时伸出一些细胞外突起连接到小管。这些小管不仅与胞质相连，而且与邻近的细胞相互作用，使骨细胞得以生存，并帮助类骨质矿化。在骨组织中，虽然骨细胞的碱性磷酸酶染色是阴性的，但是骨细胞还可以产生大量的骨钙素和一些与细胞突起相关的骨基质蛋白。骨细胞能够产生某些基质分子来保持细胞间的粘附性，调节矿物质的沉积，同时保持陷窝内相对封闭的空间，以利于代谢物质通过小管网络进行弥散。此外，骨细胞含有溶酶体空泡，具有一定的溶骨功能，同时也具有某些吞噬细胞的特征。

骨细胞可以存活数十年，但是老年的骨组织中可以见到空的陷窝，提示骨细胞可能已经凋亡。细胞间联系的中断会导致骨细胞凋亡，并且骨组织也会被吸收。细胞凋亡对于骨骼的发育、骨组织的生长和更新都是非常重要的。但是，骨细胞凋亡对于骨结构却是有害的。体内试验证实，卵巢切除或者糖皮质激素诱导的骨量减少小鼠中凋亡细胞数量的增多与骨丢失相关。用于治疗骨质疏松的药物，双膦酸盐和雌激素，不仅可以抑制骨吸收，而且可以抑制成骨细胞和骨细胞的凋亡。此外，生理范围内的负重可以减少大鼠的骨细胞凋亡。骨细胞和成骨细胞间的直接联系对于维持骨结构和生理信号的应答，以及在骨形成和骨吸收中的相互影响具有重要意义。

（四）破骨细胞

破骨细胞是体内唯一吸收骨的细胞，是单核/巨噬细胞系家族中的一员。两种细胞因子对于破骨细胞的形成非常重要，即核因子κB受体活化体的配基（RANKL）和巨噬细胞集落刺激因子（M-CSF）。生理情况下，这两种蛋白都是由骨髓间质细胞和成骨细胞产生的。RANKL作为TNF超家族的一员，是破骨细胞生成的关键因子。M-CSF对于破骨细胞前体的增殖、存活和分化具有重要意义。

骨吸收的关键步骤是破骨细胞在它本身与骨基质之间形成微环境，这个微小的空间被质子泵（H^+-ATPase）和CL^-通道酸化，使局部的pH达到4.5左右，从而使骨中已矿化的物质动员，暴露有机质（主要为Ⅰ型胶原），并随后被溶酶体酶和组织蛋白酶K所降解。

除了RANKL和M-CSF以外，其他一些蛋白分子在破骨细胞的生理过程中也起着重要的作用。如骨保护素（OPG）是RANKL的诱骗受体，由间充质细胞起源的细胞所分泌。促炎症细胞因子抑制OPG的表达，同时促进RANKL的表达，其净作用就是造成破骨细胞的生成和功能增加，因此临床上TNF-α，IL-1，PTH和PTHrP升高，也会造成严重的骨丢失。

最近研究表明众多细胞在破骨细胞的生理学方面具有重要的作用。T细胞不仅在雌激素缺乏，而且在炎症疾病（类风湿性关节炎、炎性肠病、牙周疾病等）中也起着重要的作用。事实上，无论破骨细胞前体还是不同的淋巴细胞亚群，如T，B和NK细胞，都起源于相同的基质干细胞，因此介导免疫反应的受体和配基也调控破骨细胞前体的成熟和成熟的破骨细胞吸收骨组织。间充质细胞介导了细胞因子和前列腺素对破骨细胞的作用，而且这些细胞位于皮质骨和小梁骨上，这也正是造血干细胞所存在的位置。造血干细胞和成骨细胞相邻，多种受体和配基介导的作用可以在两种细胞间同时起效。首先，间充质衍生细胞分泌多种细胞膜结合因子和可溶性因子，使多潜能破骨细胞前体存活并增殖。其次，骨髓中多种干细胞在激素和生长因子的作用下产生大量的蛋白分子，调节造血干细胞成为有功能的破骨细胞。另外，癌细胞可通过刺激破骨细胞的形成和功能而侵入骨。

（五）骨衬里细胞

骨衬里细胞多存在于未发生重建的骨表面，以往认为是以无活性的形式存在。但在某些情况下，如PTH或机械应力的刺激，骨衬里细胞可以逆转成为成骨细胞。此外，骨衬里细胞可以在发生骨重建的小梁骨表面产生特殊的分隔而发挥作用。

三、骨基质

骨是人体内最大的结缔组织，但与其他结缔组织不同，骨基质是唯一通过骨转换不断更新的结缔组织，需不断地进行重建和矿化。

（一）胶原

骨基质纤维网状结构的基本成分是Ⅰ型胶原，由3条螺旋链组成，大部分为两条$\alpha1$链，另一条是与$\alpha1$链结构相似、但基因不相同的$\alpha2$链，极少情况下由三条$\alpha1$链形成。胶原α链的特征包括甘氨酸-脯氨酸-羟脯氨酸的重复序列，以及一些翻译后的修饰，包括：①某些赖氨酸残基的羟化；②赖氨酸或羟赖氨酸的糖基化；③分子内或分子间的共价键等。这些尿中排出的骨衍生交联肽可以作为反映骨吸收的指标。虽然骨基质主要由Ⅰ型胶原组成，但是在骨形成的某些阶段也可以发现一定数量的Ⅲ型、Ⅴ型等胶原，并且这些类型的胶原参与调节胶原纤维的粗细。

（二）无定形基质

非胶原蛋白占骨组织中蛋白总量的10%~15%。骨形成细胞可以分泌非胶原蛋白分子。这些蛋白分子可以被降解为蛋白多糖、糖基化蛋白、与细胞粘附作用相关的糖化蛋白和γ-羧基蛋白。这些蛋白不仅调节矿物质的沉积，而且也参与了成骨细胞和破骨细胞的代谢调控。

蛋白多糖是一种由蛋白和多糖结合的大分子复合物，其多糖主要为氨基葡聚糖，结合在蛋白构成的核心骨架上。在骨形成的开始阶段，会产生大量的硫酸软骨蛋白多糖，多功能蛋白聚糖，氨基葡聚糖和透明质酸，并参与成骨。

骨形成的标志之一是合成大量的碱性磷酸酶，并主要结合在细胞表面，再由细胞表面剪切下来存于骨基质中。在骨细胞中碱性磷酸酶的主要功能尚不完全清楚，但是敲除组织特异性的碱性磷酸酶可以导致钙化异常，说明其在矿化过程中的重要意义。

（三）无机盐

骨组织的成分使它具有力学支撑、保护机体和维持内环境稳定的功能，但是其成分随着年龄、解剖部位、饮食和健康状况而有所变化。一般而言，无机盐占成年骨组织总量的50%~70%，有机质占20%~40%，水占5%~10%，脂质不到3%。95%骨基质中的无机盐是细针状羟基磷灰石结晶，沿胶原纤维长轴规则排列并与胶原纤维紧密结合，其含量和结构决定了骨组织的力学硬度和承重强度。骨组织矿物盐中含有大量的杂质（碳酸盐，镁，磷酸盐）和空穴，但是这些碳灰石结晶的可溶性更好，使骨组织成为钙、磷和镁离子的储存库。

四、骨的矿化

骨矿化（bone mineralization）是无机矿物质有序地沉积在骨的有机质基质中，使钙磷等形成羟磷灰石并与有机质形成骨质的过程。Ⅰ型胶原是骨组织中有机基质的主要成分，使骨组织具有一定的弹性和韧性，同时也决定了其组织结构。无论是胶原还是非胶原蛋白都会影响骨矿化和骨重建。负责骨形成、修复和重建的细胞对体内的激素水平、力学和其他外源性信号产生应答。细胞膜上的脂质不仅参与离子的内流，而且也直接参与了矿化过程。细胞内和细胞外基质中的水分对于维持骨组织特性和营养供应十分重要。

骨矿物质首先沉积在胶原纤维间的空隙中。软骨细胞和成骨细胞释放的“细胞外基质小泡”可以使钙、磷堆积，并促进初级矿化。同时，这些小泡还含有大量的酶降解周围基质中抑制矿化的因子。此外，这些小泡还含有蛋白，酸性磷酸酯，钙以及无机磷可以促进磷灰石的形成。一般认为，当晶格的重要组成成分—这些无机离子聚集成串并形成结晶后，它们可以聚集形成相对稳定的初级结晶核。随后更多的离子或离子串继续堆积使结晶逐渐增大。结晶可以从多个角度进行堆积，可以形成“纽结”状，即次级结晶核，有利于结晶呈指数倍的快速增长。大分子结晶可以改变晶核的生长方向，随着结晶的增殖，这些大分子与结晶的表面结合，从而阻断一个或多个方向的增长，进而调节结晶的大小、形状甚至结晶的数量。结晶中的离子增多或者结晶的聚集都会使结晶的直径变大。随着骨的成熟，矿物质结晶变得越来越大，杂质含量也越来越少。

这些骨矿结晶的生长也受沉积的胶原基质调节。与矿物质结晶结合的非胶原蛋白可以调节结晶的大小和形状，同时这些蛋白对募集破骨细胞聚集在羟磷灰石结晶表面也非常重要。当羟磷灰石结晶生长时，很多饮食或药物都可以影响这些结晶的成分。比如，饮食中的阳离子，Mg^{2+} 和 Sr^{2+} 可以直接被整合到晶格中取代 Ca^{2+}，使得结晶更小，结构更不完美。Cd^{2+} 是一种有毒的污染物，进入体内后也会造成类似的后果。碳酸根作为体液的一部分，可以影响晶体的纯度，替代 OH^- 和 PO_4^{3-}，并被吸收到结晶表面。柠檬酸盐一旦被矿物质吸收，也会影响其纯度。随着年龄的增长，虽然体内的碳酸盐逐渐增加，但是随着矿物质结晶的成熟，表面不稳定的碳酸盐反而会逐渐减少。

一些杂质进入晶体后，会使结晶变小、可溶性更大，但是氟化物被整合到结晶内却可以使结晶体积增大，并降低羟磷灰石的可溶性。这是补充氟化物可以治疗骨质疏松的原因之一，因为结晶越大，越不易被破骨细胞吸收。另一种治疗骨质疏松的药物——双膦酸盐，可以结合到羟磷灰石的表面，不仅使羟磷灰石不被溶解，而且还可以改变破骨细胞的活性。因此，双膦酸盐结合的结晶虽然体积变化不大，但是更加稳定。四环素和其他荧光物质作为钙的螯合剂，对新形成的矿化表面具有很强的亲和性，可以用来测量骨形成速率，但是由于新形成的结晶比较小，它们的表面与体积之比相对较大，标记的总量也相应较高。

当"异物"离子进入骨羟磷灰石晶格后，会改变骨的一些特性。比如，在矿化沉积延迟的低磷软骨病患者，结晶会明显增大；而在骨转换受损的骨硬化病人，结晶较小，不易于被吸收；在骨吸收超过骨形成的骨质疏松病人中，较大的结晶才会保存下来。骨基质中矿物质结晶的大小和分布会影响骨的力学特性。骨强度不仅取决于骨的空间结构，而且也取决于其他的影响因素。骨强度与单位面积内骨量——骨密度有关，但是骨密度并不能反映骨组织内部的空间结构、矿物质含量和结晶的特性。骨组织内结晶的数量过少或体积过小都会影响骨的力学特性。但是也应注意到，骨组织内结晶的数量过多或体积过大也会影响骨的力学性质，如氟骨症的患者，骨组织会变脆，也不能承重。因此，要想获得理想的骨强度，骨组织中结晶的大小和分布与矿物质含量同样重要。

五、骨的发生

在骨组织形成的部位，间充质细胞聚集，并为将来形成骨做准备。在细胞聚集的过程中，细胞外基质发生了很大的变化，使细胞与细胞之间建立联系，激活一些信号通路，并以此来调节细胞的分化。间充质细胞在聚集分化的过程中，可以分化为两种细胞，一种是成骨细胞，另一种是软骨细胞。间充质细胞分化为成骨细胞的部位，是日后发生膜内成骨的部位，如颅骨的顶骨、上颌骨和下颌骨，以及长骨的骨膜下层。软骨内成骨见于关节形成和负重的骨，如四肢骨、躯干骨、颅底骨等。间充质细胞分化为软骨细胞，先形成软骨组织随后再被骨组织所代替。间充质细胞发育成为成骨细胞或软骨细胞受经典的Wnt信号通路调节。

（一）膜内成骨

在膜内成骨的区域，一些细胞因子诱导Wnt信号，后者使间充质细胞中的β-catenin水平增高，从而诱导成骨细胞表达促进其分化的基因，同时抑制软骨细胞分化的基因转录。其中一种非常重要的转录因子是CBFA1/RUNX2，并且再诱导另一种转录因子——OSX的表达。这两种转录因子对于间充质细胞分化为成骨细胞都是非常关键的。

膜内成骨主要发生在富含血管的间充质细胞聚集区，最早形成骨组织的部位称为骨化中心。间充质细胞分化为成熟成骨细胞，继而合成分泌类骨质，成骨细胞被埋入其中成为骨细胞，最后类骨质矿化而完成膜内成骨的基本过程。当骨组织生长的时候，也需要产生大量的毛细血管，这是膜内成骨的一个重要部分，其中重要的促进血管产生的因子，血管内皮生长因子(VEGF-A)由血管内皮细胞和成骨细胞共同表达，并与这两种细胞上的受体都可以结合，从而在促进血管生成的同时促进骨形成。

（二）软骨内成骨

软骨细胞的分化和软骨的形成主要发生在β-catenin低水平的间充质细胞中，使得SOX9等转录因子表达上调。结果间充质细胞聚集区中心的细胞增大变圆，细胞器如内质网和高尔基体产生并分泌大量的蛋白，从而使细胞外基质中由富含Ⅰ型和Ⅲ型胶原，转变为富含Ⅱ型、Ⅸ型和Ⅺ型胶原。这些软骨胚芽同步发育，并随着时间的推移越来越与骨组织的大小和形状相似。正常情况下，这些软骨组织最终被骨组织所代替，即使没有后期的骨形成，它们已经具备了骨的雏形。

与膜内成骨不同，软骨内成骨则主要出现在不含有血管的间充质细胞聚集区。试验证明在无血管的间充质细胞聚集区的软骨组织中过度表达促进血管生成的因子，如VEGF-A可以抑制软骨细胞的分化。软骨胚芽在开始发育时是没有血管的，但其中的软骨细胞可以表达低水平的VEGF-A，这种低水平的VEGF-A虽然不足以刺激包绕软骨组织的软骨外膜中的毛细血管侵入，但是对于发育中的软骨细胞增殖却至关重要。完全抑制软骨细胞中VEGF-A的表达，则会导致大量的软骨细胞死亡。

在软骨内成骨的过程中，无血管区中心的软骨细胞停止增殖并分化为肥大的细胞（该过程需要Wnt信号的参与并上调细胞中的β-catenin水平）。同时软骨外膜的间充质前体细胞分化为成骨细胞，并围绕肥大的软骨细胞（骨干）形成骨领。肥大的软骨细胞高表达CBFA1/RUX2，从而使下游的基因表达，这些基因在体积较小的增殖期软骨细胞中是不表达的。其中VEGF-A和结缔组织生长因子在肥大的软骨细胞中表达大量增加。这两种因子对于血管的入侵，成骨细胞前体细胞以及吸收软骨/骨的细胞从软骨外膜进入肥大的软骨区是非常重要的。这种血管入侵导致初级骨化中心的形成，其特征就是肥大的软骨被骨髓和小梁骨所代替。一旦VEGF-A表达失活，初级骨化中心就不能形成，说明VEGF-A在软骨内成骨的过程中也是非常重要的。

六、编织骨及板层骨

骨组织是组织严密、排列有序的致密结缔组织。在其形成过程中，呈现出物理特性完全不同的骨组织，即编织骨和板层骨。

（一）编织骨

编织骨（woven bone）为非成熟骨或初始骨。由不规则的胶原和陷窝状骨组织组成。其胶原纤维粗短，纵横交错，排列不规则；细胞成分多，矿化不规则。生理情况见于胚胎、新生儿和生长骨的干骺端区域，病理情况见于骨折后骨痂、骨骼炎症、骨肿瘤、代谢性骨病等。编织骨比板层骨处于更活跃的代谢状态，生长期的干骺端区域的编织骨，通常经过再吸收，最终被板层骨所取代。

（二）板层骨

长骨由骨皮质和骨松质构成。长骨表面一层致密而坚硬，称为骨皮质，见于长骨的骨干和扁平骨的表层。内层和两端是不规则的线状或片状骨质结构，称为骨小梁。骨小梁在干骺端丰富，但在骨干相对稀疏，骨小梁相互连接构成疏松的海绵状结构而称为骨松质。这两种骨都具有板层状结构，称为板层骨（lamellar bone）。板层骨为成熟骨，其胶原纤维排列规则，矿化规则，许多胶原纤维穿过板间区，从而增加骨对机械应力的抵抗。

七、骨的塑建

人体骨骼由213块骨头组成，每一块骨头都是由塑建形成，并由重建而更新。根据所在部位不同，每块骨都具有一个或多个功能，如支撑结构、运动、保护重要脏器和维持矿物质内环境的稳定等。所谓骨的塑建是指骨的形成以及由破骨细胞和成骨细胞进行的整形。比如，在生长期的骨可由于力学负荷改变成人骨的外形。对于成年人来说，特别是松质骨，骨的塑建不像骨重建那样频繁，但是在甲状旁腺功能减退和肾性骨病的病人发生率会升高。促进骨形成药物，如甲状旁腺激素也能够刺激骨的塑建。

八、骨的重建

骨重建是由破骨细胞和成骨细胞的一系列先后活动完成，并受骨细胞的调节。骨重建的速度和骨吸收与骨形成之间的平衡在不同的解剖部位、不同的年龄和疾病状态下会有所变化。骨吸收与骨形成偶联、彼此紧密联系，单独的骨重建不会发生骨形态和大小的变化。了解骨重建的基本知识能够帮助理解年龄相关性骨组织的改变、代谢性骨病的发病机制以及药物治疗的作用机制。

（一）骨免疫学说（osteoimmunology）的提出

骨和免疫系统都由复杂组织组成，各自调节骨骼和机体对入侵病原微生物的反应。骨和免疫细胞的相互作用包括以下几方面：①成骨细胞参与HSC的调节，HSC负责血细胞和免疫细胞的生成；②破骨细胞与髓系前体细胞同源，髓系前体细胞负责巨噬细胞和髓系树突状细胞的生成，体外实验中起抗原提呈作用的树突状细胞在分化很久后仍然具有转化为破骨细胞的能力；③多种具有免疫细胞功能的介质包括细胞因子、趋化因子、生长因子能够调节成骨细胞和破骨细胞的活性，在绝经后骨质疏松和炎症状态下（类风湿性关节炎，口周疾病和炎性肠病等），免疫细胞和细胞因子可能与骨量和骨转换的变化直接相关。

骨免疫学评估健康和疾病状态下骨骼和免疫系统的相互作用，许多免疫调节信号参与了骨代谢的调节，同样许多骨源性蛋白如骨桥蛋白也具有免疫调节作用。伴随骨免疫学研究领域的扩展，目前发现固有免疫和获得性免疫系统都在骨重建过程中发挥重要的作用。在骨和骨髓微环境中，T和B淋巴细胞、肥大细胞和巨噬细胞通过不同途径影响成骨细胞、骨细胞和破骨细胞的活性。免疫细胞活化造成的后续调节机制的变化在绝经后骨质疏松和炎症性疾病造成的骨量减少中是非常明确的。内部或者外部刺激造成促炎症因子包括RANKL、

TNF-α、IL-1、IL-6、M-CSF 等的变化，这些炎症因子在微环境变化造成系统 / 局部的骨量减少。最近发现的破骨细胞 - 相关受体（OSCAR），可以在破骨细胞、单核细胞、粒细胞、巨噬细胞和单核细胞源性树突状细胞表达。OSCAR 可作为破骨细胞分化的共刺激调节因子，树突状细胞成熟和存活的调节因子。OSCAR 在骨和免疫系统的表达进一步证实了其在骨免疫系统中的重要作用。

（二）骨吸收与骨形成

骨重建是维持骨组织代谢和力学功能的重要机制。骨骼由于微损伤的产生和累积，若不及时进行修复会导致疲劳性骨折，通过骨重建可以进行自我修复、自我调整和自我更新，维持自身的新陈代谢。其主要过程由骨吸收与骨形成来完成。

骨吸收（bone resorption）是破骨细胞移除骨基质和骨矿物质的过程。部分特异性的骨细胞可以感知骨的机械应力而通过炎症介质传递信号，或许局部免疫细胞数量和活性变化造成局部微环境的改变，使得静止的骨表面转换为准备重建状态。该阶段包括从血循环中的单核 - 巨噬细胞系统募集单核破骨细胞前体，渗入骨衬里细胞层，以及单个核细胞融合成多核的破骨细胞。有证据表明，虽然一部分重建主要发生在需要修复的部位，但是大多数部位的重建可能还是随机发生的。前破骨细胞细胞膜上的整合素受体与骨基质中的 RGD 多肽结合，使前破骨细胞粘附于骨表面，并在细胞和骨基质之间产生一个环状的封闭区。在这个环形区内，破骨细胞就制造出一个吸收骨的独立间隔。破骨细胞的形成、激活和功能均受局部的细胞因子，如 RANKL、IL-1、IL-6 和集落刺激因子（CSFs）以及激素如 PTH、1,25（OH）$_2$D$_3$ 和降钙素的调节。

破骨细胞通过细胞膜上的特殊类型质子泵将质子转运到吸收的封闭区以显著地降低 pH 值，甚至可达到 4.0。随着吸收区局部的酸化，大量的溶酶体酶被分泌出来，如抗酒石酸酸性磷酸酶、组织蛋白酶 K、基质金属蛋白酶和明胶酶等。含有各种酶的酸性溶液可以有效地溶解和消化基质中的矿物质和有机质，从而在松质骨表面和皮质骨的圆管区产生碟形的吸收陷窝——Howship 陷窝。随着破骨细胞的凋亡和骨吸收停止，继发骨形成。

骨形成（bone formation）是指新骨发生和成熟的过程。吸收陷窝聚集很多单核细胞，也包括破骨细胞吸收骨释放出来的大量骨细胞，成骨细胞前体被募集并为骨形成阶段做好准备，释放出的信号使成骨细胞聚集到吸收陷窝，并形成新骨来填补吸收陷窝。如果没有有效的信号偶联机制，则每一次的骨重建都会造成骨量的净丢失。偶联信号的本质目前尚不清楚，但是也有一些假说。其中之一是在吸收阶段，破骨细胞从骨基质中释放生长因子，这些因子对成骨细胞前体具有趋化作用，并刺激成骨细胞的增殖和分化。这种假说可以解释成骨细胞的正确空间定位和募集到的成骨细胞数量刚好可以满足产生足够量新骨的需要，并随之决定了生长因子的数量。骨基质衍生生长因子，如 TGF-β、胰岛素样生长因子 1 和 2（IGF-1 和 2）、BMP、血小板衍生生长因子（PDGF）、成纤维细胞生长因子（FGF）等都可能是偶联信号因子。

骨形成阶段实际上由两部分组成，即成骨细胞首先合成有机的骨基质，然后再调节基质的矿化。一旦富含胶原的有机质被分泌出来，成骨细胞就启动矿化过程。首先释放膜结合基质小泡，从而使局部的微环境富含钙和磷并有利于矿化，同时降解矿化的抑制因子，如细胞外基质中的焦磷酸盐和蛋白多糖。随着骨形成的进展，成骨细胞被包埋在骨基质中成为骨细胞，但是骨细胞之间和骨细胞与骨表面的细胞间仍然具有联系。每个骨细胞可以感受周围骨组织中的力学变化，并将这些信息传递到骨表面的细胞，必要时启动或者调节骨转换。因此，从这个角度来说，骨组织中的细胞具有神经网络样的特性。一旦成骨细胞完成合成骨基质的任务，大约 50%~70% 的成骨细胞凋亡，其余的细胞要么被骨基质包埋成为骨细胞，要么继续停留在骨表面成为骨衬里细胞。

（三）骨重建

哺乳动物骨的重要特征之一就是能够通过重建而更新。骨重建（bone remodeling）是指在骨的同一部位少量骨质进行的循环性代谢过程，是为了维持骨的相对稳定状态而进行的骨吸收和骨形成的有序的和偶联的过程。骨重建由一群不同的细胞合作并且按顺序完成，这些细胞被称为基本多细胞单位（basic multicellular units，BMU）。BMU 的活性通常用活化频率（activation frequency）表示。在骨表面上呈分散的灶状分布的细胞活动区域即骨重建单位（bone remodeling unit，BRU）。

骨重建在四个部位进行，即骨外膜表面、哈弗管内表面、骨小梁内表面和骨内膜表面。骨吸收和骨形成的骨量差别叫做骨平衡。皮质骨骨外膜的 BRU 产生轻度的正平衡，因此随着年龄的增长，骨外膜周径会逐渐增加。与此相反，皮质骨骨内膜的 BRU 则产生轻度的负平衡，因此随年龄的增长，骨髓腔会逐渐增大。松质骨表面也是存在轻度的负平衡，因此随着时间的推移，小梁会逐渐变薄。骨重建的主要功能首先是不断用新骨来更新疲劳的骨组织，使之保持足够的强度，其次骨组织是钙磷的贮存库，用于保持矿物质内环境的稳定。正常情况下成年人每年25%的小梁骨和3%的皮质骨通过重建进行替换，维持体内骨稳态并维持骨的力学特性。

（四）影响骨重建的因素

1. 机械刺激 是一种局部刺激，可以激发骨重建。此外骨衬里细胞和骨细胞能够感知细胞外基质张力的变化，在相应的环境下进行骨重建。骨吸收和骨形成，在一定程度上是机械应力进行的平衡调控。

2. 内分泌激素 如GH、PTH、降钙素、性激素和1,25(OH)$_2$D$_3$等均参与了骨重建。雌激素缺乏通过造成骨微环境的单核细胞、T淋巴细胞和成骨细胞/间充质细胞分泌的TNF-α、IL-1、IL-6以及RANKL/OPG的比值增加而造成骨重建速率增加和骨吸收超过骨形成。雄激素在维持小梁骨和皮质骨骨量和骨骼完整性方面发挥重要作用。此外雌激素和雄激素对成骨细胞抗凋亡作用和对破骨细胞的促凋亡作用的失衡也对骨形成和骨吸收的失衡发挥重要作用。1,25(OH)$_2$D$_3$可以增加间充质细胞中RANKL的表达，减少OPG的基因转录，同时还抑制PTH的合成并促进钙的吸收。生理剂量综合作用的结果是抗骨吸收作用，但是很多临床研究证实大剂量的1,25(OH)$_2$D$_3$促进骨吸收作用超过了促进骨形成的作用。

3. 免疫细胞和炎症介质的变化 也可以造成这个复杂交联网络的失衡。免疫细胞功能和数目的变化，以及产生细胞因子的变化能够影响骨重建，其中TNF-α、IL-1β、IL-6、IL-11和IL-17均增加骨吸收。TGF-β更多表达于骨中，调节多种细胞的增殖和分化活性，可以直接作用于骨髓巨噬细胞促进破骨细胞生成。

（朱 梅）

第二节 原发性骨质疏松症病因和发病机制的再认识

正常成熟骨的代谢主要以骨重建（又称骨转换）方式进行。在骨代谢调节激素、细胞因子和其他调节因素的协调作用下，骨组织不断吸收旧骨，生成新骨，周而复始地循环进行，维持体内骨转换水平的相对稳定。

原发性骨质疏松症是受遗传因素和环境因素的共同影响，近年研究认为与雌激素缺乏、甲状旁腺激素增多、维生素D不足、降钙素降低、雄激素缺乏、细胞因子作用、营养因素、废用因素等密切相关，但原发性骨质疏松症的病因和发病机制尚未阐明。本篇从骨重建过程中骨吸收/骨形成环节阐述其病因与发病机制。

一、主要作用于骨吸收的因素

骨吸收主要由破骨细胞介导，破骨细胞在接触骨基质时被激活，分泌某些化学物质，溶解骨基质的胶原纤维蛋白，矿物质被游离。同时成骨细胞和其他骨细胞在各种激素和局部因子作用下，在溶骨的不同时期促进、调控和终止破骨细胞活动。此外，在完成局部溶骨作用后，破骨细胞也分泌一些细胞因子，协助终止破骨细胞的活动，并在必要时启动成骨细胞的成骨作用。在病理情况下，破骨细胞的数目和活性增强，导致骨吸收过多或成骨作用不能偶联骨吸收作用，发生骨丢失。

（一）雌激素缺乏

女性绝经后，雌激素缺乏，骨转换亢进，破骨细胞功能增强，骨丢失加速，骨吸收超过骨形成，导致骨量减少，数年内可丢失骨质总量的20%~25%。卵巢早衰或卵巢摘除者，骨质疏松提前出现，说明雌激素的减少是原发性骨质疏松症一个重要的发病因素。雌激素可直接作用于成骨细胞和骨细胞，主要通过“核受体”功能、雌激素膜受体，并与细胞外信号调节激酶的信号转导、MAPK、Src/Shc途径有关。在体外，17-β estradiol能使成骨细胞中碱性磷酸酶活性增强、诱导I型胶原合成。外源性雌激素亦可促进成骨细胞产生IGF-1，刺激成骨细胞复制和骨基质合成。

（二）甲状旁腺激素分泌增多

PTH主要作用是促进骨吸收。PTH作用于成骨细胞，通过其分泌的骨吸收因子（如IL-6、IL-11等），促进破骨细胞的作用。在年龄老化过程中，PTH水平明显上升，刺激破骨细胞功能，使骨吸收增加，造成骨质疏松。正常人PTH分泌具有两个时相，一是PTH分泌的动力学状态在分钟与分钟之间的多变性，此时相主要作用是调节血钙平衡。二是PTH分泌状态的高度稳定性，每天分泌次数及每次分泌量均有规律，此时相主要作用是维持正常骨量及骨代谢的平衡。在正常人此二时相间存在一“开关”，每隔一定时间可使二时相进行相互转换,完成 PTH 生理功能。在骨重建过程中,PTH 分泌的多变性向 PTH 分泌的高度规律性转换,可维持骨吸收及骨形成的生理平衡。在骨质疏松患者体内缺乏使 PTH 从紊乱向规律转换的开关,PTH 只能以杂乱无章形式分泌,造成骨形成及骨吸收不平衡,引起骨量丢失及骨结构改变。

(三) 维生素 D 缺乏

在肝脏,维生素 D 通过 25 羟化酶的作用转化为活性的 $25(OH)_2D_3$,然后在肾脏通过 1α 羟化酶将 $25(OH)_2D_3$ 转化为活性更强的 $1,25(OH)_2D_3$。$1,25(OH)_2D_3$ 加速小肠绒毛细胞成熟,促进钙结合蛋白生成,增加肠钙吸收。维生素 D 对骨组织的作用具有两重性,生理量的 $1,25(OH)_2D_3$ 刺激成骨细胞活性,促进骨形成;大剂量可激活破骨细胞,增强破骨细胞的骨吸收作用。维生素 D 受体(VDR)主要靶器官为小肠和骨组织。随年龄增加小肠 VDR 水平降低,导致小肠钙吸收不足,形成骨质疏松。成骨细胞可表达 VDR,成骨细胞为 $1,25(OH)_2D_3$ 的靶细胞。成骨速度与小肠吸收钙量及血循环中 $1,25(OH)_2D_3$ 水平直接相关。

(四) 降钙素分泌减少

由甲状腺 C 细胞合成,通过与破骨细胞膜表面降钙素受体结合,抑制破骨细胞分化、成熟和活性。

(五) 雄激素缺乏

雄激素通过调节骨微环境中的生长因子、细胞因子(包括 IL-6、IGF、TGF-β、FGF 等),调控骨代谢。雄激素缺乏是引起男性骨质疏松的最主要原因。在对因骨质疏松而引起脊柱骨折的男性调查中发现多伴有性腺功能低下。绝经后妇女雄激素明显下降,血脱氢表雄酮硫酸盐与股骨颈、腰椎骨密度呈正相关,提示雄激素与绝经后骨质疏松的因果关系也值得进一步研究。

(六) 骨保护素(OPG)/细胞核因子 κB 受体活化因子配基(RANKL)/细胞核因子 κB 受体活化因子(RANK)系统

决定着体内成骨与破骨的平衡。巨噬细胞集落刺激因子通过和前破骨细胞上的 cFms 受体相结合,协同 RANKL 诱导前破骨细胞融合为多核细胞并活化破骨细胞,RANKL 又可与前破骨细胞表面的 RANK 结合,促进破骨细胞活化后的溶骨再吸收,由成骨细胞分泌的 OPG 则可抑制 RANKL 与 RANK 结合,从而抑制 RANKL-RANK 系统的破骨作用,调节破骨和溶骨后再吸收的平衡。目前,绝经后妇女雌激素缺乏导致的 RANKL 分泌增加被认为是绝经后骨质疏松的主要发病机制。

二、主要作用于骨发育生长与形成的因素

骨的发育生长与形成主要由成骨细胞介导。成骨细胞位于骨外膜的内层和骨小梁或骨髓腔表面。在成骨过程中,向基质分泌胶原蛋白和其他基质物质,为矿物质的沉积提供纤维网架,类骨质被矿化为正常骨组织。

出生后骨骼逐渐发育和成熟,骨量不断增加,约在 30 岁左右达到一生的骨量最高值(骨峰值,peak bone mass,PBM)。青春发育期是人体骨量增加最快的时期,如因各种原因导致骨骼发育和成熟障碍致 PBM 降低,成年后发生骨质疏松的可能性增加,发病年龄提前。因此,增龄性骨丢失前的 PBM 是影响中老年人骨量的重要因素,PBM 越高,发生骨质疏松的可能性越小或发生的时间越晚。PBM 主要由遗传素质决定,但营养、生活方式和全身性疾病等对 PBM 也有明显影响。PBM 年龄以后,骨质疏松主要取决于骨丢失的速度。

(一) 遗传因素

决定 PBM 和 BMD 的遗传因素主要包括:①受体基因(维生素 D 受体、雌激素受体、降钙素受体、β3- 肾上腺素能受体、糖皮质激素受体)等。②细胞因子、生长因子、激素和基质蛋白基因(TGF-β1、IL-1、IL-6、PTH、IGF-1、Ⅰ型胶原、α2-HS- 糖蛋白、骨钙素等)。③骨质疏松易感基因所在的染色体区段(11q12-13、11q、1p36、2q23-24、4q32-34 等)。④其他基因(载脂蛋白 E、HLA 标志物等)。研究表明,遗传因素决定了 70%~80% 的峰值骨量和个体的 BMD,如不同的维生素 D 受体等位基因决定骨量、骨重建差异、峰值骨量、骨的韧性与强度。

骨基质的质和量对骨质疏松和骨折的发生也起着重要的作用。基质胶原和其他结构成分的遗传差异与骨质疏松性骨折密切相关。例如,Ⅰ型胶原的 α-1 基因(COL1A1)的第一号内含子的 Sp1 结合位点多态性与腕部骨折有关。COL1A1 基因多态性可能有较大的种族差异,该基因对 BMD 和骨质疏松的影响尚需在不同人群中进一步研究。

遗传因素可决定股骨颈部的几何形状和生物质量,存在种族差异。在同等外力作用下,股骨颈是否骨折与其长度、宽度、Wards 三角形状等有关。因此,预测股骨颈骨折危险性时,应将几何形态参数作为预测因素。

(二) 营养因素

①钙是骨矿物质中主要成分,钙摄入不足必

然影响骨矿化。在骨的生长发育期和钙需要量增加时(妊娠、哺乳等),摄入钙不足将影响骨形成和PBM。增加钙摄入量有助于预防骨质疏松,降低骨折风险。研究表明,小肠钙吸收能力随年龄增加而降低,可能与VDR水平减少、雌激素下降、1,25(OH)$_2$D$_3$水平下降有关。②磷是骨质无机成分中仅次于钙的第二大元素,80%磷以羟基磷灰石形式存在于骨骼和牙齿,其他20%以有机磷形式存在于软组织和体液。磷与钙共同参与骨代谢,低磷可促进骨吸收,降低骨矿化速度;高磷使细胞内钙浓度降低,促进甲状旁腺激素分泌,骨吸收增加,引发骨质疏松。③镁是促进钙吸收的关键物质,而且能促进维生素D的羟化过程,调节甲状旁腺素和降钙素的平衡。当镁缺乏时,甲状旁腺素释放、降钙素受抑制而影响骨对钙的吸收。④长期蛋白质缺乏,造成血浆蛋白降低,骨基质蛋白合成不足,新骨生成落后,同时钙缺乏,骨质疏松即会加快出现。⑤维生素C是骨基质羟脯氨酸合成不可缺少的,如缺乏可使骨基质合成减少。

(三)生活方式和生活环境

吸烟、酗酒、大量饮用咖啡、高蛋白、高盐饮食、维生素D摄入不足和光照减少等均为骨质疏松的易发因素。烟草中的苯并芘和7,12-二甲基苯蒽均为多环芳香烃化合物,长期接触者易发生骨质疏松。长期饮酒能影响骨代谢,慢性乙醇中毒可伴有严重的骨丢失。

足够的体力活动有助于提高PBM和减少骨丢失。成骨细胞和骨细胞具有接受应力、负重等力学机械刺激的接受体,成年后的足够体力活动是刺激骨形成的一种基本方式,而活动过少者易发生骨质疏松。老年人活动少,肌肉强度减弱,机械刺激少,骨量减少,同时肌肉强度减弱和协调障碍使老人较易摔倒;伴有骨量减少时,易发生骨折。由于主动或被动原因使机体制动,骨骼失去机械应力刺激,成骨细胞活性被抑制,而破骨细胞活性增加,导致失用性骨质疏松。长期卧床和失重常导致骨质疏松。

(四)其他

MicroRNAs(miRNAs)在调节成骨细胞分化和骨形成中有重要作用。miR-2861能促进成骨细胞分化,miR-2861表达缺失可减少Runx2蛋白表达,抑制骨形成,导致青少年骨质疏松症。相反,老年性骨质疏松症患者成骨细胞miR-214表达明显增高,抑制骨形成,减少骨量。IGF-1是骨基质中最丰富的生长因子,在维持骨量起关键作用,老年性骨质疏松症患者骨髓IGF-1减少,导致骨形成降低。

(罗湘杭)

第三节 骨质疏松的临床表现、诊断和鉴别诊断思路

一、骨质疏松的临床表现

对多数患者而言,骨质疏松的临床表现就是“无临床表现”,所以它又被称为“静悄悄的疾病”,少数患者可出现临床表现,但这些表现不具有特征性,主要有两大类表现。

(一)慢性疼痛

如果没有骨折,单纯骨质疏松是否会导致骨痛尚无定论,国外的教科书并不描述骨质疏松患者存在慢性疼痛,这可能是因为骨质疏松患者的慢性疼痛与骨质疏松的关系举证困难,笔者认为由骨质疏松直接导致的骨痛是极少的,但应该是存在的,因为原发性甲状旁腺机能亢进引起的骨质疏松会导致骨痛,手术切除甲状旁腺腺瘤后血PTH水平下降,骨转换活动下降,而骨量尚未明显改善时,骨痛已经消失,所以笔者推测破骨细胞活性亢进导致的骨溶解增强可能是骨质疏松患者骨痛的主要原因。

骨质疏松患者伴有的疼痛最多见的是慢性双侧腰背疼痛,以负重和体位改变时更明显,可呈持续性或间歇性,少数患者伴有下肢放射痛、或肋骨痛,更有少数患者为全身骨痛。椎体可以有或无压痛。绝经后女性或中老年人出现的上述表现可以是筛查骨质疏松的指征(因为不管何种原因,这些疼痛多与骨质疏松相伴),但即使骨密度达到骨质疏松的诊断标准,也需要排除能引起上述疼痛的其他疾病后才可诊断为骨质疏松性疼痛。

骨质疏松患者容易伴发腰肌劳损、椎间盘突出或椎管狭窄,这些疾病也可以成为腰背痛、下肢痛的原因;骨质疏松患者的全身疼痛,也可以由自身免疫病引起;其肋骨疼痛,可以由冠心病、胆道系统病、骨肿瘤、肋间神经炎、带状疱疹等所引起,在临床上要仔细甄别。

需要注意的是:突然发生的、较重的椎体或肋骨疼痛多由椎体或肋骨骨折引起。

(二)脆性骨折

脆性骨折,过去也称病理性骨折,指自发性或在微外力作用下的骨折。“微外力”通常指在站立位高度或低于站立位高度摔倒而受到的冲击力。发生脆性骨折的常见部位为胸椎(通常在T_6以下)、

腰椎、髋部、桡骨、尺骨,其他部位如肋骨、肱骨上端、跟骨等部位也可发生骨折。发生初次骨折以后容易再次发生骨折,所以应该高度重视初次骨折后的骨质疏松治疗。当然,老年人的脆性骨折发生率高,不完全是由骨质疏松所引起的,视力下降、神经系统疾病等非骨骼因素也起了促进作用。

椎体骨折后的形态可分三种:楔形骨折、双凹形骨折、扁平形骨折。每种形态的形成可能取决于骨折时受力的方向。Colles 骨折专指桡骨下端的骨折。椎体骨和桡骨下端主要由松质骨(小梁骨)所组成,而松质骨的代谢速度快于皮质骨,这可能是椎体骨折和 Colles 骨折更多见于 <70 岁的绝经后骨质疏松(也被 Riggs 称为Ⅰ型骨质疏松)的原因。股骨上端主要由皮质骨构成,而皮质骨代谢速度比松质骨慢些,这可能是髋部骨折多发生于 >70 岁老年男女性(也被 Riggs 称为Ⅱ型骨质疏松)的原因。

椎体骨折发生后 85% 的患者会出现局部疼痛及腰背活动受限,少数患者无任何症状,多个椎体压缩性骨折会导致驼背、身高缩短。由驼背导致的肺活量下降、食量下降、活动量减少,可能是椎体骨折患者寿命缩短的原因。但是,如何对骨质疏松患者的驼背进行矫正,目前还未引起高度重视,这是值得努力的研究方向。

髋部骨折,即股骨近端骨折,大多位于股骨颈或大转子根部,是老年人致死、致残的主要原因之一,某些髋部骨折本身不致命,但骨折后(包括手术后)的并发症如肺梗死、肺炎、褥疮可致 5%~20% 的患者于骨折后一年内死亡,经过治疗后仅约 20% 患者能完全恢复到骨折前的日常生活能力,其余患者治疗后下肢功能也恢复不完全。

二、骨质疏松的诊断 - 难以完美的标准

骨质疏松的英文名称为"osteoporosis",一个多世纪前该词指骨的多孔性,所以该词的本义指骨的微结构改变。

骨的强度由骨量和骨质量(即骨的抗骨折能力)共同决定,骨质量由骨的几何形态、微结构、骨转换、骨矿化程度、骨胶原纤维的排列情况、矿物质与有机物的比例等因素共同决定。但是由于技术限制,目前只能通过测定骨量(以骨中矿物质含量表示)来诊断骨质疏松,测定骨的微结构测量技术尚不够成熟(见下节)。

骨质疏松的诊断标准于 1993 年由 WHO 确定,该标准依据 DEXA 所测的骨量(实际上是骨密度)而定,如果某人的骨矿物质密度(BMD)位于同种族、同性别中青年人 BMD 峰值的平均值 ± 1SD 范围内为骨量正常;比同种族、同性别中青年人 BMD 峰值的平均值降低 1~2.5SD 为骨量减少:比同种族、同性别中青年人 BMD 峰值的平均值降低≥2.5 个标准差为骨质疏松;严重骨质疏松指 BMD 符合骨质疏松的诊断标准,且已经发生 1 次或多次脆性骨折。该标准差指中青年人 BMD 峰值的标准差。骨密度通常用 T 值表示,T 值 =(所测骨密度 - 骨密度峰值) ÷ 中青年人 BMD 峰值的标准差。

该标准制定的背景是基于在绝经后妇女中进行的流行病学研究,该研究发现:绝经后妇女 BMD 低于中青年人 BMD 峰值超过 2.5 个 SD 时,脆性骨折率明显上升。然而,该诊断标准存在明显缺陷:①DEXA 所测的为平面 BMD,其 BMD 值容易受骨体积大小、骨质增生所影响,所以有时候难以反映真正的 BMD,单纯依赖此值作诊断可能会造成漏诊或过度诊断;②该标准不适合用于绝经前妇女、男性、青少年和儿童。

考虑到以上缺陷,2001 年美国国家卫生研究院(NIH)提出了新的骨质疏松诊断标准:骨质疏松是以骨强度减弱导致骨折风险增加为特征的骨骼疾病,骨强度主要反映了骨密度和骨质量的综合。该诊断标准显然弥补了 1993 年 WHO 提出的诊断标准的缺陷,全面涵盖了疏松骨的特性,即不但有量的减少,还有质的减退。这给我们临床诊断也提供了理论依据,例如,一个脆性骨折患者即使其骨密度降低没有超过 2.5SD,也可以被诊断为骨质疏松,对这样的患者在以前医生很难作出诊断。但是,该诊断标准只有概念,却没有界定的实际数据,到底骨折风险增加多少才是骨质疏松呢? 而 1993 年 WHO 的诊断标准有实际数据,所以临床应用的可操作性强,在当前临床工作和科研中,实际上还是采用 1993 年 WHO 的诊断标准,NIH 的诊断标准在发挥着拾遗补缺的作用。

三、鉴别诊断

(一) 最基本的工作是要排除继发性骨质疏松

据国内外以 DEXA 为基础的流行病学调查,绝经后骨质疏松患者只占绝经后妇女的 30% 左右,这提示:卵巢功能衰竭并非是骨质疏松发生的唯一原因,相伴的很可能还有其他重要原因,因为目前的科学水平尚不能找出绝经后和老年性骨质疏松的全部发生机制,所以绝经后 OP 和老年性 OP 都被称为原发性骨质疏松。有明确原因的骨质疏松被称为继发性骨质疏松。

在骨质疏松患者中，原发性骨质疏松占90%以上，继发性骨质疏松 <10%，后者虽然构成比小，但实际上患者绝对数量庞大。医生对每一个骨质疏松患者均要怀疑有继发性骨质疏松之可能，因为从意义上说，继发性骨质疏松有明确的原因，找出继发性骨质疏松患者有利于去除病因，如为恶性疾病所致还可及时治疗以挽救生命；从患病几率而言，许多可导致骨质疏松的疾病如原发性甲状旁腺机能亢进、慢性肾脏病、多发性骨髓瘤、肺癌等多发于中老年人，如按惯性思维简单对待骨质疏松患者则容易造成误诊、漏诊。

（二）哪些人群应该被高度怀疑为继发性骨质疏松？

对年轻患者、绝经前妇女、<65岁男性患者、非预期的骨质疏松患者、严重的骨质疏松患者、骨量流失加速进展的患者、或已使用常规抗骨质疏松治疗仍有骨量流失的患者，尤其应该检查是否有导致骨质疏松的继发性原因。

通过一些简单、经济的实验室检查，就可以鉴定出92%的继发性原因，这些检查包括：全血细胞计数、血清生化检查、24小时尿钙排泄量和血中25-羟维生素D定量。如果要确诊或排除性腺机能减退、甲状腺毒症、腹泻病、皮质醇增多症、肥大细胞病和多发性骨髓瘤，则还需要进行更进一步的检查。如果仍然高度怀疑继发性骨质疏松、或者在BMD正常的情况下发生脆性骨折，则有必要进行四环素双标记后的髂骨活检和骨髓检查，以确定是否存在骨矿化缺陷或骨髓疾病，尤其是非分泌型的骨髓瘤或肥大细胞病。

（三）继发性骨质疏松的常见病因及其导致骨质疏松的机制

1. 慢性肾脏疾病　慢性肾脏疾病分为肾小球疾病和肾小管疾病。现在医师们对肾小球疾病都比较警觉，但对肾小管疾病重视还不够，因为肾小管疾病的直接危害没有肾小球疾病大，但实际上许多貌似“原发性骨质疏松”是由肾小管疾病所致。肾小管疾病的临床表现谱很广，疾病程度相差较大，更多的患者无临床表现，骨质疏松可以是其首发或唯一临床表现，尿中排泄物谱系也多相差较大，有的尿中有电解质、葡萄糖、氨基酸、氢离子等多种物质排泄异常，有的仅有尿钙或尿磷排出过多。所以应该主张对所有骨质疏松患者在治疗前查24小时尿钙定量。

如果是肾小球病变，内生肌酐清除率在40~70ml/min，即CKD2期，骨骼就已经开始出现组织学异常。从血液分析看，在血清Ca、P和1,25$(OH)_2D_3$浓度变化前，血中PTH和利磷因子成纤维细胞生长因子23（FGF23）就已经升高了。如果阻止继发性甲旁亢，就会看到无动力的（骨转换活动低下的）骨营养不良，这揭示了肾损伤的本身作用是抑制成骨功能。如果PTH持续升高，就会出现高转换的骨营养不良，或纤维性骨炎。到CKD5期（内生肌酐清除率 <15ml/min），几乎所有病人都会有骨组织学病理性改变。

CKD的骨骼病变一般都会包括骨质疏松，但往往还伴有其他骨骼病变，如纤维性骨炎、骨软化、骨硬化，所以严重的CKD并发的骨骼病变非常复杂，被统称为肾性骨营养不良（ROD）。

肾损伤本身如何抑制成骨功能尚不清楚，现在了解到的是肾损伤导致许多继发性激素分泌异常，这些异常导致骨骼病变：如肾小管1α羟化酶表达减少导致体内1,25$(OH)_2D_3$缺乏，肠道钙吸收减少，甲状旁腺激素代偿性分泌增加，导致继发性骨质疏松；血磷升高也直接刺激PTH分泌；随着CKD进展，骨中成骨细胞和骨细胞分泌FGF23增加，以促进磷从肾排出；但FGF23和缺钙都能抑制骨矿化。总之，ROD的发病机制十分复杂，许多环节目前还不清楚。

2. 内分泌代谢疾病

（1）原发性甲状旁腺机能亢进：持续性PTH升高，是骨质疏松发生的典型病因。该病患者几乎所有人都存在骨转换增强，综合作用是破骨功能超过成骨功能。详见本篇相关章节。

（2）甲状腺机能亢进：甲状腺激素对破骨细胞，成骨细胞功能均具有刺激作用，综合作用是破骨大于成骨，甲状腺激素长期升高会导致骨质疏松。

（3）库欣氏综合征：糖皮质激素对成骨细胞功能的抑制作用很强，而且会导致骨量的下降。

（4）性腺功能减退：这主要指早绝经或男性性腺功能低下，男性激素与雌激素一样对维持骨量很重要。

（5）1型糖尿病：容易并发骨质疏松，主要由于胰岛素缺乏及其他因素导致成骨功能低下所致，破骨细胞功能并不增强。

当内分泌疾病临床表现已很明显时，诊断并不困难，容易漏诊的是临床表现不明显的“亚临床cushing综合征”、“亚临床甲亢”、“血钙正常的原发性甲状旁腺机能亢进”和“部分雄激素缺乏”。其诊断方法详见本书有关章节。

3. 风湿性或炎症性疾病　人体内慢性炎症的

程度可以跨度很大，笔者推测在所谓的“原发性骨质疏松”患者中，一部分人可能由炎症引起，但目前临床上检测炎症的手段尚不够灵敏。理论上任何自身免疫疾病都可以引起骨质疏松，临床上类风湿关节炎和SLE更容易引起骨质疏松。炎症细胞释放的细胞因子异常复杂，综合导致成骨细胞和破骨细胞功能失去平衡，导致骨质疏松。

4. 血液系统疾病或恶性肿瘤 骨质疏松最常见的恶性病因是多发性骨髓瘤（MM）。骨髓瘤细胞在骨髓中增生，刺激成骨细胞过度表达IL-6，刺激破骨细胞，导致骨质疏松及溶骨性破坏。MM经过骨髓穿刺一般诊断不难。单个骨骼损害称为孤立性骨髓瘤，髓外骨髓瘤的孤立性病变位于口腔及呼吸道等软组织中，这两种情况给诊断带来困难，因为依靠髂棘骨髓穿刺往往难以作出诊断。另外，肺癌、胰腺癌等恶性肿瘤可以分泌PTH相关蛋白（PTHrP），PTHrP具有PTH类似的结构和生物活性，故可以导致骨质疏松。

5. 药物性因素 引起骨质疏松药物很多，包括糖皮质激素、甲状腺激素、肝素等。最多见药物是糖皮质激素，糖皮质激素被广泛用于慢性非感染性炎性疾病（包括结缔组织病）、过敏性疾病及器官移植，骨质疏松为其最严重的副作用之一，绝经后妇女及50岁以上的男性如果全身使用糖皮质激素则骨质疏松发生的风险更高。在相同骨密度（BMD）的情况下，糖皮质激素性骨质疏松较绝经后骨质疏松患者骨折危险更高，该差别的机制目前还不清楚。

已公认中等到大剂量的糖皮质激素与骨丢失及骨折危险性增高显著相关，糖皮质激素对骨骼的作用呈剂量和时间依赖性，研究证实全身性应用相当于强的松7.5mg/d以上剂量的糖皮质激素2~3个月即可导致显著的骨丢失和骨折危险性增加，长期使用略高于2.5mg/d的强的松也与骨折危险性增高相关。不过美国风湿病学院2010年指南并不推荐在强的松7.5mg/d以下患者使用药物预防骨质疏松。

糖皮质激素导致骨质疏松的机制非常复杂，包括：

(1) 抑制骨形成：长期应用糖皮质激素可抑制成骨细胞功能，这是最主要的机制，笔者观察到90%以上的患者成骨细胞功能低下；

(2) 影响钙稳态：糖皮质激素抑制小肠对钙、磷的吸收，增加尿钙排泄，引起继发性甲状旁腺功能亢进症，持续的PTH水平增高可促进骨吸收，这种机制在动物可以看到，但笔者对内源性Cushing综合征患者研究未见小肠对钙吸收的减少；

(3) 性激素减少：糖皮质激素可降低内源性垂体促性腺激素水平并抑制肾上腺雄激素合成，促黄体生成素（LH）水平的降低引起雌激素及睾酮合成减少，帮助引起骨质疏松；

(4) 其他作用：糖皮质激素引起的肌病及肌力下降也可导致骨丢失。此外，患者本身的炎性疾病也可导致骨质疏松。

（张克勤）

第四节 辅助检查及存在的问题

骨质疏松的辅助检查主要包括评价静态骨量的骨密度测定和评价骨骼动态代谢变化的骨转换标志物分析。

一、以骨矿物质密度（骨密度）判断骨量的技术

理想的骨质疏松诊断方法应该是既能判断骨量（quantity）、又能判断骨质量（quality）。骨骼基本组成成分是两种：骨矿物质和骨有机物（以胶原为主），在真正的骨质疏松患者中，这两种成分是同比例降低的，因而在该状态中BMD能代表骨量，但有人研究发现被诊断为“骨质疏松”的老年患者中，经过病理学检查约10%的患者实际上为骨软化，即骨中矿盐与胶原比例低于正常，所以BMD低下，其骨量并未减少，所以这部分病人被误诊了。笔者认为：由于骨软化在老年人中患病率并不低，所以判断骨量最好基于骨胶原的含量，但骨胶原含量还不能从体外测定。骨质量包含的要素很多（含骨几何结构、骨微结构、骨转换率、骨微损伤、骨矿化程度、骨基质胶原/矿物质比率），从体外更是难以全面分析这些要素并整合这些要素。目前测定骨量的技术都只能是通过分析骨骼中矿物质的含量（以密度表示）来判断骨量。骨密度测量技术的共同理论是利用射线穿过身体不同组成成分（例如骨矿物质和软组织）具有不同的透射特性，通过分析射线减弱程度来计算出骨矿物质密度。

由于各种骨密度测量技术都不令人满意，近几十年来，骨密度测量技术一直在不断改进：仪器精密度从不稳定到更稳定、测定部位从外周骨到中轴骨，甚至已经可以对骨质量的某些要素（例如骨结构）进行分析。骨测量技术的种类按照发展历史叙述如下。

(一) 平面骨密度测定技术

指立体的某块骨组织投影到平面的矿物质密度。

1. 粗糙却仍有价值的X线摄片法(radiograph)　X线摄片不主要用于测量BMD,而主要用于观察骨结构。因为只有在骨量丢失达到30%以上时肉眼才能从平片上认定BMD降低,所以平片对骨密度变化的敏感度低,而且读片医师的主观因素、拍摄电压等因素也会对结果造成很大的影响,所以其用于骨密度变化的评价精确度也不高。因此,该方法不能用于骨质疏松症的早期诊断和疗效评估,但X线摄片法操作简便、快速,能对人体各部位进行检查,在缺乏BMD测定条件的医疗单位可用于粗略评价骨密度,特别是它对发现各类骨折和对有些代谢性骨病的影像学诊断及治疗效果的评价具有特殊价值。

如果对受检者脊柱进行X线摄片,当骨质疏松存在时,可表现为椎体透亮度普遍升高,椎体内骨小梁数目减少、细小、分支减少或消失,骨质疏松发生的过程是横行骨小梁减少早于纵行骨小梁减少,所以看起来椎体内纵行骨小梁分布更清楚,似栅栏状排列;皮质骨亦明显变薄,上、下终板受椎间盘张力和重力影响出现不规则的凹形;椎间隙呈梭形,相对较宽;严重时可有1个或1个以上椎体压缩骨折,多呈楔形改变,也可以呈双凹征或扁平型压缩。如果对受检者股骨等管状骨进行X线摄片,则管状骨表现为皮质变薄,髓腔扩大,干骺端骨小梁减少、稀疏。Singh认为股骨上端由松质骨组成,骨小梁结构根据所受应力的不同分为5组,其中不受应力或受应力少的骨小梁先消失,受应力多的骨小梁则不易消失。据此,Singh按股骨上端骨小梁消失的程度将骨质疏松分为6个等级,即Singh指数(又称股骨近端骨小梁形态指数)。Singh指数分级如下:Ⅵ级为正常;Ⅴ级次要骨小梁消失,主要骨小梁和Ward三角相对更清晰;Ⅳ级主要抗张力骨小梁开始减少,但外侧骨皮质至股骨颈的骨小梁仍有连续性;Ⅲ级主要抗张力骨小梁失去连续性;Ⅱ级仅存主要抗压力骨小梁;Ⅰ级主要抗压力骨小梁明显模糊。Singh指数对判断股骨近端骨质疏松的程度有一定参考价值。

过去有人用金属铝制的密度梯度板与骨骼同时受X线照射,通过目测,以获得骨骼矿物质的半定量密度(即被摄骨骼在铝梯板的对应位置),虽然该方法比单纯拍X线片有进步,但还是很粗糙,难以形成诊断标准,故已经被弃之不用。

2. 单光子吸收测量法(single photon absorptiometry,SPA)　单光子吸收法是最早用于定量测量骨量的方法,1963年由美国Cameron和Soreson首先研制成功。其原理为:放射性同位素 ^{125}I(碘)或者 ^{124}Am(镅)分别发射27.5kev和59.6kev能量的γ射线,因发射的光子只有一种能量,故称单光子吸收法。当发射的光子束穿透肢体(通常为前臂中下段即桡、尺骨中下1/3交界处),测量光子穿过肢体被吸收后的强度变化,计算测量皮质骨的骨量,包括骨矿物含量(BMC)、BMD。骨密度可通过吸收定律I=IOe-μI求得。光子穿过任何物质后I的大小由光子的能量(keV)、穿透物质的密度和厚度决定;能量大的光子能够穿透更厚的物质、能量小的光子只能够穿透薄的物质。如 ^{125}I放射性同位素发出27.5keV能量的光子仅可穿透5cm厚的软组织,故只能测量手、足、前臂、婴儿和鼠的骨密度,该同位素的半衰期为60天,需定期更换放射源。^{124}Am发出的60keV能量的光子,可穿透30cm厚的软组织,可测量四肢各处的骨密度,但放射线能量过大,不宜测量鼠和婴儿,其半衰期为433年,直到仪器报废,不用换放射源。

单光子吸收法只限于测量外周骨(如前臂),不能测量腰椎和髋部等,而腰椎是最早发生骨质疏松部位,髋部骨密度能预测该部位的骨折风险,因此,单光子吸收法既不能用于骨质疏松的早期诊断,又对重点部位的骨折风险没有预测能力。而且由于同位素衰减致放射源不稳定影响了测量的准确度和精确性,现已较少应用。

3. 双光子吸收法(dual photon absorptiometry,DPA)　出现于20世纪70年代,是在单光子吸收法的基础上发展起来的,是针对单光子吸收法无法测量受软组织影响较大部位(如腰椎和髋部)而设计的。其原理与单光子骨密度测定基本相同,所不同的是采用高能量和低能量两种不同能量的放射性同位素同时扫描,以校正软组织因素对测量结果的影响,初期是用两种 ^{125}I和 ^{241}Mg(镁)两种同位素分别发射两种光子来测量,后由同时发射100keV和44keV两种光子的一种同位素 ^{153}Gd所取代。

双光子骨密质测定可用于腰椎、股骨近端等部位骨矿含量测定。与SPA一样,该方法受同位素衰变的影响,所以精确度比较差(变异系数为2%~4%);核素半衰期短,需经常更换;扫描时间长(如测量腰椎耗时约30分钟);受试者受照放射量大(是SPA和DXA的3-5倍);费用高,较难普及;目前已被DEXA所取代。

4. 单能X线吸收法(single X-ray absorptiometry, SXA)　其原理和SPA基本相同,只不过改用X线做为放射源取代同位素。因X线较同位素放射源稳定,因而提高了测量的准确度和精确性,其变异系数可以<1%。由于单能X线吸收法只适用于测量外周骨的骨矿含量和骨矿密度,而且,为消除软组织对测量的影响,SXA测量时需将被测部位置于水中,所以该方法现在很少被应用。

5. 双能X线吸收法(dual energy X-ray absorptiometry, DEXA)　双能X线吸收测定法(DEXA)的出现是骨密度仪的一大革新,1987年Hologic公司生产的第一台DEXA问世,以后,美国的Lunar公司和Noland公司及法国的DMS公司相继生产了各自的DEXA系列产品。双能X射线吸收法不同于双能光子吸收法的主要之处是用X射线管取代了放射性同位素源,因此不存在放射源衰变等问题,减少了更换放射源及校正参数等繁琐的工序及因换放射源而被迫中止的测量和跟踪疗效观察等问题。双能X线吸收法所用的不同能量X射线可以通过两种方法来产生:稀土元素滤波或是快速改变X射线管电压的方法。这些方法所产生的多色辐射X射线束通过一个过滤器,被分成高和低两个能量峰(如40kV和70kV)。由于X线的能量高,故双能X线吸收仪的测量速度、准确性和精确性都较双光子吸收仪有很大提高。DEXA在临床工作及流行病研究中的应用始于20世纪90年代初,在短短的十几年中,双能X射线吸收法已经成为最重要的骨密度测量法和最为普遍应用的人体组成测量方法之一。因DEXA具有放射性小(1~3μSv)、扫描时间短、测量结果精度高(不同骨骼的长期变异系数为1.1%~2.5%)、可以测定全身骨骼等优点,所以它所测得的骨密度是目前公认的诊断骨质疏松症的"金标准"。近年来,随着双能X线吸收测量仪的软件不断开发和硬件的不断改进,它的功能和应用范围也越来越广泛。除了测定骨密度外,双能X线吸收法还被用于测量骨外部形态以判断是否存在椎体骨折,还可应用于人体软组织成分成分测量:既可以测定全身又可以测定局部的脂肪及瘦组织质量,有初步研究显示双能X线吸收法也许可以测定乳房密度,从而在乳腺癌的预测和诊断中发挥作用。

理论上,DEXA可以测定全身骨骼的矿物质密度,实际上,日常工作中用DEXA常选用的测定部位为腰椎和股骨。

(1)腰椎骨密度测量:①正位腰椎测量,可以选择的感兴趣区域(ROI)包括L_1~L_4(或L_2~L_4),并把它作为估计脊柱骨量的测量点。而胸椎不适合进行骨量估计,这是由于有胸骨和肋骨的阻挡。随着年龄的增加,骨密度在每一腰椎上的分布变得不均匀。由于具有腰椎压缩性骨折的椎体或有退行性改变的椎体散布在正常椎体之中,因此有这样的椎体存在时,用骨密度测量就很难推断出整个腰椎的骨密度变化。有时,这种异常出现在腰椎ROI区域时,就不能判断该病人是否有骨质疏松或其他骨代谢疾病。②侧位腰椎测量。由于脊柱后1/3是棘突、横突、椎弓根等富含皮质骨的区域,而骨质疏松又往往首先发生在松质骨区域,因此侧位测量将可除去脊柱的后1/3部分,而且,侧位腰椎测量还可以剔除老年人常见的有腹主动脉钙化、椎间盘钙化及腰椎小关节的退行性改变,这些在进行前后位腰椎测量时不易剔除,从而使人们对侧位腰椎测量感兴趣。但遗憾的是:从侧位腰椎测得的BMD变异很大,所以目前临床上并不采用侧位腰椎测量法。

(2)股骨近端骨密度测量:除腰椎外,股骨近端是一个主要的研究和测量骨量和骨密度的骨骼区域,应包括股骨颈、大转子、全髋关节。患者如果存在特殊情况,如腰椎异常、髋部异常、过度肥胖或不能平躺,可选用前臂进行测量。

值得注意的是:由于DEXA仪器昂贵,为了能在基层普遍开展骨质疏松的诊断和治疗,在缺乏DEXA仪器的医疗单位,上述历史上曾经使用过的"旧方法"还有一定的使用价值。

(二)平面骨密度仪的缺点

由于上述平面骨密度仪测量的是立体骨组织投影到平面的单位面积矿盐含量,所以存在这些不足:①测量的是骨皮质和骨松质的综合骨密度,不能区分密质骨和松质骨的BMD,而在骨质疏松发展过程中,这两个部分的骨量丢失速度是不同步的;②在椎体已存在压缩性骨折、椎体骨质增生、小关节退变、椎间盘狭窄、终板钙化、主动脉钙化的情况下,即使存在骨质疏松,单位面积的BMD也会"升高"或"正常";③前后位厚度薄的椎体骨密度容易被低估,而前后位厚度大的椎体骨密度容易被高估,例如某骨质疏松患者椎体骨小梁稀疏,但椎体厚度大,也可能被测为BMD正常。

(三)立体骨密度测量法-定量CT(quantitative computed tomogrophy, QCT)及存在的问题

定量CT是1980年代研制成功的一种真实的体积骨密度(即立体骨密度)测量技术,其原理是利用X-线为基础的CT扫描技术可提供组织的3D

信息，不同于普通CT扫描之处是：QCT对人体组织和已知羟基磷灰钙含量的体模同时扫描，将CT的灰度值转换为羟基磷灰钙值，由此获得骨密度值。研究显示：QCT测量的骨密度值与灰重存在着良好的直线相关性。QCT后来又分为专用体模法和无专用体模法。前者将被测体与体模同时扫描，以减少不同扫描仪、不同扫描层次间的变异性；后者以椎旁肌肉和脂肪组织做为内参考标准，去除了对外部体模的需求，从而去除了因人工制造的外部体模的非均一性及体模与被测体相对位置变化对测量结果的影响，因而改进了测量的准确度和精确性。

QCT是目前唯一能够选择性测量松质骨和皮质骨骨量的方法，这为骨质疏松的早期诊断、导致骨质疏松不同病因的分析和监测疗效提供了新方法。在测量骨密度的同时，QCT可以观测骨的微结构，包括骨容积率、骨表面积率、骨小梁厚度、骨小梁间隔、肾小梁长度、连接密度、结构模型参数等。QCT又分三种测量方法：①容积定量QCT（Volumetric QCT，vQCT）、外周骨QCT（Peripheral QCT，pQCT）和显微CT（micro-CT，μCT）。vQCT是在三维空间分布上衡量骨强度的方法，该方法对扫描后的感兴趣区进行表面、体积相关方程的数据分析，并自动定位重建图像，从而了解该区域的骨强度及骨显微结构状况，随着多排螺旋CT的应用，多平面重建功能变得容易，使该技术得到了长足的发展。②pQCT是经过特殊设计用于测量末梢骨状况的设备，具有高分辨率的图像三维重建功能，对药物治疗反应敏感，可同时提供骨量和骨强度信息。因该仪器体积小、放射线剂量少、价格低，在骨质疏松的诊断、疗效评估、流行病学调查及骨折风险评价等方面可能具有良好的应用潜力。③μCT可直接计算骨体积和总体积之比及其他一些参数，如骨小梁厚度、骨小梁间隔和骨小梁数目等结构参数，这对骨质疏松的早期、明确的病理诊断有了突破性的促进作用，发展潜力巨大。总而言之，QCT的优势在于它测量的是体积骨密度，消除了DEXA等方法测定的面积骨密度的缺陷，即QCT测量值不受椎体的大小的影响、脊椎退行性变对测量值的影响也极小；但目前看来QCT的精确度还不如DEXA，而且用vQCT判断骨折风险的研究还极少，pQCT所测外周骨BMD与椎体BMD的相关性很弱，pQCT所测桡骨BMD低到什么程度才可以诊断骨质疏松也没有定论。因此，QCT技术虽然是一个发展方向，但目前还只能用于科研方面，临床应用极少，要常规用于临床工作还有海量的研究工作要做，笔者认为，至少要在这几方面做大量研究：①通过改进仪器的软硬件、感兴趣区设定的标准化等方法提高测量的精密度；②由于人体老化导致的QCT所测BMD比DEXA所测BMD降低速度更快，基于DEXA的骨折风险评估不能够套用于QCT，所以要用vQCT做大规模流行病学研究以确定诊断骨质疏松的BMD参考值和骨强度参考值；③用QCT技术分析骨强度的方法要标准化，而且要经过生物力学实验检验。

（四）定量超声（quantitative ultrasound，QUS）及存在的问题

美国食品药品管理局（FDA）在1998年认可定量超声仪作为一种商售仪器，用于评价骨量减低。QUS是利用声波反射和穿透衰减的特性评价骨质的结构信息。其中超声传导速率主要受骨密度、骨质量的影响，而振幅衰减值主要由骨密度及骨微结构所决定。QUS可反映骨的密度、微结构等综合特性。

QUS的主要优点是无放射性损伤、价廉、方便携带、使用方便，因而适合于基层单位开展骨质疏松的普查，但受检者还需要经过DEXA的核实才能够获得确诊。QUS缺点是仅能够用于测量跟骨、指骨、胫骨和髌骨等外周骨，不能测量腰椎和髋部；重复性远不如DEXA。虽然QUS所测跟骨的T值与DEXA所测脊椎的T值相关性显著，但这二种T值的一致性很弱。

二、判断骨骼代谢状态的技术-骨转换标志物分析

骨骼由骨基质及位于其表面的成骨细胞、破骨细胞和埋藏于骨基质的骨细胞（也叫骨陷窝细胞）所组成，骨基质的多少决定骨量大小，骨基质由有机质（包括Ⅰ型胶原，骨钙素等多种蛋白）及无机盐（主要是钙盐）所组成，骨基质总是处于合成和分解的动态变化中，旧有的骨基质被吸收-新骨形成这样一个代谢过程被称为骨转换（bone turnover），又叫骨重建或骨重塑（bone remodeling），无论在皮质骨还是松质骨，骨转换的过程是一样的，即破骨细胞受到某种未知因素的吸引，聚集到损伤的或陈旧的骨基质表面，破骨细胞释放氢离子和蛋白酶，对旧骨基质进行溶解吸收，同时被溶解的骨基质释放钙盐及Ⅰ型胶原片段及其他基质蛋白入血，局部骨基质释放出来的蛋白质会吸引成骨细胞聚集于被吸收所形成的骨陷窝表面，成骨细胞释放成熟的Ⅰ型胶原及其他基质蛋白（如骨钙素，IGF-1等）至骨

陷窝，直到骨陷窝被填满，成骨细胞还释放原胶原片段入血。

成骨细胞分泌的酶及新基质蛋白，破骨细胞分泌的酶及骨基质溶解所产生的物质被统称为骨转换标志物(bone turnover marker，BTM)，它们可以在血或尿中被测到。由于尿中钙含量受饮食钙含量或肾功能影响较大，所以尿钙排量已经不被列入BTM。

(一) 成骨功能标志物

1. 骨特异性碱性磷酸酶(bone-specific alkaline phosphatase，BAP) 临床常规生化分析所测的血总碱性磷酸酶由来自肝脏、骨骼、肾脏和胎盘的碱性磷酸酶所组成，BAP仅来自成骨细胞，但仍然与肝源的ALP有15%的交叉免疫反应，BAP的半衰期为1~2天，同一个体血浓度的日间波动约10%，所以BAP是相对较稳定的指标。

2. 血Ⅰ型原胶原氨基端前肽(procollagen type Ⅰ N-terminal propeptide，PINP)和羧基端前肽(procollagen type Ⅰ C-terminal propeptide，PICP) 成骨细胞先合成Ⅰ型原胶原，Ⅰ型原胶原在其氨基端(N端)和羧基端(C端)存在延伸肽链，这些延伸肽链(前肽)在原胶原转化为胶原的过程中被特异性的蛋白酶切割而释放入血，所以Ⅰ型原胶原氨基末端肽(PINP)和羧基末端肽(PICP)都能反映成骨细胞功能。它们主要在肝脏被分解。导致其血浓度升高的因素有：①肝功能不良，②骨外组织的胶原纤维合成旺盛时，③肾功能不全。

血液中PINP为三聚体形式(由三聚体胶原转化而来)，但很快会在热降解作用下成为单体形式。目前的试剂盒检测的是血液中所有的PINP形式，因此被称为总PINP。

血清或肝素、EDTA抗凝的血浆都可用。标本稳定性：15~25℃可保存24小时，2~8℃可保存5天，-20℃可保存6个月。标本最多可反复冻融5次，否则将影响检测结果。其血浓度不受饮食因素的影响。

3. 骨钙素(osteocalcin，BGP) 骨钙素分布于血液、骨基质、牙本质、血小板和巨核细胞中。由于骨钙素的氨基酸序列富含γ-羧基谷氨酸，所以骨钙素又被称为骨谷氨酸蛋白(bone glutamic protein，BGP)。骨钙素由成骨细胞合成，一部分分泌入血，另一部分存于骨基质，其含量可以占骨基质的15%，在骨基质被吸收分解时释放入血，所以，有人认为骨钙素不仅仅反映成骨功能，也反映破骨功能，骨钙素的功能实际上还不清楚，可能是与羟基磷灰石结合后，调节钙晶体的长度，促进骨基质成熟；血小板和巨核细胞中的骨钙素功能更不清楚，这些细胞不分泌骨钙素到胞外。骨钙素在血液中片段很多，用针对全分子和N-mid片段抗体测定的方法才稳定又敏感。由于骨钙素在肾脏被排出，在肾功能不全时可以升高。EDTA会造成血液BGP浓度假性升高，溶血会造成浓度降低。

(二) 破骨功能标志物

1. 抗酒石酸酸性磷酸酶5b(tartrate-resistant acid phosphatase 5b，TRAP5b) TRAP5b仅存于破骨细胞中和牙槽骨的巨噬细胞中；无论在体外还是在体内研究中都显示与破骨细胞数量呈正相关。该酶活性相对稳定：血标本在室温可以放2天，在4℃可以放3天，在-20℃可以放一个月，在-70℃可以放几年，但不能反复冻融。

2. 尿吡啶并啉(pyridinoline，PYD)和脱氧吡啶并啉(dexypyridinoline，DPD) PYD和DPD主要来源于骨组织，但这两种物质均在骨外组织也有分布(表4-2-1)，由表可以看出，由于关节软骨中不存在DPD，所以DPD比PYD骨特异性更高些。

表4-2-1 PYD和DPD在骨外组织的分布

组织	骨	肌腱	主动脉	关节软骨	皮肤
PYD	有	有	有	有	无
DPD	有	有	有	无	无

DPD和PYD的共同点：①从骨分解出来后在体内不代谢，全部以原型从尿中排出，故不受肝功能影响；②食物中的DPD和PYD在肠道不吸收，故其测定值不受饮食因素影响；③留置标本及实验操作均要避免强光照射，否则容易被紫外线所分解。

3. Ⅰ型胶原羧基端肽(C-terminal telopeptide，CTX) Ⅰ型胶原降解产物的主要分子片段之一是羧基端肽(CTX)。在骨成熟过程中，C端肽的α-天冬氨酸转变成β型天冬氨酸(β-CTX)。血清或尿β-CTX水平的增高表明患者的骨吸收程度增加，骨吸收抑制治疗后血清或尿β-CTX水平会恢复正常。由于采用了针对Ⅰ型胶原线性羧基端特异性的8个氨基酸(EKAHD-β-GGR)的两种单克隆抗体，所以能检测出所有包含这β-8个氨基酸肽段的Ⅰ型胶原降解片段(β-CTX)。

CTX在EDTA抗凝血浆的稳定性优于血清，如：EDTA抗凝血浆在20~25℃可保存24小时，4~8℃可保存8天；肝素抗凝血浆在20~25℃可保存 24 小时,4~8℃可保存 24 小时;血清在 20~25℃可保存 8 小时,4~8℃也只能保存 8 小时。尿标本在 20~25℃可保存 7 天。上述标本 -20℃都可保存 3 个月,长期保存建议在 -70℃,一次冻融。溶血标本会引起 β-CTX 浓度的增高。

4. Ⅰ型胶原氨基端肽(N-terminal telopeptide, NTX) NTX 是Ⅰ型胶原氨基端降解片段,其临床意义与 CTX 相同,但目前仅能测尿标本,所以测定结果的变异较大。

（三）骨转换标志物的临床应用

1. 监测治疗效果 这是目前最公认的应用价值。BTMs 有助于观察抗骨吸收治疗对骨转换的影响,帮助调整药物剂量,预测 BMD 上升和骨折风险的降低,判断患者对治疗的顺应性。

BTMs 有助于调整抗骨质疏松药物应用的剂量,因为与 BMD 相比,BTMs 的变化更快,口服抗骨吸收药会呈剂量依赖性地降低破骨标志物(3 个月可见变化),然后降低成骨标志物(6 个月可见变化),约 1 年才能看到 BMD 升高。药物剂量越大,BTM 水平越低,BMD 上升越高,这种效果在 17β- 雌二醇、雷诺昔芬、阿仑膦酸钠、利塞膦酸钠和利班膦酸钠都可以见到,RANKL 抗体皮下注射和静脉用二膦酸盐也是如此。

2. 预测骨折风险 BTM 升高可以独立于年龄、BMD 和骨折史而预测骨折风险,而且可以预测所有部位的骨折风险。一位在骨量减少阶段(骨质疏松前期)的妇女如果具有高 BTM,则其骨折风险与骨质疏松妇女是一样的;如果其 BTM 水平正常,则其骨折风险与骨量正常的妇女一样的低。BTM 测定有助于找出那些接受抗骨质疏松治疗获益最大的妇女。但是也有报道说 BTMs 只有弱的或无明显预测骨折价值。

3. BTMs 与骨丢失速率 有些研究提示 BTMs 与后来的骨丢失速率相关,但在同一 BTM 水平的人群,个体间的骨丢失速率差别很大。所以对个体而言,BTM 水平不能预测骨丢失速率,但总体而言,骨转换水平升高与骨量低、快速骨丢失及显微结构差是相关的。

（四）骨转换标志物的临床应用注意事项

1. 注意标本的稳定性 相对于体内其他组织的蛋白质,骨转换标志物的稳定性是较高的,例如胶原肽段和碱性磷酸酶不易降解,但骨钙素标本保存条件要求高。另外,吡啶并啉和脱氧吡啶并啉在紫外线下易分解,所以,测定时实验室要避免日光照射,但日光灯照明对其测定结果没有明显影响。

2. 注意水平的节律性 大多数骨转换标志物的血、尿浓度都存在明显的节律性,主要是 24 小时节律明显:一般在凌晨浓度最高,上午急剧下降,傍晚达最低。但 BAP 例外,因其在血液的半衰期长。建议使用早晨 6~8 点空腹采血的标本或此阶段生成的尿标本,长期随访的标本应在相同的时间段留取,以增加结果的可比性。

3. 注意判断的科学性 一般来说,大多数骨转换标志物的测定值的生物学变异较大,血标本的个体内日间血浓度 CV 为 10%,个体内日间尿液 CV 为 15%~25%,所以随访患者用血液 BTM 更可靠。判断某患者 BTM 是否发生真正变化的计算公式为:最小有意义的变化值(LSC)=$2.8 \times CV(\%)$,但该方法还存在 5% 的假阳性可能。如变化值 $<2.8 \times CV$,也要注意假阴性可能。

（五）对骨转换标志物的临床应用的争议

BTMs 经过 10 余年的开发,应该说形成了产品众多、各单位选用不同的 BTM 造成研究结果众多而不一致、没有形成优势品种的局面。主要原因是对每一种产品的研究规模都不够大、观察项目都不够齐全,更缺乏大样本的产品间头对头比较研究。为此,国际骨质疏松基金会(International Osteoporosis Foundation, IOF)和国际临床化学与实验医学联盟(International Federation of Clinical Chemistry and Laboratory Medicine, IFCC)联合推荐血 PINP 和血 CTX 作为全球一致使用的成骨和破骨功能指标,以后统一使用这两个指标有利于获得丰富的、可比较的临床应用经验和解决悬而未决问题。笔者支持 IOF/IFCC 主张要采用统一指标的理念,因为最近的大型临床研究还选用 BAP 和 CTX 作为观察指标,显得很不统一,但 IOF/IFCC 并未解释为什么推荐 PINP 和 CTX 而不是别的 BTM 项目,所推荐的 PINP 确实是对破骨细胞抑制剂反应最灵敏的指标,而所推荐的 CTX 的灵敏度、精密度在三种破骨功能指标中并非最优,这种不能服众的推荐值得磋商。

各国家的学术组织对 BTMs 的观点也有差别。代表性的有:①皇家澳大利亚家庭医师学院立场是:BTMs 在骨质疏松管理中的作用尚未被足够研究,尚无证据显示使用 BTMs 会改善患者的结局,所以现阶段 BTMs 不宜常规用于骨质疏松患者;②英国国家骨质疏松指南写作组:BTMs 具有帮助评估骨折风险及监测疗效作用(证据达到Ⅰb 级),在该领域还需要进一步研究;③美国国家骨质疏松基金会(NOF)对骨质疏松预防和治疗指南指出:

BTMs在未治疗的骨质疏松病人中可以评估骨折风险，可以预测骨丢失，用抗骨吸收治疗3~6个月后再复查BTMs，可以预测骨折风险的降低，在疗效监测方面：用抗骨吸收药给予3~6个月后如果BTMs降低，用促成骨药治疗1~3个月后如果BTMs升高，在大样本研究中可以预测BMD升幅更大。这三种观点分别代表了拒绝、中性和热情支持BTMs应用的态度。笔者结合文献和自己的工作体会，认为英国的观点比较中肯，BTMs监测疗效的功能应该获得肯定，可以常规用于临床工作，但在预测骨折风险方面还需进一步研究。

（张克勤）

第五节 骨质疏松症防治药物和需关注的问题

一、概述

人体内，骨重建终身发生，骨组织处在不断更新中，骨重建中破骨与成骨这一偶联过程的相对平衡，有助于陈旧骨的更新，保持骨骼原有的几何形态、组分、结构和力学特性。一旦这一偶联过程发生严重失衡，骨吸收过度，将导致骨量的丢失、骨微结构的破坏、骨力学强度的明显降低、易发生骨折。这是骨质疏松症及骨质疏松性骨折的发生机制，也是研制防治药物的基础。目前，治疗骨质疏松症的药物直接或间接通过影响骨重建过程中的破骨细胞（抑制骨吸收药物）和（或）成骨细胞（促进骨形成药物）的数目和功能，从而增加骨量，改善骨微结构，降低骨折风险。主要药物有双膦酸盐类、降钙素类、雌激素类、选择性雌激素受体调节剂类、甲状旁腺素、锶盐、活性维生素D、维生素K以及RANKL抗体等，钙剂和维生素D是骨质疏松症防治的基本措施，具有重要的地位。

二、骨质疏松症的防治药物

（一）钙剂、维生素D

众多的骨质疏松症防治指南都强调钙剂和维生素D补充，将其作为基础措施。我们知道，骨密度与骨质量两者决定骨强度，骨强度代表骨骼抗骨折能力。研究表明，约70%的骨强度由骨密度决定，而骨矿物质的含量是决定骨密度的最主要成分，钙元素占骨矿物质总量的90%，是骨组织中最主要的矿物质。故补充足够的钙剂是骨质疏松症与骨质疏松性骨折预防与治疗的基本需要。有学者将绝经后骨质疏松和骨量减少的妇女各分为补钙组与安慰剂组进行随机对照前瞻性研究，通过2年的观察发现：骨质疏松症患者中，补钙组BMD增加0.3%，对照组BMD则降低1.4%，$P<0.001$；骨量减少者中，补钙组BMD无明显变化，但对照组BMD则降低0.5%。另一项前瞻性研究观察了200例年龄在55~65岁、绝经超过5年的华裔妇女，服高钙奶粉（含钙元素1200mg/d）者与普通饮食者进行对照，2年后，服高钙奶粉者全身、椎体、股骨颈和全髋的BMD均有增加。

维生素D可从食物中摄取或通过紫外线照射后由皮肤合成，再经过肝肾羟化酶的作用，转化成1,25$(OH)_2D_3$起作用。1,25$(OH)_2D_3$主要通过增加肠道对钙的吸收、促进肾小管对尿钙的重吸收以及对骨骼的双向调节作用，来维持血清的钙磷水平。当维生素D缺乏时，可导致继发性甲状旁腺功能亢进，增加骨吸收，从而引起或加重骨质疏松。多数循证医学研究显示，维生素D的缺乏或不足普遍存在，维生素D单用或与钙剂合用均可增加患者骨量；而对于维生素D治疗降低骨折风险的研究结果不一，分析可能与维生素D的用量有关，目前认为25（OH）D水平必须达到优化值（75nmol/L）以上时才能有效发挥维生素D减少骨折风险的作用；维生素D还改善老年人肌力的下降，减少跌倒，从而降低骨折风险。

大量的临床研究显示，骨质疏松患者在用抗骨质疏松药物治疗时，如没有充足的钙和维生素D的补充，这些药物的疗效明显降低，这也从另一个角度证实在骨质疏松治疗时，补充钙剂和维生素D的重要性。

应用钙剂的争议与思考

（1）每日补钙的剂量多少合适？机体的无机元素都需通过各种方式从外界摄入，体内无法合成。人体每天从尿液中排出钙100~200mg，饮食摄入钙的生物利用度约20%~30%，同时，人体每日骨重建都在进行，由此推算，每日饮食摄入的元素钙应在700~1500mg，这也是多数国家和地区营养机构或组织所认同。然而各个国家和地区的饮食结构不同以及人处在不同的年龄段或不同的生理状态，各国推荐的每日元素钙的补充剂量是不同的。我国营养学会推荐剂量：成人800mg/d，绝经后妇女和老年人1000mg/d。我国目前膳食营养调查显示老年人平均每日从饮食中获得的钙量为400mg，故需另补充元素钙500~600mg/d。

（2）单纯补钙可减少骨折的发生吗？治疗骨

质疏松的最终目的是降低骨折的发生，补钙可增加骨密度，是否可以推测就可以减少骨折的发生呢？Beverley 等对绝经后骨质疏松患者补钙治疗进行综合分析，结果发现补钙可以抑制骨量的丢失，骨密度稍增加。椎体骨折相对危险度呈下降趋势（RR=0.77，95%*CI* 0.54~1.09，*P*=0.14）；非椎体骨折发生率没有显著影响（RR=0.86，95%*CI* 0.43~1.72，*P*=0.66）。2005 年公布的 RECORD 试验（randomised evaluation of calcium or vitamin D_3）显示，经过 2~5 年的前瞻性观察，5292 例参与试验者中，采用钙剂与未补钙者相比，骨折发生率约分别为 12.6% 和 13.7%，RR 为 0.94，95%*CI* 为 0.81~1.09。这两项研究都没有看到单纯补钙对骨质疏松性骨折的预防作用。提示我们，骨质疏松症的治疗单纯补钙是不够的，应与抗骨质疏松药物联合使用。

（3）补钙会增加心血管事件以及泌尿系结石的发生吗？Bolland 等在 5 年的随机对照研究中，将 1471 名绝经后妇女分为两组，一组补充元素钙，1000mg/d，另一组用安慰剂，结果发现补钙组的心肌梗死多于安慰剂组（RR=2.12，95%*CI* 1.01~4.40），一经报道引起广泛关注，然而在补充了漏报的心肌梗死事件后，两组的统计学差异消失。随后，该作者又对 15 个单纯补钙的随机对照研究进行荟萃分析，再次得出类似结论，补钙组比安慰剂组心肌梗死风险增加 31%。实际上，现有的绝大多数研究并不支持补钙会增加心血管事件。新近发表的一项大型随机对照研究纳入了 1510 名绝经后妇女，补钙干预 5 年后，随访 4.5 年，未发现补钙组与安慰剂组在心血管事件发生率上有差异，还有的研究显示，补钙可以调节血脂血压，减少肥胖，对心血管产生潜在有益作用。虽然目前还不能对单纯补钙是否增加心血管事件下结论，但在给患者补钙时剂量不宜过大（<2000mg/d），充足的维生素 D 可降低心血管事件的风险，钙剂与维生素 D 合用可能更为安全有效。

补钙对结石的影响存在争议，认为补钙会使患者尿钙水平增高，肾结石的风险增加，补钙要谨慎。但有临床观察发现，柠檬酸钙不增加结石的风险；碳酸钙制剂还可降低草酸盐类肾结石的发生率。2006 年发表的女性健康行动（WHI）分析看到，同时补充钙和维生素 D 不增加肾结石的发生风险。目前将 24 小时尿钙男性≤350mg，女性≤300mg 作为评估补钙合理安全的指标。

（二）双膦酸盐类药物

20 世纪 60 年代末，Fleisch 等首先对双膦酸盐类进行临床研究，最初用于治疗变形性骨炎，后相继用于治疗肿瘤相关性骨溶解和高钙血症。近年来开展了多项双膦酸盐类药物防治骨质疏松症的大规模、多中心临床试验，证明该药疗效确切，能有效的抑制骨吸收、增加骨量并预防骨折。现有 10 余种双膦酸盐用于临床，成为防治各种代谢性骨病的主要药物之一。国外一些指南推荐双磷酸盐作为治疗骨质疏松的一线用药。目前用于治疗骨质疏松症的代表药物有阿仑膦酸盐、唑来膦酸盐、利塞膦酸盐等，临床研究数据显示总体安全性良好。双膦酸盐类进入体内，50% 左右与骨组织结合，其余以药物原形从肾脏清除，使用时要求肾小球滤过率大于 30ml/min 或 35ml/min。双膦酸盐类药物临床使用时间较长，积累的临床资料多，看到了一些与该类药物相关或似乎不相关的副作用，值得我们进一步思考与探索：

1. **食道溃疡、食道炎** 口服双膦酸盐与食道溃疡、食道炎密切相关已经明确，现多采用每周或每月的给药方式，降低了此类副作用的发生率。最近研究报道，口服双膦酸盐类可能增加食道癌的风险，但并没有得到最后证实。

2. **心房纤颤** HORIZON 研究发现，唑来膦酸增加严重心房纤颤发生率，但与安慰剂组比较，总的心房纤颤发生率无统计学差异。目前无有力证据支持双膦酸盐与心房纤颤有关。

3. **下颌骨坏死** 是使用双膦酸盐类药物的严重副作用之一，多见于接受静脉双膦酸盐治疗的肿瘤患者或口腔手术治疗的患者，骨质疏松患者使用双膦酸盐剂量小，发生下颌骨坏死的风险低。在 Marx 等所分析的 119 例下颌骨坏死患者中，肿瘤患者占 97.5%，且均为静脉使用帕米磷酸盐或唑来膦酸盐；另有分析显示，在接受口服阿仑膦酸治疗的 78 万例骨质疏松患者中，仅 3 例发生下颌骨坏死。

4. **非典型性骨折** 多见于双膦酸盐的平均使用年限在 5~7 年之间，通常伴有其他疾病或使用糖皮质激素、质子泵抑制剂等药物。非典型性骨折占总髋部和股骨骨折的比率 <1%，应该说与骨质疏松性骨折相比十分罕见，不应该成为影响骨质疏松患者选择双膦酸盐治疗的理由。我们可以在选择病人、药物使用疗程以及联合治疗等方面做一些探索，以减少此类副作用的发生。

老年性骨质疏松症属于非高骨转换型，当用双膦酸盐治疗会抑制骨吸收使骨重建一过性失偶联，导致骨量增加，但由于骨吸收与骨形成之间存在偶联机制，抑制骨吸收将导致低骨转换状态，可能存在过度抑制的风险；同时，双膦酸盐在骨骼中长期存在，可能影响骨代谢，造成双膦酸盐治疗的复杂性，使得人们在使用双膦酸盐治疗骨质疏松症时，采用长期小剂量或间断给药方案，以期达到既有效而药物副作用又少。但采用何种治疗方案最好以及骨质疏松性骨折急性期双膦酸盐的应用仍存在争议。

(三) 降钙素

降钙素在哺乳动物是由甲状腺滤泡旁C细胞分泌，由32个氨基酸构成的多肽，其分泌受血浆钙离子浓度调节。降钙素可直接抑制破骨细胞的功能，增加肾脏对钙磷的排泄，降低血钙水平。20世纪80年代初美国FDA批准降钙素用于治疗骨质疏松症，1987年开始在我国推广应用，目前临床上应用的是鲑鱼降钙素和鳗鱼降钙素。林华等研究显示：鲑鱼降钙素+钙剂治疗12个月后，患者腰椎骨密度较治疗前有所提高，约为1%，有统计学差异，但股骨近端骨密度无明显变化；钙剂治疗组无论是腰椎还是髋部骨密度均较治疗前降低；在骨质量方面，鲑鱼降钙素+钙剂组超声骨强度测定提示桡骨和胫骨的骨质量均改善，新骨折的发生率明显低于单药钙剂治疗组。PROOF国际多中心研究，对平均年龄为68岁的绝经后妇女防治骨质疏松骨折复发的5年观察显示，应用鲑鱼降钙素200IU/d鼻喷剂组较对照组新的椎体骨折发生率明显减少。降钙素具有止痛作用，其可激活周围和中枢阿片类受体，抑制疼痛介质及增加β内啡肽的释放，阻断疼痛感觉的传导和对下丘脑的直接作用，起到双重镇痛的作用。在骨质疏松性骨折围手术期应用降钙素，可明显缓解急性疼痛，并抑制由于制动所引起的急性骨丢失，利于骨折的愈合。国外学者观察了降钙素对股骨大转子骨折术后急性骨丢失的疗效，看到降钙素治疗组骨折后第15天，骨形成指标开始升高；第15天、45天和90天时，骨吸收指标显著降低；术后3个月和1年时，股骨颈和Ward三角区骨密度都有显著增加。另Huusko等观察了99名髋部骨折内固定术后使用降钙素能否促进骨折愈合，术后3个月X线检查显示，降钙素组骨折愈合率为84%，明显高于对照组的63%(*P*=0.029)。

然而，临床观察到，无论在治疗Paget's骨病还是骨质疏松患者，长期应用降钙素均能看到部分患者骨转换生化标志物的改善或骨密度的增加为暂时性，会出现临床耐药性现象，原因不明。有研究发现降钙素治疗1年以后，至少有50%的患者血中出现抗体可中和降钙素的生物学作用。另有学者根据动物实验提出降钙素"受体下调"的假说。以上的研究结果是否可解释降钙素的临床耐药现象以及降钙素的间断使用是否能改善其临床耐药值得研究。

2011年1月起欧洲药品管理局人用药品委员会(CHVP)对降钙素与前列腺恶性肿瘤的相关性的临床研究报道和有关研究数据进行审查，结果发现，长期使用降钙素6个月以上者的恶性肿瘤风险有轻微增高，2012年7月，CHVP做出的结论是：①长期使用降钙素者的恶性肿瘤风险轻微增高，不推荐使用降钙素鼻喷剂长期治疗骨质疏松症；②降钙素注射剂仅用于急性制动性骨丢失的预防，时间不超过4周；③Paget骨病在其他药物治疗不适或无效时可选用降钙素，时间一般不超过3个月，必要时可间断重复使用；④恶性肿瘤引起的高钙血症。在我国，降钙素治疗骨质疏松症不在少数，鼻喷剂仍在使用，CHVP的结论值得我们借鉴，降钙素在治疗骨质疏松症应短期使用为宜，必要时间断重复给药。降钙素抑制因制动导致的急性骨量丢失并快速缓解骨痛的作用使其在骨质疏松性骨折围手术期的应用仍有其优势地位。也期待我国相关学术组织对降钙素的应用给出指导性的建议。

(四) 雌激素与选择性雌激素受体调节剂

雌激素可通过钙调节激素——降钙素、PTH和1,25-$(OH)_2D_3$间接对骨骼起作用。雌激素既可促进降钙素的分泌，抑制骨吸收；又可降低PTH对血钙波动的反应性，抑制PTH的分泌，减少骨吸收；还可增强肝脏和肾脏羟化酶的活性，提高1,25-$(OH)_2D_3$的水平，从而促进肠钙吸收和肾小管对钙的重吸收。研究表明，妇女40岁以后每年丢失骨量1%，绝经头3年内下降速度明显加快，下降率为每年2.4%~10.5%，绝经15年以后骨密度相对于绝经前妇女的61.7%~65.9%。这些改变均与雌激素分泌减少有关。1935—1941年Albright和Reifenstein提出性激素可预防骨质疏松症，雌激素补充治疗即开始，至60~70年代达到高峰，当时只补充雌激素不加用孕激素，出现了子宫内膜癌增加，使雌激素的补充治疗陷入低谷。80年代起，对有子宫的妇女在补充雌激素的基础上普遍加了孕激素，子宫内膜癌的问题得以解决，雌激素的使用再次兴起。大量的观察性研究显示，激素的补充治疗除可明显改善更年期相关症状外，还可预防骨质疏松症、冠心病、老年痴呆症等慢性病和老年退化性问题。到20世纪末，激素补充治疗(HRT)达到巅峰。然而，21世纪初，随着一些大型随机对照研究结果的相继发表，尤其是2002年美国妇女健康基础干预研究（WHI）的雌孕激素联合应用分支的研究结果的公布，提示激素的补充并不能预防冠心病，另对乳腺癌存在不利影响。这些结果与以往观察性研究结果有很大不同，甚至相悖，使“激素补充治疗”再次跌入低谷。为使我们对WHI的研究结果有一个正确的认识，不妨我们再来回顾一下此项研究。WHI是一项前瞻性研究，美国有40个医学中心参与，主要纳入人群是50~79岁的绝经后妇女（平均年龄63.3岁），排除标准中包括了更年期症状严重者。主要终点指标：冠心病的非致死性心肌梗死和死亡；主要副作用终点指标：乳腺癌以及与总体健康指数相关的指标：卒中、肺栓塞、子宫内膜癌、结肠癌、髋骨骨折和其他原因引起的死亡。干预方案是每日口服结合雌激素0.625mg+醋酸甲黄体酮2.5mg的复方制剂，雌孕激素联合用药组（EPT组）8506名，安慰剂组8102名。主要结果（用相对危险度表示）：冠心病1.29；乳腺癌1.26；卒中1.41；肺栓塞2.13；结肠癌0.63；子宫内膜癌0.83；髋骨骨折0.66；其他原因死亡0.92。组合的相对危险：心血管病1.22；总体癌的发生1.03；所有骨折0.76；总死亡率0.98；总指数1.15。结论：美国健康绝经后妇女使用雌激素联合孕激素治疗5.2年，总体健康危险超过获益。WHI的结果出乎意料，也使HRT的应用充满争议。澳洲妇产科专家Dr Barry G指出，WHI研究有缺陷，其没有选择年龄45~55岁患有潮热、出汗等更年期症状的妇女，而选择66.6%的妇女年龄>60岁，对70~79岁年龄妇女开始用HRT治疗提出质疑。研究中1/3的妇女BMI>30，而这些肥胖老人本身就有心血管病的倾向。美国学者Solomon等指出，WHI研究结果绝不意味着绝经后妇女不该用HRT，对有绝经症状的仍是其有效的适应证。HRT可降低骨质疏松症骨折的发生率，但不鼓励长期用于防治骨质疏松。纵观一系列的研究结果，使我们在应用HRT治疗绝经后骨质疏松症患者时，为使其利大于弊不得不思考以下问题：

1. HRT适用于哪些人群？ 对于骨质疏松高危人群、低骨量、或已有骨质疏松症伴有明显更年期症状者，最好在绝经后尽早启用HRT治疗，启用年龄应在60岁以下，要严格把握禁忌证，如激素依赖性肿瘤、血栓性疾病、活动性肝炎、结缔组织病、不明原因阴道出血等。并进行定期随访和全面评估。

2. 选择何种制剂、剂量和方案？ 优先选用天然雌激素制剂，应用最低有效剂量，个体化的治疗。子宫已切除者可只用雌激素治疗。

3. 用药疗程多长？ 就预防和治疗骨质疏松而言，过去主张一般应用5~10年，现考虑长期使用的风险性，主张短期使用，一般不超过4年，每年复查时要规范监测。已应用HRT4年者应再次评估其风险与获益，决定后续的治疗方案。

激素补充治疗的使用过程是一个不断发现问题，解决问题不断完善的过程。正因为如此，选择性雌激素受体调节剂孕育而生。

选择性雌激素受体调节剂（$SERM_S$）是一类人工合成的非激素类制剂，选择性作用于不同组织的雌激素受体，在不同的靶组织产生不同的类雌激素作用或抗雌激素作用，在一定程度上避免了雌激素的副作用。目前国内常用的有雷洛昔芬，其作用于骨的雌激素受体发挥类似雌激素样作用。MORE试验是一多中心随机双盲安慰剂对照前瞻性研究，共纳入7705例患骨质疏松症的绝经后妇女，每日口服雷洛昔芬60mg，1年后腰椎和髋部骨密度增加，与安慰剂比较新发椎体骨折风险下降68%；在用药3年中首发椎体骨折及多处椎体骨折的危险分别下降55%及93%、非椎体骨折风险下降47%。雷诺昔芬对乳腺发挥抗雌激素作用，使乳腺癌的发生率下降；对子宫内膜无刺激作用，不增加子宫内膜癌的发生风险。但$SERM_S$不能解除潮热、出汗等更年期症状，有些无症状的妇女使用后还会使其出现潮热、腿抽筋、周围水肿和血管扩张等副作用，极少数发生深静脉血栓。为寻求更为有效且副作用更少的药物，新SERMs正在不断研发中。

（五）甲状旁腺素

甲状旁腺素（PTH）是84个氨基酸构成的多肽激素，是调节钙、磷代谢及骨转换重要激素之一。PTH与受体结合后，通过活化cAMP依赖的蛋白激酶A及钙离子依赖性蛋白激酶C信号转导途径发挥生物作用，PTH氨基端1-34片段（hPTH 1-34），具有全分子PTH与受体结合的能力及生物活性。研究表明，PTH促进骨骼合成代谢作用取决于低剂量及间歇用药方式。Neer等报道的多中心安慰剂对照前瞻性研究，纳入绝经后骨质疏松妇女1637人，平均疗程18个月，分3组，分别为安慰剂组、hPTH20μg/d和hPTH40μg/d组，结果显示：hPTH组腰椎和髋部骨密度明显增加，椎体骨折、非椎体骨折明显降低。众多的研究亦证实，间断皮下注射PTH（1-34），能够有效地促进骨形成，治疗严重骨质疏松症。然而，在动物实验中观察到，注射PTH治疗两个月~两年发现有成骨肉瘤的发生，且与剂量有关。故美国FDA批准使用PTH治疗骨质疏松症的疗程不超过两年。临床工作中，对既往有肿瘤病史者不推荐应用PTH。由于PTH有强的促骨形成的作用，多推荐用于骨质疏松骨折者、骨密度极低者以及对抗骨吸收药物疗效不理想者，疗程<两年。然而，肾性骨营养不良者有长期高浓度PTH分泌却未见成骨肉瘤的发生，使我们对研究出更有效且副作用更小的PTH有了期待。

（六）其他

1. 活性维生素D　活性维生素D能促进骨形成和矿化，抑制骨吸收，并增加老年人的肌肉力量和平衡能力，减少跌倒从而降低骨折风险。治疗骨质疏松症时需与其他抗骨质疏松药物合用。

2. 锶盐　锶离子能激活成骨细胞的G蛋白偶联体，促进成骨细胞前身细胞分化和护骨素的分泌，促进骨形成，抑制破骨细胞的骨吸收，提高骨质量，降低骨折风险。在骨质疏松性椎体骨折再发的干预性研究和骨质疏松性非椎体骨折的干预研究均看到骨折风险的降低，且在80岁以上的老年女性也取得同样的获益。目前唯一上市的具有双重作用机制的新型抗骨质疏松症药物—雷尼酸锶为众多国际骨质疏松症防治指南所推荐。是一非常有前景的药物。

3. 维生素K、RANKL抗体等　日本人观察到喜食纳豆者骨质疏松症患病率低，进一步研究发现与其所含的维生素K有关，从而发明了四烯甲萘醌—维生素K2的同型物用于抗骨质疏松治疗。动物实验和临床研究均证实四烯甲萘醌在多个环节改善成骨抑制破骨，降低骨折的风险，与其他多种骨吸收抑制剂合用显现出协同作用。

随着对骨质疏松症发病机制研究的不断深入，新的抗骨质疏松症药物不断出现，如：RANKL抗体—地诺塞麦、酪氨酸激酶抑制剂—甲磺酸伊马替尼等，将为患者提供更好、更安全有效、更个体化的治疗。

三、骨质疏松优化治疗的尝试与思考

随着骨质疏松症研究的不断深入、对骨质疏松症的发病机制有了更进一步的揭示，防治骨质疏松症新药也不断推出和应用，骨质疏松骨折的发生的危险明显降低。然而，这些治疗并不能使骨质疏松症痊愈，骨折并没有完全杜绝，有的药物长期使用出现疗效降低或明显的副作用。这使得人们在研发新药的同时，思索着如何使现有药物的疗效最大化，同时将副作用减至最小。对此，学者们做过不少的尝试，取得了一定的成效，对开拓我们的思路，指导临床灵活合理有效安全的用好现有的抗骨质疏松药物意义重大，值得借鉴。

（一）抗骨质疏松药物的联合治疗

1. 抗骨吸收药物间的联合治疗　抗骨吸收药物主要有双磷酸盐、降钙素、雌激素和选择性雌激素受体调节剂等，这些药物虽都可抑制骨吸收，但作用机制和作用环节不完全一致，人们探索着将不同的抑制骨吸收的药物联合使用看是否有协同作用。尝试最多的是激素补充治疗和双磷酸盐的联合使用。

我们来看HRT与阿仑膦酸钠联合防治骨质疏松症具有代表性的四项随机对照研究，研究对象分别为子宫切除术后低骨量的绝经妇女、绝经后骨质疏松和老年妇女，均采用阿仑膦酸钠10mg/d，HRT采用结合雌激素0.625mg/d，或微粒化雌激素2mg加用或不加用甲羟孕酮2mg/d。观察12个月~5年不等。四项研究结果较一致，两者的合用在增加腰椎骨密度方面具有协同作用，联合治疗组腰椎骨密度显著高于单药治疗组和安慰剂组，股骨颈和大转子部位的骨密度增加结果不一，观察疗程2年以上者髋部骨密度高于单药治疗组。其他类似研究，结果基本一致。研究提示HRT与阿仑膦酸盐合用有协同作用。

2. 抗骨吸收药与促骨形成药联合治疗　现有的促骨形成的药物主要是PTH及类似物，原用的氟制剂虽可明显增加骨密度但骨折发生率反而增加，临床已基本不用。抗骨吸收药与促骨形成药联合治疗，从理论上说，应是理想的组合，但临床研究结果是否如此呢？我们来看一下3项有关双磷酸盐与PTH联合治疗的随机对照研究，纳入人群为绝经后骨质疏松症或男性老年骨质疏松症患者，使用PTH（1-84）100μg/d皮下注射或PTH（1-34）40μg/D皮下注射与阿仑膦酸钠10mg/d合用，观察单药和联合治疗对骨密度的影响，疗程12~30个月。结果显示，单用PTH治疗组骨密度增加最为显著，明显高于阿仑膦酸钠组和联合治疗组，联合治疗组的骨形成指标低于PTH单药治疗组，说明阿仑膦酸钠与PTH联合治疗时削弱了PTH的作用。提示促骨形成药PTH与抗骨吸收药阿仑膦酸钠联合应用时，由于阿仑膦酸钠对骨吸收的抑制，遏制了PTH的促骨形成作用，不建议此两药合用。HRT与PTH的联合治疗绝经后骨质疏松者研究观察显示，联合治疗组腰椎骨密度、全髋和股骨颈骨密度增加高于单用 HRT 组，提示两者合用有一定的协同作用，但该研究未设单用 PTH 组，研究设计存在一定缺陷。SERMs 与 PTH 的联合治疗绝经后骨质疏松者研究显示，骨形成指标在联合用药组高于 PTH 单药组，骨吸收指标在联合用药组显著低于 PTH 单药组，无论是腰椎骨密度还是全髋骨密度在联合治疗组均显著高于 PTH 组，说明雷诺昔芬可以提高 PTH 的骨形成作用。

然而，骨密度的增加并不能完全代表骨强度的增加和抗骨折能力的增强，上述研究观察时间较短，均未将骨质疏松性骨折这一重要指标作为观察终点，研究结果供参考，有待更长期的观察研究，提供更有效的依据来指导临床。

3. 抗骨吸收药物与其他药物联合治疗　研究显示，双磷酸盐或 HRT 或 SERMs 与活性维生素 D 合用均可增加腰椎和全髋的骨密度，说明活性维生素 D 可作为部分抗骨吸收药的辅助用药。

对联合治疗的评价必须从药物的疗效、治疗的依从性、副作用和费用等多方面综合考虑，疗效上应该 1+1>2。在上述研究中有些联合治疗看到了骨密度的增加，但远期治疗对骨折的影响尚不清楚，此外，多种药物联合治疗必定增加副作用的风险，且是否符合药物经济学的原则值得探讨。加拿大骨质疏松防治指南、美国临床内分泌学会绝经后骨质疏松指南均不推荐将抗骨质疏松药物联合应用；中华医学会骨质疏松和骨矿盐疾病分会的原发性骨质疏松症诊治指南不建议相同作用机制的抗骨质疏松的药物联合应用。

（二）骨质疏松症的序贯治疗

基于对骨重建周期的认识，在 20 世纪 70 年代 Frost 首先提出了骨质疏松的序贯治疗，即激活、抑制、停药和重复（ADFR）的序贯疗法，但临床研究结果却不尽如人意，并不优于单用抗骨吸收药物的疗效。随着促骨形成药物 PTH 的使用，新的序贯治疗出现，即在促骨形成药物的激活期后使用抑制骨吸收的药物，临床研究看到，双磷酸盐、雷诺昔芬或锶盐均可防止因停用促骨形成药物 PTH 后的骨丢失。这可能成为未来治疗骨质疏松症的新选择。其实在我们临床工作中还存在着其他的序贯治疗方案，如：绝经早期使用雌激素补充治疗，之后改用双磷酸盐、SERMs 或降钙素；在新发急性骨折期使用降钙素之后改用其他抗骨吸收药物。这些序贯治疗的疗效和安全性有待进一步证实。随着 PTH 的广泛使用，促骨形成—抑制骨吸收—促进骨形成—抑制骨吸收的交替或间歇治疗方法会形成新的序贯治疗方案。序贯治疗也许是优化骨质疏松治疗的好方法，但仍有不少问题待明确，如各药物治疗疗程多长？间歇期多长？药物的剂量多少最合适？有待通过更多研究找到答案。

四、如何评估骨质疏松患者的治疗效果？

原发性骨质疏松症是一种慢性全身性代谢性骨病，需要长期或终身治疗，而骨质疏松症很大一部分患者没有症状，病人无法从症状好转而坚定持续治疗的信心。同样，作为医师也希望通过对治疗效果的客观评价，做到心中有数，为患者及时调整个体化的治疗，追求最好的治疗效果。但在什么时间进行疗效评估、检测哪些指标呢？

治疗后 1 个月时，了解患者使用药物的情况、对药物的耐受性和不良反应等，特别是患者的治疗依从性，若依从性不好将对疗效大打折扣。

治疗后 3 个月、6 个月时监测骨转换生化标志物，包括：骨形成指标，Ⅰ型原胶原 N- 端前肽（PINP）和骨吸收指标，Ⅰ型胶原交联 C- 末端肽（S-CTX）。在使用促骨形成药物时，1~3 个月时骨转换生化标志物增加，抗骨吸收药物治疗 3~6 个月后可出现骨转换生化标志物的抑制。

治疗启动后 1 年或更改治疗方案后 1 年监测骨密度，一旦疗效已经产生，可每两年监测一次。

特别提出的是，以上疗效的观察必须建立在诊断正确和治疗方案规范的基础上，同时要针对评估出的各种风险因素进行处理和“继发性因素”的排除；要补充充足的维生素 D 以及钙剂；骨转换生化标志物的检测和骨密度的检测准确。

（霍亚南）

第六节　中国骨质疏松症指南要点解读

一、对骨质疏松症的认识

骨骼是一类具有生命活动的器官，既有生长发育，也有衰败死亡。从这种角度讲，骨质疏松症是一种反映骨骼衰败状况的慢性疾病，其性质与临床熟知的慢性肾衰、心衰、肝衰等疾病有相似之处。参照与这些疾病类似的认识思路，骨质疏松症可做如下描述或分类：①按严重程度不同，可以是骨量减少、骨质疏松症和严重骨质疏松症(骨质疏松症伴发骨折);②反映在疾病进展速度不同上,则有高转换型骨质疏松、低转换型骨质疏松、骨转换速度基本正常的骨质疏松;③按病因不同可大致分为原发性骨质疏松症、继发性骨质疏松症、或不能完全区分原因的骨质疏松症等。

然而,临床研究更集中于关注骨质疏松症引起的骨骼材料学特性的变化。那些已经呈现骨质疏松的骨骼,内部有形材料少(骨量低)、内部结构紊乱(微结构毁损);骨骼整体质量下降,不再具备健康骨骼所具备的特性:良好的韧性(可弯曲、相对变形)和刚性(抗压、相对不变形)。骨骼的这些材料学特性,我们可以笼统称之为骨质量。骨质量改变,就是发生骨折的基础。因此,骨质疏松症是一种导致骨折易于发生的疾病,即在相同外力作用下,骨质疏松症患者更容易发生骨折。

其实,从材料学性状改变来研究疾病,已经有许多非常成熟的例子。比如,动脉粥样硬化与血管病变事件,动脉血管硬化是全身性的,病变的血管壁比未发生粥样硬化的血管更加脆弱,也更容易发生血管破裂或闭塞,但哪一根血管或哪一个部位的血管先破裂或闭塞却不能肯定,临床上就可以表现为脑出血、脑梗塞、心肌梗死、肺梗塞等,从而出现不同的临床表现。骨质疏松症与骨质疏松性骨折恰如血管硬化与血管事件,前者是后者的基础,后者是前者的结果。也就是说,对于骨质疏松症患者而言,骨折并不是一种孤立的偶然事件(而是骨质疏松的必然结果),但哪个部位的骨骼先发生骨折、在什么时候发生骨折才具有偶然性,这与骨折当时骨骼所承受的外力有关。骨质疏松症患者的骨折是在承受较低外力情况下发生的,对于无骨质疏松症者,相同的外力并不会导致骨折。因此,临床上可简单地将骨折分为骨质疏松性骨折(低暴力骨折)和非骨质疏松性骨折(暴力性骨折)。很显然,骨质疏松症与骨质疏松性骨折之间具有相对确定的规律性,应运而生的以研究骨骼在抗骨折特性等方面变化规律的学科,就是现代医学中的骨质疏松学。

在临床上,有近10%的直接医疗支出用于对骨质疏松性骨折的治疗,即使这样,骨质疏松性骨折的治疗效果仍不令人满意。在医疗技术较为先进的国家和地区,骨质疏松性髋部骨折才仅有25%的痊愈率,这也显示出骨质疏松症研究、骨质疏松性骨折干预研究具有广阔的发展空间和重要的医学意义、经济意义及社会意义。

二、骨质疏松症与骨质疏松性骨折发生的规律性

(一) 骨质疏松症风险评估

研究骨质疏松症的发生发展规律十分重要。原因在于:①在骨质疏松症发生发展过程中,患者基本没有明显的临床表现,包括临床症状、体征、一般生化检查等多个方面都是如此。如果明确了骨质疏松症的发病规律,就可以判定一个特定的个体是否易于患病,这十分有利于早期预防疾病、发现疾病和治疗疾病。②有利于帮助临床判定某个个体是否需要进行骨质疏松症的相关(或特异性)检测。③可为骨质疏松症防治提供多方位的思路。

虽然目前并没有完全阐明骨质疏松症的发生发展规律,但对于导致本病发生的一些相关临床因素却逐渐明了,这些因素被称为骨质疏松症的危险因素。骨质疏松症的危险因素可简单分类为两大类:临床可控制因素和临床不可控制因素。可控制因素在疾病发生、发展、转归等多个环节的医学价值不言而喻,那些不可控制因素对于骨质疏松症的临床治疗虽然没有帮助,但却可以提醒临床医师对具备这些因素的个体进行骨质疏松症的筛查和骨质疏松性骨折的预防,同样值得重视。

临床研究结果显示,骨质疏松症的不可控制因素主要包括性别、种族、老龄、绝经、母系家族史等;而可控制因素较多,包括低体重、性激素水平低下、过度吸烟、过度饮酒与饮咖啡、体力活动少、蛋白质过多或不足、高钠饮食、钙摄入不足、维生素D不足、存在影响骨代谢的疾病、应用影响骨代谢的药物等。目前,既没有对绝大多数危险因素进行量化,也没有明确这些危险因素的权重,故临床上没有确定的公式来计算单个个体在特定条件下骨质疏松症的患病风险。由于多个危险因素可同时对一个个体产生影响,相对来说,危险因素越多、存在时间越久、致病因素越强,患病可能性越大。

评估骨质疏松症患病风险的方法较多,这些方法的敏感性较高(少数方法的敏感性甚至可高达90%)但特异性较低(差的仅达40%),因此,这些方法仅可用于骨质疏松症的初步筛查,提供诊断线索,对治疗指导作用十分有限。比如,IOF(国际骨质疏松基金会)关于骨质疏松症一分钟测试(相当于问卷)、亚洲人骨质疏松风险测试(OSTA)等,都是如此。

(二) 骨质疏松性骨折的风险评估

如前面所述,骨折的发生存在两大方面的因

素：一是骨骼自身的抗骨折因素，另一是作用于骨骼的致骨折外力因素。通过对两者的综合分析，方可较全面的评估骨折风险。

目前较为公认的骨质疏松性骨折风险评估方法是FRAX。该方法根据各个国家或地区流行病学数据，总结了各地计算骨折风险的公式。临床医生或研究者只需要根据患者自身条件，就可推算出患者十年内发生全身主要骨折（椎体、髋部、腕部和肱骨骨折）风险和髋部骨折风险。当前世界各地公布的许多骨质疏松症诊治指南均推荐FRAX用于判断对个体是否启动抗骨质疏松药物的治疗。

FRAX是根据每一个个体的以下条件进行计算的：年龄、性别、股骨颈骨密度、体重指数、既往脆性骨折史、父母髋骨骨折史、糖皮质激素使用情况、吸烟、饮酒、合并其他引起继发性骨质疏松的疾病、类风湿性关节炎等。很显然，它并没有对每一风险因素进行准确的量化分析（如糖皮质激素的剂量、骨折次数、饮酒量等），也没有考虑导致骨折发生的外在暴力因素。此外，各地提供的流行病学资料也可能存在偏差，因此，不能单纯依靠FRAX来判定骨质疏松性骨折风险。不过，对于无骨密度检查设备的地区或医院，FRAX仍不失为一种较为有用的治疗指导方法。

对于骨质疏松性骨折来说，其低创伤或低暴力产生的根源往往源自生活中的各种动作，如跌倒、翻身、咳嗽、负重、行走等。因此，有必要对骨质疏松症或易于发生骨折的患者进行运动指导，并纠正其维生素D激素低下状况，增强其平衡能力，降低跌倒风险，从而减少骨折发生。已有临床研究表明，跌倒是导致骨折发生的一个最重要的环节，减少跌倒的发生对骨质疏松性骨折的防治将起到非常重要的作用。

根据对跌倒的影响因素研究可发现，除大家都熟悉的神经-肌肉系统功能外，患者意识状态、颅内疾病、镇静药物、视力、环境等都是非常重要的影响因素，它们对预防跌倒的作用值得重视。

三、骨质疏松症的临床特征

（一）症状

骨质疏松症患者在疾病早期常常没有特异性症状，患者甚至不会认为已经患病。临床上有一些非特异性的不适感，如乏力、活动能力下降、腰背部酸痛不适、抽筋、怕冷等，可能是骨质疏松症较早期的提示性线索。另外，如果患者已经存在慢性疾病，如慢性阻塞性肺疾病、慢性消化系统疾病、慢性肾脏疾病等，这些疾病一方面可能加速骨量的丢失，另一方面还可能掩盖由于骨量丢失带来的症状，更可能由于医师和患者将诊治重点放在其他脏器疾病上而忽略了骨量丢失带来的危害。因此，骨质疏松症的早期诊断十分困难，往往需要临床医生根据骨质疏松症的危险因素存在与否、有多少个危险因素等来大致评估，提醒患者可能存在骨质疏松症的情况。

如果发生骨折，则可以出现突发剧烈疼痛、体位变换等日常活动受限、骨与关节畸形伴疼痛等一系列症状，这往往是促使患者就诊的直接原因。

临床上，骨折的诊断不难，但要将一次骨折界定为骨质疏松性骨折，则需要满足一些特点，包括：发生在经典部位，如脊柱下段胸椎、腰椎、股骨近端、桡骨远端；属于低暴力骨折，往往发生在正常体位的跌倒、日常活动、轻微外力作用等情况下；严重骨质疏松症往往还存在既往骨折史、多发骨折、骨折家族史等。当然，对于初次骨折则更需要仔细分析、判定其是否为骨质疏松性骨折，有部分指南将女性绝经后发生的骨折、男性在50岁以后发生的骨折直接归类为骨质疏松性骨折，这是不够严谨的，因为有极少数患者可能由肿瘤等疾病对骨破坏引起。

胸腰椎骨折后，患者还可以出现一些相关不适，如胸痛、呼吸动度受限、说话音量较低且语速慢、腹胀、腹痛甚至麻痹性肠梗阻等。

（二）体征

与临床症状一样，骨质疏松症本身也很少有特殊的体征。它的体征也往往是发生骨折以后的表现，如身高降低、骨骼与关节畸形、强迫体位等。在国内外的一些指南中，也有一些类似的提示，如身高下降3cm以上、驼背等，往往意味着骨质疏松症的存在。

（三）辅助检查

骨质疏松症的辅助检查分为影像学检查和生化检查两大类。

影像学检查包括一些常规方法，如X线平片、CT、MRI，但最重要的还是骨质疏松症的特异性影像学检查——骨密度的测定。常规方法较利于骨骼结构和基本形状的判定，特异性方法则量化了骨骼的“密度”这一物理学性状。两者在骨质疏松症与骨质疏松性骨折的诊断中相辅相成，不可偏废。

骨骼的“密度”这一物理学概念因检测技术方式的差异，其检测结果被表述为线密度、面积密度和体积密度三种方式。面积密度是由双能量X线吸收法(DXA)测定得到的结果,其测定值可重复性较好,加之检测方法较为简便易行,故WHO推荐在骨质疏松症的诊治过程中,将面积密度作为骨质疏松症的诊断与疗效随访的指标。这一推荐基本得到了全球各个骨质疏松学术组织的认可。

骨质疏松症的生化检查包括常规的钙磷代谢指标、骨代谢调节激素指标、骨组织代谢指标三类。这些指标对骨组织细胞功能、骨组织代谢过程有各自的代表性,正是它们的变化造成了骨密度、骨结构或者说骨骼性状等改变。特别是骨组织代谢指标,可能与骨密度变化、骨质疏松症的发生与治疗转归等关系更为密切,被认为是疗效监测的一个重要方面。

当然,对于区分各种不同机制所导致的骨代谢疾病,钙磷代谢指标、钙磷代谢调节激素、骨组织代谢指标将发生不同的变化,对相关疾病的诊断与鉴别诊断有十分重要的临床价值。

对于骨质疏松症的诊治而言,血清钙磷、尿钙磷、PTH与维生素D、骨形成指标(如ALP、PⅠNP、BALP、BGP、PⅠCP)、骨吸收指标(如CTX、NTX、TRAP5b)水平往往是指导正确诊治的基本条件,需尽可能完善相关检查。骨质疏松症患者往往会因为处于疾病发生发展的不同阶段,这些指标的变化也不尽相同,但是,对于绝大多数骨质疏松症患者,上述生化指标基本维持在正常参考范围内。

四、骨质疏松症的诊断流程

骨质疏松症的临床诊断方法有两种:一是基于DXA骨密度检测结果,另一是基于骨质疏松性骨折事件。前者在临床上具有更好的可操作性,特别是它具有较为客观和准确量化的特点,因此也是最值得推荐的方法;后者则基本不具备可操作性,只是反映了骨质疏松症的一种结果,加之往往存在主观判定的因素,故不推荐其作为最佳的临床诊断方法。

基于骨密度检测结果的诊断,也是需要进行仔细鉴别诊断的。切忌一旦发现DXA骨密度T值≤-2.5,就立即判定为骨质疏松症。骨质疏松症的基本诊断步骤推荐如下:①骨密度降低是否达到规定的骨质疏松症诊断标准?②骨密度降低是否是骨质疏松症所致?③是否存在导致骨质疏松症的继发因素?④如果是原发性骨质疏松症,分类如何?通过完成这几个步骤,骨质疏松症的诊断即可基本明确。

1. 诊断标准是大家统一遵守的基本规则,关键是如何解读每一个患者的骨密度检测结果。也就是说,骨密度检测的基本原理、可能存在的导致检测误差的影响因素、如何影响检查结果等多个方面都需要研究与推敲,做出较为客观的判断。DXA骨密度值是X线被阻挡的比例的直接反映,任何可能造成X线被阻挡的因素都可能影响骨密度值,从而引起骨密度的测定值比实际值升高。比如,检测体位、骨密度本身、骨骼大小、骨骼变形、与骨骼投影重叠的结构(骨质增生、大血管钙化、肌肉与脂肪、肠道内容物等)都是非常重要的因素,它们将导致骨密度值升高,使骨质疏松症的诊断率下降,即假阴性突出。如果同时进行X线平片检查,将有助于临床做出正确的判断。

2. 有许多骨骼疾病都可引起骨密度降低,换句话说,骨密度降低不一定是骨质疏松症。骨软化、骨肿瘤或肿瘤骨转移、甲旁亢、成骨不全症等都可导致骨密度低下,但它们导致骨密度降低的原理却各不相同。骨质疏松症患者骨密度降低表现为骨组织内骨基质与骨矿物质等比例降低;骨软化患者骨密度降低则是骨基质含量相对过多、骨矿物质沉着(骨矿化)不足;骨肿瘤或肿瘤骨转移时的骨密度降低则是骨组织不均一分布或局部骨吸收的结果。骨骼的这些变化,可以通过骨组织计量学、X线平片、骨活检等方法进行鉴别。

3. 在明确骨密度降低是骨质疏松症的结果后,还需要对导致骨质疏松症的大致原因进行分析。继发性骨质疏松症首要的治疗措施是消除继发因素,这与原发性骨质疏松症的治疗原则大不相同,故这一诊断环节的临床价值十分突出。常见的导致骨质疏松症的继发因素包括:①影响骨代谢的内分泌疾病(性腺、肾上腺、甲状旁腺及甲状腺疾病等);②影响骨代谢的免疫性疾病(如类风湿性关节炎);③影响钙和维生素D吸收与利用的肠道和肾脏疾病;④骨肿瘤(如多发性骨髓瘤)或肿瘤骨转移等;⑤影响骨代谢的药物(如糖皮质激素、胰岛素增敏剂、质子泵抑制剂、华法林、抗惊厥药物等);⑥其他,如各种先天和获得性骨代谢异常的疾病。

但是,原发性骨质疏松症患者以老年人居多,在这一人群中,往往合并存在多种慢性疾病或者使用多种药物,对于长期没有进行骨骼健康检查的个体,当其新诊断为骨质疏松症时,则骨质疏松症的病因很可能不能明确是否为疾病或药物所致。此时,建议按WHO推荐的骨质疏松症诊断标准进行分类即可,即分为骨量减少、骨质疏松症或严重骨质疏松症,不必再对病因进行过多的纠缠。一方面因为指南仅按此种分类方式进行治疗指导，另一方面是由于这些可能的继发因素不能消除。

4. 对于诊断为原发性骨质疏松症的患者，还可进一步分类为特发性、绝经后和老年性骨质疏松症三类。这种分类既有利于统计与科学研究，也将有利于抗骨质疏松药物的选择。

目前，并不推荐采用骨折事件作为诊断骨质疏松症的最佳方法，其主要原因有以下几点：①不能用于患者个体诊疗随访。即患者在接受抗骨质疏松药物治疗过程中，发生骨折不代表诊疗失败，未发生骨折也不代表诊疗成功。②不能准确量化。即有无骨折存在、是否为骨质疏松性骨折、骨折轻重程度等的临床判断具有一定主观性。③对于骨质疏松性骨折的诊断而言，一处骨折与多处骨折并无本质性差别，对治疗方案的选择帮助不大。④骨折已经是骨质疏松症的不良后果，用骨折来诊断骨质疏松症可能已经延误了最佳的诊疗时机。

但是，骨质疏松性骨折的发生常被认为是骨质疏松症疾病较为严重的标志性事件，WHO、ISCD(国际骨密度测量学会)、IBMS(国际骨矿研究会)等均认可这一判断方式，各组织均推荐其作为骨质疏松症的诊断标准。此时，需要采取更为积极的临床诊疗方案：包括更全面的诊断评估、更积极和有效的治疗方案、更密切的随访管理、更长期的药物治疗疗程等。

这里有一个问题，什么样的骨折才算是(恰恰是主观性的体现)骨质疏松性骨折？非暴力骨折、低暴力骨折、低创伤骨折、脆性骨折都是骨质疏松性骨折的表述形式，它们都该怎么界定呢？目前并没有标准的定义，我国指南也没有明确规定。有五种方法可以推荐给大家参考，用于判断骨质疏松性骨折：①发生在绝经后或 50 岁以后的骨折；②按常规推理不该发生而发生了的骨折；③用 X 片检查，发现患者骨骼已经存在骨质疏松表现；④从人体重心及以下高度跌落后发生的骨折；⑤出现在经典骨质疏松性骨折部位的骨折，即胸腰交界处椎体骨折、髋部骨折、桡骨骨折。不过，我们从中都可以看出诊断骨质疏松性骨折具有一定主观性，是人为规定、推荐的结果。

五、骨质疏松症的治疗

在国内外指南中，骨质疏松症的治疗常常分为基础措施与抗骨质疏松药物治疗两个部分，我国现行骨质疏松症指南也不例外。其实，这样的治疗分类指导意见意味着两者具备完全不同的临床价值，不能相互替代，但同时又是相辅相成两个部分，组成一个完整的有机统一体(即治疗方案)。

(一)基础措施

就像高血压患者需要低盐饮食、糖尿病患者需要糖尿病饮食及运动治疗等基础措施一样，骨质疏松症的基础措施也被认为是防治本病发生发展及在治疗本病过程中不可或缺的基本条件。这些条件主要包括影响骨骼健康的生活方式、骨骼发育与维护骨代谢平衡的物质需求。

1. 健康的生活方式　既强调保持利于骨骼发育、骨代谢维护的生活方式，比如饮食中摄入充足的元素钙、低盐饮食、适量蛋白质摄入(避免过多或不足)、户外负重运动、足够日光照射等；也强调避免或减少骨骼损害的生活方式，比如限制咖啡摄入、戒烟限酒、避免跌倒等。其中，充足的钙、负重运动、日光照射、跌倒的防护是骨质疏松症及骨折防治过程中尤为重要的几个部分。但是，这些生活方式究竟如何影响骨骼、影响程度如何、量化评估标准、对不同年龄或性别的重要性、相互之间可能的交叉影响等问题，几乎都没有完全明确，指南也没有相应的推荐意见，有必要加以关注。

2. 满足钙与维生素 D 需求　钙在体内无法合成，但人体每日均从尿中排除钙元素约 100~300mg，而血液中钙离子浓度却必须维持在正常范围方可发挥其多种重要的生理作用，故必须有足够的血钙来源对其进行补充。其补充的来源之一是从肠道吸收，另一来源则是人体钙库中的钙释放，还有少部分源于尿钙的重吸收。这一系列过程即是所谓的钙平衡。骨骼中钙盐含量约占人体元素钙的 99%，骨骼即是人体最重要的钙库。

在骨骼生长发育过程中，骨骼体积不断增加，钙盐也一直不断以相对恒定的比例沉积于骨骼内。钙盐是骨骼最主要的无机盐，是维持骨骼刚性的重要基础。人在进入中老年以后，由于多种钙调节激素(特别是维生素 D)变化以及胃肠道功能改变，胃肠道来源的钙则相对不足或利用不足，产生负钙平衡，这将加速骨钙释出，骨骼钙盐总量(骨矿含量)逐渐减少，此即骨量丢失的基础。因此，从胃肠道补充足够的钙、加强钙的吸收利用、抑制骨钙的释出都是阻止骨钙丢失的重要环节。

骨质疏松症的治疗要达到增加骨矿含量的目的，就需要有足够的钙沉着于骨基质，此时，增加胃肠道元素钙的摄入与吸收、增加肾小管钙重吸收都十分必要，这一系列过程都有一个最重要的激素——维生素 D 的作用。维生素 D 不足或其作用不足在中老年人群较为普遍，它与维生素D的摄入不足、体内合成能力下降及活化能力下降都存在一定关系。故补充足够的维生素D与补充足够的钙都同等重要。

目前，我国尚缺乏维生素D不足、钙摄入不足的大型流行病学资料，指南仅结合有限的国内材料与国外资料并针对我国骨质疏松症防治的需求进行了一般性推荐，如每日元素钙摄入不低于800mg、维生素D需求达800U以上。显然，具体每一个患者在不同的时期或不同病情情况下其补充剂量并不完全一样，需要医师进行个体化的推荐。

(二) 抗骨质疏松药物治疗

如前所述，抗骨质疏松药物治疗与骨质疏松症的基础治疗是相对独立的两个部分，它们一起构成了骨质疏松症的治疗方案。这一点，国内外的指南具有共性，同时也从另外一个方面表明，抗骨质疏松药物是独立于钙剂、维生素D而存在的特殊药物。对于抗骨质疏松药物，可以参考对其他疾病治疗药物的方式进行理解，如降压药，限盐是高血压病的基础治疗措施，不是降压治疗，降压药的使用才是降压治疗的关键。类似地，抗骨质疏松药物的使用才是骨质疏松症治疗的关键所在，这也是此类药物的临床价值所决定的。抗骨质疏松药物的临床价值主要体现在能够提高骨密度，降低骨折风险两个方面。当然，降低骨转换指标、改善骨痛等有时也可供参考。

对于抗骨质疏松药物，需要关注其适应证、分类方式、疗程以及联合用药等几个方面。

指南规定的抗骨质疏松药物治疗适应证包括：①存在骨折危险因素的骨量低下患者；②骨质疏松症者；③无骨密度测定条件时，以下患者均需考虑药物治疗：发生过脆性骨折、或OSTA筛查存在骨质疏松症高风险、FRAX计算的十年髋部骨折概率≥3%、或重要的骨质疏松性骨折发生概率≥20%。对于前两者，在临床上较容易明确，也容易理解。而第三点所建议的却值得商榷，原因如下：脆性骨折的判断本身具有主观性；OSTA是亚洲部分国家学会组织认可的，虽然我国骨质疏松组织也认同，但没有充分的临床数据予以支持；推荐的FRAX计算结果更多是源于欧美数据分析的结果，我国是否也适合采用还不得而知。

抗骨质疏松药物通常按照作用机制进行分类，主要包括以抑制骨吸收作用为主的抗骨吸收药物，或以促进骨形成作用为主的促骨形成药物。我国指南还专门提出了一些多重作用或机制不明的药物，如活性维生素D、中药等，这是与国际公认的分类方式明显的区别。其中，抗骨吸收药物临床应用最为广泛，其所得到的研究也最为深入，特别是二膦酸盐类药物，近二十年的研究充分证明其可靠的有效性与安全性，几乎适合绝大部分骨质疏松症患者。

抗骨质疏松药物治疗的疗程一直是大家关注的一个热点，但如同国外指南一样，我国现行的指南也并未给出相关的建议。究其原因，可能有以下几点：①骨质疏松症本身发生、发展、转归的规律还未完全阐明，其治疗到什么程度为止，没有定论；②抗骨质疏松药物在提高骨密度和降低骨折风险方面不完全一致，临床上以哪一个为准存在争议；③长期使用抗骨质疏松药物的一般安全性与骨骼安全性未完全明确，特别是骨骼安全性，往往不是短时间内可以证明的。比如二膦酸盐，其在骨骼内可存在数年或数十年，停止药物治疗以后，它们的作用如何尚未明确；④不同抗骨质疏松药物的有效性、安全性甚至经济性等多方面均存在明显差异，不适合统一规定疗程。

制定一个合理的骨质疏松症治疗方案，至少需要钙剂、维生素D、抗骨质疏松药物三者同时应用，但是，这并不是抗骨质疏松药物的联合应用。联合用药是指两种或两种以上抗骨质疏松药物同时用于一个患者的骨质疏松治疗。国内外的指南并不主张抗骨质疏松药物之间的联用，主要是联合用药的疗效并不能达到两种药物效果叠加的效应，甚至还可能存在作用的相互抵消，即联合用药提高骨密度和降低骨折发生率的效果可能还不如单一抗骨质疏松药物。至于抗骨质疏松药物可否序贯使用、有无必要序贯使用、如何序贯使用等，虽有一些临床试验数据，但并没有强有力的临床证据支持，尚无定论。

总之，有关骨质疏松症的治疗、抗骨质疏松药物的使用等尚处于发展过程中，许多问题还没有绝对的循证医学的证据，值得进一步研究。

(三) 骨质疏松症治疗过程中的其他问题

1. 关于康复治疗 指南提出了骨质疏松症需要康复治疗的概念，其内容包括采取何种治疗方式、达到何种目的等。但是，目前绝大多数的康复治疗研究是针对骨质疏松性骨折后骨骼、关节、肌力等功能恢复进行的，对骨质疏松症本身而言，康复治疗的作用究竟如何，需要更多的临床证据方可阐明。

2. 关于骨质疏松性骨折治疗 骨折是骨质疏

松症的直接后果，人群中十分普遍。在20世纪90年代，美国的年骨质疏松性骨折数量已达150万例次，我国尚缺乏较准确的数据。本次的指南未做出关于骨质疏松性骨折的建议，是一大明显的缺陷。不过，需要强调的是，骨质疏松性骨折患者需要给予全面的处理，除骨折的及时处理外，长期的患者管理包括骨质疏松症教育、骨质疏松症的相关检测、骨质疏松症的基础措施、抗骨质疏松药物治疗与随访，都值得进一步规范。

3. 关于骨质疏松症患者的长期管理　骨质疏松症是中老年人最常见的一种骨骼疾病，其发生发展隐匿，不容易引起注意和重视。全面预防、治疗和管理骨质疏松症患者是一个尚未明确提上议事日程的艰巨任务，我国指南也还未做出相应的具体建议。其管理的内容至少应该包括骨质疏松症防治教育、骨质疏松症高危人群的筛查与干预、骨质疏松症患者骨代谢指标及骨密度检测、骨质疏松症的基础措施与抗骨质疏松药物的规范使用、骨折干预等。

（陈德才）

参考文献

1. Wu X, Peters JM, Gonzalez FJ, et al. Frequency of stromal lineage coony forming units in bone marrow of peroxisome proliferators-activated receptor-alpha-null mice. Bone, 2000, 26: 21-26
2. Huss R, Lange C, Weissinger EM, et al. Evidence of peripheral blood-derived, plastic-adherent CD34(-/low) hematopoietic stem cell clones with mesenchmal stem cell characteristics. Stem cells, 2000, 18: 252-260
3. Campagnoli C, Roberts IA, Kumar S, et al. Identification of mesenchymal stem/progenitor cells in human first-trimester fetal blood, liver, and bone marrow. Blood, 2001, 98: 2396-2402
4. Yang X, Tare RS, Partidge KA, et al. Induction of human osteoprogenitor chemotaxis, proliferation, differentiation, and bone formation by osteoblast stimulating factor-1/pleiotrophin: Osteoconductive biomimetic scaffolds for tissue engineering. J Bone Miner Res, 2003, 18: 47-57
5. Plotkin LI, Aguirre JI, Kousteni S, et al. Bisphosphonates and estrogens inhibit osteocyte apoptosis via distinct molecular mechanisms downstream of extracellular signal-regulated kinase activation. J Biol Chem, 2005, 280: 7317-7325
6. Seeman E, Tsalamandris C, Bass S, et al. Presentand future of osteoporosis. Bone, 1995, 17: 23s-29s
7. Ray NF, Chan JK, Thamer M, et al. Medical expenditures for the treatment of osteoporotic fractures in the United States in 1995: Report from the National Osteoporosis Foundation. J bone Miner Res, 1997, 12: 24-35
8. Eastell R, Riggs BL. Vitamin D and osteoporosis. Academic Press, 1997,　695-711
9. Lennard JD, Steven JS. Predicting PTH and patterns in osteoporosis. J Clin Invest, 1995, 96: 24-33
10. Akesson K, Lau KH, Baylink DJ, et al. Rationale for active vitamin D analog therapy in senile osteoporosis. Calcif Tissue Int, 1997, 60(1): 100-105
11. Diab DL, Watts NB. Diagnosis and treatment of osteoporosis in older adults. Endocrinol Metab, Clin N Am, 2013, 42(2): 305-317
12. Riggs BL, Melton LJ. Involutional Osteoporosis. N Engl J Med, 1986, 314(26): 1676-1686
13. Kado DM, Browner WS, Palermo L, et al. Vertebral fractures and mortality in older women: a prospective study. Study of Osteoporotic Fractures Research Group. Arch Intern Med, 1999, 159(11): 1215-1220
14. Consensus development conference. Diagnosis, prophylaxis and treatment of osteoporosis. Am J Med, 1993, 94(6): 646-650
15. NIH Consensus Development Panel on Osteoporosis Prevention, Diagnosis, and Therapy. Osteoporosis prevention, diagnosis, and therapy. JAMA, 2001, 285(6): 785-795
16. 张克勤，孟迅吾，史轶蘩，等. 皮质醇增多症患者空肠钙镁吸收功能的初步探讨，中华内分泌代谢杂志，1990，6: 34-36
17. Jager PL, Jonkman S, Koolhaas W, et al. Combined vertebral fracture assessment and bone mineral density measurement: a new standard in the diagnosis of osteoporosis in academic populations. Osteoporos Int, 2011)22: 1059-1068
18. Shepherd JA, Herve L, Landau J, et al. Clinical comparison of a novel breast DXA technique to mammographic density. Med Phys, 2006, 33(5): 1490-1498
19. Genant HK, Boyd D. Quantitative bone mineral analysis using dual energy computed tomography. Invest Radiol, 1977, 12: 545-551
20. 中华医学会骨质疏松和骨矿盐疾病分会. 原发性骨质疏松症诊治指南. 中华骨质疏松和骨矿盐疾病杂志，2011，4: 2-17

第三章　磷代谢异常引起佝偻病／骨软化症的研究历史和现状

1872年即发现磷可以预防和治疗佝偻病，但研究结果并不一致。比如在1908年的美国医学会会议上报道了采用磷可以治愈大多数的佝偻病（198/200），但也有采用大量的磷仍未见佝偻病好转的报道。本次医学会议还是建议采用鱼肝油同时适当的食物营养如增加奶、蛋、牛肉、肉汤等来防治佝偻病。关于磷对佝偻病疗效的争议也在持续，1920年代的来自芝加哥的研究曾经表明磷可以治愈婴儿佝偻病，加用鱼肝油会更为有效。同期来自纽约的一项研究结果不支持此观点，尤其是动物模型表明采用高磷低钙或高钙低磷的食物均可以造成佝偻病的模型。尽管牛奶中磷的含量是人奶的5倍，用奶瓶喂养的儿童佝偻病的患病率却较高。目前对磷代谢异常所致的佝偻病的研究主要集中在先天性磷代谢异常和肿瘤诱发的骨软化症。

以磷代谢异常所致的低磷性佝偻病／骨软化症，一般而言可能源于肠道内磷吸收异常或肾小管磷回吸收异常。前者常见的原因为饮食中磷缺乏（如长期素食）、磷吸收不良（如小肠疾病腹泻和肠道接受外科手术）和使用药物（如与磷结合的氢氧化铝凝胶）。肾小管磷回吸收异常所致的低磷性佝偻病／骨软化症，以往称为低磷维生素D-抵抗性佝偻病／骨软化症，其特征为低磷血症和活性维生素D生成不足，进而导致骨骼或软骨矿化不良。

一、磷代谢异常引起佝偻病／骨软化症的分类的进展

该组疾病主要包括以下六种类型：X连锁显性低磷性佝偻病（X-linked hypophosphatemic rickets，XLH）、常染色体显性遗传低磷性佝偻病（autosomal dominant hypophosphatemic rickets，ADHR）、常染色体隐性遗传低磷性佝偻病（autosomal recessive hypophosphatemia，ARHP）、X连锁隐性低磷性佝偻病（X-linked recessive hypophosphatemic rickets，XRHR）、肿瘤诱发的骨软化症（tumor induced osteomalacia，TIO）和遗传性低磷性佝偻病合并高尿钙症（hereditary hypophosphatemic rickets with hypercalciuria，HHRH）。其中前4种具有相似的临床特征，即由于肾脏磷回吸收障碍所致的低磷血症。生理情况下，低磷血症会刺激肾脏1α羟化酶的活性，使体内1,25(OH)$_2$D$_3$的水平升高，但上述4种低磷性佝偻病／骨软化症和TIO患者血液中活性维生素D的水平降低或正常，说明这几种疾病可能存在共同的发病机制。几种低磷性佝偻病／骨软化症所致佝偻病／骨软化症的临床特点见表4-3-1。

二、遗传性低血磷性佝偻病的致病基因检测和评述

（一）X连锁显性低磷性佝偻病（X-linked hypophosphatemic rickets，XLH）

XLH的人群患病率大约为1/20 000，是最常见的一种遗传性低血磷性佝偻病，呈X连锁显性遗传。临床表现为生长迟缓和进行性加重的骨骼畸形。患者的症状轻重不一，轻者仅有低磷血症而无任何骨骼异常。绝大多数儿童患者会出现腕部、膝关节部位膨大，下肢呈现弓状畸形。部分患儿表现为出牙延迟甚至牙齿缺失以及囟门关闭延迟。XLH的生化表现为血磷水平显著降低，血1,25双羟维生素D水平低于正常水平或处于正常低限，这与正常人低磷血症时1,25双羟维生素D水平反馈性升高相矛盾。原因是XLH患者肾脏1α羟化酶的生成受抑制，从而导致1,25(OH)$_2$D$_3$的生成减少。

1995年国际合作研究组确定了XLH的致病基因为PHEX（Phosphate regulating gene with homologies to endopeptidases on the X chromosome，即X染色体上磷酸盐调节基因中性肽链内切酶。目前报道的与XLH相关的PHEX基因突变至少有330种。北京协和医院夏维波教授于2007年报道了存在于中国XLH患者中的三个新发现的PHEX基因的突变，一个缺失突变c.264delG（p.W88 X）、一个错义突变c.1673C>G（p.P558A）和一个无义突变c.1809G>A（p.W603X），之后在随诊病例中发现存在于中国XLH患者中的50余种PHEX基因突变。PHEX蛋

表 4-3-1　几种低磷性佝偻病 / 骨软化症的临床特点

	XLH	ADRH	ARHP	TIO	HHRH	XRHR
生化指标						
血钙	N	N	N	N	N	N
血磷	↓	↓	↓	↓	↓	↓
血碱性磷酸酶	N/↑	N/↑	N/↑	N/↑	N/↑	N/↑
甲状旁腺激素	N	N	N	N	↓	↓
25(OH)D	N	N	N	N	N	N
1,25$(OH)_2$D	(↓)	(↓)	↓	↓	↑	↑
肾功能						
尿磷	↑	↑	↑	↑	↑	↑
尿钙	↓	↓	↓	↓	↑	↑
胃肠功能						
钙吸收	↓	↓	↓	↓	↑	↑
磷吸收	↓	↓	↓	↓	↓	↓

注：ADHR：常染色体显性遗传低磷性佝偻病；XLH：X 连锁显性低磷性佝偻病；ARHP：常染色体隐性遗传低磷佝偻病；TIO：肿瘤诱发的骨软化症；HHRH：遗传性低磷性佝偻病合并高尿钙症；XRHR：X 连锁隐性低磷性佝偻病；↓：增高；↑：降低；N：正常；(↓) 相对于血磷水平降低；N/↑：正常或增高

白是单跨膜蛋白，属于膜结合的金属蛋白酶家族，与内肽酶家族具有高度的同源性，通过蛋白分解的方式来调节肽类因子的活性。Hyp 小鼠是一种与人类 XLH 的表现极为相似的小鼠，将正常小鼠的肾脏移植至 Hyp 小鼠不能纠正 Hyp 小鼠的低磷血症和高尿磷，将 Hyp 小鼠的肾脏移植到正常小鼠也不能引起任何磷代谢异常，研究结果显示 Hyp 小鼠的肾小管磷转运正常；体外研究也表明 Hyp 小鼠肾小管本身的磷转运无异常。体内体外实验均证明 Hyp 鼠体内的磷代谢紊乱不是由于肾脏本身的病变所致，小鼠体内中可能存在一种影响磷代谢的因子（调磷因子），这种因子作用到肾小管导致肾小管磷回吸收减少。由此推测在 XLH 患者体内同样存在着一种具有使尿磷增加的调磷因子。PHEX 突变使 PHEX 的内肽酶样活性降低，不能将调磷因子水解，使体内调磷因子水平升高，目前的研究已经证实 PHEX 的作用底物是调磷因子[成纤维细胞生长因子（fibroblast growth factors 23，FGF-23）]。XLH 患者血清中 FGF-23 的水解灭活受限，血清 FGF-23 水平会显著升高。

XLH 患者体内肾小管磷回吸收减少，同时由于 1α 羟化酶活性降低进而导致 1，25 双羟维生素 D 生成不足，目前治疗上强调同时补充磷和活性维生素 D。从小剂量开始逐渐增加，直到最大的剂量。钙三醇每日 40~60ng/(kg·d)，分 2 次服用（一般剂量为 0.25μg，1~2 次 / 日）；磷 1~4g，分为 4~5 次 / 日。尽量少量补钙或不补钙以免发生肾脏结石或肾脏钙化。以往治疗多采用大剂量维生素 D2，每日 4 万 ~20 万 IU，可使骨病好转，但是使用 1,25$(OH)_2D_3$ 或 1α，(OH)D_3 等活性维生素 D 治疗的效果更好。通常使用中性磷溶液来补充磷，其配方是：磷酸氢二钠（Na_2HPO_4-$12H_2O$），73.1g 磷酸二氢钾（KH_2PO_4），6.4g 加水至 1000ml，pH=7.0 100ml 中含磷 779mg，口服中性磷溶液只能使血磷水平短暂的升高，服用 1.5 小时后血磷水平达到最高点，4 小时后下降到基础水平，因此磷的补充治疗需每 4 小时服药 1 次，每天至少服药 5 次。为了减少其腹胀、腹泻等副作用，常由小量开始，逐渐缓慢递加。监测血磷水平应在服首次磷后 1.5 小时取血测定。大部分患儿经过适当的治疗，生长速度会加快，下肢畸形好转，骨骼病变可能修复。治疗过程中应注意监测血钙和血磷水平，定期复查肾脏 B 超，及时调整药物剂量，警惕维生素 D 过量，谨防高钙血症、肾脏钙化和肾结石的发生。

（二）常染色体显性遗传低磷性佝偻病（autosomal dominant hypophosphatemic rickets，ADHR）

ADHR 是低磷性佝偻病中较少见的一种类型，与 XLH 的临床表现相似，也主要表现为低磷血症、下肢畸形和佝偻病及骨软化症的表现。患者的生化表现同 XLH 类似，即血 PTH、血 25 羟维生素 D 水平在正常范围，而血 1,25 双羟维生素 D 水平相对于低的血磷水平会矛盾性降低。有少数受累的女性患者的临床表现出现较晚，容易发生骨折，这在 XLH 中较少见到。还有少数的患者尽管在儿童时期出现低磷血症，但在青春期以后症状可自发缓解。ADHR 临床表型的出现与患者的血清铁水平相关，因此，部分女性患者会在月经量大、妊娠或者产后发病。连锁分析已经表明 ADHR 与染色体 12p13 相关联，人类 FGF-23 基因定位在染色体 12p13 区。2000 年 ADHR 研究协作组将 ADHR 的基因克隆定位为 FGF-23，才首次将 FGF-23 与低磷性疾病联系起来。该研究组在 4 个 ADHR 家系中发现了 3 个 FGF-23 基因突变位点，这些突变使 FGF-23 的水解受到影响。夏维波等报道了亚洲首个 ADHR 家系，并发现 ADHR 患者体内 FGF23 水平升高。目前报道的与 ADHR 相关的 FGF-23 突变位点共有 3 个，R176Q，R179W 和 R179Q。176~179 位点为 FGF23 的水解位点，正是由于该关键部位的精氨酸（R）被替代（176-RHTR-179），导致 FGF-23 无法被降解。ADHR 的治疗同 XLH。

（三）常染色体隐性遗传低磷性佝偻病（autosomal recessive hypophosphatemic rickets，ARHP 或 ARHR）

1976 年 Stamp 和 Baker 报道了父母为近亲婚配的一对兄妹，临床表现为低磷血症、佝偻病、颅缝早闭、骨密度增加和神经性耳聋，维生素 D 治疗效果不好。1977 年 Weir 报道了另一例常染色体隐性遗传低磷性佝偻病患者，同样表现有内耳道狭窄及感觉性听力减退。Lorenz-Depiereux 等在 2006 年报道了 3 个家系，其临床表现和生化特征与 XLH 和 ADHR 非常相似，但是其遗传方式呈常染色体隐性遗传的特征，其临床表现主要为下肢畸形、"O"形腿、串珠肋，可伴有牙齿缺陷、多发龋齿、颅骨骨硬化、骨密度增加、肌肉附着点病、骨骼疼痛或关节僵直等。此外，患者的血 FGF-23 水平会显著升高。2006 年 Lorenz-Depiereux 等发现导致 ARHR 的突变基因为编码牙齿和骨骼非胶原基质蛋白的基因（DMP1）。牙本质基质蛋白 1（dentin matrix protein 1，DMP1）属于（small integrin-binding ligand，N-linked glycoproteins）SIBLING 蛋白家族。通过直接测序的方法 Lorenz-Depiereux 证实了该 ARHR 家系存在 DMP1 的纯合突变。同年 Feng 等在两个黎巴嫩的 ARHR 家系中也发现了了 DMP1 的纯合突变。目前已经报道的突变有第六外显子上的缺失突变（1484~1490del）和第二外显子上的错义突变。

近期有 3 个研究组发现了外生核苷酸焦磷酸酶 / 磷酸二酯酶 1（ectonucleotide pyrophosphatase/phosphodiesterase 1，ENPP1）基因失活突变可以引起 ARHR 2 型，该酶是存在于细胞表面司职生成无机焦磷酸盐进而抑制矿化的一种酶。ENPP1 失活突变可导致婴儿全身性动脉钙化（GACI）。但是引起 ARHR2 型的 ENPP1 的失活突变何以仅表现为低血磷性佝偻病，而不表现 GACI？其机制尚不清楚，可能与 FGF23 的分泌增加有关。另外一种类型的 ARHR，亦称为 ARHR3 型，主要表现为低磷血症，高尿磷，牙齿异常，颅内钙化和长骨硬化而非典型的佝偻病，也称为非致死型 Raine 综合征。全外显子测序显示在序列相似 20 家族成员 C（Family with sequence similarity 20，member C，FAM20C）基因存在复合杂合突变。已知 DMP1 的磷酸化有赖于 FAM20C，当 FAM20C 功能缺失时，DMP1 的磷酸化障碍，进而影响 FGF23 的代谢，导致低血磷性佝偻病。

（四）遗传性低磷性佝偻病合并高尿钙症（hereditary hypophosphatemic rickets with hypercalciuria，HHRH）

HHRH 是一种少见的遗传性低血磷性疾病，属于常染色体隐性遗传病。该疾病于 1985 年首次在一个贝多因（bedouin）大家系中被报道，之后又有贝多因散发患者的报道。HHRH 与其他遗传性低磷性佝偻病相似，由于肾脏磷回吸收障碍，导致低血磷症，进而出现佝偻病 / 骨软化症。HHRH 患者临床表现为骨痛、肌肉无力和生长迟缓，与其他遗传性低磷性佝偻病不同的是，患者血 1,25-$(OH)_2D$ 水平显著升高，从而导致高尿钙症和 PTH 水平降低。钠磷共转运蛋白Ⅱ型溶质转运家系 34（SLC34A1-3）基因在磷的稳态中发挥重要的作用。小鼠在破坏了钠磷共转运蛋白Ⅱ型的Ⅱa（Slc34a1；NaPi-Ⅱa or Npt2a）基因后会表现为低磷血症、尿磷排出增加、血 1,25-$(OH)_2D$ 水平显著升高、血碱性磷酸酶水平升高、高尿钙症和血 PTH 水平显著降低，与人类 HHRH 类似。但是在 HHRH 的患者中并未发现 SLC34A1 突变的致病基因。近期的研究表明造成人类 HHRH 的是 SLC34A3 基因（NaPi-Ⅱc or NPT2c）突变，SLC34A3 主要位于人肾脏近曲小管上皮细胞上，因此与其他遗传性低磷性佝偻病不同，HHRH 是由于肾小管本身的病变所致。Lorenz-Depiereux 等和 Shoji Ichikawa 等的研究分别发现了 SLC34A3 存在纯合突变和杂合突变。HHRH 患者的血 FGF-23 水平正常或低于正常，这与 XLH 和 ADHR 不同，进一步说明 HHRH 的病变在肾脏本身。

（五）X 连锁隐性低磷性佝偻病（X-linked recessive hypophosphatemic rickets，XRHR）

XRHR 是一组以 X 连锁的高尿钙性肾结石为特征的近端肾小管吸收障碍引起的疾病，可以导致肾功能不全，也有将此种疾病称为 Dent 病者。Bolino 等于 1993 年报道了一个意大利家系，其中有 5 名男性患者，1997 年又报道了一个患有此病的法国家系。1996 年 Lloyd 等确定了该病的致病基因为位于 X 染色体上（Xp11.2）的 CLCN5 基因，并发现了 CLCN5 基因存在 S244L 的突变。但是近期有人对 CLCN5 基因突变导致 XRHR 产生了质疑，甚至认为其实是由 SLC34A3 所致的 HHRH。关于此点还需要有更多的家系研究进一步验证。

三、调磷因子的发现和研究进展

X 连锁显性低磷性佝偻病 / 骨软化症（X-linked dominant hypophosphatemic rickets/osteomalacia，XLH）、常染色体显性遗传低磷性佝偻病（autosomal dominant hypophosphatemic rickets，ADHR）、常染色体隐性遗传低磷性佝偻病（autosomal recessive hypophosphatemia，ARHP）和肿瘤诱发的骨软化症（tumor-induced rickets/osteomalacia，TIO）的共同特征为由于肾脏磷重吸收减少所致的低磷血症。生理情况下，低磷血症会刺激肾脏 1α 羟化酶的活性，使体内 $1,25(OH)_2D_3$ 的水平升高，但上述四种低磷性佝偻病 / 骨软化症患者血清中活性维生素 D 的水平降低或位于正常水平。说明此四种疾病可能存在共同的发病机制。以往的研究表明 XLH 和 TIO 是由于某种激素的异常机制所致，推测体内可能存在一种磷调节因子，即调磷因子（phosphatonin）。近年来随着对成纤维细胞生长因子（Fibroblast growth factors 23，FGF-23 的认识，人们对低磷性佝偻病 / 骨软化症的发病机制有了深入的了解。

TIO 相关的肿瘤分泌一种能够降低血磷的物质，研究者们利用这些肿瘤组织为源头寻找调磷因子。研究表明，在 TIO 的肿瘤细胞条件培养液中加入负鼠肾小管上皮细胞，可抑制负鼠肾小管上皮细胞回吸收磷，并且细胞内的 cAMP 浓度不增加，也未检测出甲状旁腺素（PTH）或 PTHrP 增加。因此推论肿瘤可能释放一种抑制肾小管磷回吸收的调磷因子。Shimada 等构建了来自一个 TIO 肿瘤和毗连正常骨组织的 cDNA 文库，采用底物杂交构建了针对每个文库的特异的探针，将特异的探针分别用于每个文库。共分离出 320 000 个克隆，456 个克隆是 TIO 肿瘤文库所独有的。频繁出现的基因编码蛋白质有：牙基质蛋白质 1（DMP1），热休克蛋白 90（HSP90），骨联素（OPN），纤维连接素。同时发现 2 个新的 cDNA，最终确定为细胞外基质磷酸化糖蛋白（matrix extracellular phosphglycoprotein，MEPE）和 FGF-23 等。White 等采用 Northern blot 法证实 TIO 病人的肿瘤中存在 FGF-23 mRNA 的表达，并且经 Western blot 分析检测到 FGF-23 蛋白，这些研究进一步证实了 FGF-23 是调磷因子的假设。进一步的研究将表达 DMP-1 或 MEPE 的中国仓鼠卵巢（CHO）细胞植入裸鼠中不能引起血磷水平降低，而将表达 FGF-23 的 CHO 细胞植入裸鼠体内则出现血磷水平显著降低。这些均提示 FGF-23 是一种调磷因子。

FGF-23 对钠 - 磷共转运蛋白Ⅱa（NaPi Ⅱa）的影响：体内磷的调节主要依靠肾脏近曲小管对磷的回吸收，肾小球所滤过的磷大约有 80% 在肾近曲小管经 NaPi Ⅱa 被重吸收。NaPi Ⅱa 缺陷的大鼠近曲肾小管磷重吸收将减少 80%。给小鼠静脉注射 5μg 的全段 FGF-23，血磷可降低 20% 到 25%，8 小时内肾脏近曲小管 NaPi Ⅱa 蛋白减少；Shimada 等观察发现，在 FGF-23 转基因小鼠血磷降低、尿磷增加的同时，肾近曲小管内 NaPi Ⅱa 的表达显著降低，而小鼠血中的 PTH 水平并无增加。对 FGF-23 基因敲除（FGF23-KO）小鼠的研究表明，小鼠出生 6 周肾脏的最大磷转运率（TmP/GFR）显著增加，同时其肾脏近曲小管顶端的 NaPi Ⅱa 蛋白水平也显著增加。以上研究均证实 FGF-23 通过影响 NaPi Ⅱa 的表达从而调节磷的重吸收。

FGF-23 对 $1,25(OH)_2D_3$ 生成的影响：正常小鼠静脉补充 FGF-23 2 小时内小鼠血清 $1,25(OH)_2D_3$ 水平显著减少，9h 时血清 $1,25(OH)_2D_3$ 水平达到最低，而血钙和 PTH 水平无显著变化。上述结果提示 FGF-23 的主要作用之一是调节 $1,25(OH)_2D_3$ 的产生。将表达 FGF-23 的 CHO 细胞植入到无胸腺裸鼠，也观察到长期给予 FGF-23 导致裸鼠血清 $1,25(OH)_2D_3$ 水平及肾脏 1α- 羟化酶 mRNA 降低。在 FGF-23 的转基因鼠体内 $1,25(OH)_2D_3$ 水平也明显降低。相反，FGF23 敲除的小鼠血清中的 $1,25(OH)_2D_3$ 水平显著升高，小鼠出生后 10 天肾脏 1α 羟化酶表达显著增加。因此 FGF-23 是通过抑制 1α 羟化酶的生成，减少 $1,25(OH)_2D_3$ 的生成。

FGF-23 是一种重要的调磷因子。TIO、ADHR、

XLH 和 ARHR 患者血清 FGF-23 水平均显著升高。FGF-23 蛋白分子中存在 RXXR 结构,是典型的蛋白分解酶的作用部位。Shimada 等发现 CHO 细胞表达的 FGF-23 除了完整的分子外,还存在起源于 S180 的片段,证明 R179yS180 是 FGF-23 蛋白分子分解的位点,此处基因发生突变造成精氨酸被其他氨基酸替代,导致 FGF-23 的水解障碍。已经确认的导致 ADHR 的 FGF-23 三个基因突变点:R176Q,R179W 和 R179Q 正是由于该关键部位的 R 被替代(176-RHTR-179),干扰了体内 FGF-23 的降解。PHEX 属于蛋白水解酶,能够灭活体内的多肽类激素或循环因子。XLH 患者由于体内 PHEX 基因突变,使其蛋白分解的功能丧失,导致其作用底物的堆积。体外的研究证明当 PHEX 与 FGF-23 共表达时,会使 FGF-23 的浓度显著降低,说明 FGF-23 可能是 PHEX 内肽酶的底物。近期的研究还表明 XLH 的患者由于 PHEX 基因的突变,可能在骨骼的局部增加 FGF-23 的表达,因此 XLH 患者体内 FGF-23 水平会增高。同时 FGF-23 在体内的代谢和灭活又依赖于 PHEX 的作用。ARHR 的患者由于其骨细胞和成骨细胞中的 DMP-1 基因突变,导致骨细胞 FGF-23 的表达增加,骨骼中 FGF-23 堆积和分泌入血。在 TIO 时,肿瘤组织分泌大量的 FGF-23,超过了体内 PEHX 酶对其灭活的能力,体内 FGF-23 堆积使血中的浓度显著升高。

四、肿瘤诱发的骨软化症(TIO)的研究进展

TIO 是一种罕见的副瘤综合征,患者血磷水平显著降低。自 McCance(1947 年)报道第 1 例 15 岁儿童患肿瘤引起的骨软化 / 佝偻病以来,迄今为止已经有近 300 例 TIO 的报道,多数的肿瘤是来源于间叶组织的肿瘤。1980 年张孝骞教授报道了一例中年男性患者,腹股沟间叶瘤所致骨软化,肿瘤切除后血磷很快恢复正常,症状于数月后缓解。TIO 患者临床表现为骨骼疼痛,乏力,部分患者会出现病理性骨折。血生化异常包括肾小管磷回吸收障碍,肾小管最大磷回收 / 肾小球滤过率(TMP/GFR)降低、低磷血症、25 羟维生素 D 水平正常、血清 125 双羟维生素 D 水平降低或相对降低的血磷水平。

(一) TIO 患者血清 FGF-23 的变化

多数作者认为肿瘤相关的佝偻病 / 骨软化症与肿瘤分泌一种激素样的调磷因子有关,肿瘤切除后患者的低磷血症即被纠正。将肿瘤组织植入小鼠体内可以诱发低磷性骨软化症,说明肿瘤能够分泌一种调磷因子。已有研究证实 TIO 患者血清 FGF-23 水平显著升高。Yamazaki 等人发现 TIO 患者血清中的 FGF-23 明显升高,手术切除肿瘤后,血中的 FGF-23 水平迅速降至正常水平,随后血磷逐渐上升至正常水平。有研究在 TIO 肿瘤切除后每隔 30 分钟测定一次血清 FGF23 的水平,发现 FGF23 的下降速度非常快,其半衰期在 46~58 分钟。北京协和医院内分泌科姜艳等对 6 例 TIO 患者肿瘤切除前后进行血磷和 FGF23 监测,发现 TIO 患者术前血 FGF23 平均为(848.7 ± 1073.4) pg/ml(中位数 495.9pg/ml,范围 61.8~2979pg/ml),血清 FGF23 水平在术后 2~6 小时即可降至正常,以后持续维持在正常或正常偏低的水平。术后 3~6 天患者的血磷可以恢复正常。

(二) 肿瘤诱发的骨软化症的诊断和治疗技术进展

TIO 肿瘤的病理学类型目前归纳为磷酸盐尿性间叶肿瘤(phosphaturic mesenchymal tumor,PMT)或磷酸盐尿性间叶肿瘤混合结缔组织亚型(phosphaturic mesenchymal tumor mixed connective tissue variant,PMTMCT)。PMTMCT 的病理表现为混合存在的梭形细胞、破骨细胞样巨细胞,组织中可含有丰富的血管、软骨样基质和化生骨。间叶组织肿瘤多数为良性肿瘤,极少部分为恶性肿瘤。TIO 肿瘤常常是来源于间叶组织的良性肿瘤,多位于骨或软组织内,位置隐匿,生长缓慢,不易被发现。1996 年 Reubi 等人发现多种间叶组织来源的肿瘤表达生长抑素的受体,1999 年 Nguyen 等人报告可用生长抑素受体显像发现致骨软化症的肿瘤,以后陆续有报告。近年来,北京协和医院对 94 例成人起病的低血磷性骨软化症的患者,采用 $99Tc^{m}$-OCT 生长抑素受体显像检查,其中的 46 例患者发现了高摄取的阳性病灶。另有 2 例 $99Tc^{m}$-OCT 显像阴性,但是 PET-CT 检查发现了导致 TIO 的肿瘤病灶。完成手术切除病灶的患者中 90% 的血磷恢复正常(平均血磷恢复正常的时间为 5.5 ± 3.0 天。肿瘤的病理为尿磷酸盐性间叶组织肿瘤(PMT)或混合结缔组织亚型(PMTMCT)。TIO 肿瘤的 32% 分布在骨骼中,67% 分布在软组织中,肿瘤的部位以下肢最为多见占 56%,其次为头面部(31%)和其他部位(13%)。对经 $99Tc^{m}$-OCT 检查后发现阳性病灶的患者,再行 B 超、CT 和 MRI 检查,可协助肿瘤定位,近来还有文献报告采用 68Ga-DOTANOC 标记 PET/CT 有助于提高 TIO 肿瘤定位能力,TIO 患者的血清 FGF-23 水平

可显著升高，有采用分段取血测定 FGF-23 协助定位诊断的报道。由血液肿瘤诱发的骨软化症与其他肿瘤诱发的骨软化症的发病机制不同，此类患者是由于肾脏病变的轻链蛋白尿导致肾脏磷回吸收障碍出现低磷血症。

TIO 患者的治疗首选肿瘤切除，但是部分可能复发或转移。对于肿瘤难以发现或不能切除的患者可给予骨化三醇和中性磷制剂治疗。常用的剂量为骨化三醇 0.25~1.5μg/d 或加用磷 2~4g/d，通常可以纠正血液的生化异常和（或）使骨骼病变得以缓解。

（夏维波）

参考文献

1. The H yp Consortium: A gene (PEX) with homologies to endopeptidases is mutated in patients with X-linked hypophosphatemic rickets. Nature Genet, 1995, 11: 131-136
2. Weibo Xia, Xunwu Meng, Yan Jiang, et al. Three Novel Mutations of the PHEX Gene in three Chinese families with X-linked dominant hypophosphatemic rickets. Calcif Tissue Int, 2007, 81: 415-420
3. Carpenter TO, Imel EA, Holm IA, et al. A clinician's guide to X-linked hypophosphatemia. Journal of Bone and Mineral Research, 2011, 26(7), 1381-1388
4. The ADHR Consortium. Autosomal dominant hypophosphatemic rickets is associated with mutations in FGF-23.Nat Genet, 2000, 26: 345-348
5. Sun Y, Wang O, Xia WB, et al. FGF23 analysis of a Chinese family with autosomal dominant hypophosphatemic rickets. J Bone and Miner Metab, 2012, 30(1): 78-84
6. Lorenz-Depiereux B, Bastepe M, Benet-Pagès A, et al. DMP1 mutations in autosomal recessive hypophosphatemia implicate a bone matrix protein in the regulation of phosphate homeostasis. Nature genetics, 2006, 38(11): 1248-1250
7. Feng J Q, Ward L M, Liu S, et al. Loss of DMP1 causes rickets and osteomalacia and identifies a role for osteocytes in mineral metabolism. Nature genetics, 2006, 38(11): 1310-1315
8. Lorenz-Depiereux B, Schnabel D, Tiosano D, et al. Loss-of-function ENPP1 mutations cause both generalized arterial calcification of infancy and autosomal-recessive hypophosphatemic rickets. Am J Hum Genet, 2010, 86: 267-272
9. Rafaelsen SH, Raeder H, Fagerheim AK, et al. Exome sequencing reveals FAM20c mutations associated with fibroblast growth factor 23-related hypophosphatemia, dental anomalies, and ectopic calcification. J Bone Miner Res, 2013, 28: 1378-1385
10. Lorenz-Depiereux B, Benet-Pages A, Eckstein G, et al. Hereditary hypophosphatemic Rickets with hypercalciuria is caused by mutations in the sodium-phosphate cotransporter geneSLC34A3. The American Journal of Human Genetics, 2006, 78(2): 193-201
11. Ichikawa S, Sorenson A H, Imel E A, et al. Intronic deletions in the SLC34A3 gene cause hereditary hypophosphatemic rickets with hypercalciuria. Journal of Clinical Endocrinology & Metabolism, 2006, 91(10): 4022-4027
12. Bolino A, Devoto M, Enia G, et al. Genetic mapping in the Xp11.2 region of a new form of X-linked hypophosphatemic rickets. European journal of human genetics: EJHG, 1992, 1(4): 269-279
13. Cai Q, Hodgson S F, Kao P C, et al. Inhibition of renal phosphate transport by a tumor product in a patient with oncogenic osteomalacia. New England Journal of Medicine, 1994, 330(23): 1645-1649
14. Shimada T, Mizutani S, Muto T, et al. Cloning and characterization of FGF23 as a causative factor of tumor-induced osteomalacia. Proceedings of the National Academy of Sciences, 2001, 98(11): 6500-6505
15. White KE, Jonsson KB, Carn G, et al.The ADHR gene is a secreted polypeptide over-expressed by tumors that cause phosphate wasting.J Clin Endocrinol Metab, 2001, 86: 497-500
16. Shimada T, Urakawa I, Yamazaki Y, et al: FGF-23 transgenic mice demonstrate hypophosphatemic rickets with reduced expression of sodium phosphate cotransporter type IIa Biochem Biophys Res Commun, 2004314(2): 409-414
17. Saito H, Kusano K, Kinosaki M, et al. Human fibroblast growth factor-23 mutants suppress Na+-dependent phosphate co-transport activity and 1α, 25-dihydroxyvitamin D_3 production. Journal of Biological Chemistry, 2003, 278(4): 2206-2211
18. Shimada T, Muto T, Urakawa I, et al. Mutant FGF-23 responsible for autosomal dominant hypophosphatemic rickets is resistant to proteolytic cleavage and causes hypophosphatemia in vivo. Endocrinology, 2002, 143(8):

3179
19. 张孝骞,朱预,刘彤华.间叶瘤合并抗维生素D的低磷血症软骨病1例报告.中华医学杂志,1980,60(3):150
20. Yamazaki Y, Okazaki R, Shibata M, et al. Increased circulatory level of biologically active full-length FGF-23 in patients with hypophosphatemic rickets/osteomalacia. Journal of Clinical Endocrinology & Metabolism, 2002, 87(11):4957-4960

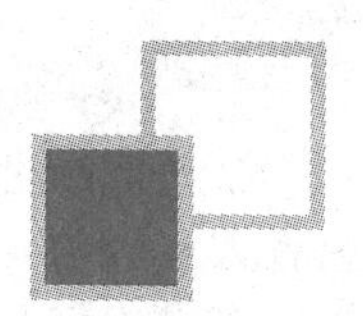

第五篇

肾上腺疾病

第一章　肾上腺性库欣综合征的诊断和治疗

肾上腺性库欣综合征属于ACTH非依赖性库欣综合征，指肾上腺皮质肿瘤或增生导致自主分泌过量皮质醇而出现的以向心性肥胖、满月脸、多血质外貌、紫纹、高血压、糖耐量受损及骨质疏松等为特征的临床综合征。其皮质醇呈自主性分泌，使下丘脑CRH及垂体ACTH细胞处于抑制状态，多数病例生化检查提示血浆中ACTH水平较正常减低，大小剂量地塞米松抑制试验不被抑制。

肾上腺性库欣综合征约占成人内源性库欣综合征的15%~20%，可于任何年龄发病，包括肾上腺腺瘤、腺癌、ACTH非依赖性大结节样肾上腺增生（ACTH-independent macronodular adrenal hyperplasia，AIMAH）、原发性色素性结节状肾上腺皮质病（primary pigmented nodular adrenocortical disease，PPNAD）。本章主要讨论肾上腺性库欣综合征。

第一节　肾上腺皮质腺瘤、腺癌的诊疗现状

一、流行病学资料

欧洲数据显示库欣综合征的年发病率为2~3/100万人，男女比例约为1∶3；美国流行病学资料提示的年发病率为10~15/100万人，国内尚缺乏大规模的流行病学资料。上述数据提示在普通人群中库欣综合征是一种罕见病。在库欣综合征病因构成中，肾上腺性库欣综合征的两种主要亚型——肾上腺皮质腺瘤和皮质腺癌所占比例分别为10%~20%和2%~3%。然而，近年来研究表明：在某些特殊人群，诸如高血压、糖尿病（尤其是血糖难以控制者）、与年龄不相称的骨质疏松及肾上腺意外瘤等患者中，库欣综合征并非罕见。一项对1020例高血压患者的前瞻性研究发现，21例（2.1%）患者血皮质醇水平升高。Catargi B等对200例血糖控制不佳（HbA1c>8%）的2型糖尿病患者行高皮质醇血症筛查，结果提示5%患者为库欣综合征，该研究结果还提示这些库欣综合征患者大多数为肾上腺腺瘤所致高皮质醇血症。近年来，随着人们生活水平及健康意识的提高，肾上腺意外瘤发现逐年增多，有关肾上腺意外瘤患者中库欣综合征的患病率，不同研究由于病例纳入标准及诊断标准不同，报道结果各不相同。Grumbach MM等研究报道5%为皮质醇瘤；Bulow等研究报道为2%；Libe等研究结果提示为18%。尽管上述学者所报道患病率存在差异，但均提示我们较普通人群，肾上腺意外瘤患者库欣综合征比例明显偏高。妊娠女性合并库欣综合征临床上比较罕见，但其病因构成中肾上腺皮质腺瘤所占比例明显偏高，约40%~50%。上述数据提示我们，库欣综合征并非“罕见”，且在某些特殊人群，肾上腺腺瘤所致库欣综合征所占比例较高，病因构成状况可为临床疾病诊断提供参考。

近年来有报道肾上腺皮质腺瘤同时分泌醛固酮及皮质醇激素，流行病学及具体发病机制尚不清楚，推测可能起源于分泌醛固酮腺瘤，有关此方面病例日本报道较多，其发病机制及流行病学有待于进一步研究，临床上我们应注意关注此类腺瘤。

肾上腺皮质癌是一种发生于肾上腺皮质的恶性肿瘤，临床罕见，其恶性程度高，侵袭性强，容易发生转移，病死率高，预后较差，年发病率为0.5~2.0/100万人，可发生于任何年龄，但总体发病率呈双峰状，好发于5岁以下儿童及40~50岁成年人，多单侧发病，女性略高于男性（1.5∶1）。根据有无内分泌功能紊乱分为功能性及非功能性，其中功能性约占60%，以库欣综合征为主。肿瘤分期和患者年龄是主要预后因素。

二、发病机制

目前有关二者发病机制研究尚不明确。现有研究认为肾上腺腺瘤组织呈现旺盛的类固醇合成活性，不仅有肿瘤相关基因的高表达（如热休克蛋白90、金属泛调理素及腺苷酸转位因子等），亦存在凋亡相关及抑制增殖的基因低表达。近年来研

究还发现，某些腺瘤的发生可能与肾上腺组织存在异源的激素受体表达有关，有些肾上腺皮质腺瘤因 ACTH 受体表达过多或灭活减少而导致库欣综合征。同时分泌皮质醇和醛固酮的腺瘤可能与 KCNJ5 基因突变有关。

有关肾上腺皮质癌的分子生物学研究结果显示肾上腺皮质癌与多种遗传性肿瘤综合征相关，包括 Li-Fraumeni 综合征、Beckwith-Wiedemann 综合征等，而且发现这些遗传性肿瘤综合征相关的致病基因与肾上腺皮质癌的发生有密切关系。目前研究认为 TP53 基因突变、17p13 基因位点的杂合性缺失、IGF-2 过表达和 β 连环蛋白的持续激活是肾上腺皮质癌发生的主要分子生物学机制。确切的发病机制有待于进一步地研究探讨，更深入地了解肿瘤分子的发病机制将有助于治疗方案的发展。

三、临床表现

库欣综合征主要是由于皮质醇长期过多分泌引起蛋白质、脂肪、糖、电解质代谢紊乱，并可干扰多种其他激素的分泌。其临床表现谱很广，仅少数症状及体征具有鉴别诊断意义，如新发皮肤紫纹（宽度 >1cm）、多血质、近端肌无力、非创伤性皮肤瘀斑、与年龄不相称的骨质疏松、儿童生长发育停滞等；而其他一些症状或体征诸如肥胖、抑郁、糖尿病、高血压及月经紊乱等在非库欣综合征人群也很常见。此外，下丘脑 - 垂体 - 肾上腺轴（HPA 轴）的过度反应也会出现类库欣综合征的表现，心理性疾病（如抑郁症、焦虑症、强迫症）、应激状况、控制不佳的糖尿病、酗酒等均可产生类似库欣综合征的检查结果，称为假性库欣综合征。可见库欣综合征临床表现缺乏特异性，临床上应仔细与非库欣及假性库欣状态鉴别（图 5-1-1）。

肾上腺皮质腺瘤及腺癌患者除库欣综合征表现外，还各有其特点。肾上腺腺瘤患者病程相对较长，早期多以肥胖为主，向心性不够显著，血压升高，一般情况较好。与肾上腺皮质癌相比，男性化表现少见。肾上腺皮质癌病程相对较短，库欣综合征症状可不典型，可表现为体重减轻、摄食减少、

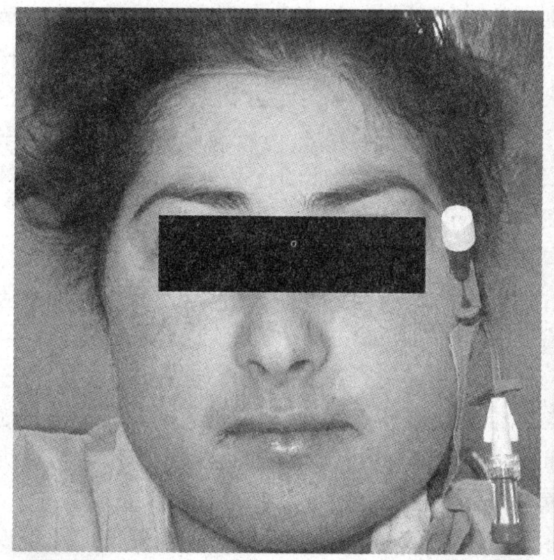

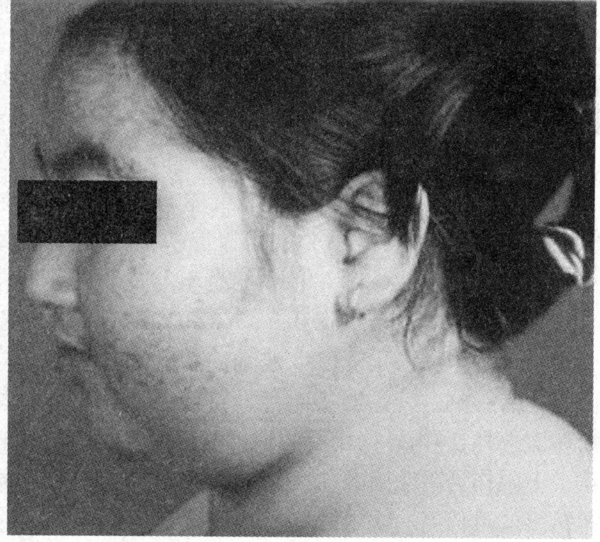

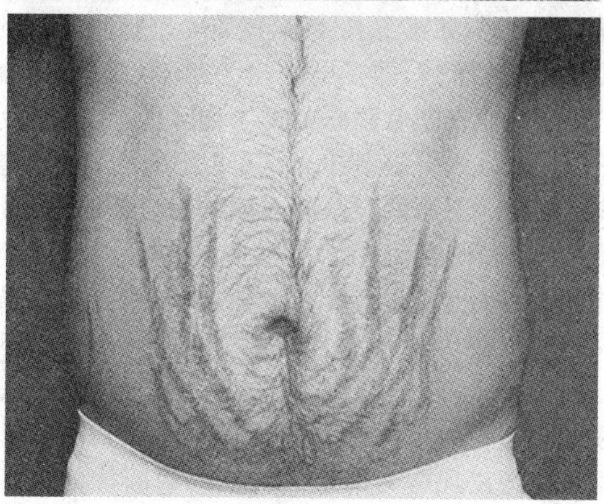

图 5-1-1　典型库欣外貌

高血压、重度低血钾性碱中毒、水肿、肌无力等；约60%患者有性激素分泌过多的表现，如女性出现多毛、声音变粗、月经稀少、男性型脱发等，而男性乳房发育、睾丸萎缩提示雌激素分泌过多；部分患者反复发作低血糖，可能与肿瘤刺激胰腺过度释放IGF-2所致；临床上最常见的转移部位是肺、肝及淋巴结，由于起病隐匿，约30%~40%患者在发现肿瘤时已出现远处转移。在年龄较大以并发症（诸如心衰、脑卒中、病理性骨折、精神症状或肺部感染等）为主就诊者，通常易被忽略。

四、辅助检查

（一）实验室检查

肾上腺皮质腺瘤细胞种类单一，主要分泌皮质醇。患者血浆及尿游离皮质醇水平明显升高，皮质醇分泌失去昼夜节律，血浆ACTH降低或测不出，多数患者大小剂量地塞米松抑制试验皮质醇不受抑制。与皮质腺瘤不同，肾上腺皮质癌患者血清硫酸脱氢表雄酮（DHEA-S）升高，DHEA-S可作为诊断肾上腺皮质癌的线索。无论在男性还是女性，肾上腺皮质癌往往伴有雄烯二酮和睾酮水平的升高。但需要注意的是，正常的血浆性激素水平并不能排除肾上腺皮质癌的可能性。常用的实验室检查项目如下：

1. 定性试验，即确诊库欣综合征

（1）筛查试验：①24小时尿游离皮质醇测定（24h urine free cortisol，24h UFC）：可以反映24小时内皮质醇的整体分泌水平。检测的是不与皮质醇结合球蛋白（cortisol binding globulin，CBG）结合的游离皮质醇，故不受引起CBG波动的状态或药物（雌激素）的影响。其诊断敏感性及特异性取决于诊断切点选择，国内外指南及共识推荐使用各实验室正常上限作为阳性标准，应至少测定两次以提高检测结果的可信度。饮水量过多（>5L/d）及任何增加皮质醇分泌的生理病理状态都会使UFC升高而出现假阳性结果；中重度肾功能不全，肌酐清除率低于60ml/min时可出现UFC明显降低的假阴性结果。②午夜唾液皮质醇测定（salivary cortisol，SC）：唾液皮质醇主要以游离形式存在，与血中游离皮质醇有较好的相关性，不受唾液流速的影响，且避免了取血时可能产生的应激状态，可作为门诊筛查的一种无创性检查手段，美国指南推荐其为一线筛查试验，国内仅少数几家医院对此有研究，尚未广泛普及。国外多项研究确立了午夜唾液皮质醇诊断的敏感性为92%~100%，特异性为93%~100%，其在成人的诊断准确性与UFC相同。在收集唾液前应避免食用甘草和吸烟。抑郁症、值夜班者和危重病患者皮质醇昼夜节律也可有所改变，需进行鉴别。③地塞米松抑制试验：于正常人应用超生理剂量的糖皮质激素即可抑制ACTH和皮质醇的分泌，库欣综合征患者由于其皮质醇分泌呈自主性，往往不能被小剂量地塞米松抑制。

午夜1mg地塞米松抑制试验（overnight 1mg dexamethasone suppression test，1mg DST）可作为门诊患者的有效筛查试验。需要2天时间，第一天晨8:00取血后，于次日0:00口服地塞米松1mg，晨8:00再次取血测定血清皮质醇水平。正常反应是服药后血皮质醇被抑制到138nmol/l（5μg/dl）。切点为138nmol/l（5μg/dl）时特异性大于95%，但敏感性较差，切点降为50nmol/l（1.8μg/dl）时可使敏感性提高到95%以上，特异性为80%。为提高诊断试验的敏感性，目前采用50nmol/l（1.8μg/dl）作为切点。

小剂量地塞米松抑制试验（low-dose dexamethasone suppression test，LDDST）口服地塞米松0.5mg，每6小时1次，连续2天，服药前和服药后第2天分别留24小时尿测定UFC，同时测定服药前后血清皮质醇水平。对于体重<40kg的儿童，地塞米松剂量调整为30μg/（kg·d），分次给药。目前国内存在2种不同的判定方法，一种为血清皮质醇抑制率<50%作为库欣综合征的诊断标准，另一种则以抑制后血清皮质醇>138nmol/l（5μg/dl）作为诊断标准。国内瑞金医院王毅峰等分析比较了两者对库欣综合征的诊断及病理学诊断符合率，发现以血清皮质醇>138nmol/l（5μg/dl）作为库欣综合征的诊断标准与病理诊断的符合率更高（96.3% *vs* 84.0%）。目前国际推荐诊断切点为血清皮质醇<50nmol/l（1.8μg/dl），采用此诊断切点敏感性可达到96%，该切点也同样适用于体重>40kg的儿童。

（2）确诊试验：①血清皮质醇昼夜节律及午夜血清皮质醇：在正常人体内，皮质醇呈脉冲式分泌，且具有昼夜节律，即在早上6:00~8:00血清皮质醇达到高峰而在正常睡眠的前半期降低。皮质醇水平升高及昼夜分泌节律异常是库欣综合征的重要诊断依据。上海瑞金医院对库欣综合征的多种检查方法比较研究结果提示：血清皮质醇昼夜节律消失为筛选库欣综合征敏感性最强的检测指标，其与24小时UFC结合敏感性可达100%。检查时需测定8:00、16:00、午夜0:00时的血清皮质醇水平，国内外研究一致认为在三个时间点的血清皮质醇中，0:00血清皮质醇对库欣综合征的诊断价值最高。

国内外对血清皮质醇界值的确定一直存在争议。1995年Orth认为，午夜血清皮质醇高于207nmol/L（7.5μg/dL）提示库欣综合征，而低于138nmol/l（5μg/dL）可排除库欣综合征；近年有学者认为，以207nmol/l（7.5μg/dL）作为午夜血清皮质醇切点对库欣综合征诊断的特异性为100%，敏感性仅88%，而以50nmol/L（1.8μg/dL）为切点敏感性可达到100%，但特异性20.2%；解放军总医院研究结果提示午夜血清皮质醇最佳切点为249nmol/L（敏感性为96.2%，特异性91.6%）切点取值不同试验敏感性及特异性有所差别，为提高试验敏感性，目前推荐以50nmol/L（1.8μg/dL）为诊断切点。不过各研究中心由于地区差异、试验试剂不同应制定自己实验室的诊断切点值。②小剂量地塞米松抑制试验联合：CRH兴奋试验（combined low-dose dexamethasone suppression corticotrophin-releasing hormone test，LDDST-CRH test）在标准小剂量地塞米松试验2小时之后静脉给予CRH（1μg/kg，iv），15分钟后抽测血清皮质醇水平。试验原理是：假性库欣状态患者HPA轴活跃，但皮质醇对HPA轴的正常负反馈仍旧存在，ACTH细胞对CRH反应较弱。LDDST-CRH试验外源性给予糖皮质激素后HPA轴受抑制，此后尽管给予CRH，皮质醇分泌仍处于抑制状态。而轻度库欣综合征患者，皮质醇对ACTH的抑制作用弱于CRH对ACTH的刺激作用，故LDDST-CRH试验可将库欣综合征从假性库欣状态中鉴别出来。Yanovski等于1993年首次提出该试验并对其诊断效能进行了研究，他们认为LDDST-CRH试验后血清皮质醇小于38nmol/l（1.38μg/dL）时诊断库欣综合征的特异性和敏感性均可达到100%。但该研究纳入患者大多数为轻度库欣病患者，故推测该试验鉴别库欣病与假性库欣状态诊断效能较高。1998年，他们又以正常人及轻度库欣病患者为研究对象做过研究，认为取相同的切点值，LDDST-CRH试验有助于鉴别轻度库欣病和正常人。但是近年来研究认为与经典的小剂量地塞米松抑制试验，LDDST-CRH试验的敏感性较好（98% *vs* 96%），但特异性欠佳（60% *vs* 70%）。本试验适宜于尿游离皮质醇升高不明显患者。目前国内因无CRH而未开展此项试验。

临床上，对不同人群，上述试验各有优劣，应根据患者具体情况选择试验项目。如正常孕妇血清皮质醇存在昼夜节律，孕期地塞米松对皮质醇的抑制作用减弱，可能增加DST的假阴性，故妊娠妇女推荐应用UFC，妊娠中晚期UFC高于正常上限3倍即提示库欣综合征；抗癫痫药物如苯妥英钠、苯巴比妥和卡马西平可通过CYP3A4诱导肝酶对地塞米松的清除而增加DST假阳性，建议对癫痫患者应用午夜血清或唾液皮质醇或UFC来排除库欣综合征；中重度肾功能不全，肌酐清除率低于60ml/min时可出现UFC明显降低的假阴性结果，故而对此类患者不建议应用UFC检查；抑郁症、酗酒、肥胖和糖尿病患者，HPA轴活性增强，故LDDST较UFC更适于这些病例；轻度库欣综合征患者UFC水平可正常，而唾液及血清皮质醇更有诊断价值。

2. 定位检查

（1）血浆促肾上腺皮质激素（adrenocoticotropin，ACTH）：正常情况下垂体ACTH的分泌昼夜变化很大，晨6:00最高，午夜00:00最低。ACTH水平对库欣综合征的病因诊断有价值，可用于区分ACTH依赖性及ACTH非依赖性库欣综合征。肾上腺性库欣综合征患者血ACTH常偏低或检测不出，部分患者血皮质醇水平升高不明显，对ACTH的抑制作用较弱，ACTH水平可在正常范围。

（2）大剂量地塞米松抑制试验（high-dose dexamethasone suppression test，HDDST）：口服地塞米松2mg，每6小时1次，服药2天，于服药前和服药第二天测定24小时UFC，服药前后测血皮质醇水平，与基础皮质醇相比，服药后血、尿皮质醇抑制率大于50%为阳性标准。可用于区分库欣病、肾上腺性库欣综合征。库欣病患者不能被小剂量地塞米松抑制试验抑制，却能被大剂量地塞米松抑制试验抑制，这是基于库欣病患者皮质醇对ACTH的负反馈作用仍然存在，但重新设定于一个较高的水平。阳性抑制率提示库欣病，肾上腺性库欣综合征多不能达到满意的抑制效果。

怀疑肾上腺皮质癌者除了行ACTH-皮质醇轴功能检查外，还应评估肾上腺盐皮质激素水平（通常检测血钾水平，对有高血压和（或）低血钾者应测血浆醛固酮/肾素比值）；性激素及类固醇激素前体物质如血清硫酸脱氢表雄酮（DHEA-S）、睾酮、雄烯二酮、17-羟黄体酮水平；行24小时血、尿儿茶酚胺及其代谢产物水平以除外嗜铬细胞瘤；对明确肾上腺皮质癌患者还应行胸腹部CT、骨扫描或PET等检查明确有无肿瘤远处转移。

需要指出的是，各试验诊断敏感性、特异性有所差别，对某一特定患者，临床上应结合临床表现、其他生化检查来综合考虑，选择合理的检测试验。

（二）影像学检查

肾上腺影像学检查方法主要包括超声、CT、

MRI。超声检查虽然简单方便，但因易受肠道内气体干扰及操作者主观能力限制，加之部分腺癌在发现时通常较大，其对肿瘤整体观察及远处转移等的评估作用有限，临床上仅作为初筛及初步定位。CT 比 MRI 有着更好的空间分辨力，被视为是肾上腺肿瘤的首选影像学检查，而 MRI 可对怀疑肾上腺癌的患者提供更多诊断信息。

肾上腺腺瘤 CT 表现为孤立性肿块，呈类圆形或椭圆形，边界清楚，直径多为 2~3cm，肿块密度均匀，近似水样密度，增强后呈轻度至中度强化，因自主分泌大量皮质醇，反馈抑制垂体分泌 ACTH，故肿块同侧残存肾上腺及对侧肾上腺呈萎缩性改变，表现为肾上腺细小。

肾上腺皮质癌 CT 检查发现时肿瘤多已较大(图 5-1-2、5-1-3)，可呈类圆形、分叶状或不规则形，病变中央可有坏死和出血，以致肿瘤密度不均，呈侵犯累及周围组织，伴静脉癌栓形成。肿瘤大小及出血坏死对诊断肾上腺肿瘤良恶性具有指导意义。钙化是肾上腺皮质癌的另一特征性表现，约 30% 的肾上腺皮质癌可见钙化，包括微钙化和粗大钙化，良性肿瘤极少伴钙化。当肿瘤具有局部浸润或远处转移时更支持恶性诊断。近年来有学者提出肾上腺皮质腺癌的对比剂相对廓清率(Relative percentage washout，RPW)，即采用动态增强扫描，用公式(门静脉期 CT 值 - 延迟期 CT 值)/ 门静脉期 CT 值来计算 RPW，结果显示：增强检查延迟 10 分钟，RPW<50%，而良性病变如腺瘤等延迟 10 分钟后 RPW>50%。提示皮质癌对造影剂廓清速度减慢，RPW 敏感度 98%，特异度为 100%，因此对体积较小的，无法通过大小等判断良恶性的肿瘤有诊断价值。MRI 表现在 T1WI 上病灶信号强度稍低于或类似于肝脏实质，T2WI 明显高于肝脏，稍低于或类

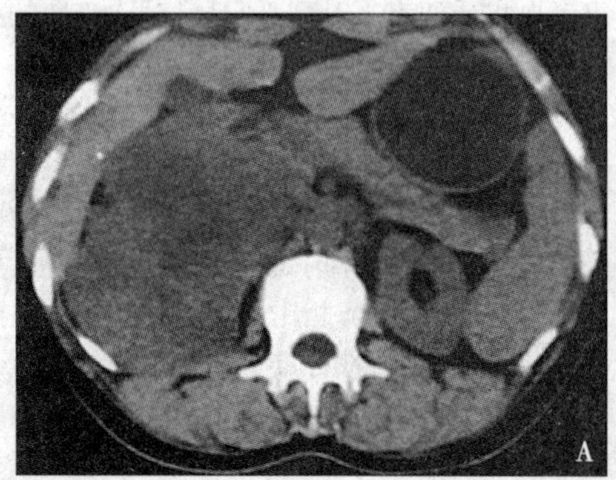

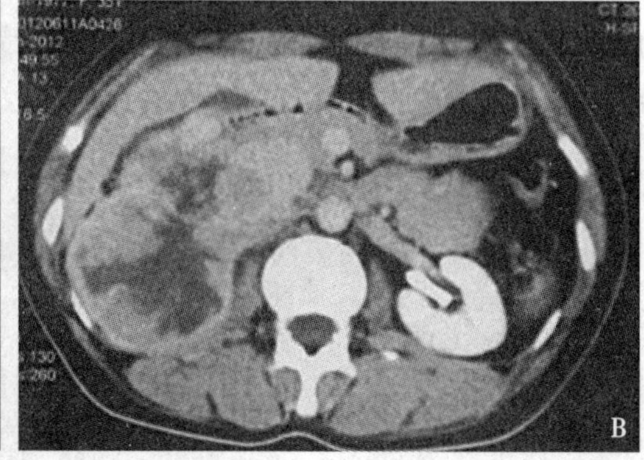

图 5-1-2　肾上腺皮质癌 CT 表现

A. 平扫见右侧肾上腺一巨大不规则形肿块，密度欠均匀；B. 增强后右侧肾上腺肿块呈明显不均匀性强化，局部与肝脏分界欠清

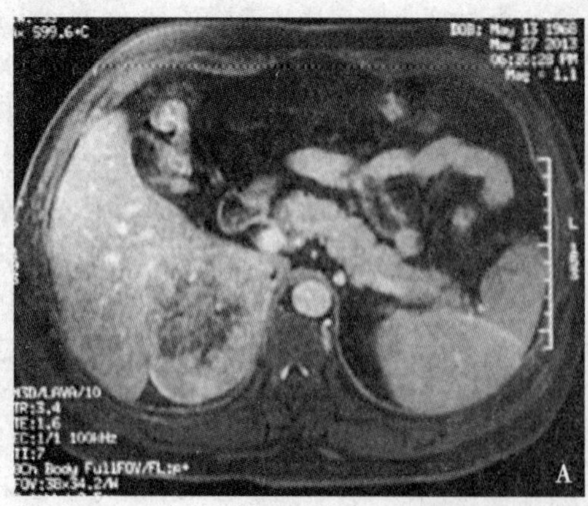

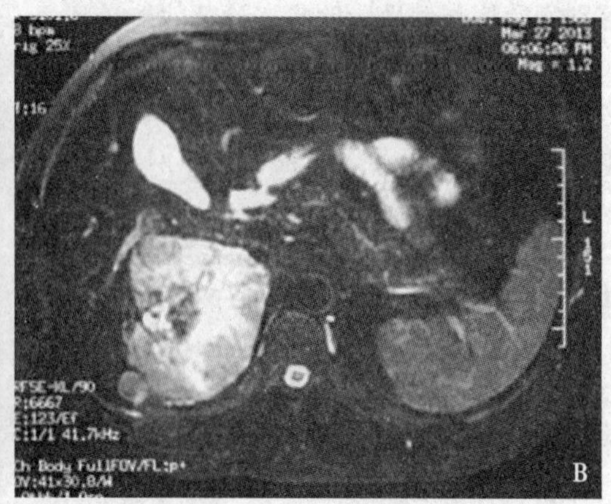

图 5-1-3　肾上腺皮质癌的 MRI 表现

A. T1WI 见巨大不规则形肿块，肿块信号强度不均匀，呈低于肝实质的低信号；B. T2WI 则以显著高信号为著

似于脂肪的信号强度，肿瘤信号不均匀，瘤内多有出血、坏死区，增强后肿瘤实质有明显强化，廓清缓慢，中央坏死明显时可呈不规则厚环状强化。

五、诊断及鉴别诊断

临床上应首先明确有无库欣综合征，再确定是否为肾上腺皮质自主分泌。库欣综合征临床表现多样，有些患者仅表现为不典型和孤立的症状，诊断较难。美国内分泌协会推荐对以下人群进行筛查：①年轻患者出现骨质疏松、高血压等与年龄不相称的临床表现；②具有库欣综合征的临床表现，且进行性加重，特别是有典型症状如肌病、多血质、紫纹（宽度大于1cm）、瘀斑及皮肤变薄；③体重增加而身高百分位下降，生长停滞的肥胖儿童；④肾上腺意外瘤患者。推荐进行以下试验中的一种作为初步实验室筛查：24小时UFC（至少两次）、午夜唾液皮质醇（两次）、午夜1mg地塞米松抑制试验和小剂量地塞米松抑制试验（LDDST）。目前没有高度特异性的检查方法，初步检查结果正常基本可排除库欣综合征。对高度怀疑者应同时进行两项试验。确立库欣综合征诊断后，再依据血ACTH水平、大剂量地塞米松抑制试验等检查明确为ACTH非依赖性库欣综合征。需与ACTH非依赖性库欣综合征的其他亚型仔细鉴别。

1. ACTH非依赖性大结节样肾上腺增生（AIMAH） 此病也是ACTH非库欣综合征的病因之一，实验室检查也表现为大小剂量地塞米松抑制试验不受抑制。其病因可能涉及相关基因的突变、肾上腺皮质内激素及细胞因子受体的异常表达。与肾上腺皮质腺瘤相比，AIMAH发病年龄偏晚，多在50~70岁，且男女发病无明显差异。该病患者肾上腺CT可见双侧肾上腺体积多明显增大，可见多个或单个大结节，正常肾上腺组织被扭曲，呈典型“生姜样”改变。在某些患者可见肾上腺弥漫性增大而无显著的结节。与肾上腺腺瘤、腺癌影像学表现差异较大，肾上腺CT有助于鉴别诊断，典型肾上腺CT表现如图5-1-4。目前诊断AIMAH还需要进行一些受体方面筛查。

2. 异位皮质醇瘤 此病临床上亦表现为非ACTH依赖性库欣综合征。但肾上腺影像学检查多无明确占位表现，因异位肿瘤自主分泌皮质醇抑制垂体ACTH分泌，致使正常肾上腺组织萎缩，影像学上可见肾上腺萎缩细小或无明显异常改变。二者鉴别有赖于找到异位肾上腺组织。肾上腺皮质异位目前认为是由于肾上腺髓质细胞在向肾上腺皮质区域迁移的过程中，肾上腺皮质的碎片可能被分裂开来，有些与尿生殖嵴关系较为紧密的碎片在性腺迁移的过程中发生了异位。肾上腺皮质可异位于睾丸、精索、阔韧带、肾脏、腔静脉后、腹腔区域，其中32%异位于腹腔，23%异位于阔韧带，7.5%异位于附睾，3.8%~9.3%异位于精索。

3. 原发性色素性结节状肾上腺皮质病（PPNAD） 此病是ACTH非依赖性库欣综合征的一种罕见亚型。通常好发于青少年，发病年龄高峰在20岁左右，多数病例有家族史，可伴发Carney综合征。肾上腺CT可呈不规则增粗或小结节状，也可基本正常。病理呈结节状改变。其与腺瘤、腺癌鉴别主要依靠病理组织学。

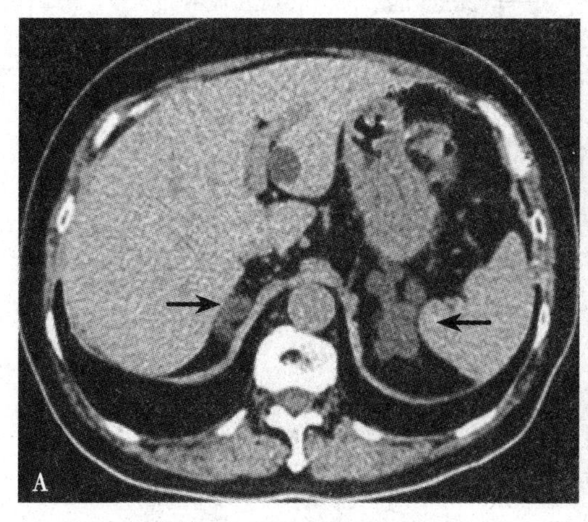

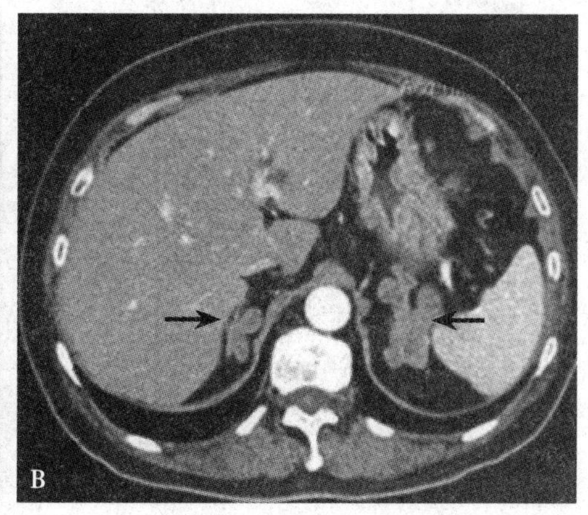

图5-1-4　AIMAH的肾上腺CT表现

CT扫描可见双侧肾上腺显著增大，可见多个大结节，正常肾上腺组织被扭曲，呈典型A.“生姜样”改变或B.“葡萄样”改变

六、治疗

治疗目标是：症状和体征改善、激素水平及生化指标恢复正常或接近正常、下丘脑-垂体-肾上腺轴（HPA轴）恢复正常、长期控制防止复发。

肾上腺皮质腺瘤应行患侧腺瘤摘除，随着腹腔镜手术的广泛开展，已成为单侧肿瘤的首选，较传统的开放手术可以减少术后住院时间、术中出血量以及并发症的发生。

肾上腺皮质癌的治疗包括手术、药物和局部放疗，应根据肿瘤分期进行不同治疗（如图5-1-5）。目前多采用2004年WHO提出的肾上腺皮质癌的Union International Contre Cancer（UICC）分期，StageⅠ期为局部肿瘤 <5cm，Ⅱ期局部肿瘤 >5cm，Ⅲ期有局部浸润或有淋巴结转移，Ⅳ期为浸润临近器官或有远处转移（图5-1-5）。

1. 手术治疗　手术治疗是目前首选的治疗方案，早期完整切除肿瘤有望获得较长的无瘤生存间期和延长患者的生存时间，适用于尚未出现广泛转移的肿瘤。因此，一经发现即应考虑手术切除，手术需要完整切除肿瘤瘤体，包括清除周围脂肪组织和可疑受肿瘤侵犯的区域；对于局灶性的复发病灶可再次行手术切除；对于单发的或孤立的远处转移病灶，也应尽量采用手术治疗。首选开放性手术，应严格掌握腹腔镜手术的适应证，随着技术的进展及经验的积累，对原发性肾上腺皮质癌在腹腔镜下能达到有效的根治性切除，但仍无足够证据表明腹腔镜下切除效果与开放手术相当。腹腔镜手术一般只适于肿瘤体积较小，边界光滑者，并要求术者有一定的腹腔镜经验，如术中发现操作困难或肿瘤与周围组织粘连较重等情况，应立即转为开放手术。不论腺瘤还是腺癌，均应对患者进行充分的术前评估，术后密切随访，加强功能管理。

(1) 术前评估：充分评估患者的高皮质醇状态。包括高血压、糖耐量减退、高血脂、出血倾向、骨质疏松；此外，高皮质醇血症患者心血管风险较普通人群明显增加，术前应充分评估心脏功能；库欣综合征患者还常伴有认知和情感障碍，约50%~80%的患者精神抑郁有自杀倾向，术前应仔细询问病史，进行充分的心理评估；肾上腺皮质癌患者还常伴有严重低血钾碱中毒，应注意补钾，纠正酸碱平衡紊乱。

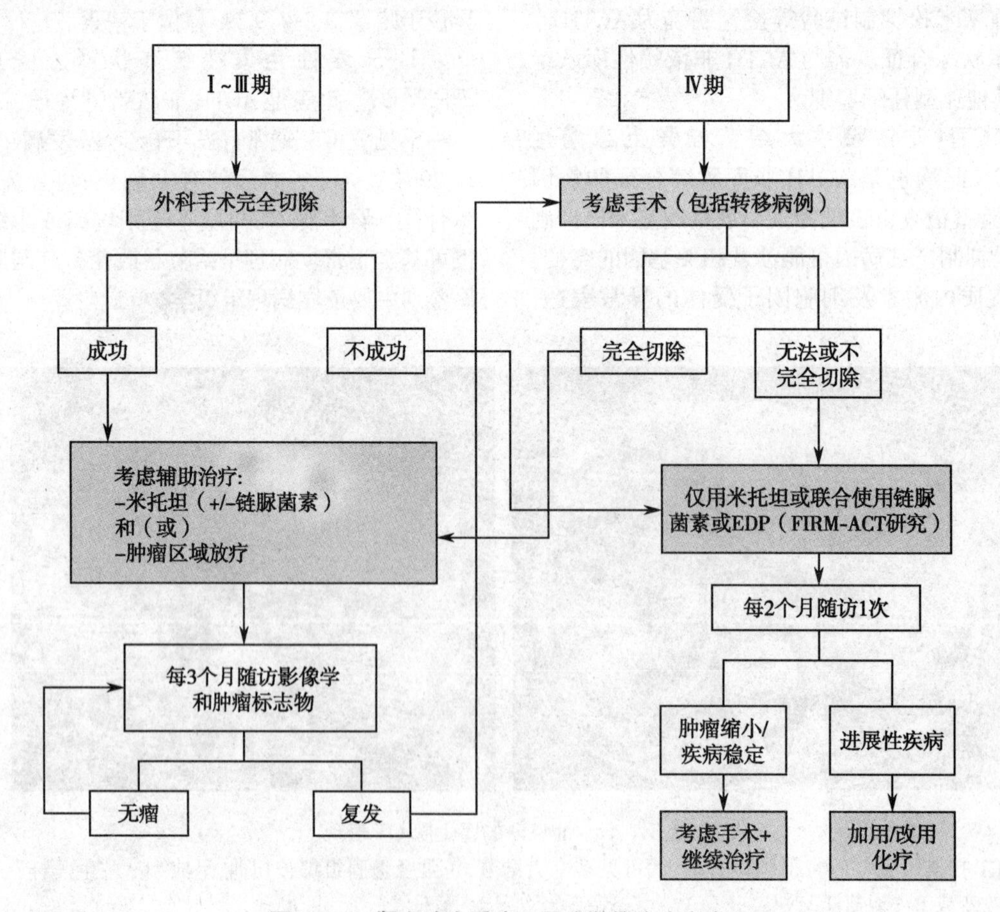

图5-1-5　肾上腺皮质癌不同分期的治疗方案

(2) 术后处理：手术切除高功能肿瘤后，由于垂体 ACTH 细胞长期受抑制，残余肾上腺组织萎缩，往往会出现肾上腺皮质功能减退，因此术后需用肾上腺糖皮质激素替代补充治疗，一般一周内可静脉补充氢化可的松，初始剂量为 100~200mg/d，并逐渐减少至 60~80mg/d 时改为口服，再一次递减，直至下丘脑 - 垂体 - 肾上腺轴功能恢复，通常需要 6~18 个月时间。氢化可的松作用时间短，为生理性糖皮质激素类型，较其他糖皮质激素更能促进下丘脑 - 垂体 - 肾上腺轴功能恢复。在糖皮质激素减量过程中，若遇有感染、外伤、手术等应激情况应增加用量至当前用量的 2~3 倍，情况缓解后再改为原剂量。剂量调整的依据是患者的症状、体征和电解质水平等，而非血浆皮质醇水平，24 小时尿游离皮质醇水平可作为参考。肾上腺皮质癌术后复发率较高，早期发现复发及转移病灶可及时给予治疗措施。建议每 3 个月行胸腹部 CT/MRI、骨扫描，监测激素水平，两年后如果病情平稳可酌情延长随访周期。

2. 肾上腺皮质癌药物治疗　米托坦是目前治疗肾上腺皮质癌最常用、有效率最高的药物。既可引起肾上腺皮质萎缩，抑制肾上腺皮质类固醇合成，又能毁坏肾上腺皮质细胞。临床上用于治疗不能手术的肾上腺皮质癌及术后辅助治疗或与化疗药物联合治疗肾上腺皮质癌。目前研究认为其最佳血药浓度为 14~20mg/L。初始计量以 1.5g/d 开始，4~6 天内增加至 6.0g/d，最大剂量为 12g/d。用药期间需定期监测血药浓度，前 3 个月，需每 2~3 周监测血药浓度，血药浓度达稳态后每 4~6 周监测一次。常见的不良反应包括恶心、呕吐、腹泻、嗜睡、精神障碍、共济失调、视物模糊、头痛、肝肾功能损害等。

手术仍旧为肾上腺皮质癌的首选治疗方法，对肾上腺皮质癌更有效的治疗有待于进一步地研究探讨，更深入地了解肿瘤分子机制将促进肾上腺皮质癌治疗的发展。

（李乐乐　窦京涛）

第二节　非促肾上腺皮质激素依赖性肾上腺大结节样增生

一、关于 AIMAH 的概述

非促肾上腺皮质激素依赖性肾上腺大结节样增生（ACTH Independent Macronodular Adrenal Hyperplasia，AIMAH）是内源性皮质醇增多症的一种特殊病因，属于非 ACTH 依赖性库欣综合征。其特点为双侧肾上腺巨大增生同时伴或者不伴有肾上腺糖皮质激素的高分泌以及高皮质醇状态导致的机体代谢异常。大多数 AIMAH 为散发，遗传性发病者少见。发病年龄多见于 50~60 岁，较其他库欣综合征患者起病约晚 10 年左右。AIMAH 和色素性结节性肾上腺皮质病（PPNAD）均表现为原发性双侧肾上腺增生亚型，两者约占所有非 ACTH 依赖库欣综合征的 10%~15%。其中，AIMAH 更为罕见，约占所有库欣综合征的 1%。

二、AIMAH 发现的由来

1964 年 Kirschner 等报道了第一例病例。最初认为其病因为 ACTH 依赖性库欣综合征，由于长期的 ACTH 刺激，肾上腺形成了自主分泌的结节反而抑制了垂体 ACTH 的分泌。Swain 等报告了 9 例散发的 AIMAH 患者，极为重要的是这 9 例患者均接受了双侧肾上腺全切手术，并且没有一例出现 Nelson 综合征。这一发现提示 AMIAH 为非 ACTH 依赖。

早在 1987 年和 1992 年，Hamet 等、Lacroix 等和 Reznik 等分别报告了共 3 例库欣综合征患者，他们表现为进餐后升高的皮质醇以及低 ACTH 水平。提示发病与胃肠激素有关，进一步的研究证实了 GIP 导致了患者的高皮质醇状态。之后的研究提示 AMIAH 患者的肾上腺皮质细胞过表达 G 蛋白偶联受体，导致了疾病的发生。

Fragoso 等在 3 例散发的 AIMAH 患者中发现了肾上腺皮质细胞的 GNAS1 基因突变，但没有种系突变，尽管这 3 例患者没有 McCune-Albright 综合征的临床表现，这一结果依旧提示 AMIAH 可能是 McCune-Albright 综合征的一部分。

三、AMIAH 较为特殊的临床、影像和病理学表现

AMIAH 临床表现与其他原因导致的库欣综合征类似，但其临床表现与其分泌糖皮质激素的能力有关，高血压多见。实验室检查中患者从完全正常到极高的糖皮质激素水平均有发现。患者升高的糖皮质激素不能被任何剂量的地塞米松抑制。同时患者的 ACTH 水平低于正常参考范围。Swain 等报告了 9 例散发的 AIMAH 患者，平均年龄为 56 岁。所有的患者均存在高皮质醇，低 ACTH 水平，地塞米松抑制试验不能抑制皮质醇分泌；8 例患者存在

高血压，最长病程可以长达20年。手术病理分析提示双侧的肾上腺结节，切面呈金黄色，结节大小在1~4.2cm，重量在16.7~218g，镜下表现为束状排列的皮质细胞，不伴有结节间组织的萎缩。更为重要的是，这些患者在接受了双侧肾上腺全切手术后没有一例出现Nelson综合征，并且所有的患者均为良性改变。

1. 影像学检查　特异性影像学检查的临床发现为双侧肾上腺极其巨大增生的肾上腺，呈多发的巨大结节样改变，肾上腺的正常结构尚存。结节的影像学特征类似肾上腺皮质腺瘤。部分患者可以表现为单侧或者双侧单发的结节，在随访中出现残余肾上腺的多结节样改变。

2. 病理学特征　大体观察表现为巨大增生的肾上腺，其体积重量明显增大。结节呈金黄色，直径从1~7cm均有报道。

镜下观察可见两种不同细胞一种为透明细胞富含脂质成分，呈条索状排列；另一种细胞不含脂质致密呈巢状分布。结节间组织可以是萎缩、正常或者增生。有学者认为双侧肾上腺腺瘤或者单侧腺瘤瘤旁组织不萎缩的库欣综合征患者亦是AIMAH。

四、潜在的，用来发现AIMAH病因的动态试验

临床上可以在手术前进行异位受体的激动实验来发现患者肾上腺皮质细胞过表达异位受体的种类，但其临床意义有待观察。

五、AIMAH的治疗

手术是目前推荐的治疗方法，一般建议先做单侧的肾上腺全切手术。因右侧手术难度相对较大，建议先做右侧手术。大约50%的患者手术后高皮质醇的临床表现可以得到缓解。是否需要进行另侧手术取决于患者的临床表现以及尿皮质醇的水平。目前尿皮质醇控制水平尚存争议。但是若其在正常范围内（小于100μg/24小时）多数不建议对侧手术。单侧手术后部分患者可以出现类似腺瘤手术后的肾上腺皮质功能不全，可以短期给予低于生理剂量的短效糖皮质激素。两侧全切的患者不会出现Nelson综合征，但其ACTH水平可以升高超过正常范围，并且需要终身糖皮质激素替代治疗。对于存在手术禁忌的患者肾上腺皮质激素各种合成酶的抑制剂例如酮康唑、氨鲁米特和甲吡酮可以使用，其他破坏肾上腺皮质的药物如米托坦或者糖皮质激素受体拮抗剂米非司酮均可以使用，但目前经验较少。

（王卫庆）

第三节　原发性色素性结节性肾上腺皮质病

原发性色素性结节性肾上腺皮质病（primary pigmentary nodular adrenocortical disease，PPNAD）是一种特殊类型的皮质醇增多症。主要特点是单侧或双侧肾上腺皮质呈现黑褐色结节状增生，结节周围的肾上腺皮质萎缩，结节分泌过量皮质醇，该分泌不依赖于促肾上腺皮质激素（ACTH）。由于发病率很低，临床医师对其认识不足，常常漏诊或误诊。PPNAD在病因、病理和实验室检查方面均有别于其他类型皮质醇增多症。

一、临床及病理表现

（一）概述

PPNAD发病年龄小，常常在青少年时期(10~20岁）发病，可散发，或以家族性形式发生。后者往往是Carney综合征（Carney complex，CNC）的组成成分之一，50%有家族聚集倾向，呈常染色体显性遗传，常伴有各种其他异常，包括心脏或其他器官（如皮肤、乳腺）黏液瘤、皮肤斑点色素沉着、神经纤维瘤病、睾丸Leydig或Sertoli细胞肿瘤等。

（二）PPNAD散发病例

典型PPNAD患者临床表现同皮质醇增多症。主要表现为满月脸、多血质外貌、向心性肥胖、痤疮、紫纹、高血压、继发性糖尿病和骨质疏松等。不典型病例，仅有高皮质醇血症实验室证据而无明显临床症状及阳性体征。皮质醇增多症临床表现多样，缺乏特异性。一些症状体征相对典型，具有鉴别诊断意义，如皮肤瘀斑、多血质、近端肌无力、大于1cm的皮肤紫纹和儿童体重增加并伴有生长发育停滞。其他由皮质醇增多所致的乏力、抑郁、肥胖、糖尿病、高血压或月经不规律等也常见于普通人群中，所以当临床表现比较典型时，皮质醇增多症易被诊断，但非典型患者的诊断则有一定难度。

（三）PPNAD伴发Carney综合征

患者除了皮质醇增多表现，肾上腺结节样增生以外，具有一系列其他临床表现和明显异质性特点。

1. 皮肤斑点样色素沉着　77%患者出现皮肤多发色素痣和蓝斑，出生时即可出现，到了青春期

由于数目增多、分布广泛变得明显。色素痣表现为多发棕色到黑色小斑点(直径 0.2~2mm),典型分布区域位于口唇边缘附近,眼睑、耳朵和生殖器官。色素痣可以分布于身体任何部分,与雀斑相似,但分布部位往往不在阳光照射的地方。皮肤蓝斑直径相对较大(直径可达 8mm),蓝黑色,圆形斑,多发且分布广泛。偶尔可见咖啡斑和色素脱失。

2. 黏液瘤　皮肤黏液瘤一般无色素沉着,外观呈白色或肉色或粉色皮下结节,表面光滑,无临床症状,分布在颜面和躯干,典型病例分布于眼睑、外耳道、生殖器。皮肤黏液瘤的发现提示可能存在心脏黏液瘤。心脏黏液瘤虽然是良性肿瘤,但却是主要死亡原因(>50%),肿瘤呈出血性胶冻样外观。心脏黏液瘤可并发黏液瘤栓塞、卒中、外周动脉阻塞、低输出量性心衰,完全性瓣膜阻塞可以导致猝死。中年女性心脏黏液瘤,多单发,累及左心房,可以外科手术切除,很少复发。但年轻患者的心脏黏液瘤,多发且可以累及到心脏的任何腔室,易复发特性。乳房黏液瘤一般是良性肿瘤,多发生于青春期女性,多部位和双侧发生,直径为 2mm~2cm,外观粉红色或白色。病理为纤维腺瘤表现。骨软骨黏液瘤主要累及鼻窦和长骨,良性肿瘤,但可以导致骨骼破坏和肿瘤发展到软组织。动物实验表明肿瘤来源于成骨细胞。其他黏液瘤的少见部位包括口咽部(舌、硬腭、喉)和女性生殖道(子宫、宫颈、阴道)。

3. PPNAD　PPNAD 是 CNC 患者最多发的内分泌肿瘤,由于肿瘤缓慢进展,皮质醇增多临床表现不明显。仅有高皮质醇血症而无明显临床症状及阳性体征,影像显示肾上腺正常大小或有微小结节。组织学肾上腺皮质满布色素沉着小结节,直径小于 10mm。结节无包膜,位于皮质深层接近髓质。肿瘤细胞富含脂褐素,肿瘤细胞免疫组化突触素(synaptophysin)染色阳性,正常皮质细胞为阴性。结节间皮质萎缩明显,因此肾上腺总重正常或减少。

4. 甲状腺结节　75% 患者发现甲状腺结节,多数为良性结节,非毒性甲状腺滤泡细胞腺瘤,少数病人出现甲状腺乳头状或滤泡状细胞癌(<5%)。与肾上腺和垂体肿瘤不同,甲状腺结节一般无功能变化。

5. 睾丸肿瘤　患者睾丸肿瘤为双侧、多发、良性,很少有恶性。由于激素分泌改变,年轻男性出现性早熟临床表现,P450 芳香酶活性增高导致男性乳房发育症。睾丸肿瘤类型包括三种,Sertoli 细胞、Leydig 细胞和肾上腺皮质网状带细胞,后两者仅存在于已诊断 Sertoli 细胞瘤患者。Sertoli 细胞瘤(large cell calcified sertoli cell tumors,LCCSCT)一般触诊无法摸到,超声发现双侧多发钙化。包块质地偏硬,呈黄色伴钙化。多数男性患者成年后均可发现 LCCSCT。Leydig 细胞和肾上腺皮质网状带细胞均有激素分泌功能,肿瘤肉眼大体外观相近,棕色、质地较软。由于 Leydig 细胞瘤有恶性倾向,建议切除。肾上腺皮质网状带细胞多为良性,无需切除,但可导致皮质醇增多症复发。

6. 砂粒体样色素性神经鞘瘤(psammomatous melanotic schwannoma,PMS)　10% 患者发现 PMS,PMS 特点黑色素沉着,多部位发生、多发钙化灶。肿瘤病理呈大量黑色素沉着,细长纺锤形许旺氏细胞聚集,有包膜。因层片状钙化故称为砂粒样瘤,肿瘤内有出血和坏死。PMS 在中枢和外周神经系统均可发生,最多见部位为胃肠道神经和交感链(28% 病例),其次胸壁和三叉神经节。PMS 可以引起局部肿块,消化道或软组织受累导致疼痛不适,脊柱部位肿瘤发生导致神经根病变。神经鞘瘤治疗困难,尤其累及脊神经根,切除很难,不到 10% 病例为恶性,可以转移到肺、肝脏、脑。尚无有效的手术或内科治疗方法。

7. 垂体 GH 瘤出现肢端肥大症临床表现

二、实验室检查

(一) 皮质醇增多实验室证据

根据国际库欣综合征诊断指南,对怀疑库欣综合征(CS)的患者,应进行至少一项下述初步筛查试验。①24 小时尿游离皮质醇测定,不受皮质醇结合球蛋白(cortisol binding globulin,CBG)的浓度影响。正常上限波动范围为 220~330nmol/24h(80~120μg/24h),超过 304nmol/24h(110μg/24h)即可判定为升高。推荐使用各实验室的正常上限做为阳性标准。②午夜唾液皮质醇测定,唾液皮质醇水平的昼夜节律改变和午夜皮质醇低谷消失是 CS 患者较稳定的生化改变。③午夜 1mg 地塞米松抑制试验(dexamethasone suppression test,DST),正常人服药后血清皮质醇水平 <50nmol/L(1.8g/dl)。其敏感性 >95%、特异性约 80%。如果筛查实验发现异常可以进行经典小剂量 DST(low dose dexamethasone suppression test,LDDST)。

(二) 病因检查或定位诊断

1. 血清皮质醇昼夜节律检测　检查时需测定 8AM、4PM 和午夜 0AM 的血清皮质醇水平,CS

患者血清皮质醇昼夜节律发生改变。血浆促肾上腺皮质激素(adrenocoticotropin,ACTH)浓度:测定ACTH可用于CS患者的病因诊断,即鉴别ACTH依赖性和ACTH非依赖性CS。

2. 影像学检查 肾上腺影像学包括B超、CT、MRI检查,对诊断ACTH非依赖性CS患者有很重要的意义。推荐首选双侧肾上腺CT薄层(2~3mm)增强扫描,有条件的医院可行三维重建以更清晰地立体显示肾上腺病变的形态。PPNAD影像学上一般无特异性改变,肾上腺可显示不规则增粗或呈小结节状,也可基本“正常”或显萎缩。垂体增强MRI或垂体动态增强MRI对鉴别诊断ACTH依赖性CS患者具有重要意义。

三、诊断与鉴别诊断

1. PPNAD诊断应结合病史、临床表现和实验室检查 典型病例临床表现同皮质醇增多症;不典型病例,仅有高皮质醇血症而无明显临床症状及阳性体征,皮质醇节律消失、大小剂量地塞米松不能抑制是其特点之一。影像学上一般无特异性改变,肾上腺可显不规则增粗或呈小结节状,也可基本“正常”或显萎缩。对ACTH非依赖性的库欣综合征,尤其是青少年患者,PPNAD应该被列入鉴别诊断;同时考虑到伴发CNC的可能,还应对患者本人全身及其直系亲属进行进一步筛查。

2. PPNAD伴发CNC诊断 2001年Stratakis等汇总分析,制定出CNC主要和次要临床诊断标准,患者如具有主要标准的任意两项或具有一项主要标准和一项次要标准即可临床诊断CNC。主要标准包括皮肤色素沉着、黏液瘤、内分泌肿瘤:①典型分布的皮肤斑点样色素沉着(唇、结膜、内外眦、阴道及阴茎黏膜);②蓝痣,多发性上皮样蓝痣;③黏液瘤(皮肤和黏膜);④心脏黏液瘤;⑤乳房黏液瘤;⑥骨软骨黏液瘤;⑦PPNAD或地塞米松抑制试验示地塞米松不能抑制尿皮质醇;⑧垂体生长激素瘤所致的肢端肥大症;⑨大细胞钙化性sertoli细胞肿瘤,或超声证实睾丸有典型钙化灶;⑩甲状腺肿瘤或青年患者B超示甲状腺结节;⑪沙砾体样色素性神经鞘膜瘤沙粒体样色素性神经鞘膜瘤;⑫乳腺导管腺瘤。

次要标准:证实携带PRKAR1A的基因失活性突变或有一级亲属确诊为CNC。

3. 鉴别诊断 PPNAD应与其他类型库欣综合征鉴别。垂体瘤所致库欣综合征(库兴病)、异位ACTH综合征、未良好控制的先天性肾上腺皮质增生(CAH)由于长期ACTH过量分泌经常导致双侧肾上腺弥漫性增大,甚至出现单个或几个大结节。但这三种疾病均为ACTH依赖性皮质醇增多。患者血浆ACTH水平往往增高,库欣病、异位ACTH综合征患者在切除产生ACTH的肿物后,CAH患者得到恰当治疗后,肾上腺增生可以消退,表明这种双侧肾上腺增生是依赖ACTH的。肾上腺腺瘤和腺癌与PPNAD的区别要点在于,PPNAD病变为双侧性及具有不同的病理特点。ACTH非依赖性大结节样肾上腺增生也是库欣综合征的罕见病因,同样是不依赖于ACTH的双侧肾上腺增生病变,但患者双侧肾上腺体积多明显增大,上面有单个或多个大小不等的结节,结节无色素沉着。

四、治疗

PPNAD一般采用双侧肾上腺全切除,术后激素替代治疗。也有研究认为对于症状轻的年轻患者,可行肾上腺单侧切除或次全切除,术后库欣症状可明显改善且不需激素替代。CNC患者治疗措施主要是对症处理。心脏黏液瘤需要手术切除,但由于复发性可能,术后随访。皮肤黏液瘤和乳腺黏液瘤可以手术切除。LCCSCT传统治疗为睾丸切除术,尤其是青春期前男童可以预防雄激素过多分泌导致的继发病变。垂体肿瘤根据瘤体大小决定经蝶或经颅的手术方式。甲状腺结节需要评估性质后决定是否手术治疗。PMS需要手术治疗。

五、发病机制研究探讨及思索

PPNAD伴发Carney综合征为常染色体显性遗传病,易感位点定位在2p16或17q22-24。cAMP依赖型蛋白激酶A调节亚基1A(PRKAR1A)基因定位于17q22-24,PRKAR1A基因突变、杂合缺失以及17q22-24等位缺失与Carney综合征和PPNAD有关。在Carney综合征伴PPNAD患者中,PRKAR1A突变率高达80%。PRKAR1A是抑癌基因,编码PKA1α调节亚基蛋白。在正常情况下蛋白激酶A(PKA)的α调节亚基与催化亚基C构成四聚体保持稳定。如果PKA被上游信号激活,α亚基与cAMP结合并从催化亚基解离,使后者发挥催化活性激活下游CREB信号系统促进DNA复制,细胞生长和增殖。PRKAR1A基因突变、杂合缺失使蛋白合成异常时,PKA将无法保持其四聚体的稳定结构,导致PKA处于失抑制状态,下游信号被持续激活,最终导致细胞的异常生长增殖。近期研究发现散发PPNAD病例存在磷酸二酯酶11A

(PDE11A)基因突变。无论 PRKAR1A 和 PDE11A 基因突变,二者均为 cAMP 信号通路的关键部位。这些分子学研究提示内分泌肿瘤发病机制中 cAMP 信号通路的重要作用。分子遗传学进展不仅为发病机制研究提供基础,而且也提供了早期诊断不典型 PPNAD 的技术平台,同时也为病因治疗开拓广阔前景。

六、预后、随访、遗传学评估

散发 PPNAD 患者预后良好,但伴发 PPNAD 的 CNC 病人存活年限多 <50 岁,主要原因是心源性猝死。心脏黏液瘤并发症导致的黏液栓子、心肌病、心律失常和外科治疗是导致 CNC 患者致死的主要因素。其他相对少见的因素包括颅内 PMS 肿瘤、甲状腺癌、胰腺和睾丸肿瘤转移。

需要对患者进行长期密切随访。对于 PPNAD 患者应从婴幼儿期开始每年定期检查。青春期前儿童检查项目包括 6 个月开始心脏超声检查,每年定期复查。有心脏黏液瘤病史者每半年检查。5 岁之前开始其他相关临床表现检查。男性睾丸超声,如果有钙化,每年复查。如果发现 LCCSCT 则需要检测青春期发育和生长速度。对于青春期后儿童或成人检查项目包括皮质醇和 ACTH 水平,尿游离皮质醇测定,午夜一次法小剂量地塞米松抑制试验。如果有异常,行小剂量地塞米松抑制试验。如果检查提示高皮质醇血症,需要肾上腺 CT 检查。肢端肥大症患者需要检测 GH、PRL、IGF-I 水平、OGTT 实验和垂体 MRI 检查。超声检查甲状腺结节,必要时细针穿刺有助于病理诊断。睾丸超声检查注意有无钙化。如果有临床表现建议脊柱 MRI 检查有无 PMS。女性患者第一次检查包括经腹部卵巢超声检查,如果发现卵巢病变,需要定期复查。女性乳腺黏液瘤和导管腺瘤定期复查,包括乳腺自我检查、临床评估、钼靶检查、超声检查。

所有 CNC 患者推荐遗传学分析是否有 PRKR1A 突变。如果临床证据支持 CNC 诊断,遗传学阴性结果不能排除诊断。如果先证者检测发现突变,一级亲属包括父母、子女、兄弟姐妹均需要筛查突变。对于无临床表现的突变携带者需要按照 CNC 患者定期随访和同时需要心脏超声检查。CNC 患者子女发病率为 50%。男性 CNC 患者生育缺陷。父母和先证者基因异常,则兄弟姐妹风险 50%,如果仅是先证者新发基因突变,则风险下降到 1%。胎儿检测建议最早 10~12 周绒毛遗传学分析。

(彭永德)

第四节 亚临床库欣综合征的诊疗现状及展望

Beierwaltes 等 1974 年最早报道 2 例缺乏典型库欣综合征临床症状,但肾上腺核素显像提示分泌皮质醇的肾上腺肿瘤,并推测存在库欣综合征前期。Charbonnel 等 1981 年报道 1 例肾上腺意外瘤患者无典型临床库欣综合征表现,行肾上腺核素显像提示右侧肾上腺瘤高摄取,对侧肾上腺不显影,经 ACTH 兴奋试验后对侧肾上腺显影,皮质醇、皮质醇节律及 17- 羟皮质类固醇激素正常,地塞米松抑制试验、美替拉酮及胰岛素低血糖兴奋试验异常,手术切除肿瘤后 8 个月生化检查正常、左侧肾上腺显影,证明了肾上腺意外瘤有亚临床库欣综合征的存在,此后亚临床库欣综合征报道逐渐增多。

1. 定义 亚临床库欣综合征(subclinical cushing's Syndrome,SCS)是指无向心性肥胖、满月脸、水牛背、皮肤紫纹等典型库欣综合征症状,但有与库欣综合征相似的生化改变或者存在能够自主分泌过量皮质醇的肾上腺偶发瘤的状态。也有学者将其定义为亚临床皮质醇增多症(subclinical hypercortisolism)或临床前期库欣综合征(preclinical cushing's syndrome)。亚临床皮质醇增多症这一定义主要体现患者存在皮质醇增多,但无临床表现这一状态,文献报道,亚临床库欣综合征可以导致高血压、肥胖、糖调节受损、糖尿病、胰岛素抵抗、骨量减少、骨质疏松和高脂血症,临床前期库欣综合征提示病程处于临床症状出现前,体现了疾病动态发展的过程,但亚临床库欣综合征发展到临床库欣综合征风险很小,故这两个定义均不能完全概括这一疾病特征,命名为亚临床皮质醇增多症相对更为恰当。

2. 流行病学 随着医学影像学技术的发展,越来越多的肾上腺意外瘤被发现,经腹部 CT 检查肾上腺意外瘤检出率为 4% 左右,而尸检时肾上腺意外瘤的检出率为 2%~9%,其中皮质腺瘤是最常见的类型,约占这类手术病例的 50% 以上。按照筛查标准进行检查,约 5%~20% 的肾上腺意外瘤可自主分泌皮质醇,但无向心性肥胖、满月脸、水牛背、皮肤紫纹等典型库欣综合征症状。在非功能性肾上腺肿瘤的病例高血压、肥胖及糖尿病的比例分别为 42%~46%、28%~36% 和 10%~21%,而亚临床库欣综合征的患者高血压、肥胖和糖尿病的发病率与上述数值相当或稍高,法国学者 Borgdan 等在住院患者中连续选取了200名糖尿病患者，筛查亚临床库欣综合征，经过一系列下丘脑-垂体-肾上腺轴（HPA轴）的相关检查，其中11名患者被确诊为亚临床库欣综合征（肾上腺腺瘤8例，库欣病3例）。

3. 诊断标准 亚临床库欣综合征的诊断标准仍有争议，目前较广泛采纳的诊断标准为：无典型高皮质醇血症的临床症状（向心性肥胖、满月脸、水牛背、皮肤紫纹等），实验室检查两项以上提示下丘脑-垂体-肾上腺轴功能紊乱（24小时尿游离皮质醇升高、血皮质醇升高或昼夜节律紊乱中1项）加上小剂量地塞米松抑制试验不能抑制。

有关HPA轴的实验室检查两项以上异常提示HPA轴功能紊乱，因多数用于HPA轴的检查没有足够的敏感性来鉴别非常轻微的皮质醇过度分泌，而且激素测定值在临界值时也缺乏准确性，因此常规用于筛查显性库欣综合征的生化检查并不完全适用于亚临床库欣综合征患者。

（1）皮质醇的诊断价值：临床报道亚临床库欣综合征患者24小时尿游离皮质醇（24hUFC）水平升高并不多见；该检查没有足够的敏感性来鉴别非常轻微的皮质醇过度分泌，但午夜尿游离皮质醇测定敏感性相对较好，Shiwa等分析58例肾上腺意外瘤患者，其中49例肾上腺无功能腺瘤及9例亚临床库欣综合征患者，通过检测午夜（夜间21:00~23:00）尿游离皮质醇水平与尿肌酐比值，与1mg地塞米松抑制试验有较好的一致性，对诊断亚临床库欣综合征敏感性达100%，特异性达76.6%，但该研究样本量较小。因此尿游离皮质醇仍不能单独作为诊断亚临床库欣综合征的生化检查。

血皮质醇节律无法反映亚临床库欣综合征，文献报道午夜皮质醇水平能较好反映是否存在皮质醇过度分泌，但患者需住院检查，为筛查带来不便。

午夜唾液皮质醇可以反映血皮质醇的水平，并且采集标本的时间代表正常生理状况下血皮质醇水平最低的时刻，且留取标本方便，标本易于保存，利于门诊患者的筛查，而且唾液皮质醇的分泌并不依赖于肾脏，肾功能不全时对检查结果影响较小。另外，其分泌也不受皮质醇结合蛋白水平变化影响，避免了因为采血或惊恐紧张引起的激素变化，易于反复检查及对疾病复发的监测。文献报道测定午夜皮质醇用于诊断库欣综合征的敏感性为92%~100%，特异度为93%~100%，其在成人的诊断准确性与UFC相同，但其在亚临床库欣综合征的诊断价值仍有争议。Palmieri等报道，午夜唾液皮质醇升高对诊断亚临床库欣综合征的特异性为83.3%，而敏感性仅为31.3%，如午夜唾液皮质醇升高再加1mg地塞米松抑制试验后血皮质醇>50nmol/L，特异性为88.9%，而敏感性则达85.2%，Palmieri等认为，虽然单项午夜唾液皮质醇测定对亚临床库欣综合征的诊断价值有限，但1mg地塞米松抑制试验联合午夜唾液皮质醇测定对亚临床库欣综合征诊断较有价值。

（2）ACTH的诊断价值：在亚临床库欣综合征中可观察到部分患者血ACTH降低，学者推荐将ACTH作为亚临床库欣综合征的诊断指标，然而即使部分非ACTH依赖性库欣综合征患者可能也存在ACTH在正常范围，故亚临床库欣综合征对ACTH的抑制相对有限，其诊断的特异性高，敏感性低，建议联合DST及UFC等指标诊断，且对ACTH依赖性亚临床库欣综合征作用不大。同时也存在试剂不同而相差很大，各实验室标准不一，使诊断切点难以统一的问题。

（3）地塞米松抑制试验的诊断价值：地塞米松抑制试验（DST）被广泛地应用筛查亚临床库欣综合征，但方法及剂量各有不同，主要有过夜法1mg、3mg、8mg及2mg×2天地塞米松抑制实验，诊断切点血皮质醇1.8~5μg/dl（50~138nmol/L）。每项研究使用不同的地塞米松剂量和不同的诊断标准使得DST难以进行比较，为统一标准，美国国立卫生院（NIH）推荐1mg地塞米松抑制试验，服药后的血皮质醇<5μg/dL（138nmol/L）作为被抑制标准（特异度可达95%），但事实上正常人服用1mg地塞米松后皮质醇水平几乎测不到，因此，学者推荐使用更低的切点作为抑制标准，如1.8μg/dl或2.1μg/dl，但更低的切点无疑使假阳性率增加，特异性降低，目前诊断切点仍有争议。且DST也无法单独诊断亚临床库欣综合征，仍需结合其他生化检查结果。

（4）硫酸脱氢表雄酮的诊断价值：亚临床库欣综合征患者中部分可观察到硫酸脱氢表雄酮（dehydroepiandrosterone sulfate，DHEA）降低，DHEA主要由肾上腺合成，其降低也可作为HPA轴被抑制的指标之一，但其检测结果存在年龄差异。

（5）肾上腺皮质核素显像的诊断价值：肾上腺皮质核素显像基本原理是肾上腺皮质细胞可摄取胆固醇合成肾上腺皮质激素，且摄取数量和速度与肾上腺皮质功能密切相关，静脉注入放射性核素标记的胆固醇及其衍生物后，应用核素显像技术可使肾上腺显像，肾上腺腺瘤所致库欣综合征可以表现为两侧肾上腺显像不对称或单侧现象。Charbonnel等报道的亚临床库欣患者也表现为意外瘤侧的肾上腺为高摄取，而对侧不显像，可见肾上腺皮质核素显像对肾上腺意外瘤的亚临床库欣综合征判断有较好的价值，但检查设备和显影剂难普及、检查时间较长及不能较好显示肾上腺及邻近解剖关系限制了其应用。亚临床库欣综合征中自主分泌皮质醇较小的肿瘤，行肾上腺核素检查可能显示假阴性结果。

总的来说，目前尚没有任何单项的生化检查能够作为确诊亚临床库欣综合征的独立金指标，荟萃分析表明，DST-UFC-ACTH 联合检测提高诊断准确性的有效方法，1mg 地塞米松抑制试验联合午夜唾液皮质醇测定的方法也值得推荐。

4. 亚临床库欣综合征与内分泌代谢的关系　亚临床库欣综合征可导致高血压、肥胖、糖调节受损、糖尿病和高脂血症的发病率升高，骨质疏松及脊椎骨折风险也增加，积极处理对于预防心血管疾病的危险很有必要。张炜等报道亚临床库欣综合征使糖尿病、高血脂、高血压等代谢综合征的发生率升高，因此，亚临床库欣的存在对患者造成一定的危害性，且危害程度与显性库欣综合征相仿。Terzolo 等报道肾上腺意外瘤中亚临床库欣综合征患者 IGT 达 36%，新诊断的糖尿病患者达 5%，较对照组明显增高。亚临床库欣综合征合并代谢综合征的比例较高，而在治疗后可明显地改善代谢综合征的指标，也有报道在肾上腺肿瘤细胞发现有瘦素受体的表达。亚临床库欣综合征与代谢综合征之间的关系还不明确，需要进一步的研究来阐明。

5. 亚临床库欣综合征的处理　通常具有内分泌功能肾上腺意外瘤建议手术治疗，但肾上腺意外瘤中的亚临床库欣综合征是否需要手术处理，目前仍有争议，有学者建议手术治疗，因其可改善亚临床库欣综合征患者的糖尿病、高血压及中心型肥胖，荟萃分析表明亚临床库欣综合征发展为显性库欣综合征的风险很低，无临床表现的生化改变在不同研究中的发生率为 0~11%，而在随访观察中发展为显性库欣综合征仅为个案报道。一项有关 750 例肾上腺意外瘤随访观察发现，在 6~120 个月的随诊期间，肿瘤增大 47 例，占总病例数 6.3%，而发展为显性库欣综合征 4 例，仅占 0.9%。而 Toniato 等在一项 45 例亚临床库欣综合征患者参与的随机前瞻性研究中，随访时间 2~17 年（平均 7.7 年），手术治疗 23 例，其中合并糖尿病 8 例，高血压 18 例，肥胖 6 例，术后改善率分别为 62.5%、67%、50%，而 22 例患者保守治疗，均未发展为显性库欣综合征，其中 3 例在平均 2.7 年时因肿瘤直径大于 3cm 行手术治疗，可见亚临床库欣综合征患者手术治疗对内分泌代谢有一定改善作用，但目前缺乏大规模、随机前瞻性研究数据。

对于亚临床库欣综合征患者尤其是血浆 ACTH 水平较低和 UFC 水平升高的患者应考虑手术，因为其发展成为典型库欣综合征的危险较大。具有正常血浆 ACTH 水平，并且 UFC 正常的患者若符合下列条件之一者也应考虑实行肾上腺瘤切除术：(1) 年龄 <50 岁；(2) 最近患有可能与库欣综合征有关的代谢疾病（如高血压、肥胖、糖尿病）；(3) 具有骨质疏松的表现。对于血浆 ACTH 浓度正常无症状的患者和年龄 >75 岁者，建议不实施手术治疗，进行随访观察。

肾上腺意外瘤手术后出现肾上腺皮质功能低下可进一步说明亚临床库欣综合征的存在。亚临床库欣综合征患者手术后需要糖皮质激素替代治疗，该治疗应持续到无肾上腺皮质激素缺乏的表现，HPA 轴完全恢复为止。

6. 鉴别诊断　周期性库欣综合征（cyclic cushing's syndrome）具有较典型库欣症状及体征，皮质醇呈间歇性分泌的临床较易鉴别，但与临床症状体征不典型的周期性库欣综合征鉴别困难，需多次进行皮质醇检查及临床随访；轻型库欣综合征，Kidambi 报道单项 24h UFC、午夜唾液皮质醇及小剂量地塞米松抑制实验正常均不能完全排除轻型库欣综合征，而临床症状不典型的轻型库欣综合征与亚临床库欣综合征的鉴别临床资料少，临床随访观察对确诊有帮助。

7. 随访及预后　目前尚无指南明确规定哪些亚临床库欣综合不需要手术而只需临床随访。肾上腺意外瘤中的亚临床综合征建议每年随访肿瘤大小、影像学特点、功能状态、生化检查，检测血压、体征、骨密度、糖代谢情况等。随访期间，血糖增高、骨密度下降或皮质醇分泌较前增多，应考虑手术治疗。对于肿瘤 <3cm 的无功能肾上腺腺瘤是否转化为亚临床库欣综合征的风险有多大，目前报道较少。一些研究报道，肿瘤直径 >2cm 的肾上腺无功能腺瘤 5 年后转化为亚临床库欣综合征的累积风险为 7%~47%，而目前建议方案是每年行肾上腺影像学检查（CT）；至少每 5 年检查一次 1mg DST、ACTH 和 UFC；1mg DST 联合午夜唾液皮质醇测定的方法也值得推荐。

（罗佐杰）

参考文献

1. Catargi B, Rigalleau V, Poussin A, et al. Occult Cushing syndrome in type-2 diabetes. J Clin Endocrinol Metab, 2003, 88: 5808-5813
2. Omura M, Saito J, Yamaguchi K, et al. Prospective study on the prevalence of secondary hypertension among hypertensive patients visiting a general outpatient clinic in Japan.Hypertens Res, 2004, 27: 193-202
3. Young WF Jr. Management approAChes to adrenal incidentalomas: a view from Rochester, Minnesota. Endocrinol Metab Clin North Am, 2000, 29: 159-185
4. 彭永德，顾彦杰，胡仁明，等．一例库欣综合征肾上腺皮质腺瘤的基因表达特征及发病相关的分子机制．中华内分泌代谢杂志，2001，17:213-215
5. 宁光．库欣综合征 // 陈家伦．临床内分泌学．上海：上海科学技术出版社，2011：533-548
6. Swain JM, Grant CS, Schlinkert RT, et al. Corticotropin-independent macronodular adrenal hyperplasia: a clinicopathologic correlation. Arch Surg, 1998, 133: 541-546
7. Christopoulos S, Bourdeau I, Lacroix A. Clinical and subclinical ACTH-independent macronodular adrenal hyperplasia and aberrant hormone receptors. Horm Res, 2005, 64: 119-131
8. De Groot JW, Links TP, Themmen AP, et al. Aberrant expression of multiple hormone receptors in ACTH-independent macronodular adrenal hyperplasia causing Cushing's syndrome.Eur J Endocrinol, 2010 163 (2): 293-299
9. Assie G, Louiset E, Sturm N, et al. Systematic analysis of G protein-coupled receptor gene expression in adrenocorticotropin-independent macronodular adrenocortical hyperplasia identifies novel targets for pharmacological control of adrenal Cushing's syndrome.J ClinEndocrinolMetab, 2010, 95 (10): 253-262
10. Carney JA, Gordon H, Carpenter PC. The complex of myxomas, spotty pigmentation, and endocrine overactivity. Medicine (Baltimore), 1985, 64 (4): 270-283
11. Carney JA, Hruska LS, Beauchamp GD, et al. Dominant inheritance of the complex of myxomas, spotty pigmentation, and endocrine overactivity. Mayo Clin Proc, 1986, 61 (3): 165-172
12. Lacroix A, Bourdeau I. Bilateral adrenal cushing's syndrome: macronodular adrenal hyperplasia and primary pigmented nodular adrenocortical disease. Endocrinol Metab Clin N Am, 2005, 34: 441-458
13. Horvath A, Boikos S, Giatzakis C, et al. A genome-wide scan identifies mutations in the gene encoding phosphodiesterase 11A4 (PDE11A) in individuals with adrenocortical hyperplasia. Nat Genet, 2006, 38 (7): 794-800
14. Palmieri S, Morelli V, Polledri E, et al. The role of salivary cortisol measured by liquid chromatography-tandem mass spectrometry in the diagnosis of subclinical hypercortisolism. Eur J Endocrinol, 2013, 168 (3): 289-296
15. Chiodini I. Diagnosis and treatment of subclinical hypercortisolism. J Clin Endocrinol Metab, 2010, 96: 1223-1236

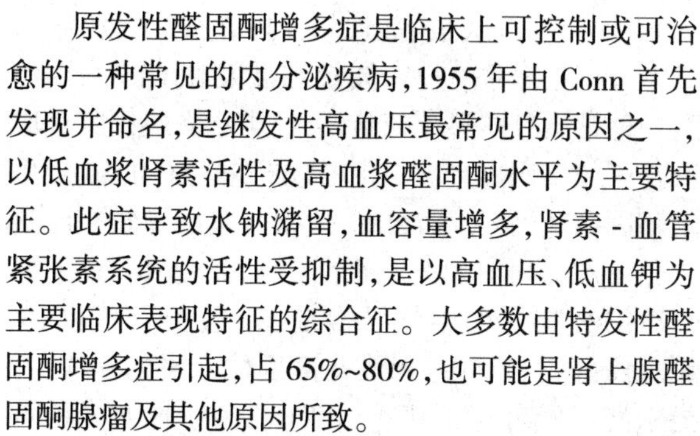

第二章 原发性醛固酮增多症

原发性醛固酮增多症是临床上可控制或可治愈的一种常见的内分泌疾病，1955 年由 Conn 首先发现并命名，是继发性高血压最常见的原因之一，以低血浆肾素活性及高血浆醛固酮水平为主要特征。此症导致水钠潴留，血容量增多，肾素 - 血管紧张素系统的活性受抑制，是以高血压、低血钾为主要临床表现特征的综合征。大多数由特发性醛固酮增多症引起，占 65%~80%，也可能是肾上腺醛固酮腺瘤及其他原因所致。

本病多见于成年人，女性多于男性，男女之比约 1∶3。随着实验室检测和影像学检查的进步，使肾上腺疾病的诊断与治疗更加容易和有效，偶发瘤患者检出率明显提高，肾上腺疾病所致的继发性高血压患病率呈现上升趋势。有国外学者提出原发性醛固酮增多症已成为继发性高血压中除肾脏疾病外最常见的形式，其发生率可高达 10%~20%。近 5 年，美国诊治的原发性醛固酮增多症患者已增加 10 倍。新诊断高血压患者中有 5.5%~11.2% 为原发性醛固酮增多症。在用 3 种降压药治疗后的难治性高血压患者中，原发性醛固酮增多症的发病率高达 17%~23%。

原发性醛固酮增多症的内分泌诊断通常分为三步：一是筛查；二是确诊；三是分型诊断。本症首选手术治疗，不适于手术者，常用盐皮质激素受体拮抗剂治疗，同时补钾，加一般降压药。

一、原发性醛固酮增多症的病理生理

醛固酮是由肾上腺球状带分泌的盐皮质激素。生理状态下，醛固酮合成和分泌受肾素 - 血管紧张素系统（RAS）控制。血 Na^+ 和血容量变化通过 RAS 影响醛固酮分泌，血容量降低、失钠、血压下降刺激醛固酮分泌增加。血清 K^+、ACTH 也参与调节醛固酮分泌，K^+ 可直接作用球状带，影响醛固酮合成。血 K^+ 升高可以刺激醛固酮的分泌，随之肾排钾增加；低钾血症则抑制醛固酮分泌而减少尿钾的排泄。ACTH 昼夜节律变化也可一定程度地引起醛固酮同步变化。此外，血清素、前列腺素、内皮素和醛固酮刺激因子也可作用于肾上腺球状带，引起醛固酮分泌增加，而多巴胺、心房利钠肽和生长抑素则抑制醛固酮分泌。

在原发性醛固酮增多症，肾上腺球状带细胞分泌醛固酮的过程不受正常生理性调节，而是自主分泌大量醛固酮，导致高醛固酮血症，使得肾素的合成和分泌受到抑制。醛固酮通过与肾上腺盐皮质激素受体结合发挥其生物学效应，其主要病理生理作用是促进肾小管上皮细胞对 Na^+ 的重吸收。高醛固酮血症导致肾小管上皮细胞 Na^+ 重吸收增加，从而增加水的重吸收，使容量负荷和心排出量增加，引起血压升高。由于钠水潴留，使细胞外液及血容量扩张，通过对肾小球旁器压力感受器的刺激以及 Na^+ 流量对致密斑的作用，结果使肾素合成和分泌受到抑制，肾素活性（PRA）降低，醛固酮（PAC）与肾素活性（PRA）比值增加。醛固酮在促进 Na^+ 重吸收的同时伴有促进钾排泄增加，致使血浆和体内总钾含量降低。细胞内 K^+ 的移出常伴有 H^+ 的移入，导致细胞外液 H^+ 减少，血 pH 值上升，出现代谢性碱中毒。

醛固酮除了引起血压升高，还可作用于非上皮组织，增加氧化应激和胶原重塑等过程，导致内皮功能异常、左心室肥大以及肾脏、心脏和心血管组织的纤维化。慢性肾脏疾病患者由于高醛固酮血症和肾脏局部 RAS 兴奋，加重了蛋白尿和肾脏损害，其机制主要与血压升高、内皮损伤和肾纤维化有关。高醛固酮血症除损害心血管系统和肾脏外还可能有其他效应。已经发现原发性醛固酮增多症患者代谢综合征的发生较原发性高血压患者更常见；钾丢失过多则引起糖耐量降低和对血管升压素敏感性下降，可造成体位性低血压。此外，醛固酮增加还引起尿钙、尿镁排泄增加，导致骨质丢失。

二、原发性醛固酮增多症的病因及临床分型重新思考

特发性醛固酮增多症（idiopathic hyperaldosteronism，IHA）和肾上腺腺瘤（aldosterone-producing adenoma，

APA)是造成原发性醛固酮增多症最常见的临床类型(表 5-2-1),此外还有其他少见的一些类型。早年报道 APA 占原发性醛固酮增多症的 65%,IHA 占 30%~40%。但是,近年研究发现仅 20% 的原发性醛固酮增多症患者经过手术证实为 APA,8% 可疑 APA,而 IHA 的比例高达为 72%。Young 等人认为导致这种变化的原因为临床对原发性醛固酮增多症的重视程度提高,以及原发性醛固酮增多症筛查试验和确认试验在临床的广泛应用,使更多高血压患者被诊断原发性醛固酮增多症,同时也是由于体位动态试验、影像学进步及双侧肾上腺静脉取血技术方法的开展,使得 IHA 的比例上升,更多 IHA 患者被诊断时还处于临床早期和无症状期。故目前原发性醛固酮增多症中 IHA 最常见,占 65% 左右。APA 次之,占 30% 左右。

表 5-2-1 原发性醛固酮增多症临床类型

临床亚型	比例(%)
特发性醛固酮增多症	65
肾上腺腺瘤(醛固酮瘤)	30
原发性肾上腺增生	3
醛固酮癌	1
异位醛固酮分泌性肿瘤	<1
家族性醛固酮增多症Ⅰ型(糖皮质激素可抑制性醛固酮增多症)	<1
家族性醛固酮增多症Ⅱ型(家族性醛固酮增多症、肾上腺腺瘤或两者并存)	不详

1. 肾上腺醛固酮瘤　左侧多于右侧,瘤体直径通常 <2cm,肿瘤包膜完整,多为一侧单个腺瘤,腺瘤同侧和对侧肾上腺组织多数正常,可以增生或伴结节形成,亦可以发生萎缩。腺瘤多为促肾上腺皮质激素(ACTH)反应型,少数为肾素反应型腺瘤(APRA)。

2. 特发性醛固酮增多症　病理变化为双侧肾上腺球状带增生。多数学者认为病因不在肾上腺本身,而是与醛固酮刺激因子(ASF)、垂体阿片黑素促皮质素原(POMC)的产物以及 5- 羟色胺等神经递质有关,近年还发现醛固酮合成酶(CYP11B2)基因变异可导致醛固酮的合成异常。Takeda 等的研究显示,IHA 患者的 CYP11B2 基因编码区异常突变,而 CYP11B2mRNA 的过度表达提示尚不明确的 ASF 或 CYP11B2 启动子的异常可导致高醛固酮血症,这种 CYP11B2 基因变异可能与 IHA 的发生有关。另一种看法认为发病与肾上腺球状带细胞对血管紧张素Ⅱ的敏感性增加有关,应用血管紧张素转化酶抑制剂可使醛固酮分泌减少,改善高血压和低血钾,而对于醛固酮瘤患者,作用不明显。总之,IHA 的发病机制尚不清楚。

3. 家族性醛固酮增多症　家族性醛固酮增多症(familial hyperaldosteronism,HF)可分为两型,其中Ⅰ型为糖皮质激素可抑制性醛固酮增多症(GRA)。又称 ACTH 依赖性醛固酮增多症。1966 年由 Sutherland 等首次报告,近年先后在美国、爱尔兰、日本、中国发现一些家族性和散发性 GRA。GRA 是一种常染色体显性遗传病,此类患者醛固酮合成酶基因的编码序列区(CYP11B2)融合有 11-β 羟化酶基因调节区(CYP11B1),此杂合基因导致醛固酮的分泌不受血管紧张素Ⅱ的影响,而受 ACTH 的调节。GRA 特有的生化异常是 18- 羟皮质醇和 18- 氧皮质醇明显增多,通常是醛固酮水平的 3~4 倍,提示醛固酮分泌依赖于 ACTH。由于地塞米松可抑制 ACTH 的分泌,使嵌合基因的表达水平下降,醛固酮的生成也随之降低,因此,GRA 患者多采用小剂量地塞米松长期治疗。家族性醛固酮增多症Ⅱ型,又称为 ACTH 非依赖性醛固酮增多症。其醛固酮分泌受血管紧张素Ⅱ和体位影响,但不受 ACTH 影响,其醛固酮不能被地塞米松抑制,且基因学检查无融合基因的存在,病理类型可为肾上腺腺瘤或增生,抑或同时存在。

4. 原发性肾上腺皮质增生　由 Kater 于 1984 年首次报告。病理形态与 IHA 相似,可为单侧或双侧增生,多数为单侧结节性样增生,其生化特征与 APA 更相似,单侧或部分肾上腺切除术可使高血压和低血钾得到纠正。单侧肾上腺增生症(UAH)与典型原发性醛固酮增多症的各种亚型均不一致,表现为单侧肾上腺多结节样增生,增生的结节中 3β- 羟类固醇脱氢酶、11β- 羟化酶、18- 羟化酶等均有阳性表达,而增生的球状带区则呈阴性反应。结节可自主分泌醛固酮。肾上腺 CT 常不能检出这种微小病变而被误诊为"正常肾上腺"。只有通过肾上腺静脉采样(adrenal venous sampling,AVS)方可在术前明确诊断。目前其确切病因尚不明了,可能与下列因素有关:①神经肽 Y(NPY)调控肾上腺皮质球状带增生和醛固酮的合成;②肾上腺皮质细胞自主分泌内皮素 -1(ET-1),通过自分泌或旁分泌机制刺激肾上腺皮质球状带增生和醛固酮的合成。动物实验已证实 ET-1 作为选择性的受体激动剂,可通过酪氨酸激酶介导的细胞外信号调节酶(ERK)1P2 途径,在促进球状带细胞增生中起重要作用。

5. 其他亚型　肾上腺醛固酮癌罕见，肿瘤体积大，直径多在6cm以上，肿瘤除分泌醛固酮外，往往同时分泌糖皮质激素和雄激素。在细胞学上常难以确定肿瘤的恶性性质，诊断主要依据其生物学行为改变及免疫组织化学来明确。此外，某些异位醛固酮分泌性肿瘤（EAPA），可以异位合成分泌醛固酮，此种病因罕见，可见于肾内的肾上腺残余或性腺肿瘤。

三、临床表现

不论何种病因或类型的原发性醛固酮增多症，其临床表现均是由过量醛固酮分泌所致。

1. 高血压　是最常见的首发表现，血压多为轻中度升高，也可呈难治性高血压，少数表现为恶性高血压。有极少数患者血压可完全正常，但此时，往往呈相对高血压，即与患病前相比，血压明显升高。以往认为原发性醛固酮增多症是相对良性的高血压，血管并发症的发生率比较低。但近年来报道的研究结果并非如此，原发性醛固酮增多症患者与年龄、性别、高血压病程、血压升高程度相匹配的原发性高血压者相比较，心血管事件发生率皆增高。此症患者很少出现水肿，这与钠离子的“脱逸”现象有关。常规降压治疗往往效果不佳，因而难治性高血压者应怀疑原发性醛固酮增多症可能并做必要的筛查试验。另外，还应注意到用氢氯噻嗪等排钾利尿剂可导致低钾加重或原来血钾不低者出现低血钾的患者。不同亚型的原发性醛固酮增多症患者，其高血压程度亦有差别，一般肾上腺醛固酮瘤患者的血压高于特醛症。目前，已经逐渐将血醛固酮水平看成心血管系统疾病的一个独立危险因素。原发性醛固酮增多症患者比原发性高血压患者易出现心血管疾病，其出现卒中、心梗、房颤分别是原发性高血压患者的4.2倍、6.5倍和12.1倍。另外，原发性醛固酮增多症患者易出现左心室肥厚、舒张功能障碍，大动脉硬化，广泛的组织纤维化及阻力动脉的重构。

2. 低血钾　为原发性醛固酮增多症的另一重要表现。研究发现，低血钾和严重钾丢失是原发性醛固酮增多症的后期表现，以往由于诊断时间较晚，故低血钾的发生率较高，但近年随诊断水平的提高，原发性醛固酮增多症的确诊时间明显提前，甚或相当多的原发性醛固酮增多症是在高血压人群中筛选出来的，因而低血钾发生率明显降低。目前的资料显示，原发性醛固酮增多症患者伴低血钾仅9%到37%，且多见于较严重病例，大约50%的醛固酮瘤和仅17%的特醛症患者血钾水平低于3.5mmol/L，故低钾血症对诊断原发性醛固酮增多症的敏感性及特异性较低，对原醛诊断的预测价值不大。低血钾可仅表现为疲乏无力，也可为典型的周期性瘫痪。通常先累及双下肢，导致肌无力或肌麻痹，严重者四肢均受累，甚至影响吞咽、呼吸。肌麻痹的发生与低血钾的程度及细胞内外钾离子的浓度梯度有关。因长期低血钾致细胞内外钾浓度梯度差减少，故症状可较轻；但可累及心脏，心电图表现为U波明显、ST-T变化、Q-T延长、T和U波相连成驼峰状等低血钾波形，另可有早搏、心动过速甚至室颤等心律失常表现。长期低血钾还可使肾小管上皮细胞空泡样变性，导致肾脏浓缩功能减退，表现为多尿、尿量增多、口干、尿比重低。相对于原发性高血压，原发性醛固酮增多症患者易出现肾功能不全，这是因醛固酮对靶器官损害造成。

3. 其他　原发性醛固酮增多症患者糖代谢紊乱的发生率升高。可能机制如下：①原发性醛固酮增多症患者醛固酮分泌增多，直接作用于胰岛素受体，从而使胰岛素敏感性降低；②醛固酮通过下调其自身受体，抑制前单核细胞胰岛素受体mRNA的表达以及与胰岛素的结合；③醛固酮可使丝裂原活化蛋白激酶B（Akt）失活，从而阻断胰岛素信号转导通路；④细胞内失钾可损害胰岛B细胞功能，致胰岛素释放减少和作用减弱，引起糖耐量受损甚或糖尿病。在原发性醛固酮增多症患者中，不仅存在糖代谢紊乱，血脂紊乱及腹型肥胖的患病率也较同年龄的正常人群升高。儿童患者由于长期缺钾等代谢紊乱。可出现生长发育迟缓。另外，原发性醛固酮增多症患者因细胞外碱中毒，游离钙减少，血镁降低等因素，易出现手足搐搦和肌肉痉挛。但症状的发生常与血钾浓度有关，低血钾明显时，不易出现手足搐搦。而一旦补钾后，由于神经肌肉兴奋性提高，易出现手足搐搦。

四、原发性醛固酮增多症的筛查与诊断流程

当高血压患者出现低血钾、高血钠、碱血症，同时血钾低于3.5mmol/L时24h尿钾排泄仍>25mmol，高度提示有醛固酮增多症可能。而临床上患者呈现的情况千变万化，如何筛查、确诊原发性醛固酮增多症则成为临床医师面临的重大问题。

血浆醛固酮与肾素活性比值（plasma aldosterone-renin ratio，ARR）[醛固酮（ng/dl），肾素活性ng/（ml·h）]于1981年首次用于原发性醛固酮增多症的筛查，

其后逐渐应用于临床，显著提高了该病的检出率。鉴于此，2008 年美国内分泌学会及 2011 年日本内分泌学会分别发表了原发性醛固酮增多症病例检出、诊断、治疗的指南。均指出，应首先运用 ARR 来筛查原发性醛固酮增多症；若为原发性醛固酮增多症可能，则通过功能试验进行证实；一旦证实为原发性醛固酮增多症，再对其进行分型，以便更好地制定治疗方案。

（一）筛查试验

对于疑似或可能患有原发性醛固酮增多症的高血压患者，需进行原发性醛固酮增多症的筛查。1981 年 Hiramatsu 首次提出了通过检测高血压患者血浆醛固酮/肾素活性比值（PAC/PRA）来筛查原发性醛固酮增多症的观点，这在原发性醛固酮增多症筛查技术的发展史上具有里程碑的意义，而且其有效性不久就被多项研究所证实。目前 ARR 已被证实是最佳的筛查试验。

1. 什么样的高血压病人要进入原发性醛固酮增多症筛选试验？ 下述情况患原发性醛固酮增多症的可能性较高：①美国高血压检出，评估及治疗联合委员会第 6 次报告（JNC Ⅵ）的 2 期（>160~179/100~109mmHg）和 3 期（>180/110mmHg）高血压者；②难治性高血压，即三药联合治疗未能控制血压者（收缩压 >140，舒张压 >90mmHg）；③自发性或利尿剂诱导出现低血钾的高血压患者；④发现肾上腺意外瘤的高血压者；⑤有早发高血压（<20 岁）或年轻（<40 岁）脑血管病变史的高血压患者；⑥所有原发性醛固酮增多症患者的患有高血压的一级亲属。特别强调的是，高血压患者如用一般降压药物效果不好，尤其伴自发性低血钾及周期性瘫痪，或用利尿剂等药物易发生低血钾者，应怀疑原发性醛固酮增多症可能，需作进一步检查以确诊或排除。

2. 测定血浆醛固酮/肾素活性比值之前的要求有哪些？ 在测定血浆醛固酮/肾素活性比值之前，尽量纠正低钾血症，自由摄入钠盐；停用明显影响 ARR 的药物至少 4 周，如安体舒通、依普利酮、阿米洛利、氨苯蝶啶、排钾利尿剂和源于甘草的物质（如，甜甘草糖、咀嚼烟草）；停用对 ARR 测定有一定影响的降压药物至少 2 周，如：β 受体阻滞剂、中枢 α_2 受体激动剂（如，可乐定、α 甲基多巴）、非甾体抗炎药物、ACEI、ARB、肾素抑制剂、二氢吡啶类钙通道阻滞剂。如控制血压需要，可应用对 ARR 影响较小的药物（表 5-2-2）。确认服避孕药和激素替代疗法状态，含雌激素的药物可降低直接肾素浓度（DRC），如果测定的是 DRC 而不是 PRA，则会导致 ARR 假阳性。建议改用其他有效的避孕方法，停口服避孕药。尽管指南对 ARR 测定前的准备做出以上推荐，但仍缺乏级别高的循证医学证据，特别是纠正低血钾到何种水平，以及钠盐、体位和血液标本采集时间对肾素和醛固酮的影响等，这些因素分别涉及肾素和 ACTH 水平，从而对醛固酮的分泌产生影响。因此，有学者建议受试者钾钠平衡饮食后，于卧位清晨 8 时取血测定肾素和醛固酮。总之，有关 ARR 测定前的准备尚未统一，如何规范 ARR 测定条件以便提高 ARR 对患者实际情况的反映率，将需要临床医师切实考虑并为之努力。

ARR 筛查试验一般需受试者清晨起床（坐、站立或行走）至少 2 小时后，坐位休息 5~15 分钟，上午 10:00 左右采集血标本测醛固酮和肾素，尽可能 2 次或多次采血检测以增加阳性率。根据公式 ARR= 醛固酮（pmol/L）: 肾素 μg/L 计算 ARR，一般认为 ARR>554pmol/（μg·h）（以下单位省略）（20ng/dl 或 ng/（ml·h）为不正常。

表 5-2-2 诊断原醛症时仍可使用的降压药

药物	类别	使用剂量	建议
维拉帕米缓释剂	非二氢吡啶类钙通道拮抗剂	90~120mg，Bid	单独使用或者和本表所列的其他药物联合使用
肼苯达嗪	血管扩张剂	10~12.5mg，Bid，根据需要可增加	开始用维拉帕米缓释剂阻止反射性心跳加速
盐酸哌唑嗪	α- 肾上腺素阻滞剂	0.5~1mg，Bid 或 Tid，根据需要增加	注意体位性低血压
甲磺酸多沙唑嗪	α- 肾上腺素阻滞剂	1~2mg，QD，根据需要可以增加	注意体位性低血压
盐酸特拉唑嗪	α- 肾上腺素阻滞剂	1~2mg，每天一次，根据需要可以增加	注意体位性低血压

3. 原发性醛固酮增多症ARR切点的争论　ARR的诊断切点尚无一致意见，一般在554~2770之间。造成如此现象的原因，可能与ARR测定方法、ARR测定条件不一致有关，也可能在不同种群患者中ARR值存在不同。

选择敏感性和特异性较高的ARR切点对于筛查原发性醛固酮增多症至关重要。随着ARR切点的提高，诊断原发性醛固酮增多症的敏感性下降，特异性升高，目前ARR最常用的切点为831。但ARR的切点提高会导致假阴性增多，假阳性率降低。为避免假阳性，可在提高ARR切点的同时结合血醛固酮水平，一般血醛固酮水平界值应>416pmol/L(15ng/dl)。如果单用ARR>831(30ng/dl或ng/(ml·h)为切点筛查，有30%呈假阳性，若结合血醛固酮>416pmol/L(15ng/dl)进行筛查，诊断准确性有所下降，但假阳性可减少到3%；若以ARR>50，并结合血醛固酮>544pmol/L(20ng/dl)界定，其敏感性下降了5%，但特异性提高到100%。近年来，有建议综合考虑将立位ARR的切点为1108[40ng/dl或ng/(ml·h)]作为最佳筛查试验切点。在立位ARR切点为40时，能更好的在疑似患者中筛查出原发性醛固酮增多症。

此外，在肝硬化、充血性心力衰竭、1型糖尿病和肾脏受损时，可因肾素活性降低而导致ARR假性升高。雌激素和糖皮质激素可增加血管紧张素原水平和肾素水平。除受上述因素影响外，标本保存、检测手段和药物因素以及温度也对肾素活性产生影响。因此，在进行肾素-血管紧张素-醛固酮系统检查前需排除这些干扰因素。

（二）原发性醛固酮增多症的确诊试验

ARR>831pmol/(μg·h)[30ng/dl或ng/(ml·h)]是筛选原发性醛固酮增多症的一个良好指标。然而，仅凭ARR有时仍会导致错误判断，甚至带来潜在的危害。ARR高不等于有PA，由于决定醛固酮生成主要是2个因素，即血钾与血管紧张素Ⅱ，证实试验就从这两方面进行。因此，对于ARR阳性患者均需根据不同情况选择静脉生理盐水试验、口服高钠负荷试验、氟氢可的松抑制试验或卡托普利试验中的任何一项，以确诊或排除原发性醛固酮增多症。此4项试验敏感性、特异性均不一样，各有优缺点，应根据患者依从性及实验室条件进行选择。此外，行确诊实验期间建议服用对RAS系统无影响或影响较小的药物。

1. 口服钠负荷试验　口服高钠负荷试验是利用高钠饮食后大量钠进入肾远曲小管进行离子交换，使尿钾排出增多，血钾下降，血Na^+和血管内容量负荷增加，在正常生理情况下肾素的释放减少，从而抑制醛固酮分泌，而原发性醛固酮增多症患者醛固酮的分泌不受抑制。患者试验前正常饮食，留24小时尿测尿钾、尿钠和尿醛固酮。若患者低血钾严重，建议口服补钾将血钾调整至3.5mmol/L以上，再予高钠饮食（钠摄入量大于200mmol/d）共3天，第3天早晨到第4天早晨，留24小时尿测醛固酮。正常人及一般高血压患者，高钠饮食后血钾无明显变化，而原发性醛固酮增多症患者血钾可能降至3.5mmol/L以下，血、尿醛固酮水平升高。无肾病时，尿醛固酮>272.4pmol/24h(12μg/24h)或>387.8pmol/24h(14μg/24h)可作为诊断原发性醛固酮增多症的切点。检测尿醛固酮时，采用放射免疫法诊断敏感性可能较差，而高效液相色谱法可提高试验敏感性。由于此试验可诱发低血钾和高血容量，故此试验不可用于未得到控制的严重肾功能减退、心衰、心律失常、重度低血钾及严重高血压未得到控制患者。如患者在试验前已经是摄入高盐(12g/d)，则无必要进行此试验。按2004年10月公布的《中国居民营养与健康》调查结果，城乡居民合计每日摄入食盐量12g，酱油9g，属于高盐饮食，故进行此实验价值不大。

2. 静脉生理盐水试验　在过夜空腹后，安静卧位下经静脉滴注0.9%氯化钠溶液500ml/h，维持至4小时，输液前、后采静脉血测血浆肾素、醛固酮、皮质醇及血钾。试验过程中，保持卧位，并监测心率和血压。正常人及原发性高血压患者静滴生理盐水后血浆醛固酮水平被抑制到277pmol/L(10ng/dl)以下，血浆肾素活性也被抑制。如果静滴生理盐水后血醛固酮<138.5pmol/L(5ng/dL)可排除原发性醛固酮增多症，>277pmol/L(10ng/dL)可以诊断原发性醛固酮增多症。介于138.5~277pmol/L者不能确定，例如部分特发性醛固酮增多症患者醛固酮分泌可被部分抑制，此时则为假阴性。如以醛固酮>193.9pmol/(7ng/dL)为切点，诊断原发性醛固酮增多症的敏感性和特异性分别为88%及100%。研究者以醛固酮>138.5pmol/(5ng/dL)作为切点进行回顾性分析，发现该试验确诊原发性醛固酮增多症有很好的临床诊断价值。静脉生理盐水试验方便、快捷，较常用，但由于血容量的急剧增加，因此不能用于未控制的严重高血压、肾功能不全、充血性心力衰竭、心律失常和严重低钾血症的患者。

3. 氟氢可的松抑制试验　氟氢可的松抑制试验的机制是高剂量氟氢可的松能抑制醛固酮的

分泌。ARR阳性患者应每6小时口服氟氢可的松0.1mg，连续4天，同时口服氯化钾缓释片（每6小时一次，维持血钾接近4mmol/l），每日三餐氯化钠缓释片30mmol及高盐饮食以维持尿钠排泄量3mmol/kg体重以上。第4日晨7时和10时于坐位取血，测定血浆皮质醇、肾素和醛固酮水平，当10点立位醛固酮>6ng/dL，血浆肾素活性抑制在1μg/(L·h)以下，且血皮质醇含量低于7点时水平（排除ACTH干扰效应）则可确诊原发性醛固酮增多症。目前，氟氢可的松抑制试验诊断原发性醛固酮增多症时血醛固酮的界值波动于249.3~443.2pmol/L(9~16ng/dL)不等。

氟氢可的松抑制试验作为非侵入性的钠负荷检查，是确诊原发性醛固酮增多症最敏感的确诊试验。较少引起非肾素依赖性的醛固酮变化，试验中可能引起潜在混杂效应的低血钾及ACTH变化得到监控，相对于静脉生理盐水试验危险性小，而且比较方便，对于有潜在高血压危象和心功能不全的患者可以选择氟氢可的松抑制试验。因试验期间氟氢可的松可引起QT间期延长，对伴有心室功能减退者应严密观察受试者生命体征。该试验操作繁琐，准备时间较长，目前国内较少使用。

4. 卡托普利试验 卡托普利作为血管紧张素转换酶抑制剂，可使正常人和原发性高血压患者的醛固酮分泌减少。患者维持坐位或站立位至少1小时后，测量血压，并采静脉血以备测定醛固酮、肾素、皮质醇，口服卡托普利25~50mg，服药后维持坐位1~2小时，取血测血浆肾素、醛固酮、皮质醇。正常人血醛固酮被抑制30%以上；原发性醛固酮增多症患者血醛固酮仍升高，肾素不受抑制；但部分特发性醛固酮增多症患者醛固酮水平可被抑制而呈假阴性。该试验操作简单、安全性高，临床应用广泛，尤其适用于老年、顽固性高血压、潜在心功能不全的患者。在试验过程中患者可能出现血压降低，因而需密切监测血压变化。有报道此实验有不少的假阴性或模棱两可的结果。

四种确诊试验，或多或少都存在一些混杂因素，会影响试验的可靠性，相比较而言，氟氢可的松抑制试验中混杂因素得到部分控制，其结果的可靠性较高。如何提高试验的特异性及敏感性？需要我们进一步探索。此外，螺内酯试验在临床实践中也有应用，尽管指南未推荐，但值得我们去研究。

（三）分型检查

为了原发性醛固酮增多症的治疗方案选择，需对确诊患者进行分型与定位检查，从而决定是否予药物治疗或是手术切除一侧病变肾上腺。

1. CT扫描 肾上腺高分辨力CT检查的特异性高，对诊断醛固酮瘤有重要价值，在患者感受、安全性、费用等方面有优势，一般认为首选CT检查。肾上腺CT征象的描述可以有：正常肾上腺、一侧腺瘤（直径>1cm）、单侧或双侧肾上腺增粗、一侧微腺瘤（直径≤1cm）、双侧大腺瘤或微腺瘤等。最常见的醛固酮瘤的CT征象为一侧较小的低密度腺瘤，通常直径<2cm。而特醛症患者CT则可表现为正常、双侧增粗或双侧结节样增粗。但皮质癌则更多表现为占位病变，直径>4cm，且边缘不规则；偶尔皮质癌也可较小，而此时若仅根据CT征象则易误诊。肾上腺CT在分型诊断中也有不足之处，例如小醛固酮瘤由于CT表现为正常或类似结节而被误诊为特醛症，而结节样肾上腺瘤增生又难以与醛固酮瘤鉴别，而一旦误诊会导致不必要的手术。还应注意到，在40岁以上者，单侧无功能腺瘤并非罕见，仅依靠CT，很难与醛固酮瘤鉴别。MRI在肾上腺影像学中并不优于CT，且费用昂贵。MRI对醛固酮瘤的敏感性高，而特异性略差，有时可出现假阳性结果，可使双侧肾上腺增生的原发性醛固酮增多症及原发性高血压伴无功能肾上腺瘤误诊为醛固酮瘤。所以指南建议所有原发性醛固酮增多症患者初诊时行肾上腺CT检查以进行分析，同时除外肾上腺大腺瘤，大腺瘤有可能为肾上腺皮质癌。

2. 肾上腺静脉插管采血 肾上腺静脉插管采血（adrenal venous sampling，AVS）为鉴别原发性醛固酮增多症单侧或双侧病变的金标准。对原发性醛固酮增多症诊断明确，肾上腺CT提示：肾上腺双侧增生，其中一侧增生有优势，特别是一侧有明显结节，另一侧无明显结节；单侧结节性增生小于1cm；多结节增生，对侧无明显增生者；建议行AVS。双侧肾上腺静脉取血测醛固酮、皮质醇。左侧醛固酮/皮质醇与右侧醛固酮/皮质醇的比值>10，确定为单侧分泌；>2，确定为优势分泌；<1.5，确定为均衡分泌；在2~1.5之间，为不均衡分泌，需定期随访。其对单侧肾上腺病变诊断敏感性及特异性分别为95%和100%，而CT分别为78%和75%。因此，目前，AVS越来越多地应用于上述情况的鉴别，并成为各种指南推荐的首选鉴别方法。但也必须指出，AVS为以创伤性检查，且费用昂贵，因而，在确诊原发性醛固酮增多症后在需要的情况下进行此实验。

3. ^{131}碘化胆固醇肾上腺扫描 目前已很少用于临床。胆固醇是皮质激素合成原料，因而在肾上腺皮质浓聚，尤其是腺瘤及增生组织时，可用 ^{131}I 标记胆固醇后显示浓集部位。如一侧肾上腺放射性浓集，提示该侧有腺瘤。一般腺瘤在 1cm 以上者，90% 可正确定位。如两侧均有放射性浓集，提示为双侧增生，符合率为 70%。据上海瑞金医院报道，140 例行此检查者，其中 126 例腺瘤，定位正确者 115 例，错误及不能肯定者 11 例，准确率 91.3%；增生 14 例，诊断不符者 5 例，准确率 64.3%；该法对原发性醛固酮增多症的诊断总体符合率为 89.6%。

4. 肾上腺 B 超　在有经验的医生操作下，此检查亦有独特价值。对直径 >1.3cm 的醛固酮瘤可显示，小腺瘤难与特发性增生鉴别。

5. 体位试验　APA 和 IHA 患者体内醛固酮分泌受到的调节机制不同，前者主要与血浆 ACTH 的昼夜节律相关，而后者主要与其对血管紧张素Ⅱ的敏感性增强相关，因此可以通过体位试验来鉴别 APA 和 IHA。受试者过夜平卧后，于上午 8:00 卧位取血测醛固酮、皮质醇，然后站立 4 小时（可稍行动或短暂取坐位）后再取血测上述激素浓度。正常人 8:00 卧位至中午 12:00，血醛固酮水平下降，与血皮质醇水平下降一致；若从 8:00 由卧位改为立位直至中午 12:00，则血醛固酮水平上升，表明体位的作用大于 ACTH 作用。特醛症患者基础血浆醛固酮仅轻度升高，站立 4 小时后明显上升，至少超过 8:00 测值的 33%，这是由于患者站立后血浆肾素水平升高所致。醛固酮瘤患者基础血醛固酮明显增高，多超过 20ng/dl，站立后血醛固酮不增高或反而下降。这是由于醛固酮瘤患者醛固酮大量分泌，血容量明显扩张，强烈抑制肾素 - 血管紧张素系统的活性，即使站立 4 小时也不足以兴奋肾素的释放；同时，由于腺瘤呈 ACTH 反应性，随着 ACTH 下降，血醛固酮亦见降低，故醛固酮不增高甚至降低提示醛固酮瘤。

6. 赛庚啶试验　赛庚啶为 5- 羟色胺拮抗剂，而 5- 羟色胺可调节醛固酮分泌。一次口服赛庚啶 8mg，并于服药前及服药后每 30 分钟抽血 1 次，历时 2 小时，测血浆醛固酮。原发性醛固酮增多症的腺瘤型患者醛固酮分泌呈自主性，不受血清素调控，血浆醛固酮服药前、后无明显变化；特醛症者血浆醛固酮下降 0.11mmol/L（4ng/dL）以上，或较基础值下降 30% 以上；多数患者在服药后 90 分钟下降更明显，平均下降约 50%。该试验的诊断特异性及敏感性有待评估，目前已很少开展。

7. 地塞米松试验　糖皮质激素可抑制性醛固酮增多症（GRA）患者醛固酮合成酶基因的编码序列区（CYP11B2）融合有 11-β 羟化酶基因调节区（CYP11B1），因地塞米松可抑制 ACTH 的分泌，使嵌合基因的表达水平下降，故醛固酮的生成也随之降低。患者午夜口服地塞米松 1mg，于清晨 8:00 再次口服地塞米松 0.5mg，立位 2 小时，取静脉血测定血醛固酮水平，如血醛固酮 <5ng/dL，对 GRA 有诊断意义，而且与 IHA 或 APA 无重叠。

五、鉴别诊断

对于高血压、低血钾的患者，鉴别诊断至关重要，误诊将导致错误的治疗。需加以鉴别的疾病有以下数类。

1. 肾上腺其他盐皮质激素分泌过多而引起的高血压与低血钾　包括：①皮质醇增多症，尤以腺癌和异位 ACTH 综合征所致者，可伴明显高血压与低血钾，但临床综合征可作鉴别；②先天性肾上腺皮质增生症（congenital adrenal hyperplasia）中，有 11-β 羟化酶和 17-α 羟化酶缺陷者都有高血压和低血钾，前者高血压低血钾系大量去氧皮质酮引起，于女性引起男性化，于男性引起性早熟，后者雌、雄激素与皮质醇均降低，女性性发育不全，男性呈假两性畸形。

2. 先天性 11β- 羟类固醇脱氢酶缺陷　亦称表象性盐皮质激素过多综合征（AME）。先天性 11β- 羟类固醇脱氢酶（11β-HSD）催化皮质醇转化为无活性的皮质素，从而调节皮质醇水平。该酶缺陷可引起明显的盐皮质激素增多症，使肾小管处的皮质醇可与盐皮质激素受体结合发挥盐皮质激素活性，从而引起盐皮质激素过多的临床表现。本病为常染色体隐性遗传性疾病。多见于儿童和青年人。临床表现近似原发性醛固酮增多症，有高血压、低血钾、碱血症。最初表现为血浆肾素活性降低，醛固酮降低，11 去氧皮质酮降低，尿 17- 羟皮质类固醇及游离皮质醇轻度升高，尿中四氢皮质醇、别四氢皮质醇（皮质醇代谢物）与四氢可的松（皮质素代谢物）比值增加，但血浆皮质醇正常。用螺内酯治疗有效，用地塞米松治疗也有效。

3. Liddle 综合征　LiddLe 综合征（Lidddl syndrome）为先天性肾远曲小管重吸收钠增多引起的综合征（又称肾潴钠过多综合征），系常染色体显性遗传性疾病。此症为家族性，男女均可得病，有高血压、低血钾、碱中毒，但尿呈酸性，醛固酮排量和血浆肾素活性均降低。螺内酯不能纠正失钾，地塞米松治疗无效，氨苯蝶啶治疗有效，剂量为每次 100mg，每日服 3 次，待血钾、血压正常，改用维持量，每次 50mg，每日服 1~2 次。

4. Bartter 综合征 Bartter 综合征（Bartter syndrome）由肾小球球旁细胞增生所致，分泌大量肾素，继发醛固酮增高，引起失钾性低血钾症。由于细胞外液容量不足，对血管紧张素Ⅱ反应低下，患者不伴有高血压。本病有家族性，呈常染色体隐性遗传，发病机制不明，有人认为是肾小管回吸收钠和氯失常所致或由于前列腺素 E 及血管舒缓素（kailikrein）分泌增高所致，治疗可给予高氯化钠饮食、补钾及吲哚美辛（消炎痛）等。

5. 肾素瘤 肾素瘤（reninoma）由肾小球球旁细胞瘤分泌大量肾素，引起高血压和低血钾，多见于青少年，高血压严重，血浆肾素活性甚高，血管造影、CT、B 超等可显示肿瘤，切除肿瘤后可治愈。

6. 药物 甘草制剂、甘珀酸（生胃酮）及避孕药等均可引起高血压和低血钾，病史有助于鉴别。

7. 原发性高血压 患者服用失钾利尿剂或伴慢性腹泻而失钾，可根据病史鉴别。此外①高血压病的恶性型；②肾动脉狭窄所致高血压；③一侧肾萎缩，也可引起继发性肾素增高，致继发性醛固酮增多。

六、治疗策略及评价

原发性醛固酮增多症的治疗主要包括手术治疗和药物治疗。对于一侧肾上腺有醛固酮优势分泌的患者，具备手术条件且有手术意愿者，首先考虑行腹腔镜下单侧肾上腺切除术。手术前患者应当常规口服螺内酯，以控制高血压并纠正低钾血症，术后尽早测定血浆醛固酮及肾素活性，监测血压和血钾水平，适时停止补钾和安体舒通，如需要，减少降压药的用量。

对于无手术指征或不愿手术者、或术后血压未完全降至正常的原发性醛固酮增多症患者则采用药物治疗。盐皮质激素受体（MR）拮抗剂是原发性醛固酮增多症治疗的首选药物，其在有效降压的同时，还有独立于降压的靶器官保护作用。目前使用最普遍的是螺内酯。该药最常见的不良反应是男性乳房发育，女性月经紊乱等，因此长期服药应使用小剂量，每天 25~50mg。依普利酮是 MR 的选择性拮抗剂，起始剂量 25mg，每日两次，其拮抗 MR 的功效是螺内酯作用的 60%，无雄激素及孕激素拮抗作用，耐受性好，因此可作为不能耐受螺内酯的原发性醛固酮增多症患者替代治疗用药，但依普利酮价格较贵，且循证证据相对较少。上述 2 种药物在慢性肾脏疾病Ⅲ级的患者中应慎用，Ⅳ级者则禁用。

除了 MR 拮抗剂外，还可以使用阿米洛利，以助于纠正血钾和降压。加用钙离子拮抗剂等降血压药物以控制血压。由于原发性醛固酮增多症患者的肾素被抑制，因此 β 受体阻滞剂、ACEI 和 ARB 等药物的疗效不一定理想。对于 GRA 患者，可使用小剂量的糖皮质激素治疗来控制高血压并纠正低血钾，通常成人口服地塞米松，每日 0.5~1mg，用药后 3~4 周症状缓解。

研究显示，醛固酮瘤患者一侧肾上腺手术后，超过 30% 的患者治愈，即低血钾纠正，血压降至 140/90mmHg 以下，不需服用降压药物；超过 70% 的患者从中受益，包括低血钾纠正，减少降压药物使用数量，血压容易控制等。瑞金医院近 3 年的醛固酮瘤患者一侧肾上腺手术率为 19.4%，其中病理为腺瘤的 73%，增生 27%。平均术后随访 2.2 年，治愈率为 44.2%，血压改善 48.8%。特醛症手术后低血钾大多可被纠正，但高血压下降往往不满意，目前此类患者多不行手术治疗。ACTH 依赖型需长期地塞米松治疗。

由于醛固酮具有独立于血压以外的不良作用，因此，未经治疗的原发性醛固酮增多症患者与原发性高血压患者比较，发生心肌梗死、脑卒中、糖尿病的危险明显增高。本症如能及早诊治，大多患者可获良效。

（邓大同 王佑民）

参考文献

1. Young WF.Primary aldosteronism: renaissance of a syndrome. Clin Endocrinol (Oxf), 2007, 66: 607-618
2. mathur A, Kemp CD, Dutta U, et al. Consequences of adrenal venous sampling in primary hyperaldosteronism and predictors of unilateral disease. J Am Coll Surg, 2010, 211: 384-390
3. Mulatero P, Monticone S, Bertello C, et al. Evaluation of primary aldosteronism. Curr Opin Endocrinol Diabetes Obes, 2010, 17: 188-193
4. Funder JW, Carey RM, Fardella C, et al. Case detection, diagnosisand treatment of patients with primary aldosteronism: an endocrine society clinical practice

guideline. J Clin Endocrinol Metab, 2008, 93: 3266-3281
5. Nishikawa T, Omura M, Satoh F, et al. Guidelines for the diagnosis and treatment of primary aldosteronism-the Japan Endocrine Society 2009. Endocr J, 2011, 58: 711-721
6. Brown NJ. Aldosterone and end-organ damage. Curr Opin Nephrol Hypertens, 2005, 14: 235-241
7. Fallo F, Veglio F, Bertello C, et al. Prevalence and characteristics of the metabolic syndrome in primary aldosteronism. J Clin Endocrinol Metab, 2006, 91: 454-459
8. Chhokar, Vikam S, Yao Sun, et al. Hyperparthyrosdism and the calcium paradox of aldosteronism. Circulation, 2005, 111: 871-878
9. William F, Young JR. Minireview, primary aldosteronism-changing concepts in diagnosis and treatment. Endocrinology, 2003, 144(6): 2208-2213
10. Ganguly A. Current concepts: Primary aldosteronism. NEJM, 1998, 339: 1828-1834
11. Takeda Y. Genetic alterations in patients with primary aldosteronism. Hypertens Res, 2001, 24(5): 469-474
12. Mosso L, Gomez-Sanchez CE, Foecking MF, et al. Serum 18-hydroxy-cortisol in primary aldosteronism, hypertension, and normotensives. Hypertension, 2001, 38(3): 688-691
13. Rossi GP, Andreis PG, Colonna S, et al. Endothelin-1 (1-31): a novel auto-Crine-paracrine regulator of human adrenal cortex secretion and growth. J Clin Endocrinol Metab, 2002, 87(1): 322-328
14. Katayama Y, Takata T. A case of primary aldosteronism due to unilateral hyperpalasia. Hypertens Res, 2005, 28(4): 379-384
15. Hirono Y, Doi M, Yoshimoto T, et al. A case with primary adLdosteronism due to unilateral multiple micronodules. Endocr J, 2005, 52(4): 435-439
16. Chen SY, Shen SJ, Chou CW, et al. Primary aldosteronism caused by unilateral adrenal hyperpalasia: rethinking the accuracy of imaging studies. J Chin Med Assoc, 2006, 69(30): 125-129
17. Omura M, Sasano H, Fujiwara T, et al. Unique cases of unilateral hyper-aldosteroneia due to multiple adrenocortical micronodules, which can only be selective adrenal venous sampling. Metabolism, 2002, 51(3): 350-355
18. Rossi GP, Sechi LA, Giacchetti G, et al. Primary aldosteronism: Cardiovascular, renal and metabolic implications. Trends Endocrinol Metab, 2008, 19: 88-90
19. Robert M, Carey. Primary Aldosteronism. Journal of Surgical Oncology, 2012, 575-579
20. Westerdahl C, Bergenfelz A, Isaksson A, et al. Primary aldosteronism among newly diagnosed and untreated hypertensive patients in a Swedish primary care area. Scand J Prim Health Care, 2011, 29: 57-62

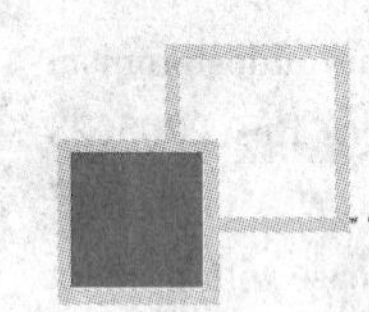

第三章 嗜铬细胞瘤的诊断和治疗

嗜铬细胞瘤(pheochromocytoma)是一类起源于神经嵴的嗜铬细胞,以合成、分泌儿茶酚胺为特征的神经-内分泌肿瘤(neuroendocrine tumors),包括肾上腺髓质及肾上腺外的嗜铬细胞。肾上腺外的嗜铬细胞属于特殊分化的神经嵴细胞,主要分化为交感神经节、颈动脉体、迷走神经、纵隔或腹主动脉旁Zuckerkandl器。因此,依据是否位于肾上腺,嗜铬细胞瘤分为肾上腺嗜铬细胞瘤(adrenal pheochromocytoma,PCC)及肾上腺外的儿茶酚胺分泌型肿瘤-副神经节瘤(extra-adrenal catecholamine-secreting paraganglioma,PGL);同时依据其是否遗传,可分为遗传性(家族型)嗜铬细胞瘤及散发性嗜铬细胞瘤。这样分类对于肿瘤的筛查、良恶性的鉴别及基因检测具有重要意义。

嗜铬细胞瘤由Frankel于1886年首次报道,患者Fraulein Minna Roll,18岁女性,以"间歇性心悸、焦虑、眩晕、头痛、胸痛、冷汗及呕吐"为主要表现,并伴有脉搏有力及视网膜炎,其尸检发现双侧肾上腺结节,当时诊断为肾上腺血管肉瘤。1912年德国病理学家Pick描述了细胞内儿茶酚胺被重铬酸盐氧化呈现出深色颗粒的现象,并提出了"嗜铬细胞瘤"的概念,沿用至今。而后,肾上腺素(1936年)及去甲肾上腺素(1949年)也从嗜铬细胞瘤中分离出来。

嗜铬细胞瘤可发生于任何年龄,男女比例接近,常见发病年龄为30~50岁。国外研究统计,嗜铬细胞瘤的发病率大概在2~8人/百万人/年,而在继发性高血压的病因中,诊断为嗜铬细胞瘤的约占0.1%~0.6%。国内关于嗜铬细胞瘤的流行病学资料暂未见。过去常用"10%法则"描述嗜铬细胞瘤的特点:10%发生肾上腺外,10%发生于儿童,10%是多发的或双侧的,10%可以在手术切除后复发,10%是恶性的,10%有家族遗传性,10%的良性肾上腺嗜铬细胞瘤被诊断为肾上腺意外瘤。然而,近年来随着检验学、影像学、基因检测技术的发展及家系筛查的展开,上述观点受到挑战。

第一节 嗜铬细胞瘤的发病机制、基因背景及研究现状

肾上腺髓质起源于神经嵴外胚层,细胞向两侧移行,分化为交感神经细胞和嗜铬细胞。交感神经细胞形成脊柱旁和主动脉前的交感神经节,嗜铬细胞则向发育中的肾上腺皮质移入,形成肾上腺髓质。嗜铬细胞产生的重要生物活性物质统称为儿茶酚胺,包括多巴胺(dopamine,DA)、去甲肾上腺素(norepinephrine,NE)和肾上腺素(epinephrine,E),通过儿茶酚氧位甲基转移酶(COMT)及单胺氧化酶(MAO),E及NE转化为香草扁桃酸(VMA),而DA则转化为高香草酸(HVA),并由肾脏排出。其中E主要由肾上腺髓质产生,在中枢或交感神经节含量较少。NE分布广泛,主要在周围交感神经和中枢神经系统,少量存在于肾上腺髓质和肾上腺外嗜铬细胞,绝大多数嗜铬细胞瘤可以合成及分泌儿茶酚胺,但多以NE为主,部分病人只分泌NE或E,极少数病人分泌DA。某些嗜铬细胞瘤还可能释放血管活性肠肽(VIP)、鸦片类肽、α-黑素细胞刺激素(α-MSH)及促肾上腺皮质激素(ACTH)。不同生物学活性物质产生相应的症状,因此嗜铬细胞瘤的临床症状多种多样,被称为"伪装大师"。有数据显示,约18%~60%患者终身未确诊,嗜铬细胞瘤患者生前误(漏)诊率可达75%。儿茶酚胺分泌型肿瘤的患者中,大约有15%~20%合并有基因相关性遗传疾病,而在有PCC/PGL家族史的患者中,这种基因突变的比例可达79%,因此,对散发性嗜铬细胞瘤患者的基因筛查十分重要。目前证实,以下几种基因的突变与PCC/PGL的发生有关。

1. 多发性内分泌腺瘤病2型(MEN2) MEN是一种常染色体显性遗传综合征,分为MEN1型和MEN2型。其中MEN1型主要表现为原发性甲状旁腺功能亢进、胰岛细胞瘤及垂体瘤,嗜铬细胞瘤鲜有。MEN2分为MEN2A(sipple综合征)及

MEN2B 两种亚型，MEN2A 主要表现为甲状腺髓样癌、嗜铬细胞瘤（约占 50%，非同步双侧性）和甲状旁腺功能亢进；MEN2B 约占 MEN2 的 5%，主要表现为甲状腺髓样癌、嗜铬细胞瘤及黏膜神经细胞瘤。MEN2 相关的嗜铬细胞瘤通常位于肾上腺且 50% 为双侧。约 95% 的 MEN2A 患者和 98% 的 MEN2B 患者被证实有 *RET* 原癌基因突变。*RET* 基因位于 10q11.2，编码跨膜受体酪氨酸激酶，通过激活包括 RAS/ERK、PI3K/AKT 在内的多条通路调控细胞增殖及凋亡。大多数 MEN2A 患者的突变位于 *RET* 基因 11 位外显子的 634 密码子，MEN2B 的则几乎位于 *RET* 基因 16 位外显子的 918 密码子。PCC 的发生与 RET 突变的位点密切相关，目前发现的高风险位点为密码子 634、883、918 及密码子 804、805 或 806 的双突变。

2. Von Hipple Lindeau 病（VHL 病） VHL 是一种常染色体显性遗传肿瘤综合征。其特点是发生于实质或神经嵴起源器官的高度血管化的肿瘤。约 10%~20% 的 VHL 患者发生嗜铬细胞瘤。*VHL* 基因为抑癌基因，位于 3q25-26。VHL 蛋白主要功能是下调低氧诱导因子（hypoxiainducible factor-α，β；HIF α，HIF β）的转录因子活性，调节血管生成。VHL 病分为两型，其中 1 型因截短突变或外显子缺失而表现为肾癌（RCC）发生率较嗜铬细胞瘤（PCC）高；而 2 型根据 *VHL* 基因的错义突变的位置，表现为 RCC 或 PCC 的发生。有研究发现，干扰 VHL-HIF 相互作用的突变，更倾向于增加 RCC 的发生率，而 VHL 蛋白其他位置的变异，则倾向于形成 PCC。同时，影响折叠蛋白表面的错义突变，形成 PCC 的风险更高。

3. 神经纤维瘤 1 型 神经纤维瘤 1 型（NF1）（Recklinghausen's disease）是一种常染色体显性遗传病，其临床特点可表现为神经纤维瘤、咖啡牛奶色素斑、虹膜错构瘤及腹股沟和腋下雀斑状色素沉着。其发生由于抑癌基因 *NF1* 的失活突变。*NF1* 基因位于 17q11.2，其编码的神经纤维瘤蛋白作为一种 GTP 酶抑制影响 Ras 及 MAPK 信号通路。当 *NF1* 基因突变时，RAS 持续激活，过度激活 MAPK、mTOR 通路导致细胞过度增殖，引起肿瘤发生。*NF1* 基因突变中 PCC 的发生率仅为 5%~7%，通常为单侧肾上腺肿瘤，其中恶性 PCC 约占 12%。

4. 副神经节瘤综合征（PGL 综合征） 大部分遗传性副神经节瘤是由于琥珀酸脱氢酶（SDH）复合物亚基的突变。SDH 复合物是一种高度保守的异源四聚体蛋白，是唯一一种同时参与电子传递链及 Kreb 循环的复合物，由 *SDHA*、*SDHB*、*SDHC*、*SDHD*、*SDHAF2* 基因分别编码相应亚基。副神经节瘤综合征根据致病基因分为 4 型，即 PGL1~4 型。

SDHD 基因突变与 PGL1 的发生相关，*SDHD* 突变以常染色体显性遗传方式遗传，并可能存在亲源效应，主要表现为多发性头颈部副交感副神经节瘤和良性副神经节瘤。研究显示，到 70 岁，*SDHD* 突变携带者的外显率可以达到 90%。*SDHD* 基因失活导致线粒体复合物Ⅱ失活，造成组织缺氧，进而诱导血管内皮生长因子（VEGF）高表达及细胞增殖。

SDHAF2 基因突变与 PGL2 有关。*SDHAF2* 编码参与 SDHA 黄烷化的重要蛋白。与 *SDHA* 相似，突变以常染色体显性遗传方式遗传，而肿瘤易感性仅与父系遗传相关。一项关于 PGL2 家系的研究中发现，57 名家系成员中，24 位有 *SDHAF2* 突变，91% 有一处以上的头颈部 PGL，其中未发现恶性肿瘤。此研究的样本量较小，但是提示当遇到头颈部多发性 PGL 患者，并且其他 *SDH* 基因突变筛查阴性时，需要考虑检测 *SDHAF2* 突变。

SDHC 基因突变与 PGL3 综合征有关，突变以常染色体显性遗传方式传递，不存在亲源效应。相较于 *SDHD* 及 *SDHB*，*SDHC* 突变发生率较低，仅占 PCC/PGL 患者的 0-6.6%。*SDHC* 突变的患者倾向于发生孤立的头颈部 PGL，且转化为恶性的可能性甚微。

SDHB 基因突变与 PGL4 发生相关，以常染色体显性遗传方式传递。*SDHB* 作为一个抑癌基因，其突变导致 HIF α 及其下游产物 VEGF 过表达。大部分 *SDHB* 相关肿瘤位于肾上腺外，其中恶性肿瘤约占 31%~71%。*SDHB* 突变还可以引起其他系统肿瘤发生率增加，包括胃肠道间质瘤、乳头状甲状腺癌、神经母细胞瘤及各种肾细胞癌。

5. 近期研究发现，*TMEM127*、*MAX* 突变基因与 PCC/PGL 相关（表 5-3-1）。但其具体机制及表现尚在研究中。

表 5-3-1 PCC/PGL 相关基因

基因	位置	编码蛋白的功能	遗传方式	肿瘤位置	生物学特性	恶性率
NF1	17q11.2	GTP 酶	AD	肾上腺	MN，MNM	12%
RET	10q11.2	跨膜酪氨酸激酶	AD	肾上腺（双侧）	E，MN	<5%
VHL	3p25-26	激活泛素连接酶 3E	AD	肾上腺	NMN，NE	5%
SDHB	1q36.1	Ⅱ型复合物催化亚单位	AD	肾上腺外	DA 或 MT，MN，NMN	31%~71%
SDHC	1q23.3	Ⅱ型复合物锚定亚单位	AD	头颈部 PGL	NMN，MN，DA 或 MT，不分泌	低
SDHD	11q23.1	Ⅱ型复合物锚定亚单位	AD，亲源效应	头颈部 PGL（多灶）	NMN，MN，DA 或 MT，不分泌	<5%
SDHAF2	11q12.2	Ⅱ型复合物辅因子	AD，亲源效应	头颈部 PGL（多灶）	不详	低
TMEM127	2q11.2	跨膜蛋白	AD	不定	不详	低
MAX	14q23	BHLHLZ 转录因子	AD	肾上腺（双侧）	不详	不详

AD：常染色体显性，MN：甲氧基肾上腺素，NMN：甲氧基去甲肾上腺素，E：肾上腺素，NE：去甲肾上腺素，DA：多巴胺，MT：甲氧酪胺

第二节 嗜铬细胞瘤的临床表现、诊断及思考

一、临床表现

嗜铬细胞瘤的临床表现多种多样，对于嗜铬细胞瘤的诊治主要包括以下 4 个方面：发现、确诊、定位及肿瘤切除，其意义在于：①大部分嗜铬细胞瘤相关的高血压一般可以通过瘤体切除而治愈；②周期性阵发症状有致命的风险，需要控制；③10% 的嗜铬细胞瘤可能是恶性的；④10%~20% 的嗜铬细胞瘤是家族遗传性的，而先证者的发现可以尽早发现家族中其他患者。

嗜铬细胞瘤引起的临床症状与血液循环中儿茶酚胺的浓度密切相关。儿茶酚胺作用于不同的肾上腺素受体，呈现出复杂多变的表现。一般位于头颈部的由副交感组织分化形成的副神经节瘤不会过度分泌儿茶酚胺及肾上腺素，而位于纵隔、腹部及盆腔的由交感神经的嗜铬细胞分化而来的副神经节瘤，则可能过度分泌儿茶酚胺及肾上腺素。

嗜铬细胞瘤常见临床表现如下：

(1) 急性（阵发性）：包括濒死感、大汗、血压升高、头痛、面色苍白、心悸、呼吸困难、胸部及上腹痛、恶心呕吐，低血压甚至休克。

(2) 慢性：包括濒死感、面色苍白、发热、多汗、高血压或体位性低血压、头晕、头痛、心悸、充血性心衰、扩张型或肥厚型心肌病、呼吸困难、胸部及上腹部疼痛、恶心呕吐、无痛性血尿、便秘及体重减轻、手足冰冷。

(3) 不典型：仅表现为面色潮红。

嗜铬细胞瘤所致高血压分为阵发性和持续性，持续性者也可有阵发加剧。阵发性高血压收缩压升高明显，可达 200~300mmHg，舒张压也可升高，通常持续 15~20 分钟，但也可能短至数分钟或长至几小时，发作时多呈典型三联征“头痛、心悸、多汗”，头痛为持续性或波动性，剧烈而呈现炸裂样；心悸常伴有胸痛及濒死感；多汗发作时表现为大汗淋漓，可伴有面色苍白、四肢发冷。随病程进展，可出现发作频率增加，持续时间延长。极少数患者可因血管强烈收缩而使血压假性下降，甚至不能测出。

高血压的发作可以为自发性或诱发性，常见诱因包括：体位改变、精神焦虑、药物（β- 肾上腺素拮抗剂、胃复安及麻醉药品等）、运动或增加腹压的情况（体位改变、举重、排便、运动、结肠镜检查、怀孕及创伤等），这种血压升高对一般降压药物无反应，对钙离子通道阻滞剂及硝酸酯类降压药部分反应，对 α- 肾上腺能阻滞剂反应良好。尽管这些症状在不同病人身上表现各异，但对于同一患者，每次发作的症状基本相同。

嗜铬细胞瘤引起的高血压与大量儿茶酚胺阵发性释放入血有关。低血压及休克的原因可能为：①儿茶酚胺性心肌病引起心力衰竭，导致心排量骤

减；②肾上腺素能β受体兴奋或肿瘤分泌血管舒张物质引起周围血管扩张，或周围血管强烈收缩、血管通透性增加引起循环血容量不足；③肿瘤突发出血坏死致CA分泌停止。体位性低血压，可能与有效循环血容量不足，受交感神经调控的血管反应下降有关。出汗、体重减轻及发热可能与儿茶酚胺使体内耗氧增加，基础代谢率增加相关。血糖升高则是由于儿茶酚胺促进肝糖原及肌糖原分解、促进糖异生，并可作用于α_2受体，抑制胰岛素释放及对抗胰岛素降低血糖的作用。消瘦、动脉粥样硬化与儿茶酚胺促进脂肪分解、脂代谢紊乱有关。

嗜铬细胞瘤的表现多样，因此详细的病史采集十分必要，涉及能否及早发现肿瘤。病史采集不仅应当包括是否存在嗜铬细胞瘤及副神经节瘤的家族史，还应包括是否有心血管意外死亡的家族史；患者及其家庭成员的疾病情况可能预示一个特定的疾病相关基因。

二、诊断及鉴别诊断

嗜铬细胞瘤的诊断包括以下3个方面：①病因诊断：属于家族性、散发性或为某些疾病的表现之一；②定位诊断：明确肿瘤发生部位及单发还是多发；③明确肿瘤的良恶性。

具有以下情况时，需要考虑嗜铬细胞瘤可能：肾上腺素过多症状（比如自限性的阵发性非劳力性心悸、大汗、头痛、颤抖或面色苍白）、难治性高血压、儿茶酚胺分泌瘤的遗传综合征（MEN2，NF1，VHL），有嗜铬细胞瘤家族史，意外发现的肾上腺团块，麻醉、手术或血管造影术中出现的加压反应，年龄低于20岁发现的高血压，先天性扩张型心肌病及有胃肠道间质瘤或肺软骨瘤病史。

（一）生化检验

嗜铬细胞瘤及副神经节瘤可以合成并分泌肾上腺素、去甲肾上腺素及多巴胺。因此检测血浆及尿液中儿茶酚胺过量分泌的证据，是诊断的重要依据。

儿茶酚胺及甲氧基肾上腺素类似物（MNs），可以用多种方法检测，包括高效液相色谱法（HPLC）、酶联免疫吸附测定法（ELISA）及其他免疫学方法。临床上，当检测值高于正常值上限2~3倍时，通常认为有意义。

1. 尿儿茶酚胺及其代谢物测定 反映整个留尿期儿茶酚胺的释放量，以荧光法测定，正常尿量时，尿中NE<885nmol/24h（150μg/24h），E<273nmol/24h（50μg/24h），DA<2500nmol/24h（440μg/24h），嗜铬细胞瘤持续性高血压及阵发性高血压发作期常成倍增高，超过正常值2倍以上有诊断意义。进行测定时不宜进食有荧光反应的物质，包括香蕉、咖啡、巧克力、香草类食品、四环素、氯丙嗪、奎宁、水杨酸及B族维生素等，还应避免某些药物如左旋多巴、甲基多巴、吗啡、拉贝洛尔等，此外，过度刺激、精神紧张、颅内压增高等，均可造成假阳性。服用降压药者，宜停药1周以上再行测定。正常人尿排泄MN及NMN总量<7μmol/d（1.3mg/d），其中MN<2.2μmol/d（0.4mg/d），NMN<5μmol/d（0.9mg/d），嗜铬细胞瘤患者的排出量可达正常值上限的3倍或以上。影响尿MN及NMN排出量的药物主要有儿茶酚胺类、对乙酰氨基酚、氯丙嗪、四环素、单胺氧化酶抑制剂、普萘洛尔及放射造影剂等。

2. 血浆儿茶酚胺测定 反映瞬间儿茶酚胺血浆浓度，对于嗜铬细胞瘤阵发性发作及激发试验血压升高时，有很高的诊断价值。临床上多用放射酶联法测定总儿茶酚胺，正常基础值为100~500pg/ml，500~1500pg/ml为可疑诊断，>2000pg/ml或发作时较基础状态明显偏高，有高度诊断意义。但其受应激状态、甲基多巴、降低儿茶酚胺清除的药物（如利舍平、胍乙啶）等干扰。

3. 血浆甲氧基肾上腺素和甲氧基去甲肾上腺素 目前国际上推荐的首选生化指标。血浆MN和NMN是儿茶酚胺的中间代谢产物，半衰期较其他儿茶酚胺激素更长。检测MNs的优势在于：①循环中MNs主要来源于肿瘤细胞内的儿茶酚胺；②MNs的浓度与长期儿茶酚胺激素水平升高有关，短期儿茶酚胺分泌变化对其影响较小；③受降压药物影响较小（仅ACEI及利尿剂可能导致部分患者MNs水平轻度升高）；④排除了24小时尿标本留取正确与否及尿肌酐排泄率的影响。平卧位取血，患者必须保持仰卧位至少20分钟以排除干扰。血浆MN<61ng/L且NMN<112ng/L，可基本排除嗜铬细胞瘤；当MNs水平高于正常参考值4倍以上，几乎能明确诊断。MNs对嗜铬细胞瘤诊断的敏感性可达96%~100%，特异性可达85%~89%。Lenders等研究显示，无论在散发性嗜铬细胞瘤还是遗传性嗜铬细胞瘤中，血浆MNs的敏感性及特异性均高于血浆儿茶酚胺，而与尿MNs的敏感性无明显差异。

4. 尿香草扁桃酸（VMA）测定 VMA是儿茶酚胺的代谢终产物，嗜铬细胞瘤患者尿VMA常显著升高，但VMA的测定易受干扰，假阳性率及假阴性率均较高。对诊断嗜铬细胞瘤的敏感性较低，特异性约为86%~99%。可致儿茶酚胺假阳性的药物多可致尿 VMA 假阳性，而酚氯拉明及乙醇可使结果呈现假阴性。

5. 嗜铬粒蛋白 A 及血浆神经肽 Y　嗜铬粒蛋白 A(CGA)及血浆神经肽 Y 在嗜铬细胞瘤患者中也会升高，但因其对嗜铬细胞瘤诊断的敏感性及特异性均不及 24 小时尿儿茶酚胺及 MNs，故临床上很少应用。

不同部位的嗜铬组织肿瘤分泌不同的儿茶酚胺激素：肾上腺源性的肿瘤以分泌肾上腺素为主，肾上腺外来源的肿瘤、恶性嗜铬细胞瘤及 VHL 相关的嗜铬细胞瘤以分泌去甲肾上腺素为主，与 MEN2 相关的嗜铬细胞瘤通常分泌肾上腺素及去甲肾上腺素。不少患者的生化指标处于临界状态，对于这部分患者，应该如何筛查诊断仍是一个问题。除了回顾病史，重复试验，排除干扰因素及药物外，还需要增加一系列的补充试验。

（二）诊断试验

常见的诊断试验包括：

1. 抑制试验　包括可乐定抑制试验及酚妥拉明抑制试验。

(1) 可乐定(clonidine)抑制试验：可乐定为肾上腺素能 α_2 受体兴奋药，可抑制神经源性高血压引起的去甲肾上腺素释放，因此常用来鉴别嗜铬细胞瘤患者及假性血浆儿茶酚胺升高。具体方法为口服可乐定 0.3mg，测量服药前及服药后 3 小时血浆儿茶酚胺及 MNs 浓度，非嗜铬细胞瘤患者血浆儿茶酚胺浓度降至 500pg/ml 以下，或较用药前降低 50% 以上，而嗜铬细胞瘤患者的不被抑制。但 β 受体阻滞剂可干扰儿茶酚胺清除而出现假阳性。此试验的敏感性约为 67%~97%，特异性 95%~100%。

(2) 酚妥拉明抑制试验：适用于持续性高血压、阵发性高血压发作期，或上述激发试验阳性者，血压稳定在 170/110mmHg 以上方可开始试验。但此试验易受多种生理、病理及药物因素影响，假阳性及假阴性率均较高，目前已较少使用。

2. 激发试验　包括冷加压试验、组胺激发试验、酪胺激发试验、胰高糖素试验。激发试验有一定的危险性，且每种方法都有不同程度的假阳性与假阴性。因激发试验操作繁琐且风险较大，目前较少应用。

(1) 冷加压试验：试验前应卧床 30 分钟，测血压数次，直至稳定时，将患者左手浸入 4℃冰水中至腕部，持续 1 分钟。从左手接触冰水开始，每 30 秒测定血压 1 次，直至血压恢复原来水平时试验终止。高反应者：收缩压在 20~30mmHg(2.63~4.0kPa)，舒张压在 15~25mmHg(2.0~3.3kPa)。见于原发性高血压和部分正常人。不稳定型高血压及原发性高血压患者，其血压可上升至平时波动的最高水平。

(2) 胰高血糖素试验：受试者于试验前停服所有药物，空腹 10 小时以上，在冷加压试验后待患者血压下降至基础值时，或血压正常者保持安静平卧状态下，于一侧上臂测血压，另一侧行静脉穿刺并滴注生理盐水以保持静脉通道，待血压稳定后，快速静脉内注射胰高血糖素 1mg，于注射前及注射后 3 分钟分别收集血标本，并在 10 分钟内每分钟测一次血压、心率。因胰高血糖素仅刺激嗜铬细胞瘤分泌 CA，而对正常肾上腺无此作用，故注药后 3 分钟内，血浆 CA 浓度较基础值增加 3 倍以上，或 NE>11.8nmol/L(2000pg/ml)，血压较冷加压试验最高值增高 20/15mmHg 以上时为阳性反应。此试验的敏感性约为 60%~81%，特异性约为 87%~100%。

抑制试验一般用于血压明显升高者，而激发试验适用于阵发性高血压间歇期、血压正常或轻度升高及 MEN2 的家族成员中筛选有无潜在的嗜铬细胞瘤。可乐定试验敏感性高，但特异性稍差。胰高血糖素试验敏感性较差，但特异性高，但是当可乐定试验联合检测 MNs 或 NMNs，其敏感性与特异性显著提高。胰高糖素试验的诊断敏感性与肿瘤细胞表面胰高糖素受体密度及分布有关，在 VHL 综合征患者中诊断敏感性约为 13%，而 MEN-2 患者中约为 71%。此外，胰高糖素试验存在一定风险，例如引发高血压危象、多器官功能障碍等；因此，目前比较推荐可乐定试验联合检测 MNs 或 NMNs。

（三）影像学检查

主要用于嗜铬细胞瘤的定位诊断，约 95% 的嗜铬细胞瘤位于腹腔内，85% 位于肾上腺，其他部位依次为纵隔、颈部、椎体旁、颅底、主动脉旁体、泌尿生殖道等。影像学检查方法包括 B 超、CT、MRI、[^{131}I]-间碘苄胍([^{131}I]-MIBG)及正电子发射体层摄影术(PET)。

1. B 超　无创、安全、费用低，但特异性及敏感性均低于 CT 及 MR。

2. CT 及 MRI　除了儿童、孕妇或对造影剂过敏，肾上腺及腹部的 CT 或 MRI 为定位嗜铬细胞瘤的首选检查，敏感性 >95%，特异性 >65%。CT 及 MRI 可以明确肿瘤的大小、位置及与周围血管、器官间的毗邻关系。嗜铬细胞瘤的影像学特征包括：使用静脉对比剂时 CT 显像增强，MRI T2 加权像高密度影，囊性及出血改变，通常直径 >3cm 等。当肾上腺外的病灶直径 <2cm 时，常常难与淋巴结鉴别。

3. 间碘苄胍(MIBG)闪烁扫描 MIBG是胍乙啶的芳烷基衍生物,结构与NE相似,能被嗜铬细胞特异性摄取而蓄积于瘤体内。但是这种检查方法的敏感性仅有80%,特异性达99%,假阴性多见于部分恶性或无功能的嗜铬细胞瘤,可能由于对MIBG的不摄取或不蓄积所致。常用的放射标记的药剂为[^{123}I]-MIBG及[^{131}I]-MIBG。[^{123}I]-MIBG因其光子能量允许SPECT技术显像,成像更清晰,因而更为推荐。在一项共纳入282名患者的临床试验中,对比了CT、MRI及[^{131}I]-MIBG对于儿茶酚胺分泌型肿瘤的诊断敏感性,CT敏感性为89%、MRI为98%、[^{131}I]-MIBG为81%。若CT或MRI发现肾上腺嗜铬细胞瘤为单侧、且直径<10cm,MIBG闪烁扫描可暂不进行,因为此类肿瘤多为良性且局限于肾上腺。若CT或MRI发现肿瘤直径大于10cm,或为在肾上腺外,则应考虑进一步行MIBG检查,因此类肿瘤可能合并恶性疾病或多发性的副神经节瘤。MIBG的摄取易受到以下药物的干扰:三环类抗抑郁药、拉贝洛尔、利舍平、钙离子通道拮抗剂等,因此检查前需停用上述药物至少2~3天。检查前需连续服用数日复方碘溶液,封闭甲状腺的吸碘量。

4. 正电子发射体层摄影术(PET)及生长抑素扫描 生长抑素受体可表达于嗜铬细胞瘤及副神经节瘤,因此 ^{111}In-DTPA-奥曲肽可以考虑作为备选检查方案,但其敏感性较低。而 ^{18}F-FDG、^{11}C-甲基麻黄素、6-[^{18}F]-fluorodopamine等核素标记的PET检查可以发现副神经节瘤及转移瘤,但因其费用昂贵,故一般考虑作为MIBG检查阴性患者的选择。

(四)鉴别诊断

嗜铬细胞瘤需与各种原因引起的高血压、焦虑发作、滥用药物(三环类抗抑郁药、左旋多巴、丁螺环酮、麻黄碱、异丙肾上腺素、可卡因、安非他命等)、戒断症状(酒精、可待因)、肥大细胞增多症、类癌综合征、颅内损伤、自发性癫痫相鉴别。当发现无症状的肾上腺团块时,则需与无功能性的肾上腺腺瘤、醛固酮瘤及皮质醇瘤相鉴别。

分泌儿茶酚胺的PGL有时合并神经-皮肤综合征,如肌张力低下-毛细血管扩张症,结节性硬化、Sturge-Weber综合征、Carney三联征(主要包括胃肠间质瘤,肺软骨瘤及分泌儿茶酚胺的副神经节瘤)等。

嗜铬细胞瘤的诊断并无严格的标准,最终确诊需要依靠辅助检查结合术后病理。

(五)恶性嗜铬细胞瘤

恶性嗜铬细胞瘤是指在非嗜铬组织部位出现了转移病灶。嗜铬细胞瘤的良、恶性鉴别主要不在细胞形态上,而与其生物学行为相关。组织学上用嗜铬细胞瘤组织形态分项和计分法(pheochromocytoma of the adrenal gland scoring scale,PASS)评价嗜铬细胞瘤的良恶性,共计20分,若总分>4分,则表明该肿瘤具有侵袭性生物学行为潜能。肿瘤免疫组化标志物包括Ki-67、p53、MIB-1、inhibin/activin β-subunit、热休克蛋白-90(HSP-90)、环氧化酶、N-cadherin、VEGF、A型及B型内皮素受体、EM66及某些神经-内分泌或儿茶酚胺相关标记物,如chromogranin A、神经肽-Y、3,4-二羟苯丙氨酸等,但目前上述指标中没有哪一个能较好的预测肿瘤的预后。单纯通过临床表现、生化指标或病理组化鉴别良、恶性嗜铬细胞瘤比较困难,因此利用基因芯片技术鉴别嗜铬组织肿瘤的良、恶性是目前关注的焦点。通常嗜铬细胞瘤在MEN2及VHL综合征患者中,表现为恶性较少,而在由SDHB突变引起的家族性副神经节瘤患者中较常见。恶性嗜铬细胞瘤患者的5年生存率不到50%,其中约50%在确诊后1~3年内死亡。肿瘤细胞可以侵犯周围组织、肝脏、骨、肺、网膜及淋巴结等。如果条件允许,转移灶应当尽量清除。

当患者的生化指标处于临界状态时,如介于正常值及阳性值之间时,应当如何诊断?首先应该重复检测指标并严格标本收集步骤,避免其他干扰因素。当排除干扰因素及检验误差后,仍未达到诊断标准,可能因为肿瘤早期分泌的儿茶酚胺类物质尚不多,此时是否需要进一步进行影像学检查,是选择何种影响学检查方法还是观察随访,需要结合患者具体情况而决定;并且随访间隔时间及采取何种指标随访,需要进一步研究。

(六)基因筛查

遗传因素在散发性及家族性的嗜铬细胞瘤中扮演着重要角色,是否需要基因检测及检测哪些基因需要综合多方面因素考虑,包括:发病年龄、肿瘤的位置,单侧还是双侧肾上腺及是否多发等。当患者有以下一项或以上情况时,应该考虑启动基因筛查:①副神经节瘤;②双侧肾上腺嗜铬细胞瘤;③单侧肾上腺嗜铬细胞瘤且有PCC/PGL家族史;④青年(<30岁)发病的单侧肾上腺嗜铬细胞瘤;⑤合并其他临床症状,提示有基因突变相关综合征的可能。而对于无症状但有PCC/PGL家族史的人群,当亲属中发现上述已知相关基因变异时也应该进

行基因筛查。

但是涉及 PCC/PGL 发生的基因较多，全部筛查成本高昂，那么应该如何选择筛查基因及筛查步骤，以下建议可供参考：①如果患者的发现位于腹部、盆腔或纵隔的儿茶酚胺分泌型肿瘤，可以考虑依次进行 *SDHB*、*SDHD*、*VHL*、*SDHC* 基因突变的筛查，若发现上述任一基因的突变，则可以停止后续基因的检测。②如果患者是双侧肾上腺嗜铬细胞瘤，但无 MTC 及甲状腺肿大病史，可以考虑依次进行 *VHL*、*RET* 基因突变筛查。若证实存在 *VHL* 基因突变，则不需继续检测 *RET* 基因。而肿瘤的一些生化表型如以分泌肾上腺素（MEN2）或是去甲肾上腺素（VHL）也可以提示筛查基因的选择。③如果患者为散发的单侧肾上腺嗜铬细胞瘤且发病年龄 <30 岁，可以考虑依次进行 *VHL*、*RET*、*SDHB*、*SDHD*、*SDHC*、*FP/TMEM127* 基因突变的检测，若发现上述任一基因的突变，则可以停止后续基因的检测。④若患者为颅底或颈部副神经节瘤，可以考虑依次进行 *SDHD*、*SDHC*、*SDHAF2*、*SDHB* 基因突变检测。如果家族中发现典型的亲源效应时，则应该进行 *SDHD* 及 *SDHAF2* 基因突变检测。若发现上述任一基因的突变，则可以停止后续基因的检测。

由于遗传性嗜铬细胞瘤患者的发病年龄一般较小，且至少 36% 的患儿存在基因突变，所以，应该对嗜铬细胞瘤患儿进行基因检测。50 岁以上的散发嗜铬细胞瘤患者携带 *VHL*、*RET*、*SDHD* 和 *SDHB* 基因突变的可能性 <1.3%。因此，不推荐对 50 岁以上患者进行基因筛查。

对于发现 *SDH* 基因突变的人群，应该进行生化及影像学的随访；但随访间隔时间及究竟采取哪项指标作为随访监测指标尚无定论；通常建议检测血浆或 24 小时尿的甲氧基去甲肾上腺素。部分副神经节瘤可能没有分泌儿茶酚胺类物质，因此需要影像学手段进行辅助。对于不能手术切除的嗜铬细胞瘤或恶性嗜铬细胞瘤患者的随访方案及随访间隔目前也无定论。

第三节 嗜铬细胞瘤的治疗及随访对策

外科手术是治疗嗜铬细胞瘤最根本的措施，通常术前 7~10 天开始药物控制血压使其降至正常范围并补足容量，对于合并近期心肌梗死、儿茶酚胺相关心肌病及儿茶酚胺相关的血管炎患者，术前准备的时间应相应延长。

（一）内科治疗

内科治疗适用于症状控制、术前准备、无法手术及恶性嗜铬细胞瘤术后复发者，治疗药物包括：

1. α 受体阻滞剂　酚苄明为肾上腺能 α_1 及 α_2 受体阻滞药，初始剂量 10mg 2/d，一般每日 30~40mg 分次口服，不良反应有体位性低血压、鼻塞、瞳孔缩小、恶心，及因广泛的 α 受体阻滞后 β 受体活性增强而出现心动过速。哌唑嗪、特拉唑嗪、多沙唑嗪，均为选择性 α1 受体阻滞药，可避免全部 α 受体阻滞引起的体位性低血压等不良反应，但其半衰期较短。国内有学者对 40 例嗜铬细胞瘤患者进行回顾性研究，显示使用甲磺酸多沙唑嗪控释片进行术前准备不但可以缩短术前准备时间，而且手术过程中的血压更稳定。

2. β 受体阻滞剂　包括普萘洛尔、美托洛尔及阿替洛尔。使用此类药物前，必须先用 α 受体阻滞剂使血压下降后，再给予小剂量作为初始治疗剂量（以普萘洛尔为例，初始剂量 10mg/6h）；若单独使用，可引起 α 肾上腺素能兴奋致血压升高，并有诱发急性心力衰竭和肺水肿的风险。β 受体阻滞剂适用于合并有心动过速患者，控制目标心率为 60~80bpm。

3. α 和 β 受体阻滞剂　拉贝洛尔，其口服时 α 和 β 受体阻滞活性比例可达 1∶7，故可导致反常的血压升高及高血压危象，非首选治疗。此外，拉贝洛尔可明显减少 MIBG 的摄取，因此需要在 MIBG 扫描前 2 周停药。

4. 儿茶酚胺合成抑制剂　α- 甲基 -L- 酪氨酸，为酪氨酸羟化酶抑制剂，通过竞争性抑制酪氨酸羟化酶对儿茶酚胺的生物合成起限速作用。只有当其他药物失效时考虑使用，或用于肿瘤生化功能活跃患者的术前准备，特别是伴有肿瘤广泛转移者。长期应用此类药物的副作用包括：镇静、嗜睡、焦虑、溢乳及尿石形成等，偶可引发锥体外系体征。

5. 钙离子通道阻断药　通过阻断去甲肾上腺素介导的钙流入血管平滑肌而控制高血压和心动过速。常用药包括：氨氯地平、尼卡地平、硝苯地平等，可静脉或口服给药。虽然术前准备中应用钙离子拮抗剂并不能完全对抗血液动力学改变，但却能降低术后死亡率。因此，此类药物可以作为 α 受体及 β 受体阻滞剂血压控制不良时的补充治疗，或不能耐受肾上腺能受体拮抗剂药物副作用时的选择。

高血压危象：高血压危象可发生于术前或术中，建议静脉使用硝普钠、酚妥拉明或尼卡地平。硝普钠起始剂量为 0.5~5.0μg/kg/min，当血压降至目标血压后，维持剂量不超过 3μg/kg/min，对于肾功能损害者，需要警惕氰化物中毒及精神症状。酚妥拉明首剂 1mg，然后间隔重复静注 2~5mg。尼卡地平用量为 5.0~15.0mg/h。

心律失常：以心动过速及频发期前收缩多见，可在 α 受体阻滞的基础上加用 β 受体阻滞药，如艾司洛尔、阿替洛尔等。若为室性心律失常且 β 阻滞药物无效时，可考虑应用利多卡因。

（二）手术治疗

手术切除是嗜铬细胞瘤确定诊断后最根本的治疗手段，通过及早手术大多数患者可获得痊愈。

术前准备：主要是降低血压、减缓心率和纠正血容量不足，防止麻醉及手术诱发的儿茶酚胺阵发性大量释放及其对心血管系统的影响。目前大多数医疗中心于术前 7~14 天开始术前准备。术前准备的目标为：坐位时血压不高于 120/80mmHg，立位时收缩压约大于 90mmHg；坐位时心率 60~70/min，立位时心率 70~80/min。血压及心率控制目标需要根据患者年龄及身体状况调整。血压正常的嗜铬细胞瘤患者也应该使用 α 受体阻滞药或钙通道阻滞药。

1. 控制血压　术前准备用于血压控制的药物主要 α 及 β 受体阻滞剂、钙通道阻滞药。非选择性、非竞争性的长效 α 受体阻滞剂酚苄明是经典选择，具体用法见前述，用药时间为 3 天至 2 周不等。由于是长效 α 受体阻滞剂，为了避免术中肾上腺移除后药物作用仍持续引起严重低血压，有学者建议于术前 24~48 小时停药。而短效的、选择性、竞争性 α_1 受体阻滞剂，如哌唑嗪、多沙唑嗪、特拉唑嗪，对突触前 α_2 肾上腺能受体无作用，当过量的血浆儿茶酚胺浓度解除时，α 肾上腺素能受体较快的恢复正常功能，从而减少低血压的发生。因此有学者推荐术前用选择性、竞争性的 α 受体阻滞剂；但是当儿茶酚胺浓度较高时，竞争性的 α 肾上腺能受体阻滞剂的作用可能被儿茶酚胺完全抵消。此外，乌拉地尔也是一种 α 受体阻滞剂，不仅阻断突触后 α_1 受体，还能阻断外周 α_2 受体，对心率影响较小，因此也可以用作术前准备。在使用 α 受体阻滞剂后，β 肾上腺能相对增强，可致心动过速，心肌耗氧增多，加用 β 受体阻滞剂可以减慢心率、减少心排量及下降血压，但并非所有嗜铬细胞瘤患者都需加用 β 受体阻滞剂。钙离子通道阻滞剂如维拉帕米、硝苯地平及地尔硫䓬也可用于术前准备。硫酸镁可减少儿茶酚胺分泌、降低麻醉药物用量、舒张支气管，其主要舒张动脉，减轻后负荷，因此在术前准备中可以考虑加用硫酸镁。

2. 补充容量　大量的儿茶酚胺类物质，使患者微血管床长期处于收缩状态，血容量减少，手术切除肿瘤后，血儿茶酚胺类物质浓度骤减，微循环血管床突然扩张，血液容积增大，血容量相对不足，可引起低血压或休克。围手术期对于容量的准备包括：血压基本控制后，患者可于术前开始高钠饮食并补充液体量，但补液量多少如何判断，用什么标准判断，输液应当采用血浆、晶体还是胶体，还是需要依据各治疗中心经验。合并有充血性心衰及肾功能不全的患者，补液量宜适当减少。

（1）麻醉：因芬太尼、氯胺酮及吗啡可以刺激嗜铬细胞瘤分泌儿茶酚胺，故麻醉过程中应避免使用。副交感神经系统阻滞剂阿托品可引起心动过速，也应避免。一般采取静注丙泊酚、依托咪酯或苯巴比妥类联合合成鸦片类物质。乙醚麻醉慎用、环丙烷、三氯乙烯忌用。麻醉过程中持续的动脉血压及心率监测是必需的。

（2）手术：腹正中切口是经典的手术方式。随着腹腔镜技术的成熟，对于直径 <8cm 的单侧肾上腺嗜铬细胞瘤推荐使用腹腔镜。良性腺瘤摘除后可获根治。恶性肿瘤应尽可能争取手术切除。术中血压变化可能剧烈，用于控制高血压的药物主要为短效药物，包括硝普钠、尼卡地平、硝酸甘油及硫酸镁等。一旦肿瘤移除后，循环中血儿茶酚胺浓度迅速下降，因此术中及术后易出现低血压，应密切监测血压，发生低血压时，一般不首先使用血管加压剂，而宜补足容量。肿瘤移除后，胰岛素分泌功能恢复正常，可能出现反应性高胰岛素血症，个别患者术后可发生低血糖，术后宜严密监测血糖，滴注葡萄糖。部分患者高血压可持续到术后 4~8 周。而极少数患者仍有持续性高血压，可能与意外结扎肾动脉、切除压力感受器、血管结构改变、血管对加压物质敏感性改变及合并原发性高血压等有关。

（3）术后及随访：术后 2~6 周，留 24 小时尿检查儿茶酚胺及甲氧基肾上腺素，以明确是否存在残存肿瘤。但术后生化指标正常并不能排除存在微小病灶及复发的可能，因此术后随访非常必要。复发风险高的人群包括有家族史、右侧肾上腺嗜铬细胞瘤及副神经节瘤，此类人群建议每年监测血、尿儿茶酚胺或甲氧基肾上腺素，若生化检查正常，CT 及 MRI 等影像学随访则非必需。若为双侧肾上腺切除，则需终生肾上腺皮质激素替代治疗，并每年监测血、尿儿茶酚胺及甲氧基肾上腺素。建议对符合以下条件人群进行基因筛查：有嗜铬细胞瘤家族史，副神经节瘤，合并有视网膜血管瘤、腋窝斑点、咖啡牛奶色素斑、甲状腺癌等提示基因缺陷的征象。

（三）嗜铬细胞瘤的非手术治疗

化疗、放疗、射频消融及动脉栓塞等方法可以在一定程度上控制患者血压、减轻肿瘤负荷、延长生存期。

1. 化疗 近年来常用的方案是环磷酰胺(750mg/(m^2·d1)、长春新碱(1.4mg/(m^2·d1)及达卡巴嗪(600mg/(m^2·d1, d2)(CVD)方案，21天为一个周期，可以减小肿瘤体积、改善症状。通常应用于MIBG闪烁扫描阴性或肿瘤进展迅速的患者。近来研究显示，酪氨酸激酶抑制剂舒尼替尼可能对恶性嗜铬细胞瘤有效。

2. 放疗 治疗剂量的[^{131}I]-MIBG局部放疗通常应用于[^{123}I]-MIBG闪烁扫描阳性的患者。但目前关于放射剂量(小剂量多次放疗 *vs* 大剂量治疗)及是否需要合并其他放射性元素或合并化疗方案，尚无定论。

3. 其他 对于[^{123}I]-MIBG和化疗无效的恶性嗜铬细胞瘤患者，或伴有肝脏及骨转移，可以考虑[177-Lu-DOTA]-Octreotate放疗、TAE、射频消融或冷冻消融术，但目前这些技术应用于嗜铬细胞瘤的治疗只见于少数病例报道。

总之，嗜铬细胞瘤的诊治工作需要内分泌、影像科、麻醉科、外科及放射科医师的共同协作，并需要长期随访。不同的基因型-表型与疾病的影像学表现需要进一步的研究，并且不同基因型的嗜铬细胞瘤治疗方法的头对头比较也十分必要，从而为PCC/PGL患者提供更加合适的治疗及随访方案。

（刘礼斌）

参考文献

1. Frankel F. Classics in oncology: A case of bilateral completely latent adrenal tumor and concurrent nephritis with changes in the circulatory system and retinitis—Felix Frankel, 1886. CA Cancer J Clin, 1984, 34: 93-106
2. Young WF Jr. Pheochromocytoma, 1926-1993. Trends Endocrinol Metab.1993, 4: 122-127
3. Stenstrom G, Svardsudd K. Phaechromocytoma in Sweden, 1958-1981: an analysis of the National Cancer Registry data. Acta Med Scand, 1986, 220: 225-232
4. Anderson GH Jr, Blakeman N, Streeten DH. The effect of age on prevalence of secondary forms of hypertension in 4429 consecutively referred patients. J Hypertens, 1994, 12: 609-615
5. Omura M, Saito J, Yamaguchi K, et al. Prospective study on the prevalence of secondary hypertension among hypertensive patients visiting a general outpatient clinic in Japan. Hypertens Res, 2004, 27: 193-202
6. Shlomo Melmed, Keneth S.polonsky, P.Reed Larsen, Henry M.Kronenberg. Williams textbook of endocrinology, 12th Edition, 2011: 550-553
7. Eisenhofer G, Kopin IJ, Goldstein DS. Catecholamine metabolism: a contemporary view with implications for physiology and medicine. Pharmacol Rev, 2004, 56: 331-349
8. Kim KH, Chung JS, Kim WT, et a1.Clinical experiences of pheochromocytoma in Korea.Yonsei Med J, 2011, 52: 45-50
9. Ganguly S, LeBeau S, Pierce K. Multiple paragangliomas in a pregnant patient with a succinate dehydrogenase B mutation. Postgrad Med, 2010, 122: 46-50
10. Elder EE, Elder G, Larsson C. Pheochromocytoma and functional paraganglioma syndrome: no longer the 10% tumor. J Surg Oncol. 2005, 89: 193-201
11. Neumann HP, Erlic Z, Boedeker CC, et al. Clinical predictors for germline mutations in head and neck paraganglioma patients: cost reduction strategy in genetic diagnostic process as fall-out. Cancer Res, 2009, 69: 3650-3656
12. Peczkowska M, Januszewicz A. Multiple endocrine neoplasia type 2.Fam Cancer, 2005, 4: 25-36
13. Kloos RT, Eng C, Evans DB, et al. Medullary thyroid cancer: management guidelines of the American Thyroid Association. Thyroid, 2009, 19(6): 565-612
14. Min JH, Yang H, Ivan M, et al. Structure of an HIF-1alpha -pVHL complex: hydroxyproline recognition in signaling. Science, 2002, 296(5574): 1886-1889
15. Kaelin WG Jr. Molecular basis of the VHL hereditary cancer syndrome. Nat Rev Cancer, 2002, 2(9): 673-682
16. Maher ER, Neumann HP, Richard S. von Hippel-Lindau disease: a clinical and scientific review. Eur J Hum Genet, 2011, 19(6): 617-623
17. Rechsteiner MP, von Teichman A, Nowicka A, et al. VHL Gene Mutations and Their Effects on Hypoxia Inducible Factor HIF{alpha}: Identification of Potential

Driver and Passenger Mutations. Cancer Re, 2011, 71 (16): 5500-5511

18. Ong KR, Woodward ER, Killick P, et al. Genotype-phenotype correlations in von Hippel-Lindau disease. Hum Mutat, 2007, 28 (2): 143-149
19. Johannessen CM, Reczek EE, James MF, et al. The NF1 tumor suppressor critically regulates TSC2 and mTOR. Proc Natl Acad Sci U S A, 2005, 102 (24): 8573-8578
20. Walther MM, Reiter R, Keiser HR, et al. Clinical and genetic characterization of pheochromocytoma in von Hippel-Lindau families: comparison with sporadic pheochromocytoma gives insight into natural history of pheochromocytoma. J Urol, 1999, 162 (3 Pt 1): 659-664

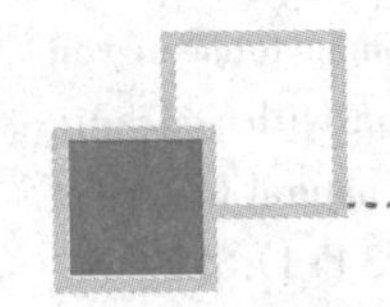

第四章　先天性肾上腺皮质增生症的诊断和治疗

第一节　21-羟化酶缺乏症——诊治的进展

先天性肾上腺皮质增生症(congenital adrenal hyperplasia,CAH)是皮质醇合成障碍的一组常染色体隐性遗传疾病。皮质醇水平降低会刺激垂体分泌 ACTH。ACTH 的长期升高导致肾上腺皮质增生,腺体特征性增大。其他类固醇如盐皮质激素和肾上腺/性腺性激素合成也可能受累。各种 CAH 的临床表现由以下几方面决定:①受累的酶;②残余的酶活性;③终产物缺乏的影响;④前体物质过多的后果。例如 21-羟化酶缺乏症(21-hydroxylase deficiency,21-OHD)表现为皮质醇和醛固酮水平降低,17-羟黄体酮(17-OHP)和雄激素水平升高。酶缺陷越严重,皮质醇和醛固酮缺乏程度越严重,雄激素影响越明显。

一、流行病学

21-OHD 是 CAH 最常见的类型(占所有病人 90% 以上)。严重缺陷(经典型)发生率 1/15 000 新生儿,轻型缺陷(非经典型、迟发型)超过 1/1000。在一些人群该病非经典型患病率很高,德籍犹太人(1/27),美籍西班牙人(1/40),斯拉夫人(1/50)和意大利人(1/300)。国内尚未对该病进行大规模流行病学研究,目前急需采用现代流行病学方法在成人中进行 21-OHD 流调研究。

二、临床表现

根据临床表现的严重程度分为 3 种类型,失盐型(salt wasting)、单纯男性化(simple virilization)此两种合称为经典型(classic 21-hydroxylase deficiency)以及非经典型(non classic)。三种类型的 21-羟化酶缺乏症为同一种疾病连续谱的人为划分。反映了 21-羟化酶缺陷不同程度的一般规律。

(一) 失盐型

为临床表现最重的一型。除了雄激素过多引起的男性化表现外,有明确的失盐表现。占经典型病人的 3/4。失盐型病人由于 21-羟化酶活性完全缺乏,黄体酮的 21 羟化过程严重受损,导致醛固酮分泌不足。醛固酮的缺乏引起肾脏、结肠和汗腺钠丢失。21-羟化酶缺陷引起的皮质醇分泌不足又加重了醛固酮缺陷的作用,盐皮质激素和糖皮质激素同时缺陷更易引起休克和严重的低钠血症。另外,堆积的类固醇前体物质会直接拮抗盐皮质激素受体,加重盐皮质激素缺陷表现,特别是未接受治疗的病人更是如此。

失盐的临床表现可以是一些不特异的症状,如食欲差,呕吐,嗜睡和体重增加缓慢。严重病人通常在出生后 1~4 周内出现低钠血症、高钾血症、高肾素血症和低血容量休克等肾上腺危象表现。如果不能得到正确及时的诊治,肾上腺危象会导致病人死亡。对于男性失盐型婴儿问题尤为严重,因为他们没有女性婴儿的外生殖器两性畸形,在这些病人出现脱水和休克之前医生没有考虑 CAH 的诊断。随着年龄的增长,在婴幼儿期发生过严重失盐表现的 CAH 病人钠平衡能力会得以改善,醛固酮合成会更加有效。

失盐型 CAH 病人同时存在雄激素过多的临床表现。女性在出生时外生殖器即有两性畸形如泌尿生殖窦、大阴唇阴囊化、阴唇融合、阴蒂肥大、阴茎样尿道,或男性样外生殖器如会阴尿道下裂、痛性阴茎勃起和隐睾。女性男性化严重程度用分为 5 级的 Prader 分级法定量评估。

男性和女性 CAH 病人生长过速,导致骨骺成熟提前。过早出现阴毛,汗腺分泌体味,男孩在睾丸不增大的情况下阴茎增大。女孩阴蒂进行性增大。在青春期,病人会出现肌肉发达、嗓音粗、痤疮,多毛症和卵巢功能障碍如闭经、月经稀发。由于骨骺提前闭合,男性和女性患者最终身高一般低于同龄人平均身高。失盐型女性病人生育能力受到影响,很少有妊娠报道。男性病人由于小睾丸和生精障碍也导致生育能力下降。

此外由于 N-POMC 分泌过多而 MSH 分泌增加,

出现皮肤色素沉着，肤色深。皮质醇分泌不足引起抵抗能力下降，易感染。

（二）单纯男性化

与失盐型比较，除没有严重失盐表现外，其他雄激素过多的临床表现大致相同。占经典型病人的1/4。

（三）非经典型

以前也称为迟发型21-羟化酶缺乏症，患者只有轻度雄激素过多的临床表现。女性患者在出生时没有外生殖器两性畸形（正常或轻度阴蒂肥大）。肾上腺类固醇前体物质仅轻度升高，17-羟黄体酮水平在杂合子携带者和经典型病人之间。最常见的症状为儿童阴毛提早出现，或年轻女性中表现为严重囊性痤疮、多毛症、多囊卵巢、月经稀发甚至闭经。非经典型21-羟化酶缺乏症女性病人也存在生育能力下降，程度比经典型病人低。

在青春期后诊断的非经典型男性病人通常表现为痤疮或不育，但大多数是在家系筛查中诊断的，没有任何症状。

非经典型21-羟化酶缺乏症病人醛固酮合成和钠平衡下降程度不足以引起任何临床表现。同样，在应激情况下皮质醇分泌下降程度也不会引起肾上腺危象，目前尚没有由于肾上腺皮质功能减退导致死亡的报道。

非经典型21-羟化酶缺乏症病人成人最终身高是否受影响尚无定论。

三、诊断

（一）检查外生殖器畸形

对疑诊21-羟化酶缺乏症新生儿查体时必须明确尿道情况，仔细触诊腹股沟管、阴唇或阴囊里的性腺。必须监测儿童的生命体征，看是否存在肾上腺危象。很多医生在新生儿第一周检测电解质看CAH新生儿中是否存在低钠血症和高钾血症。诊断实验至少包括基值血清17-OHP，最好进行ACTH兴奋试验，测定ACTH用药前和用药后1小时血清17-OHP。17-OHP基线值通常超过100ng/ml。失盐型病人在ACTH兴奋后最高可达1000ng/ml。单纯男性化17-OHP水平低一些，但与失盐型病人有部分重叠。非经典型病人通常需要ACTH兴奋试验来诊断。这些检查可以明确肾上腺内类固醇激素合成过程的缺陷。

其他有助于了解生殖器两性畸形原因的检查包括快速染色体核型分析和盆腔、腹部超生检查。初始检查后有针对性地进行下一步检查。应尽快分析诊断资料，给家属提供关于扶养性别和药物/手术治疗的建议。

（二）进一步的生化检查

1. $ACTH_{1-24}$兴奋试验　血清17-OHP基线值不能提供足够的诊断依据时，有必要进行$ACTH_{1-24}$兴奋试验。一般而言60分钟时17-OHP水平在10ng/ml以上考虑非经典型21-羟化酶缺乏症的诊断。每个实验室都应根据21-羟化酶缺乏症杂合子携带者和正常人确定出自己的诊断标准。

对于新生儿，如果根据外生殖器两性畸形怀疑CAH，$ACTH_{1-24}$兴奋试验必须推迟到出生24小时后进行。如果在出生后马上取标本有很高的假阳性率和假阴性率。

进行$ACTH_{1-24}$兴奋试验的另一个理由是在其他酶缺陷的病人中17-OHP也会升高，如11β-羟化酶缺乏症或3β-羟类固醇脱氢酶缺乏症。为了鉴别各种酶缺陷，最理想的是在0分钟和60分钟检测17-OHP、皮质醇、DOC、11-脱氧皮质醇、17-OH-孕烯醇酮、DHEA和雄烯二酮。如果在很小的婴儿血量是个问题，则可以只在60分钟时取血。前体物质与产物的比值对鉴别各种酶缺陷尤为有用。如果诊断仍不明，应该对患者进行试验性治疗，然后在糖皮质激素部分减量或完全终止后再次检查。

2. 失盐的检查　PRA值升高，特别是PRA与24小时尿醛固酮比值增加标志着醛固酮合成障碍。在循环血中ACTH、17-OHP和黄体酮水平高但醛固酮水平正常的病人中这些指标也升高，这样没有很好控制的单纯男性化病人生化表现会与失盐型混淆。盐皮质激素治疗可以对这些病人肾上腺抑制，有助于二者的鉴别。理想状态下，血浆和尿醛固酮水平应该与PRA和钠平衡相关，从而能够对临床类型有准确判断。对具有活性的肾素的直接免疫放射测定会取代PRA测定，优点是需要的样本量小，但尚未广泛开展。在评价肾素水平时，必须清楚新生儿正常值高于年龄较大的儿童。

3. 用于诊断和监测21-羟化酶缺乏症的其他激素　其他一些生化诊断实验可以考虑，但目前很少能广泛开展。21-脱氧皮质醇能够检测出超过90%的CAH携带者。雄激素代谢物（3α-雄烷二醇葡萄糖苷酸）的水平在非经典型21-羟化酶缺乏症病人中升高，与雄烯二酮和睾酮水平高度相关。

4. 基因诊断　基因诊断只是作为生化诊断的补充，只有在有条件的中心开展，并在生化诊断不明确时使用。多采用基于已知突变位点的限制性片段长度多态性分析方法。有条件者也可以采用基于PCR产物直接测序的全基因测序方法。

四、分子遗传学

几乎所有CYP21突变都是CYP21和CYP21P之间重组的结果(不等交换或转换)。约20%突变等位基因携带缺失突变。约75%的突变等位基因是基因转换的结果。32%的失盐型病人一条等位基因上有大片段缺失或转换突变,56%在一条等位基因上有内含子2的点突变引起RNA切接异常。余下的等位基因存在移码突变或过早出现的终止密码子,或3联或单个氨基酸的替换。这些缺陷在体外实验中证实使CYP21完全或几乎完全丧失活性。在单纯男性化型,最常见的突变等位基因(35.0%)为172号氨基酸密码子存在替代突变(I172N),只保有野生型2.0%~11.0%的活性,然后是内含子2的点突变(27.0%)。后者的纯合子见于失盐型和非失盐型表型。轻型非经典型中最常见(39.0%)的突变是281号氨基酸的突变(Val变为Leu)。

在基因型和表型之间存在着高度的相关性,因此DNA分析可以在一定程度上可以预测酶活性,继而推测临床表现。

(一)中国人21-OHD基因型特点

笔者课题组借鉴国外两种方法并加以改良,建立适于临床应用的21-OHD快速基因诊断方法,在43例21-OHD病人中有79条染色单体检测出至少一种突变。中国人21-OHD最常见的突变是I172N(36.0%),按疾病分类,失盐型病人中最常见的突变是Del,44.4%;单纯男性化病人中,最常见的突变是I172N,44.4%;非经典型病人中最常见的是P30L,37.5%。

(二)应大力加强对非经典型21-OHD的研究

对非经典型较大规模的研究是近年兴起的热点,加强对非经典型21-OHD的研究有着重大意义:①NC21-OHD患病率很高,估计在1/1000。这些患者受到多毛症、闭经、PCOS、月经紊乱和不育的困扰,因此会对现代女性造成很大的痛苦,影响其生活质量甚至破坏其正常的生活。②NC21-OHD病人也会携带i2g、Q318X、R356W、Del等严重突变,以及I172N这样的中等突变。在NC-21OHD病人之间和NC21-OHD与携带者之间的婚配中会生育基因型为严重突变/严重突变,严重突变/中度突变以及中度突变/中度突变的病人,临床表现为失盐型或单纯男性化,给患者本人、家庭带来莫大的痛苦,给社会造成沉重的负担。③NC21-OHD临床表现不典型,很容易与其他疾病如PCOS混淆。NC21-OHD初诊年龄多在14~20岁,就诊时骨骺已经愈合,最终身高矮。如果及早明确诊断,可能会有所改善。对临床诊断困难的病例基因型检测会有帮助。④本研究提示中国人NC21-OHD基因型特点不同于西方国家,与同属东方的日本也有所不同,临床表现、发病规律、流行病学应有自己的特点。

最后强调的是,注意高雄激素血症病人中NC21-OHD的筛查。在400例高雄激素血症的研究中,NC21-OHD的患病率为6%。在高雄激素血症的病人中NC21-OHD最高为14.0%。我们的资料(未发表):在30例临床诊断特发性多毛症的女性的检查中发现一例非经典型21-OHD(V281L/V281L);在另一研究中,40例高雄激素血症(包括PCOS、多毛症、月经稀发、痤疮等睾酮水平>3nmol/L的女性)筛查出1例NC21-OHD。考虑到PCOS、多毛症、痤疮为女性常见疾病,患病率分别为6.5%、7.0%和12.5%,应注意筛查NC21-OHD。

失盐型,单纯男性化和非经典型在本质上是定性划分,在出生时没有发现高雄激素血症表现的男性中鉴别单纯男性化和非经典型21-OHD是很困难的,必须借助于基因型检测,对于其他难于判断的病例也要依靠基因诊断。

五、治疗

过去的时间里,在儿童21-OHD患者的治疗方面积累了丰富的经验,但成人21-OHD治疗刚刚开始得到足够的重视,很多重要的问题亟待解决。这也是目前国际21-OHD临床研究的热点领域。21-OHD患者的治疗通常是数十年计,糖皮质激素的使用就需要更具艺术性。在治疗不足和治疗过度之间要寻找微妙的平衡。

(一)糖皮质激素替代治疗

1. 总论 所有经典型21-羟化酶缺乏症病人和有症状的非经典型病人都用糖皮质激素治疗,使下丘脑和垂体CRH和ACTH过多分泌受到抑制,血中水平异常增高的肾上腺性激素得以减少。在儿童中,推荐用氢化可的松(即皮质醇本身),剂量10~20mg/(m^2·d),一天两次或3次服用。这些剂量超过皮质醇分泌的生理水平,在儿童和青少年中皮质醇分泌生理水平大约为6~7mg/(m^2·d)。尽管在新生儿中皮质醇分泌轻度升高是正常的[7~9mg/(m^2·d)],CAH婴幼儿通常给最小剂量6mg/(m^2·d),每日3次。对21-OHD儿童必须给予超生理剂量的糖皮质激素,这样才足以抑制肾上腺雄激素,减少发生肾上腺皮质功能减退症的可能性。

氢化可的松的半衰期短,可以减少对生长的抑制和其他激素的副作用。另一方面,作用时间短的糖皮质激素每日一次应用不能有效控制肾上腺皮质的激素分泌。

醋酸可的松不是21-OHD的首选药物。醋酸可的松的生物利用度是氢化考的松的80%,效用只是氢化考的松的2/3。另外,因为可的松必须转化成皮质醇才能发挥生物活性,11β-羟类固醇脱氢酶还原酶活性下降可以进一步降低这种药物的作用。

年龄大的青少年和成人可以用最小剂量的强的松(例如,5~7.5mg/d,分两次服用)或地塞米松(总共0.25~0.5mg,每日一次或两次服用)。这些更强力的合成糖皮质激素是氢化可的松的常见替代药物。这些药物的优势是每天用药简单,每日一次,ACTH能更好地得到抑制,依从性进一步提高。但是与氢化可的松比,作用更强和半衰期更长的药物更容易引起医源性库欣综合征,包括快速的增重、皮肤薄、皮肤紫纹、抑郁症、易出现瘀斑、骨量减少和其他代谢后果。必须仔细监测医源性库欣综合征的这些征象。

睾丸残基瘤(testicular adrenal rest tumors,TART)的男性CAH病人需要更大剂量的地塞米松替代几周抑制ACTH,诱导TART的恢复。

通过监测17-OHP和雄烯二酮水平来评价治疗效果(即肾上腺激素的抑制情况)。在女性和青春期前男性患者中,睾酮也可以作为一个有用的指标。因为治疗过度存在副作用,完全抑制内源性肾上腺皮质类固醇的分泌是不可取的。17-OHP的控制范围在1~10ng/ml,睾酮水平与同年龄和同性别相当。激素测定时间与服药时间关系要固定,最好在ACTH分泌生理高峰的8AM,或在下一次服药前氢化可的松血中水平谷值时取血测定激素。远程监测CAH病人的激素控制情况可以通过应用唾液激素测定或用滤纸收集指尖血测定17-OHP。后一种方法通常用于新生儿CAH筛查中。

哪些实验室检查是指导男性21-OHD患者调定糖皮质激素剂量的最好指标?这一问题至今仍不明确,通常临床评估比实验室检查更重要。如前所述,17-OHP不能完成抑制到正常范围,因为一旦完全正常就代表着糖皮质激素过量,所以往往使17-OHP维持在轻度升高的范围。睾酮水平则必须抑制至正常。睾丸大小也应控制在正常,且不能出现TART。

对于女性21-OHD而言如果睾酮水平正常,无高雄激素血症临床表现则表明治疗比较充分。也应避免使17-OHP完成抑制到正常范围。如果没有妊娠需要,则只要临床健康就可。

儿童21-OHD患者必须每年检查X-线骨龄相,仔细监测生长直线。尽管能够做到仔细监测各项指标,且病人依从性很好,大多数回顾性研究显示成人最终身高低于基于父母身高的预期身高,也低于正常人平均身高。

另外,对于失盐型CAH病人还必须接受盐皮质激素替代治疗,一些病人在饮食中可以额外增加盐摄入(1~3g/d)。大多数病人每天必须0.1mg氟皮质酮。婴儿和初学走路的小孩有时需要0.1~0.2mg,每天2次。尽管血清电解质和血压会影响替代剂量的变化,但主要还是依靠测定血浆肾素活性来调定药物剂量和盐摄入量。

2. 非经典型病人治疗的适应证　对诊断非经典型21-OHD的病人存在雄激素过多的症状和体征时就应该接受糖皮质激素治疗。对性早熟的儿童给以小剂量的糖皮质激素。其他治疗适应证包括年轻女性中的多毛症、月经稀发或闭经、痤疮。不育症也应该接受糖皮质激素替代治疗,因为激素紊乱是怀孕的主要障碍,治疗后容易受孕。随着糖皮质激素治疗抑制肾上腺雄激素过多分泌,雄激素过多的临床症状得以逐步改善。如果单用糖皮质激素治疗很难使多毛症缓解,因为已经形成的毛囊难以消除。作为辅助手段,可以向这些病人建议美容治疗多毛症。男性非经典型21-OHD病人接受糖皮质激素治疗后,生精和生育能力都有所改善。有睾丸增大的非经典型男性病人也应该接受糖皮质激素治疗。

对症状已经缓解的非经典型21-OHD病人,或已经过了生育年龄的女性非经典型病人可以考虑终止糖皮质激素治疗。

(二)治疗中存在的问题及治疗进展

过去50年随着糖皮质激素和盐皮质激素替代治疗方法的引入和LHRH激动剂治疗控制LHRH依赖性性早熟,CAH患者的生活质量显著改善。尽管取得了诸多进展,目前治疗方案不能使许多CAH儿童有正常的生长和发育,成人CAH的临床治疗会由于医源性库欣综合征高雄激素血症不能充分控制和不育而复杂化。目前治疗的难点仍是最终身高的增加,生育能力的保持,以及在成人患者中预防心血管危险性和糖尿病危险性的控制。

1. 药物补充的局限性　例如在21-OHD治疗

中,应用生理剂量的氢化可的松可以使CAH病人血浆ACTH水平正常。外源性氢化可的松(每日两次或三次)不能模拟ACTH脉冲分泌和皮质醇脉冲之间密切的时效性关系。这样会带来一定的副作用。另外,ACTH病人中经常观察到反馈抑制的敏感性下降。糖皮质激素敏感性下降会进一步使糖皮质激素治疗的中枢性作用下降,而外周性糖皮质激素敏感性可以保持,从而出现生长抑制等副作用。

为了克服CAH中肾上腺内源性产生过多雄激素的倾向,胆固醇侧链裂解速率必须降低到正常水平以下才能避免17-羟黄体酮的过度堆积,和分流入雄激素通路。为了通过负反馈作用抑制胆固醇侧链裂解速率至正常水平以下,必须超过生理剂量的糖皮质激素。

传统内科治疗很难在高皮质醇血症状态和高雄激素血症之间保持平衡。糖皮质激素过多的表现如肥胖,生长速度下降或其他库欣综合征特点,经常出现在接受治疗的患者中。高雄激素血症的症状和体征包括:女性男性化,男性性早熟和女性和男性中成人身高低。

目前国外正在研发氢化可的松的控释制剂,该制剂每天服用一次,并具有良好的药代动力学来模拟正常的糖皮质激素昼夜节律,从而具备目前任何一种药物都不可能获得的组合优势。

儿童中另一并发症为中枢性性早熟,当CAH诊断延迟或肾上腺雄激素分泌控制差时更易出现。性激素分泌的过早升高使肾上腺雄激素过多分泌问题更复杂。

2. 最终身高的困惑 CAH病人中常见成人身高低于正常,可能原因为高皮质醇血症,或高雄激素血症通过高雌激素血症对生长轴产生间接影响,或两种原因并存作用。回顾性研究显示接受治疗的病人最终身高相对独立于肾上腺雄激素水平控制程度。理论上,用最接近生理剂量的氢化可的松治疗的病人肾上腺雄激素水平和骨骼成熟速度控制最差,因此由于骨骼提前闭合最终身高会下降。然而糖皮质激素过多也会抑制生长。随机对照前瞻性交叉试验显示用氢化可的松15mg/(m^2·d)治疗的病人与25mg/(m^2·d)比较骨骼抑制可能性小。

一旦生长发育完成,女性CAH病人继续面临多毛症、闭经和不育的问题。经典型CAH女孩常见月经初潮年龄延迟,已有报道如PCOS的卵巢功能障碍。CAH女孩卵巢功能障碍可能由于下丘脑,垂体或卵巢水平的异常。肾上腺性激素(雄激素,孕激素或雌激素单独或联合)过多分泌控制差可能导致月经和生殖疾病。

最近,对药物治疗难以控制的患者可选用肾上腺切除术。目前治疗方案未达到预期的目标,新的药物治疗是否可以有所改善尚未可知。

由于CAH病人难于控制,目前在探讨一些新的治疗方法,新的的治疗方案目标是使CAH儿童获得正常的生长发育,成人CAH生活质量最大限度地提高。一些方法已经在试验,其他等待医学和技术上的进步;因为雌激素,而不是雄激素是骨骼成熟和骨骺愈合的原因,减少雌激素产量可以在一定程度预防或改善身材矮小。有研究用芳香化酶抑制剂(阻断雄激素转变成雌激素)与雄激素拮抗剂(减轻男性化)治疗以确定是否可以辅助21-OHD的治疗。这些药物可以减少糖皮质激素的用量,而不会使男性化进展或骨骼成熟加速。但抗雄激素药物有一定的安全性问题,需定期检测肝功能并及时调整药物剂量。其长期作用需要大样本随机对照临床试验加以证实。

生长激素可以促进身高生长,多项研究证实生长激素联合促性腺激素释放激素类似物,可以显著改善最终身高。一般患者使用年龄和患者骨龄越小,治疗时间越长,效果越好。但使用生长激素要注意定期监测IGF,糖化血红蛋白。由于生长激素价格昂贵,在国内应用仍较少。

3. 肾上腺切除术的争议 这是有很大争议的治疗方法。一些专家推荐有严重男性化和失盐型(酶活性为0的等位基因基因型)女性病人在进行重建手术(在1岁内)进行肾上腺切除术。这一观点的基础是女性在生命的以后时间里都必须抑制肾上腺。理论上,提供替代剂量的氢化可的松和醛固酮要简单些。另外,在一些类型的CAH中升高的一些前体物质会引起钠潴留,使治疗更加困难,尤其是在肾上腺危象时。反对意见认为,最近对癌症病人的研究显示,一些肾上腺雄激素对女性有益处。因此,由于肾上腺切除而剥夺女性所有肾上腺雄激素并非完全有利,应该继续研究其他治疗方法。笔者不支持肾上腺切除治疗21-OHD,除前述原因,国内盐皮质激素药物缺乏也是一个考虑因素。

4. 基因治疗的探索 CAH最新的治疗方法是基因治疗。一些医学中心在数年前已经开始在动物模型中研究这一治疗方法。但目前仍局限于动物试验阶段。这也说明该方法虽然前途光明,发展道路确实曲折。

(三) 外生殖器重建手术

在过去,对任何形式的异常生殖器的治疗目标是达到正常的性功能和生育能力。因此,46,XX 单纯男性化的 CAH 儿童通常按女性扶养,46,XY 的儿童按男性扶养。最初的手术方式是在生命早期阶段,以改善外生殖器的外观(阴蒂肥大在很长时间里是标准),在晚些时候(通常在青春期后)使生殖器更适于性交。

对评价达到成人后的女性中这些措施的治疗结果的回顾性研究显示,这些病人并非总是对手术结果满意。这些研究还显示在这一人群中男性性倾向比例增加。作为改良的外科手术,现在推荐在 1 岁以内进行一步性完全重建手术,并避免损伤敏感的阴蒂组织(阴蒂成形术)。因为接受手术的病人还很年轻,这些新型外科手术的结果尚未完全评价。

目前对 CAH 病人的治疗目标是在考虑生殖能力的同时获得最佳心理治疗结果。我们的意见是内科 / 心理学 / 外科医生对病人家属提供关于每种方法的结果资料,让家庭成员作出最后的决定。另外,有学者建议在新生儿期决定扶养性别但不手术,直到孩子大到可以决定他 / 她的性别倾向。现在没有足够的证据确定这种方法是否会造成心理创伤,或比传统手术方法造成的创伤小。

第二节 其他类型先天性肾上腺皮质增生症的研究进展

一、17- 羟化酶缺乏症

17- 羟化酶缺乏症(17α-hydroxylase deficiency),目前称为 17α 羟化酶 /17,20- 裂解酶联合缺乏症,17α-hydroxylase/17,20-lysae deficiency。

P450 c17 在人类类固醇合成过程中起中心作用,在类固醇激素合成流程中为定性调控因子。目前认为 17α 羟化酶 /17,20- 裂解酶联合缺乏症可以以部分和选择性型出现,有不同的临床表型。17-羟化酶缺乏症在 CAH 发病率中占第三位,但临床中发现,其病例在 11β- 羟化酶缺乏症之上,排在第二位。本文对该病详述。

(一) 临床表现

如前所论,CYP17 编码的酶有两种不同的活性:17α- 羟化酶和 17,20 裂解酶。影响 17α- 羟化活性的缺陷会导致盐皮质激素生成过多,皮质醇和性激素的生成障碍。17,20 裂解酶活性缺陷时皮质醇可以合成。不管哪种缺陷男性新生儿都有生殖器男性化不足,17α- 羟化酶活性缺陷在男性和女性中会导致高血压。17α- 羟化酶活性缺陷表现为血清醛固酮前体物质浓度升高。例如,11- 去氧皮质酮(DOC)和皮质酮,ACTH 水平也升高。DOC 具有盐皮质激素活性,其水平升高引起高血压。血浆肾素、血清醛固酮血钾水平降低。睾丸对 hCG 的反应被抑制。在高血压、低血钾和高促性腺激素性腺功能减退症的女性必须检查是否有这种缺陷。

17α 羟化酶 /17,20- 裂解酶联合缺乏症病人极少表现出肾上腺皮质功能减退症,因为有皮质酮产量增加。因为皮质酮有轻度的糖皮质激素活性,是强度弱于皮质醇的糖皮质类固醇。在对垂体 ACTH 分泌的负反馈抑制出现前,皮质酮合成的异常增高是完全必要的,形成了一个新的稳态状态。为产生足以弥补皮质醇缺乏的皮质酮,中间类固醇物质如黄体酮和 DOC 显著增加,一些异常代谢产物如 18- 羟皮质酮和 19- 非 - 去氧皮质酮也增加。由于 ACTH 驱动的盐皮质激素合成过多导致高血压,为该疾病的特征性临床表现。高血压经常在早期成年时发生,也会在婴儿期存在,有时很严重。正如其他盐皮质激素过多引起的高血压疾病一样,如果 17α 羟化酶 /17,20- 裂解酶联合缺乏症多年不能得到治疗的话,高血压会持续存在。

性激素的合成也必须依赖 CYP17 活性。在女性,缺乏雌激素,卵泡刺激素(FSH)升高,导致卵巢增大,容易发生扭转和梗死。

17- 羟化酶缺乏症不仅累及肾上腺且累及性腺类固醇合成。在人类中,在肾上腺和性腺中 P 450c17 编码基因为同一基因,而不是两种组织特异性的异构酶。此基因突变会产生 17α 羟化酶和 C19 类固醇缺陷的临床谱型。肾上腺 P 450c17 活性丧失会破坏皮质醇和 DHEA 的合成,而性腺 P 450c17 缺陷会破坏性激素合成。1997 年,体外实验证明孤立性 17,20 裂解酶活性缺陷。这种缺陷影响电子传导过程。男性表现为男性化不足,血清 17α- 羟孕烯醇酮和 17α 羟黄体酮浓度升高。

孤立性 17,20- 裂解酶缺乏症极罕见。因为引起此种临床表型的基因突变不但必须破坏 17,20-裂解酶的大部分活性,还要保留 17α- 羟化酶大部分活性。46,XY 病人表现为出生时外生殖器性别不明或伴腹股沟疝同时有或没有青春期延迟。病人无盐皮质激素过多的表现,因为保留的皮质醇合成足以防止 DOC 的过多合成和皮质酮的堆积。由于诊断年龄、疾病严重程度和 17α- 羟化酶与

17,20-裂解酶的不一致性在不同个体中的差别,导致孤立性17,20-裂解酶缺乏症临床表现和实验室检查的较大变异。

笔者课题组回顾性分析1978年至2002年北京协和医院诊治的24例17α-羟化酶/17,20-裂解酶缺陷症患者的临床特点及长期随诊资料。结果发现20例完全性联合缺陷症患者均存在高血压、低血钾及缺乏青春期性腺发育;测定示血、尿皮质醇水平低于正常,ACTH反馈性增高;性激素明显低于正常,而促性腺激素增高。17例患者测定结果显示血浆肾素活性受到抑制,醛固酮水平高于正常。9例患者骨密度测定显示骨量明显低于同龄人。4例部分性联合缺陷症患者中,2例有自发月经,1例患者外生殖器呈两性畸形,1例原发闭经患者血压和血钾均正常。ACTH兴奋试验以及性激素测定的结果提示,这4例患者的肾上腺或性腺尚存在部分17α-羟化酶/17,20-裂解酶活性。多数患者应用小剂量地塞米松(0.1~0.375mg/d)可使血压、血钾正常。经补充性激素治疗,患者均能维持成年女性外观,但无生育功能。因此,临床工作中应加强对部分性联合缺陷症的认识。

总之,17α羟化酶/17,20-裂解酶联合缺乏症的临床表现和实验室检查存在很大程度的变异。包括46,XY个体中生殖器男性化程度的变异,46,XX个体中月经能力的变异;高血压和低钾血症严重程度的变异;醛固酮分泌率的差异;性腺形态学和组织学的变异;合并疾病如21-OHD或母方雄激素过多的变异。这些异质性尚未得到完全解释,但很多因素包括P450c17缺陷的严重程度,调节激素反应的基因突变,饮食(钠消耗)和环境因素无疑在起作用。

(二) 诊断

和先天性肾上腺增生症其他一些类型如21-OHD和脂质型不同,17-羟化酶缺乏症在出生后不会发生肾上腺危象。结果,只有到青少年或早期成人阶段因出现高血压、低钾血症或青春期延迟检查时才得以明确诊断。46,XY核型和不完全缺乏症容易与雄激素不敏感症或在双氢睾酮生物合成的后续步骤或在后续过程中的缺乏症相混淆。和所有类固醇合成酶缺陷疾病一样,在ACTH兴奋试验中测定前体物质与产物比可以可靠地诊断17-羟化酶缺乏症。ACTH刺激后,循环血中17-脱氧类固醇、黄体酮、皮质酮和去氧皮质酮浓度升高5~10倍。另外,与21-OHD和11-羟化酶缺乏症不同,17-羟化酶缺乏症特征是18-羟皮质酮和18-羟DOC合成增加。皮质酮与DOC(或其18-羟衍生物)比值可以鉴别17-和11-羟化酶缺乏症。

有时也可以通过生化检查检测杂合子携带者。如果有明确的先证者,ACTH兴奋试验后皮质酮和18-羟皮质酮水平升高,18-羟皮质酮与醛固酮比值增大是目前检测杂合子的最简单的方法。更精确的方法是,尿中总的皮质酮的所有代谢物与皮质醇代谢物的比值升高(反映17α-羟化酶活性下降),尿中总的C19代谢产物与C21类固醇产物比值降低(反映17,20-裂解酶活性下降)。分子遗传学可以提供高度灵敏的方法,可以检测CYP17基因突变包括缺失、移码突变和剪接错误。笔者课题组对5例患者进行突变检测,发现均存在CYP17A1基因突变,共存在2种新的复合突变,即Y329K,418X和L361F,418X。这两种突变均形成缺乏酶活性中心的截短蛋白。其中4例患者为Y329K,418X突变纯合子,1例为Y329K,418X/L361F,418X的复合杂合子。5例患者的临床表现为17α羟化酶/17,20-裂解酶的完全联合缺陷,与其基因突变类型相一致。

(三) 治疗

17-羟化酶缺乏症儿童循环血盐皮质激素(去氧皮质酮,DOC)水平长期升高,但糖皮质激素水平正常(因为皮质酮)。盐皮质激素在新生儿期过多不会引起不良后果,因为在新生儿中盐皮质激素(醛固酮)升高是正常现象。而儿童期和开始进食固体食物后,钠摄入增加,盐皮质激素过多会导致钠潴留,高血压和低钾血症。如果多年不治疗,高血压会持续存在。因此应采取措施控制DOC产物。除药物治疗外,适当摄入食物中的钠是合理的辅助手段。药物治疗包括糖皮质激素替代治疗减少DOC的异常合成。17-羟化酶缺乏症儿童的特殊注意点包括避免使用强力氟化糖皮质激素,如地塞米松,这些药物对身高增长和骨盐累积存在较明显的不利影响。

目前认为每天应用2或3次氢化可的松可以满足需要。糖皮质激素剂量必须调整至使血压正常和血钾正常,血浆肾素活性可以恢复到可以测出后维持下去。血浆DOC和皮质酮浓度正常则需要过量的糖皮质激素治疗。推荐治疗不要过量,因为在儿童期糖皮质激素过多的直接后果要大于轻度盐皮质激素过多造成的影响。17-羟化酶缺乏症病人不会表现青春期发育,胎儿睾酮缺乏引起所有(除了受累最轻者)病人表型为青春期前为女性。大多数病例中,在预计青春期时开始雌激素替代治疗，如果诊断时已过上述时间就在诊断后开始。雌激素替代治疗不仅使女性第二性征发育，也会刺激青春期正常存在的骨量增加。在一些病例中，对轻度受累的46,XY病人予以雄激素替代治疗，然而，把这些患者按男性抚养和选择合适的治疗方案是一复杂的过程，迄今尚未获得满意的结果。

在17-羟化酶缺乏症成年病人的治疗中要努力达到四个目标：①减少盐皮质激素的生成或减弱其作用；②避免糖皮质激素过多的不利影响；③性激素替代；④预防生理异常的远期后果。治疗计划的基础还是限钠加上糖皮质激素补充治疗，通常是用每日一次的地塞米松。给以地塞米松治疗的17-羟化酶缺乏症病人证明会有DOC和皮质酮合成的迅速下降，伴尿钠排泄，同时尿钾排泄得以纠正。随着糖皮质激素治疗，高血压也会缓解。但如果诊断已延误多年，高血压会持续存在。糖皮质激素治疗的目的是用最小剂量的药物使血压和血钾水平维持正常，这些剂量通常为地塞米松0.25~1mg/d，强的松2~5mg/d。在此种治疗方案中循环血DOC和皮质酮的浓度可能未完全正常，但糖皮质激素治疗中肾素和醛固酮的升高表明已经达到消除ACTH依赖性盐皮质激素过多的目的。必须注意的是不要过强抑制下丘脑-垂体-肾上腺轴，这会导致糖皮质激素过多的并发症。相反，小剂量的盐皮质激素拮抗剂如安体舒通或坎利酸钾可以加入治疗方案中，使成年病人长期治疗中糖皮质激素剂量最小。特别是随着无安体舒通副作用的新型盐皮质激素拮抗剂的开发，如Eplerenone，阻断盐皮质激素作用在ACTH依赖性盐皮质激素过多状态的治疗中会发挥更大的作用。如果盐皮质激素的合成或作用被充分阻断后高血压仍持续存在的话，加以钙通道阻断剂可以有效控制血压。

17-羟化酶缺乏症病人也不能生成DHEA。肾上腺皮质功能减退症女性中，DHEA补充治疗的有效性已得以证实。但任何治疗方案都必须慎重选择DHEA的剂型和剂量，以适应较窄的治疗窗从而避免雄激素过多的不利后果。一些46,XX不完全性17-羟化酶缺乏症女性患者据报道有自发月经，但作为一般规律，46,XX病人需要周期性或联合雌激素-孕激素替代治疗，从而预防在单用雌激素刺激下引起的子宫内膜增生。相反，46,XY女性缺乏苗氏管结构，可以用雌激素替代治疗而不用孕激素。有报道称尽管卵泡内雌激素水平低，通过刺激卵巢发育后，在46,XX 17-羟化酶缺乏症病人中成功完成体内受孕。

受累的46,XY个体必须进行性腺切除术以防止腹腔内睾丸的恶变。对这些个体的遗传学和心理学咨询特别是一些间性特征的存在，不容忽视。这些患者大多数诊断时其性别特征和社会角色已固定，但尚未达到能完全掌握他们疾病复杂性的年龄。

二、其他类型先天性肾上腺皮质增生症

（一）11-羟化酶缺乏症（11β-hydroxylase deficiency）

CYP11β1缺陷引起11β-羟化酶缺乏症，在一般人群中占CAH的5%~8%。西班牙或葡萄牙籍的犹太人中发病率增加。最常见的突变是为448位单碱基替换（Val变为Gly）。与CYP21缺乏症（盐皮质激素效应缺陷）不同，CYP11β1缺乏症中DOC引起钠潴留和高血压。

严重缺陷导致所谓"经典型"，轻微病变导致"非经典型"，临床症状轻微。经典型的特点是产前和新生儿期女性发生男性化和高血压（血浆肾素活性低）。

（二）3β-羟类固醇脱氢酶缺乏症（HSD3β2 deficiency）

在HSD3β2缺乏症中，原发异常为Δ^5/Δ^4血清类固醇比值升高。血清孕烯醇酮、17-OH孕烯醇酮和去氢表雄酮水平显著升高。有时，由于外周3β-HSD（Ⅰ型基因），Δ^5向Δ^4类固醇转化增加，引起Δ^4血清类固醇（例如17-OH黄体酮）水平同时增高，因此Δ^5/Δ^4比值为这一基因缺陷诊断关键。

缺陷程度有一频谱，引起不同程度的临床表现。经典型新生儿缺乏盐皮质激素，会引起失盐，如果在出生第一个月这种情况没有被及时认识并加以治疗，随后会发生肾上腺危象。男性和女性都可能有生殖器异常，女性患者程度可能轻些。男性不能合成足够的睾酮以达到完全的男性化，出生时都有不同程度的尿道下裂。女性雄激素生成过多，导致出生时不同程度的男性化，在轻型中，只有在儿童期后有男性化/多毛症的表现。

（三）先天性类脂肾上腺增生症（congenital lipoid adrenal hyperplasia）

最少见的CAH，唯一一型不是类固醇合成中涉及的酶缺陷引起，而是由于胆固醇转运进入线粒体的过程缺陷引起。由StAR（steroid transport acute regulatory）蛋白突变引起。

临床上，所有血清类固醇都是低的。女性有正

常的生殖器。男性没有子宫具有盲端阴道囊，男性有女性外生殖器。男女儿童在生命最初二周都会由于糖皮质激素和盐皮质激素的严重缺乏而发生肾上腺危象。病人通常有嗜睡、呕吐、脱水、低血糖、低钠血症、高钾血症、酸中毒、ACTH 水平高和血浆肾素活性增高。影像学检查肾上腺增大，使肾脏向下移位。

卵巢大多在青春期后产生类固醇激素，在一段时间只形成很少的卵泡。因此，卵巢没有被完全破坏，女性会经历正常的（有时迟些）的青春期发育，包括激素撤退出血，很像正常的月经。

（张 波 陆召麟）

参考文献

1. White PC, Speiser PW. Congenital adrenal hyperplasia due to 21-hydroxylase deficiency. Endocr Rev, 2002, 21: 245-291
2. Auchus RJ. Congenital adrenal hyperplasia in adults. Curr Opin Endocrinol Diabetes Obes, 2010, 17: 210-216
3. Finkielstain GP, Kim MS, Sinaii, et al. Clinical characteristics of a cohort of 244 patients with congenital adrenal hyperplasia. J Clin Endocrinol Metab, 2012, 97: 4429-4438
4. Asanuma A, Ohura T, Ogawa E, et al. Molecular analysis of Japanese patients with steroid 21-hydroxylase deficiency. J Hum Genet, 1999, 44: 312-317
5. Yokoyama Y, Teraoka M, Tsuji K, et al. Rapid screening method to detect mutation in CYP21, the gene for 21-hydroxylase. Am J Med Genet, 2000, 94: 28-31
6. 张波，陆召麟，王玥，等．中国人 21- 羟化酶缺乏症基因型和临床表型特点研究．遗传学报，2004，31：950-955
7. 张波，陆召麟，王玥，等．非经典型 21- 羟化酶缺乏症基因型和临床特征．中华内分泌代谢杂志，2005，21：43-46
8. 陶红，陆召麟，张波，等．17α- 羟化酶 /17，20- 裂解酶缺陷症的临床特点及长期随诊资料分析．中华内科杂志，2005，44（6）：442-445
9. Tao H, Lu ZL, Zhang B, et al. Study on the genetic mutations of 17α-hydroxylase/17, 20-lyase deficiency in Chinese patients. Chin J Med Genet, 2006, 23: 125-128

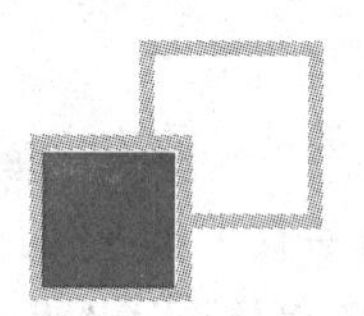

第六篇

性腺疾病

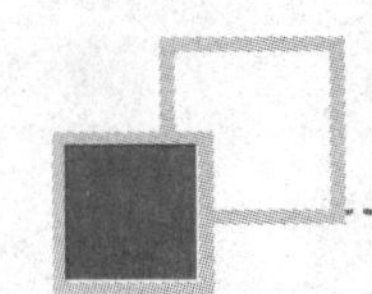

第一章　性分化与性发育异常

第一节　概　　述

在通常情况下，婴儿在出生时的性别指认是非常明确的，无论被指认为男性或女性，这一性别特征都将影响他们今后生活的方方面面。男性与女性究竟存在何种差异，这些差异又从何而来，这一看似一目了然的问题实则极为错综复杂。

在人类胚胎发育早期，男性与女性拥有共同的性腺始基，之后在多种基因、蛋白、信号分子、激素等的调控下分化为男性或女性生殖系统。性决定与性分化是一个连续的发育过程，从传统意义上讲包括染色体、性腺及表型性别的决定和分化三部分，另外心理性别的发育问题也受到越来越多的重视。

染色体性别、性腺性别及表型性别先天发育不典型即为性发育异常（disorders of sex development，DSD），此类患者在出生时常因生殖器异常而无法进行明确的性别指认，据统计这一概率约为 1/4500。

研究和治疗 DSD 患者的基石是对胚胎学、基因学和正常性别发育中激素调节的充分认识，因此在探究性发育异常这一问题时，有必要首先理解泌尿生殖系统的胚胎发育和基因调控，以及正常情况下激素的产生与作用。

性别决定是指具有两性发育潜能的性腺发育为睾丸或卵巢的过程。性分化要求发育中的性腺能够恰当地生成肽类激素与甾体激素。性别决定及性分化传统上包括三个部分：染色体性别（染色体核型为 46，XX 或 46，XY）；性腺性别（存在睾丸或卵巢）；表型性别或称解剖性别（存在男性或女性内、外生殖器）。从这三个角度来看待性别决定与性分化问题对于理解生殖发育过程甚为有用。

（一）染色体性别的决定和分化

1. 正常染色体组成　染色体性别描述了个体中是否存在完整的性染色体及性染色体的组成。在人类，46 条染色体中通常包含 22 对常染色体及一对性染色体。染色体性别在受精时便已确定。正常卵子有 1 条 X 染色体，正常精子有 1 条 Y 染色体或 1 条 X 染色体，受精时两个单倍体配子（卵子与精子）融合并生成二倍体受精卵，最终形成的受精卵核型为 46，XX 或 46，XY。

2. 染色体数目异常　若配子减数分裂或合子有丝分裂时发生性染色体不分离，则会产生染色体数目异常的个体。

生殖细胞形成配子的过程称为减数分裂，是通过一次 DNA 复制和两次分裂完成的。第一次减数分裂时同源染色体不分离或第二次减数分裂时姐妹染色单体不分离可以引起配子染色体数目异常，形成的卵子或精子获得或丢失一条性染色体。这种配子融合后可引起受精卵性染色体数目异常，称为非整倍性染色体。例如，只有 1 条 X 染色体的受精卵（45，X）引起 Turner 综合征，多 1 条 X 染色体的受精卵引起 Klinefelter 综合征（47，XXY）或三倍 X 染色体综合征（47，XXX）。不含 X 染色体的受精卵（45，Y）无法存活。

另外，合子在有丝分裂过程中也可能发生性染色体不分离，引起一部分细胞性染色体数目异常，称为性染色体嵌合体。例如，46，XY 的受精卵在卵裂前期发生性染色体不分离形成 47，XXY 和 45，Y 的细胞，后者处于劣势而被淘汰，最终形成 46，XY/47，XXY 的嵌合型染色体。

3. 染色体　当人类性染色体最初发现时，Y 染色体曾被认为是惰性的，人们猜想性别决定是由 X 染色体数目与常染色体数目之比决定的。直到 1950 年代发现 45，X 核型的 Turner 综合征患者具有卵巢结构，而 47，XXY 核型的 Klinefelter 综合征患者具有睾丸结构，才推翻了先前的猜想，同时也证明了 Y 染色体决定男性性别。

人类 Y 染色体长度大约 60Mb，仅携带 2% 的人类基因组 DNA，编码 60 种蛋白质。其中一部分基因参与生殖发育。例如，位于 Yq11.22 的基因群（包含无精症因子 AZF 等基因）对于精子生成十分重要。Y 染色体长臂包含大段不活跃异染色质，常染色质部分包括一个 Y 特异片段，以及在长臂和短臂远端的假常染色体区（psudoautosomal regions，PARs）。PARs 与 X 染色体长臂和短臂远端同源，是减数分裂中唯一参与配对和重组的区域。PAR1（短臂远端）包括至少 10 个基因，包括 SHOX 等基因，SHOX 单倍体缺失可参与 Turner 综合征中矮身材的形成。PAR2（长臂远端）包含的基因多为生长因子及信号分子。

1989 年，Palmer 和同事描述了一组 46,XX 男性，他们的 X 染色体携带有从 Y 染色体易位过来的基因，这些基因位于 Y 染色体上一个距离假常染色体区边界 35kb 的区域，命名为 SRY 基因（sex determining region on Y chromosome）。随后在小鼠实验中发现，特异性表达 SRY 基因的转基因 XX 小鼠表型为雄性，具有发育良好的睾丸和正常的交配行为，但由于两条 X 染色体的影响而存在精子形成障碍；而特异性敲除 SRY 基因的 XY 小鼠出现雌性表型。基于人类的研究工作也为这一观点提供了支持，即一组具有 SRY 的基因缺失或功能丧失的 46,XY 患者发生了完全性性腺发育障碍（Swyer 综合征）。种种证据表明，SRY 基因就是人们长期以来寻找的睾丸决定基因。

4. X 染色体　相对于 Y 染色体，X 染色体体积更大，包含的基因也更多。X 染色体长度约 160Mb，包含单倍体基因的 5%，有 1000 多个基因，其中大约 800 个编码蛋白质。X 染色体基因在两性性别发育中均有作用，与性别决定和性分化相关的重要基因包括雄激素受体基因、卡尔曼综合征基因 1（KAL1）、X 连锁 - 剂量敏感性性反转 - 先天性肾上腺发育不良基因 -1（DAX1）等。X 染色体两臂远端亦有假常染色体区（PARs），与 Y 染色体的 PARs 可以发生同源重组。但大量 X 染色体基因位于 PARs 之外，在 Y 染色体上没有同源序列，所以必然存在某种机制以维持男性（1 条 X 染色体）和女性（2 条 X 染色体）基因表达剂量的平衡。

1949 年首次发现女性部分细胞内存在 X 染色质小体（巴尔小体），后证实这一 X 染色质小体由分裂间期体细胞中的 2 条 X 染色体之一异固缩形成，即女性只有一条 X 染色体在分裂间期活跃，而另一条 X 染色体发生失活。女性体细胞内 X 染色体的失活发生在胚胎发育早期，父源性或母源性 X 染色体失活是随机发生的，但生殖细胞在经历卵原细胞阶段后不发生 X 染色体失活，因为生殖细胞和卵细胞发育需要两条 X 染色体。

（二）性腺性别的决定和分化

性腺性别的决定和分化是指性腺始基分化为睾丸或者卵巢的过程。在正常情况下，染色体核型为 46,XY 的个体由于体内含有 SRY 基因及一系列睾丸发育相关基因，原始性腺将分化为睾丸；若染色体核型为 46,XX，则原始性腺将发育为卵巢。性腺决定和分化的整个过程受到一系列基因表达时间和表达量的精确调控，目前对性别调控基因的主要了解主要来自于基因敲除小鼠模型和性发育异常病例的资料。

1. 原始性腺的决定和分化　人类胚胎在第 4~5 孕周时，尿生殖嵴腹侧中部发育为原始性腺。第 5 孕周时，原始性腺与肾上腺原基分离，直至胚胎 42 天之前，性腺始基都维持两性分化潜能，睾丸和卵巢在此阶段无法辨别。

发育中的尿生殖嵴表达一些重要基因，它们参与原始性腺的形成。在小鼠体内这些基因缺失导致性腺发育不全，其中部分基因已在性发育异常的患者体内得到证实（如 *WT1* 及 *SF1*），部分还未有人类相关变异的报道（如 *Lhx9*，*Emx2*，*Lim1*，*M33*，*Gate4* 等）。

（1）*WT1* 基因：*WT1*（Wilm's tumor suppressor protein）基因于 1989 年被克隆，定位于染色体 11p13，是一个四锌指转录因子，表达于发育中的尿生殖嵴、肾脏、性腺和间皮层。人类胚胎在受精后第 32 日即可发现 *WT1* 在两性潜能的原始性腺表达，推测该时期 *WT1* 的作用为促进体腔上皮细胞分化为支持细胞。以后 *WT1* 基因只在睾丸的性索表达。*WT1* 基因完全敲除的小鼠性腺和肾无法正常发育。

人类 *WT1* 缺失所致的 *WT1* 单倍体可致 WAGR 综合征（Wilms 肿瘤，无虹膜，泌尿生殖系统异常及智力低下）。*WT1* 基因 DNA 结合区的点突变可引发 Denys-Drash 综合征（性腺发育不全、肾小球肾病及 Wilms 肿瘤易感性），而 *WT1* 第 9 号外显子剪接位点突变导致 Frasier 综合征（性腺发育不全，迟发肾病，以及生殖系统肿瘤易感性）。提示该基因在性腺、肾脏发育和抑制肿瘤方面发挥重要作用。

（2）*SF1* 基因：*SF1*（steroidogenic factor 1）是另一表达于尿生殖嵴的重要转录因子，定位于 9p33。*SF1* 是核受体超家族成员，调控至少 30 个基因的转录，包括 P450 酶系基因、3β- 羟基类固醇脱氢酶基因及抗苗勒管激素（anti-mullerian hormone，AMH）基因等，这些基因涉及性腺及肾上腺发育、类固醇合成和生殖等方面。完全敲除小鼠 *SF1* 基因可致早期胚胎处于发育过程中的性腺和肾上腺发生凋亡，同时伴有苗勒管结构永不退化、下丘脑腹内侧畸形等表现。杂合子动物性腺体积较小,且肾上腺应激反应受损。

在人类,*SF1* 在尿生殖嵴形成早期(胚胎第32日)即有表达,当形成形态上可辨认的睾丸时,*SF1* 的表达主要局限于Sertoli细胞,随后表达于Leydig细胞。该基因在人类有纯合和杂合两种突变形式,均引起原发性肾上腺功能衰竭、46,XY性腺发育不良、苗勒管结构不退化,以上表现与基因敲出小鼠的表型一致。提示该基因在肾上腺及性腺发育,类固醇激素及AMH合成方面扮演重要角色。

(3) *Emx2* 基因:*Emx2* 是果蝇Ems基因在小鼠体内的同源基因,表达于泌尿生殖系统发育早期。*Emx2* 基因缺失的小鼠出现肾脏、输尿管、性腺以及生殖管道的缺如,且伴有脑发育不全。人类 *Emx2* 基因定位于10q26.1,目前已在精神分裂的病人体内发现 *Emx2* 的杂合突变,但还未有该变异导致人类性腺发育异常表型的报道。

(4) *Lhx9* 基因:同源盒基因 *Lhx9* 在小鼠大脑、肢芽和尿生殖嵴表达,该基因缺失导致小鼠性腺发育不全。人类 *Lhx9* 在性腺分化早期表达,但还未发现该基因突变的确证。

(5) *Lhx1*(Lim1)基因:同源盒基因 *Lhx1* 表达于小鼠的间介中胚层及生肾索,该基因缺失导致小鼠性腺、肾脏和前脑发育异常。人类 *Lhx1* 突变未见报道,推测相应表型一定非常严重。

(6) *M33*:*M33* 是果蝇polycomb基因在小鼠体内的同源基因,其功能可能涉及染色质修饰和基因沉默。该基因缺失的46,XY小鼠出现雌性表型,而46,XX出现卵巢发育障碍甚至卵巢缺如。猜测该基因在性腺发育早期发挥作用。已证实该基因在人类的肾上腺和脾脏具有调节 *SF1* 表达的作用,但该基因在性腺中发挥的具体作用及机制还未被阐明。

(7) *Pod1* 基因:*Pod1* 基因编码一个螺旋-环-螺旋转录因子,该基因与小鼠的性腺、肺和脾脏发育相关。基因敲除的小鼠出现性腺发育不全及血管形成异常。致病机制可能与在基因敲除小鼠中观察到的性腺内 *SF1* 基因的表达上调及类固醇激素合成细胞的增生有关。

(8) *Gate4* 基因:*Gata4* 基因编码参与性腺和心脏早期发育的转录调控子。基因敲除小鼠出现心脏缺陷和多种性腺表型。*Gate4* 基因单倍剂量不足和点突变已在心脏病病人中得到确认,但迄今未见该基因突变与性腺发育异常有关的报道。

2. 原始生殖细胞的迁移 人类的原始生殖细胞(primordial germ cells,PGCs)由外胚层多能干细胞发育而来,在胚胎第24天时位于卵黄囊背侧靠近尿囊外翻处;胚胎第4~5周时,PGCs在多种因素的作用下迁移入原始性腺。这些影响因素包括信号分子、受体以及细胞外基质蛋白,例如c-KIT、β1整合素、E-钙黏蛋白等,而生殖细胞在性腺的定殖则由SDF1及其受体CXCR4调节。

睾丸内存在具有自我更新能力的生殖细胞群,这些原始生殖细胞在迁移过程中历经多次有丝分裂。迁移至原始性腺后,精原细胞不再增殖而停滞于细胞周期的G_0期。减数分裂只有在青春期启动后才会发生。而在发育中的卵巢,孕初数月卵原细胞经历有丝分裂从而引起数目倍增,随后进行减数分裂,之后停止于减数第一次分裂的双线期,直至育龄期成熟卵泡排出后才完成减数第一次及第二次分裂过程。近期的研究结果表明胚胎时期女性卵巢内减数分裂过程的启动可能与中肾发出的视黄酸信号有关。男性生殖细胞被屏蔽于该信号之外,可能由于它们位于精索里,且Sertoli细胞表达的CYP26B1可以分解视黄酸。

3. 睾丸的决定和分化 人类胚胎约在第6周开启睾丸决定这一主动过程。睾丸发育的第一个阶段包含SF1阳性体细胞的增殖,导致Sertoli细胞前体和Sertoli细胞分化。这些原始Sertoli细胞与管周肌样细胞共同构成原始性索,于胚胎第7周左右形成原始输精管。发育中的睾丸内出现脉管系统的大规模重组,这对于睾丸内的细胞布局、旁分泌作用的发挥及雄激素向体循环的输出而言皆具有重要意义。在这一系列形态学事件中,许多重要的基因参与其中。

(1) *SRY* 基因:前已述及,*SRY* 基因是目前公认的睾丸决定因子,支持这一观点的证据包括:1.*SRY* 编码的蛋白质含有DNA结合区,成为性别决定途径中其他因子的启动子;2.小鼠SRY仅在性腺发育早期在睾丸表达,人类的 *SRY* 在性腺发育早期在睾丸高表达;3.将SRY转入XX小鼠,产生雄性性腺和表型性别,而特异性敲除 *SRY* 基因的XY小鼠出现雌性表型;4.在人类XY女性患者中发现 *SRY* 的高度保守区有失活突变,而大部分46,XX男性是 *SRY* 基因Y-X易位所致。

人类SRY基因位于Y染色体短臂远端距离假常染色体区35kb的区域内(Yp11.3),含204个氨基酸,其中心为79个氨基酸组成的HMG box,SRY的突变或缺失常位于编码HMG box的区域。HMG box包含3个α螺旋,它们可形成L结构或回旋结构,HMG box 与特定的反应片段(AACAAT/A)在DNA 的小沟处结合,诱导目标结构发生 60°~85°弯曲,通过改变 DNA 的空间结构,使许多蛋白复合物能够与 DNA 进行相互作用,从而发生转录激活或者抑制。

在人类胚胎约第 41 天时,SRY 是首个从 XY 性腺中检测到的物质,此时恰在两性潜能的性腺分化为睾丸之前。*SRY* 表达水平于胚胎第 44 天达峰,此时恰逢精索初现,此后仅由 Sertoli 细胞表达低水平的 *SRY*,持续至成年。普遍认为 *SRY* 的表达将祖细胞的命运切换至前 Sertoli 细胞;一个经典实验证明了融合的 XX-XY 性腺中,Sertoli 细胞大多源于 *SRY* 阳性的 XY 细胞。这些 *SRY* 阳性的细胞可以发出信号,使得其他细胞系向雄性方向分化。

虽然 *SRY* 基因早在 20 年前就已被确证是最主要的睾丸决定基因,我们对其基因表达的调控机制仍不甚了解,SRY 基因的下游目标也扑朔迷离,甚至对 SRY 基因的作用到底是转录激活、转录抑制抑或二者兼有,我们也一无所知。要解答这些问题,需要更多的研究结果来提供确凿证据。

(2) *Sox9* 基因:在人类男性胚胎性腺中,*SRY* 基因一过性高表达后,随之而来就是由 *Sox9* 基因发挥上调和核锚定作用,且 *Sox9* 的空间表达与 *SRY* 极为相同。*Sox9* 是一个 *SRY* 相关的 HMG box 因子,基因定位于 17q24.3-25.1,包含 3 个外显子,编码 509 个氨基酸。在人类胚胎第 44-52 天,*Sox9* 强烈提示定位于发育中的性索,随后在 Sertoli 细胞里表达,此外 *Sox9* 还表达于发育中的软骨。*Sox9* 基因突变可见于 HMG box 区域,也可见于羧基端的激活域及与热休克蛋白(HSP70)相互作用的区域。基因缺失或杂合突变引起屈肢骨发育不全,大部分 46,XY 患者伴有性发育不全,表明 *Sox9* 在性分化及骨形成中具有重要作用。

虽然 *Sox9* 被认为是最有可能的 *SRY* 下游靶基因,但越来越多的证据提示,*Sox9* 本身可能也是一个“睾丸决定因子”。除了 *Sox9* 的失功能突变引起性腺发育不全之外,有报道称在一例外生殖器性别不明的 46,XX 患者体内发现 *Sox9* 基因位点因嵌合体复制而过度表达。不仅如此,转入 *Sox9* 基因的 XX 小鼠出现睾丸发育,并最终发育为雄性。

(3) *DHH* 基因:*DHH* 是 hedgehog 信号通路的成员,表达于小鼠胚胎时期的 Sertoli 细胞、Leydig 细胞和间质中,并通过作用于 Patched 受体在管周肌样细胞的分化过程中发挥重要影响。在小鼠,*DHH* 的缺失由于影响管周肌样细胞的分化使睾丸索无法形成,同时通过下调 *SF1* 的表达造成 Leydig 细胞分化异常。据报道,人类 *DHH* 突变可见于睾丸发育异常。

(4) *DMRT1* 基因:*DMRT1* 基因与果蝇性别发育基因 double sex 同源,定位于 9p24.3,编码一个 373 个氨基酸组成的蛋白。该基因缺失的小鼠,在胚胎早期雄性化过程正常,但胚胎晚期出现睾丸退化。目前尚未见到 *DMRT1* 特异性点突变的报道,但是 9P 缺失综合征引起的性腺发育异常被认为与 *DMRT1* 位点的单倍剂量不足有关。

(5) *Fgf9*:*Fgf9* 基因编码一种分泌信号蛋白,在 Sertoli 细胞的分化过程中发挥重要作用。在小鼠胚胎第 11.5 天前,*Fgf9* 在 XY 和 XX 性腺中均有表达,但之后局限表达于 XY 性腺的睾丸索内。*Fgf9* 基因完全敲除可使某些遗传背景的小鼠出现 XY 性反转,而 XX 小鼠的性发育不受影响。目前认为造成这一现象的原因是 *Fgf9* 基因缺失导致 XY 性腺内 Sertoli 细胞分化及增殖障碍,从而使雄性化过程失败。

4. 卵巢的分化和发育　正常情况下,46,XX 的胚胎在卵裂早期时细胞内两条 X 染色体中的一条随机失活,当生殖细胞进入生殖嵴后,静止的 X 染色体重新激活,因此在卵巢决定和分化的过程中两条 X 染色体均起作用。第 11~12 周时,生殖细胞进入减数分裂期,标志着卵巢分化的开始;第 17 周时,支持细胞分化为颗粒细胞,并包绕卵母细胞形成原始卵泡;第 25 周时卵泡中出现多层颗粒细胞。卵泡形成和发育的过程持续至胎儿出生前。

长期以来,卵巢发育被认为是一个被动的默认的过程,因为外生殖器女性表型见于性腺组织缺失的情况下。但这一观点正受到越来越多的质疑,我们正逐步认识到,卵巢的发育是一个主动过程,需要一系列特异性基因的表达和调控。

(1) *Wnt4* 基因:*Wnt4* 基因位于 1p35,属于可溶性糖蛋白家族,通常含有 23~24 个保守的半胱氨酸残基和数个糖基化位点。在小鼠,*Wnt4* 最早于胚胎第 9.5 天在性腺嵴和中肾表达,胚胎第 11.5 天后在睾丸的表达迅速下降,而在卵巢持续存在。*Wnt4* 基因完全敲除的 XX 小鼠发生性反转,性腺中无卵母细胞,睾酮合成增加,沃尔夫管发育而苗勒管退化。表明 *Wnt4* 是稳定苗勒管结构、维持卵母细胞分化的重要基因。此外,*Wnt4* 还能抑制卵巢内睾丸特异性脉管系统的形成,并在性腺原基与肾上腺原基分离的过程中发挥调控作用。

(2) *Dax1* 基因:*Dax1* 基因位于 Xp21,编码的蛋

白质属于核激素受体超家族成员。*Dax*1 于小鼠胚胎发育的第 10.5 天开始表达，其表达具有显著的性别差异，在卵巢组织内持续表达，但在睾丸组织内于胚胎第 12.5 天后停止表达。在人类，*Dax1* 基因突变可引起先天性肾上腺发育不全和低促性腺激素型性腺功能减退症；Dax*1* 基因位点重复导致的 *Dax1* 过度表达引起 46XY（SRY 基因正常）性反转。这一现象使我们猜测 *Dax1* 可能是一种"卵巢决定因子"，但有趣的是 *Dax1* 基因敲除的 XX 小鼠并未出现卵巢分化障碍或任何表型发育异常，而 XY 小鼠却出现睾丸生精障碍的表现。

(3) *Foxl2* 基因：*Foxl2* 基因位于 3q23，仅含一个外显子，编码 376 个氨基酸。在小鼠，*Foxl2* 基因于胚第 12.5 日特异性的表达于 XX 小鼠的前颗粒细胞，随后表达于颗粒细胞内。小鼠 *Foxl2* 基因缺失导致卵巢颗粒细胞分化障碍和卵巢早衰，但并不影响胚胎早期卵巢形成的过程。*Foxl2* 基因突变在人类引起睑裂狭小综合征，表现为睑裂狭小、内眦赘皮、上睑下垂、内眦间距增宽等，部分女性患者伴有卵巢早衰和不育。提示该基因在卵巢的发育和维持方面可能发挥了一定作用。

（三）表型性别的决定和分化

表型性别的决定和分化是指生殖导管和尿生殖窦发育为男女内外生殖器的过程。发育中的性腺产生数种类固醇和肽类激素以调节这一性别分化过程，男性和女性由于体内激素水平的不同而具有截然不同的表型性别发育过程。

1. 男性性别发育

(1) Sertoli 细胞和苗勒管退化：Sertoli 细胞是支持生殖细胞的重要角色，能够产生数种重要的肽类激素，包括抗苗勒激素（AMH，又名苗勒抑制物质 MIS）及抑制素 B 等。AMH 是 TGF-β 超家族的成员，基因位于 19p13.3，基因表达受到 *Sox9*、*SFl*、*WTl* 以及 Gate4 等转录因子的调控。AMH 在两性的分布具有显著差异，男性于胚胎第 7 周始由 Sertoli 细胞合成和分泌 AMH，而女性在出生后才由颗粒细胞合成和分泌。在胚胎第 9~12 周时，苗勒结构对 AMH 极敏感，与此同时，睾丸 Sertoli 细胞分泌的 AMH 浓度已达高峰，但卵巢还未启动 AMH 的合成步骤。AMH 通过旁分泌方式作用于分布在苗勒管周围间质细胞表面的 AMHⅡ型受体，引起细胞外基质的降解，启动细胞凋亡程序，从而引起苗勒管退化。因此，男性如果存在 AMH 或 AMH Ⅱ型受体突变，可致苗勒管永存综合征（PMDS），但是外生殖器发育正常。

(2) Leydig 细胞和尿生殖窦及沃尔夫管分化：Leydig 细胞又称睾丸间质细胞，具有人类绒毛膜促性腺激素 / 黄体生成素（hCG/LH）受体和完整的睾酮合成酶系。在胚胎第 8~9 周时，Leydig 细胞开始以胆固醇为原料合成和分泌雄激素的过程，至胚胎第 14~18 周时，Leydig 细胞迅速扩张，使睾酮水平在孕 16 周左右显著升高。胚胎发育早期类固醇生成主要受胚胎 hCG 的调节，在胚胎 10 周以后才有 LH 的分泌。

睾酮通过旁分泌方式作用于沃尔夫管，促进其发育为附睾、输精管、射精管和精囊腺。睾酮的作用需要具有正常功能的雄激素受体（AR）的介导，AR 突变可导致生殖导管分化异常。同时，睾酮通过内分泌途径作用与尿生殖窦，在局部通过 5α- 还原酶 2 型转化为双氢睾酮（DHT）。DHT 对 AR 具有高亲和力，可致外生殖器男性化。在局部高浓度的 DHT 作用下，尿生殖窦的颅侧发育为前列腺和前列腺尿道，生殖结节发育为阴茎海绵体和尿道海绵体，生殖褶融合成为阴茎尿道，生殖膨隆在中线融合形成阴囊。

2. 女性性别发育　相对于男性而言，女性性别发育过程较为被动，在外生殖器也并无有意义的改变。苗勒管由于没有 AMH 激素的抑制作用得以发育，形成输卵管、子宫和阴道上 2/3。局部缺乏睾酮导致沃尔夫管退化。尿生殖窦发育为尿道和下部分阴道，生殖结节形成阴蒂，生殖褶形成小阴唇，生殖膨隆形成大阴唇。

第二节　性发育异常

过去 20 年间，随着胚胎学、细胞遗传学、分子生物学、生物化学、内分泌学等学科的发展，我们对性发育和性分化的分子机制有了更加深入的了解。虽然一些单基因疾病所致的性腺发育异常已被揭示，越来越多的疾病候选基因接连被发现，但目前为止，性发育异常患者的分子诊断率仍然很低（15%~20%），许多未知的奥秘仍有待探索。

一、性发育异常的命名及分类

过去曾用"两性人"、"真两性畸形"、"假两性畸形"等称谓命名那些性别特征模糊不清，性别指认有困难的患者。这些命名因含义晦涩且包含某种贬义色彩而很难被患者接受。故这些称谓正逐渐被一新的命名系统所取代，即性发育异常

(disorders of sex development，DSD)。DSD 的定义为：染色体性别、性腺性别或表型性别先天性发育不典型。这一定义的范围很广，但又十分特异，“先天性”一词便排除了青春期疾病的情况。

由于染色体核型是研究性发育疾病的首要因素之一且稳定易获得，故在此我们将性发育异常按照染色体核型的不同划分为以下三类：①性染色体 DSD；② 46，XY DSD(睾丸发育和男性化过程异常)；③ 46，XX DSD(卵巢发育异常和过度男性化)。以下将对这三大类进行具体阐述。

二、性染色体 DSD

(一) Klinefelter 综合征(47，XXY)及其亚型

Klinefelter 综合征(KS)是最常见的非整倍性染色体疾病，据报道在新生儿中的发病率约为 1/660。KS 患者异常染色体核型的产生是由配子在减数分裂时或合子在有丝分裂时性染色体不分离所致。47，XXY 核型约 40% 是精子减数分裂异常所致，约 60% 是卵子减数分裂异常所致。嵌合体核型(46，XY/47，XXY)是由合子在有丝分裂时发生性染色体不分离所致，在 KS 患者中所占比例约为 10%。KS 的其他染色体亚型，48，XXYY、48，XXXY 等已见报道。

KS 典型的临床表现包括：睾丸小而硬，外生殖器及第二性征发育不全，促性腺激素水平明显升高，睾酮水平降低或位于正常值下限，不育，男性乳房发育，身高较高，下肢过长，学习认知功能障碍，神经心理发育异常等，可伴有多种出生缺陷，如隐睾、尿道下裂、腹股沟疝、腭裂等，成年后易发生各种合并症，如糖尿病、肥胖、代谢综合征、骨质疏松等。KS 患者睾丸及男性特征发育证明了 Y 染色体在睾丸形成及雄激素产生过程中所起作用。

KS 患儿能够经历同正常男孩相似的青春期启动过程，性激素水平表现为 LH、FSH 升高，睾酮水平也升高达正常水平或正常值低限。直至青春期中期，患儿的各种性激素异常才充分表现出来：LH、FSH 水平逐渐升高，达到高促性腺激素水平，尤以 FSH 的上升更为明显和迅速。血清睾酮水平下降并在整个青春期都维持在较低水平。INSL-3 的水平不再随 LH 的升高而升高，而是维持在较低水平，反映 Leydig 细胞的功能受损。InhibinB 水平明显下降，直至检测不到，反映睾丸 Sertoli 细胞的功能严重受损。伴随着青春期的启动，睾丸生精小管进行性萎缩和透明样变，间质逐渐纤维化，Sertoli 细胞退化，Leydig 细胞增生。睾丸退化的过程在青春期明显加速。

长期乃至终生的雄激素替代治疗是该病主要的治疗方法，其目的是改善患者雄激素不足的症状，促进第二性征发育，提高性功能和生活质量，预防并发症。通过现代辅助生殖技术，可以使部分患者达成生育后代的愿望。

(二) Turner 综合征(45，X)及其亚型

Turner 综合征(TS)是第二常见的非整倍性染色体疾病，发病率约为 1∶2500。经典的 TS 具有 45，X 核型，约占半数，嵌合体 TS(45，X/46，XX)约占 1/4，其余 1/4 为 X 染色体异常，例如长臂或短臂缺失、等臂染色体或环状染色等。经典 45，X 染色体的形成主要是由于配子形成过程中发生了染色体不分离或染色体丢失，导致精子或卵子缺少一条性染色体，另一种较小的可能是有丝分裂时发生染色体不分离，且相应生成的 47，XXX 细胞株未能存活。

TS 的临床表现非常丰富，可因年龄和诊断时间有所不同。例如，TS 产前诊断可能只是因为偶然的原因做了羊膜穿刺或绒毛膜活检，发现染色体核型异常。在婴儿早期，诊断主要见于出现淋巴水肿、小颌畸形、颈蹼、低发际或左心发育不良的女婴。在儿童时期，无法解释的生长异常或体征，例如指甲异常、盾状胸、肘外翻、反复耳道感染等可能提示诊断。而当任何女孩出现青春期生长发育延迟时，均需考虑到 TS 的可能。

经典型 TS 女性发生卵巢发育异常，这一点凸显了双倍 X 染色体在卵巢发育和维持方面的重要性。事实上，在第三孕程前，45，X 的胚胎拥有正常的生殖细胞迁移和卵巢发育，但随后生殖细胞凋亡加速，卵泡闭锁，导致卵巢发生进行性退化。至青春期，在下丘脑 GnRH 脉冲刺激下 LH 和 FSH 上升，由于卵巢先天发育不良，雌激素始终处于低水平。

青春期及时、恰当地引入雌激素治疗非常必要，可确保乳房和子宫的充分发育，以便将来通过接受赠卵实现生育可能，并能有效的预防长期雌激素缺乏引起的骨质疏松和多种代谢紊乱。对 TS 患者长期随访甚为有益，可以提前关注心血管、骨骼、生殖健康等方面的问题。

(三) 45，X/46，XY 嵌合体(混合型性腺发育不良)及其亚型

45，X/46，XY 嵌合体核型的形成可能发生在受精卵有丝分裂的后期。据报道，45，X/46，XY 嵌合体患者的生殖系统表型涵盖了从正常女性外生殖器、轻度的阴蒂肥大、各种程度的生殖器两性畸形，直至尿道下裂或出现正常阴茎。性腺表型涵盖了从条索状性腺、睾丸不发育直至具有正常组织学结

构的睾丸。性腺可能位于睾丸下降路径上的任何位置,条索状性腺更可能位于腹内,而外形较完好的睾丸更可能位于腹股沟阴囊区。左右性腺的发育和组织学可以显著不同,甚至只有单侧性腺,故得名混合型性腺发育不良。45,X/46,XY 核型患者其他体征也非常多样,且不总是与性腺表型一致。

对于此类患者而言,性别认定可能很难,需要考虑一系列因素,包括生殖系统的功能和外观、性腺恶变风险、生育能力、生殖选择、心理性别发育等。基于以上情况,该类型患者需要多学科的评估和治疗以及长期的监测和支持。

(四) 卵巢睾丸 DSD,46,XX/46,XY 嵌合体及其亚型

卵巢睾丸 DSD 相对罕见,该病的诊断需要在同一性腺或分别两个性腺中见到卵巢组织(具有卵泡)和睾丸组织。虽然部分 46,XX/46,XY 患者可表现为卵巢睾丸 DSD,但大多数卵巢睾丸 DSD 患者为 46,XX 核型,46,XY 核型较为少见。

卵巢睾丸 DSD 患者可根据性腺的具体类型和位置分为各种亚型。患者的生殖道分化和第二性征发育也非常多样化。大多数患者表现为外生殖器性别不清或明显的尿道下裂。隐睾症常见,但一般至少一侧性腺可触及,生殖管分化常与该性腺一致。46,XX 核型的患者常有青春期乳房发育,很大比例患者有月经,排卵和怀孕亦见报道,以具备卵巢者居多。作为男性抚养长大的患者常有尿道下裂和隐睾,此型患者如有子宫,可出现青春期女性化或周期性血尿。睾丸间质纤维化十分普遍,但精子生成亦有报道。

卵巢睾丸 DSD 的治疗依确诊年龄、生殖器发育情况以及生殖能力而各有不同。性别认同须谨慎,应考虑到体内性腺组织对患儿青春期发育的影响。通常将与性别认同不一致的性腺组织和发育不良的性腺组织予以切除,以免将来造成女孩男性化和男孩女性化或发生恶变,之后有必要定期随诊。青春期发育的完成,还需借助相应的性激素补充治疗。

三、46,XY DSD/睾丸发育及男性化异常

46,XY DSD 包括以下几种情况:①睾丸发育异常;② LH 受体缺陷;③雄激素生物合成异常;④雄激素作用异常;⑤苗勒管永存综合征;⑥其他。

(一) 睾丸发育不全

睾丸发育不全可以根据外生殖器的发育程度分为完全性睾丸发育不全和不完全性睾丸发育不全。完全型睾丸发育不全又名 Swyer 综合征,指的是性腺为条索状组织,外生殖器完全女性化,以及因 AMH 不足而具有苗勒管衍生器官。不完全型睾丸发育不全指的外生殖器部分女性化或女性型外阴伴阴蒂肥大,伴或不伴苗勒管衍生器官。

睾丸发育不全的病因和遗传机制多样,包括特定基因突变、基因重复及某些染色体片段缺失等。一些导致不同程度的睾丸发育不全的致病基因已被发现,因这些基因突变或缺失在小鼠模型和人类患者中均可引起性腺发育不全,故被普遍认为是致病基因。如 *SF1*、*WT1*、*SRY*、*Sox9* 基因突变、*Dax1* 基因重复,Y 染色体及 9 号染色体短臂缺失等均可致病,相关基因的具体信息前已述及。虽然越来越多的致病基因正逐渐被发现,但目前 46,XY DSD 患者的基因诊断率仅有 20%~30% 左右。

(二) LH/hCG 受体功能缺陷

LH/hCG 受体基因的突变引起机体对 hCG 及 LH 反应不良,伴随 Leydig 细胞发育不全或增生低下。外生殖器表型多样,重度患者为完全女性型,轻度患者为小阴茎伴尿道下裂。因 AMH 的合成和分泌正常,患者没有苗勒结构,可有沃尔夫结构残留,提示胚胎早期的睾丸可能存在不依赖 hCG 的睾酮分泌或 LH/hCG 受体功能只有部分丧失。在 Leydig 细胞发育不全的严重类型中,腹股沟区可见小且未下降的睾丸,较轻亚型可有体积相对正常且处于正常位置的睾丸。组织学检查方面,青春期前患者睾丸内缺乏 Leydig 细胞,青春期后睾丸内仅有的少量 Leydig 细胞进行性退化,Sertoli 细胞形态正常,生精小管内生精过程停滞。这一表现凸显了睾丸内雄激素对精子生成的重要作用。激素水平异常表现为青春期时 LH、FSH 的基础及 LHRH 刺激下的水平都明显升高,17- 羟黄体酮、雄烯二酮、睾酮水平较低,且对 hCG 刺激无反应。完全型 Leydig 细胞发育不全的患者常被当做女性抚养,于婴儿期行性腺切除术,在青春期给予雌激素补充治疗。如果性别认定为男性,在婴儿早期和青春期需补充雄激素。本病性腺恶变概率不明。

迄今为止,已在该病各亚型的患者体内发现了 30 余种 LH/hCG 受体的突变类型。遗传模式为常染色体隐性遗传。

(三) 雄激素合成异常

雄激素的合成需要一系列酶的参与,这当中任何一种酶活性异常将会使雄激素合成通路被阻断,导致 46,XY 性发育异常。

1. 类固醇合成急性调节蛋白缺陷（先天性肾上腺类脂质增生） 类固醇激素合成急性调节蛋白（StAR）是一个30kd的线粒体蛋白，基因定位于8p11.2，表达于肾上腺及性腺，在胎盘不表达。StAR的作用为协助胆固醇快速从线粒体外膜移动到内膜，这一步是雄激素合成的第一步和限速步。StAR缺陷使类固醇激素合成受阻，ACTH、血管紧张素Ⅱ以及LH等促进类固醇合成的激素分泌增加，进一步增加胆固醇的摄取，最终导致胆固醇在肾上腺皮质细胞内堆积。影像学检查可见肾上腺增大且充满胆固醇脂质，故名先天性肾上腺类脂质增生。

StAR基因突变的患者具有严重的原发性肾上腺功能衰竭，表现为早发的糖皮质激素缺乏（例如低血糖和色素沉着过度）和盐皮质激素缺乏。若患儿未能得到及时治疗，常因严重的低钠、高钾、脱水、酸中度而死亡。由于胚胎时期Leydig细胞睾酮合成严重不足，因而患儿出生时具有女性外生殖器，盲管阴道。睾丸可能位于腹内、腹股沟区或阴唇内，苗勒结构会退化。患者血、尿类固醇激素浓度极低，且对ACTH或hCG刺激无反应。治疗“经典型”先天性肾上腺类脂质增生需尽早用糖皮质激素和盐皮质激素替代治疗及补钠治疗，于婴儿期行性腺切除术，青春期给予雌激素补充治疗。

世界各地已有20多种StAR不同突变的报道，大部分突变导致酶功能的完全丧失。近期报道的某些StAR突变位点可致“非经典”型先天性肾上腺类脂质增生，在这些患者体内仍保留有20%的酶活性，患儿外生殖器男性化正常，2~4岁才出现进行性糖皮质激素不足的表现。

2. P450支链剪接酶缺陷 P450支链剪接酶（P450scc，CYP11A1）是一种线粒体酶，在胎盘、肾上腺和性腺均有表达，作用于胆固醇向孕烯醇酮的转化步骤，此步亦为类固醇合成路径上的限速步。高级灵长类动物在第2孕程后需要胎盘生成黄体酮以维持妊娠，故普遍认为CYP11A1严重失活的患儿无法存活，但CYP11A1少量突变已见报道。CYP11A1杂合性突变曾见于一例阴蒂肥大并在4岁发生迟发型原发性肾上腺功能衰竭的46，XY儿童。而CYP11A1移码突变所致的CYP11A1完全丧失曾见于一例患早发型肾上腺皮质功能衰竭的46，XY女性表型婴儿，该患儿在31周时早产，提示CYP11A1对胎盘类固醇激素合成的影响。

3. 3β-羟基类固醇脱氢酶2型（HSD3B2）缺陷症 3β-羟基类固醇脱氢酶催化类固醇激素合成过程中Δ^5类固醇（孕烯醇酮、17-羟孕烯醇酮、脱氢表雄酮）向Δ^4类固醇（黄体酮、17-羟黄体酮、雄烯二酮）的转化。人体内可以分离出两种3β-羟基类固醇脱氢酶（HSD3B）的同工酶。HSD3B1表达于胎盘和外周组织，如皮肤、乳腺以及前列腺。HSD3B2主要分布于肾上腺和性腺，两种同工酶基因串联排列于1p13，具有93.5%的同源性。由于人类妊娠期需要胎盘产生高水平的黄体酮维持，因此*HSD3B1*基因纯合缺陷的胎儿将无法存活，故引起CAH的主要是*HSD3B2*基因突变。*HSD3B2*基因有四个外显子，编码371个氨基酸，已报道的在病人身上发现的复合杂合突变有36种。基因型和表现型十分一致，即*HSD3B2*缺陷症的失盐型与非失盐型是可以预测的。

HSD3B2缺陷症又分为失盐型和不失盐型两种。HSD3B2严重缺陷的新生儿出生后迅速发展为肾上腺功能衰竭，而不完全型HSD3B2缺陷症的46，XY男性并无失盐表现，因其体内尚保留2%~10%的酶活性。患儿出生时有小阴茎、中度至重度尿道下裂、阴囊阴唇褶不完全融合、盲管阴道等。激素水平表现为血清或尿液Δ^5类固醇：Δ^4类固醇比例升高，17-羟孕烯醇酮基线水平和ACTH刺激后的水平都高于100nmol/L。治疗包括补充糖皮质激素，根据是否存在失盐情况决定是否需要补充盐分及给予盐皮质激素治疗。社会性别一般为男性，婴儿期给予外生殖器整形，青春期给予睾酮替代治疗。

4. 17α-羟化酶/17，20-裂链酶（P450c17/CYP17）缺陷症 CYP17是一个微粒体酶，同时具有17α-羟化酶和17，20-裂链酶的活性，表达于肾上腺和性腺。CYP17发挥17α-羟化酶的活性，催化孕烯醇酮和黄体酮转化为17-羟孕烯醇和17-羟黄体酮（17-OHP）；发挥17，20-裂链酶活性，催化17-羟孕烯醇酮和17-羟黄体酮转化为脱氢表雄酮和雄烯二酮。CYP17的17，20-裂链酶活性需要Δ^5底物、P450氧化还原酶（POR）和细胞色素b5这样的氧化还原对，以及丝氨酸磷酸化酶。

CYP17缺陷症可以导致两种不同的CAH亚型：最常见的是混合型17α-羟化酶/17，20-裂链酶缺陷症，单发的17，20-裂链酶缺陷症虽然罕见，亦有报道。

复合型17α-羟化酶/17，20-裂链酶缺陷症是CAH较罕见的亚型，有报道称患病率在1∶50 000。由于17α-羟化酶/17，20-裂链酶缺陷导致17-羟孕烯醇酮和17-羟黄体酮合成受限，从而影响到糖皮质激素和性激素的合成。糖皮质激素合成减少引起 ACTH 反馈性分泌增加,从而导致肾上腺分泌过多的 DOC 和皮质酮等。过多的 DOC 蓄积导致高血压、低血钾及碱中毒。故完全混合型 17α- 羟化酶 /17,20- 裂链酶缺陷症患者的经典特征是:表现型女性,青春期第二性征缺失,骨龄延迟,低肾素性高血压和低血钾碱中毒。血浆 ACTH、黄体酮、DOC、皮质酮水平升高,而皮质醇、17- 羟黄体酮和雄激素水平很低。完全型 17α- 羟化酶 /17,20- 裂链酶缺陷与 CYP17 基因多种突变相关,包括错义、移码以及无义突变。

单独的 17,20- 裂链酶见于极少数病例。这些 46,XY 患者通常有外生殖器两性畸形,糖皮质激素和盐皮质激素的分泌是正常的,但性激素合成显著减少。单独的 17,20- 裂链酶缺陷可能是通过改变氧化还原对结合位点而特异性干扰了 17,20- 裂链酶活性。

对于所有 46,XY DSD 患者都应该考虑 17α- 羟化酶缺陷的诊断,尤其是在伴发低肾素性高血压、低血钾、碱中毒以及青春期第二性征缺失的情况下。糖皮质激素进行替代治疗可有效抑制 DOC 和皮质酮的分泌,从而使血钾、血压、血浆肾素水平恢复正常。对已具有女性身份的 46,XY 患者可行性腺切除术,青春期予性激素替代治疗。

5. 17β- 羟基类固醇脱氢酶 3(HSD17B3)缺陷　HSD17B 有 6 种同工酶,催化脱氢表雄酮、雄烯二酮、雌酮转化为Δ^5- 雄烯二醇、睾酮和雌二醇的反应以及反向的反应。HSD17B3 是一种睾丸线粒体酶,基因定位于 9q22,以 NADPH 为辅因子,催化作用较弱的雄激素底物雄烯二酮转化为更具生物活性的睾酮。目前共报道的 17β-HSD3 基因突变有 21 种,主要是错义突变。

HSD17B3 缺陷是 46,XY DSD 的原因之一,首例报道于 Saez 及同事。大多数 46,XY 患者在出生时有女性外生殖器,伴有阴道盲端,睾丸常位于腹股沟区,沃尔夫管形成附睾、输精管、精囊腺以及射精管。此类患婴出生时常常被指认为女性,但青春期时会出现的进行性的男性化,包括嗓音变低、多毛、肌肉发育、阴蒂肥大似小阴茎,部分患者的阴茎长度可达 4~8cm,患者常因此经历性别转换。男性化的出现源于体内雄烯二酮、雌酮、睾酮水平的升高,而睾酮水平升高的原因可能是 HSD17B3 酶活性没有完全丧失或外周组织中的 HSD17B 同工酶起了代偿作用。

儿童期明确诊断、外生殖器女性型的患者有两种处理方法:一是作为女性抚养,切除睾丸,青春期给予雌激素替代治疗;二是作为男性抚养,婴儿期行外生殖器整形术,青春期给予雄激素替代治疗。外生殖器两性畸形的患者均应作为男孩抚养。HSD17B3 缺陷症患者由于隐睾及睾酮生成障碍,一般没有精子生成。

6. P450 氧化还原酶缺陷　P450 氧化还原酶(POR)是一个膜结合黄素蛋白,负责 NADPH 向 P450 酶的电子传递。前文已述及 POR 在 CYP17 的 17,20- 裂链反应中起到相当重要的作用,不仅如此,POR 与所有微粒体 P450 酶具有相互作用,包括 CYP21(21- 羟化酶)以及 CYP19(芳香化酶)等。人类 POR 隐性突变的首次报道见于 2004 年,至今已报告了诸多 POR 突变的病例,具有明显的表型多样性。POR 活性的高低与表型谱直接相关。目前相关经验不足,但人们逐渐意识到有两种突变较为常见:欧裔患者最多见 Arg287Pro 突变,而日裔患者常见 Arg457His 突变。

大多数 POR 缺陷的患者具有正常的盐皮质激素功能和电解质水平。可能伴有糖皮质激素不足,或糖皮质激素基础水平正常,而对 ACTH 刺激的反应减弱。血浆 17- 羟黄体酮常有升高,性激素水平低下。值得注意的是,POR 缺陷对于 46,XY 和 46,XX 的患者而言,可能都与外生殖器发育异常有关。46,XY 患者由于胚胎时期雄激素合成过程中 17,20- 裂链反应受阻,导致外生殖器女性化。而 46,XX 患者的部分男性化可能是由于芳香化酶活性的异常,导致体内雌激素产生不足,而雄激素水平升高。

7. 类固醇 5α- 还原酶 2 型缺陷　人体内存在两种类固醇 5α- 还原酶(SRD5A),两种同工酶均以 NADPH 依赖的方式催化睾酮向更具活性的双氢睾酮(DHT)转化。SRD5A1 表达与肝脏及外生殖器以外的皮肤,可能与 SRD5A2 缺陷患者青春期的男性化有关。SRD5A2 主要表达于前列腺和外生殖器,基因定位于 2p23,编码一个 254 个氨基酸的蛋白质。SRD5A2 缺陷是一基因杂合缺陷,目前已检测到该基因上有 40 余种突变,分布在 5 个外显子上,以错义突变为主。基因突变造成酶功能完全丧失、底物与辅因子结合力减弱及酶的不稳定。家系研究显示本病为常染色体隐性遗传。

患儿出生时均伴有外生殖器发育异常,小阴茎或阴蒂样阴茎、尿道下裂、阴囊裂、盲管阴道等。睾丸分化正常,位于腹股沟管或阴唇阴囊褶内,没有苗勒结构,附睾、输精管、精囊腺分化正常,射精管终止于阴道盲端,前列腺发育不全。青春期时由于体内睾酮水平升高而出现不同程度的男性化:声音变低,肌肉增多,阴茎增长到4~8cm,可勃起,阴囊出现褶皱和色素沉着,睾丸增大,下降至阴唇阴囊内。但无痤疮、前列腺增大或男性乳房发育。睾丸组织学显示Leydig细胞增生肥大,生精减少,后者可能继发于隐睾症。青春期典型的生化表现为睾酮:双氢睾酮之比升高,促性腺激素水平正常或轻度升高,而雌激素水平正常。

SRD5A2缺陷的早期诊断因为牵涉到性别指认而十分重要。已有的研究表明,性别指认为女性的46,XY患者中有56%~63%因青春期出明显男性化而经历性别转换,这就提示我们出生时外生殖器男性化不足的SRD5A2缺陷症患儿,其性别指认仍应为男性,婴儿期双氢睾酮外用以增长阴茎长度,手术修复尿道下裂。青春期及成年期静脉应用双氢睾酮或大剂量睾酮以提高血浆双氢睾酮水平,促进阴茎生长。

(四)雄激素作用异常

循环中的睾酮主要与性激素结合球蛋白(SHBG)结合,以游离形式进入细胞后被转化为DHT,DHT是功能更强的雄激素。两种雄激素都通过与雄激素受体(AR)结合发挥调节男性性别发育及生精过程的重要作用。AR未与雄激素结合时定位在细胞质,与HSP70和HSP90等热休克蛋白及FKBP52等伴侣蛋白形成复合物。配体与受体结合后,AR即与上述复合物解离,进入细胞核内,以同型二聚体的形式结合到DNA反应元件上,启动基因转录,产生生物学效应。

AR基因位于染色体Xq11-q12,有8个外显子,编码919个氨基酸。主要功能域包含由1号外显子编码的氨基端反转录域(NTD)、由2号和3号外显子编码的高度保守的DNA结合域(DBD)、连接DBD和配体结合域的铰链区,以及由4-8号外显子编码的羧基端配体结合域(LBD)。AR基因突变或缺失所致的雄激素在靶组织作用丧失是雄激素不敏感综合征(AIS)的主要病因。已报道的AR突变大约有2/3位于LBD,20%位于DBD,还有一小部分位于NTD,目前尚未发现特异性的基因突变"热点"。AR基因的完全或部分片段缺失较为少见,最常见的是单个碱基改变导致氨基酸改变或终止密码子提前出现。核苷酸插入、外显子重复、影响剪接位点和受体结合位点的内含子突变亦见报道。家系分析提示本病为X连锁隐性遗传。

目前已发现部分AR基因无突变的AIS,这种情况可能与转录后调节蛋白(共激活因子蛋白)的突变有关。此外,AR的NTD区包含的CAG重复序列可作为遗传多态性的标志,体外研究显示CAG重复序列长度与AR的转录活性成反比。

按照AR功能丧失的程度和临床表型的轻重将其分为完全型、不完全型及最轻型雄激素不敏感综合征。以下将对这三类分别进行介绍。

1. 完全型雄激素不敏感综合征 完全型雄激素不敏感综合征(CAIS)患者具有正常女性表型,性腺为睾丸,可位于腹腔、腹股沟区或大阴唇内。由于AMH正常发挥作用及雄激素作用丧失,生殖导管衍生器官通常缺失,少数患者可有发育不良的子宫、输卵管或附睾、输精管。青春期出现同正常女性一样的乳房发育和女性体态,但原发闭经,阴毛缺如。部分患者因婴儿早期存在双侧腹股沟疝或阴唇肿物而发现CAIS。女孩罕见双侧腹股沟疝,据估计1%~2%的此种病例有CAIS。目前普遍推荐所有出现双侧腹股沟疝的女孩用FISH分析或核型检查来检测Y染色体。若疝囊内容包括性腺组织,须行活检以便核实细胞学结果。青春期后CAIS患者的典型激素特征为睾酮和LH水平显著升高,FSH正常或轻微升高,雌二醇水平也升高,这是由于睾酮在外周组织经芳香化酶转化增多所致。外生殖器皮肤成纤维细胞的雄激素结合定量表现为不结合或结合率显著下降。

CAIS患者的性别指认和抚养性别一律为女性。婴儿时期发现腹股沟疝行修补术时,可以选择行性腺切除术。需要讨论的是原位性腺自发青春期启动与雌激素替代治疗诱导青春期孰优孰劣,以及性腺切除术延迟至成年所引发的性腺肿瘤风险。如果早期行性腺切除术,需于青春期启动年龄开始雌激素替代治疗,考虑到患者通常无子宫,一般无需使用黄体酮治疗。对于决定青春期后行性腺切除术的患者需密切随访睾丸发育情况,一旦发现恶变或出现明显恶变倾向,需马上行性腺切除手术并予相应治疗。CAIS患者阴道短且有盲端,常规于青春期使用阴道扩张器进行阴道扩张,若模具扩张失败,则需行阴道成形术。

2. 部分型雄激素不敏感综合征 部分型雄激素不敏感综合征(PAIS)指雄激素受体突变致受体功能部分丧失,导致46,XY患者出现男性化不全。出生时外生殖器可能有不同程度的发育异常。PAIS最严重的形式表现为单独的阴蒂肥大,与CAIS只有轻微的不同;程度较重者出现会阴型尿道下裂,盲管阴道,尿生殖窦单一开口等;轻度患者可表现为小阴茎伴轻度尿道下裂或阴囊裂。性腺为发育不良的睾丸，通常未下降。PAIS青春期激素特点与CAIS十分相似，外生殖器皮肤成纤维细胞的雄激素结合定量表现为结合率下降。

PAIS早期治疗最重要的是性别指认和基于此决定的后续治疗计划及手术时机。PAIS表现型具有较大的异质性，但大部分PAIS患婴被当做男性抚养长大。手术包括睾丸固定术、矫正阴茎弯曲以及针对尿道下裂而进行的尿道重建，男性化不全可用大剂量的雄激素替代治疗。PAIS患者发生睾丸生殖细胞肿瘤的风险较高，因此作为男性抚养长大的PAIS患者需要仔细监测阴囊内的睾丸，建议青春期行活检。

3. 最小型或轻型雄激素不敏感综合征　男性不育症提示雄激素功能异常，而随着对男性不育症的研究，AIS的这一类型日渐清晰。对患有少精症却有正常睾酮水平和LH水平升高的男性进行了一些大型调查，结果表明一小部分患者存在AR基因异常，诊为最小型或轻型雄激素不敏感综合征（MAIS）。大剂量的雄激素可能可以代偿生精障碍。

（五）苗勒管永存综合征

抗苗勒激素（AMH）是一种糖蛋白同型二聚体，在胚胎第7周时由发育中的睾丸Sertoli细胞分泌，在第8~12孕周通过旁分泌方式作用于AMH Ⅱ型受体，引起苗勒结构退化。AMH基因位于19p13.3，大小为2.75kb，有5个外显子。AMH Ⅱ型受体是一个丝氨酸/苏氨酸激酶受体，基因定位于12q13。睾丸Sertoli细胞未能合成或分泌具有生物活性的AMH，或AMH Ⅱ型受体缺陷使苗勒管对AMH反应不良，均可导致苗勒管永存综合征（PMDS）。据统计有约一半PMDS是由于AMH基因突变引起，此类突变大多数是纯合的；另一半是由于受体突变，且常为复合杂合突变。

该病的临床表现包括睾丸发育良好（可有隐睾），外生殖器发育正常，但体内同时存在沃尔夫管和苗勒管衍生物。腹腔内的输卵管和子宫往往表现为腹股沟斜疝，患者常于施行腹股沟疝手术或睾丸固定术时发现存在子宫和输卵管。

PMDS治疗的方向是保证男性的生育能力。由于患者体内两套生殖管道并存，附睾和输精管的解剖异常十分常见，不育症可能源于睾丸固定较晚或输精管扭转伤及睾丸的生精能力。因此早期诊断和治疗对保存生育能力有重要意义。

（六）其他

其他引起46，XY DSD的疾病还包括单纯性尿道下裂、隐睾及无睾症等，另外某些环境化学物质也会导致性发育异常。

四、46，XX DSD/卵巢发育异常与过度雄激化

（一）卵巢发育异常

1. 单纯性46，XX卵巢发育不良　单纯性46，XX卵巢发育不良在青春期前少有表现，青春期时由于女性化障碍而表现明显。卵巢发育不良可由FSH受体突变引起，亦可伴发于多种多系统综合征，例如Perrault，Maximilian，Quayle，Copeland，Pober，Malouf，Wemer综合征等。许多引起未成熟卵巢衰竭的基因已见报道，如*POF1*，*POF2A*，*POF2B*，*POF3*，*POF4*，*FOXL2*，*Xq21*，*Xq22*，*Xq26-28*等；某些线粒体基因疾病，如PLOG也可以引起卵巢发育不良。

2. 46，XX卵巢睾丸DSD及46，XX睾丸DSD　在极为罕见的情况下，46，XX患者的卵巢中可能包含有睾丸组织（46，XX卵巢睾丸DSD），甚至性腺可以发育为有功能的睾丸（46，XX睾丸DSD）。46，XX卵巢睾丸DSD患婴常伴出生时外生殖器发育不良，如果不将性腺切除，青春期会出现进行性男性化。46，XX睾丸DSD患者通常具有正常男性表型且苗勒结构缺失，但因Y染色体上与精子生成有关的基因缺失，睾丸不能完成生精过程。

（二）雄激素过多

胚胎时期高雄激素环境可以导致46，XX女性出现性发育不良。如果高雄激素血症出现在胚胎12周以前，表现为小阴茎样阴蒂肥大，阴唇部分或几乎完全融合；如果出现在12周以后，则只有阴蒂肥大。

1. 21-羟化酶缺陷　21-羟化酶（CYP21）陷症是46，XX DSD最常见的原因。CYP21是一种内质网酶，属于细胞色素P450超家族，从NADPH接受电子而产生羟化反应。基因定位于6p21.3，2个CYP21基因串联排列，一个是真基因（CYP21），一个是假基因（CYP21p），两者有98%的同源性。但CYP21p有9处缺失突变，均形成终止密码子，导致基因转录异常。21-羟化酶缺陷症由CYP21突变所致，约95%的突变由CYP21与CYP21p重组引起，很少有自发突变，目前超过80种非假基因来源的突变已见报道。

CYP21缺陷有3种临床亚型。最多见的是失盐型，占该病患者的75%。基因突变导致酶活性严重缺乏或完全丧失，糖皮质激素和盐皮质激素均出

现合成障碍，血浆肾素活性和雄激素水平升高。患儿常于出生后数日内出现严重的拒乳、呕吐、腹泻、脱水、低血钠、高血钾及酸中毒，若不及时抢救则预后凶险。此型患者外生殖器男性化程度亦较严重。其次多见的是单纯男性化型 CYP21 缺陷，患儿存在皮质醇缺乏，引起 ACTH 反馈性增多，刺激肾上腺皮质增生，皮肤色素沉着，17-羟黄体酮、脱氢表雄酮、雄烯二酮、睾酮合成增多，引起女性胎儿男性化。男性化程度较轻者仅有单纯阴蒂肥大，重者存在阴唇后融合、阴道和尿道单一开口，甚至表现为阴茎尿道。非经典型 CYP21 缺陷发病率较低，患者为正常女性表型，可提早出现阴毛腋毛生长，线性生长加速，骨龄超前，月经紊乱等表现，伴有血浆 17-羟黄体酮、雄烯二酮、睾酮水平升高。部分患者仅有血浆激素水平异常而无任何临床症状，又称隐匿型 CYP21 缺陷。

CYP21 缺陷症患者的治疗需要超生理剂量的糖皮质激素，以减少 ACTH 的分泌，从而抑制雄激素合成和男性化过程。根据是否存在失盐症状决定是否需要补充盐皮质激素。患者的社会性别一般为女性，于婴幼儿时期行外生殖器整形术。若治疗及时，多数患者能获得正常的青春期发育过程和生育能力。

2. 11β-羟化酶 1 型缺陷症　11β-羟化酶 1 型（CYP11B1）在人体有两种同工酶，其基因并排排列在 8q21-22。CYP11B1 催化去氧皮质酮（DOC）转化为皮质酮及 11-去氧皮质醇转化为皮质醇的反应；CYP11B2 编码醛固酮合成酶，催化皮质酮转化为醛固酮。目前已有 50 余种突变类型见诸报道，大部分是错义突变。Arg448 可能是相对“热点”的突变位点。CYP11B1 基因突变导致酶活性丧失，DOC 在体内蓄积，雄激素合成过多，而醛固酮和皮质醇缺乏。DOC 蓄积引起水盐潴留，表现为低肾素性高血压，部分患者伴有低血钾。雄激素升高引起进行性男性化，阴蒂肥大，阴唇融合，线性生长和骨骼成熟加速。糖皮质激素替代治疗可以抑制 ACTH 分泌，减少 DOC 和雄激素的合成，从而改善高血压和男性化的症状。

3. 3β-羟基类固醇脱氢酶 2 型缺陷　3β-羟基类固醇脱氢酶的功能及酶缺陷的后果已在 46，XY DSD 一节详细尽述。此酶缺陷导致肾上腺功能不足及胎儿男性化异常。

3β-羟基类固醇脱氢酶 2 型（HSD3B2）缺陷还可见于 46，XX 女性。酶功能若有严重的隐性遗传缺陷可以导致糖皮质激素缺乏的女婴出生时轻度阴蒂肥大（伴或不伴失盐）。轻度的男性化并非多余的脱氢表雄酮直接发挥男性化作用的结果，而是在胎盘和外周组织由 HSD3B1 转化的结果。这一转化使胎儿循环中的雄激素升高，令少数患者出生时伴有阴蒂肥大，女患者青春期可出现乳房发育，可能是Δ^5类固醇在外周经 HSD3B1 和芳香化酶催化生成雌激素所致。HSD3B2 缺陷症的治疗包括补充糖皮质激素、盐皮质激素及补钠治疗，为诱导青春期发育需适当补充雌激素。

4. P450 氧化还原酶缺陷　POR 的功能及酶缺陷的后果已在 46，XY 一节详述。需注意此酶缺陷对于 46，XY 和 46，XX 患者而言，可能都与外生殖器发育异常有关。46，XX 患者出现部分男性化可能是由于芳香化酶活性异常，导致体内雌激素产生不足而雄激素水平升高所致。

5. 家族性糖皮质激素抵抗症　糖皮质激素抵抗是一种罕见病，由糖皮质激素受体（GR）突变致靶器官对糖皮质激素不敏感所致。大部分 GR 突变是杂合突变，通过改变配体结合、核定位、共激活因子相互作用、靶基因转录引起部分功能丧失。糖皮质激素作用受损引起 ACTH 反馈性分泌增加，皮质醇水平增高，但不出现库欣综合征，盐皮质激素水平升高引起高血压低血钾，肾上腺雄激素水平升高引起女性胎儿男性化。大剂量地塞米松可以改善生化异常和男性化表现。

6. 芳香化酶缺陷症　芳香化酶（CYP19），是人体内唯一一种催化雄激素向雌激素转化的细胞色素 P450 酶，在胎盘、卵巢、大脑、骨、血管内皮、乳腺以及脂肪组织等多种组织均有表达，不同组织内有不同的 CYP19 增强子促进睾酮和雄烯二酮向雌二醇和雌酮转化。

芳香化酶缺陷症源于隐性遗传的 CYP19 突变，到目前为已有十余种不同的突变报道，形式为纯合突变或复合杂合突变。基因突变导致酶活性丧失，胎盘无法实现雄激素向雌激素的转化，大量胎盘雄激素转运到胎儿和母体血液循环中，导致女性胎儿男性化及母亲妊娠期男性化，但母亲的男性化征象可在分娩后逐渐消退。患儿出生时有阴蒂肥大、不同程度的阴唇后融合，阴唇阴囊化，部分患者存在单孔阴道。患儿有正常的苗勒结构，卵巢组织学正常，但卵巢内可能有卵泡发育，原因可能与 CYP19A1 缺陷致 FSH 升高有关。青春期有高促性腺激素型性腺功能减低、第二性征不发育及进展性男性化等表现。血清雄烯二酮和睾酮水平升高，雌酮和雌二醇水平低下，卵巢呈现多囊结构。

对所有出生时伴有男性化的46,XX患儿,当排除21-羟化酶缺陷后,都要考虑芳香化酶缺陷症这一重要诊断。母体妊娠期男性化,以及雄烯二酮、睾酮水平升高、雌二醇水平降低为诊断要点。雌激素治疗可有效缓解男性化症状,青春期雌孕激素序贯治疗可促进第二性征发育和月经来潮。

7. 其他　多种综合征可以引起46,XX女性出现外生殖器发育异常,尽管相比于46,XY男性来说较为少见。这些情况下的发育异常多与雄激素无关,外生殖器整形可能是唯一的治疗手段。

五、性发育异常的处理

大部分DSD患者在出生时即存在外生殖器发育异常,此期的性别指认尤为重要,最好由一个包括内分泌科、外科、产科、儿科、心理科等多学科的合作小组共同商讨,对患者做出恰当的性别指认。同时为确保患儿正常的性心理发育,性别指认确定后应该尽早施行外生殖器整形手术。DSD患者大多存在性激素缺乏,性激素替代是青春期和成年期的主要治疗手段,同时心理支持对DSD患者也具有重要意义。

(李小英)

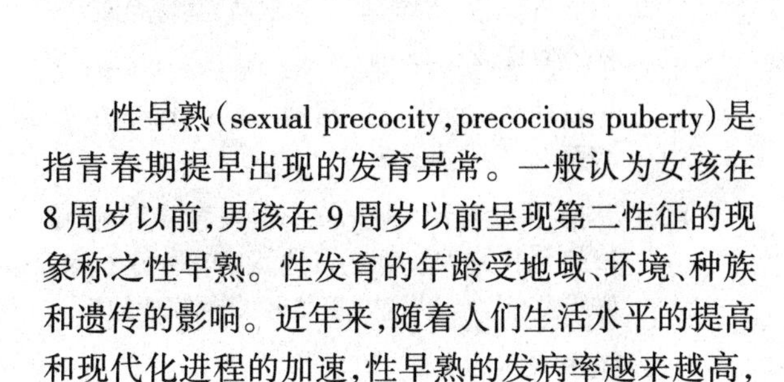

第二章 性 早 熟

性早熟(sexual precocity,precocious puberty)是指青春期提早出现的发育异常。一般认为女孩在8周岁以前,男孩在9周岁以前呈现第二性征的现象称之性早熟。性发育的年龄受地域、环境、种族和遗传的影响。近年来,随着人们生活水平的提高和现代化进程的加速,性早熟的发病率越来越高,是儿科内分泌系统的常见发育异常,已成为威胁儿童身体健康的一大类疾病。

性早熟的主要危害在于其过早发育带来的社会心理负担和成年终身高降低。其病因复杂,遗传、环境、肿瘤、炎症、外伤、药物和基因突变等均可导致性早熟的发生。了解性早熟的病因、分类、临床表现,才能及时做出正确的诊断、分类和对预后进行判断,从而采取有效的干预措施或决定是否进行干预。

真性性早熟的发病率大约为1/5000~1/10 000,其中特发性性早熟约占全部性早熟病例的80%~90%。女性儿童性早熟患病率是男性儿童的10倍。丹麦女性性早熟患病率是0.2%,男性是0.05%。据调查,从20世纪80年代末到90年代初,中国儿童性早熟呈现逐年递增的态势。根据我国流行病学调查显示,我国儿童性早熟率约为1%,在某些经济发达的城市约为3%。《上海青少年性早熟调查报告》显示,上海达到性早熟标准的孩子占青少年总人数的3%,而5年前,这个数字是1%。广东和青岛市的儿童少年青春期发育状况调查也有类似的趋势。不仅如此,出现青春期发育孩子的年龄也越来越小。

性早熟常影响青少年的身心健康,给儿童带来心理障碍和影响最终身高,而他们的智力发育一般正常。女性性早熟很容易成为性攻击的对象,甚至发生妊娠。个别性早熟也不排除肿瘤因素。

第一节 性早熟的分类与发病机制

一、人类青春期发育过程以及性早熟的定义

青春期是性成熟和机体生长完善并具有生殖能力的人体发育阶段,平均持续5~6年,是儿童发育的第二个高峰,以第一性征(性腺和生殖器)和第二性征(阴腋毛、女性乳房发育和男性变声等)迅速发育以及体格发育的加速为其主要特征,并伴有心理和行为诸方面的相应变化。青春期的发育有一定秩序,根据Tanner标准分为Ⅰ-Ⅴ期。95%的正常女孩第二性征出现(如乳房增大)于8~13岁,95%的正常男孩第二性征出现(如睾丸增大)于9~13.5岁。女孩通常乳房最先开始发育,约一年后出现阴毛,再过1.5~2年月经来潮,从乳房增大到月经初潮平均历时2~2.5年。男孩的青春期较女孩迟1年左右,一般先有睾丸、阴茎增大,继之阴囊皮肤皱褶增加伴色素加深,接着,阴毛开始出现。腋毛和胡须在阴毛生长2年后出现。勃起增加,甚至有精子生成,男孩从睾丸增大到遗精出现平均历时3年。女性青春期发育的首要标志是乳房发育(Tanner 2期),男性青春期发育的首要标志是睾丸增大(容积 >4ml 或长径 >25mm)。女孩青春期生长加速在青春发育早期时发动,男孩青春期生长加速在青春中期时最明显。女孩在青春期平均长高25~27cm,男孩长高28~30cm,各种性征从开始出现至发育成熟一般需2~4年。性早熟儿童体格发育虽然发生巨大变化,但心理、认知能力和社会心理仍处在儿童期。

从婴儿期至青春前期阶段,中枢神经系统内在的抑制机制和性激素的负反馈作用使下丘脑-垂体-性腺轴保持抑制状态。青春期前,女孩的促卵泡刺激素(FSH)水平高于黄体生成素(LH),女孩的FSH/LH常大于男孩。无论男女,促性腺激素释放激素(GnRH)注入后LH均呈青春期前反应。青春发育开始前一年内仅可以见到FSH、LH的24h分泌量的增加而非分泌频率的增加。接近青春期时,中枢神经系统对下丘脑GnRH分泌的抑制作用去除,下丘脑对性激素负反馈的敏感阈逐步上调,即低水平的性激素不足以发挥抑制作用,从而使下丘脑GnRH冲动源激活。GnRH冲动源发生器位于下丘脑中央基底部,下丘脑中央基底部中含有具

有转换器作用的 GnRH 神经元，GnRH 神经元可将来自下丘脑的青春发动的神经信号转换为化学信号—GnRH 信号以脉冲式释放，这种 GnRH 脉冲式释放的频率和幅度调控着垂体促性腺激素的释放。随着 GnRH 分泌频率和幅度的增多，刺激垂体促性腺激素分泌的频率和幅度也增加，随即性激素的分泌量亦增多。青春期激素变化先于身体变化，先出现下丘脑-垂体-性腺轴刺激功能增强，GnRH 被逐步激活，LH 脉冲频率和幅度增加，并由此带来促性腺激素刺激的性类固醇（雌激素和雄激素）分泌增加，之后出现性征的发育。

性早熟是指任何一个性征出现的年龄比正常人群的平均年龄要早 2 个标准差的现象。目前一般认为，女孩在 8 岁前出现第二性征发育或 10 岁前月经来潮，男孩在 9 岁前开始青春期发育，可诊断为性早熟。此定义是基于 20 世纪 60 年代欧洲的横断面调查所得出的正常青春期启动范围（95% 可信区间），即女性 8~13 岁，男性 9 岁半到 13 岁半。由于性发育与多种因素有关，如种族、低出生体重、母亲初潮史、婴儿期体重增加过快、含雌激素化学物质接触史等，而且人的生长发育是一个连续的过程，因此并非是一个十分精确的界限。近年来，在美国对 17 000 例女性进行的调查显示青春期的到来要早于以往的调查，尤其黑人，因此提议性早熟的定义为女性黑人 6 岁前和其他女性 7 岁前出现第二性征发育。然而，美国的儿科内分泌专家们仍沿用以往的标准来诊断性早熟。

二、下丘脑的功能及性激素的来源是性早熟病因和分类的关键因素

按发病机制的不同，性早熟一般可分为两类：GnRH 依赖性性早熟（真性性早熟）和非 GnRH 依赖性性早熟（假性性早熟），前者称中枢性性早熟或完全性性早熟，后者称外周性性早熟（表 6-2-1）。此外，还有部分性性早熟，如单纯性乳房早发育、单纯性阴毛早现和单纯性月经来潮，有学者归入青春发育的变异类型。如果发育与个体的性别表型一致称为同性性早熟，发育与性别特征相反则称为异性性早熟。

中枢性性早熟（CPP）是缘于下丘脑-垂体-性腺轴过早激活，提前增加了 GnRH 的分泌和释放量，出现 LH、FSH 升高，并有脉冲分泌。导致性腺发育和分泌性激素，使内、外生殖器发育和第二性征呈现。其过程呈进行性发展，直至生殖系统发育成熟。下丘脑-垂体-卵巢轴的功能自胎儿起已

表 6-2-1 性早熟的病因及分类

1. GnRH 依赖性性早熟（真性、中枢性）
1.1 特发性中枢性性早熟
1.2 中枢神经系统器质性病变
1.2.1 错构瘤
1.2.2 肿瘤（神经胶质瘤、星形细胞瘤、室管膜瘤、松果体瘤、生殖细胞瘤等）
1.2.3 中枢神经系统损伤（如手术、感染、脑外伤、颅脑照射、脑缺血缺氧等）
1.2.4 其他（大脑畸形、脑积水、鞍膈发育异常、脊髓脊膜突出、蛛网膜囊肿）其他(大脑畸形、脑积水、鞍膈发育异常、脊髓脊膜突出、蛛网膜囊肿等)
1.3 性发育相关基因突变
1.4 外周性性早熟转化而来
2. 非 GnRH 依赖性性早熟（假性、外周性）
2.1 男性
2.1.1 先天性肾上腺皮质增生症（21、11 羟化酶缺乏）
2.1.2 肿瘤(男性化肾上腺肿瘤、睾丸间质细胞瘤等)
2.1.3 分泌 HCG 的肿瘤（生殖细胞瘤、畸胎瘤等）
2.1.4 家族性高睾酮血症
2.2 女性
2.2.1 自律性卵巢囊肿
2.2.2 卵巢肿瘤（颗粒细胞瘤、卵泡膜细胞瘤、卵巢癌等）
2.2.3 女性化肾上腺肿瘤
2.3 两性
2.3.1 MuCune-Albright 综合征
2.3.2 原发性甲状腺机能减低
2.3.3 医源性或外源性性早熟

建立，儿童期只是停留在抑制状态，当抑制状态被解除即可出现青春发育提前。由于女性下丘脑-垂体-卵巢轴的生理特点，女性易于发生同性性早熟，因此女性多于男性。其中大部分是下丘脑的神经内分泌功能失调所致，没有找到特殊的病因，称为特发性性早熟，少数是由中枢神经系统器质性病变所致，还有些是由周围性性早熟转化而来。对大多数 4 岁以上女孩的真性性早熟，特发性多见，但在 4 岁以下的真性性早熟女孩中常发现有中枢神经系统的损害。相反，60% 的男性病例有确定的潜在的疾病。两性的器质性因素包括颅内肿瘤，特别

是下丘脑的损伤(错构瘤、罕见的颅咽管瘤和异位生殖细胞瘤等),神经纤维瘤以及几种罕见的疾病。真性性早熟的发病率女性比男性高 3~23 倍。

近年来发现,kisspeptin-GRP54 系统在青春期发育中的 GnRH 被激活过程中发挥关键作用。在真性性早熟患者中发现了 GRP54(R386P)激活型杂合突变和 kisspeptin 编码基因 Kiss1 的激活型突变(P74S)。因此有人认为这是真性性早熟的遗传学因素。

有人认为光照过度也是诱发儿童性早熟的重要原因之一。夜间当人体进入睡眠状态时,松果体分泌大量的褪黑素,眼球见到光源后,褪黑素就会被抑制或停止分泌。儿童若受过多的光线照射,会减少松果体褪黑激素的分泌,引起睡眠紊乱后就可能导致性早熟。

而假性性早熟则是由于外周异常过多性激素来源所致,体内因素由周围内分泌腺(性腺或肾上腺皮质)病变所致,体外因素多为误用含性激素药物和食品、营养品,使用含有性激素化妆品,母亲孕期或哺乳期服用含性腺激素的药物。最新研究发现,LH 受体基因激活性突变可引起家族性男性青春期早熟,发病机制是突变的 LH 受体过早的激活 G 蛋白,刺激 Leydig 细胞合成分泌大量雄激素。

三、中枢性性早熟和外周性性早熟有着不同的发病机制

1. 中枢性性早熟(GnRH 依赖性性早熟) 中枢性性早熟也称 GnRH 依赖性性早熟,其发病机制在于下丘脑 - 垂体 - 性腺轴过早激活,提前增加了 GnRH 的分泌和释放量,出现垂体 LH、FSH 升高,并有脉冲分泌。导致性腺发育和分泌性激素,使内、外生殖器发育和第二性征呈现。其过程呈进行性发展,直至生殖系统发育成熟。各种颅内下丘脑区域的疾病或损伤均有可能激活上述连锁反应链条,在男性性早熟中多数存在器质性病变,而女性性早熟中多数为特发性性早熟。

性早熟患儿表现为生长加速,骨龄提前,性器官及第二性征发育等。除有第二性征的发育外,还有卵巢或睾丸的发育。性发育的过程和正常青春期发育的顺序一致,只是年龄提前。女性表现有乳房发育、小阴唇变大、阴道黏膜细胞的雌激素依赖性改变、子宫、卵巢增大,阴毛出现,月经初潮。男性表现为睾丸容积 >4ml 或长径 >25mm 和阴茎增大,阴毛出现,肌肉发达,声音变粗。男女性均有生长加速,骨成熟加速,高于同龄儿童,但由于骨骺提前愈合,最终可导致最终身高低于靶身高,未治患者最终身高一般为低于 155cm。

(1) 特发性性早熟:多见于 4~8 岁,女性多见,约占女孩中枢性性早熟的 80% 以上,而男孩则仅为 40% 左右。一般为散发性,少数呈家族性。发病机制不明,可能由于某些因素导致下丘脑对性腺发育的抑制失去控制。近年来发现 GRP54(R386P)激活型杂合突变和 kisspeptin 编码基因 Kiss1 的激活型突变(P74S)是有些中枢性性早熟的发病机制。对患儿全面检查未能发现任何导致青春发育提前的器质性病变。

女孩发育的早期征象:①身高加速增长和骨盆发育;②乳房下有硬节,肿痛;③乳晕、乳房增大,隆起,着色;④大阴唇、腋窝着色和出现色素较浅的长毛;⑤阴道分泌物增多、内裤上有少许分泌物、阴部疼痒等;⑥皮下脂肪增多。

男孩性发育的早期征象:①睾丸、阴囊增大,着色;②腋窝、上唇、阴部出现长而细、色浅的长毛;③高声和出现喉节;④身高增长加速;⑤乳晕着色,增大;⑥乳头出现硬节和胀痛。

(2) 中枢神经系统疾病所致性早熟:多继发于中枢神经系统疾病,包括:①肿瘤或占位性病变:下丘脑错构瘤、囊肿、肉芽肿等;②中枢神经系统感染;③获得性损伤:外伤、术后放疗或化疗;④发育异常:脑积水、视中隔发育不全等。肿瘤会破坏抑制 GnRH 分泌的神经通道,使 GnRH 分泌增加,也有些肿瘤本身可以有释放 GnRH 的细胞。患这些肿瘤的患儿以性早熟为首发症状,以后会伴有因肿瘤压迫所致的症状,可有头痛、呕吐、视力改变、癫痫或视野等。另外,脑炎、结核、头部损伤或先天畸形(如脑发育不全、小头畸形、脑积水)均可破坏下丘脑与脑垂体通道或下丘脑失去更高中枢控制而活性增加,诱发性早熟。

丘脑错构瘤是一种罕见的颅内先天性畸形,多发于儿童早期,临床上主要表现为:体内雌激素过高,第二性征发育早熟,骨龄增加,或伴有无诱因的癫痫发作,严重影响儿童身体的正常生长。过去由于对该病缺乏认识,发现率极低,致使许多儿童误诊或漏诊。研究显示下丘脑错构瘤的神经元有部分细胞核变异,神经毡及突触过于密集,并有神经分泌颗粒,说明在结构上错构瘤和边缘系统有异常的密切关系,从而揭示了儿童性早熟和痴笑性癫痫的发病机制。

2. 外周性性早熟(非 GnRH 依赖性性早熟) 外周性性早熟(假性性早熟)发病与下丘脑 - 垂体 -

性腺轴的激活无关，不是中枢 GnRH 脉冲发生器激活的结果，而是由于下丘脑 GnRH 和垂体 LH、FSH 以外的因素导致体内内源性或者外源性性激素水平增高所致，例如 HCG 分泌性肿瘤引起性腺分泌雄激素，睾丸、卵巢或肾上腺产生性激素增加，以及外源性摄入性激素等。

临床表现与真性相似，只是女性乳晕和小阴唇往往色素沉着明显，男性睾丸体积往往不大，但在家族性高睾酮血症、睾丸肿瘤、肾上腺睾丸异位等情况下，睾丸体积可以是增大的。假性性早熟常常有一些原发病的表现。

(1) 分泌 HCG 肿瘤：中枢神经系统的生殖细胞瘤或畸胎瘤及位于外周的肝母细胞瘤、畸胎瘤、绒癌能分泌 HCG，常引起性早熟。其发病机制是由于肿瘤分泌的 HCG 使血睾酮水平升高，引发周围性性早熟。HCG 作用类似于 LH，可刺激睾丸间质细胞增生而无精子生成。男性明显多于女性，实验室检查表现为血、脑脊液和尿中的 HCG 水平显著升高，血睾酮水平显著升高，伴有血 LH 水平的反馈性降低，血睾酮水平和甲胎蛋白升高产生男性性早熟。分泌 HCG 的颅内生殖细胞瘤既可引起男性外周性性早熟，也可导致中枢性性早熟。

(2) 先天性肾上腺皮质增生症：先天性肾上腺皮质增生症（CAH）是一组以肾上腺皮质激素合成缺陷为特征的先天性代谢异常性疾病。能引起性早熟的是 21- 羟化酶缺乏（CYP21）和 11- 羟化酶缺乏。11- 羟化酶缺乏在临床少见，21- 羟化酶缺乏是最常见的 CAH，患儿皮质醇分泌不足，使 ACTH 负反馈升高，中间代谢产物（前体）合成增多并堆积，包括黄体酮、17- 羟基黄体酮(17-OHP) 和雄烯二酮等，雄烯二酮仍可转化为睾酮以及雌二醇。循环中各类雄激素以及黄体酮增多，经下丘脑 - 垂体的负反馈，使促性腺激素，尤其是 LH 分泌紊乱。幼年开始的高雄激素血症，使雄激素受体降调节，儿童期呈外周性性早熟，男性出现同性性性早熟，阴茎增大，但成年期阴茎反而短小，女性出现异性性性早熟，表现为生长加速、阴蒂肥大、逐渐出现喉结、肌肉发达、声音低沉、阴毛呈菱形分布等男性化表现。经过肾上腺皮质激素治疗的患者有可能转为中枢性性早熟。

(3) 性腺、肾上腺肿瘤：睾丸间质细胞瘤、卵巢肿瘤（颗粒细胞瘤、卵泡膜细胞瘤、卵巢癌等）是男、女两性均为引起假性性早熟的主要原因之一。通过分泌雄激素或雌激素可导致女性乳晕及阴唇色素加深，睾丸的 Leydigs 细胞瘤往往表现为单侧性睾丸增大，而在先天性肾上腺皮质增生症或肾上腺肿瘤引起的男性性早熟常引起双侧睾丸增大。盆腔 B 超仍是卵巢肿瘤和睾丸肿瘤诊断的重要手段。分泌雄激素为主的肾上腺皮质肿瘤（腺瘤、癌）生长减速是本症与其他性早熟不同之处。确定病灶应依赖肾上腺的影像学检查。

(4) 家族性高睾酮血症：家族性高睾酮血症又称睾酮中毒症（testotoxicosis），于 1981 年首次报道，多为家族性，散发少见。发病机制是由于编码 LH/HCG 受体基因发生活化性突变，使细胞膜上 LH 受体处于持续激活状态，造成 Leydig 细胞和生殖细胞长期过分受刺激，被刺激的 Leydig 细胞合成分泌大量的雄激素。LH/HCG 受体上 G 蛋白偶联受体家族成员，基因位于 2P21，目前至少已有 10 多种错义的活化型突变，主要发生在 542~581 区段。有 LH-R 基因突变的女性不表达，可将致病基因传递给男性子代，因此仅见于男性的常染色体显性遗传性性早熟。血睾酮水平达青春期或成人水平，但 LH 的分泌方式和 LHRH 激发试验的 LH 反应呈青春期前反应，表现为双侧睾丸增大，生长加速和骨成熟加速。睾丸活检可见间质细胞成熟和曲细精管发育。

(5) MuCune-Albright 综合征：典型的临床表现为皮肤出现咖啡牛奶斑、多发性囊性纤维性骨发育不良和外周性性早熟。皮肤咖啡牛奶斑分布常不超过中线，位于有骨病变的同侧躯体。多发性囊性纤维性骨发育不良呈慢性渐进性，骨病变常累及四肢长骨、骨盆、颅骨，可有假性囊肿、变形和骨折。本病女孩发病率较男孩高，还可伴甲状腺、肾上腺、垂体和甲状旁腺功能亢进等，表现为结节性甲状腺肿、甲亢、肾上腺结节性增生、生长激素分泌过多产生巨人症或肢端肥大征等。McCune-Albright 综合征的病因是由于体细胞上编码三磷酸鸟苷（GTP）结合蛋白的 Gas 亚单位发生突变，Gas 可使腺苷酸环化酶激活。GTP 结合蛋白为激素的信号转导通路中一个环节。

(6) 原发性甲状腺机能减低：甲状腺功能减低患儿未经甲状腺素及时替代治疗时可伴发性早熟，性早熟的特殊类型。其发生机制源于垂体负反馈激素的重叠性分泌，LH、PRL 和 TSH 具有共同的调控机制，因 T_3、T_4 低下，负反馈使 TRH 升高，TSH 的分泌增多，垂体增生。TSH 与 LH 和 FSH 具有相同的亚单位，循环中亚单位和 LH、FSH 增多而诱发性早熟。患儿常有高泌乳素血症，还可有多囊卵巢和阴毛早生，但此类患者没有生长加速，反而是生长迟缓，智能情况视甲减程度而不同。早期患儿的血 LH 基础值升高，但在 GnRH 激发后不升高，病程较长后才转化为真正的 CPP。身材矮小是其重要特征。

(7) 医源性或外源性性早熟：食物、药物、美容用品等含有性激素成分也可引起的性早熟，应该仔细询问病史，注意患儿有无意外接触或摄入避孕药。误服避孕药可引起乳房增大，阴道出血，乳晕可呈显著的色素沉着。

第二节 G 蛋白偶联受体和 McCune-Albright 综合征与性早熟

因在"G 蛋白偶联受体(G-protein coupled receptors，GPCR)研究"方面的卓越贡献，2012 年的诺贝尔化学奖授予了两位美国科学家罗伯特·莱夫科维茨(Robert J. Lefkowitz)和布莱恩·克比尔卡(Brian K. Kobilka)。这不仅肯定了两位科学家的工作，也体现出 G 蛋白偶联受体的重要性。G 蛋白偶联受体是一种与三聚体 G 蛋白偶联的细胞表面受体。含有 7 个穿膜区，是迄今发现的最大的受体超家族，其成员有 1000 多种。与配体结合后通过激活所偶联的 G 蛋白，启动不同的信号转导通路并导致各种生物效应，功能涵盖了嗅觉、行为和情绪的调节、免疫系统调节、自主神经系统调节、机体稳态等多种生物学状态和过程。

McCune Albright(MAS)综合征是一种较少见的，散发的，与 G 蛋白偶联受体缺陷相关的先天性疾病，是伴有皮肤斑片状色素沉着和多发性囊性纤维性骨发育不良的先天性内分泌障碍临床综合征。其内分泌功能障碍可以表现为性早熟、甲状腺功能亢进症、库欣综合征、催乳素瘤、生长激素分泌过多、皮质醇增多、抗维生素 D 性低磷血症和甲状旁腺增大，其中以性早熟最常见。1937 年由美国医生 McCune 和 Albright 最先报告。20 世纪 90 年代初，人们发现该综合征是由编码刺激性鸟苷酸结合蛋白(Gs 蛋白)α 亚基基因的错意突变引起，进而使腺苷酸环化酶持续激活，引起 cAMP 增加，使 G 蛋白偶联受体的活性被持续激活，导致多种内分泌腺体的功能亢进。这种突变是体细胞突变而非生殖细胞突变，因此该病是散发的，没有遗传性，临床表现因突变累及的组织不同而复杂多变。MAS 罕见，疾病呈散发，各种族人群都有患者，估计患病率在 1/100 000~1/1 000 000 之间，国内已有零星病例报道，但该病准确的发病率尚不清楚。

一、MAS 与 G 蛋白偶联受体突变

1986 年，Happle 通过分析 1 例 Albright 综合征患者的病变皮肤，并文献复习，发现该类患者皮肤损害是沿着胚胎发育的 Blaschko 线分布，局限于身体一侧，很少超过中线，因此推测该综合征可能是由胚胎发育时期体细胞显性突变或配子一半染色体发生突变所致。后进一步研究发现本病的遗传学基础是在胚胎形成过程中的鸟嘌呤核苷酸结合蛋白(Gs 蛋白)α 亚基($Gs\alpha$)基因的突变。1995 年 Candeliere 对一例曾经报道的 MAS 病例进行研究发现该病例 GNAS1 基因 201 位密码子 Arg 突变为 cys。后发现 MAS 患者 GNAS1 基因的突变大多集中于 201 位编码 Arg 的密码子，最常见为 R201C 和 R201H 突变。MAS 的分子病因可以概括为合子后(受精卵后，postzytotic)的 GNAS1 基因产物刺激性 G 蛋白 α 亚单位的激活性突变，导致细胞内 cAMP 增高而引发一系列症状。这些突变还与特定的肿瘤密切相关，这也是 GSP 癌基因的由来。Lumbroso 等运用基于 PCR 的检测方法，对 113 位至少有一种 MAS 表现的患者进行了 $Gs\alpha$ 亚基 arg201 突变的系统研究后发现单纯的骨纤维发育不良、单纯性早熟、新生儿胆汁郁积和经典的 MAS 可能都基于相同的分子缺陷。到目前为止，在几乎所有受累的内分泌组织、皮肤和其他非内分泌组织中均发现 $Gs\alpha$ 基因的突变。常见的突变是位于 20 号染色体长臂的编码 $Gs\alpha$ 亚基基因 8 号外显子的 Arg201His 或 Arg201Cys 错义点突变，变异使病灶部位细胞内基质中环化的磷酸腺苷水平明显增加，导致 cAMP 依赖性受体(如 ACTH、TSH、FSH、LH 受体等)被自发激活，在内分泌腺组织中发生自律性激素过多分泌或激素抵抗过程。由于 $Gs\alpha$ 是一种显性致死性基因，因此在患者的病变部位，突变为杂合突变。只有部分体细胞发生突变者才能存活，否则将发生流产。

二、MAS 的病理、生理改变与 G 蛋白偶联受体

G 蛋白是将信息从受体传递至效应器的重要环节。与细胞膜受体偶联的 G 蛋白由 α、β、γ3 个亚基组成的异三聚体单位多肽链组成。按其生物作用可分为激动型(Gs)、抑制型(Gi)两种。在基础状态下，Gs 蛋白与二磷酸鸟苷结合，α 亚基的 GTP 酶活性受抑制。当激素与膜受体结合后，受体被激活，GDP 释放，α 亚基与 GTP 相结合，$\beta\gamma$ 亚单位被解离下来，形成 Gsa 三磷酸鸟苷(GTP)。Gsa 三磷

酸鸟苷(GTP)再激活质膜中的腺苷酸环酶(AC),进而催化三磷腺苷(ATP)生成环磷酸腺苷(cAMP),cAMP作为第二信使,通过激活蛋白激酶A,直接或间接使多种蛋白质磷酸化,产生受体激活后激素生物活性作用。G蛋白201位精氨酸和227位谷氨酰胺是维持Gsα蛋白内源性GTP酶活性的重要基因,当该位基因突变,使内源性GTP酶活性丧失或下降,从而使GTP与G蛋白不能及时分离,G蛋白处于持续激活状态,进而激活腺苷酸环化酶,细胞内CAMP持续增多,导致病变细胞增殖功能异常。患者受累脏器组织标本DNA序列分析表明,201位精氨酸至少有五种移码突变,精氨酸分别被组氨酸、半胱氨酸、甘氨酸、白氨酸或丝氨酸替代。cAMP能介导细胞有丝分裂,增加细胞功能,引起相应器官功能亢进,从而出现MAS的多系统症状。如卵巢细胞的Gsα亚基基因突变时,卵巢持续活化,雌激素分泌过多以及形成有功能的黄素化卵泡膜细胞而出现非促性腺激素释放激素(GnRH)依赖性早熟表现。甲状腺细胞增殖,T_3、T_4合成增加。在受累骨骼中活化的Gs可促进前成骨细胞增殖,但骨组织分化不良,成骨细胞成熟障碍,骨表面成骨细胞减少,骨钙素水平低下,骨矿化异常,骨基质中不成熟的纤维性间质细胞无序地增殖及沉积,从而产生过多的结构不良的纤维骨质。在McCune Albright综合征患者骨组织的培养中,发现带有Gsα基因突变的成骨样细胞cAMP和IL-6增加,而cAMP和IL-6增多使局部破骨细胞活性增强,成骨细胞分化障碍。皮肤Gsa亚基基因突变使黑色素细胞分泌黑色素增多,故出现皮肤咖啡斑。

McCune Albright综合征的骨病变-骨纤维异样增生症病例提示良性局灶性骨损害,病变骨髓腔被灰粉色、含砂粒样橡胶样组织填充,取代了正常的骨小梁,皮质骨变薄,内侧表面呈扇贝状,病灶区域与正常骨组织之间的界限分明,罕有恶变情况发生。皮肤色素沉着斑的组织学改变类似于多发性神经纤维瘤患者的色素沉着改变,但对多巴胺反应的黑色素细胞内缺乏巨大的色素颗粒。

三、MAS临床表现与Gsα突变的可能联系

MAS的发病机制决定了其临床表现的多系统性,该病具有三大临床特点:一个或多个内分泌腺增生或腺瘤引起的自主性功能亢进,皮肤色素沉着和骨骼损害。临床症状的轻重与胚胎期突变发生时间的早晚有关。突变发生早则病变范围广,可出现典型的三联征。突变发生晚则病变范围小,甚至是孤立的病变。

1. 内分泌异常 内分泌异常最突出的症状为性早熟,由于卵巢出现自主性的功能性滤泡囊肿,从而出现性激素活动,但无促性腺活动,无排卵,导致非GnRH依赖性性早熟症,血雌激素水平增高而促性腺激素水平低下,雌激素水平的波动常与卵泡功能的自主性变化一致,GnRH刺激试验LH反应低下。但长期的高性激素状态则可诱发真性性早熟。因此MAS性早熟与其他疾病性早熟的不同点是女性患儿婴幼儿期不规则阴道出血为首发症状,乳房增大,生长加速,骨骺提早成熟。卵巢囊肿和不规则阴道出血可以持续到青春期。男性患者性早熟少见,如果发生性早熟,外生殖器发育,血清睾酮可达青春期水平,更多以皮肤改变和骨病变就诊。近期有报道一些MAS男性患者,*Gsα*基因突变及导致的性腺功能亢进仅限于睾丸Sertoli细胞,导致单侧、双侧大睾丸,但无性早熟。并在所有的MAS男性患者中均发现有睾丸微结石。其他内分泌腺的病变还可引起甲状腺功能亢进、皮质醇增多症、巨人症、肢端肥大症或高泌乳素血症等。

甲状腺病变:文献报道超声检测近有2/3患者甲状腺有问题。接受甲状腺超声检查的患者中1/2有明显甲亢,并通过甲功检测证实,甲状腺可表现为正常或单个、多个结节,男女发生比例相同。甲状腺组织*Gsα*基因突变导致TSH/G-protein/cAMP通路配体非依赖性激活,导致组织增生和高功能。此外,*Gsα*基因突变还可导致T_4向T_3转化增加。

生长激素过多:生长激素分泌过多合并高泌乳素血症,或两者单发在MAS患者中是最常见的,还常合并有骨纤维增殖不良。许多患者有典型的肢端肥大和泌乳症状,儿童青少年则表现为巨人症,生长速度加快。然而,若同时合并性早熟,有时亦被误认为性早熟所引起而漏诊。若性早熟的患者能够达到他/她预期身高,则应注意可能是生长激素过多的一个表现,因为性早熟往往会导致身材矮小。MAS合并垂体生长激素分泌过多的患者,垂体病理可为腺瘤,结节样增生或GH/PRL细胞增生。这些患者若同时合并骨纤维结构不良累及颅骨底,则会增加垂体肿瘤手术难度,但目前已有一些这样患者手术成功的病例。考虑到放疗可能会增加骨纤维结构不良病变区骨肉瘤的发生,因此不作为推荐。生长抑素和生长激素受体拮抗剂可有效控制过多生长激素,而哪个更为有效尚不清楚,有些患者需要联合治疗,溴隐亭治疗部分患者有效。

皮质醇增多症病变:MAS患者偶可并发库欣综合征,多发生于婴儿期,与胎儿肾上腺发育相并行,双侧肾上腺受累,提示 *Gsα* 突变可能对肾上腺分化有影响,库欣综合征是MAS比较罕见的表现,但会增加早期死亡率,主要是增加机会菌感染。临床表现不典型,无明显满月脸、紫纹、肥胖。该类患者升高的皮质醇不能被大剂量地塞米松抑制,同时血ACTH浓度低于正常或测不到。报道有几例库欣综合征自行缓解,病因不明。该类患者往往需要手术切除肾上腺。药物治疗有时亦可将皮质醇降至正常甚至更低。与酮康唑相比,美替拉酮更为常用,起始剂量每日300mg/m^2,可增加至每日1200mg/m^2。

MAS患者是否并发甲状旁腺瘤目前尚不肯定。曾有报道在多发性骨纤维结构不良的患者中有合并甲旁亢的病例报道,但无Gsa基因突变的证实。

2. 皮肤色素沉着 MAS皮肤色素沉着是由于黑色素细胞增殖所致,表现为边缘不规则的大片状咖啡牛乳斑,往往出生时不明显,随着年龄增长、阳光照射逐渐显著。多分布在躯干、臀和股部,也可见于口腔、面颈部,通常不穿越身体中线。近年人们发现患者皮损处有 *Gsa* 基因突变,且在色素沉着的黑色素细胞内发现有cAMP水平升高,酪氨酸酶活性增高,黑色素小体增多。目前针对皮肤病变尚无明确有效治疗方法,近期有报道Q-Switched Ruby激光治疗对MAS患者皮肤病变有效性病例报道,但其作为常规治疗推广还需进一步探讨。

3. 骨骼病变 骨骼病变是MAS最常见的症状,其病理基础是骨纤维发育不良,可单发,或多发,以多发性常见。理论上MAS患者的任何骨骼都可以受累,但临床上一侧肢体多见,股骨、胫骨和肋骨最常见。双侧受累者骨病变严重程度多不对称。大多数MAS骨骼损害早期无任何症状,只有同位素骨扫描时才能被发现,继而出现疼痛,骨骼畸形或病理性骨折。骨折处出现肿胀、疼痛、功能障碍,有时骨骼增殖可造成局部压迫症状,如颅骨病灶压迫附近神经造成失明、失聪,压迫垂体造成内分泌功能障碍。症状轻重与年龄、病程及受累部位有关。骨骼损害在少年儿童期进行性改变,在20岁左右趋于静止。呈良性过程,到青春期自动停止。X线平片颅骨病变常表现为骨质膨胀硬化,颜面骨畸形。CT表现为骨质膨胀,板障增宽,依纤维组织及骨组织比例不同而呈硬化型、囊型或混合型,硬化型表现为磨砂玻璃密度,囊型表现为圆形或椭圆形低密度伴硬化环,混合型者可见磨砂玻璃密度及囊性改变并存。MRI T1WI病变呈低信号,硬化型者T2WI呈低信号,囊型者及病变活跃期T2WI呈高信号,增强后可呈环形强化、广泛不均匀强化或无强化。

4. 低磷血症 1968年最早报道了与骨纤维发育不良相关的佝偻病,直到2001年才证实是由于遗传性佝偻病血循环中类似的一种因子引起,该因子是由骨纤维发育不良组织过量分泌FGF23引起。FGF23是一种排磷因子,病变越重,FGF23水平越高,尿磷酸盐排出愈多,血磷水平越低。因此,低磷血症多见于骨纤维发育不良骨病变严重的患者。与MAS其他表现不同,低磷血症可随着年龄的增加而自发缓解。低磷血症可进一步增加骨折、骨痛,及骨折发生年龄提前。目前没有对照研究表明治疗低磷血症可降低骨折或改善疼痛。

此外,在一些非内分泌组织,如肝脏、胰腺、心脏、血小板、肾小管均发现有Gsa基因突变,从而引起不同临床表现,如肝炎、心律失常、肠道息肉等。

第三节 性早熟的治疗进展

性早熟的危害在于:①由于性激素影响,体格增长过早加速,骨骺融合提前,生长期缩短,致使最终的成人身高低于按正常青春期发育的同龄儿童身高;②性早熟儿童虽性征发育提前,但心理、智力发育水平仍为实际年龄水平,过早的性征出现和生殖器官发育会导致未成熟孩子心理障碍;③器质性病变所致性早熟对机体带来危害,尤其是恶性肿瘤。

性早熟的治疗目标是最大限度地缩小与同龄人的差异,改善终身高,控制和减缓第二性征成熟程度和速度,预防初潮出现和减少心理行为的影响。有明确病因者,最主要的治疗是去除病因。药物治疗主要用于真性性早熟,包括特发性真性性早熟和中枢神经系统肿瘤所致的性早熟。中枢神经系统肿瘤所致的性早熟很难通过切除肿瘤来治疗。目前用于治疗性早熟的药物主要有GnRH激动剂类似物,孕激素制剂和抗雄激素制剂。

1. 中枢性性早熟的治疗 中枢性性早熟的治疗目的是以改善患儿的成年期身高为核心,抑制性发育,并使已发育的第二性征消退,防止初潮发生,还应注意防止早熟和早初潮带来的心理问题,同时治疗中枢神经系统器质性病变。有器质性病变时应进行病因治疗,如颅内肿瘤的手术、放疗等,同时对性早熟进行药物干预。

在早些年代曾使用甲羟黄体酮和环丙黄体酮，通过经过负反馈抑制垂体GnRH的分泌，抑制性激素水平，使增大的乳房缩小，也能抑制月经来潮。但抑制性腺轴不完全，不能改善终身高，而且可能会引起水钠潴留、肥胖、甚至有肾上腺皮质受抑制的副作用，因此目前不推荐用于中枢性性早熟。达那唑(Danazol)作为抗雄激素类药物，抑制垂体的促性腺激素合成和释放，并直接抑制性激素合成。对骨龄有一定程度抑制作用，呈现身高龄对骨龄的快速追赶，可改善终身高。但因其雄激素的副作用限制了其进一步应用，服用安体舒通可减轻达那唑的雄激素副作用，因此也不推荐使用于中枢性性早熟。GnRH类似物(gonadotroping releasing hormone analogue，GnRHa)是目前治疗中枢性性早熟的首选药物。

GnRH类似物不用于治疗假性性早熟。治疗目的是改善成人身高，延缓第二性征成熟的进度和速度，预防初潮早现，防止社会心理问题的出现。天然的GnRH为10个氨基酸多肽，GnRHa改变了天然的GnRH的结构，将分子中第6个氨基酸即甘氨酸分别换成D-色氨酸、D-丝氨酸、D-组氨酸或D-亮氨酸而成的长效合成激素，使之与GnRH受体具有更强的亲和力，同时半衰期长且不易被降解，这些都是GnRH激动剂类似物，若将天然GnRH 1、2、3、6和10位分别替代5个右旋氨基酸则构成GnRH拮抗型类似物Cetrorelix，目前尚未临床应用。几种GnRH激动剂类似物都是其作用是通过对受体产生长时间持续作用而使受体发生降调节，导致垂体分泌LH细胞对GnRH失去敏感和受体负反馈机制激活通路阻断，减少垂体促性腺激素的分泌，使雌激素恢复到青春期前水平，性征消退，有效地延缓骨骼的成熟，防止骨骺过早融合，有利于改善患儿的最终身高。

GnRH类似物治疗指征为女孩<7岁和男孩<8.5岁，同时生长潜能明显受损但又有潜能的患儿，前提是LH激发峰值达到青春期水平，骨龄提前2岁或以上，女童骨龄≤11.5岁，男童≤12.5岁，女童预测成年期身高≤150cm，男童≤160cm，或低于其遗传靶身高负2个SD者，性发育进程迅速，骨龄增长/年龄增长>1。需强调的是治疗与否需要综合判断。对6岁前的性早熟治疗是必要的，但6~8岁权衡，如骨龄提前2年，但其原基础身高较高，按骨龄判断的身高标准差并不低下，在靶身高范围内，可以不立即治疗，随访观察。但骨龄虽未提前2年，而基础身高差，则需治疗。应酌情慎用：①开始治疗时骨龄女童>11.5岁，男童>12.5岁；②遗传靶身高低于正常参考值2个标准差者(-2SD)，应考虑其他导致矮身材原因。不宜应用的指征为单独应用GnRHa治疗对改善成年期身高效果不显著，骨龄女童≥11.5岁，男童≥13.5岁，女童初潮后或男童遗精后1年。对于缓慢进展型无明显身高受损者，可临床观察，无需治疗。

使用GnRH激动剂类似物治疗特发性性早熟患儿能有效抑制下丘脑-垂体-性腺轴，显著降低患儿血清促性腺激素基础值和刺激后峰值、性激素水平以及抑制早发育的第二性征。有资料显示：抑那通(亮丙瑞林)治疗后LH基础值从随访的第6月到2年是基础值的1/4左右，激发试验患儿血清LH峰值由17.2U/L降低为1.2~1.6U/L，FSH由9.9U/L降为1.4发1.9U/L。抑那通可使女性患儿血清雌二醇水平由31.4ng/L降为10~11.9ng/L，雄激素由3.3ng/L降为0.1~0.2ng/L。治疗3个月时所有患者乳房发育减慢和阴道分泌物减少，治疗6个月时100%乳房发育停止和阴道分泌物消失，卵巢体积由2.2ml减为1.5ml，子宫体积由4.1ml减为2.8ml。

GnRH激动剂类似物可有效抑制骨骼成熟速度，有效延缓生长，从而使最终身高提高。开始治疗时的预测身高和最终身高的差值可认为是治疗获得的身高，各家报道在3.5~6.5 cm，这些差异受开始治疗时骨龄的大小、患者的生长潜能和治疗疗程长短的影响，开始治疗时间早，疗程长，效果好。对开始治疗时骨龄已达到12岁者，疗效较差。治疗的终止时间应在骨龄12岁左右。对那些进展缓慢型的特发性性早熟进行密切随访的基础上进一步决定是否需要治疗。

GnRHa治疗中会出现生长减速。GnRHa治疗头半年的生长速度与治疗前对比改变不明显，由于对性激素的抑制作用，半年后一般回落至青春前期的生长速率(5cm/年左右)，部分患儿在治疗1~2年后生长速度<4cm/年，此时GnRHa继续治疗将难以改善其成年期身高，尤其是骨龄已≥12.0岁(女)或13.5岁(男)时。减少GnRHa治疗剂量并不能使生长改善，反会有加速骨龄增长的风险。近年国际上多采用GnRHa和基因重组人生长激素(rhGH)联用以克服生长减速，但应注意的是，对骨龄≥13.5岁(女)或15岁(男)或骨骺闭合的患儿不建议生长激素，因骨生长板的生长潜能已耗竭，即使加用生长激素，生长改善亦常不显著。使用生长激素应严格遵循应用指征，一般仅在患儿的预测成年期身高不能达到其靶身高和生长速度小

于每年4cm时使用。生长激素采用药理治疗量为0.15~0.20U/(kg·d),应用过程中需密切监测副作用。有资料显示:将接受GnRH激动剂类似物治疗1年后,生长速度低于正常同龄25th百分位数的30位特发性性早熟女性患儿,随机分为2组:GnRH单独治疗组和GnRH联合生长激素治疗组。治疗一年后发现,联合治疗组生长速度、IGF-1、IGFBP-3和尿GH水平显著高于单独治疗组,该研究认为GnRH治疗后,生长速度及预期身高下降的患儿应联合GH治疗。Volta等人研究得到相似的结论。然而在Pasquino等人的类似研究中,两治疗组却无显著性差异。因此,GnRH联合GH治疗对某些性早熟患儿可能有效,若在临床广泛推广还需进一步研究。

停药后大多能开始正常的青春发育,不影响生育功能。女童一般在停止治疗后2年内呈现初潮。研究显示GnRH激动剂类似物治疗3月时促性腺激素LH和FSH已明显受抑,一直持续到治疗结束,停止治疗后半年LH和FSH水平已明显恢复。

GnRH激动剂类似物总体上是安全的,但也有些会出现不良反应。如过敏、轻度绝经期症状等。开始给药时由于激动剂对GnRH受体的激活作用,患儿注射第1、2日会有血雌激素短暂升高,24小时后垂体出现去敏感,雌激素分泌随即下降,因此少数患儿会在起始治疗数日后出现“撤退性”阴道出血,以后随着药物产生的持续性性腺轴抑制作用,阴道出血现象消失。90年代初开发应用的GnRH拮抗型类似物不会产生对性腺的暂时性兴奋性刺激现象,目前尚未应用于临床。

2. 假性性早熟的治疗 假性性早熟即外周性性早熟除了外源性激素摄入外,一般都具有器质性病因,因此治疗的目的在于去除病因,改善性早熟状态,GnRH类似物治疗无效,但周围性性早熟转化为中枢性性早熟时加用GnRH类似物治疗有效。

由外源药物或食物引起者及时停用。性腺、肾上腺肿瘤需切除肿瘤,恶性者辅以放疗、化疗等。先天性肾上腺皮质增生症应使用糖皮质激素治疗,必要时行矫形手术切除肥大的阴蒂。原发性甲状腺机能减低者需进行甲状腺激素的替代治疗。McCune-Albright综合征和家族性高睾酮血症引起的性早熟治疗选用抑制甾体激素合成的药物或拮抗其作用的药物。

(1)达那唑(danazol):是人工合成的一种甾体杂环化合物,系17乙炔睾酮衍生物,它有抑制雌激素合成和卵巢滤泡发育作用,可与黄体酮受体结合,加速黄体酮清除率,有强的抗性腺激素和弱的雄激素作用,直接抑制GnRH的分泌。不良反应有皮肤过敏、体重增加、转氨酶升高、血尿、头痛,应定期复检肝功能、尿常规。服用安体舒通可减轻达那唑的弱雄激素副作用。

(2)环丙黄体酮(cyproterone acetate,androcur,cyprostat,色普龙):为17-羟黄体酮的衍生物,有较强的抗雄激素作用,也有孕激素的活性,能抑制促性腺激素的分泌。甲羟黄体酮(安宫黄体酮)已不再用于治疗性早熟。

(3)酮康唑是细胞色素P450C17抑制剂,能抑制性激素合成。毒副作用呈剂量依赖性,治疗中应监测肝功能、皮质醇功能。

(母义明 谷伟军 陈康 郭清华)

参考文献

1. Carel JC, Leger J. Precocious puberty. N Engl J Med, 2008, 358:2366-2377
2. Emily C. Walvoord O, Hirsch P. Analogues in Precocious Puberty: Theoretic and practical considerations combined use of growth hormone and gonadotropin-releasing hormone. Pediatrics, 2006, 28:255-265
3. Franco A, Giorgio Z, Francesco B, et al. Bone development during GH and GnRH analog treatment. European Journal of Endocrinology, 2004, 151:S47-S54
4. Oostdijk W, Rikken B, Schreuder S, et al. Final height in central precocious puberty after long term treatment with a slow release GnRH agonist. Arch Dis Child, 1996, 75:292-297
5. Serge Lumbroso, Francoise, Charles Sultan. Activating Gs A mutations: Analysis of 113 patients with signs of McCune-Albright syndrome, A European collaborative study. J Clin Endocrinol Metab, 2004, 89:2107-2113
6. Candeliere GA, Glorieux FH, Prud'Homme J, et al. Increased expression of the c-fos proto-oncogene in bone from patients with fibrous dysplasia. New Eng J Med, 1995, 332:1546-1551
7. Cole DEC, Fraser FC, Glorieux FH, Jequier S, Marie PJ, Reade TM, Scriver CR. Panostotic fibrous dysplasia: a congenital disorder of bone with unusual facial

appearance, bone fragility, hyperphosphatasemia, and hypophosphatemia. Am J Med Genet, 1983, 14:725-735
8. Akintoye SO, Chebli C, Booher S. et al. Characterization of gsp-mediated growth hormone excess in the context of McCune-Albright syndrome. J Clin Endocr Metab, 2002, 87:5104-5112
9. Lumbroso S, Paris F, Sultan C. Activating Gs-alpha mutations: analysis of 113 patients with signs of McCune-Albright syndrome-a European collaborative study. J Clin Endocr Metab, 2004, 89:2107-2113
10. Marie PJ, dePollak C, Chanson P, et al. Increased proliferation of osteoblast cells expressing the activating Gs alpha mutation in monostotic and polyototic fibrous dysplasia. Am J Patho, 1997, 150:1059-1069
11. Regis Coutant , Serge Lumbroso, Rodolfo Rey, et al. Macroorchidism due to autonomous hyperfunction of Sertoli cell and Gs A Gene mutation: an unusual expression of McCune-Albright syndrome in a prepubertal boy. J Clin Endocrinol Metab, 2001, 86 : 1778-1781
12. Misra M, Cord J, Prabhakaran R, et al. Growth hormone suppression after an oral glucose load in children. J Clin Endocrinol Metab, 2007, 92:4623-4629
13. Liu F, Li W, Yao Y, et al. A case of McCune-Albright syndromeassociated with pituitary GH adenoma: therapeutic process and autopsy.J Pediatr Endocrinol Metab, 2011, 24:283-287
14. Christoforidis A, Maniadaki I, Stanhope R. McCune-Albright syndrome: growth hormone and prolactin hypersecretion. J Pediatr Endocrinol Metab, 2006, 19 (Suppl 2):623-625
15. Celi FS, Coppotelli G, Chidakel A, et al. The role of type-1 and type-25'deiodinase in the pathophysiology of the T3 toxicosis of McCune-Albright syndrome. J Clin Endocrinol Metab, 2008, 93:2383-2389
16. Combest WL, Russell DH. Alteration in cyclic AMP-dependent protein kinases and polyamine biosynthetic enzymes during hypertrophy and hyperplasia of the thyroid in the rat. Mol Pharmacol, 1983, 23:641-647
17. Akintoye SO, Chebli C, Booher S, et al. Characterization of gsp-mediated growth hormone excess in the context of McCune-Albright syndrome. J Clin Endocrinol Metab, 2002, 87:5104-5112
18. Ruggieri P, Sim FH, Bond JR, et al. Malignancies in fibrous dysplasia. Cancer 1994, 73:1411-1424
19. Galland F, Kamenicky P, Affres H, et al. McCune-Albright syndrome and acromegaly: effects of hypothalamopituitary radiotherapy and/or pegvisomant in somatostatin analog-resistant patients. J Clin Endocrinol Metab, 2006, 91:4957-4961
20. Brown RJ, Kelly MH, Collins MT. Cushing syndrome in the McCune-Albright syndrome. J Clin Endocrinol Metab, 2010, 95:1508-1515

第三章　多囊卵巢综合征的临床诊治和研究进展

第一节　概　　述

多囊卵巢综合征(polycystic ovary syndrome，PCOS)是女性常见的内分泌紊乱性疾病。1935年Stein和leventhal首先将典型的卵巢多囊化形态与男性化、月经异常、无排卵性不孕等表现联系在一起，又称Stein-leventhal综合征。50年代发现PCOS患者雄激素升高，70年代确定下丘脑-垂体-卵巢轴，1980年Burghen提出PCOS患者存在胰岛素抵抗(insulin resistance，IR)。过去当人们开腹解剖时，首先看到的是"多囊卵巢"故命名为"多囊卵巢综合征"。其实"多囊卵巢"是继发的、是现象，而病源、病因是胰岛素抵抗和性激素异常。

PCOS占育龄女性的5%~10%，最新研究高达20%；占妇科内分泌疾病的20%~60%，占闭经妇女的25%。PCOS占辅助生殖技术助孕者的50%，是女性不孕症最常见的原因：73%~80%的女性患无排卵性不孕症，60%~80%的女性患不孕症。

PCOS长期发展将出现糖尿病、高血压、高血脂和心血管疾病等代谢综合征，以及子宫内膜癌、乳腺癌、卵巢癌等的不良后果。因此，早期识别并积极治疗PCOS，将有利于及时纠正、阻断PCOS的内分泌紊乱，防止其近期及远期并发症的发生，明确改善其预后。

第二节　PCOS病因的认知与演变

PCOS的发生具有复杂的病理机制，对PCOS的认识也逐步深入。

一、PCOS发病机制的认识与演变

1935年Stein和leventhal首先报告PCOS时并未认识到其病因，其后50年代发现雄激素升高，卵巢的雄激素是由卵泡膜间质细胞、次级间质细胞和卵泡膜黄体细胞产生的，此3种细胞表达黄体生成素(luteinizing hormone，LH)受体，经特定的G蛋白-GAMP蛋白激酶的途径促进3β-羟甾体脱氢酶(3beta-hydroxysteroid dehydrogenase，3β-HSD)，胆固醇侧链裂解酶P450scc和P450C17A等关键酶的表达及活性，合成并分泌以雄烯二酮为主的雄激素。卵巢雄激素的合成主要受黄体生成素的调节，另外雌激素、促性腺激素释放激素和一些细胞生长因子也有局部调节作用。

肾上腺雄激素的合成在束状带和网状带，受下丘脑-垂体轴分泌的促肾上腺皮质激素调节，同时也受某些细胞激酶和生长因子的局部作用。约一半的PCOS患者中存在肾上腺特有的雄激素脱氢表雄酮和硫酸脱氢表雄酮水平升高。肾上腺雄激素分泌过多与肾上腺酶功能的紊乱(主要为细胞色素P450C17A羟化酶)，以及对促肾上腺皮质激素反应增强等有关。Colak R等研究表明，PCOS妇女肾上腺功能极度活跃。P450C17A酶是促进卵巢与肾上腺17A-羟化酶和17，20裂解酶活性的专一性的酶，其缺陷导致PCOS的高雄激素血症。Martenr JW等研究表明，P450C17B链A的丝氨酸超磷酸化增加17，20裂解酶的活性，因而增加雄激素的生成。

70年代确定下丘脑-垂体-卵巢轴，PCOS患者下丘脑-垂体-卵巢轴功能异常表现为下丘脑GnRH分泌脉冲频率增加，垂体对GnRH敏感性增加，GnRH诱导的GnRH受体增加，使垂体分泌黄体生成素的频率及幅度增加，无周期性改变及黄体生成素峰出现。Kalrot等研究发现，促性腺激素亚单位的基因表达受GnRH调节，高频率的GnRH脉冲诱导LHmRMA表达增加，但不影响FSHm-RMA的表达，其结果是黄体生成素的分泌高于卵泡刺激素，同时由于多囊性卵巢分泌过多抑制素选择性抑制垂体卵泡刺激素分泌，从而使黄体生成素/卵泡刺激素比值增加。De等报道在PCOS患者中，有55%~75%黄体生成素升高水平远高于卵泡刺激素下降水平，黄体生成素可直接作用于卵巢的卵泡膜细胞，增加细胞内P450C17A的活性，使卵巢内卵

泡膜细胞产生过多雄激素，同时黄体生成素能诱导卵巢合成胰岛素样生长因子IGF-I受体，使其结合量增加，并能诱导卵泡膜细胞增生，促进卵巢雄激素的合成和分泌；雄激素增高在肝脏能抑制性激素结合球蛋白的合成，致使游离雄激素水平增高，使卵泡及其卵子发育停滞或延缓，使睾酮和雄烯二酮在外周分别向双氢睾酮和雌酮的转化增多，增多的双氢睾酮导致女性痤疮和(或)多毛；而雌酮的增多，使雌酮/雌二醇比率增大，导致无周期性高雌激素，进一步反馈性地增强下丘脑/垂体的GnRH/LH分泌形成一个恶性循环。

1980年Burghen提出PCOS存在IR，胰岛素抵抗通过多种途径导致雄激素过多和排卵功能异常。体内外的研究表明：胰岛素通过自身受体或胰岛素样生长因子-1受体协同LH促使膜细胞生成雄激素；抑制肝脏合成性激素结合蛋白，从而使游离雄激素水平增高；作用于垂体促使黄体生成素分泌增加；增强肾上腺对ACTH的敏感性从而使肾上腺合成雄激素增多。高胰岛素血症导致的卵巢雄激素生成增加继而引起卵泡闭锁性不排卵。降低胰岛素水平可逆转循环中雄激素的浓度。雄激素增多和胰岛素抵抗是一种恶性循环，睾丸酮可刺激内脏脂肪分解，使游离脂肪酸增加进而加重胰岛素抵抗。在肌肉水平，睾丸酮可诱导Ⅱ型纤维表达增加，这种纤维对胰岛素敏感性不高，从而增加胰岛素抵抗程度。

近年来逐步认识到慢性炎症通过各种途径介导IR，产生高雄激素血症，进一步导致PCOS的发生。主要作用机制是：

(1) 促炎因子干扰胰岛素信号转导。TNF-A与p55受体结合后促进神经酰胺和胆碱的释放，这些分子引起丝/苏氨酸的IRS-1磷酸化，降低IRS-1酪氨酸激酶活性，IRS-1的表达下调，抑制IRS-1与胰岛素受体结合，导致IR。另外，TNF-A引起胰岛内巨噬细胞活化，诱导一氧化氮合成酶(NOS)的表达增加，通过NOS抑制胰岛B细胞正常代谢，加重IR。高水平的胰岛素与IGF-I竞争卵巢IGF-IR，胰岛素与IGF-IR结合后增加了卵巢间质细胞黄体生成素(LH)受体的数量及LH释放增加，促进卵泡膜细胞的雄激素合成和卵巢局部代谢及卵泡发育异常。

(2) 高水平胰岛素增加肾上腺对促肾皮质激素的敏感性，使肾上腺来源的脱氢表雄酮和硫酸脱氢表雄酮增加。

(3) 胰岛素直接刺激垂体LH分泌，使卵巢卵泡膜细胞增生，雄激素合成关键酶细胞色素p450c17A酶活性增加，促进了雄激素的合成。

(4) 胰岛素可直接抑制肝脏合成性激素结合球蛋白，使游离睾酮的浓度增加。循环血及卵巢局部的雄激素升高导致血清游离雄激素增多，生物活性增加，闭锁卵泡增多和卵泡优势化障碍，进一步导致卵巢颗粒细胞的功能降低，产生排卵障碍。

二、PCOS的易感基因

(一) 高雄激素相关基因

1. *CYP11A*基因 编码胆固醇侧链裂解酶，后者是胆固醇转化为孕烯醇酮的限速酶，控制雄激素前体的合成。*CYP11A*基因的5c端在离翻译起始点AGT-528处有一段寡核苷酸重复序列(TTTA)n，其微卫星多态性(最常见的为216基因型，出现频率0.59)，可能与PCOS高雄激素有关。

2. *CYP11B2*基因 编码醛固酮生物合成终末阶段的关键基因，定位在8q2413。其启动子区域变化会导致基因转录效率不同，使醛固酮(ALD)分泌失调。PCOS患者卵巢的卵泡膜细胞及间质细胞中肾素、血管紧张素水平较高，而该部位是卵巢产生雄激素的部位，也是促黄体生成素作用敏感之处。*CYP11B2*基因-344T位点的多态变异等位基因C频率明显增加，与PCOS呈显著相关，该位点变异(T-C)可能增大患PCOS的风险。

3. *CYP17*基因 编码P450(17A)，具有17A-羟化酶和17,20裂解酶活性，卵泡膜细胞利用其17A-羟化酶活性催化黄体酮转变为17A-羟黄体酮，再利用17,20裂解酶活性生成雄烯二酮。P450c17A与PCOS的发病密切相关。CYP17基因5c端启动子-34bp处的点突变T-C能够影响表现型，PCOS患者CYP17 mRNA半衰期增加2倍，*CYP17* mRNA的缓慢降解速率导致*CYP17*基因在卵泡膜细胞中的表达增强。

4. *CYP21*基因 编码21羟化酶，21羟化酶缺陷是先天性肾上腺增生症的主要原因。胰岛素受体底物蛋白1基因的G972R变异，在*CYP21*突变的杂合子女性携带者中可能是一个修饰位点，能增加PCOS患者肾上腺源性雄激素分泌过多的风险。但群体研究表明，胰岛素受体底物蛋白1基因的变异和*CYP21*突变在PCOS的发病中的作用很有限。

5. 雄激素受体(*AR*)基因 由位于Xq11-12的基因编码，活性受其第1外显子的(CAG)n多态调节，CAG重复的次数与雄激素受体活性呈负相关。睾酮和IR的联系也由*AR*基因(CAG)n多态修饰调节，因此评估PCOS患者睾酮对IR的作用时需

考虑 *AR* 基因 CAG 重复多态。

6. 性激素结合球蛋白（*SHBG*）基因　睾酮和雌二醇对靶器官的作用受 *SHBG* 的调节。PCOS 患者血清中 *SHBG* 水平较正常人下降。在 *SHBG* 基因 5c 端启动子区的 Alu 序列（TAAAA）n 和下游元件一起影响此基因的转录活性。*SHBG* 第 8 外显子的点突变 D327N 导致 *SHBG* 半衰期延长，该突变与（TAAAA）n 多态有强不平衡性连锁。

7. 11B- 羟类固醇脱氢酶（*11B-HSD1*）基因　位于染色体 10q14，15（11，14）的 HSD17B5 基因启动子区域 71bp 的单核苷酸 G-A 突变，是一种功能性多态，可导致 PCOS 患者血清睾酮水平升高。

8. 卵泡刺激素 B（*FSHB*）基因和卵泡刺激素受体（*FSHR*）基因　*FSHB* 基因第 3 个外显子 TyC 的无义突变（密码子 76，TATyTAC）与 PCOS 有关，AccI 酶切位点的多态性与部分 PCOS（尤其是肥胖型）有相关性。

9. *LH* 基因与 *LH* 受体基因　LH 是一种糖蛋白激素，由 A、B 亚基组成，其中 B 亚基具有特异性并使 LH 具有生物活性。*LH2B* 基因第 3 外显子区域 G1502 到 A1502 的碱基突变与 PCOS 患者血清 LH 水平升高及高睾酮水平均有关，提示 *LH2B* 基因突变可能是 PCOS 重要的致病原因之一。

（二）胰岛素作用相关基因

1. 胰岛素基因　位于染色体 11q1515，其 5’端可变数串联重复序列（VNTR）变异能通过调节胰岛素基因转录而调节其分泌。VNTR 根据重复数 40、80、157 将胰岛素基因分为Ⅰ、Ⅱ、Ⅲ三型，Ⅲ型胰岛素基因比Ⅰ、Ⅱ型转录能力强。对 17 个家系进行的胰岛素基因 VNTR 与 PCOS 相关性研究发现，Ⅲ型等位基因与 PCOS 相关，特别是无排卵型 PCOS。

2. 胰岛素受体（INSR）基因　其酪氨酸激酶域 17 外显子 1058 位点 C/T 单核苷酸多态性与 PCOS 发病相关，也可能导致 INSR 连锁不平衡。

3. 胰岛素受体底物（IRS）基因　IRS 作为 INSR 后信号细胞内传导的重要分子，既是 INSR 酪氨酸激酶的底物，也是胰岛素多种生物调节作用的中间体，在 IR 中起至关重要的作用。IRS-1 Gly972Arg 在 PCOS 女性中普遍存在，其对代谢有重要影响，而对雄激素水平却无直接作用，其通过降低性激素结合蛋白调控生殖生理。

4. 过氧化物酶体增殖体激活受体（PPAR）基因　PPAR 是核受体超家族成员之一，根据结构及功能可分为 PPARA、PPARB 及 PPARC3 种亚型，其分布具有组织特异性。Hara 等研究显示，PPARC 基因 Pro12Ala 多态性可能是 PCOS 多种发病机制中的重要因素之一，等位基因 Ala 的存在与胰岛素敏感性增高及 IR 减弱密切相关。Korhonen 等研究发现，PCOS 组出现 Ala 等位基因的频率明显低于对照组，两组基因型分布亦有差异，说明 PPARC 基因中 Ala 变异可减轻 PCOS 患者的 IR。

5. 钙激活酶基因　半胱氨酸蛋白酶是一种钙激活酶，水解在钙离子调节信号途径中起重要作用的其他蛋白酶，在胰岛素细胞内信号转导中参与胰岛素介导的葡萄糖摄取等效应，其表达量下降可导致 IR。其 SNP-44、SNP-43、SNP-19、SNP-63 多态性与 PCOS 易感性的相关性在不同人群存在差异。

6. 脂联素基因　Haap 等研究结果显示，+45 位点 G/G 纯合携带者在 PCOS 患者中出现的频率较正常对照显著增高，说明脂联素（adiponectin）*T45G* 基因多态与 PCOS 存在关联性。Xita 等对 PCOS 患者脂联素基因 *T45G*、*G276T* 多态性的研究显示，+45 位点 TG 较 TT 核型者 IR 明显，而 +276 位点 GG+GT 较 TT 核型 IR 明显。

7. 抵抗素（resistin）基因　启动子初始密码上游 120bp 处存在 C/G 变异。Xita 等的研究表明，抵抗素基因启动子的多态性与 PCOS 妇女的 BMI 相关。而 Urbanek 等研究 258 个家庭中抵抗素基因启动子的 C/G 多态性与三种表现型（PCOS、肥胖、IR 之间的相关性），未发现它们存在相关性。

（三）炎症因子基因

1. 肿瘤坏死因子（TNF）及 TNF 受体 2 基因　TNF-A 基因启动子区 -308 位碱基鸟苷酸突变为腺苷酸，在体外载体细胞中可导致 TNF-A 基因 mRNA 表达水平改变，可能对细胞胰岛素敏感性有影响。TNF 受体 2 介导 TNF-A 的效应，编码 TNF 受体 2 的基因为 TNFRSF1B，其内含子 6 中 M196R（676 TyG）中 196R 的频率在 PCOS 患者显著高于正常人，在高雄激素患者中也较高。TNFRSF1B 内含子 6 的 M196R（676TyG）与高雄激素征和 PCOS 有关。

2. 人白细胞抗原（HLA）基因复合体　PCOS 组 HLA-DQA112 基因频率显著低于对照组，比数比（OR）值提示该基因为 PCOS 的抵抗（不易感）基因；PCOS 组 HLA-DQA111 基因频率分布高于对照组，HLA-DQA113 基因频率低于对照组，但差异无显著性。PCOS 组 HLA-A11 和 HLA-DRB1* 0403 基因频率较对照组高，而 HLA-B39 基因频率较对照组低。

3. 白细胞介素 -6（IL-6）　连锁不平衡的 IL-6 基因 –597A 和 –74G/C 位点上普通 G 等位基因多态性与高雄激素血症有关。

4. 纤溶酶原活化抑制因子(PAI-1)基因　PCOS 组以 4G 基因型分布为主,对照组以 5G 基因型分布为主;PCOS 组肥胖者和非肥胖者分别以 5G 基因型和 4G 基因型分布为主。PAI-1 基因启动子区 4G 基因型出现频率高,可能与 PCOS 的发病,尤其是与非肥胖 PCOS 发生有关。

三、存在问题与研究方向

尽管有非常多的 PCOS 发病基因的研究,但目前尚未确定 PCOS 的主效基因,有待今后进行大样本、多种族、多中心、随机对照的前瞻性研究以确定 PCOS 的确切发病机制。

第三节　PCOS 的临床表现

PCOS 主要的临床表现为:不育、多毛、闭经、肥胖、功能性子宫出血、痛经、手术时可见黄体、男性化、双相基础体温、周期性月经等,其发生频率见表 6-3-1。

表 6-3-1　PCOS 的症状与发生频率

症状	例数	发生频率(%)
不育	596	74(35~94)
多毛	879	69(17~83)
闭经	640	51(15~77)
肥胖	600	41(16~49)
功能性子宫出血	547	29(6~25)
痛经	75	23
手术时可见黄体	391	22(0~71)
男性化	431	21(0~23)
双相基础体温	238	15(12~40)
周期性月经	395	12(7~28)

此外,还可能出现胰岛素抵抗与心血管事件、血脂异常、阻塞性睡眠呼吸暂停和癌症等。30%~40% 的 PCOS 伴有糖耐量异常,10% 的患者在 40 多岁时伴有 2 型糖尿病,由于胰岛素抵抗可引发心血管事件。多数 PCOS 患者可出现 TG、LDL-C 水平升高,HDL-L、PAI-1 水平降低。某些 PCOS 患者可出现子宫内膜癌、乳腺癌、卵巢癌等。Boomsma CM 等对 15 个研究(实验组共 720 人、对照组共 4505 人)进行了 meta 分析,结果发现 PCOS 患者与正常妇女相比多种妊娠并发症的风险增高,妊娠糖尿病(OR:2.94,95%CI:1.70~5.08)、先兆子痫(OR:3047,95%CI:1.95~6.17)、早产(OR:1.75,95%CIl:1.16~2.62)、胎儿围产期死亡率(OR:3.07,95%CI:1.03~9.21)以及入住新生儿重症监护病房率(OR:2.31,95%CI:1.25~4.26)的风险均有增高。

因为 PCOS 长期发展将出现糖尿病、高血压、高血脂和心血管疾病等代谢综合征,以及子宫内膜癌、乳腺癌、卵巢癌等的不良后果,因此,早期识别并积极治疗 PCOS,将有利于及时纠正、阻断 PCOS 的内分泌紊乱,防止其近期及远期并发症的发生,明确改善其预后。PCOS 的早期诊断线索为:月经失调、阴毛初现提前和多毛、肥胖和胰岛素抵抗、不育。

第四节　PCOS 的诊断标准与争议

因 PCOS 发病的多因性及临床表现的多样性,诊断标准一直难以统一,给临床诊断带来许多麻烦,也给患病率的统计造成不一致,因此需要内分泌代谢病科、妇产科、生殖医学科、超声科的医师统一认识,制定一个能被大多数专家接受的诊断标准。

一、PCOS 的诊断标准与演变

PCOS 的统一诊断标准始于 1990 年,当时美国国家健康研究院(NIH)在马里兰召开了关于 PCOS 的会议,当时规定 PCOS 的诊断标准为:同时具有临床或生化高雄激素表现和持续无排卵,并排除其他疾病。需要排除的其他疾病包括:间质泡膜增殖症、库欣综合征、先天性肾上腺皮质增生(如 21- 羟化酶缺乏及 11β- 羟化酶缺乏)、分泌雄激素的卵巢肿瘤、高催乳素血症、甲状腺功能异常、特发性多毛症、药物性高雄激素症(如服用达那唑等雄激素药物、苯妥英纳等)。这使标准化诊断迈出了重要的一步,但多囊性卵巢(PCO)形态学表现未被包括在内。随着研究的深入、诊断技术的进展、阴道超声的广泛应用,人们逐渐认识到 PCOS 的临床表现比 1990 年 NIH 定义的范围来得更广泛,有些患者表现为月经不规则、高雄激素和(或)PCO;有些患者无高雄激素症状,却有卵巢功能失调的临床表现。因此 1990 年 NIH 的诊断标准一直以来都存在争议。

英国学者应用卵巢多囊表现作为主要诊断标准:超声多囊样改变;月经稀发;多毛、痤疮、溢脂等;并除外垂体、肾上腺疾病。

欧洲人类生殖和胚胎学会(ESHRE)与美国生

殖医学学会(ASRM)2003年5月在荷兰鹿特丹召开的专家会议上达成共识,推荐的PCOS诊断标准为以下三项中至少有两项,并排除其他疾病时可诊断为PCOS:(1)稀发排卵或不排卵;(2)临床和(或)生化有高雄激素表现;(3)超声检查发现PCO。这一诊断标准出现了两个亚型:高雄激素血症合并PCO和排卵功能异常合并PCO,前者排卵功能可正常,后者可无临床及生化高雄激素血症的征象。

中华医学会妇产科分会内分泌学组于2007年制定了《多囊卵巢综合征诊治标准专家共识》:①稀发排卵或无排卵;②高雄激素的临床表现和(或)高雄激素血症;③卵巢多囊性改变:一侧或双侧卵巢直径2~9mm的卵泡≥12个,和(或)卵巢体积≥10ml。上述3条中符合2条,并排除其他高雄激素病因,如先天性肾上腺皮质增生、柯兴氏综合征、分泌雄激素的肿瘤等,以及其他引起排卵障碍的疾病,如高泌乳素血症,卵巢早衰和垂体或下丘脑性闭经,以及甲状腺功能异常等。

2009年美国妇产科学会诊断指南提出还需考虑肥胖的因素,腰围增加,腰/臀比例>0.85。此外,还需考虑胰岛素抵抗的因素,以胰岛素抵抗为其重要的发病特征可视为一种性别特异性代谢综合征类型。

二、PCOS诊断标准中存在的问题与争议

2012年NIH召开PCOS的研讨会,指出NIH标准是强调不排卵+高雄激素,鹿特丹标准是强调不排卵、高雄激素、PCO三选二,而AE-PCOS学会强调高雄激素+卵巢功能紊乱[不排卵和(或)多囊性卵巢(PCO)]。因此,各个学会制定的指南或专家共识并不统一,以上这些诊断标准中以鹿特丹标准应用最为广泛。

1. 多囊性卵巢　以往常容易把B超发现的PCO与PCOS混淆,原因是忽略了PCOS的内分泌特征。后来人们很快意识到PCO可以发生在正常女性和下丘脑性闭经及肾上腺异常增生的患者中。因此,要把卵巢多囊性改变这一现象与PCOS区别开来。各国诊断标准认为PCOS是种功能性疾病,诊断PCOS并不需要一定存在多囊卵巢;反之,单纯存在多囊卵巢也不能确定PCOS的诊断和代谢紊乱在PCOS中的作用。

尽管如此,PCO仍被认为是PCOS的诊断标准之一。有学者认为PCO具有高度的敏感性(96.3%)和特异性(97%)。PCO的形态学改变有:卵巢内出现直径2~9mm的卵泡,数量多于12个和(或)卵巢容积增大(>10ml)。卵巢体积计算(ml):0.5×长(cm)×宽(cm)×厚(cm);卵泡数目测量应包括横面与纵面扫描;卵泡直径<10mm,横径与纵径的平均数。阴道超声较准确,无性生活史的患者经直肠超声较准确;早卵泡期(月经规律者)或无优势卵泡状态下超声检查。

应用阴道B超卵巢的间质面积(SA)、总面积(TA)和SAPTA比值,发现这些是非常有价值的B超参数,与血清LH、LHPFSH呈显著相关,尤其是与LHPFSH比值的相关性最明显。因此,阴道超声测量卵巢三维切面的径线,尤其是SA、TA或SAPTA比值,对PCOS的诊断具有非常重要的意义,是PCOS的又一形态学特征。如果把阴道超声与腹部超声结合起来应用,可以提高诊断准确率。

2. 黄体生成素与卵泡刺激素比值　PCOS患者大部分存在促性腺激素分泌异常,黄体生成素(LH)与卵泡刺激素(FSH)比值与浓度均异常,大多数PCOS患者LH升高,FSH相当于卵泡期早期水平,LH/FSH≥2.5~3,大约60%有LH增高,95%有LH/FSH比值升高。因此,有学者建议LH水平及LHPFSH比值可以作为诊断PCOS的辅助参数。有研究发现PCOS患者LH升高与不孕、流产关系密切,但也有学者认为LH增高与流产无关。

但由于促性腺激素水平随月经周期改变,并呈脉冲式分泌进入血液循环,肥胖对LH脉冲幅度增高有负面影响,使LH水平升高甚少或不高,LH/FSH比值也可不高,因此未将血LH及LH/FSH比值作为PCOS的诊断标准。

3. 胰岛素抵抗/高胰岛素血症　尽管IR/高胰岛素血症是目前公认的PCOS的基本病理特征之一,但是由于胰岛素检测方法尚未标准化、IR计算方法的不同,引起PCOS的IR发生率统计不同,在普通人群和高危人群中适用的计算公式亦不同,因而在诊断标准中采用何种方法评定IR尚存争议。

4. 血清雄激素水平　有高雄激素临床表现的患者多数有高雄激素血症,因此,具有高雄激素血症的患者提示PCOS的可能性。但也有一部分患者血清雄激素水平在正常范围,此外,雄激素测量方法的不精确和多样性;即使正常人,其雄激素水平也存在多样性,因此,通过测定血清雄激素水平来诊断高雄激素血症也有一定的局限性。

有学者认为测定游离睾酮(FT)或游离睾酮指数(FTI)是评价高雄激素血症的敏感指标,而测定总体睾酮值不是高雄激素唯一的敏感指标。仅小

部分 PCOS 患者可能有硫酸脱氢表雄酮(DHEAS)水平增高。一些学者认为测定 DHEAS 和总体睾酮对于发现雄激素分泌肿瘤有一定价值。

5. 稀发排卵或不排卵　PCOS 患者通常表现为月经稀发或稀少或闭经,病理生理基础是稀发排卵或不排卵。然而月经不规则的程度和持续时间会因人而异,甚至月经规则的患者也可能表现持续不排卵,其中有 21% 伴有高雄激素血症;典型 PCO 的 PCOS 患者有排卵的超声证据并获得自然妊娠,只是其早期流产率明显增高。因此,稀发排卵或不排卵并不是诊断的必备条件,只是其中一条,因此许多作者认为 2003 年 5 月荷兰鹿特丹推荐的诊断标准较 1990 年 NIH 的诊断标准更切合临床实际。

6. 多毛　PCOS 患者高雄激素的临床和生化表现一直是 PCOS 的重要指标之一,大多数学者认为其临床表现主要是多毛症。但也有其局限性:(1)评价多毛症有相当的主观性;(2)没有医生在临床实践中真正使用标准化记分方法;(3)缺少大量人群的标准化数据;(4)在被评价为内分泌疾病前,多毛症可能已经在皮肤科或儿科得到了很好的治疗;(5)在有多毛症的东亚女性和青春期女性中多毛症很少见。

7. PCOS 诊断的排除标准　为正确诊断 PCOS,在有相应诊断证据的前提下还应排除其他相关疾病。如泌乳素水平升高明显,应排除垂体瘤,20%~35%PCOS 的患者可有泌乳素轻度升高;如存在稀发排卵或无排卵,应测定 FSH 和雌激素(E2)水平,排除卵巢早衰和中枢性闭经等;测定甲状腺功能,以排除由于甲状腺功能低下所致月经稀发;如高雄激素血症或明显的高雄激素临床表现,应排除非典型肾上腺皮质增生(NCAH)(由于 21- 羟化化酶缺乏,测定 17- 羟黄体酮水平)、柯兴氏综合征、分泌雄激素的卵巢肿瘤等。

第五节　PCOS 的治疗与存在问题

鉴于 PCOS 的病因和发病机制尚不明确,目前尚无彻底治疗的方法,也没有一种治疗方法能改善 PCOS 所引起的各方面的异常,因此治疗应进行综合治疗,具体治疗方案取决于患者主要的症状、年龄、生育要求及代谢异常情况。

首先应进行生活方式调整:控制饮食、加强运动、改变生活方式、戒烟限酒、减少食盐等。通过行为方式调整,降低全部体重的 5% 或更多以改善胰岛素抵抗,体重降低至正常范围可以阻止 PCOS 长期发展的不良后果。

一、有生育要求患者的治疗

治疗目的是:①促使无排卵的患者排卵;②获得正常妊娠。

(一) 基础治疗

1. 生活方式调整　采用低热量饮食和耗能锻炼,其目的是降低全部体重的 5% 或更多。

2. 高雄激素血症的治疗　首选达英 -35,每片由 2mg 醋酸环丙黄体酮(CPA)和 35μg 乙炔雌二醇(EE)配合而成。CPA 抑制 P450c17/17-20 裂解酶活性,减少雄激素合成并在靶器官与雄激素竞争性抢占受体,阻断外周雄激素的作用,通过下丘脑 - 垂体轴的反馈降低高雄激素生成,增加对氯米芬(CC)的敏感性;乙炔雌二醇可以升高性激素结合球蛋白(SHBG),以降低游离睾酮水平。适用于高雄激素血症的 PCOS 患者,可改善高雄激素血症及其临床表现、有效避孕、建立规律计划的月经、避免子宫内膜癌的发生。在自然月经或撤退出血的第 1~5 天服用,每日 1 片,连续服用 21 天。停药 7 天后重新开始用药。至少 3~6 个月,可重复使用。

3. 胰岛素抵抗的治疗　二甲双胍(MET)可增强周围组织对葡萄糖的摄入;抑制肝糖产生并在受体后水平增强胰岛素敏感性;减少餐后胰岛素分泌,改善胰岛素抵抗。适用于有胰岛素抵抗的 PCOS 患者。PCOS 患者常常存在高雄激素血症和高胰岛素血症,先采用达英 -35 和二甲双胍纠正内分泌紊乱将会提高促排卵药物的促排卵效果。每次 500mg,每日 2~3 次,1000~1500mg/d,治疗 3~6 个月,可明显改善患者的内分泌紊乱。

Vincenzo De Leo 等入选 18 例肥胖 PCOS 女孩,年龄从 15~18 岁,使用 OGTT 诊断胰岛素抵抗,高胰岛素血症的标准是基础胰岛素水平 >15pmol/l 并且服糖后 90 分钟胰岛素 >80pmol/l,所有妇女空腹胰岛素浓度 >15pmol/l 并且胰岛素浓度 >48 000pmol/min[口服 75 克葡萄糖试验后 2 小时胰岛素曲线下面积],接受 1700mg/dd 二甲双胍,治疗 6 个月。这一研究证实二甲双胍对月经周期的恢复作用,同时显示二甲双胍能够用于年轻女性以改善排卵和高雄激素血症的症状,如多毛、痤疮、体重增加等。

Lord 等对 MET 与安慰剂、空白对照及 CC、促排卵比较的 13 个(543 例)RCT 进行的荟萃分析显示,MET 与安慰剂相比其诱导排卵率 OR 为 3.88;

MET+CC 比 CC 诱导排卵率高,OR 为 4.41;妊娠率 OR 4.40。Costello 等对 12 个 RCT、2 个队列研究和 16 个无对照的描述性研究进行荟萃分析显示,MET 可改善月经和排卵,MET+CC 对无选择和 CC 抵抗的 PCOS 妇女均能改善排卵和妊娠。Kashyap 等对 MET 与 CC、MET+CC 和安慰剂 +CC 的队列研究、RCT 进行荟萃分析,MET 与安慰剂比较,诱导排卵 RR1.50;改善月经周期 RR 1.45,妊娠率 RR 1.07;MET+CC 比单用 CC 的诱导排卵率 RR 3.04 ,妊娠率 RR 3.65。Creanga AA 等的荟萃分析显示 MET 单独使用改善了 PCOS 妇女的怀孕 odds。MET+CC 的联合疗法与单独使用 CC 相比,既增加排卵又增加早期怀孕,特别是对肥胖的妇女。

Kurabayashi 等通过对 15 例 CC 抵抗日本妇女给予低剂量 MET 的研究显示,对 MET 反应好的患者具有下面的特点:(1)体重指数、空腹胰岛素水平、血脂和血压高;(2) 雄烯二酮水平低;(3) 月经不规律不严重。

噻唑烷二酮类药物不仅可以改善胰岛素抵抗,还可以直接改善 PCOS 患者的卵巢功能,Seto-Young 等在正常卵巢组织体外培养中添加吡格列酮或罗格列酮证明了这一观点。噻唑烷二酮类药物可直接刺激黄体酮和胰岛素样生长因子结合蛋白 -1(IGFBP-1) 的分泌,抑制胰岛素依赖性 E2 和睾酮产生,同时增加卵巢胰岛素抑制因子——IGFBP-1 的分泌。罗格列酮可以治疗 PCOS 的高胰岛素血症和高雄激素血症,其改善胰岛素抵抗的作用优于 MET;罗格列酮改善 PCOS 性激素异常的作用不及 MET;罗格列酮可以提高氯米芬抵抗患者的排卵率,而且优于 MET。

噻唑烷二酮类药物可提高患者的排卵率和胰岛素敏感性,降低雄激素水平,性激素结合球蛋白(SHGB)升高,月经恢复。但罗格列酮可能导致水钠潴留,从而引发心力衰竭;匹格列酮有增加膀胱癌的风险。此外,动物实验提示罗格列酮有胚胎致畸作用,因此对要求妊娠者临床应用时需谨慎。

(二) 促排卵治疗

1. 一线促排卵治疗 克罗米芬。但其有弱的抗雌激素作用:影响宫颈黏液,精子不宜生存与穿透;影响输卵管蠕动及子宫内膜发育,不利于胚胎着床,妊娠率低;可于近排卵期适量加用戊酸雌二醇等天然雌激素。于月经第 5~9 天口服氯米芬(CC),50mg/d,超声监测排卵。如无卵泡发育,可增加用药剂量和时间。对于伴有肾上腺素性雄激素升高者应用地塞米松 2mg/d 与 CC 联合应用,可明显提高排卵率及妊娠率。

2. 二线促排卵治疗包括促性腺激素和腹腔镜下卵巢打孔术 促性腺激素适用于口服促排卵药物治疗失败者。缺点是需密切监测血雌二醇及超声改变、费用昂贵、多胎妊娠、卵巢过度刺激综合征(OHSS)。促性腺激素诱导排卵必须谨慎并进行监测,采用低剂量缓慢增量方案,减少多卵泡发育和 OHSS 的发生。

腹腔镜下卵巢打孔术的治疗目的是减少卵泡膜从而减少雄激素的生成,诱发排卵。使用腹腔镜下烧灼或激光,在每侧卵巢表面钻 5~10 个孔隙,直径约 0.3~0.5cm,孔深 0.4~0.6cm。适用于存在克罗米芬抵抗,尤其是同时存在其他腹腔镜手术指征的患者。副作用是可能出现术后粘连等。

3. 体外受精 - 胚胎移植(IVF-ET) 促性腺激素治疗失败者或其他标准促排卵治疗 6 个月以上未孕者,以及符合体外受精的其他指征者。受孕率可达 40%~50%,但受患者年龄的影响较大。副作用是可造成多胎妊娠、卵巢过度刺激综合征等。

二、无生育要求患者的治疗

近期目标是调节月经周期、治疗多毛及痤疮、控制体重;远期目标是预防糖尿病、保护子宫内膜、预防子宫内膜癌、预防心血管疾病。

(1) 生活方式调整:同前。

(2) 口服避孕药:首选达英 -35,适用于高雄激素血症或具有高雄激素表现的 PCOS 患者。

(3) 孕激素:适应证:无高雄激素临床表现、无高雄激素血症、无胰岛素抵抗、无排卵。以上四条需同时满足才可使用。优点是可恢复规律月经、保护子宫内膜、减少子宫内膜癌的发生、费用较低。缺点是内分泌状况无改善、代谢状况无改善、多囊卵巢本身无改善、高雄激素状况无改善。

(4) 胰岛素抵抗的治疗:同前。

(5) 中医药治疗:采用中药、针灸等。尽管治疗方法很多,但目前尚缺乏有关不同的治疗方法对 PCOS 患者长期治疗效果的随机对照研究。由于 PCOS 存在长期的内分泌和代谢紊乱,产生多器官的损害,因此应对 PCOS 患者进行定期、终生的监测和保健。随着 PCOS 病因及病理生理的进一步阐明,今后能提供更好而全面的治疗方法及可能的预防措施。早期识别并积极治疗 PCOS,将有利于现在及时纠正、阻断 PCOS 的内分泌紊乱,防止其近期及远期并发症的发生,改善其预后。

(李 强)

参考文献

1. Colak R, Kelestimur F, Unluhizarti K, et al. A comparison between the effects of low dose (1 microg)and standard dose (250 microg)ACTH stimulation tests on adrenal P450c 17 alpha enzyme activity in women with polycystic ovary syndrome. Eur J Endocrino, 2002, 147 (4): 473-477
2. Martens JW, Geller DH, Arlt W, et al. Enzymatic activities of P450c 17 stably expressed in fibroblasts from patients with the poly-cystic ovary syndrome. Clin Endocrinol Metab, 2000, 85 (11): 4338-4346
3. Patel K, Coffler MS, Dahan MH, et al. Relationship of GnRH-stimu-lated LH release to episodic LH secretion and baseline endocrine-metabolicmeasures in women with polycystic ovary syndrome. Cin Endocrino, 2004, 60 (2): 67-74
4. Kalro BN, Loucks TJ, Berqa SL.Neuromodulation in polycystic ovary syndrome. Obstet Gynecol Clin North Am, 2001, 28 (1): 35-62
5. De LeoVDE, MarcaALA, Petiaglia F. Insulin-lowering agents in the management of polycystic ovary syndrome. Endocrine REV, 2003, 24 (5): 633-667
6. Gambineri A, Pelusi C, Vicennati V, et al. Obesity and the polysystic ovary syndrome. Int J Obes Rel Metab Disord, 2002, 26: 883-896
7. Lord J, Thomas R, Fox B, et al. Visceral fat mass is a good marker of insulin resistance and metabolic disturbance in women with polycystic ovary syndrome. BJOG, 2006, 113, 1203-1209
8. Diamant-iKandarakisE, Bartzis MI, Bergiele AT, et al. Microsatellite polymorphism (tttta) (n) at-528 base pairs of gene cyp11alpha in-fluences hyperandrogenemia in patients with polycystic ovary syndrome. Fertil Steril, 2000, 73 (4): 735-741
9. Zhao SP, Tang XM, Shao DH, et al. Association study between a polymorphism of aldosterone synthease gene and the pathogenesis of polycystic ovary syndrome.Chin J Obstet Gyneco, 2003, 38 (2): 94-97
10. Wickenheisser JK, Nelson-Degrave VL, McAllister JM.Dysregulation of cytochrome P450 17alpha-hydroxylasemessenger ribonucleic acid stability in theca cells isolated from women with polycystic ovary syndrome. Clin Endocrinol Metab, 2005, 90 (3): 1720-1727
11. Witchel SF, Kahsar-Miller M, Aston CE. Prevalence of CYP21 muta-tions and IRS1 variant among women with polycystic ovary syndrome and adrenal androgen excess. Fertil Steri, 2005, 83 (2): 371-375
12. Hickey T, Chandy A, Norman RJ. The androgen receptor CAG repeat polymorphism and X-chromosome inactivation in Australian Caucasian women with infertility related to polycystic ovary syndrome.Clin Endocrinol Metab, 2002, 87 (1): 161-165
13. Zhao SP, Tang XM, Shao DH, et al.Association study between a polymorphism of aldosterone synthease gene and the pathogenesis of polycystic ovary syndrome.Chin J Obstet Gyneco, l2003, 38 (2): 94-97
14. Qin K, Ehmann DA, CoxN, et al. Identification of a functional polymorphism of the human type5 17B-hydroxysteroid dehydrogenase gene associated with polycystic ovary syndrome. Clin Endocrinol Metab, 2006, 91 (1): 270-276
15. Boomsma CM, Eijkemans MJ. A meta- analysis of pregnancy outcomes in women with polycystic ovary syndrome. Hum Reprod Update, 2006, 12 (6): 673- 683

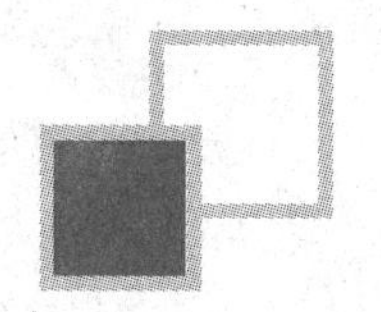

第七篇

营养代谢性疾病

第一章　2型糖尿病
第二章　1型糖尿病
第三章　特殊类型糖尿病
第四章　肥胖症
第五章　非酒精性脂肪性肝病
第六章　神经性厌食症和神经性贪食症
第七章　脂代谢异常——临床困惑与解析
第八章　高尿酸血症与痛风
第九章　低血糖症
第十章　胰岛B细胞瘤
第十一章　胰岛素自身免疫综合征

第一章　2型糖尿病

第一节　糖尿病临床流行病学研究

一、糖尿病患病现状

随着全球人口老龄化、乡镇城市化以及人民生活方式的改变，近年来糖尿病的患病率迅猛上升，与三十年前相比，全球糖尿病患者的数目翻了一番。2003年，全球估计已有1亿9400万名成年糖尿病患者，到2010年，这一数值已达2亿8500万，据预测，到2030年，全球将会有超过4亿3900万名成年人备受糖尿病困扰，其中约90%为2型糖尿病患者。WHO估计：2000年到2030年的三十年内，世界总人口的增长率是37%，而与此同时，糖尿病人口的增长率将达到114%。糖尿病及其相关并发症，如：大血管病变（冠心病、脑卒中等）、微血管病变（糖尿病肾病、糖尿病视网膜病等）、死亡等，无疑严重威胁到人们的身体健康及生活质量，而由此引发的糖尿病管理所产生的费用对于社会经济的消耗也将随之节节攀升，在经济欠发达地区尤为严重。据调查：在低经济收入群体中，糖尿病患者收入的25%~34%被用于该病的控制及管理，当出现糖尿病并发症而入院或进行手术治疗，或加用了胰岛素制剂等将进一步增加该病的经济负担。因此，糖尿病流行对目前的医疗卫生体系提出了重大而艰巨的挑战。

本章节将概述糖尿病流行病学新趋势，包括由于地区分布差异、经济发展水平的不同、年龄以及糖尿病诊断标准的革新对其产生的不同影响，尤其以2型糖尿病为主；并阐述糖尿病的相关危险因素，包括超重和肥胖、遗传易感性、生活方式和环境内分泌干扰物，以及其他相关代谢异常；同时，还将总结常见的糖尿病预防及干预措施，为糖尿病的管理献计献策，以达到控制糖尿病流行的目的。

二、糖尿病流行病学新趋势

1. 近年不同地区糖尿病患病率的变化　2008年，全球男性和女性的糖尿病患病率分别已达到了9.8%和9.2%，而在1980年，这一数值仅为8.3%和7.5%；在这些糖尿病人口中，约40%来自印度和中国，约10%来自美国和俄罗斯，约12%来自巴西、巴基斯坦、印度尼西亚、日本和墨西哥；从世界不同地区的患病率来看，大洋洲的糖尿病患病率最高，在男性和女性分别达到了15.5%和15.9%，南亚、拉丁美洲及加勒比海地区、中亚、北非和中东地区紧随其后（患病率位于8%~12%之间），而在收入较高的澳大利亚、北美和西欧地区，糖尿病的患病率也较高；从世界不同地区的糖尿病患病趋势来看，大洋洲地区变化最为巨大，自1980年到2008年短短的20年间，患病率增长了约60%。

从以上糖尿病人口的世界分布数据分析，亚洲，毫无疑问是糖尿病流行的重灾区，其中发展中国家更是重中之重。约有80%的糖尿病患者来自发展中国家，其中又以印度和中国最为严重，以目前的流行趋势推测，在未来的20年内，亚洲地区糖尿病患者将进一步增加，估计到2013年，印度和中国的糖尿病患者将分别达到7940万和4230万。

在几十年前，发展中国家的糖尿病患病率，尤其是2型糖尿病还十分低，比如在1980年，中国的糖尿病患病率不到1%。然而，有流行病学研究结果显示：移居西方国家的亚裔人群糖尿病患病率显著增高，因此研究者们开始更为关注亚洲人群，这个具有糖尿病潜在风险的人群。随着亚洲经济的迅猛发展，研究者们发现该地区的糖尿病流行范围也随之迅速扩大，尤其是经济发展最为迅猛的中国和印度。

目前，糖尿病流行的重灾区已经从发达国家逐步转向发展中国家，全球约80%的糖尿病患者来自经济欠发达国家或地区，随着近年来经济的迅猛发展、城市化进程的推进以及饮食结构的改变，亚洲已成为当之无愧的“糖尿病流行的风暴中心”。在一份预测全球 2030 年糖尿病人口数的国家排名榜单上，排名前 10 的国家中有 5 个来自于亚洲，分别为中国、印度、巴基斯坦、印度尼西亚和孟加拉国。根据近年来的研究数据发现，中国也将逐步超越印度，成为亚洲糖尿病流行的风暴中心。2010 年 3 月的《新英格兰医学杂志》刊登了中国卫生部中日友好医院杨文英教授牵头的中国糖尿病患病调查研究，该项目历时 1 年(2007-2008 年)，覆盖中国 14 个省市，共 46 239 名 20 岁及以上的成年人参与了本次糖尿病筛查，这也是迄今为止规模最大的中国糖尿病流行病学调查，研究结果发现：目前中国约有 9240 万的成年糖尿病患者(约占总人口的 9.7%)，约有 1 亿 4820 万的糖尿病前期患者(约占总人口的 15.5%)，糖尿病前期包括了空腹血糖受损(impaired fasting glucose，IFG)和糖耐量减低(impaired glucose tolerance，IGT)。除外亚洲地区，中东和非洲海湾地区也是糖尿病患病的高发区。有研究显示：与瑞典本地居民相比，移民瑞典的中东人群糖尿病患病率显著升高。

在中青年人群中，糖尿病患病率也同样呈现出发展中国家趋向超过发达国家的现象。而且，与普遍观点不同的是，目前的发展中国家，2 型糖尿病流行不再呈现城市高于农村的现象。导致城市和农村之间糖尿病患病率不断接近的原因主要有 3 个：①农村地区城市化进程的快速推进；②农村人口向城市的不断迁移；③由迁移所导致的生活方式的改变。一项来自印度的研究数据显示：从 2000 年到 2006 年，无论在城市还是农村其糖尿病患病率均显著升高，城市患病率从 13.9% 增长到 18.2%，农村患病率从 6.4% 增长到 9.2%，其他亚洲国家也展现相似的趋势。在 35~74 岁中国成年人群中，农村男性糖尿病患病率从 2001 年的 5.3% 跃升到 2006 年的 14.2%，而农村女性则从 8.9% 跃升到 13.8%；城市男性糖尿病患病率从 11.3% 上升到 19.2%，而城市女性则从 11.3% 上升到 16.1%。

就患病率而言，1 型糖尿病远低于 2 型糖尿病，但由于 1 型糖尿病的起病较为明显，不易漏诊，故主张采用发病率来描述 1 型糖尿病的流行病学特点。据现有资料分析，世界不同地区 1 型糖尿病的发病情况差异显著，欧洲国家 1 型糖尿病发病率较高，并有自南向北逐渐升高的趋势，以北欧地区最高，而东南亚地区则相对较低。近年来，世界不同地区 1 型糖尿病发病率也有逐年增高的趋势，但其增长速率远不及 2 型糖尿病来得迅猛。1 型糖尿病发病率与季节和病毒性疾病流行相一致，这提示 1 型糖尿病的发病可能与病毒感染相关。中国是世界上 1 型糖尿病发病率最低的国家之一，但由于中国人口基数大，故 1 型糖尿病患者的绝对例数也并不少。

2. 经济发展水平对糖尿病患病率的影响　导致近年来亚洲国家、尤其是发展中国家糖尿病流行爆发的最主要原因是这些国家国民经济的迅猛发展。经济水平提高之后，人们的温饱问题解决了，甚至有些出现了营养过剩，体力活动也大幅度减少，随之而来的是体内代谢平衡失调，糖尿病患病率自然会显著上升。

另外，经济的发展势必引起城市化进程的加剧以及农村人口向城市的迁移。截止到 2010 年，新加坡、韩国、马来西亚、菲律宾和印度尼西亚等亚洲国家的城市化率已超过 50%，中国、印度、巴基斯坦和泰国等国的城市化率也已超过 30%，而一些经济欠发达国家，如：孟加拉国、斯里兰卡等的城市化率仍维持在较低水平。城市化进程的加速一方面是由于自然人口数目的增长，另一方面，城市规模的扩增也起到一定的作用：随着人口数目的增加，农村人口向城市迁移的比率也增加，势必引起城市人口比例的上升。因此，城市人口的剧增是直接导致全球糖尿病流行爆发的一项重要影响因素。

除外城市化本身对于糖尿病流行的影响，城市化所导致的人们生活方式的改变，如：体力活动的减少，也将潜移默化地增加体重指数(body mass index，BMI)和体内脂肪含量，以上这些因素，无一例外均为糖尿病的传统危险因素。这也就很好解释了为何印度和中国作为近年来国民生产总值(gross national product，GNP)激增最为迅猛的发展中国家，糖尿病患病率也随之显著增加。虽然目前印度的糖尿病患病率仍略高于中国，然而 2007-2008 年中国糖尿病患病调查研究结果显示，中国约有高达 15.5% 的糖尿病前期患者，这些患者都是将来发生糖尿病的潜在危险人群，因此，目前的中国仍处于一个糖尿病流行的早期阶段，随着未来几年经济水平的继续增长，中国的城市化进程以及糖尿病流行必将更为严重；另外，中国香港和台湾地区的糖尿病患病率高于中国大陆地区也能为以上推论带来佐证。

中国香港和台湾作为中国经济启蒙较早的地区，均已迈入国际化大都市的行列，因此，人们的饮食、体力活动等生活方式也越来越趋向城市化。与农村人口相比，城市人口的饮食更为多样化、营养更为丰富，会摄入更多动物性食物，与之相对应，城市人口摄入的主食主要为精粮、食用加工食物的比例也较高，总脂肪含量及饱和脂肪酸的摄入增多、食物纤维的摄入相对减少。以上饮食结构的改变可能是由于可支配收入所决定的，换而言之，城市中的高收入人群饮食方式更为西方化，总的能量摄入也越高，然而也有研究发现：无论低收入、中收入还是高收入的城市人口都经历着饮食结构的巨变。饮食结构的改变必然对于糖尿病、心脑血管疾病、高血压等慢性代谢性疾病的流行产生巨大的影响。

移民，指的是某国居民移居海外，一般是由经济欠发达地区迁移到经济发达地区，同样也被证实是导致糖尿病高发的一个重要因素，比如：亚裔印度移民和中国大陆移民。导致移民者糖尿病患病率增高的原因可能是由于环境及行为方式的改变，而非一些致病基因序列的突变，因为各项研究均发现在移民发生的短短十几年里，糖尿病的患病率就已经显著上升。

3. 老龄化对糖尿病患病率的影响 人口老龄化是指老年人(60岁以上)所占比例的增加并伴随青少年(15岁以下)所占比例的减少。人口老龄化是经久不衰的，全球老年人的比例在1950年约为8%，在2000年约为10%，预测到2050年将达21%，而且此时世界上老年人的数目将在历史上首次超过青少年的数目，其实早在1998年发达国家已经发生了这种年轻人和老年人相对比例的历史性扭转。人口老龄化是普遍影响社会中每个个体的一种全球现象，对人类生活的方方面面都产生重大的后果和效应。在经济领域，人口老龄化将对经济增长、投资与消费、劳动力市场、养恤金、税收及世代间转接发生冲击；在社会层面，人口老龄化影响了家庭组成及生活安排、保健和医疗体系。

糖尿病，尤其是2型糖尿病被公认为是一种老年性代谢性疾病，其患病率随着年龄的增长而显著增加，随着老龄化现象的日趋严重，糖尿病流行必将伴随发生。在美国有超过一半的糖尿病患者为60岁以上的老年人，65岁到74岁是糖尿病患病的高峰年龄段，该年龄段美国男性和女性的糖尿病患病分别超过20%和15%。由于目前发展中国家的人口老龄化的速度比发达国家快得多，发展中国家又并没有太多时间调整适应人口老龄化的后果，而且发展中国家的人口老龄化是发生在比发达国家更低的社会经济水平之上，因此对于糖尿病的流行势必产生更为深远的影响。来自亚洲的DECODA (Diabetes Epidemiology Collaborative Analysis of Diagnosis Criteria in Asia)研究结果显示：在亚洲，不同年龄层糖尿病患病率不同，且随着年龄的增加患病率逐步上升；就患病高峰年龄层而言，亚洲各国之间也略存差异，在印度糖尿病患病高峰位于60~69岁人群，而在中国，高峰年龄层有所延后，位于70岁及以上人群。来自2007-2008年的全国调查数据也显示，在20岁及以上的成年中国人中，男性和女性20~29岁、30~39岁、40~49岁、50~59岁、60~69岁和70岁及以上人群的糖尿病患病率分别为2.6%、5.2%、11.1%、15.5%、18.1%和21.8%，1.2%、3.0%、7.3%、13.1%、20.3%和22.0%。

4. 糖尿病的低龄化趋势日益明显 曾经只要说起糖尿病，人们首先联想到的就是一位体形略有发福的中年人形象。实际上，糖尿病并非中老年专属，目前糖尿病患病率逐年攀升，并伴有低龄化趋向。在医学上，糖尿病可分为1型糖尿病、2型糖尿病、妊娠期糖尿病和其他类型糖尿病4种，其中又以1型和2型占大多数。随着糖尿病低龄化趋势的日益明显，区分1型糖尿病和低龄2型糖尿病就显得更为重要。

1型糖尿病多发于青少年，占糖尿病总比重的10%以下，是一种因发育不良、病毒等原因诱发的糖尿病。1型糖尿病患者存在免疫系统缺陷，体内可检测出多种自身抗体，损伤胰岛素分泌的细胞，导致无法正常分泌胰岛素，需要终生依赖外援胰岛素维持生命。而2型糖尿病是一种多基因病，受环境和遗传的共同作用，主要以胰岛素抵抗为特征，曾被认为是中老年人特有的代谢失调性疾病，然而2型糖尿病的发展是越来越低龄化，青少年2型糖尿病患者也越来越多。2001年，10万名北美10~19岁青少年中就有42名2型糖尿病患者。早在20多年前，仅有4%的新诊断青少年糖尿病患者被确诊为2型，但近年来，2型糖尿病比例在青少年中不断上升，在美国印第安土著人群、亚洲及太平洋岛国地区人群中，新发的青少年糖尿病患者中约有80%均被诊断为2型。以上这些证据改变了传统的儿童青少年糖尿病以1型糖尿病为主的看法，也打破了2型糖尿病是成年发病型的陈旧观念。

青少年2型糖尿病患病率上升受多种因素共同影响，其中最为重要的因素为种族。美洲原住民、澳大利亚原住民、非洲裔美国人、西班牙裔、太平洋岛国人以及亚裔人均为2型糖尿病的高发人群，如：澳大利亚原住民中青少年2型糖尿病发生率是普通人群的6倍，在美国15~19岁的青少年人群中，与非西班牙裔白人相比，其他种族发生2型糖尿病的比例显著升高，来自同一研究的结果显示：基因和(或)环境因素介导了不同种族人群糖尿病低龄化趋势的差异。其次,现今生活水平提高了、交通便利了、孩子们吃了过多食物而不运动,导致肥胖个体越来越多,而这些都是 2 型糖尿病的高危因素,这也就为什么在二三十年前,儿童与青少年糖尿病为何如此少发的原因。

除了 2 型糖尿病,青少年糖尿病前期的流行也日趋严重。来自最新的美国国家健康与营养调查(National Health and Nutrition Examination Survey, NHANES)数据显示,美国 12~19 岁的青少年人群中,IFG 的患病率已从 1999-2000 年的 7% 上升到了 2005-2006 年的 13.1%,其上升幅度高达 87.1%;据估计,16.1% 的美国青少年备受 IFG 和(或)IGT 的干扰。那些伴有肥胖、高胰岛素血症或糖尿病家族史等危险因素的青少年更易患糖尿病前期。然而,一些亚洲国家,青少年肥胖日趋严重,尤其是经济发展最为迅速的中国和印度,如果不采取有效措施减慢青少年肥胖的流行,那么随之而来的就是青少年 2 型糖尿病的大流行。

糖尿病发病的低龄化趋势以及青少年糖尿病人群所伴发的一系列代谢异常或疾病状态,对于医疗卫生体系是一重大隐患,因为青少年 2 型糖尿病患者处于该病疾病状态的时间更长,其发生以及终生伴有糖尿病并发症的可能性将更早更高。

5. 新的糖尿病诊断标准对糖尿病患病率的影响 长久以来,糖尿病的诊断均依赖于血糖水平。近年来,糖化血红蛋白 A1c(glycated hemoglobin A1c, HbA1c) 因能反映过去 8~12 周的平均血糖水平而被美国糖尿病协会(American diabetes association, ADA)和 WHO 推荐为糖尿病的诊断标准之一。即使在非糖尿病人群,较高的 HbA1c 水平不仅能预示将来发生糖尿病的风险增高,同时也能预测心血管事件及死亡的发生风险。目前,ADA 和 WHO 均推荐使用 HbA1c≥6.5% 作为糖尿病的诊断标准之一,这一切点的建立是基于 DETECT-2 (early detection strategies for type 2 diabetes and impaired glucose tolerance)项目的数据,该研究结果主要集合了来自拥有眼底摄片的 9 个研究,包含了 44 623 名 20~79 岁研究对象,根据受试者工作特征(receive operating characteristic, ROC)曲线的结果发现:当 HbA1c >6.4% 时,糖尿病视网膜疾病的发生率显著升高。

与空腹血糖和糖负荷后 2 小时血糖相比,HbA1c 有许多优势:HbA1c 随时都可以测定,不需要特殊的准备;HbA1c 在室温下稳定性好,在体内变异性小;HbA1c 在实验室检测中的批内和批间变异率低;因检测方法的标准化,HbA1c 结果更具可比性。然而,分别用 HbA1c 和血糖诊断糖尿病的结果并不完全一致。来自美国和印度人群的研究表明:不同糖代谢状态(正常糖耐量、糖尿病前期、糖尿病)组的 HbA1c 水平有着很大程度的重叠。目前有 16 项研究进行了 HbA1c≥6.5% 和口服葡萄糖耐量(oral glucose tolerance test, OGTT) 检测糖尿病的比较,其中有 13 项研究均发现,HbA1c 为标准诊断的糖尿病的患病率显著低于以 OGTT 为标准诊断的糖尿病患病率。另外,虽然在 OGTT 诊断的糖尿病人群中,HbA1c≥6.5% 诊断糖尿病的特异度还是相当高的(>90%),但是其敏感性在各个种族之间存在着显著的差异。因此有许多研究就提出应该设立不同种族的 HbA1c 切点用于糖尿病的诊断,然而,目前此类数据还缺如。2009 年国际专家委员会所公布的报告指出:HbA1c 作为一种用于诊断糖尿病的新方法,它所扮演的角色不是一味追求精准的发病率,而是要能筛查出那些糖尿病并发症的高危人群,及早干预达到预防的目的。在正常糖耐量人群中,较高的 HbA1c 被证实与高龄、腹型肥胖和血脂异常等心血管危险因素正相关。

除了将 HbA1c≥6.5% 纳入糖尿病诊断标准之一,ADA 还将 HbA1c 位于 5.7%~6.4% 的人群定义为糖尿病高危人群,这些人需要通过生活方式的改变或者药物干预来预防将来糖尿病的发生。然而,与单采用血糖进行筛查的结果相比,单采用 HbA1c 筛查出的糖尿病高危人群的比例显著降低。

综上所述,传统血糖与 HbA1c 作为用于诊断糖尿病的两种方法,它们各自所筛查出的糖尿病患者并不一致,因此,随着 HbA1c 被日益广泛地应用,必将导致糖尿病患病率发生相应的改变。

三、糖尿病的危险因素

1. 超重及肥胖 随着全球范围城市化以及人口老龄化进程的不断加深,人们的生活方式发生了巨大改变,超重及肥胖问题日益严重,已成为全球性的公共卫生问题。WHO 明确宣称,肥胖是全球流行性最广的慢性非传染性疾病。根据 WHO 的资料,2005 年,全世界成人中超重者(BMI≥25kg/m^2)约有 16 亿,其中肥胖患者(BMI≥30kg/m^2)至少有 4 亿;预计到 2015 年,全球超重及肥胖者将分别突破 23 亿和 7 亿。

我国作为处于社会转型期的发展中国家,肥胖问题及其带来的相关慢性疾病的负担尤为严峻。

根据中国疾病预防控制中心慢性非传染性疾病预防控制中心及上海交通大学医学院附属瑞金医院于2010年开展的中国慢性病及其危险因素监测报告，按照中国人群超重（BMI≥24kg/m²）及肥胖（BMI≥28kg/m²）的诊断标准，我国2010年18岁及以上居民超重的患病率为30.6%，肥胖的患病率为12.0%。

一系列横断面和前瞻性研究均表明，超重及肥胖是2型糖尿病的重要危险因素。BMI与发生2型糖尿病的风险呈显著正相关，并在不同性别及不同种族之间均保持一致性。一项荟萃分析表明，与正常体重人群相比，超重与肥胖人群罹患2型糖尿病的比值比分别为2.37与3.99。然而，BMI诊断的部分肥胖人群依然表现为代谢正常的状态，而BMI正常的人群中同样也会出现糖代谢紊乱。这是因为脂肪沉积部位的分布异常也是肥胖导致各种代谢紊乱的重要基础，脂肪在腹部的沉积被认为具有更重要的病理生理意义。目前，临床及大规模流行病学研究主要采用腰围、腰臀比等身体测量指标评估腹部脂肪沉积，并将腰围增高的人群定义为腹型肥胖，结合以BMI增高为标准评估的全身性肥胖，用于探讨不同肥胖类型的影响因素及其与2型糖尿病的相关性。研究结果表明，腹型肥胖的调查对象在BMI水平尚处于正常范围时，患2型糖尿病的风险已显著增加。

脂肪组织能分泌多种多肽类激素和细胞因子，并表达多种分泌蛋白的相应受体，是一个重要的内分泌、旁分泌、自分泌器官。超重及肥胖人群脂肪细胞因子的分泌异常在2型糖尿病中发挥着重要作用，主要包括游离脂肪酸、脂联素、炎症因子（白细胞介素-6、白细胞介素-8）、瘦素等影响糖、脂、能量代谢及胰岛素敏感性的脂肪细胞因子。此外，肥胖与糖尿病在遗传学上可能有共同的背景，已知肥胖基因、瘦素受体基因、解偶联蛋白1基因及β肾上腺受体基因等的变异均与肥胖和2型糖尿病的发生有关。

2. 遗传易感性 糖尿病，特别是2型糖尿病，是一种常见的复杂疾病，受到遗传和环境因素的共同作用，具有明显遗传易感性。家系研究发现，有糖尿病阳性家族史的人群，其糖尿病患病率显著高于家族史阴性人群。而父母都有糖尿病者，其子女患糖尿病的机会是普通人的15~20倍。遗传因素在2型糖尿病的发生发展中起着重要作用。2型糖尿病是一种多基因病，其遗传模式有主效基因、微效基因和单基因等模式。

寻找2型糖尿病易感基因的策略主要有基因组扫描、连锁分析和遗传关联研究。近年来，全基因组关联研究（genome-wide association study，GWAS）作为研究复杂疾病遗传学的重要手段，发现了一系列2型糖尿病相关的遗传易感位点。GWAS出现之前，人们利用候选基因和定位克隆的方法找到2型糖尿病多个可能的易感位点，但是经过大规模验证得到公认的却只有3个：PPARG、KCNJ11和TCF7L2。自2007年2型糖尿病的首个GWAS完成以来，目前确证的2型糖尿病遗传易感位点主要包括：①通过病例对照研究发现的NOTCH2、THADA、BCL11A、IRS1、PPARG、ADAMTS9、IGF2BP2、WFS1、ZBED3、CDKAL1、JAZF1、KLF14、TP53INP1、SLC30A8、CDKN2A/2B、CHCHD9、CDC123/CAMK1D、HHEX/IDE、TCF7L2、KCNQ1（包含2个独立位点）、KCNJ11、CENTD2、HMGA2、TSPAN8/LGR5、HNF1A、ZFADN6、PRC1、FTO、HNF1B和DUSP9；②通过连续血糖性状关联研究发现的MTNR1B、ADCY5、PROX1、GCK、GCKR和DGKB-TMEM195；③通过推断并考虑双亲来源效应而发现的rs2334499（11p15）。

3. 生活方式及环境危险因素 遗传因素是相对稳定的，生活方式及环境危险因素的作用对2型糖尿病的发生发展可能更为重要。不良的饮食习惯、疏于运动、吸烟、饮酒等生活方式的改变显然大大增加了2型糖尿病的患病风险。高热量、高碳水化合物、高脂（特别是高反式脂肪酸类饮食）均可独立于肥胖及腹部脂肪沉积增加2型糖尿病的发病风险，而富含谷类纤维及多不饱和脂肪酸的饮食对2型糖尿病则具有保护作用；Ridaura等在美国进行的一项为期12~18年的前瞻性研究表明，膳食中镁的摄入与2型糖尿病之间存在着保护性的剂量反应关系。久坐、疏于运动的生活方式增加2型糖尿病风险，坚持适量的体育锻炼则可增加胰岛素敏感性、改善胰岛素抵抗、降低2型糖尿病风险。尽管吸烟对人体健康的危害已被普遍认知，吸烟在成年男性中仍非常普遍。Carlsson等在瑞典进行的一项前瞻性研究发现：每日吸烟≥20支者，患2型糖尿病的相对危险度为1.64。大量吸烟是2型糖尿病的危险因素，并且随着吸烟年限与吸烟量的增加，2型糖尿病风险显著增加；另外，戒烟行为也可能增加2型糖尿病的风险，戒烟人群的2型糖尿病患病率显著高于不吸烟和正在吸烟的人群。饮酒对健康的影响也引起了广泛关注，一项前瞻性研究表明：与不饮酒者相比，饮酒≤6g/d者，其患2型糖尿病的相对危险度为:0.87;适量饮酒者:即饮酒6~12g/d、12~24g/d、24~48g/d 者,其相对危险度分别为:0.70、0.69、0.72;大量饮酒者:即饮酒≥48g/d 者,与不饮酒者相似,其相对危险度为:1.04。其他多项研究结果也均显示:适量饮酒对 2 型糖尿病具有保护作用,而大量饮酒则显著增加 2 型糖尿病的患病风险。

糖尿病的发病风险与社会经济地位有显著的相关性。有研究表明,社会经济不发达,尤其是低文化水平能增加 2 型糖尿病的发病风险。美国的一项前瞻性研究表明,在调整了年龄、种族等因素后,美国妇女的收入、教育、职业状况等与 2 型糖尿病的发病有显著关联。另外,研究显示,生命早期营养不良可能导致成年后的糖代谢障碍并增加发生 2 型糖尿病的危险。低体重新生儿较高体重新生儿在成长期更容易生糖尿病,母亲营养不良或胎盘功能不良可以阻碍胎儿胰岛 B 细胞的发育。

近年来,随着科学技术水平的发展和人民生活水平的提高,以及由于人们对工业高度发达的负面影响预料不够和预防不利,环境污染的程度也在加剧,特别是在发展中国家。环境污染问题越来越成为世界各个国家的共同课题之一。可能在 2013 年以前,中国人从来没有意识到自己所生活的环境会是多么的糟糕,尤其以首都北京为例,有史以来最严重的雾霾天气,让这个经济快速发展的国家变成了举世瞩目的焦点。环境污染对于人群健康的危害可想而知,越来越多的疾病将随着环境污染的程度加深,而趋向于易感染与年轻化状态,尤其是在工作重压之下的工薪阶层,紊乱的生活规律、不健康的饮食习惯,以及在高压下的精神状态,让这类人群的患疾病几率大大升高,而糖尿病更是首当其冲。有研究表明:空气污染容易导致心血管系统发生炎性反应,增加胰岛素抵抗的几率,因此易诱发糖尿病。

在众多的环境污染物中,以环境内分泌干扰物(environmental endocrine disruptors,EEDs)对内分泌代谢性疾病的影响最为举足轻重。双酚 A(bisphenol A)是世界上使用最广泛的工业化合物之一,是一种重要的 EEDS。美国疾病控制预防中心的研究发现,93% 到 95% 的自然人群可在尿中检测到双酚 A。尽管美国食品和药物管理局曾于 2008 年发布研究报告称双酚 A 对人体是安全的,但研究发现人群在低于推荐的安全暴露剂量时,这种致病作用就可能发生,因此导致了近年来关于是否需要修改双酚 A 产品使用法规的争议。基础研究发现,双酚 A 可竞争性结合并激活胰岛 B 细胞膜表面的雌激素受体,刺激胰岛 B 细胞产生过度的胰岛素分泌,促使肝脏和肌肉发生胰岛素抵抗,甚至造成 B 细胞的耗竭,进而诱发 2 型糖尿病。Lang 等研究者利用美国国家健康营养调查(National Health and Nutrition Examination Survey,NHANES)2003 年至 2004 年的数据,在 1455 名 18~74 岁的成人中发现,人群中较高的尿双酚 A 水平与糖尿病的患病风险显著相关,其中尿双酚 A 水平每增加 1 个标准差,糖尿病的患病风险增加 39%。该研究是第一项有关双酚 A 与糖尿病的流行病学研究,但是由于该研究的观察终点为调查对象自行报告的疾病史,并没有根据规范的诊断标准诊断糖尿病,同时没有将 1 型糖尿病和 2 型糖尿病在分析中进行区分,因此不少学者对该研究中双酚 A 高暴露程度与糖尿病显著相关的结果提出质疑。而在 NHANES 研究的历年数据中,对于尿双酚 A 与糖尿病的关系的报道也不一致。宁光等研究者在 2009 年对中国成人尿双酚 A 水平与 2 型糖尿病的相关性进行了调查。通过 OGTT 结合病史对 2 型糖尿病患者进行了明确诊断,并测定了所有研究对象的尿双酚 A 水平表明了双酚 A 高暴露可能增加 2 型糖尿病的患病风险,未能发现尿双酚 A 与 2 型糖尿病之间的线性相关性。由于目前针对双酚 A 与糖尿病的流行病学研究均为横断面的设计,该研究并不能体现双酚 A 与 2 型糖尿病之间的因果关系,尚需要进一步的随访研究深入探讨。

4. 其他相关代谢异常 “三高”通常指高血压、高血糖和高血脂,三者均为常见的代谢异常性疾病,可单发也可伴存,因其导致机体代谢紊乱的最终途径相似,所以常互相影响。随着经济发展和生活方式等的改变,以及超重和肥胖患病率的飙升,“三高”现象不仅仅局限于欧美地区,在中国等亚太发展中国家也表现出流行趋势。

根据 2010 年开展的中国慢性病及其危险因素监测报告,2010 年 18 岁以上居民高血压患病率为 33.5%,与其他国家相比,我国居民高血压患病率高于美国(30%)和加拿大(21.6%),但低于德国(55%)、意大利(38%)等欧洲国家,可见,我国居民高血压水平已超过一些发达国家,但高血压的知晓率仍较低(35.7%),同时,高血压患者的血压控制率更低(17.2%)。有流行病学研究结果显示,高血压患者发生糖尿病的可能性是正常血压者的 2.5 倍,与此同时,糖尿病患者高血压的患病率可达 70%~80%,这可能与两种疾病有共同的危险因素有关;ADA 也指出，高血压是糖尿病，尤其是2型糖尿病的确定高危因素。

血脂异常指血浆中一种或几种脂质高于正常，可表现为高胆固醇血症、高甘油三酯血症或者两者兼有。根据2010年中国慢性病及其危险因素监测报告数据显示，虽然，目前中国血脂异常的患病率并没有高血压来得惊人，但18岁以上居民高胆固醇血症和高甘油三酯血症的患病率已分别达到了3.3%和11.3%，但是，与2002年中国居民营养与健康状况调查的结果相比高胆固醇血症的患病率升高了1.3倍，而高甘油三酯血症的患病率更是增加了80%。众所周知，血脂异常早期并无显著的临床表现，不易被发现，且大量流行病学资料显示血脂异常人群的糖尿病患病风险显著升高，因此，伴随高胆固醇血症和(或)高甘油三酯血症的流行，必将加剧目前糖尿病的流行。

除外传统的代谢异常性疾病，近年来，非酒精性脂肪性肝病(non-alcoholic fatty liver disease，NAFLD)患病率在全球、尤其是亚太地区呈上升趋势。NAFLD是一种与胰岛素抵抗和遗传易感密切相关的代谢应激性肝脏损伤，其病理学改变与酒精性肝病相似，但患者无过量饮酒史，它是欧美等西方发达国家肝功能酶学异常和慢性肝病最常见的原因。在欧美，普通成人NAFLD患病率为20%~33%，随着肥胖症和代谢综合征的流行，近20年亚洲国家NAFLD增长迅速且呈低龄化发病趋势，在我国的情况同样不容乐观，上海、广州和香港等大城市成人NAFLD患病率在15%左右，而且NAFLD患病率的上升在这些地区与糖尿病患病率的上升相一致，同样，流行病学资料也证实了该相关性的存在，究其原因，可能因为：①NAFLD是代谢异常在肝脏的特殊表现；②NAFLD存在不同程度的肝脂肪浸润，而后者又能引起肝功能损害；③NAFLD导致肝功能损伤，胰岛素抵抗及B细胞功能异常，最终继发糖尿病。明确的生理病理学机制还有待基础和临床流行病学研究进一步探讨。

四、糖尿病的管理

糖尿病治疗的近期目标是控制糖尿病，防止出现急性代谢并发症，远期目标是通过良好的代谢控制达到预防慢性并发症，提高糖尿病患者的生活质量和延长寿命。为了达到这一目标应建立较完善的糖尿病教育管理体系，为患者提供生活方式干预和药物治疗的个体化指导，这一指导的提出是建立在一系列糖尿病流行病学研究的基础上所产生的，任何糖尿病管理的决策都不能单纯依靠经验和直觉，都要建立在大量流行病学证据的基础之上，也就是用理性的方法去整理感性的材料。糖尿病流行病学研究是在糖尿病临床研究中，创造性地将流行病学及卫生统计学原理和方法有机地与临床医学相结合，用于糖尿病病人及其群体的管理，特别是针对各种决策的评价；它发展和丰富了糖尿病临床研究的方法学，从而深化了对糖尿病发生、发展和转归整体规律的认识，提高了对该病的诊断和治疗水平，从而使该病的个体研究和群体研究相衔接，促进临床研究更趋完善，也推动了流行病学研究更加深入。

1. 糖尿病教育和管理 每位糖尿病患者一旦诊断就必须接受糖尿病教育，可以是糖尿病教育课堂、小组式教育或个体化的饮食和运动指导，这样的教育和指导应该是长期和随时随地进行的，特别是当血糖控制较差需要调整治疗方案或因出现并发症需要进行胰岛素治疗时，具体的教育和指导是必不可少的。

2. 血糖监测 HbA1c是长期控制血糖最重要的评估指标，也是指导临床治疗方案调整的重要依据之一。ADA指南建议在糖尿病治疗之初应至少每三个月检测一次，一旦达到治疗目标可每六个月检查一次。

自我血糖监测是指导血糖控制达标的重要措施，也是减少低血糖风险的重要手段。指尖毛细血管血糖检测是最理想的方法，但如条件所限不能查血糖，尿糖的检测包括定量尿糖检测也是可以接受的。自我血糖监测适用于所有糖尿病患者，但对注射胰岛素和妊娠期的患者，为了达到严格控制血糖，同时减少低血糖的发生，必须进行自我血糖监测。

3. 医学营养治疗 医学营养治疗是糖尿病综合治疗的重要组成部分，是糖尿病的基础治疗。对医学营养治疗依从性差的患者很难得到理想的代谢控制。不良的饮食结构和习惯还可能导致相关的心脑血管危险因素如高血压、血脂异常和肥胖等的发生或加重。应控制总能量的摄入，合理均衡分配各种营养物质。

4. 体力活动 体力活动在2型糖尿病的管理中占有重要的地位。运动增加胰岛素敏感性，有助于血糖控制，有利于减轻体重，还有利于炎症控制、疾病预防和心理健康等。坚持规律运动12~14年的糖尿病患者死亡率显著降低。值得注意的是，糖尿病患者的运动治疗应在医生指导下进行，运动频率和时间为每周至少150分钟。血糖>14~16mmol/

L、明显的低血糖症或者血糖波动较大、有糖尿病急性代谢并发症以及各种心肾等器官严重慢性并发症者暂不适宜运动。

5. 戒烟 吸烟有害健康，尤其对2型糖尿病患者，吸烟更是大血管病变的主要危险因素。劝诫每一位吸烟的糖尿病患者停止吸烟，是生活方式干预的重要内容之一。

五、总结及展望

随着城市化和经济发展水平的提高、人口老龄化进程的加深、生活方式的转变，全球范围内的糖尿病患病率迅猛上升，糖尿病低龄化趋势日益明显。发展中国家更成为糖尿病流行的重灾区，造成了严峻的社会经济负担。糖尿病作为复杂性疾病，是由遗传、环境、行为等多种危险因素共同或相互作用导致。遗传因素决定了个体对糖尿病的易感性，而多种环境因素和行为因素可能是诱发糖尿病的外部原因。加强高危人群的筛查和监测，完善糖尿病人的教育和管理、倡导健康合理的饮食及科学的生活方式，加强体育锻炼，控制体重，防止高血压、高血脂等其他代谢紊乱，是糖尿病综合管理的重要措施。

（毕宇芳）

第二节 胰岛素抵抗的研究展望

一、胰岛素抵抗的定义及概述

（一）定义

胰岛素抵抗（insulin resistance，IR）是指机体器官组织对胰岛素生物学反应下降，即胰岛素靶器官的胰岛素敏感性降低（胰岛素受体数量减少）或胰岛素反应性降低（受体结合后效应下降）。胰岛素作用的经典靶器官为骨骼肌、脂肪组织和肝脏，经典的胰岛素抵抗指外周（骨骼肌、脂肪组织）和肝脏胰岛素抵抗。近二三十年来的研究发现，血管内皮细胞、大脑、卵巢也有胰岛素受体表达，亦是胰岛素的靶器官。此外，胰岛A、B细胞也表达胰岛素受体，也可发生胰岛素抵抗。目前，胰岛素的中枢作用日益受到重视，其参与摄食和体重调节，与生殖、认知功能及大脑的发育有关，大脑胰岛素抵抗与阿尔茨海默病（Alzheimer disease，AD）发病有关。2005年，美国罗德岛医院的研究小组证实，胰岛素和胰岛素样生长因子-1（IGF-1）、IGF-2及其受体在AD患者中枢神经系统中的表达显著降低，而且降低幅度与AD进展程度相关，从而首次提出“AD可能是3型糖尿病”的假说。

单纯胰岛素抵抗患者的血糖水平一般正常，只有当胰岛B细胞功能进行性失代偿，胰岛素分泌显著减退时才发生糖尿病，而空腹及餐后血糖水平显著升高。临床上，胰岛素抵抗可用高胰岛素血症评估：非肥胖者空腹血清胰岛素水平≥30U/ml，口服葡萄糖耐量试验负荷后血清胰岛素水平≥200U/ml者可考虑患有胰岛素抵抗。胰岛素抵抗常见于糖尿病前期（IFG、IGT）、2型糖尿病（T2DM）、超重和肥胖症、代谢综合征、高血压、血脂异常、肢端肥大症、库欣综合征、嗜铬细胞瘤、胰升糖素瘤，尿毒症、肝衰竭、酸中毒、应激状态（创伤、手术、感染、烧伤）及类固醇激素药物治疗等。

（二）胰岛素抵抗相关信号通路

胰岛素抵抗涉及体内多种信号通路代谢失调，包括异位脂肪沉积、内质网应激、固有免疫通路等。这些通路与机体脂肪酸摄入量、脂解及能量消耗等影响体内脂肪沉积的因素密切相关，并在肝脏和骨骼肌中通过共同的由二酯酰甘油（diacylglycerol，DAG）或神经酰胺介导的最后通路导致胰岛素抵抗。

人群研究结果显示，较之循环中脂肪酸含量，肌细胞内甘油三酯含量与骨骼肌胰岛素抵抗更为相关。予正常体重大鼠脂肪乳输注后，血浆脂肪酸水平立即升高，但3~4小时后才出现骨骼肌胰岛素抵抗，与细胞内DAG聚积、胰岛素信号通路受损及葡萄糖摄取减低同时发生；且骨骼肌胰岛素抵抗是独立于细胞内甘油三酯水平的。胰岛素激活胰岛素受体酪氨酸激酶后，促进胰岛素受体底物（IRS）-1酪氨酸残基磷酸化，激活一系列级联反应激活Akt2，通过AS160和Rab-GTPase促进胞膜GSVs转位，以使葡萄糖摄取入细胞，并激活糖原合酶（GS）促进糖原合成。DAG可激活PKC家族蛋白，包括PKCθ、PKCδ等，从而阻断上述细胞内信号通路的激活，最终导致胰岛素抵抗。神经酰胺则激活PP2A，进一步通过PKCζ拮抗Akt2，从而导致胰岛素抵抗。上述核心信号通路与其他多条细胞内通路亦有关联，其中，IKK的激活可影响神经酰胺的合成、炎症所致JNK1的激活，可通过促进IRS-1丝氨酸残基磷酸化引起胰岛素抵抗。在应激状态下，ATF6、PGC1α可介导骨骼肌细胞进行适应性调节，通过一系列酶促反应，导致内质网脂滴形成（图7-1-1）。

在肝脏中，胰岛素与其受体结合后，促进

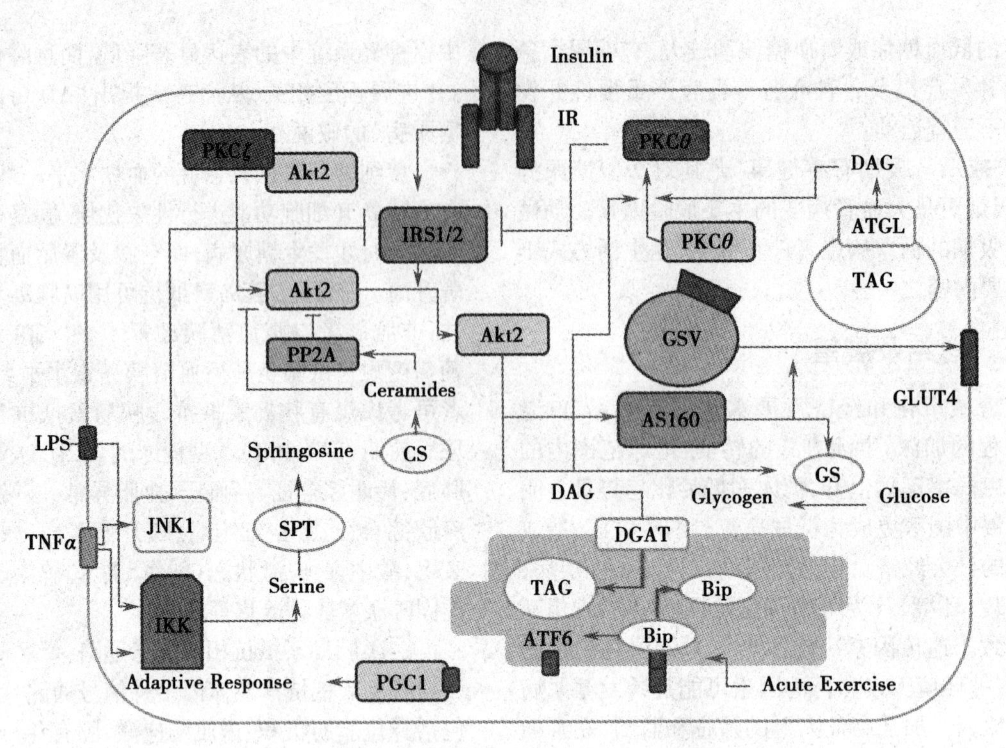

图 7-1-1 骨骼肌胰岛素抵抗相关信号通路

IRS-1、IRS-2 磷酸化，通过一系列级联反应激活 Akt2，从而促进糖原合成及脂质从头合成、抑制糖异生。DAG 激活 PKCε 后最终使胰岛素信号通路转导受损。神经酰胺通过与骨骼肌相同机制抑制 Akt2 的激活，导致 FOXO1 活性增加，糖异生关键酶表达上调；此外，Akt2 的活化受阻也减少了胰岛素刺激的糖原合成。其他细胞内信号通路亦参与胰岛素抵抗的发生，炎症所致 JNK1 的激活可抑制脂质生成；UPR 通过 XBP1 促进脂质生成，也可上调 C/EBP 促进糖异生(图 7-1-2)。

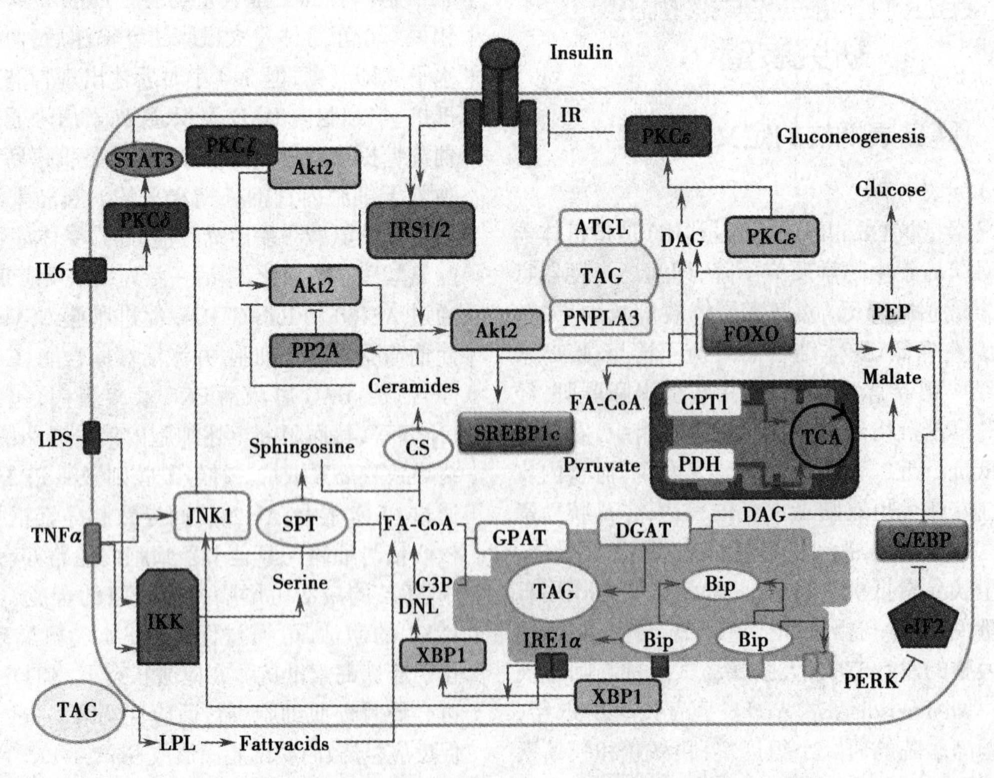

图 7-1-2 肝脏胰岛素抵抗相关信号通路

白色和棕色脂肪均为富含血管的器官,血管形成对脂肪细胞分化及生长发挥重要的营养和调控作用;脂肪组织(尤其是血管外周脂肪组织)也可分泌一系列生物因子调控血管功能。肥胖发生时,脂肪组织中有巨噬细胞、淋巴细胞、肥大细胞等促炎性细胞浸润。脂肪细胞可分泌脂肪组织源性血管舒张因子(ADRF)、脂肪组织源性血管收缩因子(ADCF)等通过自分泌或旁分泌的方式调节血管重塑及炎症,也可以通过 TNFα、IL-6、瘦素、脂联素经由内分泌方式调控胰岛素敏感性及代谢,从而间接影响血管功能。其中,脂联素是"脂肪 - 血管轴"的核心分子。黏附分子 ICAM-1、VCAM-1、E-selectin 及促炎性因子 TNFα、IL-1、IL-8 在血管炎症和动脉粥样硬化发生中发挥重要作用。脂联素可抑制 TNFα 及抵抗素(resistin)诱导的 IL-8 升高,减少单核细胞在血管内皮层的黏附;可拮抗 PDGF、FGF 与特异性受体的结合;也可抑制 IGF-1 引起的 ERK1/2 激活和主动脉环 AMPK 磷酸化导致的血管平滑肌细胞增殖,进而拮抗大多数脂肪因子所致胰岛素抵抗、高血压、动脉粥样硬化、NAFLD 及脂肪性肝炎的病理过程(图 7-1-3)。

IRS-1 基因 Gly972Arg 突变导致 PI3K 信号通路激活受损,JNK、S6K 等促进 IRS 丝氨酸残基磷酸化活性,导致胰岛素抵抗。Akt2 基因 Arg274His 突变可导致骨骼肌通过 PI3K 通路摄取葡萄糖能力下降,而 MAPK 通路正常;肝脏 FOXO1 通路介导的抑制糖原合成功能受损,而 SREBP-1c 通路功能正常,从而导致高血糖、高脂血症。在肝脏及脂肪组织中,microRNAs 103、107(mir-103、mir-107)可通过拮抗 calveolin-1,降低胰岛素敏感性;mir-375 直接作用于 PDK-1 进而下调胰岛 B 细胞葡萄糖刺激的胰岛素基因表达;肥胖诱导的肝脏中 mir-143 的表达,可通过 ORP8 抑制 AKT 活性,进而导致糖代谢紊乱(图 7-1-4)。

(三)极度胰岛素抵抗

极度胰岛素抵抗患者常有空腹及餐后高胰岛素血症,与胰岛素抵抗的严重程度成正相关。胰岛素耐量试验(≥0.2U/kg)患者空腹血糖浓度下降少于 50%,为胰岛素抵抗;若≥0.3U/kg 血糖浓度下降少于 50%,为极度胰岛素抵抗。患者常伴有黑棘皮病、多毛、卵巢功能异常和男性化及全身性或部分性营养不良性脂肪萎缩。假性肢端肥大症(pseudoacromegaly)生长激素分泌正常,是分泌过多的胰岛素与 IGF-1 受体结合所致。卵巢功能异常伴男性激素分泌过多(hyperandrogenism-ovarian dysfunction)是由于胰岛素与卵巢胰岛素受体或 IGF-1 受体结合所致,高胰岛素血症和黄体生成素促使雄激素分泌过多。极度胰岛素抵抗的病因有胰岛素分子结构异常、胰岛素原不能转化为胰岛素、胰岛素受体基因缺陷、自身免疫性胰岛素抵抗等。以下简述几种特殊类型的胰岛素抵抗疾病。

1. 遗传性胰岛素抵抗 胰岛素通过与受体结合而激活受体后的信号转导,进而发挥其生物学效应。胰岛素受体因基因突变而产生异常立体结构,不能与胰岛素相结合,导致靶器官胰岛素敏感性下降。

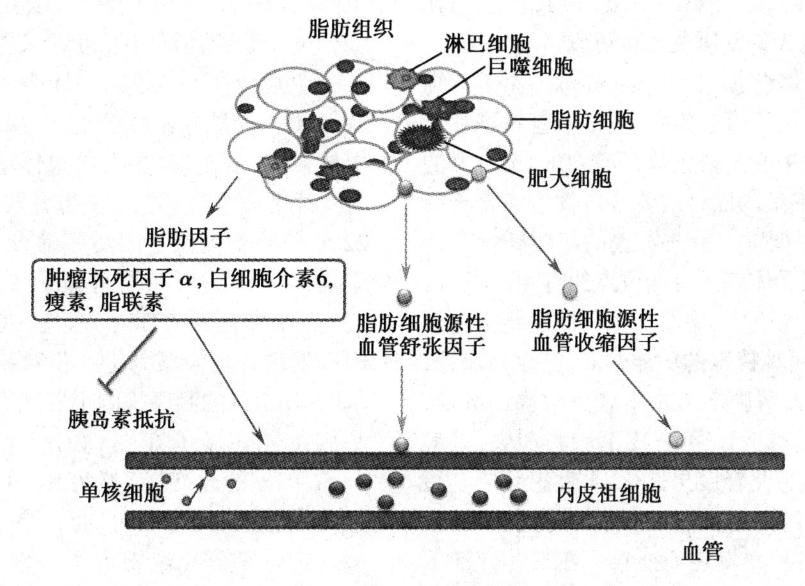

图 7-1-3 脂肪组织对血管功能的调控

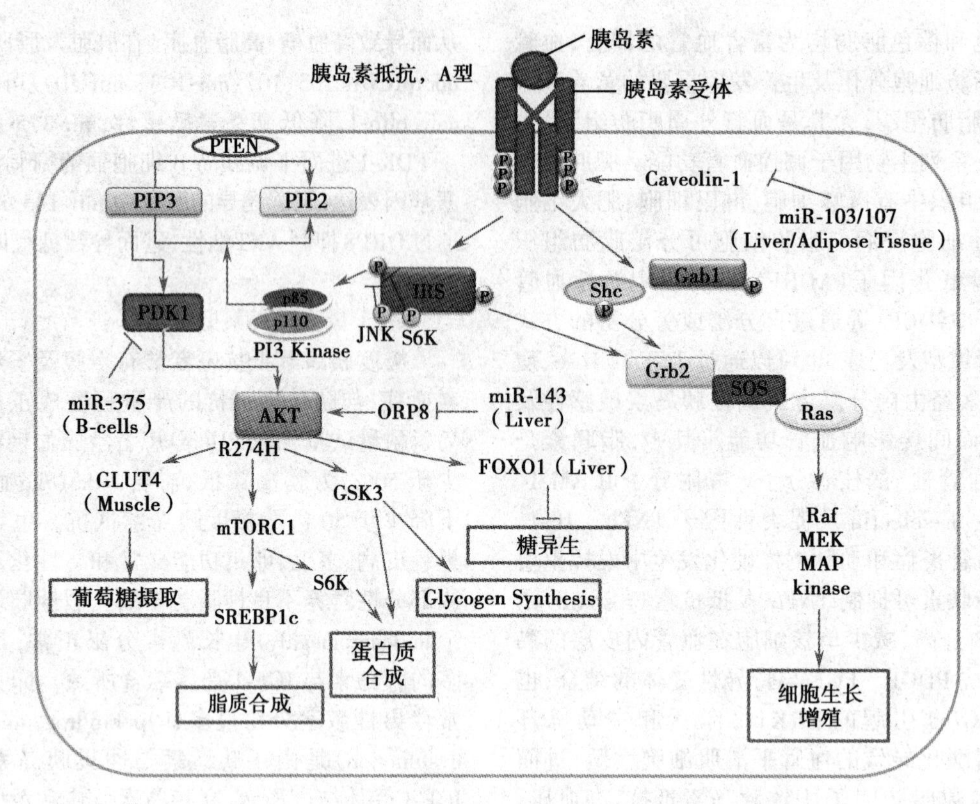

图 7-1-4 选择性胰岛素抵抗的分子机制

(1) A 型胰岛素抵抗综合征：是一种与胰岛素受体基因突变有关的极度胰岛素抵抗状态，好发于青少年女性，通常不伴有肥胖也无脂肪萎缩。多数患者以严重的胰岛素抵抗、雄激素增多症及黑棘皮病为主要临床表现，可伴有多囊卵巢综合征样表现，部分患者最终发展为糖尿病，但糖尿病病情一般不重，可存活至成年后。所有患者中仅有约 10% 存在胰岛素受体基因(INSR)突变，而其他基因如编码核纤层蛋白 A 的基因突变也可以引发该病。

(2) 矮妖精综合征(leprechaunism，Donohue 综合征)：为罕见的单基因遗传病，呈常染色体隐性遗传。患者因第 19 号常染色体短臂(19p13.2)上的 INSR 等位基因的编码序列或调节区发生纯合子突变而出现胰岛素抵抗。目前发现的与矮妖精综合征有关的胰岛素受体基因突变位点约有 40 个。该病与胚胎发育异常有关，患儿出生前即发生宫内生长迟缓，出生后可见特殊的鸟样颜面，空腹高血糖，高胰岛素血症(血清胰岛素水平较正常高 100 倍，但仍出现糖耐量减退)。可有皮下脂肪消失，黑棘皮病，多毛，女性患儿轻度男性化，男性患儿阴茎短小，一般在 2 岁内由于胰岛 B 细胞功能衰竭导致酮症酸中毒和各种并发症而死亡。在某些存活下来的患者，尤其是存活了 10 年以上的患者，多有骨骼改变，皮肤呈天鹅羽毛样改变。我中心曾报道了一例新的 INSR 突变引起的矮妖精综合征。该患者 INSR 存在第 9 号外显子 Trp659Arg 及第 17 号外显子 Val1054Met 的复杂杂合突变，其父只存在 Val1054Met 突变，其母只存在 Trp659Arg 突变，其妹正常。

(3) Rabson-Mendenhall 综合征：迄今为止世界范围内仅报道约 10 例左右，以复合杂合突变居多，纯合突变较少，但也有 2 例患者据报道目前仅检测到一个杂合突变位点。临床表型常介于矮妖精综合征和 A 型胰岛素抵抗之间，患者有牙齿畸形、指甲异常、皮肤干燥、多毛松果体增生、性早熟、糖尿病。我中心曾对一例 6 岁患者及其家系 INSR 全部 22 个外显子进行基因测序筛查，发现该患者及父亲均存在 INSR 第 6 号外显子 ATC → ACG 的错义突变，导致 Met469Thr 的改变，其母亲在该等位基因未发现任何异常。进一步对胰岛素受体底物 -1 基因(IRS-1)的测序检测中发现患者和其母亲 IRS1 基因 1 号外显子存在 CCG → CTG 的突变，导致 Pro569Leu 的改变，而其父 IRS-1 基因未发现任何异常，此为 Rabson-Mendehall 综合征一新的突变类型。贾伟平研究组报道了一例 INSR Arg83Gln 及 Ala1028Val 的复杂杂合突变所致该病患者，前者为一新的 INSR 突变,而 Ala1028Val 突变与 INSR 表达下降有关,这可能是导致 INSR 基因功能失活的原因。

2. 免疫性胰岛素抵抗

(1) B 型胰岛素抵抗综合征:是糖尿病合并严重胰岛素抵抗的另一种罕见病因,常伴发原发性慢性肾上腺皮质功能减退症(Addison 病)及其他自身免疫性疾病,如自身免疫性甲状腺疾病(AITD)、系统性红斑狼疮(SLE)、类风湿性关节炎(RA)、干燥综合征(SS)。是由多克隆 IgG 抗体作用于胰岛素受体而导致的,这些抗体包括针对胰岛素受体的抗体、对自身抗原、核抗原或 DNA 所产生的各种自身抗体,可竞争性抑制胰岛素与其受体的结合,从而引起血糖升高和高胰岛素血症。同时,有些胰岛素受体抗体与胰岛素受体结合后,使胰岛素受体 β 亚单位酪氨酸自身磷酸化,表现出拟胰岛素样作用,故可发生低血糖。有研究显示,患者的抗体刺激作用与空腹低血糖并不一致,可能还有其他机制引起低血糖。

(2) 共济失调 - 毛细血管扩张症:由低分子量免疫球蛋白 G 抗体结合到胰岛素受体所致的罕见病,其胰岛素受体本身无缺陷,且血中无胰岛素抗体。临床表现为进行性小脑性共济失调,眼皮肤毛细血管扩张,反复上呼吸道、鼻窦、下呼吸道感染伴各种免疫异常,约 60% 患者出现葡萄糖耐量受损,高胰岛素血症,轻度胰岛素抵抗。

二、胰岛素抵抗测定方法

多年来研究者一直致力于借助数学模型将胰岛素抵抗的测定方法与软件计算结合,建立评估胰岛素敏感性的指数。各种指数均有其特点、适用范围和局限性,只有充分认识其设计原理、生理学基础及优缺点,才能正确指导临床与科研。

(一) 正常血糖胰岛素钳夹技术(正糖钳夹)

1979 年由 DeFronzo 创立,是评估胰岛素抵抗的金标准。经静脉同时输入外源性胰岛素和葡萄糖,以纠正胰岛素缺乏并使体内胰岛素达到某特定浓度,调整葡萄糖输入速度,使血糖维持在 80~90mg/dL。在该稳态下,机体葡萄糖代谢率等于葡萄糖输入量,葡萄糖输入量越大即表明机体胰岛素敏感性越好。其缺点为采血频繁、费时、昂贵和难于被患者接受,不可能在大样本尤其是人群研究中运用。此外,由于在实际操作中难以使血糖维持稳态,可能高估糖尿病人群的胰岛素敏感性。

(二) 微小模型法

1981 年由 Bergman 创立的另一较为公认的胰岛素抵抗评估方法。该方法假设胰岛 B 细胞仍有葡萄糖刺激分泌胰岛素的功能,注射葡萄糖按 0.3g/kg 计算,对 B 细胞功能反应较差者在静脉推注葡萄糖 20 分钟后注射 0.3g 甲苯磺丁脲钠,对完全无 B 细胞功能者注射外源胰岛素 0.03~0.05U/kg,全程采血 32 次,测定血糖和胰岛素浓度,将两组数据输入计算机数学模型中进行计算。其主要缺点为采血次数多,所测胰岛素敏感性受可能存在的胰岛素缺乏的影响。1993 年以来,研究人员尝试了减少为 22 点、14 点、12 点的试验。采血次数为 12 点时所测得的胰岛素敏感性与正糖钳夹技术测定的 M 值相关性在 T2DM 明显减弱,这说明减少次数的微小模型(minimal model)法仅适用于非糖尿病人群,常规用于糖尿病人群尚需进一步研究。

(三) 稳态模型评估胰岛素抵抗指数(HOMA-IR)

1985 年,Matthews 等提出的稳态模型是基于血糖和胰岛素在不同器官(包括胰腺、肝脏及周围组织)的相互影响而建立的评估胰岛素敏感性的数学模型。1997 年 Haffner 将原表达式改为:$HOMA\text{-}IR=G_0 \times I_0/22.5$。HOMA-IR 正常值为 1,为非正态分布,实际应用中应将其进行对数转换后分析。研究表明,HOMA-IR 在样本量足够多的情况下,与正糖钳夹结果密切相关,其相关性在糖尿病人群亦存在。因而是一种简单可靠、非侵入性评估胰岛素抵抗的方法。由于胰岛素释放存在随血糖升高而变化的倒 U 字形曲线(即胰腺的 Starling 曲线),故上述 HOMA 线性公式只能定性,不能定量,后改称为 HOMAl。1998 年,Matthews 等综合许多非线性公式并结合简单软件快速计算,创立了优于 HOMAl 的 HOMA2,适用于大样本的流行病学调查。

(四) 胰岛素敏感性指数(IAI)

又称为 Bennett 指数或李光伟指数,$IAI=1/(G_0 \times I_0)$。其生理学原理为,胰岛素是目前已知的唯一负性调节血糖的激素,其降糖作用的发挥依赖于机体胰岛素敏感性。此值为非正态分布,故计算时取其自然倒数。研究表明,正常糖耐量、糖耐量减低、T2DM 人群中,IAI 与正糖钳夹技术测定的 M 值相关性成正相关,适用于人群胰岛素抵抗的流行病学研究。

(五) 定量胰岛素敏感性检测指数(QUICKI)

2000 年,Katz 等在稳态的基础上提出,$QUICKI=1/(\lg I_0+\lg G_0)$,$G_0$ 的单位为 mg/dL。研究表明其与

HOMA-IR 及正糖钳夹的 M 值相关性良好。其使用价值与 HOMA-IR 及 IAI 无异。

(六) OGTT 中血糖曲线下面积(AUC_G/AUC_I)

由 Himsworth 等提出的国内外流行病学评估胰岛素抵抗的常用方法。AUC_G/AUC_I 是基于葡萄糖-胰岛素反馈环建立的,但葡萄糖-胰岛素反馈的量效关系并非简单的量效关系,而是呈函数关系,因此 AUC_G/AUC_I 评估胰岛素敏感性不够准确。

(七) 总体胰岛素敏感性指数(WBISI)

1999 年由 Matsuda 和 DeFronzo 提出,WBISI=10 000/{$[I_0 \times G_0(mg/dL)]^{1/2} \times [G_{mean} \times I_{mean}(mg/dL)]^{1/2}$},开平方是为了校正非线性数值。WBISI 包括肝脏和外周组织的胰岛素敏感性,优于 HOMA-IR,与正糖钳夹技术测定的 M 值高度相关,是评价餐后胰岛素敏感性的有效指标。

三、胰岛素抵抗及相关疾病

(一) 胰岛素抵抗是代谢综合征的核心

早在 20 世纪 60 年代至 70 年代,已有学者发现肥胖、高血压、血脂紊乱及糖尿病并存的情况,并发现其与动脉粥样硬化性心血管病的联系,称为代谢综合征(metabolic syndrome,MS)。1987 年,Reaven 等根据病理生理学研究结果认为,胰岛素抵抗、高胰岛素血症是 MS 的发病基础,并将该状态称为胰岛素抵抗综合征,又称为心血管-代谢异常综合征,进一步指出,其是由多种糖脂代谢、高血压、腹型肥胖等心血管危险因素所构成的综合征,最终可发展为 T2DM、动脉粥样硬化,导致心绞痛、心肌梗死、脑卒中等缺血性心脑血管病变。此外,非酒精性脂肪肝(NAFLD)、脂肪肝肝炎、肝硬化、多囊卵巢综合征、睡眠呼吸暂停综合征等都与胰岛素抵抗密切相关。1998 年 WHO 专家组将其命名为 MS 并提出了诊断标准,并于 1999 年修订。2005 年,亚太地区 T2DM 政策小组提出,MS 组分包括中心性肥胖、高 TC 血症、HDL-C 降低、高血压、高血糖。目前认为,胰岛素抵抗-高胰岛素血症、瘦素抵抗-高瘦素血症与肥胖发生之间存在因果关系,而肥胖和脂肪组织及其分布与代谢异常、内皮功能异常、纤溶系统功能异常、高血压、动脉粥样硬化又密切相关。

本课题组运用减少样本数的 Bergman 微小模型技术结合静脉葡萄糖耐量试验开展肥胖患者胰岛素抵抗的临床研究,结果显示:糖耐量不同的肥胖患者均存在程度近似的胰岛素抵抗。胰岛 B 细胞 1 相胰岛素分泌在肥胖组异常增加以代偿机体的胰岛素抵抗;在 IGT 组及葡萄糖负荷后 30' 和(或) 60' 高血糖组,1 相胰岛素分泌虽然与糖耐量正常非肥胖组相比无显著性差异,但胰岛 B 细胞代偿功能相对正常糖耐量的肥胖组已显著减退而致机体葡萄糖内环境紊乱,这提示胰岛素抵抗及 1 相胰岛素分泌受损是肥胖伴葡萄糖负荷后 30' 和(或)60' 高血糖组患者重要的病理生理学基础。我们的另一项研究表明,肥胖伴 IGR 患者胰岛素抵抗严重程度相似,但 B 细胞胰岛素分泌功能有差异:较之肥胖伴 IGT 组,肥胖伴 IFG 组及肥胖伴 IFG+IGT 组胰岛素分泌功能受损更为明显。

(二) 胰岛素抵抗与炎症

近二十年来,有关炎症因子致胰岛素抵抗作用及其机制的研究备受瞩目。1993 年,Spiegelman 研究组首次报道 TNF-α 可诱发胰岛素抵抗。TNF-α 活性增强可以促进脂肪分解引起血浆 FFA 水平增高,抑制肌肉组织胰岛素受体酪氨酸激酶的活性,抑制 IRS-1 关键的丝氨酸残基磷酸化和 Glut4 的表达,从而导致胰岛素抵抗和高胰岛素血症。后续研究证实 C-JUN 的 N 端激酶(JNK)是联系炎症信号通路与胰岛素抵抗的关键酶。

新近研究发现,细胞因子信号转导抑制因子家族蛋白(suppressor of cytokine signaling protein,SOCS)-1、SOCS-3 可阻断胰岛素信号通路。机体仅在多种激素、细胞因子或生长因子等的刺激下才表达 SOCS 蛋白。上述两种蛋白可占据胰岛素受体的结合位点从而抑制 IRS 酪氨酸残基磷酸化,促进蛋白酶体对 IRS 的降解,抑制胰岛素受体激酶,进而引发胰岛素抵抗。IL-6 可降低 IRS-1 酪氨酸磷酸化程度使胰岛素信号转导受阻,下调 *GLUT4* 和 *PPARγ* 基因转录,使胰岛素刺激的葡萄糖转运能力显著下降直接引起胰岛素抵抗。在肝组织中,IL-6 可通过 STAT3-SOCS-3 信号通路抑制胰岛素受体和 IRS-I 的酪氨酸磷酸化,间接引起胰岛素抵抗。IL-6 是联系慢性炎症与胰岛素抵抗的关键因子,其水平升高提示日后可能发生心血管事件。

Apelin 是新近发现的一种具有改善骨骼肌和脂肪组织胰岛素敏感性、促进葡萄糖摄取和脂解作用的多肽。然而,临床研究证实,肥胖、IGT、T2DM 患者血浆 apelin 水平显著升高,而饮食控制及减重手术所致体重下降,均可下调 apelin 的血浆水平。这提示与瘦素抵抗相类似,胰岛素抵抗患者可能存在 apelin 抵抗。此外,Omentin 是由网膜脂肪组织分泌的具有增强胰岛素敏感性的多肽。研究表明,肥胖和 T2DM 患者血清 Omentin 含量下降;其可通过抑制ERK/NF-κB通路发挥抗炎性作用。Chemerin是新近发现的一种与肥胖、MS、炎症状态相关的脂肪因子,在能显著增强胰岛素刺激引起的葡萄糖摄入,同时增强IRS-1酪氨酸磷酸化水平,增强胰岛素刺激信号。我研究组在中国汉族人群中发现,血清chemerin水平与甘油三酯、总胆固醇、空腹胰岛素、HOMA-IR及MS显著正相关,高血清chemerin水平是冠心病及MS的高危因素。脂肪型脂肪酸结合蛋白(adipocyte fatty acid-binding protein,A-FABP)是脂肪细胞、巨噬细胞高表达的调控脂代谢和炎症的小分子脂结合蛋白,新近研究发现其可介导动脉粥样硬化等肥胖相关的代谢紊乱。表面脂肪酸结合蛋白(epidermal fatty acid-binding protein,E-FABP)与A-FABP具有高度同源性,其在皮肤、大脑、乳腺等组织亦高表达。我们检测了459例行冠状动脉血管造影术患者血清A-FABP和E-FABP水平、血糖、血脂等生化指标,结果发现,较之非MS组,MS组患者血清A-FABP及E-FABP水平显著升高;较之非冠心病组,冠心病组血清A-FABP水平显著上升,并随着病变血管数目增多而升高;高血清A-FABP水平是冠心病的高危因素。

(三) 胰岛素抵抗与T2DM

T2DM是遗传和环境因素两方面共同作用的异质性、进展性疾病,其病理生理学基础为胰岛素抵抗和胰岛B细胞分泌功能不足。胰岛素抵抗在糖尿病前期(IFG、IGT)已存在,当B细胞分泌胰岛素功能明显减退时才出现糖尿病。胰岛素抵抗发生与基因突变有关,一般为多基因共同发挥作用所致,候选基因包括胰岛素受体基因、糖原合酶基因、*Glut-4*基因,但多数T2DM患者无上述基因突变。T2DM患者有胰岛素受体底物(IRS)-1多态性和基因突变。T2DM及肥胖症患者血浆游离脂肪酸(FFA)水平升高,餐后FFA仍偏高,这与胰岛素分泌减少有关。在骨骼肌、心肌,过多的FFA与葡萄糖竞争氧化代谢,减少葡萄糖利用;近来发现FFA增高可导致细胞内长链脂酰辅酶A蓄积,影响胰岛素信号转导途径降低PI3K活性,而抑制葡萄糖向肌细胞内转运。骨骼肌、肝细胞内脂质增加导致胰岛素敏感性下降,该现象也可见于T2DM患者子女。单纯性肥胖患者的血糖代谢异常以餐后高血糖为主,骨骼肌摄取和利用葡萄糖能力下降,需要分泌更多胰岛素降低血糖。

人类基因组学研究的进一步发展,揭示了越来越多的候选基因的克隆和代谢调节通路,为相关分子生物学研究提供方向;随着GWAS研究的深入,单核苷酸多态性(SNP)作为一种多态性标记是目前用于多基因病研究的常见选择。目前已有许多报道脂联素基因(apM1)的SNP位点的多态性与胰岛素抵抗及T2DM等有关。我中心研究发现中国上海地区汉族人群中*apM1*基因2号外显子+45和+276位有T/G SNP存在。SNP45位为T/G者发生胰岛素抵抗、低胰岛B细胞急性反应能力、高血糖的危险度显著低于T/T者,SNP45位为T/T者的BMI和胰岛素水平较高、胰岛素抵抗程度较重、HDL水平较低;在血糖正常的人群中,随着2号内含子SNP276位G等位基因含量的增加,血清脂联素和HDL水平降低。在IPF-1基因翻译起始点上游178位启动子区存在一个GGGG→GGG的变异几种基因型的频率依次为G4>G3>G3/G4。随着由G4/G4、G4/G3、G3/G3变化,BMI、空腹血糖、餐后血糖、空腹胰岛素和胰岛素抵抗逐渐加重(HOMA-IR,SI)而胰岛B细胞功能(AIRG)逐渐减低。

(四) 胰岛素抵抗与"3型糖尿病"

近年来发现AD和糖尿病脑病共同致病机制是胰岛素信号转导通路功能障碍,因而AD已被学术界称为"3型糖尿病"。AD的神经内分泌特征是中枢神经系统内胰岛素水平下降和胰岛素抵抗,而T2DM中枢神经系统以外的其他外周组织胰岛素水平升高及高胰岛素血症导致了脑内胰岛素水平下降。糖尿病通过"肝-脑轴"将外周胰岛素抵抗向中枢"传递",从而促进AD发病,这种"传递"作用甚至可能在IGR时业已存在,因此,糖尿病和AD在治疗上也一定具有共通之处。而对于糖尿病和IGR者而言,开展预防AD的相关研究极为重要。

目前研究普遍认为,胰岛素不仅能通过血脑屏障,而且能在脑组织内合成;脑组织存在胰岛素及其受体和受体后信号转导分子,是胰岛素作用的靶器官之一。胰岛素有助于神经元存活、能量代谢以及突触塑造等,这些过程都是学习和记忆所需要的,而脑内胰岛素受体主要分布于负责认知功能的脑区,胰岛素信号通路和学习及长期记忆有直接联系。因此,胰岛素抵抗能够影响认知功能。胰岛素是神经元的生长因子,胰岛素抵抗可致脑内神经系统退行性变化。当胰岛素抵抗十分显著时,可导致老年斑内的β淀粉样蛋白堆积,脑脊液内的β淀粉样蛋白水平升高,产生记忆损害。

胆碱学说认为,AD的发病与乙酰胆碱缺乏有关,而乙酰胆碱的缺乏可能与胰岛素分泌不足、胰岛素抵抗有关。乙酰胆碱是由乙酰辅酶A和胆碱在胆碱乙酰转移酶的催化下合成的。研究表明,当胰岛素不足或受体抵抗时，引起胆碱乙酰转移酶的表达水平下降，导致乙酰胆碱产生减少，从而诱发AD发病。这一机制进一步阐明了AD与胰岛素及IR之间的生物化学联系。

四、胰岛素抵抗的治疗进展

饮食和生活方式干预可改善胰岛素抵抗。奥斯陆饮食与运动研究（the Oslo diet and exercise study，ODES）在伴有显著胰岛素抵抗的MS患者中证实，总脂肪摄入下降和中等强度运动可改善胰岛素抵抗、胰岛B细胞功能、血脂，降低血糖、血压及BMI。大庆研究在IGT人群中发现，饮食结合运动干预1年后，糖尿病转化率最低。目前，改变膳食中微量营养素的含量以缓解胰岛素抵抗开始受到关注。研究证实，亮氨酸缺乏可激活GCN2并下调mTOR/SK1来增强胰岛素敏感性的，同时，AMPK通路也参与该过程。微量元素铬缺乏可能与胰岛素抵抗有关，饮食适当补充三价铬离子有利于改善胰岛素抵抗。抑制剂钒是有效的蛋白酪氨酸磷酸酶1B（PTP-1B）抑制剂，可抑制胰岛素受体的去磷酸化，促进胰岛素关键性早期信号的转导。有研究报道口服硫酸钒100 mg 3周后，外周组织葡萄糖摄取及肌糖原合成显著增加，肝糖输出减少，但具有厌食、肾毒性等不良反应。

近二十年来，随着胰岛素作用机制研究的深入，针对胰岛素信号转导通路各靶点的药物取得了相应发展，进一步研发胰岛素增敏剂是当前的热点之一。噻唑烷二酮类（TZDs）药物可通过激活盒转运因子和过氧化物酶增殖活化受体γ（PPARγ），增加胰岛素介导的葡萄糖摄取和抑制肝糖生成，直接改善肌肉及肝脏的胰岛素敏感性。但曲格列酮因具有严重肝毒性，已从欧美撤市；罗格列酮则由于增加心血管风险而撤市。二甲双胍（MET）可抑制浆膜蛋白-1（CP-1），解除其对胰岛素受体β亚单位酪氨酸激酶活性及下游信号转导的抑制，使外周组织对胰岛素的敏感性提高15%~30%。多中心随机双盲对照的一级预防试验BIGPRO研究发现，非糖尿病肥胖者MF治疗1.2年后，血糖降低、胰岛素抵抗改善。美国食品与药物管理局及欧盟已批准MF还可用于10岁以上的儿童糖尿病患者。此外，MF还可用于改善多囊卵巢综合征、非酒精性脂肪肝等疾病时的胰岛素敏感性。胰升糖素样肽-1（GLP-1）是小肠L细胞分泌的前胰升糖素原裂解产物，与G细胞分泌的GIP。

协同，起肠道激素的作用，可刺激餐后50%的胰岛素分泌，并刺激胰岛B细胞分化、增殖，抑制胃排空，产生饱腹感。研究证实，肌肉和脂肪细胞存在功能性的GLP-1受体，属G蛋白偶联受体，给T2DM患者皮下注射GLP-1，可明显增强其胰岛素的敏感性。大多数肥胖和T2DM患者肝脏和脂肪细胞内的1型11β-HSD表达升高，并可将可的松转化为具有活性的皮质醇，激活磷酸烯醇式丙酮酸羧激酶（PEPCK）等基因转录，增加肝糖输出。但目前尚缺少选择性1型11β-HSD抑制剂的临床证据，已在英国上市的Carbenoxolone改善胰岛素敏感性的同时，由于也抑制2型11β-HSD可导致血压增高。

胰岛素信号的级联反应是通过多种蛋白激酶磷酸化与磷酸酶的去磷酸化而实现其生物效应的，因而这些酶系的调节剂正在成为药物研发的靶点。NF-κB抑制剂激酶（IKKβ）可使蛋白质苏/丝氨酸磷酸化，从而抑制胰岛素的信号转导。大剂量水杨酸可抑制IKKβ活性，从而增加胰岛素敏感性，但可能出现胃溃疡、出血风险增加及肾功能不全等并发症。糖原合酶激酶-3（GSK-3）属丝/苏氨酸激酶家族，可使GS磷酸化失活；胰岛素抵抗及T2DM患者骨骼肌中GSK-3含量升高，致使GS活性显著下降。GSK-3抑制剂使GSK-3丝氨酸部位被磷酸化而失活，从而激活GS，增强胰岛素信号，促进糖原合成而降低血糖。但尚缺乏临床研究。

此外，磺脲类药物及α糖苷酶抑制剂降低血糖的同时，亦有改善外周组织胰岛素敏感性的作用。初诊的T2DM患者早期应用胰岛素短期治疗，也可改善胰岛素抵抗。贝特类降脂药和烟酸类可通过抑制脂肪组织水解而降低血脂和血脂肪酸水平，改善靶组织对胰岛素的敏感性。许多中药如小檗碱、人参皂苷（Re）等，亦有改善胰岛素抵抗的作用。我研究组证实，予伴高脂血症的T2DM患者每日1.0g小檗碱干预3月后，较之安慰剂对照组，其空腹及负荷后血糖、HbA1C、甘油三酯、总胆固醇、低密度脂蛋白胆固醇均显著下降；小檗碱可增加血糖清除率，尽管两组间无统计学差异；此外，小檗碱治疗后，患者胰岛素敏感性有所改善。这提示小檗碱是T2DM、高脂血症安全有效的治疗药物。我中心基础研究发现，Re可增加3T3-L1细胞的葡萄糖摄取及高脂大鼠的葡萄糖输注率；在分子机制上，Re可直接作用于IRS-1，通过PI3K及其下游通路激活胰岛素信号，还可抑制JNK及NF-κB的激活，从而提高3T3-L1细胞和高脂大鼠的胰岛素敏感性。

总之，饮食和运动治疗是改善胰岛素抵抗的基础，适当联用胰岛素增敏剂更有利于T2DM患者的血糖控制及胰岛细胞功能的保护，提高糖尿病患者的生存质量。胰岛素抵抗存在明显的异质性，尽管针对胰岛素信号转导的级联反应不断涌现出新靶点药物，但强化糖脂毒性治疗仍是改善胰岛素抵抗的根本。

（洪　洁）

第三节　胰岛B细胞功能的临床评估方法和胰岛B细胞衰竭机制的新探讨

一、胰岛B细胞功能临床评估方法

胰岛B细胞功能是指该细胞在葡萄糖及葡萄糖以外的因素，如：精氨酸、胰升糖素、化学药物等刺激下分泌胰岛素（包括分泌的时相、峰值，达峰及持续时间）参与物质代谢并维持血糖水平稳定的能力。对胰岛B细胞功能进行评估有助于了解糖尿病的发生、发展、预后及指导制定合理的治疗方案。下述各指标都可在某种程度上反映B细胞功能。

（一）葡萄糖刺激与胰岛B细胞分泌功能

1. 胰岛素释放试验　四川大学华西医院电化学发光法测定血浆空腹基础胰岛素（Ins）正常值为1.5~15mU/L，口服无水葡萄糖(或100g标准馒头餐，儿童为1.75g/kg，最大剂量不超过75g葡萄糖)后，血浆Ins高峰在正常人多出现于30~60分钟，峰值为基础值的5~10倍，2~3小时恢复到基础水平。此项试验可用于了解胰岛β细胞的分泌和储备功能及有无胰岛素抵抗（IR）。2型糖尿病（T2DM）患者空腹Ins水平可正常或偏高，葡萄糖刺激后Ins释放延迟，高峰时间可延长到120~180分钟。Ins分泌曲线增高程度与血糖增高程度不成比例，提示Ins分泌相对缺乏，外周组织对Ins敏感性降低。曲线峰值越后移，曲线越趋于平坦，β细胞功能越差，曲线低平者更差。Breda等发现将标准的OGTT时间延长到300分钟可整体了解口服葡萄糖后Ins的分泌状态，与静脉葡萄糖耐量试验（IVGTT）的相关性较好，能更准确地评估B细胞功能和Ins敏感性。口服葡萄糖了解B细胞功能的优点是该方法能部分反映消化道激素对B细胞功能的影响，比较接近我们进食的生理过程；不足在于生理状态时应该为混合餐因此不能完全反映人体真实的B细胞功能，且口服葡萄糖刺激试验重复性较差。1型糖尿病或病程较长的T2DM胰岛素释放曲线低平，提示B细胞功能严重不足，需要胰岛素治疗。

2. C肽释放试验　方法及临床意义同胰岛素释放试验。血浆空腹基础C肽正常值为0.48~0.78nmol/L，高峰时间在正常人多出现于30~60分钟，峰值为基础值的5~6倍。由于C肽与Ins等分子分泌入血，不被肝脏灭活，半衰期较长，它的测定不受Ins的干扰，故C肽值可更好地反映B细胞储备功能，可评价内源性Ins分泌能力。测定血浆C肽/Ins比值可用于评估Ins在肝脏的清除率。

3. 第一时相胰岛素分泌　2分钟内快速静脉注射25g葡萄糖，测定0、2、3、4、5、8、10分钟的血浆Ins，称为急性胰岛素反应（AIR），反映了B细胞储备的Ins对急性刺激产生反应的能力，是公认的、较好的胰岛B细胞功能指数。AIR_{3-5}、AIR_{0-10}代表第一时相Ins分泌功能指数：$AIR_{3-5}=[(I_3+I_4+I_5)/3]-I_0$；$AIR_{0-10}=[(I_2+I_3+I_4+I_5+I_8+I_{10})/6]-I_0$，公式中I指血胰岛素浓度、数字指采血时间。正常人高峰值可达250~300mU/L，糖耐量低减（IGT）者约为200mU/L，而T2DM病人低于50mU/L。国内研究第一时相Ins分泌功能多选择AIR_{0-10}，而国外则较多选择AIR_{3-5}。这种方法能较好的区分出糖耐量正常（NGT）、IGT和T2DM之间B细胞分泌功能的差别，但是在糖负荷2小时血糖高于10mmol/L者AIR已消失，这使得它不能评估中晚期T2DM的胰岛B细胞功能。第一时相胰岛素分泌尚无公认的个体参考值，故一般用于人群研究。

4. 静脉葡萄糖耐量试验（IVGTT）　方法：①试验前3天患者每天饮食需含糖类300g以上，以维持机体所需热量；②试验前1天晚餐后开始禁食8~12小时；③先于受试者双侧肘前静脉留置套管针，一侧静脉推注葡萄糖，另一侧采血。按葡萄糖300mg/kg的剂量配制成50%葡萄糖液2~4分钟内静脉推注，于注射后3小时内的相应时点取血，检测血糖和Ins。IVGTT操作方便，重复性较好，缺点见前述。根据采血时间的不同，可以评估Ins第一分泌相和第二分泌相的B细胞功能。

5. 高糖钳夹技术　高葡萄糖钳夹技术是目前世界上公认评价胰岛B细胞功能的金标准，能够比较精确且全面评价B细胞Ins分泌能力及高糖刺激下机体葡萄糖代谢量（Ins敏感性）。基本方法：空腹10~12小时，试验当天早上受试者排尿后静卧，分别在双上肢静脉置管，一侧上肢置于温度（45±3）℃的恒温套中获取动脉化的静脉血，以0.9%生理盐水维持通路以备采血。另一侧静脉输注20%高渗葡萄糖。先抽取基础血样，实验开始后14分钟内使血浆葡萄糖水平迅速升高到超过基础水平 7.9mmol/L（一般在 11.11~13.89mmol/L）。此后根据血糖调节 20% 葡萄糖输注率以维持高糖平台 2~3 小时。高糖钳夹期间，0~10 分钟内每 2 分钟测血糖及 Ins，15~150 分钟内每 5 分钟测血糖，每 10 分钟测 Ins。实验期间测定尿糖，以监测尿糖浓度。评估参数：①第一时相 Ins 分泌（1PH）：高糖钳夹中前 10 分钟（2、4、6、8、10 分钟）血 Ins 浓度的总和表示；②第二时相 Ins 分泌（2PH）：用高糖钳夹中 20~150 分钟的平均 Ins 浓度表示；③最大 Ins 分泌量（INS_{max}）：用钳夹 120~150 分钟 Ins 浓度均值表示。在此期间 Ins 的分泌相对稳定在一个较高的水平且波动较小。④葡萄糖代谢率[M，mg/(kg·min)]：钳夹过程中葡萄糖输注率（INF）减去空间校正值（SC）和尿糖值（UC）即 M=INF-SC-UC。SC =（G2-G1）× 0.095 × 18，其中 G2、G1 分别为输注率调整后及前的血糖值 mmol/L。⑤Ins 敏感性指数（ISI，mg/(kg·min)/mU/L）：用钳夹中 120~150 分钟平均葡萄糖代谢率 M 值与平均 Ins 浓度 I 的比值表示。即 $ISI = M_{120\text{-}150min}/I_{120\text{-}150min} \times 100$。该方法是由 DeFronzo 于 1979 年首次应用于人胰岛 B 细胞功能的检测，其原理是通过持续输注外源性葡萄糖将血糖维持在高糖状态，观察细胞对葡萄糖的反应，从而评价胰岛 B 细胞功能。高糖钳夹试验使不同个体血糖升高的水平相同，可定量的了解 Ins 的双时相分泌，故能精确地评价胰岛 B 细胞的储备和分泌功能。此外，当高糖钳夹达到稳态时，高浓度葡萄糖输入可完全抑制内源性葡萄糖的产生，校正的葡萄糖输注率被认为是机体外周组织的葡萄糖代谢率（M），同时稳态时 Ins 的分泌量最大且较稳定（I），M/I 可作为评价 Ins 敏感性的指标。研究发现它与评价 Ins 敏感性的金标准 - 高胰岛素正葡萄糖钳夹技术的结果相关性较好。成功建立高葡萄糖钳夹技术的指标包括：①在 14 分钟内血糖迅速升高达到目标高糖水平并维持高糖平台 2~3 小时；②在维持目标高糖状态钳夹过程中，血糖的变异系数（*CV*）<5%。③出现 Ins 双时相分泌。该项检查可以发现早期及潜在的 B 细胞功能减退，能获得细胞最大的 Ins 分泌量，可依据葡萄糖输注率及血浆 Ins 浓度得到机体葡萄糖利用率。直接测定第一相和第二相 Ins 分泌，使细胞对高葡萄糖刺激的反应量化，并能直接比较不同个体在相同葡萄糖浓度介导下的 Ins 分泌反应。但该项检查操作复杂，价格昂贵，费时，且取血次数多，患者不易接受，故一般仅用于小样本的科研，限制了其在临床的普遍应用。另外，使用高葡萄糖钳夹测定 Ins 敏感性，受许多因素的限制：①受试者基础血糖要低于钳夹葡萄糖浓度；②肾糖阈需正常，以避免尿糖丢失；③受试者应具有一定的 Ins 分泌能力（糖负荷后的血浆 Ins 水平 > 25mU/L）；④不能充分反映消化道激素对 B 细胞功能的影响。

（二）非糖物质刺激与胰岛 B 细胞分泌功能

1. 精氨酸刺激试验 精氨酸（arginine，Arg）带正电荷，通过阳离子氨基酸转运子 2（CAT2），转运入胰岛 B 细胞膜时导致膜去极化，使膜上电压依赖性钙离子通道开放，钙离子内流增加，刺激胞内 Ins 释放。方法：空腹抽取基线血样后，30 秒内静脉注射 25% 盐酸精氨酸 20ml（5g），测定注射后 2、3、4 及 5 分钟的血浆 Ins，2~5 分钟 Ins 均值与空腹胰岛素（FIns）的差值可反映 B 细胞 Ins 分泌功能。研究表明，空腹血糖为 6.1~10.0mmol/L 时，Arg 刺激后 Ins 急性分泌相相对稳定，B 细胞尚具有较好的储备功能，因而可作为评价快速相 Ins 分泌的简易指标。该试验操作简单、耗时短、易于规范化、重复性较好，与 IVGTT 及胰高糖素刺激试验相关性好，而且该刺激试验较其他刺激试验的副作用小，不易引起血糖和血压的急骤升高，适宜于各种人群尤其血糖高者仍可使用，目前在临床上广泛应用于糖尿病人群 B 细胞功能研究。对于双相 Ins 分泌均缺乏的病人可了解是否残存有功能的 B 细胞：对葡萄糖刺激反应很差的个体，Arg 刺激有反应则表明机体尚存有一定数量能分泌 Ins 的 B 细胞，如果精氨酸刺激后也无反应，则可能表明机体 B 细胞完全衰竭，无分泌功能。但不能充分反映消化道激素对 B 细胞功能的影响。

2. 胰升糖素刺激试验 胰高血糖素是一强有力的 Ins 分泌刺激物，方法是 30 秒内静脉注射 1mg 胰高血糖素，测定 0 和 6 分钟 C 肽或 Ins 水平。其临床意义与精氨酸刺激试验相同，主要用于了解 AIR。研究结果显示，该刺激试验 6min C 肽值 > 0.6~1.0nmol/L 者临床可用口服磺脲类降糖药治疗的符合率为 95%，<0.6nmol/L 者需用 Ins 治疗的符合率为 83%，表明该试验对糖尿病的分型和选择治疗方案有重要参考价值。因胰高血糖素可引起血压升高，故血压很高的患者不宜做此试验。

上述两种方法都用于判断第一时相 Ins 分泌功能，但刺激后 Ins 分泌明显增加的个体可能对 Ins 或者胰岛素促泌剂刺激无反应。

（三）胰岛 B 细胞功能评估的相关指数

1. HOMAβ 功能指数 稳态模型（homeostasis model assessment，HOMA）评价是 1985 年由 matthews

等提出，其中一个是Ins分泌指数即HOMAβ=20×FIns/(FPG-3.5)(FPG为空腹血糖)。该指数因参数容易获取，计算方便，目前在流行病学研究中广泛应用，在实践过程中比精氨酸等刺激试验实用。但这个指数仅涉及空腹状态的参数，反映基础Ins分泌功能，可能高估空腹尚有相当的Ins分泌而在负荷后Ins分泌增加差的糖尿病人群的B细胞功能。另外，在用这项指标时必须排除影响Ins敏感性的因素。HOMAβ也不能区分出NGT与IGT之间的差别，小样本研究不宜采用HOMAβ指标。

2. 糖负荷后30分钟胰岛素增值与血糖增值的比值或早相胰岛素分泌 $\Delta I_{30}/\Delta G_{30}=I_{30}-I_0/G_{30}-G_0$(式中I为胰岛素水平，G为血糖浓度，数字为采血时间。)，与IVGTT中Ins分泌第一时相良好相关，$\Delta I_{60}/\Delta G_{60}$也应用于研究中，在评估B细胞功能方面与$\Delta I_{30}/\Delta G_{30}$相当。此类评估会受IR的干扰，经IR校正后的指数$\Delta I_{30}/\Delta G_{30}$/IR评估胰岛B细胞分泌功能与血糖曲线下面积相关性好，是目前反映胰岛B细胞Ins早相分泌的良好指标。但该时间点所反映的早期相Ins分泌中第二相Ins分泌亦有部分贡献，因此其精确性不及高糖钳夹。也不宜比较Ins分泌曲线平坦人群的胰岛B细胞功能。早相胰岛素分泌尚无公认的个体参考值，故一般用于人群研究。

3. 修正胰岛B细胞功能指数(MBCI) MBCI=(FIns×FPG)/(PG2h+ PG1h-2×FPG)[F：空腹；Ins：胰岛素；FPG：空腹血糖：PG2h：口服葡萄糖耐量试验(OGTT)2小时血糖；PG1h：OGTT 1h血糖]，其中FPG可用3.5mmol/L，即MBCI=(FPG×FIns)/(PG2h+PG1h-7.0)，大样本中国人的研究资料中证实了它的可行性。MBCI虽难以区分出IGT与T2DM患者之间的Ins分泌功能的差别，但从NGT到T2DM，MBCI呈逐渐降低的趋势，在区别NGT或IGT血糖水平相近两组间B细胞功能差异，MBCI的分辨能力明显优于$\Delta I_{30}/\Delta G_{30}$及HOMA$\beta$，MBCI能分辨PG2h相差1.10mmol/L人群B细胞功能的差别。在我国大庆糖尿病研究资料分析中，HOMAβ预测糖尿病发生的能力不如MBCI。因此，MBCI简便易行，也适宜用于临床上粗略评估胰岛B细胞功能。MBCI的应用也有一定的局限性，测定真胰岛素可能使评估更为准确。

4. 糖负荷后胰岛素曲线下面积(AUC_i)/糖负荷后血糖曲线下面积(AUC_g) 75g无水葡萄糖溶于250ml水中口服，测定空腹及糖负荷后30min、60min、2h、3h血糖及Ins浓度。AUC_i=0.5×FIns+$I_{30}+I_{60}+I_{120}+0.5\times I_{180}$；$AUC_g=0.5\times G_0+G_{30}+G_{60}+G_{120}+0.5\times G_{180}$。$AUC_i$和$AUC_i/AUC_g$反映胰岛B细胞的储备功能和B细胞对葡萄糖的反应能力，但AUC_i/AUC_g是基于葡萄糖-胰岛素反馈环所建立的，只反映Ins分泌数量，而不能反映其达峰时间，因而不能区分曲线下面积相同但其达峰时间不一致的正常人和T2DM的B细胞功能的差异，另外，在评估B细胞分泌功能时要排除IR的干扰。例如，IGT或者是较早期的T2DM患者，由于2相分泌可高于NGT，在用AUC_i和AUC_i/AUC_g评估B细胞功能时，可出现Ins分泌较好的假象，高估了B细胞功能(实际上，对同时存在的高血糖而言，Ins的分泌量明显不足)。

5. 线性最小模型(LMM) 由Bergman等研制的最小模型技术，是利用多样本IVGTT，借助Bergman-MINIMOD软件包同时估算Ins敏感性，Ins分泌能力及葡萄糖利用效能，是公认的可同时评估Ins敏感性和Ins分泌量的方法。但由于采血过于频繁限制了它的应用推广。在此基础上简化和改进的线性最小模型(LMM)，可利用OGTT中5个时点的血糖值和Ins值，借助计算机处理后得到的分泌功能指数LMM-BCI，经大样本的人群研究证实其可行性，是一个较好的B细胞功能指数。

综上所述，胰岛B细胞功能非常复杂，是质和量的动态变化，包括胰岛B细胞对刺激物的反应、Ins合成、储存和释放以及B细胞的分化、增生及死亡等。由于尚未能确定一个标准人群[年龄、血糖水平、BMI等]及胰岛素测定的标准化，目前的研究很难确切地定义每个个体胰岛B细胞功能正常与异常的界限，没有一种方法能全面而精确的覆盖这些方面，因此，在评估B细胞功能的时候，要熟悉各种评估方式的优点及局限性，针对研究人群的具体情况和检查目的选择合理的检测指标，同时考虑到患者的依从性，可操作性，经济花费等。当方法选用不当时，常会造成高估或低估。另外，同时采用多个指标进行观察可避免判断上的偏差。在进行指标分析时还要考虑到IR的干扰，采用相关参数进行校正。总之，对胰岛B细胞功能评估的方式及相关指数应用要全面考虑，综合分析，联合应用，扬长避短。同时，人们也期待着更精确实用的符合人体真实生理状况特别是可用于个体的的B细胞功能指数。

二、胰岛B细胞衰竭机制的新探讨

T2DM是遗传和环境因素共同作用而形成的多

基因多因素参与的复杂疾病，可以简单的理解为确切发病机制不明的一大类糖尿病。现已证实，胰岛B细胞功能衰竭（islet β-cell failure）和IR是T2DM发病机制的两个主要环节，但因为遗传及环境因素多样性导致了患病群体的异质性，两者在T2DM发生中占据主要位置因不同群体及不同个体而言有所差异，但胰岛B细胞功能衰竭在疾病进展中扮演了极为重要的角色，甚至是决定性的因素。因为仅有IR没有B细胞功能衰竭即若B细胞有足够的代偿能力就不会发生高血糖，也不会发生糖尿病。据英国前瞻性糖尿病研究（U.K. Prospective Diabetes Study，DKPDS）显示，T2DM患者初诊时B细胞功能约仅为正常人的50%，与IR程度不相关，B细胞功能下降可能从诊断前10~12年已经开始，即使应用口服降糖药物及胰岛素等治疗，随着病程延长以及血糖控制恶化，B细胞功能仍每年以4%~5%的速度进行性下降。

（一）T2DMB细胞功能衰竭表现

1. 胰岛素分泌量的缺陷　人体尸检研究数据显示，IGT患者胰岛B细胞数量减少40%，而T2DM则减少60%。T2DM早期，空腹及葡萄糖刺激后Ins分泌代偿性增多，但随着病程进展，B细胞数量减少，再生能力降低或者分泌Ins的功能障碍，Ins分泌反应逐渐降低，对高血糖而言，分泌量明显不足，空腹及糖负荷后胰岛素分泌量与空腹血糖间的关系均呈倒"U"形或马蹄形曲线，此即"胰岛素分泌Starling曲线"（Staling's curve of the pancreas）。圣安东尼奥代谢研究（San Antonio metabolism study，SAM study）显示在调整了胰岛素抵抗后的Ins分泌指数（$\Delta I_{30}/\Delta G_{30}$/胰岛素抵抗指数）随餐后血糖而逐渐下降，IGT患者B细胞分泌功能已降低了60%~70%，即使在糖耐量正常个体中OGTT 2小时血糖介于6.7~7.8mmol/L者B细胞分泌功能已降低50%，说明胰岛B细胞功能缺陷在糖尿病前期已经出现。

2. Ins分泌的时相缺陷　NGT个体在静脉给予葡萄糖负荷刺激后，Ins的分泌呈双时相，第一相即急性Ins释放相，在刺激后1分钟开始，3~5分钟时达峰值，持续约10分钟。特征为Ins快速上升后急速下降，呈现一个尖锐的波形，反映B细胞的储备功能。第二时相Ins分泌在刺激后10~20分钟开始，90分钟左右出现高峰，与血糖水平持续升高的时间一致，由于血糖水平在第二时相有所下降，第二时相高峰相对低平，反映B细胞合成和分泌功能。NGT人群在OGTT中因血糖上升缓慢Ins分泌于30~45分钟达峰，此为负荷后早期胰岛素分泌。T2DM及IGT表现为第一时相或早相Ins分泌缺乏或减弱及第二时相分泌减少，随患者胰岛功能的衰竭第二时相可无峰值出现、基础分泌逐渐消失。第一时相或早相Ins分泌功能缺陷可导致餐后高甘油三酯血症，肌肉葡萄糖摄取减少，引起葡萄糖负荷后血糖持续过度升高，B细胞过度受刺激后的第二时相Ins分泌过多及高峰后移，最终导致B细胞功能的衰竭。

3. Ins分泌的节律异常　人胰岛B细胞脉冲式分泌Ins，健康个体存在两种脉冲分泌模式，即次昼夜脉冲模式（ultradian oscillation）（振幅大，周期约60~120分钟）和高频脉冲模式（rapid oscillation）（振幅小，周期约6~13分钟）。脉冲分泌胰岛素至少占空腹状态胰岛素分泌总量的75%。进餐之后，机体通过放大胰岛素分泌峰值来增加胰岛素的释放，而频率和基础值不受明显影响。脉冲式分泌可防止靶组织中胰岛素受体水平的下调，维持胰岛素敏感性。研究显示T2DM患者次昼夜脉冲分泌、高频脉冲分泌、静脉注射葡萄糖诱导次昼夜脉冲的能力以及生理血糖波动诱导高频胰岛素脉冲的能力均存在缺陷。且胰岛素脉冲分泌的异常是T2DM患者糖耐量正常的一级亲属的常见特点。

4. Ins分泌质的缺陷　长期高血糖持续刺激诱发Ins分泌增加，从而导致胰岛素原的合成增加，向Ins的转化缺陷，导致T2DM中胰岛素原与Ins的比值增加，其中胰岛素原的生物活性仅为Ins的10%~15%。但有研究显示即使在血糖正常的T2DM高危人群中胰岛素原与Ins的比值也增加，在T2DM患者中注入生长抑素后比值恢复正常，这些证据提示Ins分泌增加才是诱发比值异常的原因，而不是高血糖。然而仅Ins分泌增加本身可能并不足以导致胰岛素原与Ins的比值增加，因为在非T2DM肥胖患者中存在胰岛素分泌增加但其胰岛素原与Ins的比值却正常，提示B细胞功能缺陷可能参与其中。

（二）胰岛B细胞衰竭机制

胰岛B细胞功能缺陷是多因素作用结果，包括遗传及后天获得（宫内及幼儿期营养不良、糖毒性、脂毒性、肠促胰岛素效应降低、胰岛淀粉样多肽沉积、炎症因子升高等）两方面因素。迄今，T2DMB细胞功能衰竭机制不清。超重肥胖者可能后天因素即超重肥胖本身引发IR，继发B细胞功能衰竭为主；非超重肥胖者可能遗传因素致B细胞功能衰竭更重要。因此临床常会看到超重肥胖的T2DM

减重对糖尿病的治疗效果好，甚至会从糖尿病回到NGT；而消瘦或非超重肥胖的T2DM生活方式干预效果不如超重肥胖者好，且常常使用胰岛素较早。

1. 基因变异 凡是参与葡萄糖识别、胰岛素加工或分泌的特异性蛋白基因突变均会导致B细胞功能紊乱。糖尿病动物模型，瘦素或瘦素受体基因突变的ob/ob小鼠和db/db小鼠均有B细胞功能减退的表现；OLETF大鼠由多基因控制，目前通过数量性状遗传位点分析已经揭示了一些关键的致病基因位点；GK大鼠中已发现和Ins分泌基因有关的独立性遗传位点。这些遗传性糖尿病动物模型揭示了遗传因素将影响B细胞功能。早期关于T2DM患者一级亲属研究以及双生子研究也提示胰岛B细胞功能缺陷与2型糖尿病一样具有显著的遗传倾向，其遗传度约为55%~58%。近年T2DM病因遗传学研究获得进展，检测出的易感基因/位点中大多数与胰岛B细胞功能缺陷相关。目前主要有三种方法用来识别T2DM的易感性基因，包括候选基因研究，家族性连锁分析和全基因组关联研究(genome-wide association study，GWAS)，尤其是近年来随着大规模GWAS的开展，已发现并确认了52个T2DM易感基因。通过这些方法鉴定出来的众多基因中已明确影响胰岛B细胞的基因有：*MTNR1β*、*ADAMTS9*、*ADCY5*、*CDC123/CAMK1D*、*CDKAL1*、*CDKN2A*/B、*CENTD2*、*DGKB/TMEM195*、*FOXO1*、*GCK*、*HHEX*、*IGF2BP2*、*KCNQ1*、*KCNJ11*、*PROX1*、*SGK1*、*SLC30A8*、*TCF7L2*、*TSPAN8/LGR5*、*THADA*等。其中，转录因子7类似物2(TCF7L2)风险等位基因与Wnt信号转导系统密切相关，TCF7L2在肠道和胰腺中均有表达。Wnt信号通路在胰腺发育和成熟B细胞功能调节(胰岛素分泌及细胞存活和增殖等)发挥重要作用，其中TCF7L2是Wnt通路中的关键因子。Loos等和Stolerman等研究发现TCF7L2基因与餐前胰岛素原和32，33裂解胰岛素原浓度强相关，基因变异个体中血胰岛素原/总胰岛素比值升高，B细胞Ins分泌功能减退。Gjesing等研究结果显示在对62名受试者进行了标准餐试验(总能量为566kcal)后，*TCF7L2*基因变异组餐后血胰岛素原和葡萄糖依赖性促胰岛素分泌多肽(glucose-dependent insulinotropic polypeptide，GIP)均较对照组明显增高。上述研究证据提示，*TCF7L2*基因变异与胰岛B细胞功能缺陷相关，*TCF7L2*基因变异或活性降低可能使胰高血糖素样肽1(glucagon like peptide-1，GLP-1)/GIP受体表达和信号转导功能降低，导致肠促胰岛素对B细胞效应减弱，胰岛B细胞功能缺陷，T2DM发生风险增加。

虽然随着人类基因组计划的完成和GWAS等先进分子生物学技术的广泛开展，目前已发现了大量T2DM易感基因，但是这些基因变异体位点的功效相对较低，只能解释大约10%*AUC*$_i$15%的个体间差异。导致这种“遗传力缺失”的原因较复杂，主要表现在：①多个基因参与个体糖尿病发生，不同基因在疾病中的作用不同，大多数基因的作用较小，称为次效基因，可能有个别的基因作用较大，称为主效基因，GWAS只能检测到等位基因变异频率>5%的易感基因位点，不能检测等位基因频率较小或者罕见(0.5%~5%)的变异位点，而这些位点可能功效更大；②一些变异体似乎通过一些机制能够逃脱检测。这些机制包括基因与环境的相互作用和基因与基因相互作用，可能是遗传力缺失的另一个原因。美国的糖尿病预防项目研究发现转录因子TCF7L2的rs7903146和rs12255372位点的风险等位基因能通过损伤B细胞的功能，增加罹患T2DM的风险，但是这种基因效应在改善生活方式后便受到了显著的削弱，表明基因对疾病的作用有时要在特定的环境中显现出来。因此，今后在遗传学方面研究需要进行一些改进：①改进基因分析方法：采用新一代的测序技术如高通量测序分析进行全基因组DNA的测序，有助于发现低频或者罕见的易感位点。②通过增大样本数量来提高检验效率，增加与疾病相关联的SNPs的概率。③优化研究设计：使用分层分数法控制人群分层、运用统计分析手段控制人群混杂的影响。研究对象的遗传背景保持一致，减少研究对象的异质性。④采用基因组学和蛋白质组学等技术，分析基因-基因以及基因-环境相互作用对T2DM发病风险的影响。

2. 宫内及幼儿期营养不良 动物实验和回顾性人群研究显示宫内和幼儿期营养不良、宫内暴露于高血糖均会增加生存期内T2DM的发病风险。Hales等研究证实成年后罹患T2DM与出生时和出生后第一年体重呈反相关，且这种关联性在出生时体重较轻成年后变得肥胖的个体中更为显著，同时胰岛素原升高与低出生体重相关。其机制可能是宫内及出生后早期营养物质的缺乏(尤其是某些氨基酸和蛋白质)损害了胰岛B细胞发育，影响成年后胰岛B细胞数量及功能；另一种可能的机制是该阶段的营养缺乏编程了胰岛B细胞，使其能够应对持续的营养缺乏，然而却导致其对营养过剩的适应性降低，出生时体重较轻成年后变得肥胖的个体患

T2DM风险更大便是有力佐证。值得注意的是并非所有生命早期营养不良成年后变得肥胖的个体均会罹患T2DM，提示这只是T2DM众多易感因素之一。

3. 高糖毒性 大量的临床研究资料显示慢性以及急性高血糖均会导致胰岛B细胞功能受损，此外对T2DM患者采用不同治疗方案（如胰岛素、促泌剂、胰岛素增敏剂等）使血糖控制在正常范围内可明显改善胰岛B细胞功能。于T2DM动物模型中也观察到慢性高血糖对胰岛B细胞功能损害。基于慢性高血糖对胰岛B细胞功能损害在T2DM发生及病程进展过程中的重要性，学界开展了一系列实验室研究来探讨其中的机制，一些概念便应运而生，但观点并不完全相同。一般认为，慢性高血糖对于胰岛B细胞功能影响可划分为3个阶段：葡萄糖失敏感（glucose desensitization）、B细胞耗竭（β-cell exaustion）、葡萄糖毒性（glucose toxicity）。葡萄糖失敏感是指短期反复或慢性高血糖刺激下，胰岛B细胞出现快速可逆性的胞吐机制异常，系一种生理性的不应性，以避免葡萄糖的过度刺激作用，未影响胰岛素基因转录。B细胞耗竭是长期促胰岛素分泌物质-葡萄糖的作用下，B细胞内储存胰岛素池的耗竭，其中葡萄糖只是促分泌因素，并不对B细胞造成直接损伤。高糖毒性则是长期暴露于高血糖使B细胞功能慢性进行性不可逆损伤，包括B细胞的凋亡和细胞量的减少，胰岛素基因的转录和表达受到影响，其作用机制复杂，是多因素作用的结果。

目前认为，慢性高血糖引起的氧化应激（oxidative stress）是使B细胞功能损伤的主要原因。生理状态下，葡萄糖进入B细胞内，逐渐代谢为甘油酸、3-磷酸甘油醛和丙酮酸，丙酮酸进入三羧酸循环，通过氧化磷酸化生成ATP，同时伴有活性氧簇（reactive oxygen species，ROS）的产生。慢性高血糖状态时，大量的葡萄糖进入细胞内，不能及时充分地进行糖酵解，3-磷酸甘油醛代谢受抑制，激活6条代谢旁路，使甘油醛自身氧化为甲基乙二醛、烯二醇和α-酮醛，并激活氨基己糖和山梨醇旁路，另外二羟基丙酮和二酰基甘油可激活蛋白激酶C，共同导致ROS的生成，促发氧化应激。ROS过度生成和抗氧化能力不平衡时，将导致氧化应激对B细胞功能的一系列损害，包括：①下调胰岛素转录因子胰腺十二指肠同源异型盒（pancreas duodenum homeobox-1，PDX-1）（转录后修饰）和肌腱膜纤维肉瘤癌基因同源核A（v-maf musculoaponeurotic fibrosarcoma oncogene homolog A，MafA）（翻译后修饰）活性，上调抑制胰岛素启动子活性的转录因子CCAAT增强子结合蛋白β（CCAAT/enhancer binding protein β，C/EBPβ）活性，降低了胰岛素基因的表达；②激活解偶联蛋白-2（uncoupling protein-2，UCP-2），抑制胰岛素分泌；③下调抗凋亡基因Bcl-xl表达，上调促凋亡基因*Bad*、*Bid*、*Bik*表达，诱导B细胞凋亡等。

然而，有研究显示在糖耐量正常的遗传易感个体已经存在胰岛B细胞的功能缺陷，此外，即使良好的血糖控制也并不能完全逆转T2DM患者胰岛B细胞功能缺陷，提示高糖毒性是T2DM病程进展中的继发现象，但其可以加速胰岛B细胞功能衰竭，是T2DM疾病加重的重要因素。

4. 脂毒性 T2DM患者除了血糖升高之外，血液循环中游离脂肪酸（free fatty acid，FFA）浓度也显著升高。众多的体外和动物实验证实高FFA可导致胰岛B细胞功能紊乱及细胞凋亡，并导致胰岛素抵抗，最终导致动物模型发生糖尿病。然而，一些体外和动物实验却显示只有在高血糖状态下FFA才对胰岛B细胞造成损伤。因此，目前就此问题持有两种观点：一种观点认为脂质代谢异常，FFA升高本身就能导致胰岛B细胞的毒性，Mc Garry 2001年在美国糖尿病学会年会上获Banting奖的演讲中提出T2DM患者脂代谢异常，肌肉中甘油三酯沉积早于糖代谢异常，脂质氧化不充分可预测胰岛素抵抗的发生，故提出应将糖尿病改称为糖脂病（diabetes mellipidus）的概念。另一种观点则以Poitout和Robertson等为代表，认为在体内和体外实验中无高血糖存在时高FFA对于B细胞功能的影响，称之为“脂适应”（或“糖脂适应”）比“脂毒性”更贴切；血糖正常时，FFA水平升高并不会导致B细胞损害，机体可以通过脂适应（脂肪酸的利用增加）来避免，只有当血糖达到某个阈值时，FFA对于胰岛B细胞的毒性才会启动，即脂毒性依赖于高血糖的存在，故提出了“糖脂毒性”（glucolipotoxicity）的概念。这也解释了相当一部分肥胖伴血脂紊乱的患者并未发生T2DM（B细胞功能衰竭）的现象。

生理状态下，FFA及葡萄糖可以通过使B细胞内酯酰辅酶A增加来增强胰岛素的分泌。Prentki和Corkey提出葡萄糖决定B细胞内FA代谢：当血糖正常时，FA通过线粒体膜上的肉毒碱棕榈酰基转移酶1（CPT-1）转运至线粒体内进行β氧化，故不损伤胰岛的分泌功能当葡萄糖和脂肪酸水平同时升高时，大量葡萄糖进入三羧酸循环，产生有害的中间代谢产物（如柠檬酸），导致胞质中生成丙二酸单酰辅酶A，其能抑制CPT-1的活性，阻断脂肪酸的β氧化，造成长链脂肪酰辅酶A（LC-CoA）在胞质里积聚，胞质中LC-CoA的积聚，直接或通过其脂类介导的信号分子，对B细胞功能产生损害。此外，葡萄糖还能激活细胞内脂质生成有关基因的表达。脂质对于胰岛B细胞功能损害的机制复杂，可能的机制有：①抑制胰岛素分泌：体外实验及动物体内实验均显示将B细胞长期（24~48小时以上）暴露于FFA中可抑制葡萄糖刺激的胰岛素分泌（glucose-stimulated insulin secretion，GSIS）。可能的机制是上调UCP-2，使线粒体氧化磷酸化解偶联，导致胰岛B细胞内ATP合成减少，抑制胰岛素分泌；激活脂调节蛋白激酶C（PKC）同分异构体PKCε，降低胰岛素分泌，抑制PKCε可使B细胞对葡萄糖刺激产生应答；通过上调固醇调节元件结合蛋白-1c（SREBP-1c），使granuphilin表达升高，抑制B细胞胰岛素储存颗粒的胞吐作用。②损害胰岛素基因表达：研究显示FFA抑制胰岛素分泌和损害胰岛素基因表达机制不相同，棕榈酸和油酸两者都可抑制胰岛素分泌，然而仅前者可影响胰岛素基因表达，原因在于仅棕榈酸是合成神经酰胺的底物，其可介导棕榈酸对于胰岛素基因的抑制，包括影响PDX-1的正常入核、干扰MafA的表达，最终下调PDX-1和MafA的结合活性从而抑制胰岛素基因转录。此外，细胞外信号调节激酶1/2（ERK1/2）通路，代谢感受器丝/苏氨酸激酶（Per-Arnt-Sim kinase，PASK），活化转录因子-6（ATF-6）等也可能参与抑制胰岛素基因表达。③诱导B细胞凋亡：研究显示饱和脂肪酸可诱导B细胞凋亡，不饱和脂肪酸起保护作用。神经酰胺、脂类代谢通路的改变、氧化应激等为可能的机制。近年来，内质网应激（endoplasmic reticulum stress）和非折叠蛋白质反应（unfolded protein response，UPR），以及和microRNA在FFA诱导B细胞凋亡中的作用受到更多关注，其中内质网应激占有重要地位。

然而，Cusi和De Fronzo开展的一系列临床研究提示慢性高FFA的毒性作用与遗传易感性有关，他们的研究显示在无T2DM家族史的非糖尿病人群中连续4天输注脂肪乳可使其胰岛素分泌（调整胰岛素敏感性后），然而对于有T2DM家族史的非糖尿病患者而言胰岛素分泌受到抑制，使用阿昔莫司降低FFA后可改善胰岛素分泌，这说明T2DM遗传易感性，至少部分与B细胞提高胰岛分泌以应对FFA升高的能力相关。

5. 肠促胰岛素效应降低 肠促胰岛素（incretin）是因摄食而释放的肠源性激素，其能促胰岛素分泌，还可抑制餐后胰高血糖素分泌、延迟胃排空、减少摄食；同时，在细胞水平上增加胰岛素基因转录和胰岛素生物合成，促胰岛B细胞增生、减少其凋亡，增加胰岛B细胞数量。肠促胰岛素主要包括由回肠L细胞合成分泌的GLP-1和空肠K细胞合成分泌的GIP。研究显示T2DM患者，GLP-1分泌率和活性较正常人群显著降低，GLP-1对促Ins分泌的贡献在健康人群为（58.4±7.6）%，T2DM患者则降为（7.6±14.5）%，而GIP在T2DM患者中分泌并未减少，但其促胰岛素生物活性降降低。肠促胰岛素效应降低究竟是胰岛B细胞功能缺陷的继发现象，还是导致胰岛B细胞功能受损的原因尚有待证实。但临床研究资料显示肠促胰岛素治疗（GLP-1类似物及二肽基肽酶Ⅳ抑制剂）应用于T2DM可有效控制血糖、并改善B细胞胰岛素分泌功能。

6. 胰岛淀粉样多肽沉积 胰岛淀粉样多肽（islet amyloid ploypeptide，IAPP），也称作淀粉素。生理状态下，IAPP由胰岛B细胞合成，伴随Ins呈脉冲式的释放，IAPP与Ins比例为1∶10~1∶50。T2DM患者90%以上发生了胰岛淀粉样变，淀粉样物侵及大量胰岛，侵及的程度决定了糖尿病高血糖的严重程度。无论是胰岛B细胞基因突变（如胰淀素基因S20G突变）还是细胞外环境（如脂肪酸）的影响，使B细胞功能改变，影响前IAPP的加工、处理、分泌或降解的过程，前IAPP与IAPP的比例增加。由于前IAPP较IAPP难溶，形成了胰岛淀粉样纤维沉积。通过该IAPP或前IAPP纤维的直接毒性作用或引起细胞凋亡，使胰岛B细胞渐进性减少，Ins分泌障碍。近年体外及动物实验研究显示，能透过细胞膜进入细胞内的IAPP低聚体可能才是IAPP的毒性形式，其可能激活内质网应激，诱发胰岛B细胞凋亡，但在人体尚未发现IAPP低聚体在胰岛中的存在。胰岛内IAPP沉积是原发的还是继发性的至今尚不明确。因为并非有所T2DM患者都发生胰岛淀粉样变，而且20%糖耐量正常的老年个体中也有类似发现，此外，存在高胰岛素分泌状态伴大量IAPP分泌的肥胖患者并未全部发生T2DM。

7. 炎症因子水平增高 胰岛B细胞功能和生命周期受炎症介质的影响，在1型糖尿病中炎症因子在自身免疫介导的细胞凋亡中扮演了重要角色，近年来，其在T2DM糖尿病发病机制中的作用广受关注，特别是白介素（IL）-1β。体外实验显示在高糖和高瘦素环境下可诱导B细胞产生IL-1β，与此同时，T2DM患者的胰岛组织切片中可观察到IL-1β的表达，健康个体中却无表达。低浓度的IL-1β具有促进B细胞增殖和减少B细胞凋亡的生理效应，然而长期暴露于高浓度的IL-1β减少胰岛素释放，并减少B细胞增殖诱导其凋亡，如加用IL-1受体阻断剂可以保护B细胞免于相应损害。有限的临床资料显示，IL-1受体阻断剂（阿那白滞素）可有效控制T2DM患者血糖、改善B细胞胰岛素分泌功能、有效降低全身炎症反应标志物。此外，其他的炎症因子如干扰素（IFN）-γ、肿瘤坏死因子（TNF）-α、胰腺衍生因子（PANDER）、抵抗素等也可与胰岛B细胞损伤有关。

可以认为，目前T2DMβ细胞功能衰竭的确切机制不肯定，有效防止其衰竭的手段还没有。也许，这方面的突破会使T2DM的防治发生革命性的变化。

（童南伟）

第四节 糖尿病与胃肠道激素

一、胃肠道激素及其家族的概述

消化道是机体能量摄取和代谢的主要场所，胃肠道黏膜内腺体分泌的消化液主要用于食物的消化和吸收，同时消化道也是重要的内分泌器官，胃肠道存在多种内分泌细胞，其分泌和释放的激素统称为胃肠道激素。早在1902年英国生理学家Bayliss和Starling首先从十二指肠黏膜提取了一种能刺激胰腺分泌碳酸氢盐的物质，称之为“secretin”（胰泌素），由此提出内分泌学的基本概念。1905年Starling提出以“hormone”（激素）这个词命名血液携带的调节生理功能的化学信使，同年Edkins发现了胃窦黏膜提取物中的另一种激素，它能刺激胃酸分泌，称之为“gastricsecretin”，缩写为gastrin，即胃泌素。到1928年美国芝加哥的Ivy发现了小肠提取物中促进胆囊排空的激素，称之为“cholecystokinin”，即胆囊收缩素。1940年代Harper和Raper在从小肠提取物中又找到了另一种刺激胰酶分泌的物质，称之为“pancreozymin”。直至1960 Jorpes和Mutt在斯德哥尔摩宣布cholecystokinin和pancreozymin是同一种物质，将其缩写为CCK，即促胰酶素。

胰泌素、胃泌素和胆囊收缩素是最早发现的经典胃肠道激素，20世纪60年代它们被鉴定为20~30个氨基酸残基的多肽。经典胃肠道内分泌学一直认为，胃肠激素由散在分布于胃肠道中的内分泌细胞所产生，特定的刺激可引起激素的分泌和释放，并作用于靶细胞，从而引发一系列生理效应，如腺体分泌或肌肉收缩。直至20世纪70年代后期，Grossman对消化道内分泌调节仅有上述三种激素完成的概念提出了异议，随着对胃肠道激素在消化道内外功能的探索，以及现代细胞和分子生物学技术的应用，发现胃肠道中存在众多的激素，不仅在肠道提取物中分离得到多种新的肽类激素，如胃抑素（gastric inhibitory peptide，GIP）、胃动素、酪氨酸肽、甘丙肽和胰高血糖素样肽（glucagon-like peptide，GLP），而且发现从中枢神经系统中分离出来的神经肽和原先在其他内分泌器官中产生的激素也存在于胃肠道内分泌细胞和神经元中，如P物质、脑啡肽、强啡肽、神经加压素、神经肽Y（neuropeptide-Y，NPY）、神经激肽、垂体腺苷酸环化酶激活肽和降钙素基因相关肽。此外，从肠道提取物中还可以分离得到许多神经递质调节肽，如血管活性肠肽（vasoactive intestinal polypeptide，VIP）、组氨酸异亮氨酸肽和胃泌素释放肽（gastrin-releasing peptide，GRP）。最近十几年来新发现的胃肠激素有胃促生长素（ghrelin，1998年）、胃源瘦素（lleptin，1998年）、增食欲素（orexin，1999年）等。研究表明胃肠道激素多数是既分布于胃肠道又分布于中枢神经系统或胃肠外组织，它们均有自己的受体，形成了一个复杂的胃肠道激素网络。

目前已发现的众多胃肠肽主要由胃和肠道细胞分泌，但也有些由消化系统的其他器官如胰腺细胞分泌，经结构鉴定这些激素存在明显的同源性，有些激素可根据其同源性归类为各种家族。胰泌素家族的成员有胰高血糖素、胰泌素、胰高血糖素样肽、胃抑素、生长激素释放激素和垂体腺苷酸环化酶激活肽。胰岛素家族，包含胰岛素、胰岛素样生长因子Ⅰ、Ⅱ和松弛肽。表皮生长因子家族，包含表皮生长因子、转移生长因子α和安非调节素。胃泌素家族，包含胃泌素、胆囊收缩素和蛙皮缩胆囊素。胰多肽家族，包含胰多肽（pancreatic polypeptide，PP）、神经肽Y和肽YY（peptide YY，PYY）。速激肽家族，包含P物质、神经激肽A和B。生长抑素家族，包含生长抑素和皮质醇稳定蛋白。主要由胃肠道合成分泌的胃肠激素的生理作用见表7-1-1。

表 7-1-1　胃肠激素的分泌部位及作用

胃肠激素	主要分泌部位	细胞名称	主要生理作用
胃促生长素(ghrelin)	胃	X/A 细胞	刺激进食,促进胃排空,增强外周胰岛素敏感性
胃抑素(GIP)	十二指肠上段、空肠	K 细胞	刺激胃酸、胰岛素分泌
胰高血糖素样肽 -1(GLP-1)	小肠下段、结肠	L 细胞	抑制胃排空、胃肠运动,刺激胰岛素分泌
胆囊收缩素(CCK)	小肠上段	I 细胞	抑制胃排空,刺激胰酶分泌和胆囊收缩,抑制进食
肽 YY(PYY)	小肠下段、结肠	L 细胞	抑制胃排空、胃肠运动,抑制食欲
胃泌酸调节素(oxyntomodulin)	小肠下段、结肠	L 细胞	抑制胃酸分泌、胃排空,刺激胰岛素分泌,抑制食欲
胃泌素(gastrin)	胃窦、十二指肠	G 细胞	刺激黏膜壁细胞分泌酸
胃动素(motilin)	小肠上段	M 细胞	刺激胃肠运动
神经降压素(neurotensin)	空肠、回肠	N 细胞	刺激胃酸、胆汁酸分泌及小肠黏膜生长
胰泌素(secrein)	小肠上段	S 细胞	刺激胰腺分泌碳酸氢盐,抑制胃酸分泌、结肠运动
肠高血糖素(glicentin)	小肠下段、结肠	L 细胞	抑制胃肠运动、胃排空,刺激胰岛素分泌

二、胃肠道激素与能量代谢的调节

(一) 胃肠道激素对摄食行为的影响

机体摄食过多,能量摄入大于能量消耗是导致肥胖的重要原因,且已证实肥胖是 2 型糖尿病的重要危险因素。最初认为胃肠激素对摄食的影响是其仅作用于消化道,通过经典的内分泌途径作用于靶器官,调节消化腺的分泌、胃肠道的运动和食物的吸收。然而,越来越多的研究证实,胃肠激素同时参与中枢神经系统及神经内分泌系统对诸多生理活动的调节,并且还可通过神经途径起作用,影响摄食及能量代谢平衡,在肥胖、糖尿病的发生发展中起重要作用。

胃肠激素作用的体液信号首先通过迷走神经传入下丘脑,作用于下丘脑调节食欲的相关受体,进行信号的整合和翻译,然后再通过迷走传出神经对生理活动进行支配和调节。如进餐后下丘脑能感知食物的消化情况以及血糖的变化,从而通过调节胃肠运动与分泌抑制进食、减缓排空并调节血糖的波动。胃肠激素的另一特点是可以直接作用于中枢神经系统,由血液携带的胃肠激素是胃肠道向脑传递化学信号的重要途径,这些物质可以通过延髓最后区(area postrema,AP)直接入脑,而非通过传统的血脑屏障路径作用于中枢。目前已知胃动素、胃瘦素、肽 YY 以及胰岛素等均可通过 AP 入脑而作用于脑干迷走背核复合体(dorsal vagal complex,DVC),进而影响迷走神经的传出功能,调节靶器官的生理功能。

许多影响食物摄入的胃肠激素也存在于中枢神经系统中,这些在胃肠道和神经系统双重分布的肽类称为脑肠肽。有些胃肠激素作用于中枢及外周时对食欲的调节效应一致,如 CCK、GLP-1 均能抑制食欲,胃促生长素则促进食欲。有些胃肠激素作用于中枢与外周时发挥不同的效应,如胰多肽(PP)在外周注射时抑制食欲,但直接作用于中枢时促进食欲。还有些胃肠激素作用于中枢的不同部位时产生不同的效应,例如在下丘脑室旁核、脑干迷走背核复合体注射 GLP-1 可以抑制啮齿类糖尿病动物早期胃排空加速;GLP-1 又可通过作用于下丘脑外侧区、下丘脑背内侧核和下丘脑腹内侧核等多个大脑区域传导饱食感神经冲动,激发摄食终止信号。图 7-1-5 为胃肠道激素与中枢神经系统在调节机体诸多生理功能的相互作用示意图。

(二) 胃肠激素对能量代谢及血糖的影响

在已发现的诸多胃肠道激素中,研究较多的有胃促生长激素、胃抑素、胰高血糖素样肽 -1、胆囊收缩素、肽 YY、胃泌酸调节素等,因其在能量代谢及血糖调节中发挥作用而备受关注,现分述如下(表 7-1-2)。

1. 胃促生长素　胃促生长素(ghrelin)又称胃动素相关肽或胃饥饿素,是 1999 年 Kojima 等从动物胃组织中分离纯化,由 28 个氨基酸组成的小分子活性肽,是生长激素促分泌物受体(GHS-R)的内源性配体。胃促生长素在人体组织器官中广泛分布,除了在胃、结肠、胰腺、肾脏、胎盘、性腺等组织中存在以外,还分布于下丘脑、脑垂体。胃促生长素主要由胃底的 X/A 样细胞分泌,其分泌具有昼夜节律:唾液中胃促生长素含量在凌晨 3:00 达到峰

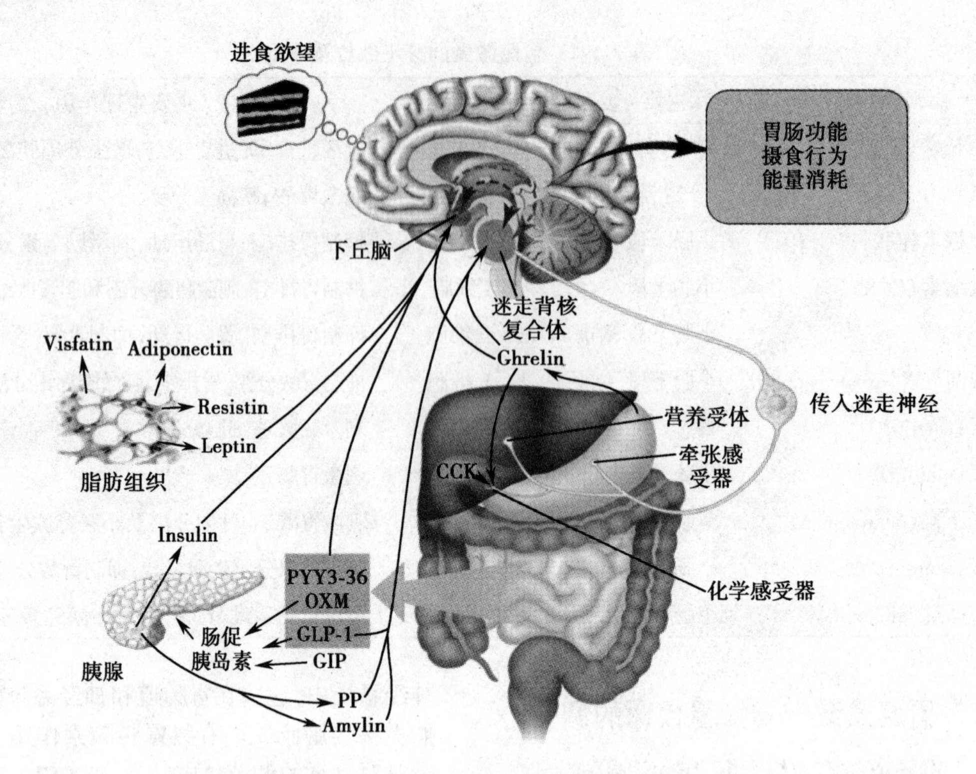

图 7-1-5 胃肠激素与中枢相互作用

注：Adiponectin（脂联素）；Amylin（胰淀素）；CCK（胆囊收缩素）；GLP-1（胰高血糖素样肽 -1）；GIP（胃抑素）；Ghrelin（促生长素）；Insulin（胰岛素）；Leptin（瘦素）；OXM（胃泌酸调节素）；PYY3-36（肽 YY3-36）；PP（胰多肽）；Resistin（抵抗素）；Visfatin（内脂素）

表 7-1-2 胃肠激素对能量代谢及血糖的影响

胃肠激素	调节食欲	体重	血糖	胰岛素分泌	胰岛素敏感
胃促生长素（ghrelin）	↑	↑	↑	存在争议	—
胃抑素（GIP）	—	—	↓	↑	↑
胰高血糖素样肽 -1（GLP-1）	↓	↓	↓	↑	存在争议
缩胆囊素（CCK）	↓	↓	—	↑	—
肽 YY 3-36（PYY3-36）	↓	↓	↓	↓	↑
胃泌酸调节素（oxyntomodulin）	↓	↓	—	↑	—

值，随后下降，至上午 6:00~9:00 达到低谷，随后再次上升。血浆中胃促生长素水平在进餐前达到峰值，在进餐后 20 分钟开始消退，并于大约进餐后 1 小时恢复到基础水平。

胃促生长素是促进摄食的脑肠肽。胃促生长素可通过促进胃酸分泌、胃肠蠕动，使机体食物代谢过程加速，从而引起食欲增强；还可由下丘脑弓状核神经元直接分泌或随血流分布作用于垂体和下丘脑弓状核，促进生长激素释放，同时可激活下丘脑的腺苷酸激活蛋白激酶（AMPK）途径增加促进食欲的神经肽释放，减少抑制食欲的神经肽释放，增加食物摄入量。人体研究发现正常人皮下注射胃促生长素会引起明显的饥饿反应，摄食量显著增加。对 OM 大鼠（喜食高脂食物）和 S5B 大鼠（喜食低脂食物）的研究发现，胃促生长素能增加大鼠所喜好食物的摄入量。脂肪组织是胃促生长素调节能量平衡和糖代谢的另一靶器官。胃促生长素可直接作用于脂肪细胞使其数量增多而引起肥胖，这与其促进食欲的作用是两个独立的过程。体外细胞实验发现 3T3-L1 前脂肪细胞和脂肪细胞均有胃促生长素受体分布，胃促生长素可使前脂肪细胞增殖并向脂肪细胞分化，抑制脂肪细胞凋亡，增加脂肪细胞数量而导致肥胖。

胃促生长素对葡萄糖及胰岛素的相互调节作用较为复杂至今仍存在争议。目前大多认为,胃促生长素能升高血糖,刺激肝细胞输出葡萄糖,抑制脂肪分解和糖异生,使机体在减少脂肪动员的同时,优先利用葡萄糖供能。胃促生长素对胰岛素分泌的调节具有葡萄糖浓度依赖性,较低的葡萄糖浓度可以促进胃促生长素的分泌,抑制葡萄糖刺激的胰岛素分泌;较高的葡萄糖浓度能反馈抑制胃促生长素的分泌,促进葡萄糖刺激的胰岛素分泌,可见胰岛素与胃促生长素间存在负反馈调节。目前多项研究均发现 2 型糖尿病患者外周血胃促生长素水平明显低于正常人,其胃促生长素水平与胰岛素敏感性呈正相关,与胰岛素抵抗指数呈负相关,糖尿病患者血浆胃促生长素水平与胰岛素抵抗之间的因果关系及其具体机制尚不清楚,可能由于 2 型糖尿病患者存在胰岛素抵抗而导致的高胰岛素血症,反馈性降低胃促生长素水平,减弱了其升高血糖、促进摄食等作用,进而防止肥胖及 2 型糖尿病的继续进展。另有研究提示胃促生长素单核苷酸基因多态性亦与 2 型糖尿病密切相关。此外,发现胃旁路术后胃促生长素水平下降,呈低平曲线,与饮食相关的胃促生长素波动(餐前 1~2 小时升高,餐后 1~2 小时降低)和昼夜节律消失,可能由此对食欲及能量代谢产生影响。但也有报道胃旁路术后由于体重下降可导致胃促生长素水平反馈性升高,Holdstock 等研究报道,重度肥胖患者胃旁路术后 6 个月、12 个月体重分别减少 22% 和 30%,胰岛素水平分别下降 57% 和 62%,胃促生长素水平分别升高 44% 和 62%。

2. 肠促胰岛素 最早对肠促胰岛素(incretin)的认识仅限于小肠吸收营养物质后,可以分泌一种作用于胰岛内分泌细胞引起血糖降低的物质。随后研究发现与静脉输入等量葡萄糖相比,口服葡萄糖可以刺激更高的胰岛素分泌,表明肠促胰岛素能放大葡萄糖的信号,刺激葡萄糖依赖的胰岛素释放,这种胃肠激素与胰岛素分泌之间的关系称为"肠 - 胰岛轴"。肠促胰岛素主要包括 GIP 和 GLP-1。GIP 是第一种被发现的肠促胰岛素,由十二指肠和近段空肠的 K 细胞合成释放,因其能抑制胃酸分泌而被命名为胃抑素,后发现其能刺激进食后的胰岛素分泌而被重新命名为葡萄糖依赖性促胰岛素释放肽。GLP-1 是继 GIP 后发现的第二种肠促胰岛素,主要由末段回肠和结肠的 L 细胞合成释放,发挥与 GIP 相似的促胰岛素分泌作用。摄食后营养素在短时间内到达近端小肠,可刺激 GIP 的释放。而 GLP-1 的分泌除受营养素的直接刺激外,在营养素尚未到达远端回、结肠时 GLP-1 已有分泌,可能是进餐后近端小肠升高的神经递质或者激素,通过神经内分泌机制作用于远端肠道的 L 细胞发生促分泌作用。

GLP-1 可能通过神经调节机制作用于下丘脑食欲中枢,产生饱腹感、抑制食欲。给予减肥治疗的肥胖者 GLP-1 后,可使其出现体温上升,引起能量消耗增加,导致体重进行性下降。正常情况下机体通过肠促胰岛素和胰岛素的相互作用维持餐后血糖处于正常水平。GIP 和 GLP-1 作用于胰岛 B 细胞膜的 G 蛋白偶联受体,通过环磷酸腺苷(cAMP)依赖的蛋白激酶 A(PKA)途径导致胰岛 B 细胞内 cAMP 和 Ca^{2+} 快速增加,促进胰岛素合成与释放、诱导胰岛素基因复制、刺激 B 细胞增殖并抑制其凋亡。GIP 促胰岛素分泌效应是葡萄糖依赖性的,主要在餐后发挥作用。在分别注射 GIP 拮抗剂、GIP 抗血清及 GIP 受体敲除的啮齿动物模型中,均观察到餐后胰岛素量显著减少,餐后血糖升高,而空腹血糖正常的现象,说明 GIP 主要在餐后高糖情况下发挥作用。GLP-1 也可以通过抑制胃酸分泌、减慢胃排空,从而减少餐后血糖波动。此外,GLP-1 受体不仅存在于胰岛细胞,在肝脏、骨骼肌、脂肪组织、胃肠道、大脑、心脏等处均有表达,其降糖作用也与胰腺外的效应有关。如 GLP-1 可促进糖原合成和脂肪生成,抑制肝糖输出、促进外周组织的葡萄糖利用,并且该作用的发挥独立于胰岛素和胰高血糖素的作用。在 2 型糖尿病人中,肠促胰岛素作用严重削弱甚至丧失,表现为分泌缺陷、作用缺陷和代谢缺陷。2 型糖尿病患者 GIP 的促胰岛素作用严重受损,导致其代偿性分泌增多,刺激胰岛细胞过度增生,进一步加重高胰岛素血症和胰岛素抵抗,形成恶性循环。2 型糖尿病患者血浆 GLP-1 下降主要是由于肠道分泌减少,但此时 GLP-1 能代偿性地抑制胃分泌、减慢胃排空,从而抑制餐后血糖的升高,发挥比促胰岛素分泌更重要的作用。

3. 胆囊收缩素 胆囊收缩素(cholecystokinin,CCK)由十二指肠和空肠的 I 细胞分泌的一种具有多种分子形式的多肽,具有刺激胆囊收缩和兴奋胰酶分泌的作用,其中最重要的生理作用是调节胃的运动和控制食欲。在 1973 年人们就发现 CCK 能剂量依赖性地降低动物每餐摄食量,是第一种被发现与食欲有关的来自于肠道的激素。另外,CCK 不仅能直接调节摄食及能量平衡,还能抑制具有增强摄食功能的神经肽 Y 的表达，发挥抑制食欲的作用。因此 CCK 作用缺陷的个体会出现摄食过度和肥胖。在调节内分泌方面，CCK 具有明确的刺激胰岛素分泌的作用。在肥胖糖尿病或非糖尿病妇女中 CCK 与胰岛素水平的变化明显正相关。而糖尿病患者 CCK 水平的降低会导致胰岛素分泌的减少以及摄食的失控，这可能是糖尿病发病因素之一。由于 CCK 与摄食行为及胰岛素分泌的调节密切相关，肥胖人群可能存在 CCK 代谢障碍亦或形成 CCK 抵抗。

4. 肽 YY　肽 YY(PYY)属于胰多肽折叠家族，由回、结肠 L 细胞分泌的 36 个氨基酸组成，通过结合和激活 G 蛋白偶联受体 Y1、Y2、Y3、Y4、Y5、Y6 发挥作用。PYY 释放进入循环系统直接作用于外周或通过延髓最后区和孤束核上的神经元介导发挥作用。PYY 能提高回肠液体和电解质的吸收，刺激胃酸分泌、胆囊收缩和胃排空。但是储存在细胞中及在循环系统中的 PYY 通常都是以 PYY3-36(从 N 末端减去 2 个氨基酸的 34 个氨基酸的多肽)形式存在。按照餐后 PYY3-36 的释放量，长期给予 PYY3-36 后，能激活位于弓状核上的神经元，显著抑制人和啮齿动物的摄食和体重。PYY3-36 对食欲的抑制作用可能是直接作用于弓状核 Y2 受体(一个神经肽 Y 神经元突触前抑制性受体)介导，抑制神经肽 Y 神经元活性，降低神经肽 Y 的表达和分泌，进一步导致下丘脑弓状核阿黑皮素原(POMC)神经元活性增强而抑制食欲。中枢给予 PYY3-36 对摄食的影响尚存在争议，直接弓状核注射 PYY3-36 能抑制鼠的摄食，但是脑室给予 PYY 或 PYY3-36 增加鼠的进食量。PYY3-36 也可影响糖代谢，早期研究表明 PYY 直接抑制鼠葡萄糖介导的胰岛素分泌，近年发现人类编码前 PYY 基因的突变与 2 型糖尿病患病风险增加密切相关，可能与其抑制食欲、增加胰岛素敏感性的作用减弱相关。

5. 胃泌酸调节素　胃泌酸调节素(oxyntomodulin，OXM)由小肠黏膜 L 细胞分泌的 37 个氨基酸组成的肽类激素，是胰高血糖素原基因在小肠和中枢神经系统转录后加工的主要产物之一，进餐后释放入血，能抑制胃肠运动、抑制食欲、动员脂肪分解。其通过 GLP-1 受体传入脑中枢并活化下丘脑弓状核神经元，发出饱感信号调控动物的摄食。尽管 OXM 与 GLP-1 受体的亲和力远比 GLP-1 低下，但两者抑制食欲的程度却相当。OXM 在降低能量的摄入的同时还可增加能量消耗，对超重或肥胖志愿者注射 OXM 4 天后，发现 OXM 在减少摄食量的同时，增加约 25% 活动相关能量消耗，对啮齿类动物研究也得出类似的结果，给动物注射 OXM 后，能促进胰岛素的分泌，刺激甲状腺激素的合成和分泌，导致能量负平衡。另外，OXM 可通过延缓胃排空速度来降低饮食相关的血糖波动。

6. 其他胃肠激素

(1) 瘦素：瘦素(leptin)是一种主要由脂肪组织产生的蛋白质激素，近年来发现胃也可产生瘦素。1998 年 Bado 等首次报道在啮齿类动物胃上皮细胞存在瘦素的 mRNA 和蛋白表达，后又在人类胃黏膜上发现瘦素及其受体的表达，分泌胃源瘦素的两类细胞大多分布于胃底腺，一种是主要分泌胃蛋白酶原的外分泌细胞，即主细胞，其分泌的瘦素和瘦素可溶性受体相结合后，使瘦素在胃的酸性环境中保持稳定；另一种是数量较少的 P 细胞，即瘦素内分泌细胞。脂肪源瘦素主要作用于中枢，长期调控摄食；而胃源瘦素不同于脂肪源瘦素，主要参与食物消化的短期调控，通过影响营养物质的吸收，可能促进胃肠道碳水化合物、蛋白质和脂肪的摄取利用，对能量贮存发挥调控作用，两者可以分别对摄食进行慢性和急性调节，将内源性(来自脂肪)和外源性(来自食物)的能量信息向中枢传递，协同控制摄食行为和能量贮存。瘦素除了刺激下丘脑饱食中枢来抑制食欲和增加能量消耗，还能通过神经-体液机制直接或间接作用于体内大多数器官和组织，发挥复杂的生理调控作用。

(2) 胰多肽：胰多肽(PP)与 PYY 同属于胰多肽家族，其主要在胰腺的内分泌腺 PP 细胞中合成，Ekblad 和 SundLer 发现其在结肠中也有少量合成。进食、胃膨胀、迷走兴奋性、血液葡萄糖的浓度和其他胃肠道激素等诸多因素均可影响 PP 的分泌，餐后血液中 PP 的水平与能量摄入成正比。PP 能调节胃酸分泌和胃肠道的运动，抑制胰腺的外分泌和胆囊收缩。研究发现腹腔内注射 PP 可以抑制啮齿动物的摄食和胃排空，提高下丘脑神经肽 Y 的表达，刺激交感神经系统，增加氧消耗，表明 PP 能促进能量的消耗。相反，脑室内注射 PP 能促进进食和胃排空。PP 在中枢和外周发挥相抵触的作用，是不同部位、不同受体介导的结果。

(3) 肥胖抑素：2005 年 Zhang 等首次报道胃促生长素前体多肽基因由于剪切方式不同，第 76~98 位表达出一种 23 个氨基酸组成的新型胃促生长素相关肽，即肥胖抑素(obestatin)。肥胖抑素主要在胃黏膜表达，在空肠、回肠、下丘脑、垂体、脾、胰腺、乳腺、睾丸间质细胞也有一定表达。Zhang 等最先发现肥胖抑素与胃促生长素来源于同一前体,但在代谢调节中却发挥相反的作用,提示两者的协调作用是调控机体能量平衡的重要机制。肥胖抑素能明显抑制啮齿类动物食欲、减轻体重,且呈时间、剂量依赖性,还能明显延长胃排空时间,减少空肠的收缩,抵消生长激素的作用。但肥胖抑素对于代谢的调节作用尚存在争议,需要更多深入研究予以明确。

三、胃肠激素治疗2型糖尿病、肥胖的前景

胃肠激素以一种细胞特异的方式在体内不同部位表达,参与机体生长、分化的调控和急性生理效应的细胞间调节,它们不仅在食物摄取和消化中起重要作用,同时是调节躯体功能的细胞间信使。基于胃肠激素在食欲调节、能量代谢等方面的作用,其可能为预防和治疗肥胖、糖尿病提供新方法。目前临床开展的胃旁路手术,其减轻体重及改善血糖的疗效除了与直接减少食物吸收相关外,还与循环中“肠-胰岛轴”的分泌改变及血清瘦素、肠高血糖素、胰岛素样生长因子-1等水平改变相关。另外,作用于胃肠道激素信号通路的药物可能具有下列优势,胃肠道激素是体内固有的生理性激素且其治疗作用以生理调节为目标,故胃肠激素相关药物的抗药性小,副作用小,适合长期使用。此外,临床已经使用的胃肠激素相关药物主要有胃肠激素受体激动剂,部分药物由于其半衰期短、剂量范围窄、不良反应明显以及需要注射给药等弊端,限制了药物广泛使用,因此需要更多的研究进行新药研发和改良,为糖尿病病人造福。

（包玉倩）

第五节 糖尿病急慢性并发症的临床诊治

一、糖尿病急性并发症

(一) 糖尿病急性并发症构成比例的变迁

糖尿病急性并发症是导致糖尿病患者致残和致死的主要原因之一,主要包括糖尿病酮症酸中毒(diabetic ketoacidosis, DKA)和高渗性高血糖状态(或高渗性非酮症昏迷, hyperosmolar hyperglycemic state, HHS),两者均以胰岛素缺乏和高血糖为临床特征。DKA胰岛素缺乏更为严重,导致高血糖、脱水和酮体的产生,常见于1型糖尿病,亦可见于2型糖尿病;HHS为胰岛素相对缺乏,高血糖和脱水导致血浆渗透压升高,脑细胞脱水,出现意识障碍,常见于2型糖尿病。两者之间既相对独立,又互相关联,可以在同一患者合并存在。

DKA是由于胰岛素分泌绝对不足所导致的严重的急性糖尿病并发症,是儿童1型糖尿病主要的致残和致死的原因。胰岛素和抗生素的临床应用,糖尿病急性并发症导致的死亡率显著下降,1922年发现胰岛素之前,DKA死亡率为100%,最近的报道DKA死亡率在2.5%~9%,DKA死亡率取决于治疗水平和是否有其他的合并症。HHS多见于老年和2型糖尿病患者,死亡率显著高于DKA,研究报道HHS死亡率为30%。HHS发病率明显低于DKA,大约占所有糖尿病相关住院的1%。

DKA在诊断的1型糖尿病儿童中的发病率不同的报道差别甚大,在15%~67%。芬兰是全世界1型糖尿病发病率最高的国家,最近20年来DKA的发病率也有了很大的变化,一项分析研究分析了1992-2001年间与1982-1991年间诊断的1型糖尿病中DKA的发病率,DKA的发病率从22.4%降低到15.1%;年龄5岁以下的儿童糖尿病的诊断率增加,但是DKA发病率却是下降的,从32.1%降低到17.7%;年龄2岁以下儿童仍然很高达到39.1%。DKA在儿童糖尿病的发病率有降低的趋势,但20%以上的DKA患者入院前没有诊断为糖尿病,DKA在临床上仍然要给予足够的重视,及时地诊断和抢救治疗是降低致残和致死的关键。

2型糖尿病患者DKA发生率是逐年增加,非洲裔和西班牙裔美国人报道约50%的2型糖尿病以酮症酸中毒起病。这些患者酮症消失后胰岛β细胞功能能够恢复,40%患者维持非胰岛素治疗达10年之久。目前未见到我国这方面的报道。HHS的患病率明显低于DKA,美国的报道显示DKA占糖尿病住院的8%到29%,而HHS只有不到1%。

糖尿病酮症和高渗状态的病理生理机制主要包括三个方面:(1)循环胰岛素的有效作用降低,DKA为胰岛素分泌绝对不足,HHS为胰岛素有效作用不足;(2)拮抗激素水平升高—胰高糖素、儿茶酚胺、皮质醇和生长激素;(3)拮抗激素升高导致葡萄糖不能进入胰岛素敏感组织(肝脏、肌肉和脂肪)。

DKA时胰岛素缺乏严重影响碳水化合物、蛋白质和脂肪代谢,高血糖和脂肪分解代谢酮症形成中起重要作用。HHS和DKA发生机制类似,但是HHS与DKA不同之处在于HHS有足够胰岛素阻止脂肪分解(抑制脂肪分解所需的胰岛素量是刺激

葡萄糖利用的十分之一);脱水明显;可能拮抗激素的升高更为明显。

随着对糖尿病的了解和认识的深入,DKA和HHS的发生率都有发生减少的趋势,但是作为糖尿病严重急性并发症在临床上仍应引起足够的重视,尤其在起病之初发生,早期诊断、及时治疗尤为重要。

(二)糖尿病急性并发症病理生理及对分型诊断和预后的影响

了解DKA和HHS的病理生理机制对于理解其临床表现和治疗处理是非常重要的。胰岛素缺乏导致高血糖产生渗透性利尿,形成高渗透压,产生高渗状态;胰岛素缺乏增加脂肪分解,使得酮体生成增多,导致酮症酸中毒,两者可合并存在。胰岛素缺乏是DKA和HHS发生的必备条件,诱因存在如感染、应激情况下拮抗激素如皮质醇、胰高糖素、肾上腺素和生长激素升高在DKA发生机制中亦起到重要的作用。

正常人血液中含有酮体,有肝细胞产生。脂肪分解产生游离脂肪酸,脂肪酸进入肝脏不能完全氧化,只能在肝脏线粒体上氧化成乙酰乙酸、β羟丁酸和丙酮,三者合成酮体。乙酰乙酸和β羟丁酸为酸性,丙酮为中性,正常血液中含量为3~5mg/dL,其中30%为乙酰乙酸、70%为β羟丁酸,极少量为丙酮。酮体生成增加,大量的酸性物质进入细胞外液导致DKA。补充胰岛素后抑制脂肪分解,酮体生成减少,酸中毒就可自然纠正。最新研究显示胰岛素缺乏和胰岛素抵抗导致的核转录因子的改变不同,最后可能在DKA和HHS的发生机制中起到非常重要的作用。对于DKA和HHS发生机制的理解可能对于发现糖尿病发生机制又很大帮助,值得我们在未来的研究中给予更多的关注。

DKA由高血糖、酮症和代谢性酸中毒组成,而HHS取代了过去高血糖高渗非酮症昏迷和高血糖高渗非酮症状态。尽管DKA和HHS常常是分开讨论的两个题目,其实临床上二者区别只是脱水、酮症和代谢酸中毒的程度不同而已。DKA常见于1型糖尿病,也可以发生在2型糖尿病,尤其是一些特殊民族;HHS常见于2型糖尿病,但也可发生在1型糖尿病且常常合并DKA有统计资料显示新发1型糖尿病大约20%以DKA起病,2型糖尿病中以DKA起病者较少。

加利福尼亚地区的一项调查显示糖尿病高渗状态的患者发生静脉血栓的危险明显增加,不论住院期间还是出院3个月后;而酮症酸中毒静脉血栓的危险没有明显增加。该项调查包括2859例糖尿病合并高渗状态的患者,34例住院期间发生率静脉血栓(1.2%),14例3个月内发生静脉血栓(0.5%)。DKA和HHS对糖尿病患者整体预后有不良影响,临床实践中应注意积极预防。

(三)糖尿病急性并发症治疗和预防

1. 糖尿病酮症酸中毒和高渗状态的治疗 DKA和HSS治疗目标是:①增加循环血量和组织灌注;②逐步降低血糖和血浆渗透压;③纠正电解质紊乱,DKA逐步解决酮症;④及时发现和处理诱因和并发症。胰岛素和抗生素的使用后DKA和HHS的抢救成功率有很大提高,死亡率明显降低。抢救的程序包括以下几个方面:

(1) 胰岛素治疗:胰岛素治疗对于DKA和HHS的治疗都是非常重要的,起始胰岛素治疗有两种不同的主张,一种是直接静脉输注小剂量胰岛素(0.1U/(kg·h),另一种是先静脉推注一个剂量(0.1U/kg),然后静脉输注小剂量的胰岛素,剂量也是0.1U/(kg·h)。北京协和医院选择前一种治疗方法。理想的血糖下降速度是2.8~6.1mmol/L,血糖下降速度不宜过快,否则容易引起脑水肿等并发症。如果第一小时达不到血糖下降的要求,则胰岛素剂量应该加倍。DKA患者血糖达到11.1mmom/L以下、HHS患者血糖16.7mmol/L,补液的液体应从0.9%氯化钠改为5%葡萄糖,胰岛素剂量减为0.05U/(kg·h)。DKA患者血糖维持在8.3~11.1mmol/L,HHS患者血糖维持在13.8~16.7mmol/L之间,直到患者酮症消失,高渗状态纠正,一般来说24h内患者可以恢复正常。血糖下降到12~13mmol/L大约需要4~5小时,酮体消失需要12~24小时。患者恢复进餐好逐渐由静脉胰岛素改换为皮下胰岛素注射治疗。

目前有些研究比较不同的胰岛素给药途径包括静脉、肌肉和皮下对轻、中度DKA治疗效果,静脉胰岛素对于血糖下降和酮体消失作用快于肌肉和皮下。快速胰岛素类似物(门冬氨酸胰岛素和赖脯胰岛素)皮下注射治疗对于轻、中度酮症能够减少住院天数和降低住院费用,对于轻、中度酮症的治疗有较好的前景,但是重症的酮症酸中毒还应采用静脉胰岛素治疗。目前国内还没有这方面的研究报道。

(2) 补液和纠正电解质紊乱:补液对于DKA和HHS的治疗都是制关重要的,补液可以纠正脱水、酸中毒和缓解高渗状态。HHS患者补液治疗更为重要,补液量更大。补液量第一小时1~1.5L 0.9%氯化钠,第2小时到第4小时补液1L,12~24小时补充估计失液量的一半。国外的一些文献报道在第2小时后如果血钠正常或偏高就选择0.45%氯化钠，目前我们医院没有采取这种方法，主要原因是缺乏监测血浆渗透压的方法，如果不能及时监测，有可能对造成渗透压降低，诱发脑水肿的发生。对于血压偏低的患者更应积极补液，这些患者如果补液不充分同时开始胰岛素治疗后会加重低血压。老年患者、充血性心力衰竭或肾功不全患者需根据具体情况调整补液的剂量和种类。如果血钾低于5.5mmol/L、有尿无急性肾衰竭者，立即开始补钾。对于血钙低的患者可以静脉推注葡萄糖酸钙，推注后抽搐不能缓解者应考虑有无低血镁的可能性，可以适当补充。文献提到对于血磷的补充，目前我们还没有相关的经验，临床很少使用。

大多数糖尿病酮症酸中毒能随着补液和胰岛素治疗得以纠正，目前尚无证据显示DKA患者血pH值在6.9~7.1时补碱治疗有益。但是考虑到在组织在极度酸性的情况下对胰岛素和补液治疗反应差，同时会影响到心输出量和血管反应，此时建议小剂量缓慢补充碱性液。

(3) 去除诱因：文献分析显示在酮症诱因中，感染是首位的原因，大约占到30%~40%，中断胰岛素治疗大约占15%~20%，新发现的糖尿病20%~25%，心肌梗死、胰腺炎、休克和低血容量、卒中和其他疾病占10%~15%，没有诱因的占到20%~25%。在治疗过程中另一需要考虑的因素就是去除诱因，因为感染是最常见的诱因，即使没有发现明确的感染病灶，患者如果有发热或无原因可解释的白细胞升高，就应该考虑使用抗生素。

糖皮质激素主要副作用之一升高血糖，有些潜在血糖异常或糖尿病患者使用糖皮质激素尤其大剂量激素冲击治疗时血糖会明显升高，有些患者会出现HHS或酮症，应该使用糖皮质激素过程注意监测血糖，及时处理。

(4) 监测：DKA和HHS治疗成功另一关键措施就是监测，监测项目包括患者的一般状况、生命体征、血糖、电解质和血气，根据监测的结果及时调整治疗包括胰岛素的输注速度、补液及量和类型、补碱剂量和速度等，以保证各项指标能够平稳恢复正常，对于预防抢救过程并发症如脑水肿有非常重要的预防作用。

2. 糖尿病酮症酸中毒和高血糖高渗状态的预防　最近的研究显示多数DKA是停用胰岛素造成的，有些是由于经济问题，有些可能是认识不足改用了其他的非正规途径的降血糖药物而导致的。加强糖尿病宣传教育是非常重要的。每年应组织糖尿病儿童夏令营，给这些孩子以充分的教育机会，使其一生能够受益。糖尿病患者在患其他疾病如心梗、脑卒中和手术时应该注意监测血糖和电解质的变化，以免发生HHS和DKA。对于多数DKA和HHS是能够避免的，目前随着糖尿病患病率的急剧增加，相应的急慢性并发症应该引起临床医生的重视。

(四) 糖尿病急性并发症的现状与思考

对于糖尿病急性并发症在发病机制和治疗方面近年来没有太多的进展。如果能够早期发现糖尿病，积极地血糖控制急性并发症能够避免发生；在糖尿病酮症酸中毒或高血糖高渗状态的早期能够及时诊断并予以合理的治疗和处理，亦能够完全康复；但是如果发现较晚病情较重或处理不够恰当，死亡率相对较高，尤其是高血糖高渗状态。

随诊糖尿病患病率的增高，糖尿病患病率已经达到9.7%，在糖尿病和内分泌科以外的科室的医生提高对糖尿病的认识是重点，这样才能有效地早期发现和处理糖尿病急性并发症。糖尿病急性并发症在未来依然是预防重于治疗，过去强调1型糖尿病具有酮症倾向，现在很多2型糖尿病长期高血糖没有及时的发现，也可以糖尿病酮症酸中毒起病，并因发现不及时而导致严重后果。

二、糖尿病慢性并发症

糖尿病代谢控制的最终目的是预防各种急慢性并发症的发生和发展，但是血糖控制和慢性并发症之间的关系一直存有争议。与几十年前相比，糖尿病患者微血管并发症的危险已有较大幅度的下降，但是各种慢性并发症引起的危害依然是我们关注的焦点。糖尿病慢性并发症可以归为两大类，微血管并发症包括糖尿病视网膜病变、糖尿病肾脏病变和糖尿病肾经病变；大血管并发症包括心脑血管并发症和周围血管并发症。与急性并发症一样，糖尿病慢性并发症依然是预防重于治疗。

(一) 糖尿病视网膜病变

糖尿病视网膜病变是糖尿病的主要为血管病变之一，是导致患者视力下降和失明的主要原因。

1. 糖尿病视网膜病变分期(表7-1-3)

糖尿病黄斑水肿(DME)依据病变程度分为2类：无或有明显的DME。如果存在DME，可再分为轻、中和重度3级(表7-1-4)。对视网膜增厚须行三维检查，在散瞳下裂隙灯活体显微镜检查或眼底

表 7-1-3　糖尿病性视网膜病变的国际临床分级标准（2002 年）

病变严重程度	散瞳眼底检查所见
无明显视网膜病变	无异常
轻度非增殖期（NPDR）	仅有微动脉瘤
中度非增殖期（NPDR）	微动脉瘤，存在轻于重度 NPDR 的表现
重度非增殖期（NPDR）	出现下列任何一个改变，但无 PDR 表现 1. 任一象限中有多于 20 处视网膜内出血 2. 在两个以上象限有静脉串珠样改变 3. 在一个以上象限有显著的视网膜内微血管异常
增殖期（PDR）	出现以下一种或多种改变 新生血管形成、玻璃体积血或视网膜前出血

表 7-1-4　糖尿病性黄斑水肿分级（2002 年）

分类	特征
无明显糖尿病性黄斑水肿	后极部无明显视网膜增厚或硬性渗出
有明显糖尿病性黄斑水肿	后极部有明显视网膜增厚或硬性渗出
轻度	后极部存在部分视网膜增厚或硬性渗出，但远离黄斑中心
中度	视网膜增厚或硬性渗出接近黄斑但未涉及黄斑中心
重度	视网膜增厚或硬性渗出涉及黄斑中心

立体照像。

2. 糖尿病视网膜病变治疗

（1）药物：尚无有效的药物治疗或阻止糖尿病视网膜病变的发生和发展。目前有报道可使用阿司匹林和 2,5- 二羟苯磺酸钙治疗糖尿病视网膜病变。

（2）激光治疗：是当前糖尿病视网膜病变的首选治疗，已获眼科界的公认。在各种波长中，氩 - 绿激光效果最好。激光治疗对防止视力进一步损伤有效，但对已有的视力受损则没有作用。

（3）玻璃体切割手术：当玻璃体积血长期不能消退或玻璃体内极化膜势必导致牵拉性视网膜脱离，行玻璃体切割手术。黄斑水肿和视网膜病变弥漫性水肿影响中心视力的情况下也应及时行玻璃体的分离手术，切除肥厚的玻璃体。

3. 糖尿病视网膜病变的预防　糖尿病视网膜病变预防为主，各项代谢指标的控制，血糖、血压和血脂水平尽可能达标。每年一次的眼底筛查，早期发现的视网膜病变，非增殖期病变，良好的代谢控制有可能使其病变逆转；增殖期病变及时的激光治疗对于预防失明具有显著的作用。

（二）糖尿病肾脏病变

糖尿病肾病是糖尿病主要微血管病变之一，是导致终末期肾衰的主要原因之一。

1. 糖尿病肾病分期　依然采用 Mogensin 分期：Ⅰ期为糖尿病初期，肾体积增大，肾小球滤过率升高，肾小球入球小动脉扩张，肾小球内压增加；Ⅱ期肾小球毛细血管基底膜增厚，尿白蛋白排泄率（UARE）多数在正常范围，或呈间歇性增高（如运动后）；Ⅲ期早期肾病，出现微量白蛋白尿，即尿白蛋白排泄率持续在 20~199μg/min（正常人 <10μg/min）；Ⅳ期临床肾病，尿蛋白逐渐增多，UAER>200μg/min，即尿白蛋白排出量 >300mg/24h，相当于尿蛋白总量 >0.5g/24h，肾小球滤过率下降，可伴有水肿和高血压，肾功能逐渐减退；Ⅴ期尿毒症，多数肾单位闭锁，UAER 降低，血肌酐、尿素氮升高，血压升高。糖尿病肾病，Ⅰ期和Ⅱ期很难在临床中发现，一旦发现为微量白蛋白尿就是第Ⅲ期。糖尿病肾病也是以预防为主。

糖尿病肾病为慢性肾脏病变（CKD）的一种重要类型，对糖尿病肾病应计算 GFR，采用 MDRD 或 C-G 公式进行估算。在诊断时要排除非糖尿病性肾病。当存在以下情况时应考虑非糖尿病肾病：糖尿病病程较短；单纯肾源性血尿或蛋白尿伴血尿者；在短期内肾功能迅速恶化者；不伴视网膜病变；突然出现水肿和大量蛋白尿而肾功能正常；显著肾小管功能减退者；合并明显的异常管型。鉴别困难时可以通过肾穿刺病理检查进行鉴别 。

2. 糖尿病肾病的主要危险因素

（1）高血糖：持续高血糖可导致细胞外液溶量扩张，引起肾脏血管循环床持续扩张，形成肾小球高灌注、高滤过，使小球系膜、基底膜、毛细血管内皮等受损；血糖过高可导致肾脏局部糖代谢活跃，激活炎症细胞分泌大量的炎症因子，进一步损害肾小球和肾小管；加之白蛋白、纤维蛋白、脂类和黏多糖等沉积于肾小球毛细血管基底膜和肾小动脉底膜等，最终引起肾小球和肾小球动脉硬化，造成肾单位破坏。

（2）高血压：可引起肾脏血液动力学紊乱，使肾脏血管阻力增加、肾血流量减低及肾小球内压力增高等，从而导致蛋白尿、肾小球硬化和肾衰竭。糖尿病和高血压常常同时存在，此时就会形成一种恶性循环：一方面，糖尿病引起的血管病变和肾脏损害会使血压进一步升高；另一方面，血压升高又必然加重血管病变和肾脏损害。因此，糖尿病合并高血压的患者更容易发生肾脏损害。

（3）高血脂：肾内脂肪酸结构改变，致肾内缩血管活性物质释放，造成肾小球毛细血管内压升高；高脂血症可以增加血粘度和红细胞脆性，改变了肾小球血液流变学；高脂血症促进单核和巨噬细胞释放细胞炎症介质，促进系膜基质产生等，从而参与了肾小球硬化的形成。

（4）其他还包括年龄和病程、遗传因素、环境因素、吸烟等。

3. 糖尿病肾病的治疗　①代谢指标的控制，血糖、血压和血脂水平尽可能达标；②低蛋白饮食；③血管紧张素转换酶抑制剂和（或）血管紧张素受体阻断剂应用。

4. 糖尿病肾病预防　糖尿病肾病与视网膜病变一样，以预防为主。早期筛查血糖和早期稳定的血糖控制对肾脏病变的预防十分重要。并坚持定期的尿微量白蛋白的检测。

（三）糖尿病神经病变

糖尿病神经病变也是糖尿病微血管病变，但是与糖尿病视网膜病变和肾脏病变不同，糖尿病神经病变与病程和血糖的关系并不密切，可发生在疾病的各个阶段，相对来说缺乏诊断的客观标准，以临床表现和体征为主，临床诊断和治疗仍存在较多的问题尚未解决。主要分为糖尿病周围神经病变和糖尿病自主神经病变。

1. 糖尿病周围神经病变的分型

（1）远端对称多发性神经病变，是糖尿病周围神经病变最常见的类型；

（2）局灶性单神经病变，或称为单神经病变，可累及颅神经或脊神经；

（3）非对称性的多发局灶性神经病变，同时累及多个单神经病变成为多造性单神经病变；

（4）多发神经根病变，最常见为腰段多发神经根病变，主要为L_2、L_3和L_4等高腰段的神经根病变引起的一系列症状；

（5）自主神经病变，糖尿病自主神经病变是糖尿病最常见的并发症，其可累及心血管、消化、呼吸、泌尿生殖等系统。

2. 糖尿病神经病变的临床表现

（1）远端对称性多神经病变：病情多隐匿，进展缓慢。主要症状为四肢末端麻木、刺痛、感觉异常，通常呈手套或袜套样分布，多从下肢开始，对称发生，夜间加重。体格检查示足部皮肤色泽暗淡、汗毛稀少、皮肤温度较低，痛温觉、振动觉减退或缺失，踝反射正常或轻度减弱，能动功能基本完好。

（2）局灶性单神经病变，主要累及正中神经、尺神经、桡神经以及第Ⅲ、Ⅳ、Ⅵ和Ⅶ颅神经，面瘫在糖尿病患者中的发生率也高于非糖尿病患者，多数患者数月后可自愈。

（3）非对称性的多发局灶性神经病变：起病急、以运动障碍为主，出现肌肉无力、萎缩、踝反射减弱，大多数会在数月后自愈。

（4）多发神经根病变：腰段多发神经根变性发病多较急，主要见于下肢近端肌群受累，患者通常表现为患肢近端肌肉疼痛、无力，疼痛为深度的持续性钝痛，晚上为重，2~3周内出现肌肉萎缩，呈进行性进展，并在6个月达到平台期。

（5）自主神经病变：心血管自主神经症状，直立性低血压、晕厥、冠脉舒缩功能异常、无痛性心肌梗死、心脏骤停或猝死；消化系统自主神经症状，便秘、腹泻、上腹饱胀、胃部不适、吞咽困难、呃逆等；泌尿生殖系统神经症状，排尿障碍、尿潴留、尿失禁、尿路感染、性欲减退、阳痿、月经紊乱等；其他自主神经症状，如体温调节异常和出汗异常，表现为出汗减少或不出汗，对低血糖反应不能正常感知等。

3. 筛查方法

（1）痛觉：测定足部对针刺所引起的疼痛的不同反应；温度觉：根据不同温度的变化来测定足部对温度变化感觉的敏感性；压力觉：常用Semmes-Weinstein单丝（5.07/10g单丝）进行检测；振动觉：常用128Hz音叉进行检查；踝反射：根据踝反射情况分为亢进、减弱及正常，反映下肢深感觉的功能情况。

（2）神经系统检测：神经电生理及形态学检查：神经电生理检查－神经传导功能检查（NCV），适用于经上述检查后高度怀疑DPN但尚未确诊的患者；可评估周围有髓鞘的粗纤维神经传导电信号的能力，若神经髓鞘、郎飞氏结、轴索病变，则检查结果异常；通常检测正中神经、尺神经、腓总神经、胫神经及腓肠神经等。形态学检查：皮肤活检：为创伤性检查，多在临床研究中采用；神经活检：为创伤性检查，多在临床研究中采用。其他诊断和评估方法：QST 检查仪器具有多种感觉测量模式，其中轻触觉及振动觉可评估有髓的粗神经纤维功能，痛温觉可评估薄髓或无髓的小细神经纤维功能；VPT 振动觉阈值测定，简便、无创、重复性好、患者顺应性好，临床上常以 VPT>25 伏特作为评判足溃疡风险的重要指标。

4. 糖尿病神经病变的治疗　对因治疗：积极控制高血糖是防治 DPN 最根本和最重要的手段：血糖控制；神经修复：如甲钴胺、抗氧化应激：如 α-硫辛酸；改善微循环：如前列腺素 E2；改善代谢紊乱：如醛糖还原酶抑制剂；其他：如神经营养；对症治疗：主要是针对疼痛的治疗：各种止痛药物。治疗顺序：甲钴胺和 α- 硫辛酸→传统抗惊厥药→新一代抗惊厥药→度洛西汀→三环类抗抑郁药物→阿片类止痛药等。

（四）心脑血管病变

心血管病变是糖尿病患者的主要健康威胁。糖尿病患者发生心血管疾病的危险性增加 2~4 倍，且病变更严重、更广泛、预后更差、发病年龄更早。单纯强化降糖治疗不能显著的减少糖尿病大血管并发症发生的风险。因此，对糖尿病大血管病变的预防，需要全面评估和控制心血管病危险因素，如高血压和血脂异常并进行适当的抗凝治疗。

应始终保持对心血管病变的警惕。当存在自主神经病变时，发生心绞痛或心肌梗死时可以是无痛性的，体格检查难以检出缺血性心脏病。

对于糖尿病患者应进行心血管病变风险的评估，内容包括：当前或以前心血管病病史；年龄；腹型肥胖；常规的心血管危险因素（吸烟、血脂异常和家族史）；血脂谱和肾脏损害（低 HDL 胆固醇、高甘油三酯血症和尿白蛋白排泄率增高等）；房颤（可导致卒中）。静息时的心电图对 2 型糖尿病患者的筛查价值有限，对有罹患大血管疾病可能性的患者（如有明显家族史、吸烟、高血压和血脂异常），应作进一步检查来评估心脑血管病变情况。

治疗应严格控制所有可治疗的危险因素，以最大可能降低大血管病变的风险，而不能只关注血糖。高危因素的评估和处理：控制高血糖、控制高血压、纠正血脂异常和抗血小板治疗。

（五）周围大血管病变

不是糖尿病的特异性并发症，但糖尿病患者发生下肢动脉病变的危险性较非糖尿病患者明显增加，使下肢血管病变的发病年龄更早、病情更严重、病变更广泛、预后更差。下肢动脉病变是外周动脉疾病的一个组成成分，表现为下肢动脉的狭窄或闭塞。与非糖尿病患者相比，糖尿病患者更常累及股深动脉及胫前动脉等中小动脉。其主要病因是动脉粥样硬化，但动脉炎和栓塞等也可导致下肢动脉病变。下肢动脉病变的患病率随年龄的增高而增加，糖尿病患者发生下肢动脉病变的危险性较非糖尿病患者增加 2 倍。

预防糖尿病足的关键点在于：①定期检查患者是否存在糖尿病足的危险因素；②识别出这些危险因素；③教育患者及其家属和有关医务人员进行足的保护；④穿着合适的鞋袜；⑤去除和纠正容易引起溃疡的因素。

糖尿病不论为微血管还是大血管病变，治疗尚缺乏有效的手段，预防微血管和大血管并发的发生和发展十分重要。良好的血糖、血压和血脂控制非常重要。

（六）糖尿病慢性并发症的回顾与展望

糖尿病的治疗焦点一直集中在如何预防糖尿病慢性并发症的发生和发展。从预防发生的角度来看，1996 年发布的 DCCT 研究，针对 1 型糖尿病随访 10 年，采用胰岛素强化治疗，强化的血糖监测和控制带来了微血管并发症发生风险的降低，但是对于大血管并发症并没有看到发生风险的下降，但是后续的 EDIC 研究观察到大血管病变风险的下降。1998 年发布的 UKPDS 研究，针对新发 2 型糖尿病随访 10 年，观察饮食与运动、胰岛素、磺脲类药物和二甲双胍控制血糖对糖尿病并发症的影响，研究结果同样发现了血糖控制可以有效地降低微血管并发症的风险，对大血管并发症的风险有下降，但是没有达到统计学的差别，只有二甲双胍治疗的肥胖组糖尿病心血管疾病风险达到统计学意义的下降。UKPDS 后续 10 年随访的结果显示早期的血糖控制之后，即使后续的 10 年两组的血糖控制水平相似，但是仍能够观察到原有的强化治疗组无论微血管还是大血管并发症的风险都达到了统计学意义的下降。这两项大规模长期的随机对照研究及其后续的观察研究给我们带来的启示是早期良好的血糖控制对并发症的发生和发展是十分重要的。

DCCT 和 UKPDS 研究均显示血糖良好控制对并发症的重要性，但是两项研究 HbA1c 都没有达到正常的水平，如果更严格的 HbA1c 的控制可否带来对心血管风险的改变。从而设计了 ACCORD 研究，该项研究由美国 NIH 资助，观察 HbA1c 降至

6.5% 是否能够改善。研究结果出乎意料，强化治疗组心血管事件没有明显下降，而死亡率却显著升高。分析原因可能有几个，该项研究入组患者病程在 10 年以上、研究期间强化治疗组低血糖发生的比例较高、体重增加明显、药物及胰岛素使用比例高。虽然确切的原因不详，但是该项研究给我们带来的启示是对于 2 型糖尿病患者不能划定统一的治疗目标，因此 2010 年以来的各项指南强调的是个体化的治疗目标。根据患者的具体状况来明确 HbA1c 的控制目标，年轻、病程短、没有并发症的患者控制目标严格；病程长、老年、已有严重并发症或预期寿命短的患者血糖控制目标宽松。

糖尿病总的发生机制尚不清楚，糖尿病无论微血管还是大血管并发症的发生机制尚不清楚，现阶段对于糖尿病急、慢性并发症来说依然是预防大于治疗，从治疗手段来控制代谢指标在合适范围内仍临床的主要目标，采取相应的针对并发症表现的对症治疗。未来的研究领域可能会集中在糖尿病的发病机制，以及并发症的发生机制，并对各种并发症提出合理的治疗方案。

（李玉秀）

第六节　糖尿病与心血管事件的预后

一、糖尿病与心血管事件的认识历程

1965 年英国 Beford 研究和美国 Tecumseh 研究首次提出：血糖可能是心血管疾病的危险因素。随后 Framingham 心脏研究证实糖尿病是心血管疾病的危险因素。1998 年，《新英格兰医学杂志》发表了芬兰 East-West 研究，提示在为期 7 年的随访时间里，确诊为糖尿病患者的预后与有心肌梗死史的相当。正是基于这一研究，美国心脏学会 1999 年发表声明提出“糖尿病就是心血管病”的论点，引起了心血管和内分泌糖尿病领域学者们的高度关注。围绕糖尿病和心血管病的相关研究层出不穷，结论也莫衷一是。本文将从两种不同的论点及其相关的临床试验展开讨论。除糖尿病和糖调节异常本身与心血管病的密切联系之外，糖尿病的治疗如强化治疗和传统治疗和手术治疗等也与心血管病有着千丝万缕的联系。

（一）糖尿病与心血管病

众所周知糖尿病是心血管病的高危人群，约有近 2/3 的糖尿病患者死于心血管病，有糖尿病的患者其心血管死亡是非糖尿病患者的 2~3 倍。有关糖尿病和冠心病的关系，有很多研究证据，也有很多不相同的研究结果，这里列举几类最有代表性的临床试验研究从三个方面讨论糖尿病和心血管疾病的关系。

1. **美国心脏学会声明**　美国心脏学会（American heart Aassociation，AHA）1999 年发布声明指出，“糖尿病就是心血管病”（diabetes is a cardiovascular disease）。这一论断引发了心血管领域和内分泌糖尿病领域的激烈反应。美国内分泌学会在次年发表综述，提出心脏是最大的内分泌器官。AHS 论点的主要依据是美国学者 Haffner 和芬兰学者 Laakso 的临床试验研究的结果和 Lotufo 的部分研究结果（图 7-1-6）。

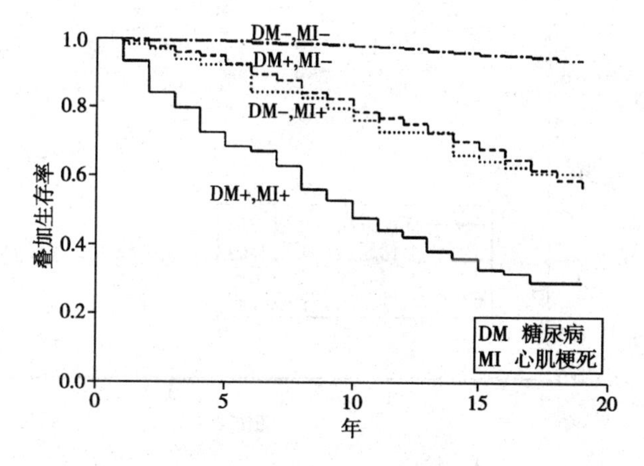

图 7-1-6　1373 例无糖尿病但有心肌梗死的病人和有糖尿病无心肌梗死的 1059 例随访 18 年冠心病死亡风险的结果

Laakso 等对芬兰人群的研究表明，有糖尿病无心肌梗死的患者和无糖尿病但患有心肌梗死的患者具有很接近的生存率，因此他们的结论认为，糖尿病是心肌梗死的等危症。

2. **美国男性内科医师研究**　Lotufo 等的一项前瞻对列研究，对 91 285 例 40 岁到 84 岁男性医师进行了为期 6 年的研究，结果见图 7-1-7。将受试者分为无糖尿病无冠心病（82 247 例），有糖尿病（DM）无冠心病（2317 例），有冠心病（CHD）无糖尿病（5609 例）和有糖尿病有冠心病（815 例）4 组。5 年随访共有 3627 例死亡，其中冠心病死亡 1242 例。与无糖尿病无冠心病的受试者相比，有糖尿病无冠心病者全因死亡风险为 2.3（95%CI 2.0~2.6）；无糖尿病者有冠心病者为 2.2（95%CI 2.0~2.4）；同时患有糖尿病和冠心病者为 4.7（95%CI 4.0~5.4），有糖尿病无冠心病者和无糖尿病有冠心病者有很相近

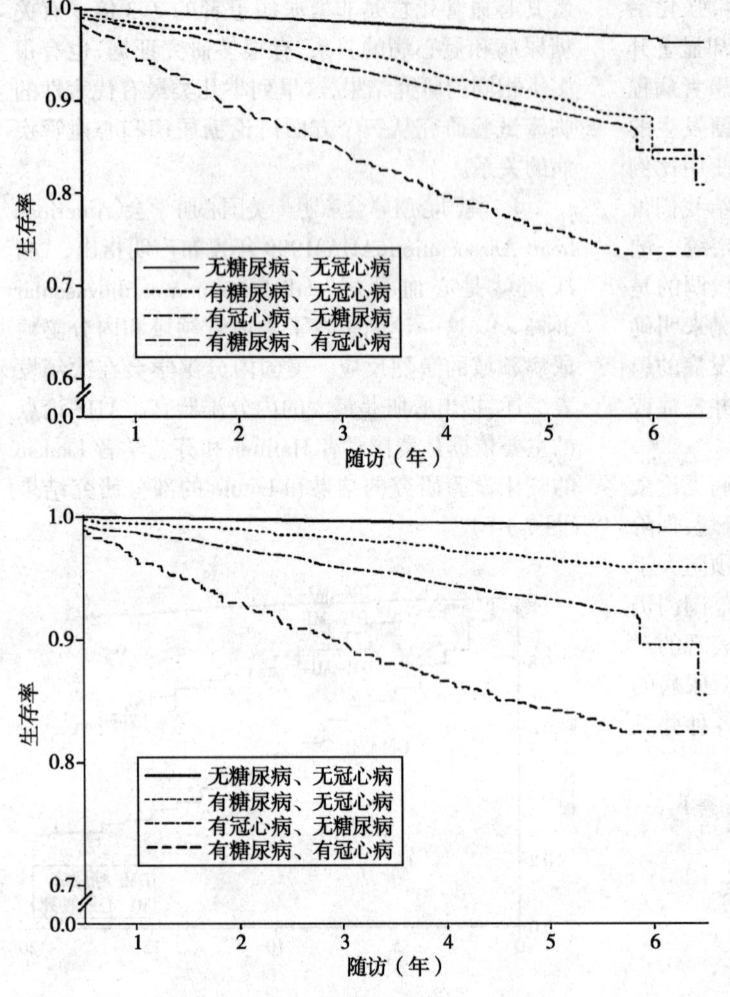

图 7-1-7　Lotufo 等男性医师研究

上图为所有原因的死亡，有糖尿病和有冠心病有很近似的生存曲线

下图为冠心病的死亡，原有冠心病而无糖尿病者，其生存状况显著低于有糖尿病而无冠心病者

的全因死亡风险，在全因死亡这一点上，糖尿病可以说是冠心病的等危症。但是对于冠心病的死亡风险（图 7-1-6），与无糖尿病无冠心病者相比较，有糖尿病无冠心病的风险 3.3（95%CI 2.6~4.1），无糖尿病有冠心病者的风险为 5.6（95%CI 4.9~6.3），有糖尿病有冠心病者的风险为 12.0（95%CI 9.4~12.6）。冠心病的死亡风险，单有糖尿病组显者低于单有冠心病组。在这一点上，糖尿病≠冠心病。作者的结论认为，此项前瞻性研究结果表明，与非糖尿病患者相比，糖尿病显著增加所有原因的死亡和冠心病的死亡，对于冠心病的死亡，原有冠心病史者比糖尿病者更能预测冠心病的死亡。既有糖尿病又有冠心病是风险更大的人群。

3. NAVIGAYOR 研究　NAVIGAYOR 研究是一项纳入 40 个国家，806 个中心，43 502 例有心血管疾病或者心血管病风险的受试者参加筛选 1 次（90.3%），2 次（9.5%）或者 3 次（0.2%），这项研究是一项大规模的有关心脑血管病和糖尿病，糖调节受损相互关系的研究。

在 NAVIGAYOR 研究中，对 CVD 高危人群的 43 502 例受试者，OGTT 结果表明，糖调节受损达 62.5%，其中 IFG，IGT 和 DM 分别为 12.2 %，28.3% 和 22.0%；对合并任一心血管疾病 9125 例患者，OGTT 的结果表明，糖调节受损者达 65.7%，其中 IFG，IGT 和糖尿病分别为 12.3%，29.4% 和 24.0%；伴有急性冠脉综合征史 6641 例患者，OGTT 结果表明，糖调节受损者达 65.7%，IFG，IGT 和 DM 分别为 12.7%，29.3% 和 23.9%；接受冠脉搭桥治疗 2830 例患者，OGTT 结果，糖调节受损者达 67.7%，其中 IFG，IGT 和 DM 分别为 12.7%，29.4% 和 25.6%；合并周围血管疾病史的 496 例患者，OGTT 结果，糖调节受损者达 66.3%，其中 IFG，IGT 和 DM 分别为 11.2%，29.0% 和 23.1%。

上述五种情况都不约而同的出现了大约 2/3（62.5% 注：67.7%）的糖调节受损患者，包括空腹血糖受损，糖耐量低减和糖尿病。其中糖尿病患者约占 1/4（22.0%~25.6%），平均 23.7%；空腹血糖受损占的比例较小，平均 12.2%；糖耐量低减比例较大，不足 1/3(28.3% 注:29.4%),平均 29.1%。这些结果充分说明,在心血管疾病的高危人群或者心血管疾病患者中,有 2/3 左右的患者有不同程度的糖调节受损,其中 1/4 就是糖尿病患者。

NAVIGAYOR 研究分别采用 FPG 6.1mmol/L 和 5.6mmol/L 为正常血糖上限的诊断截点,再分析冠心病病人数据,获得令学者们震惊的结果。采用 FPG 6.1mmol/L 作为诊断截点,漏诊 64% 的高血糖;采用 FPG 5.6mmol/L 作为诊断截点,漏诊 48% 的高血糖,这就足以证明了糖尿病和心血管病的不可分割的关系。

4. 欧洲心脏调查(the Euro heart survey) 此项研究的目的旨在研究冠状动脉硬化性疾病(CAD)葡萄糖调节异常的发生率。欧洲 25 个国家,110 个中心共计 4196 例入选,其中 2107 例因急诊入选,2854 例选择性门诊入选。31% 的病人有糖尿病,1920 例无糖尿病史的病人做 OGTT 试验,其中 923 例急性 CAD,997 例有稳定性 CAD 表现。急性 CAD 中,36% 患有糖调节受损,22% 新发现糖尿病;稳定 CAD 组,37% 有糖调节受损,14% 新发现糖尿病。这一项研究结果表明,CAD 患者,糖调节异常比正常人群大幅增加,糖耐量减低的比例增加显著(图 7-1-8)。

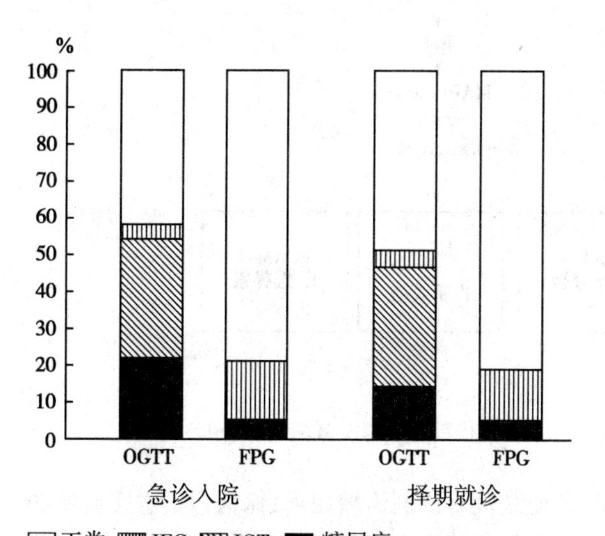

图 7-1-8 采用空腹血糖和 OGTT 两种方法评价葡萄糖代谢情况(受试者在检测前无糖尿病史)新发现糖尿病

欧洲心脏调查旨在研究有冠心病的成年人糖调节异常的患病率。纳入 25 个国家,110 个研究中心,4961 例受试者,其中急诊入院 2107 例,已经诊断为糖尿病者 1524 例,以前未被诊断为糖尿病行 OGTT 检查者 1920 例(923 例有急性 CAD 表现,997 例有稳定性 CAD 表现)。结果表明,对于已有心血管病史的患者,如果使用空腹血糖筛选糖尿病,就会有 2/3 的患者漏诊,对于急症入院的患者,就会有 70%~80% 的糖尿病患者漏诊。此项研究说明,从 CAD 患者中筛选糖尿病,使用 OGTT 有非常重要的价值。

5. 中国心脏调查和 DECODA 研究 中国心脏调查旨在了解中国冠心病患者中糖代谢的状况。系一项多中心研究,共入选因冠心病而住院的患者 3513 人,其中 35.1% 为急诊入院,64.9% 为择期住院 。入选时,1153 例为已知 2 型糖尿病患者,97 例为根据 FPG>7mmol/L 新诊断的糖尿病患者。对剩下的患者进行 OGTT,发现 26.9% 是糖尿病患者,37.3% 为糖调节受损(IGR)。无论急诊入院还是择期入院,异常的糖调节受损发病率相似。患者糖尿病的比例由基线的 32.8% 增加到 OGTT 后的 52.9%。如果不进行 OGTT,将有 87.4% 的 IGR 以及 80.5% 的糖尿病被漏诊。该项研究的结论认为,AGR 在冠心病患者中非常普遍。单行 FPG 检查将低估葡萄糖调节异常(abnormal glucose regulation,AGR)的发病率。OGTT 应被常规作为冠心病患者血糖代谢评价的方法。被确诊的糖调节受损(impairment glucose regulation,IGR)或 2 型糖尿病患者应接受治疗以减少 AGR 的进展和相关并发症。

使用一步法(空腹血糖)或者两步法(对于伴有空腹血糖受损 IFG 者行 OGTT,测定空腹和 2 小时血糖)评估糖尿病和 IGT 者的心血管风险。6 个国家,17 512 例 30~89 岁无已知糖尿病的受试者,发现糖尿病患者 1270 例,IFG 或者 IGT 者 3158 例。糖尿病患者,有 55.1% 的空腹血糖≥7.0mmol/l(不同的国家范围 36.2%~67.0%);20.5%(范围 0~32%)是通过两步法确认,24.4% 仍然不被诊断(FPG <6.1 mmol/l)(9.0%~40.0%)。文章的结论认为,如果使用 IFG 作为 OGTT 的条件,就会漏掉 1/4 的糖尿病的诊断。

(二)高血糖增加心血管事件

非糖尿病患者:高血糖和营养过剩 ,通过多种途径导致微血管和大血管病变,其最为重要的作用之一是损害血管内皮。在内皮细胞中,高血糖和过多营养物质通过 TRIB3 损伤胰岛素代谢信号转导,导致白细胞粘连,启动了动脉粥样硬化的生成(图 7-1-9)。

高血糖和某些营养物质穿越细胞膜进入血管内皮细胞,促进 TRIB3 的生成,阻止胰岛素和胰岛素受体底物 IRS1 和胰岛素 -IRS1-PI3K-PDK-1-Akt 信号转导系统,减少 eNOS 的合成,进而减少 NO 的

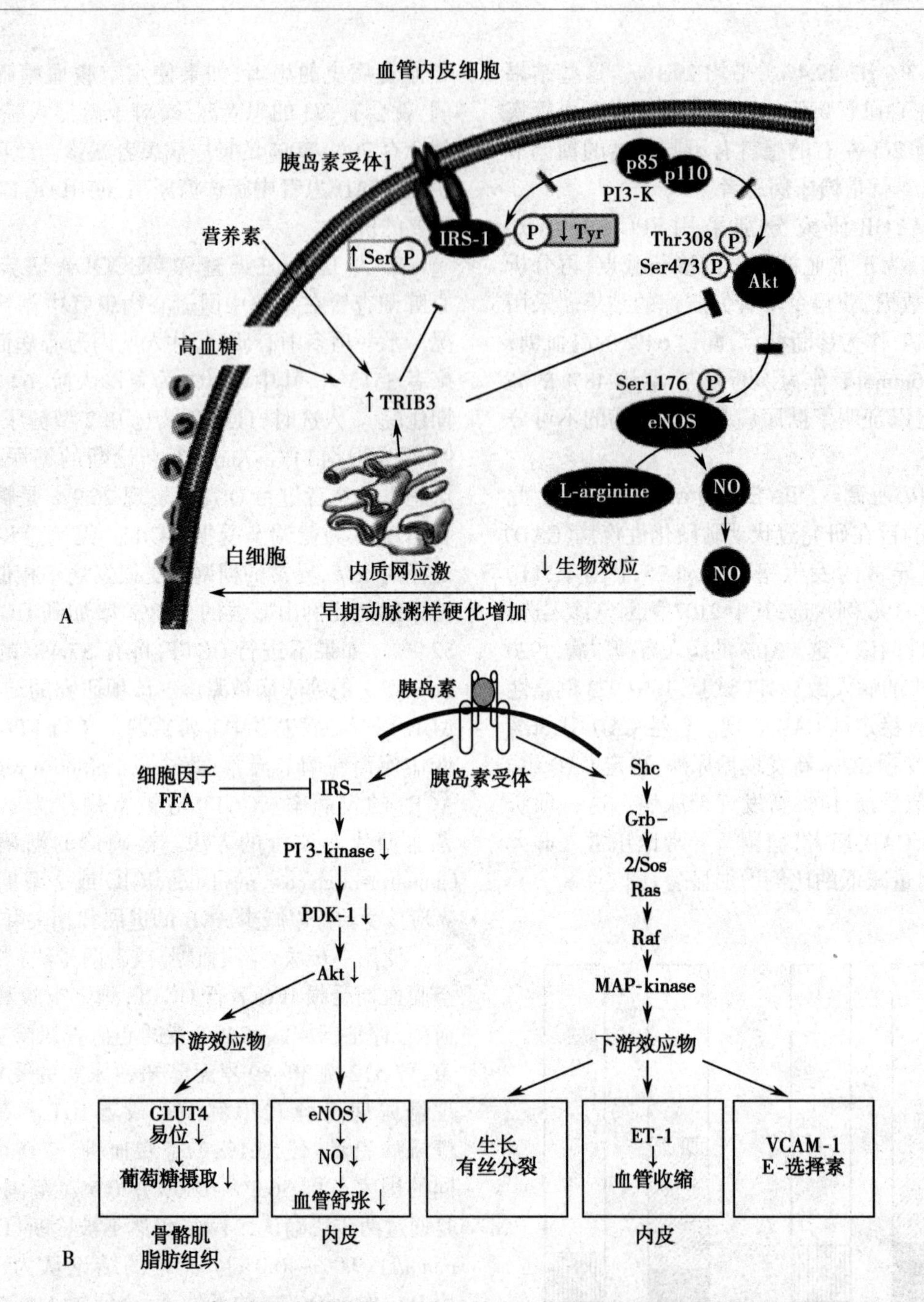

图 7-1-9 高血糖和某些营养物质在血管内皮细胞的作用(A 图)及其机制(B 图)

合成;游离脂肪酸(FFA)和某些细胞因子如 IL-6,IL-1β,TNF-α 等也有阻止胰岛素和其受体的结合,减少 NO 的合成,同时通过 Akt 的减少,还可以减少 GlLUT4 对葡萄糖的转运(图 7-1-9)。

一项为期 7 年的临床试验研究,10 026 例年龄 25 岁以上入组时无糖尿病诊断的受试者,监测其空腹、餐后血糖和糖化血红蛋白。7 年全因死亡 332 例,心血管死亡 88 例,分析三者与所有死亡和心血管死亡的关系。校正年龄和性别后,空腹血糖与全因死亡和心血管死亡的 U 型曲线关系更为显著(5.1mmol/l 为最低点)。此项研究结果明确的证实,即便是没有诊断为糖尿病,血糖包括空腹血糖、餐后血糖和糖化血红蛋白与全因死亡和心血管死亡都有密切的联系。

上述研究结果表明,空腹血糖 5.1~5.5mmol/l 是心血管事件最少发生的。低于此范围,心血管事件急剧增加,期增加的幅度远远超过高血糖。AusDib 研究中,餐后血糖的变化,似乎对心血管事件无明显影响,未能发现 J 型曲线。

2011 年新英格兰医学杂志最新发表的荟萃分析糖尿病与癌症和非血管性死亡相关性研究结果,基于 97 项研究的 820 900 例患者 123 205 死亡例数据。发现血管性死亡与空腹血糖也存在J型关系。但是其最低点左移，在4.25mmol/l，非癌症和非血管死亡不呈J型曲线，但是血糖高于5.6mmol/l后死亡风险与血管性死亡一样，呈急剧增加趋势。

上述结果表明，不管有没有糖尿病，血糖包括空腹血糖，餐后血糖和糖化血红蛋白与心血管病有密切关系，糖尿病加剧心血管事件的发生。

（三）糖尿病不是心血管病的等危症

自1999年美国AHA发布“糖尿病就是心血管病”的声明之后，引起医学界特别是内分泌糖尿病领域的强烈反响。美国内分泌学会主办的刊物在2000年就发表一篇文章，题目为“心脏是最大的内分泌器官”。很多有关糖尿病和心血管病关系的研究相继出台。与Haffner等的研究结果相近似的只有Hu FB等的结果，其OR值为0.92，95% CI 0.65~1.25，较分散。Haffner的研究中，以前有心肌梗死的患者组数目少，仅为69例，而有糖尿病没有心梗的一组为690例，OR值虽为1.09，但是95%CI却在0.58~2.04之间。其他的11项研究，OR值均小于0.71，95%CI均在1.0之内，说明糖尿病是心血管病的高危人群，但不是心血管病等危症。另外，一项荟萃97项研究，820 900例受试者，123 205死因分析：糖尿病死因分析显示40%的糖尿病患者死于非血管性疾病。

（王桂侠　郑少雄）

二、糖尿病心血管事件的临床特点

糖尿病心血管事件，临床表现多样，缺乏特异性，并且容易被其他合并症、并发症掩盖，可引起无痛性心肌梗死、心源性猝死。单纯冠心病的冠脉病变情况已有许多学者进行过研究和阐述，并形成了比较系统化的认识，而糖尿病合并冠心病由于冠状动脉粥样硬化和高血压、血脂异常、肥胖、胰岛素抵抗等全身代谢紊乱的各种因素相互协同、相互作用，使糖尿病心血管事件具有一些不同的特点。

（一）糖尿病心血管事件发病年龄提前，患病率与病死率高

糖尿病患者中心血管病的发生率是正常人群的2~4倍，糖尿病患者由于高血糖、胰岛素抵抗及其他代谢紊乱综合征加重对内皮细胞的损害，促进白细胞对内皮细胞的黏附、释放炎性介质、趋化巨噬细胞、平滑肌细胞、增加LDL-C的氧化及脂质沉积等各个环节，加重其对血管壁的损害，促进动脉硬化的形成及发展，使糖尿病患者冠心病发病年龄提前，病情进展迅速，恶性并发症的发生率和死亡率显著增高。3/4的2型糖尿病患者的死亡原因是冠心病，而伴有糖尿病的冠心病患者，无论是心肌梗死还是血管重建治疗，预后均差于非糖尿病患者。糖尿病患者7年间首次心肌梗死或死亡是20%，而非糖尿病仅为3.5%，糖尿病可以使并存的急性冠脉综合征（ACS）早期和晚期预后恶化，有心肌梗死史者复发心肌梗死或心血管死亡在糖尿病组是45%，非糖尿病为18.8%，在不稳定心绞痛和非Q波心肌梗死，糖尿病与对照组比较心肌梗死住院率、合并症和死亡危险均增加。糖尿病心肌梗死后5年随访死亡率高达50%，是非糖尿病的2倍。降低糖尿病危害的重点是控制心血管并发症的风险。

因此早期对2型糖尿病进行冠脉病变和心肌血供的功能评价，对及时发现和治疗2型糖尿病心血管事件，降低心脏事件的发生具有重要的临床意义。

（二）容易出现体位性低血压、静息性心动过速、无痛性心肌梗死等糖尿病心血管自主神经病变

慢性高血糖引起代谢紊乱、自由基损伤、微循环障碍及免疫损伤，神经组织缺血缺氧，影响神经结构功能，造成自主神经损害；副交感神经节前纤维较长，对缺血缺氧较敏感，所以迷走神经较早且易受损害，迷走神经受损后不能抗衡交感神经作用，故糖尿病心血管自主神经病变早期表现为心率变异性（heat rate variability，HRV）下降，静息性心动过速。晚期临床表现为心率固定，运动耐受性下降、术中心血管系统不稳定、直立性低血压（orthostatic hypotension，OH）、无症状性心肌缺血、无痛性心肌梗死甚至心源性猝死。糖尿病引起心脏自主神经病变是从远端心尖向近端心底部发展，故患者较易出现左心功能障碍。

（三）无痛性心肌梗死发生率高，病死率高

代谢紊乱、自由基损伤及微血管病变等引发自主神经损伤，对心肌缺血引发的心绞痛痛觉阈值明显增高，导致2型糖尿病患者更易发生无痛性心肌缺血或心肌梗死，梗死面积扩大，易发生充血性心力衰竭。因此，2型糖尿病合并冠心病常起病隐匿，病情进展较快，当发现时冠脉病变所导致的心肌缺血已相当严重，错过最佳治疗时机。糖尿病患者代谢紊乱；弥漫性内皮功能失常；冠脉斑块内富含更多的脂质核心及更多的巨噬细胞渗透，而导致斑块更易破裂；糖尿病存在高凝状态，即血小板的激活伴随其他凝血机制异常促进血栓形成及抗凝物质的降解等，诸多原因导致糖尿病合并冠心病患者发

生急性心血管事件的风险明显增高，治疗效果差，死亡率高。

（四）血管受累面积广，小血管受累尤为明显

冠心病的发生是2型糖尿病大血管病变的重要标志，冠状动脉弥漫性病变（简称冠脉病变）是2型糖尿病致死的首要原因。2型糖尿病合并冠心病患者的冠脉病变特点以多支病变多，弥漫病变多，不易形成侧支循环，狭窄程度重，复杂病变发生率高，小血管病变、闭塞病变、左主干病变等的发生率均明显高于非糖尿病者。左主干病变及较差的侧支循环等复杂病变在合并糖尿病的冠心病患者中更为常见。糖尿病患者冠脉事件PCI操作难度要大于非糖尿病患者，同时大多合并糖尿病心肌病变，心功能代偿能力减弱。糖尿病病人在PTCA术后发生再狭窄率明显高于非糖尿病患者。另外糖尿病合并冠心病患者EF值比单纯冠心病患者显著下降，患者心功能较差，预后不良。

（五）可能并发糖尿病心肌病变，增加糖尿病心血管事件的复杂性

糖尿病心肌病变是糖尿病慢性并发症之一，独立于冠状动脉粥样硬化之外。其发生机制较复杂，可能与胰岛素抵抗、糖和脂代谢异常、氧化应激等多因素有关，心肌能量代谢障碍可能是其重要的病理生理基础。镜下可见心肌超微结构改变，肌原纤维结构模糊，纤维疏松，线粒体数目增多，大小不一，线粒体嵴部分溶解，可见大量脂滴沉着。如果不及时、有效地控制糖尿病及相关的代谢紊乱，随着病程的延长，患者出现左心室舒张功能受损，心脏增大，心功能衰竭。若同时发生冠脉事件，心功能代偿能力减弱，预后较差。

三、糖尿病心血管事件预后、影响预后的因素及改善预后的治疗对策

与非糖尿病患者相比，糖尿病合并心血管病患者死亡率升高2~4倍。在一项针对糖尿病与非糖尿病患者7年的随访中，心血管事件占糖尿病患者死因的80%，因此应该加强对糖尿病合并心血管事件预后的关注。

（一）糖尿病心血管事件预后及相应治疗对策

1. 糖尿病合并高血压的预后　糖尿病合并高血压可以使大血管与微血管均受累，从而加速心血管事件的发生。UKPDS研究显示，严格血压控制可以使糖尿病相关终点事件降低24%，其中死亡下降32%，卒中下降44%，微血管事件下降37%。同时，此研究表明，对于严格血糖控制，强化血压下降对于糖尿病心血管事件风险的下降更有益处。美国糖尿病协会（ADA）、欧洲心脏和高血压学会（ESC和ESH）等均提出糖尿病合并高血压的血压靶目标为收缩压≤130mmHg，舒张压≤80mmHg，控制血压达标可以使临床获益增加。

2. 糖尿病合并冠心病的预后

（1）糖尿病无症状性心肌缺血：糖尿病可以减轻心肌缺血时的胸痛反应。糖尿病合并无症状性心肌缺血患者发生心肌梗死时容易出现心源性休克（22%）、心律失常（38%）、心功能衰竭（47%）等严重并发症，猝死及血管重建的发生率高，分别为8%~15%和41%。糖尿病患者在运动试验期间发生心肌缺血，无论是否有症状，其预后均差于非糖尿病患者。早期发现、早期预防及治疗是改善糖尿病无症状心肌缺血预后的关键环节。

（2）糖尿病非ST段抬高型急性冠脉综合征：有研究显示，在非ST段抬高型糖尿病非ST段抬高型急性冠脉综合征（acute coronary sundrome，ACS）患者中，糖尿病是患者死亡的独立危险因素。GUSTO（Global use of strategies to open occluded coronary arteries）Ⅱb试验显示，与非糖尿病患者相比，随访6个月时糖尿病患者ACS风险几乎增加1倍。

如何改善糖尿病伴急性冠脉综合征预后？糖尿病非ST段抬高型ACS治疗可选择保守治疗、冠状动脉旁路移植术（coronary artery bypass prafting，CABG）和经皮冠状动脉介入治疗（percutaneous coronary intervention，PCI）。

FRISC Ⅱ及TACTICS-TIMI18研究显示，糖尿病急ACS患者行早期介入治疗，与早期保守治疗相比，绝对获益大于非糖尿病患者，且6个月时死亡、心梗或再次住院的相对风险明显降低。ISAR-COOL研究发现，与延迟介入治疗（发病3~5天）相比，早期介入治疗（达到导管室的平均时间为2小时）获益较大，但该研究虽未特异性分析糖尿病人群，但仍提示早期介入治疗有助于改善预后。

AWSOME研究对ACS患者应用CABG及PCI治疗进行比较，结果显示糖尿病ACS患者急性CABG和PCI的治疗结果相似。

（3）糖尿病ST段抬高型急性心肌梗死：糖尿病不仅引起冠脉粥样硬化，同时并存有微血管病变，致弥漫性心肌病变。故发生心梗前多已有潜在心功能不全，加之多为2~3支血管病变，梗死面积大，更易发生泵衰竭而导致心源性休克。另外严重心律失常和室颤也较非糖尿病患者高，原因是糖代谢异常，三大物质代谢紊乱，且心脏自主神经多有病

变,因而致心肌代谢异常,乳酸增高,钠钾离子不平衡,使心电处于不稳定状态,易发生折返激动和诱发室颤。与非糖尿病的患者相比,糖尿病患者发生心肌梗死后急性期和长期死亡率增高,随访短期(28天)、中期(2~4年)、长期(34年)的研究显示病死率大约增加2倍。主要是再次发生心梗、卒中和发生心力衰竭的概率增加。此外,糖尿病患者糖尿病ST段抬高型急性心肌梗死(myocardial infarction,MI)后的病死率增加,包括1型和2型,各年龄段,无论男性还是女性。同时有研究指出,T2DM患者术后30天内主要的心血管不良事件发生率及病死率明显高于单纯急性心梗患者,可能与糖尿病患者病情复杂,血管病变严重,冠状动脉通常有新旧病变交错,且常伴有糖尿病心肌病,对心功能有一定影响,心律失常发生率高,导致患者长期预后较差。

如何改善糖尿病合并心肌梗死的预后?降脂、降压治疗、血糖平稳控制、β受体阻滞剂的药物应用可以改善糖尿病MI患者预后。

溶栓治疗:糖尿病患者发生急性MI后溶栓治疗的相对获益和绝对获益高于非糖尿病患者,但糖尿病患者的再闭塞率(9.2%*vs*5.3%)、30天死亡率(11.3%*vs*5.9%)、1年死亡率(14.5%*vs*8.9%)仍高于非糖尿病患者。主要药物有重组组织型纤溶酶原激活剂(rt-PA),尿激酶(UK)、链激酶(SK)、尿激酶原(pro-UK)等,主要给药方法有静脉途径和动脉途径等。

抗凝治疗:发生MI后,糖尿病患者直接行血管成形术的获益大于溶栓治疗,然而糖尿病患者行择期和急诊血管成形术治疗并发症和再狭窄率增高。由于介入治疗后可发生远端血管血小板血栓栓塞和微循环障碍,因此抗凝治疗对于糖尿病MI患者的获益尤为重要。

哪种冠脉血运重建方法更适合糖尿病心肌梗死患者?糖尿病并发冠脉病变绝大多数是2~3支冠脉受累,病变的冠脉多为弥漫性狭窄,常致使经皮冠状动脉腔内成形术(PT-CA)成功率降低,再狭窄率高,因此,对于冠心病伴糖尿病患者的冠脉血运重建方法,冠状动脉旁路移植术(CABG)优于经皮冠状动脉腔内成形术(PTCA)的介入方法。经皮冠状动脉介入治疗(PCI)对急性心梗早期的疗效依赖于梗死相关血管更早更迅速的再通,循证医学证明急性心梗合并糖尿病患者急诊PCI疗效明显优于药物溶栓治疗。但是美国SIRIUS研究结果证实,在介入治疗后8个月,无论是裸金属支架还是西罗莫司洗脱支架,与非糖尿病患者相比,糖尿病患者在病变部位发生再狭窄的几率都明显偏高。另一项在美国进行的为期10年的针对糖尿病合并冠心病的患者对经皮腔内冠状动脉成形术(PTCA)术后早期和晚期预后影响的研究中共纳入1133例糖尿病患者和9300例非糖尿病患者,结果证实:糖尿病患者与非糖尿病患者相比,5年生存率明显降低,心梗、CABG和再次PCI发生率显著增高。

3. 糖尿病心肌病的预后 Framingham心脏研究明确显示,糖尿病患者心衰的发生率明显升高,其中男性增加2~3倍,女性增加5.1倍,且糖尿病与充血性心力衰竭(CHF)直接相关,传统CHF的危险因素不能解释糖尿病与CHF风险增加之间的相关性,因此该研究明确支持存在糖尿病心肌病引起CHF,CHF是糖尿病患者死亡和病死的主要原因。近年来,来自于流行病学研究以及心脏结构、功能、组织学和生化研究的证据表明,存在糖尿病心肌病。

如何改善糖尿病心肌病变的预后?多种危险因素的总体控制,β受体阻滞剂、ACEI或ARB类药物、钙离子拮抗剂、他汀类药物的应用对于改善糖尿病心肌病的预后、降低死亡率有益。2008年Lancet发表了一项荟萃分析。总结了14项平均随访4.3年的他汀类药物调脂治疗研究,共汇集18 686例糖尿病患者的资料,结果显示,LDL-C每降低1mmol/L,糖尿病主要血管事件减少21%。抗炎及抗氧化应激治疗:氧化应激在糖尿病心肌病的发生、发展中发挥重要作用,大量氧自由基、氮自由基在损害心肌细胞和血管内皮具有直接及间接作用,引起细胞凋亡。如维生素E、双羟基黄酮等都可以保护心肌细胞;另外丹参等中药制剂可经过多途径抑制糖尿病心肌病的纤维化、减轻心肌组织损害。潜在可能用于糖尿病心肌病临床治疗的新思路:

(1) 高压氧治疗:动物试验表明,在高压氧环境下,机体溶解氧增加,心肌组织的氧含量增加,进而可以改善冠状动脉血流状态和心肌传导系统功能。基于高压氧治疗心血管的益处,高压氧可能成为糖尿病心肌病的辅助治疗措施。

(2) 干细胞治疗:目前临床上对干细胞治疗心肌梗死及扩张性心肌病的研究证据较多。Yousef等发现对心肌梗死患者进行骨髓干细胞治疗后,可以长久有效改善患者左心室射血分数,提高患者的生活质量并降低病死率。Vrtovee等研究表明,在干细胞治疗扩张性心肌病,明显改善患者的左心室功能,提高患者的运动耐力。对于糖尿病心肌病治疗尚处于动物试验阶段,并显示出干细胞治疗的潜力,但是尚需更多循证医学证据支持。

4. 糖尿病合并心力衰竭的预后　糖尿病伴心力衰竭的患者病死率明显高于不伴有心力衰竭的患者(分别为32.7/100人年和3.7/100人年)。已发生心力衰竭的患者中,尤其是女性糖尿病患者,因为心力衰竭住院的危险以及总病死率也中等程度增加。糖尿病患者心脏收缩和舒张功能异常均与糖尿病有关,但是左心室功能异常预防和治疗研究(SOLVD)中,似乎仅限缺血性心肌病的患者。改善糖尿病合并心力衰竭预后的治疗方案如下。

(1) 收缩功能障碍为主的充血性心力衰竭的治疗同一般心力衰竭(HF)。

(2) 舒张功能障碍为主者,应以钙离子拮抗药为主,加以其他抗心衰治疗药物,如利尿药、血管紧张素转换酶抑制药(ACEI)等。除非有禁忌或不能耐受,DM合并HF均应使用。HOPE研究表明,HF的发病率降低33%,新发2型糖尿病风险降低44%,也可抑制DM肾病的进展。ARB预防HF及死亡的作用与ACEI相似,不能耐受ACEI者可用ARB替代。

(3) β受体阻滞药:交感活性增高使心率加快和基因表达、代谢异常等导致糖尿病患者心脏重构和心力衰竭。大量证据支持选择性心脏$\beta 1$阻滞药可减少DM患者HF死亡率及猝死。COPERNICUS研究(包括25%的DM患者)显示,卡维地洛降低严重HF死亡率35%。6项3230例DM患者应用β受体阻滞药治疗HF的荟萃分析显示,总死亡率降低16%(P=0.011)。COMET研究显示,卡维地洛组HF患者新发DM降低32%。但是β受体阻滞药对糖尿病患者低血糖反应时机体的肾上腺素能反应有钝化作用,注意观察。

(4) 醛固酮受体拮抗药:HF时醛固酮水平增高,醛固酮促进纤维化及HF进展。RALES研究在症状性HF及LVEF≤35%的患者,应用螺内酯治疗死亡率降低50%(P<0.001)。近期研究显示,醛固酮受体拮抗药还可减少DM患者尿蛋白的产生,延缓肾病进展。

(5) 注意一些口服降糖药对糖尿病心力衰竭的负性作用,如部分磺脲类药,胰岛素增敏剂等。

(6) 其他:如戒烟;合并酸碱失衡及水电解质紊乱者,应注意纠正;用阿司匹林、双嘧达莫或噻氯吡啶等改善血液凝固性异常。

(二) 影响预后的因素及贯穿糖尿病心血管事件治疗始终的基础治疗

一系列的荟萃分析已证实,约70%的2型糖尿病患者死于心血管并发症。糖尿病患者发生心血管的风险为非糖尿病患者的3~5倍。近十年来,多项治疗糖尿病的多中心、大样本、长期、随机对照临床试验的结果相继发表,证实了糖尿病具备了许多动脉粥样硬化的危险因素,如血脂异常、高血压、肥胖、高凝状态及血栓倾向。对这些因素的积极干预不仅改善了相应的临床、生化代谢指标,更令人信服的是可以减少糖尿病患者心血管疾病的终点事件,从而使对糖尿病的治疗超越了以"葡萄糖为中心"的传统观念,提出了在糖尿病治疗中全面控制心血管危险因子的原则。改善生活方式、控制血糖、血压、降脂、减轻体重、抗栓等治疗是各种糖尿病心血管事件治疗的基础。

1. 降糖同时减少血糖波动

(1) 个体化降糖,关注血糖波动:长期高血糖所带来的大血管病变是致残、致死的主要原因。英国糖尿病前瞻性研究(UKPDS)结果指出,严格血糖控制组(HBA1c,7.0%)较传统疗法组(HBA1c,7.9%)心肌梗死发生率减少16%,这说明,严格控制血糖对于预防大血管并发症的发生是十分有益的。然而,一些研究结果也指出,血糖控制更严格反而增加了全因死亡。这与低血糖所带来的危害是息息相关的。特别是对于老年糖尿病患者,血糖波动带来的危害很可能是致命的。单纯的关注HbAlc的水平可能忽视了血糖的波动,尤其是餐后血糖的波动比慢性持续高血糖更能触发氧化应激,血糖波动可以使C-反应蛋白合成增加,进而激活补体,促进黏附因子的释放,促进动脉粥样硬化和血栓形成,增加大血管并发症风险。所以,理想的血糖控制是在关注血糖达标的同时,更应该减少血糖波动,要强调个体化降糖和心血管疾病多重危险因素的同时治疗。

(2) 糖尿病心血管事件降糖药选择的注意事项:UKPDS、HOME研究均证实了二甲双胍能够降低心血管风险。2002年的STOP—NIDDM研究证实,阿卡波糖不但使2型糖尿病的发病风险降低36%,更可使心肌梗死风险降低91%,任一心血管事件风险降低49%。磺脲类药物除了作用于胰岛细胞膜上的ATP敏感的钾离子通道(K-ATP)外,也可关闭心肌/血管平滑肌细胞膜上的K-ATP,阻断心血管组织由于缺血时K-ATP通道开放带来的保护作用,即心脏的缺血预适应。因此,磺脲类药物在合并冠心病的2型糖尿病患者中应用的安全性受到了质疑。噻唑烷二酮类药物作为胰岛素增敏剂,理论上可以减轻胰岛素抵抗、改善血脂、延缓动脉粥样硬化进程。然而该类药物又可引起水钠潴留、体重增加,增加心力衰竭的风险,是否具有心血管益处还有争议。胰岛素不仅有降糖作用,还具有抗炎、抑制血小板聚集的作用,外源性胰岛素的应用对于降低血糖十分重要,并且胰岛素可能通过其心血管系统作用阻止内皮细胞进一步受损,减少血小板的聚集。

2. 控制血压

(1) 目标值:ADVANCE研究是继UKPDS之后,关于2型糖尿病患者血压和血糖干预规模最大的一项研究。其降压分支结果显示:强化降压可降低2型糖尿病患者的总病死率及心血管疾病危险。ADVANCE研究结果显示,对这部分患者的降压治疗也使联合血管事件减少9%,与伴有高血压者效果相当,提示对血压正常的糖尿病患者人群,适当的降压治疗与更严格的控制血压是有益的。因此,ADVANCE研究表明对糖尿病患者而言,可以通过降压来降低糖尿病患者病死率。但是,一些研究结果显示了相反的意见,提示过度降压可能会有害。IDNT研究的后续分析显示,血压<120/85mmHg时心血管事件明显增加。

无论如何,降压治疗对于糖尿病患者的心血管事件的预后有着非常重要的意义。ADA建议血压控制目标为130/80mmHg。

(2) 糖尿病患者如何选择降压药物:糖尿病患者选择降压药,既要考虑到其降压效果和靶器官保护作用,还应注意到所选药物对于糖代谢的影响。2010年版《中国2型糖尿病防治指南》指出,血管紧张素转化酶抑制剂(ACEI)和血管紧张素受体拮抗剂(ARB)为糖尿病患者降压的首选药物。联合用药推荐以ACEI或ARB为基础降压药物,可以联合使用CCB、吲哒帕胺类药物、小剂量噻嗪类利尿剂或小剂量选择性β受体阻滞剂,尤其是合并冠心病者。现在普遍认为,ACEI和ARB对糖尿病伴微量白蛋白尿、临床蛋白尿或肾病者更为有益。噻嗪类利尿剂对于老年单纯收缩期高血压患者效果显著。由于β受体阻滞剂对糖脂代谢有不利的影响,故不宜作为2型糖尿病伴高血压患者的首选降压药物,但是对于已经合并冠心病的糖尿病患者,卡维地洛可以作为首选的降压药物,CCB可以作为进一步降低血压时联合用药的备选。

3. 降脂治疗 糖尿病患者血脂异常的特征是高密度脂蛋白胆固醇(HDL-C)减低,甘油三酯(TG)升高,低密度脂蛋白胆固醇(LDL-C)可正常或略高于正常。值得注意的是,糖尿病中低密度脂蛋白(LDL)发生了致动脉粥样硬化的改变,首先,小而密LDL颗粒的比例增高,此种颗粒易进入单核细胞,而且易于氧化,另一方面,LDL中的载脂蛋白(apo)B出现非酶糖化,在血糖一般控制者达2%~5%,糖化LDL加强单核细胞中胆固醇酯的合成,并使内皮细胞功能受损,糖化LDL又易被氧化,氧化LDL可迅速被巨噬细胞摄取,进而形成泡沫细胞。可见,对糖尿病患者降低LDL-C对防止动脉粥样硬化有重要意义。根据美国国家胆固醇教育计划成人治疗组第3次指南(ATPⅢ)的建议,治疗的首要目标为LDL-C,治疗目标为<2.6mmol/L(100mg/dL)。对LDL-C处于2.6~3.38mmol/L(100~130mg/dL),加强生活方式改良。LDL-C≥3.38mmol/L(130mg/dL),加强生活方式改良的同时采用降LDL-C药物(首选他汀类,次选结合胆酸树脂或非诺贝特)。LDL-C已达标,而TG介于5.2~13.0mmol/L(200~500mg/dL),可考虑加大他汀类剂量,或加用烟酸或贝特类,如TG≥13.0mmol/L(500mg/dL),为了防止出现胰腺炎应先用贝特类或烟酸以降低TG,待TG<13.0mmol/L(500mg/dL),再转向降低LDL-C治疗。

4. 生活方式干预 生活方式干预是预防或延缓糖尿病前期向糖尿病进展的基础治疗,同时可以降低微血管和大血管疾病的风险。具体是指改变饮食结构(低盐低脂、低饱和脂肪和反式脂肪酸,富含膳食纤维的饮食)、规律运动、减轻体重、戒烟限酒等。中国大庆研究于随机纳入577例糖耐量受损患者,分别进入对照组或生活方式干预组,为期6年的干预结算后进入14年的随访期。干预组糖尿病的发生率比对照组减低43%。干预组的心血管死亡率有明显下降趋势,但由于病例数较少,无统计学差异。

5. 减轻体重 肥胖是2型糖尿病发生发展的高危因素,同时也是心血管疾病发生的重要原因之一。中心型肥胖与糖耐量减退、胰岛素抵抗、高胰岛素血症、高血压、高脂血症、动脉硬化症、胆囊疾病、某些癌症和骨关节炎相关,减轻体重可降低上述危险因素,并改善生活质量。评价肥胖常用的简易指标是代表总体脂含量的体重指数(BMI),WHO将25kg/m^2≤BMI<30kg/m^{2}定义为超重,BMI≥30kg/m^{2}定义为肥胖,而我国则将24kg/m^2≤BMI<28kg/m^{2}定义为超重,BMI≥28kg/m^{2}定义为肥胖。研究表明,肥胖与心血管疾病之间的联系不仅取决于总体脂量,而且与脂肪组织的分布异常有密切关系,其中最值得关注的是腹部脂肪聚积在糖尿病及心血管疾病的发生和发展过程中所起的作用。近年的流行病学及临床研究均显示,与总体脂相比,腹型肥胖在胰岛素抵抗、MS、2型糖尿病及心血管疾病的发病过程中是更重要的致病因素,且体内脂肪

分布与亚临床动脉粥样硬化相关。2010年《新英格兰医学杂志》发表了一项对来自美国19个中心，5~28年不等的随访期，共计146万名成年白种人的研究结果，即BMI与全因死亡率呈J型曲线，尤其BMI≥30.0kg/m^{2}者，其死亡风险急剧上升，并独立于吸烟等常见危险因素，在成年白人中，BMI保持在20.0~24.9kg/m^{2}之间的全因死亡率最低。

6. 抗栓治疗　在众多的抗血小板药物中，阿司匹林被各国指南一致推荐为抗栓治疗的一线用药。2010年版《中国2型糖尿病防治指南》建议推荐：具有心血管疾病病史的糖尿病患者应用阿司匹林75~150mg/d作为二级预防措施。同时应进行整体心血管风险评估以选择阿司匹林作为糖尿病患者心血管事件一级预防措施。针对阿司匹林的安全性，JPAD研究为我们提供了完全基于亚洲人群的安全性资料，亚组分析结果显示，与安慰剂相比，阿司匹林显著降低2型糖尿病患者致死性心血管事件，且未增加消化道和颅内出血风险。

总之，对糖尿病患者的治疗应尽可能进行多因素干预，特别是合并心血管危险因素的糖尿病患者，不能将治疗片面单一化，应综合考虑各个方面的因素，针对不同患者，实现个体化治疗的目标。

四、糖尿病影响心血管事件预后的机制研究进展及思考

心血管事件是糖尿病患者的主要死亡原因，反过来糖尿病也是心血管疾病发生发展的危险因素及预后不良的重要因素之一。糖尿病患者在发生心血管事件后，其预后较不伴有糖尿病患者差，影响预后的因素很多，但深究其机制则仍处于百家争鸣的状态。因此，对糖尿病影响心血管事件发生发展的危险因素和病理生理机制需要全面评估和综合控制，对于糖尿病的心血管危险因素的控制更应得到重视。

（一）糖尿病促发心血管事件的发生与发展

糖尿病作为代谢综合征的一部分，聚集了众多的心血管疾病危险因素，包括高血压、脂代谢紊乱、高凝以及慢性炎症反应，导致血管活性物质及血流动力学变化和血管内皮功能损伤，促进动脉粥样硬化以及心血管事件的发生，且又抑制心血管事件之后内皮祖细胞的再生。

高血糖可使几乎所有的蛋白质发生糖化，糖化终末产物（AGEs）可诱导血管壁的胶原及细胞外间质发生交联，使血管壁的结构发生改变；血糖高，己糖激酶呈饱和状态，过剩葡萄糖不能通过正常的氧化或酵解途径代谢，醛糖还原酶（AR）活性增强，多元醇通路激活，催化细胞内葡萄糖转变为山梨醇。山梨醇是一极性很强的化合物，不能自由进出细胞，大量山梨醇在内皮细胞内蓄积，导致细胞内高渗，细胞外液渗入细胞，引起细胞渗透性水肿，破裂、功能障碍以及细胞膜损害；PCK激活是糖尿病血管损伤的共同通路。高血糖激活PKC通路包括：①使组织细胞内二酯酰甘油（DAG）增多，激活PKC；②AGEs与其受体相互作用激活PKC；③氧化应激及游离脂肪酸等激活PKC。PKC活化，通过NADPH氧化酶而产生氧自由基和引起氧化应激，影响细胞内信号转导改变内皮功能，促使糖尿病微血管病变的发生和发展；晚期糖化终产物（AGES）通过与AGE受体（RAGE）结合而产生过多活性氧簇（ROS），ROS增加胞质内钙离子浓度，减少NO的生成，使血管舒张作用减弱。

糖尿病合并高血压或脂代谢紊乱会加重心血管病变的危险性，2型糖尿病高血压机制可能与高胰岛素血症、动脉硬化、细胞外液的增加等有关。同时，糖尿病的长期慢性高血糖能导致脂质代谢紊乱和凝血机制异常，加速肾动脉和全身小动脉硬化，使外周阻力增加，血压升高，提高心血管事件的发生几率。高糖状态下，低密度脂蛋白被糖化，动脉内膜细胞及巨噬细胞对低密度脂蛋白的吸收增加，从而刺激了泡沫细胞的形成，低密度脂蛋白的糖化和氧化，均可促进动脉粥样硬化的形成。糖尿病胰岛素缺乏和胰岛素抵抗可能导致VLDL的分泌增加，结果：①VLDL减少NO的释放，上调细胞因子和黏附分子在血管内皮细胞，可能会导致血管内皮功能障碍；②提高血液中低密度脂蛋白的氧化，是动脉粥样硬化和发生炎症反应的诱因；③HDL有助于抑制氧化损伤、血管炎症、血小板聚集和动脉粥样硬化的发展，但是VLDL增加会诱导载脂蛋白A-1从HDL解离，损失HDL，促进脂质沉积在血管，加速动脉粥样硬化斑块的形成。

不论1型或2型糖尿病，血浆内皮素（ET）、血栓素E2（TXB2）升高；前列环素（PGI2）的合成和其代谢产物6-酮-PGF（6-keto-PGF）降低，使糖尿病人血管活性物质及血流动力学发生变化，且使血小板功能异常导致高凝状态，加重心血管事件的发生。目前广泛认为2型糖尿病是由细胞因子介导的炎症反应，如果炎症过程持续发展，炎症因子会改变内皮细胞间粘附受体的分布，使内皮细胞间连接结构发生变化，诱导巨噬细胞和血管平滑肌细胞凋亡，直接参与动脉粥样硬化及其并发症的发生。见图7-1-10。

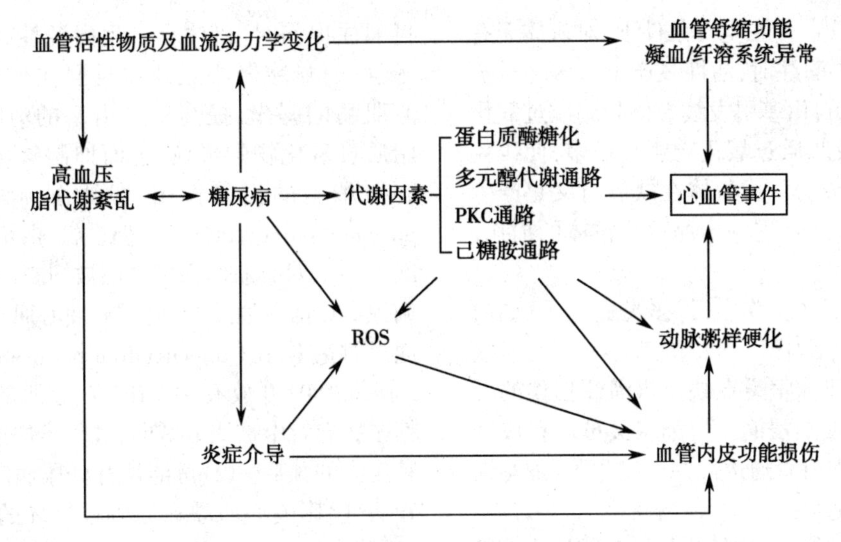

图 7-1-10 糖尿病通过多重机制诱发心血管事件

(二) 糖尿病加重心肌缺血 / 再灌损伤的可能机制(图 7-1-11)

心肌细胞在经历一段时间的缺血、缺氧或再灌注后,会出现不同程度的细胞凋亡。急性缺血,2小时开始出现细胞凋亡,3小时后显著加重,6小时后逐渐下降并持续数天。梗死灶中心的细胞坏死主要是由于严重缺血所致,而梗死灶边缘凋亡的细胞主要是由再灌注触发的。在心肌缺血 / 再灌注过程中,缺氧性代谢紊乱和溶酶体激活会进一步加重细胞凋亡。

在缺血、缺氧条件下,无氧酵解增加,促使乳酸产生增多,造成心肌细胞有氧代谢障碍,供能体系

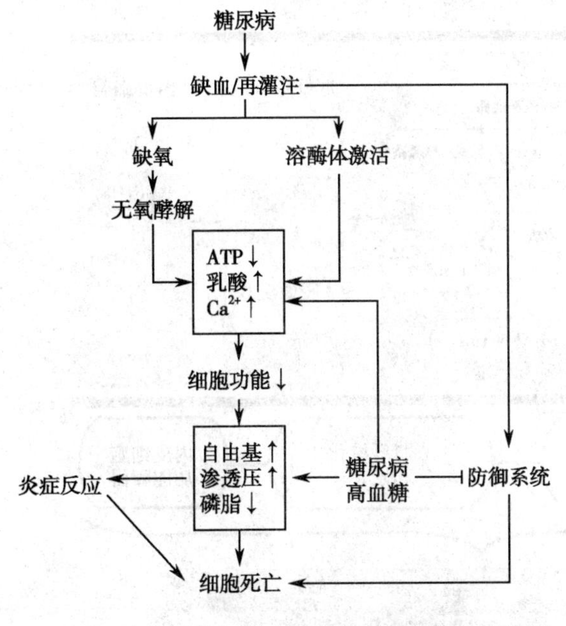

图 7-1-11 糖尿病加重心肌缺血 / 再灌注损伤的可能机制

中 ATP 的含量明显减低。血糖过高时,缺血时限延长,乳酸堆积进一步加剧,引起细胞酸中毒,加重心肌细胞的损伤。

正常生理情况下,心肌以有氧代谢形式在线粒体内通过氧化磷酸化生成三磷腺苷(ATP),为心肌提供做功所需能量。心肌缺血时则转为无氧代谢为主,线粒体呼吸功能障碍,氧化磷酸化功能受损,ATP 生成减少,以致心肌舒缩功能障碍。ATP 生成减少时,肌膜及肌浆网膜钙泵功能出现障碍,由于钙泵功能障碍细胞质中过多的钙不能被排出和摄取,致使细胞质中游离钙浓度增加而造成钙超载。细胞质中过多的钙最终形成磷酸盐沉积于线粒体,使线粒体结构及功能更加破坏。再灌注时,心肌对氧的利用度并未发生明显的增加,考虑与线粒体受损以及合成高能磷酸化合物的前体物质匮乏有关。因此,缺血 / 再灌注致使心肌损伤进一步加重。

缺血缺氧介导细胞酸中毒,细胞内 pH 值降低,在再灌注时细胞内外形成 pH 梯度差,由于 Na^+-H^+ 交换,致细胞内钠增加。此外,缺血时 Na^+-K^+-ATP 酶活性降低,也可造成细胞内 Na^+ 超载,激活细胞质膜上的 Na^+- Ca^{2+} 交换蛋白,交换机制使细胞外钙大量内流造成细胞钙超载。而 Ca^{2+} 作为信号转导系统的第二信使,在细胞凋亡过程中起着重要的作用。

长时间缺血过程中,细胞质内的溶酶体酶被激活,使细胞膜发生蛋白水解性破坏和液化,使膜受损,通透性增高出现钙离子等内流。乳酸增多和离子内流均会导致细胞内渗透压增高和水潴留,最终致细胞膜破坏。

自由基虽然具有极为活泼的反应性,能与各种

细胞成分发生反应。但在生理条件下,对机体无有害影响。缺血/再灌注时,活性氧产生增多并有抗氧化酶活性下降,自由基引发线粒体膜脂质过氧化增强,细胞内形成脂质过氧化物明显增多,使线粒体受损导致功能障碍。线粒体在缺氧时又是产生自由基的场所,因此会进一步加重线粒体的损伤,加剧心肌细胞凋亡。

心肌缺血再灌注损伤中,许多炎症因子(如白细胞介素、肿瘤坏死因子、NFκB)都参与了心肌缺血再灌注损伤。研究报道在缺血再灌注损伤的心肌细胞中可见白细胞浸润。白细胞又可以释放许多炎症介质以增加血管通透性并引发水肿,加剧细胞功能障碍和细胞凋亡。

糖尿病在增加缺血时限的同时,也增加体内活性氧产物(ROS)的含量,线粒体过氧化物加剧断裂,进而激活参与DNA修复的多聚ADP核糖酶,该酶激活后3-磷酸甘油醛脱氢酶受抑制,减少了细胞内ATP的总量,进而加重心血管病变,影响心血管事件的预后。随着缺血、缺氧时间延长,高血糖进行无氧糖酵解增加,乳酸堆积,离子稳态失衡加重,心肌细胞进行性变性、坏死。

糖尿病患者心肌细胞防御系统:在发生缺血/再灌注损伤时,机体会产生内源性的心肌保护措施,可明显减轻心肌缺血再灌注损伤,可以减少心肌酶的漏出,提高氧自由基的清除能力,减少脂质过氧化物的形成,进而抑制氧自由基介导的心肌细胞的损害作用,即缺血预处理(ischemic preconditioning,IPC)。(1)但在糖尿病、高血糖的情况下,IPC对心肌的保护作用被抑制,考虑其与参与调控IPC信号通路受到抑制,使心肌细胞内线粒体通透性转换孔(mitochondrial permeability transition pore,mPTP)开放有关。IPC对心肌的保护作用在糖尿病患者中被明显减弱,进一步加重了缺血性心脏病人的预后。(2)可能伴有糖尿病广泛心肌微血管病变,影响心肌缺血后侧枝循环的建立。(3)一般情况下,该类患者糖尿病病史较长,心肌细胞长期处于糖毒性、脂毒性及其所致的一系列级联代谢异常,氧化应激及炎症因子的微环境,心肌细胞发生变性、坏死;并且细胞抵御缺血、再灌损伤的自我保护机制薄弱。

(三)糖尿病心肌病发生的可能机制(图7-1-12)

1972年,Rubler等首次提出糖尿病心肌病概念,指特发于糖尿病患者、独立于冠心病、高血压等疾病、以心室舒张或心室收缩功能障碍及心脏结构

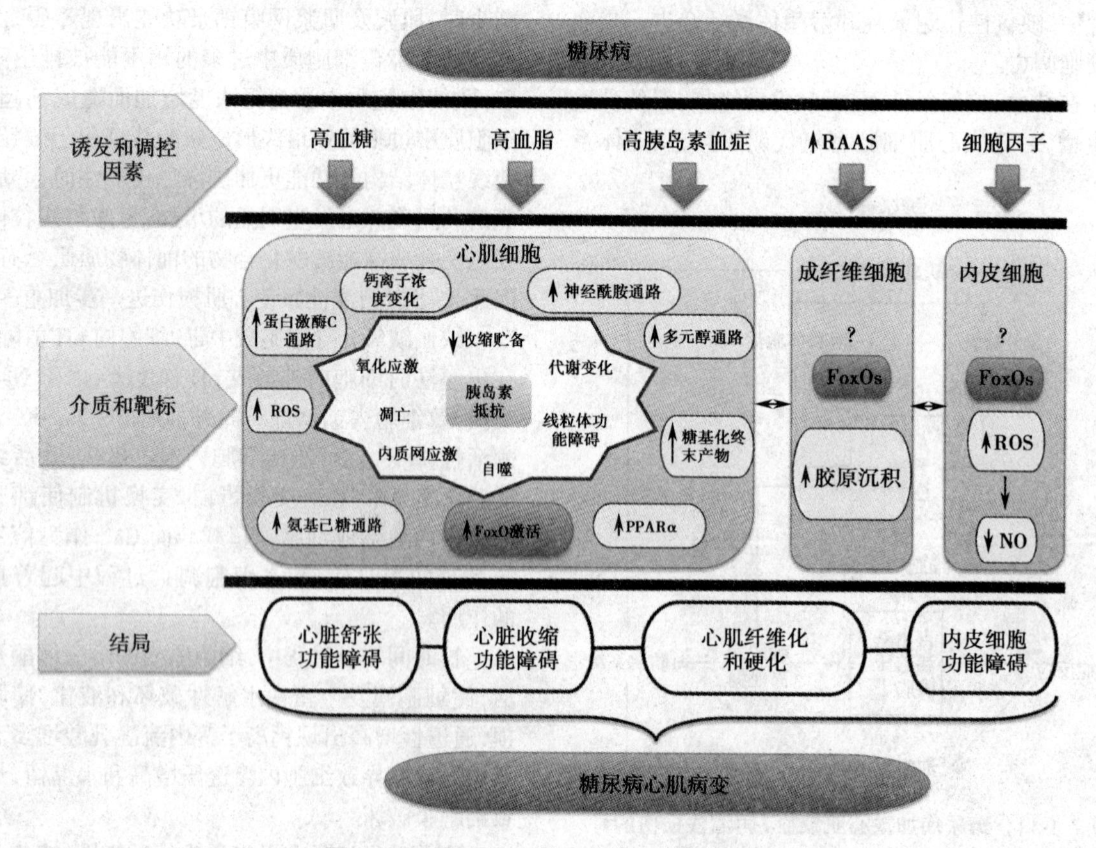

图7-1-12 糖尿病心肌病变发生的可能机制

改变为主要表现、最终可进展为心力衰竭的一种疾病。组织病理表现为心肌细胞肥厚、变性、坏死，微血管病变伴血管再生障碍及血管周围和心肌间质纤维化，其发生机制目前不十分清楚。实验研究指出多方面的代谢紊乱构成了糖尿病心肌功能和结构改变的基础。

糖代谢紊乱、高胰岛素血症：高血糖以一连串次级转换反应介导其损伤效应，包括蛋白质非酶糖基化、多元醇代谢旁路、蛋白激酶C通路及己糖胺通路。这些代谢紊乱将直接或间接使线粒体ROS生成过多，导致心肌炎症和内皮功能障碍；使心肌胶原沉着和纤维变性。AGEs能钝化NO，损伤冠状血管扩张，组织血流量减少，增加细胞外基质沉着，毛细血管基底膜增厚，血管渗透性增加伴新生血管形成。高胰岛素血症通过级联效应激活ERK和PI3K/PKB/Akt/mTOR通路，进而导致心肌细胞肥大、兴奋交感神经及RAS系统。

脂代谢紊乱：糖尿病心肌中脂肪酸供给增加导致了数个主要的细胞代谢紊乱。β-氧化增加和线粒体长链脂酰肉毒碱蓄积，致使氧化磷酸化解偶联，结果是糖酵解的中间产物过多，诱导细胞凋亡，导致心肌生物能学和舒张/收缩偶联的紊乱。

氧化应激损伤：糖代谢紊乱及其所致的级联效应引起线粒体电子传递异常，氧自由基和脂质过氧化物生成增多，多因子的协同作用激活参与DNA修复的多聚ADP核糖酶，该酶激活后3-磷酸甘油醛脱氢酶受抑制，减少了细胞内ATP的总量，使细胞能量供应逐渐减少以致发生细胞功能障碍；还原性谷胱甘肽水平下降，降低细胞膜的完整性及流动性。心肌细胞自由基增多，将影响多种酶活性及表达，如NA-K-ATP酶，CA-ATP酶，进而影响离子转运及细胞功能。

炎症介导的心肌细胞损伤：无论1型还是2型糖尿病，炎症反应增强是一普遍现象。多种白介素IL1，IL2，TNF及黏附分子等炎性因子在促进心肌细胞凋亡及DCM的发展中起重要作用以拮抗这类细胞因子为靶标的治疗策略都能降低糖尿病患者发生心肌病的危险。TNF-α通过激活p38丝裂原活化蛋白（MAP）激酶信号通路诱导心肌细胞死亡，金属硫蛋白可抵抗TNF-α诱导的心脏毒性，对糖尿病心肌病有保护效应。动物实验表明，糖尿病心肌病大鼠心肌组织核因子NF-κB蛋白以及外周血TNF-α、IL-6、IL-1β表达明显增加，糖脂代谢紊乱，心肌超微结构损伤明显，下调了转录因子NF-κB的表达，抑制了NF-κB通路的激活，可以明显防治糖尿病心肌病的发生。

RAS系统激活：在糖尿病中，心脏负荷的轻度改变即可上调RAS系统，导致心肌结构和构型改变，损害了心脏做功能力。动物实验表明血管紧张素Ⅱ表达过多导致了心肌肥大和细胞凋亡。

能量及离子稳态：糖代谢紊乱及其级联效应，可引起心肌细胞能量失衡，ATP总量减少，致使心肌细胞变性、坏死。糖尿病心肌病的发展过程中，前面提到的氧化应激、长链脂肪酸及心肌细胞膜磷脂的变化等，导致肌纤维膜Na^+/K^+ ATPase，Na^+/Ca^{2+}交换，及Ca^{2+}泵活性的异常会导致细胞内钙超负荷，复极K^+电流减少，致使心肌电生理异常。

微血管病变：糖尿病患者易导致组织、器官微血管病变，同样心肌也存在心肌微血管病变。在应激情况下，如缺血缺氧等，心肌微血管反应性下降或缺如，侧支形成差，故易于梗塞。同时广泛心肌微血管病变导致心肌易损伤性。

自主神经损伤：糖尿病自主神经病变会导致冠状阻力血管对交感神经刺激增加的血管舒张反应受损；平均心率变异显著减少和舒张期最大充盈率异常关联。因此交感神经/副交感神经在整体环境变化过程中反应失衡，导致血管舒缩功能的改变，心肌细胞受损。心脏β肾上腺素能兴奋性增强，诱发心肌细胞肥厚，间质纤维化，从而降低心肌功能并伴有心肌细胞的凋亡。

五、糖尿病及心血管事件相关指南及共识解读

新近发表的国内外糖尿病指南均一致将综合防治作为糖尿病心血管并发症的常规策略。

（一）国外指南方面：降糖、调脂、降压、抗血小板治疗是治疗基础，CABG和PCI应因人制宜

1. 强化血糖控制：干预共同病因

（1）2010年，美国糖尿病学会（ADA）将糖化血红蛋白（HbA1c）≥6.5%作为糖尿病的诊断标准之一；

（2）2011年美国心脏学会（AHA）/ADA标准推荐：非妊娠状态的成人HbA1c目标值为<7%。对于大部分非妊娠成年人餐前血糖的目标范围在3.9~7.2mmol/L，餐后血糖峰值目标为10mmol/L；

（3）2011 AACE糖尿病临床实践指南推荐：强调餐后血糖升高的危害及治疗方案。

2. 强化调脂：LDL-C依然是主要治疗目标

（1）2011AHA/ADA标准推荐：对于无明确心血管病患者，建议将低密度脂蛋白胆固醇（LDL-C）降至<2.6mmol/L；对于有明确心血管病患者，建议

LDL-C<1.8mmol/L，同时建议甘油三酯（TG）目标值<1.7mmol/L；高密度脂蛋白胆固醇（HDL-C）目标值：男性 >1.0mmol/L，女性 >1.3mmol/L。

（2）2011AACE 糖尿病临床实践指南推荐：LDL-C 为首要治疗目标，首选他汀类药物，也可考虑联合用药；同时根据是否存在心血管疾病进行目标治疗，并且关注 TG，HDL 等。

3. 强化血压控制：降压目标个体化 2011AHA/ADA 标准推荐：糖尿病患者高血压诊断标准的下移，即在糖尿病患者中重复测得收缩压≥130mmHg 或舒张压≥80mmHg 就可诊断为高血压。这与之前的血压标准相比下移了 10mmHg，与糖尿病血压的控制标准相接轨，提示血压的严格控制对于糖尿病患者而言较非糖尿病患者更为重要。

4. 抗栓治疗

（1）2011AHA/ADA 标准推荐：对于男性 >50 岁或女性 >60 岁，合并至少一项主要危险因素（心血管病家族史、高血压、吸烟、血脂异常或蛋白尿）的高危患者，阿司匹林（75~162mg/d）治疗可作为一级预防；对于无心血管病危险因素、男性 <50 岁或女性 <60 岁，不建议常规使用阿司匹林预防心血管病。对于有心血管病史的糖尿病患者，阿司匹林（75~162mg/d）可作为二级预防策略。对于有心血管病但对阿司匹林过敏的患者，应使用氯吡格雷（75mg/d）替代。

（2）2007ESC/EASD 标准推荐：糖尿病患者行择期 PCI 时，应用 GPⅡb/Ⅲa 受体拮抗剂（Ⅰ，B）。另外，糖尿病合并急性冠脉综合征者在阿司匹林基础上可加用二磷酸腺苷受体拮抗剂（Ⅱa，C）。

5. 血运重建治疗：CABG 和 PCI 选择应具体评估

（1）对糖尿病患者而言，不论是冠脉旁路移植术（CABG）还是经皮冠状动脉腔内成形术（PTCA）近期事件均较高。

（2）2007ESC/EASD 标准推荐：糖尿病患者的血运重建优先考虑 CABG（Ⅱa，A），CABG 时应尽可能使用至少 1 支动脉桥（Ⅰ，C）；合并急性冠脉综合征时，无论在何种情况下，都应行早期造影和及时血运重建治疗（Ⅱa，B），急性心肌梗死时应行直接 PCI（Ⅰ，A），植入支架时应考虑药物洗脱支架（Ⅱa，B）。

（二）国内指南方面

1.《中国 2 型糖尿病防治指南（2010 年版）》《中国 2 型糖尿病防治指南（2010 年版）》指出，生活方式干预、降血糖、降血压、调血脂和抗血小板等的综合治疗是显著减少糖尿病大、小血管并发症和死亡发生风险的最有效措施。

（1）降糖化血红蛋白及阿司匹林治疗：指南明确指出，可将 HbA1c≥7% 作为 2 型糖尿病患者启动临床治疗或需要调整治疗方案的重要判断标准。糖尿病患者的 HbA1c 水平目标值应 <7.0%。同时指出对中、高危心血管风险的糖尿病患者推荐使用阿司匹林作为一级预防，对有心血管疾病史的糖尿病患者应用阿司匹林作为二级预防措施。

（2）血压达标：糖尿病患者高血压的诊断切点为收缩压≥130mmHg 和（或）舒张压≥80mmHg，具体控制目标为 <130/80mmHg。

（3）调脂治疗：指南明确指出在进行调脂治疗时，应将降低 LDL-C 作为首要目标。LDL-C 治疗目标值为 <2.6mmol/L。

2.《稳定性冠心病患者血糖管理的中国专家共识》（2009） 在筛查评估方面，与 FBG 相比，负荷后血糖升高对患者预后的影响更为显著。同时建议将 OGTT 作为冠心病患者血糖筛查的常规检测项目。

（1）早期干预与平稳降糖应成为稳定性冠心病患者血糖管理的核心策略。对于高龄、糖尿病病史较长、心血管整体危险水平较高、具有严重低血糖事件史、预期寿命较短以及并存多种疾病的患者，建议 FBG<140mg/dL（7.8mmo1/L），负荷后 2 小时血糖 <200mg/dL（11.1mmo1/L），HbA1c 7.10% 的目标值。

（2）严格控制血压水平：严格控制糖尿病患者的血压，目标值 <130/80mmHg。

（3）积极控制血脂达标：对于 LDL-C>2.6mmol/L 冠心病伴糖尿病患者，积极使用他汀类药物降低胆固醇水平，LDL- C 水平控制于 70~80mg/dL；对于 LDL-C<2.6mmol/L 的冠心病伴糖尿病患者，如果 TG>2.3mmol/ L 或 HDL- C<0.91mmol/L，宜选用贝特或烟酸类药物；对于使用了他汀类药物的冠心病伴糖尿病患者，如果 LDL- C 已达标、TG>2.3mmol/L 或 HDL- C<0.91mmol/L，可以考虑联合应用贝特类或烟酸类药物。

（4）合理应用阿司匹林：长期服用小剂量阿司匹林，每日 75~150mg。

（5）积极改善生活方式。

3.《糖尿病患者多重心血管危险因素综合管理中国专家共识》（2012）

（1）加强 T2DM 患者心血管可控性危险因素管理，治疗性地改善生活方式的主要内容包括合理饮食、适量运动、控制体重、限制饮酒、戒烟以及对不良情绪的矫治；

(2) 血糖管理,注重个体化管理;

(3) 血压管理:仍推荐<130/80mmHg作为多数T2DM患者的降压治疗目标值。但是对于高龄、一般健康状况较差或已经发生严重缺血性心脏病的患者,血压目标值<140/90mmHg。ARB与ACEI是高血压糖尿病患者降压治疗的基石。

(4) 血脂管理:对于已经发生动脉粥样硬化性心血管疾病的T2DM患者,无论其血脂水平如何,均应在改善生活方式的基础上予以他汀治疗。年龄≥40岁的T2DM患者,虽然其血脂水平无增高且无心血管并发症,应用他汀类药物亦可使其获益。年龄<40岁但已发生心血管疾患或存在多种其他心血管危险因素者,亦需给予他汀治疗。

T2DM患者中TG增高更为常见,将TG降低至.17mmol/L(150mg/dL)以下。若TG水平轻中度升高(<5.6mmol/L[500mg/dL]),仍应首选他汀治疗。对于TG严重升高(≥5.6mmol/L[500mg/dL])的患者,则应将降低TG水平作为首要治疗目标以预防急性胰腺炎,此时常需首选贝特类药物。对于以HDL-C降低为主要表现的血脂异常患者,仍可首选他汀类药物治疗,将HDL-C升高至1.0mmol/L40mg/dL)(男性)或1.3mmol/L(50mg/dL)(女性)以上。单药治疗不能达标者,考虑联合应用烟酸类或贝特类药物。

(5) 合理应用抗血小板药物,加强微量蛋白尿的筛查。

(王桂侠)

第七节　胰岛素的使用

糖尿病本质上是胰岛素分泌不足和(或)作用缺陷,导致以慢性高血糖为特征的代谢性疾病。有针对性地改善胰岛素的作用及分泌是糖尿病治疗的根本所在,在糖尿病尚不能根治的今天,胰岛素的使用具有不可替代的重要作用,是糖尿病治疗医师的必备技能。

胰岛素的发现和应用是糖尿病治疗史上的一个里程碑,是转化医学的成功范例之一。胰岛素的使用挽救了无数1型糖尿病的生命,从根本上改善了糖尿病急性代谢紊乱救治,改善了糖尿病患者的代谢控制与预后。但是,糖尿病的危害远未解除,虽然胰岛素制剂的不断改进为匹配临床治疗需求提供了多种选择,胰岛素治疗的糖尿病患者血糖和HbA1c达标率仍不高。在综合治疗的基础上,针对每一患者具体情况合理选择与使用好胰岛素,使患者血糖持续安全达标仍是一项十分困难问题。

一、胰岛素的研发和使用历程:成就与问题同在

胰岛素发现和初次应用于临床已经90余年,在应用初期改进胰岛素的分离、提取技术,满足糖尿病患者的大量需求是主要问题。之后,胰岛素的提纯技术的突破与改进减少了注射部位的副反应和过敏反应。

为延长胰岛素皮下注射的作用时间,减少注射次数,方便患者使用,1936年制成了鱼精蛋白锌胰岛素。1946年性质更为稳定的中性鱼精蛋白胰岛素面世。

随着对胰岛素化学本质,空间三维结构的了解和基因工程的进展,20世纪80年代实现了人胰岛素的商业化生产,进一步降低了胰岛素制剂的免疫原性,提高了纯度。然而,人胰岛素的皮下注射为非生理性的方法,注射后的作用过程难以匹配患者餐时或基础状态下机体对胰岛素的需求。

20世纪90年代,胰岛素类似物问世。从药代动力学上超短效胰岛素类似物更适合于餐时注射,满足一餐的胰岛素需要,或长效胰岛素类似物一日一次的注射满足基础胰岛素的需要。胰岛素类似物的不同组合使我们较过去更易于达到模拟胰岛素生理性替代的目标,但是,胰岛素非生理性的使用方式,仍是制约我们达到胰岛素生理性替代或补充之理想目标的根本原因。

二、胰岛素使用的现状、问题与难点

(一) 胰岛素适应证的把握

1型糖尿病需要胰岛素终身替代治疗早已共识,某些特殊类型糖尿病需要胰岛素补充或替代治疗。2型糖尿病基于代谢控制,在一些情况下需要使用胰岛素治疗。

我国《成人2型糖尿病胰岛素临床应用的中国专家共识》建议了2型糖尿病的胰岛素适应证:①急性并发症或严重慢性并发症;②应激情况(感染、外伤、手术等);③严重合并症,肝肾功能不全;④妊娠期间。

以下情况可给予胰岛素单药治疗,亦可给予口服药和胰岛素联合应用:①新诊断2型糖尿病患者,HbA1c≥9.0%且糖尿病症状明显;②在采用有效的生活方式干预及2种或2种以上口服降糖药物次大剂量治疗3个月后血糖仍不达标(HbA1c≥7.0%)的患者;③病程中出现无明显诱因的体重

下降者。

这一建议反映了2型糖尿病胰岛素使用的主流观点,然而,胰岛素使用"早与晚"的争论始终存在。现实情况是,我国胰岛素起始治疗时间延迟与胰岛素非合理使用情况并存。把握患者胰岛素适应证存在的时限及胰岛素的使用力度是关键与难点。

(二) 胰岛素常用制剂与方案选择

胰岛素的常用制剂有每毫升含40μg和100μg两种规格,使用时应注意注射器与胰岛素浓度相匹配。

胰岛素有多种分类方法,按制剂来源不同分为动物胰岛素(猪、牛)、合成人胰岛素、胰岛素类似物;按作用起效快慢和维持作用时间分为短(速)效、中效和长效胰岛素;按制剂pH值不同分为酸性和中性胰岛素等。

1. 临床常用胰岛素制剂有以下几种

(1) 短效胰岛素:普通胰岛素或正规胰岛素(regular insulin,RI),有动物胰岛素和基因重组人胰岛素。短效胰岛素皮下注射后30分钟左右开始降糖,2~4小时作用高峰,作用持续5~8小时,可用于皮下、肌内注射和静脉注射。

(2) 中效胰岛素:低精蛋白锌胰岛素(neutral protamine hagedorn,NPH,中性精蛋白胰岛素),亦有动物胰岛素和人胰岛素,皮下注射起效1.5~3小时,作用高峰5~7小时,持续13~16小时。作用持续时间长短与注射剂量有关。

中效胰岛素可以单独使用,也可与短效胰岛素以所需要的比例混合注射,每日1~2次。中效胰岛素是混悬液,抽取前要摇匀,只可皮下或肌内注射,不可静脉点滴。

(3) 长效胰岛素:精蛋白锌胰岛素(protamine zinc insulin,PZI,鱼精蛋白锌胰岛素)起效3~6小时,作用高峰12~20小时,作用持续24~36小时。亦为混悬液,不可静滴。PZI可与短效胰岛素混合使用,一般RI∶PZI约为2~4∶1使用,如RI∶PZI=1∶1作用持续时间相当于NPH。可按病情需要皮下注射每日1~2次。

(4) 预混胰岛素:是为方便病人使用和减少注射次数,将短效和中效胰岛素预先混合的制剂。分为不同比例,短效人胰岛素占30%,中效人胰岛素占70%的(30/70)制剂,称为"30R";短效与中效人胰岛素各占50%的(50/50)制剂,称为"50R"。

一般短效胰岛素主要控制第1餐饭后高血糖;中效胰岛素主要控制第2餐饭后高血糖,以第二餐为主;长效胰岛素无明显作用高峰,主要提供基础水平胰岛素;预混胰岛素作用相当于短效与中效胰岛素的叠加。

(5) 速效胰岛素类似物:它们的共同特点是改变了胰岛素分子的自聚力,使从六聚体胰岛素变成单体或二聚体胰岛素的速度较人胰岛素快,通常皮下注射15分钟起效,血浆达峰时间30~60分钟,作用持续3~5小时。餐时给药,更适宜用于胰岛素泵控制血糖。主要制剂有:

赖脯胰岛素(insulin lispro),是将人胰岛素B链28位脯氨酸和29位的赖氨酸次序倒位。

门冬胰岛素(insulin aspart),是将人胰岛素B链28的脯氨酸(Pro)被一个天冬氨酸(Asp)残基替换。

谷赖胰岛素(insulin glulicine),是将B链3位的天门冬氨酸用赖氨酸取代,将B链29位的赖氨酸用谷氨酸取代而成的一种新型速效胰岛素类似物。

(6) 长效胰岛素类似物:起效时间1.5~3小时,持续24小时,峰值不明显。补充基础胰岛素分泌不足。

甘精胰岛素(insulin glargine),是将人胰岛素A链21位天门冬氨酸换成甘氨酸(Gly),在B链末端加两分子精氨酸(B31Arg,B32Arg),使胰岛素在皮下吸收缓慢,稳定性增加。

地特胰岛素(insulin determir)是去掉B30位的苏氨酸(Thr),在B链29位赖氨酸(Lys)上连接了一个C14脂肪酸链,可与血液和组织中白蛋白结合而延长了其半衰期。

德谷胰岛素(insulin degludec)一种新型的超长效基础胰岛素类似物,是将人胰岛素B链的30位苏氨酸去掉,并通过谷氨酸连接子将一个十六碳脂肪二酸侧链连接到B链29位赖氨酸上。这增加了分子间的自我聚合能力,注射后在皮下形成可溶、稳定的多六聚体,缓慢释放单体入血发挥降糖作用,并可通过脂肪二酸侧链与血浆白蛋白可逆性结合,进一步延缓向外周靶器官扩散和分布,从而具有超长效、无峰的药效学曲线。

(7) 预混胰岛素类似物:是将速效胰岛素类似物与精蛋白结晶的胰岛素类似物以不同比例预先混合的制剂。有助于控制餐后,兼顾基础。

2. 常用的胰岛素治疗方案主要有以下组合:

(1) 三餐前短效人胰岛素(或速效胰岛素类似物)和睡前中、长效胰岛素(NPH、PZI或长效胰岛素类似物）方案，符合生理要求，灵活性强，容易实施，应用普遍。缺点需每日注射四针。

(2) 三餐前短效(R)和早餐和(或)晚餐前长效胰岛素(PZI)方案，可以R、R、R+PZI；R+PZI、R、R；或R+PZI、R、R+PZI，剂量比例和分布因人而异。特点：较组合(1)少注射一针，但尚无预混制剂。

(3) 短效(R)和中效胰岛素(NPH)混合注射方案，R与NPH按一定比例预先混合后(如30R、40R、50R)在早晚餐前各注射一次。一般早餐前剂量为全天剂量的2/3。由于简便易行，患者乐于接受。如果中餐后血糖不佳，可于午餐前加注短效胰岛素。

(4) 长效胰岛素每日一次方案，用于胰岛素需要量较少或与口服降糖药物联合治疗。

(5) 中效胰岛素每日1~2次方案，用于胰岛素需要量较少或与口服降糖药物联合治疗。如口服降糖药＋睡前或早餐前NPH注射。

(6) 早餐前中、短效混合胰岛素、晚餐前短效胰岛素和睡前NPH方案，用于部分儿童糖尿病患者。

(7) 胰岛素泵持续皮下胰岛素注射(continuous subcutaneous insulin infusion，CSII)，是更理想的胰岛素注射方案，可模拟生理胰岛素分泌，血糖控制易于平稳。但治疗成本高。

(三) 胰岛素治疗的难点

目前胰岛素治疗的难点在于治疗方案的恰当选择与治疗力度的合理把握。理想的治疗应该是兼具血糖控制的有效性、安全性、方便性和经济性，但由于机体血糖受多因素影响，存在极大的变异性和个体差异，胰岛素治疗又具有的两面性(降糖的同时存在低血糖风险)，加之胰岛素非生理性注射方式的限制和糖尿病治疗的长期性等因素，使得胰岛素治疗面临诸多困难与挑战。

在胰岛素治疗方案的选择上，现尚无证据表明何种治疗方案更优，各权威学术组织推荐的胰岛素启动治疗方案不尽相同。关键是同一种胰岛素适应证或相近的病情下，不同的方案可能均有效，而不同个体相似的病情却对同一方案的治疗反应不一。

更难把握的是治疗力度。由于胰岛素治疗的两面性，剂量不足血糖控制不好。剂量过于充分，不仅低血糖风险显著增加，而且血糖常常同样控制不佳。此时，由于机体对抗低血糖的保护作用可致血糖波动，无症状低血糖的存在和血糖检测时限、方法的限制等因素使得低血糖不一定能及时发现，对胰岛素剂量的调节造成困难。

三、用好胰岛素需要关注的问题

(一) 需要了解的相关基础知识

1. 胰岛素的基本结构与化学特性　胰岛素是由51个氨基酸组成的小分子蛋白质，在胰岛B细胞内合成。首先合成前胰岛素原，为一种长链多肽，分子量11 500。前胰岛素原在粗面内质网上被蛋白裂解酶水解掉信号肽后形成胰岛素原，胰岛素原分子量9000，由86个氨基酸组成。胰岛素原在高尔基体内裂解为胰岛素和C肽，并释放出两个二肽。C肽由31个氨基酸构成，与胰岛素等分子分泌，无胰岛素活性。

胰岛素分子由两条多肽链组成，A链含21个氨基酸，B链含30个氨基酸，两条肽链由两个二硫键连接起来(A_7、B_7及A_{20}、B_{19}位上的半胱氨酸)，在A链内部还有一个二硫键，将第6和第11氨基酸残基连接起来。人与猪、牛的胰岛素氨基酸序列不同。

胰岛素的化学特性决定了其治疗特性：①分子量5802，很难通过黏膜和内皮，在组织中吸收缓慢；②高浓度时胰岛素分子可以形成二聚体和六聚体，多以六聚体形式存在，进一步延缓了其在组织中的吸收。

2. 胰岛素的分泌与代谢　正常成人每天分泌约2mg(50U)胰岛素，内源性胰岛素分泌入血后随门脉血液首先进入肝脏，经过肝脏时有40%~50%胰岛素被灭活，其余部分通过体循环送往全身作用于靶细胞。门静脉血胰岛素是外周动脉血的2~3倍，静脉血的3~4倍。

生理情况下胰岛素分泌可分为持续的基础分泌和负荷后胰岛素分泌。基础状态下(血糖70~110mg/dL)，胰岛素分泌约每小时1U，高血糖时分泌每小时5U，低血糖时(血糖<30mg/dL)停止分泌。正常人空腹血胰岛素含量10~20uU/ml，进餐后可立即升高到50~150uU/ml。

血浆胰岛素以游离和结合两种形式存在，大部分以与血浆β球蛋白结合的形式存在，并与游离部分保持平衡。胰岛素半衰期为5分钟，体外注射的胰岛素，一次静脉注射，其90%量在20分钟内从血中消失。尿中排出不到20%，绝大部分被组织吸收或肝脏灭活。

(二) 把握胰岛素的使用原则与制剂选择

充分了解胰岛素适应证和不同胰岛素制剂种类的特点是用好胰岛素的基础，在此基础上注意以下原则：

1. 无论哪一类型的糖尿病，胰岛素治疗应在一般治疗和饮食治疗的基础上进行，胰岛素的剂量应根据患者的血糖水平、治疗需要和对治疗反应情况来调整。

2. 理想的胰岛素治疗应尽可能模拟内源性胰岛素分泌，使血糖得到最佳控制。即采用基础＋餐时的每日3~4针模式，尤其对于1型糖尿病的胰岛素替代治疗。

3. 开始使用胰岛素时，宜使用短效胰岛素。初始剂量应根据病人情况从小剂量开始，参考剂量每日0.3~0.6单位/kg，分3次于3餐前皮下注射。以后根据治疗反应逐步调节剂量和使用方法，如餐后血糖有所控制，而空腹及晚餐前较高需要加用基础胰岛素时，则可加用中、长效胰岛素。

4. 对于2型糖尿病，胰岛尚有一定功能和(或)口服降糖药还有一定疗效，采用胰岛素补充治疗时，多可与口服降糖药联合使用。此时采用胰岛素每日1~2针的简化方案，常可控制病情，患者易于接受。

具体方案视口服降糖药情况下患者的血糖谱的状况，以空腹及餐前血糖升高为主，餐后血糖升高幅度有限时，给予基础胰岛素联合治疗；以餐后血糖升幅明显，而空腹血糖升高有限时，给予预混胰岛素2针方案。

5. 糖尿病酮症酸中毒、高渗性昏迷等危重症抢救或其他急需控制血糖时应予以胰岛素静脉点滴。

6. 1型糖尿病血糖波动大(表现为脆性糖尿病)，易于低血糖，无口服降糖药禁忌时，可在胰岛素治疗基础上辅以二甲双胍、阿卡波糖等口服药治疗。

7. 胰岛素注射可使用胰岛素注射器、胰岛素笔、胰岛素泵及无针注射器等。

(三) 关注胰岛素剂量的确定与调节

1型糖尿病患者每日胰岛素需要量一般为0.5~1.0u/kg，但蜜月期，因胰岛尚有一定分泌功能，故0.2~0.6u/kg的胰岛素即可满足需要。

初始选用小剂量，短效胰岛素。其胰岛素剂量分布，一般早晨餐前需要量最大、晚餐前次之、中餐前第三、午夜需要量最少。以后根据血糖情况，数天调节胰岛素剂量一次，直至取得满意控制。

调节胰岛素剂量应注意以下几点：

1. 血糖控制情况应以全天多点测定的血糖谱为依据，切忌仅凭单次空腹或餐后血糖调节胰岛素剂量。

2. 由于患者反应各不相同，每次胰岛素调节幅度不宜过大，避免过量发生低血糖。

3. 增减某次胰岛素剂量，取决于血糖不满意的时间点(目标点)是哪一次注射的哪一种胰岛素之作用，或调节何时、何种胰岛素可以达到预期目的。应注意不同时间和不同种类的胰岛素可能的叠加作用。如早餐后和中餐前血糖高，提示早餐前短效胰岛素量不足，应加早餐前短效胰岛素；中餐后血糖高应增加中餐前短效胰岛素或早餐前中效胰岛素剂量。

4. 糖尿病患者胰岛素的控制剂量和维持治疗剂量可能不同，多数病人维持治疗剂量小于病情控制剂量。因而，一旦高血糖控制，应警惕低血糖，必要时胰岛素减量。

部分1型糖尿病患者在初次胰岛素治疗后一段时间内，病情部分或完全缓解，胰岛素剂量减少或可完全停用，称为糖尿病蜜月期。但缓解是暂时的，数周或数月，一般不超过一年，糖尿病会再次加重。蜜月期原则上胰岛素不停用，但应减量，避免低血糖。

5. 多种因素可影响血糖和胰岛素用量应予注意：

(1) 疾病类型与轻重：1型糖尿病胰岛素替代治疗；2型糖尿病胰岛素补充，部分替代治疗，但2型多有胰岛素抵抗。

(2) 胰岛素抗体：人胰岛素不产生，高纯度胰岛素产生少。

(3) 其他疾病：肝硬化、肾病伴肝肾功能不全胰岛素需要量减少；感染、创伤、应激等胰岛素需要量增加。

(4) 拮抗胰岛素的激素：肾上腺糖皮质激素、胰高血糖素、生长激素、儿茶酚胺类的增减。

(5) 生理因素：生长发育期、妊娠期胰岛素需要量常增加。

(6) 精神、情绪和运动：运动增加糖的消耗，改善胰岛素敏感性。

(7) 进餐种类、总量和时间：需符合生理、工作与糖尿病治疗的要求，与运动和胰岛素治疗方案相协调与配合。

(8) 拂晓现象：清晨5~8点血糖升高，难以控制。

(9) Somogyi效应：低血糖后反应性高血糖。

(10) 其他药物影响：许多药物影响糖代谢而影响胰岛素的剂量，应予关注。

(四) 胰岛素的副作用与处理

(1) 低血糖：是胰岛素使用最主要的制约因素。常与胰岛素剂量过大和(或)饮食不当有关，如进食不足、延迟进餐、运动未加餐等。

低血糖一般表现为交感神经兴奋(预警)症状，和脑功能障碍，重者可抽搐、偏瘫、昏迷。低血糖时间过长极易损伤脑组织，甚至造成永久性损害。医师、患者和家属应熟知低血糖表现，及时发现与处理。

糖尿病人怀疑低血糖时，① 证实是否低血糖，测血糖低于 3.9mmol/L 就应采取措施。如果没有条件及时测定血糖，先按低血糖救治；②纠正低血糖，患者神志清楚时，立即给予可快速吸收的碳水化合物，如糖、果汁、饼干等，如果进食后症状不缓解，或失去知觉的低血糖患者应急送医院，给予 50% 葡萄糖液静脉注射，直至患者清醒；③寻找原因，防止再发，低血糖纠正后应寻找原因，针对不同原因采取相应措施以防今后再发。

有些低血糖无明显症状，或表现不典型，但危害仍在。应注意识别 Somogyi 现象，以免发生胰岛素调节上的错误。

(2) 胰岛素水肿：胰岛素治疗初期可因钠水潴留作用发生轻度水肿，一般可自行缓解无需停药，严重水肿者可用利尿剂。

(3) 视物模糊：为晶状体曲光改变，常于数周内自然恢复。

(4) 脂肪营养不良：在注射部位呈皮下脂肪萎缩或增生，停止在该部位注射胰岛素后可缓慢自然恢复。使用高纯度或人胰岛素制剂较少发生，经常更换注射部位可防止其发生。

(5) 过敏反应：通常为局部反应，先在注射部位瘙痒，继而出现荨麻疹样皮疹，可伴有恶心、呕吐、腹泻等消化道症状。罕见严重过敏反应。处理：更换胰岛素制剂种属，使用抗组织胺药和糖皮质激素，以及脱敏疗法。

(五) 其他需要注意的几个问题

(1) 胰岛素的注射部位：腹壁(吸收最快)、上臂、大腿和臀部(吸收最慢)。

(2) 胰岛素需要量与治疗方案选择：全天需要注射胰岛素的量少，则注射次数可少，需要注射胰岛素的量多，则注射次数要多。相同的胰岛素需要量时，注射次数多的方案血糖易于稳定。一般每日胰岛素需要量 10 单位左右，可每日注射一次；20~30 单位，可每日注射两次；40 单位以上，多需要每日注射三至四次。但长效胰岛素与口服降糖药联合使用时情况有所不同。

(3) 胰岛素与口服药联合应用：原则上任何口服降糖药均可与胰岛素联合使用，关键是为什么要联合用？患者本身有无禁忌。一般 1 型糖尿病胰岛素与二甲双胍或拜糖苹合用可减少胰岛素剂量，血糖易于平稳；2 型糖尿病胰岛素与各种口服降糖药均可合用，胰岛功能很差时不用磺脲类药物，二甲双胍 + 胰岛素有助于控制体重。

(4) 胰岛素的静脉使用：主要用于急需控制血糖，以及静脉输注葡萄糖，如静脉营养时等。血糖过高(>17mmol/L)时，生理盐水 + 胰岛素约 0.1u/(kg·h)(一般 3~6u/h 即可)，液体量视需要定，可以 NS 500ml+ 胰岛素 12U 或 NS200ml+ 胰岛素 12~20U，控制血糖于 14mmol/L 左右时，葡萄糖 + 胰岛素补充水和能量，比例灵活，可以 2~6g 糖：1U 胰岛素，一般 3~4g：1U。根据病人治疗反应调节胰岛素量和比例，维持血糖在 6.7~11.1mmol/L 为宜。必要时需查输液前后的血糖，以了解患者的治疗反应。

值得注意的是，胰岛素的需要量和比例因人和病情而异，受多种因素影响。同一胰岛素比例，液体速度不同、葡萄糖浓度不同，机体反应就不同。

(5) 胰岛素手术前后的使用：手术前应常规查血糖，轻型病人，血糖控制良好者，可行手术，中小手术无需调整治疗，但术后应及时观察与处理，保持血糖稳定；重病人、使用胰岛素治疗者、或进行大型手术者，应予胰岛素治疗。

① 术前胰岛素的使用方法：能进食者，三餐前皮下注射胰岛素，小剂量开始(如每日 20U)，根据血糖调节用量。不能进食者，给予静脉营养，稳定血糖。择期手术者，血糖稳定后进行；急症手术者，血糖平稳、无急性代谢紊乱，可输入葡萄糖和胰岛素稳定血糖的同时进行手术。血糖高或伴有急性代谢紊乱者，应积极予以静脉胰岛素降糖、纠正水、离子紊乱和酸碱平衡失调，病情初步稳定后，即可手术。

② 术前需禁食者，静脉营养，防止血糖波动。手术当日，晨起停口服降糖药，血糖 >8.5mmol/L 可视情况予小剂量胰岛素；原使用胰岛素者，给予原胰岛素剂量的 20%~50% 的短、中效胰岛素。

③ 手术中胰岛素的使用：中小手术，术中不用葡萄糖液者，可不用胰岛素，术后监测血糖。较大手术或病情较重者，术中监测血糖 1~2 小时 1 次，据血糖皮下或静脉注射胰岛素。术中需用葡萄糖时，按比例给予葡萄糖胰岛素液，根据血糖水平调节胰岛素比例和剂量，维持血糖 7~11mmol/L 为宜，谨防低血糖和血糖过高。

手术后胰岛素的使用：病情平稳，术后不影响进食者，可按术前方案治疗，须监测血糖等，必要时调整治疗。术后不能正常进食者,应静脉营养加胰岛素控制血糖,每日输糖≥100g,防止酮症发生。

胰岛素剂量根据病情调整,部分血糖难以稳定者,可静脉胰岛素不间断使用,或除静脉胰岛素外,给予基础胰岛素。

基础胰岛素的使用方法:长效胰岛素 18~22U,皮下注射,每日一次;或中效胰岛素 10~12U,皮下注射,每 12 小时 1 次;亦有用短效胰岛素 4~6U,皮下注射,每 6 小时 1 次者。

可以进餐后,减少静脉营养量,根据血糖,逐渐过渡到皮下胰岛素和常规治疗。

(6) 胰岛素泵的使用:胰岛素泵持续皮下胰岛素注射(CSII),是利用人工智能控制的胰岛素输入装置,通过设定脉冲式皮下持续输注小剂量胰岛素,以维持机体基础胰岛素水平,控制基础血糖,进餐时根据需要设定餐前胰岛素量及输注模式以控制餐后血糖的治疗方法。能较好地模拟胰岛素的生理性分泌模式,适合胰岛素的强化治疗。但胰岛素剂量的设定与调节仍需根据患者情况和治疗反应进行,具有诸多影响因素。

《中国胰岛素泵治疗指南(2010)》建议了胰岛素泵治疗的短期与长期适应证及胰岛素泵治疗规范等。原则上胰岛素泵适用于所有需要应用胰岛素治疗的糖尿病患者,胰岛素泵的短期适应证有:①T1DM 和需要长期强化胰岛素治疗的 T2DM 患者,在住院期间通过胰岛素泵治疗稳定控制血糖、缩短住院天数,并为优化多次胰岛素注射的方案提供参考数据;②需要短期胰岛素治疗控制高血糖的 T2DM 患者;③糖尿病患者的围手术期血糖控制;④应激性高血糖患者的血糖控制;⑤妊娠糖尿病或糖尿病合并妊娠者。胰岛素泵不宜用于糖尿病伴急性代谢紊乱者,如,酮症酸中毒、高渗性非酮症性昏迷,及伴有严重循环障碍的高血糖者。

胰岛素泵更适合以下需要长期胰岛素强化治疗的糖尿病患者:①血糖波动大,虽采用胰岛素多次皮下注射方案,血糖仍无法得到平稳控制的;②无感知低血糖者;③频发低血糖者;④黎明现象严重导致血糖总体控制不佳者;⑤作息时间不规律,不能按时就餐者;⑥胃轻瘫或进食时间长的患者。

CSII 的胰岛素剂量的调节原则基本同一般胰岛素皮下注射时的剂量调节原则,CSII 结合血糖监测有助于个体化地设置与调节胰岛素的输注模式与剂量分布。将动态血糖监测(continuous glucose monitoring,CGM)与 CSII 联合应用,根据 CGM 的监测结果,制定、调整和评估个体化的 CSII 治疗方案,使降糖治疗更为精细,被称为双 C 治疗。其局限性在于 CGM 的数据要下载后分析,时效性差,血糖信息和胰岛素信息需要医师整合。

实时动态血糖监测为及时调整 CSII 方案提供了可能。利用糖尿病综合管理的软件系统,即时将实时动态血糖监测与 CSII 整合达到根据血糖变化按需输注胰岛素,实现自动血糖控制,即为“人工胰腺”。目前将实时动态血糖监测、CSII 与糖尿病综合管理软件整合在一起的开环系统已用于临床。半封闭环的人工胰腺项目,及接近闭环式系统的人工胰岛设计也在研发中。

在 2013 年 ADA 第 73 届科学年会上公布并发表于《新英格兰医学杂志》上的自动化模拟胰腺胰岛素反应(the automation to simulatepancreatic insulin response,ASPIRE)研究展示了人工胰腺领域的新进展。该研究是首项检测界值暂停功能的大型随机对照试验,界值暂停功能是指由胰岛素泵、软件及可持续监测血糖水平的传感器组成的人工胰腺系统,能在血糖水平达到预设界值时暂时停止胰岛素输注。其结果表明,在血糖水平降得过低时可暂时关闭胰岛素泵的智能设备,能成功降低夜间低血糖的发生率及其持续时间。

(汤旭磊)

第八节 糖尿病的代谢性手术治疗

一、概述

研究表明,仅依靠生活方式干预控制体重的方法长期效果并不理想。DPP 等研究显示通过强化生活方式干预可带来体重下降,但随着时间的延长体重逐渐“反弹”。如何才能达到长期、稳定的体重控制呢?近年来大量循证医学证据表明,减重手术对 2 型糖尿病合并肥胖患者具有长期控制体重的作用,受到各权威机构的认可。同时也发现,该手术对其他代谢指标也有良好的控制作用。因此减重手术的概念也逐渐向代谢性手术过渡。2011 年国际糖尿病联盟(IDF)发表立场声明,正式承认代谢性手术可作为治疗 2 型糖尿病的方法之一。

二、代谢性手术的起源及发展

1955 年 Friedman 等人首次报道非肥胖的 2 型糖尿病患者行胃次全切除，血糖可达到良好控制，这一发现并未引起广泛关注。1980 年 Pories 等对 3 例伴有 2 型糖尿病的严重肥胖症患者实施胃旁路手术(gastric bypass，GBP)，术后随访中偶然发现，患者在术后体重明显减轻的同时，血糖也迅速恢复了正常。随后，他对 608 例接受 GBP 的肥胖症患者进行 14 年的长期随访，1995 年他在 Ann Surg 上报道随访结果：83% 的 2 型糖尿病患者，99% 的糖耐量异常患者术后血糖、血清胰岛素及糖化血红蛋白水平均恢复正常并可维持 14 年之久，在同时还发现与糖尿病相关的各种并发症的发生率也显著降低。这一成果引起了学术界的高度重视，相关研究深入展开。Ferchak 等在进行了 RCT 研究后发现，同常规治疗组相比，肥胖伴 2 型糖尿病患者在接受 GBP 治疗后，不需要应用任何降糖药物就能长期保持血糖正常的病例数明显增高，且与糖尿病相关的并发症的发生率和病死率也大大降低。2012 年 3 月《新英格兰医学杂志》连续刊发了 2 篇针对合并肥胖的 2 型糖尿病外科治疗与规范化内科治疗效果对比的随机、对照研究——STAMPEDE 和 Mingrone 研究。STAMPEDE 研究将血糖未控制的伴糖尿病的肥胖患者随机分为药物治疗组，胃旁路手术组及袖状胃切除术组。经过 12 个月的治疗，结果发现 HbA1c<6.0% 的达标率，胃转流手术组为 42%，袖状胃切除术组 37%，均明显优于内科治疗组 12%。Mingrone 研究将入选伴有严重肥胖的 2 型糖尿病患者随机分为胃旁路手术组，胆胰转流术组和常规治疗组，经过 2 年的观察，95% 接受胆胰转流术的患者及 75% 的接受胃旁路手术的患者达到并维持缓解状态，而药物治疗组无一例达到持续缓解状态。Buchwald 等对 136 项减重手术进行了荟萃分析，发现 30 天手术病死率在胆胰转流术是 1.1%，在胃旁路手术是 0.5%，在限制性手术是 0.1%。相比较而言，胃旁路手术具有较好的风险 / 收益比。MacDonald 等报道，232 例合并糖尿病的肥胖患者中 154 例接受 GBP 手术者为研究组，78 例不接受手术者为对照组：研究组患者 9 年(平均中位随访时间)后服用降糖药的比例由术前的 31.8% 降至 8.6%，病死率为 9%；而对照组患者 6 年(平均中位随访时间)后服用降糖药的比例由术前的 56.4% 升至 87.5%，病死率则为 28%。

上述研究结果均显示：对于血糖控制不佳的肥胖 2 型糖尿病患者来说，手术治疗是一种安全、有效的治疗方式；在减轻胰岛素抵抗、控制体重、改善血糖控制、降低病死率方面，手术治疗比单纯内科治疗，效果更显著。

三、代谢性手术治疗糖尿病的机制

尽管代谢性手术治疗 2 型糖尿病的具体机制尚未完全阐明，但通过大量动物实验及临床研究观察后，目前认为手术治疗糖尿病的机制，可能与以下几种有关：

1. 体重因素　Hamza 等研究显示：超重部分体重下降程度是胃肠减肥手术后糖尿病缓解的独立预测因素。起初人们相信，代谢性手术对糖尿病的治疗效果来自于体重减轻后的继发作用所致。然而进一步的研究发现，血糖和胰岛素水平恢复正常往往在术后数日内即可出现，远早于体重减轻的出现。这说明体重减轻并非代谢性手术术后血糖改善的唯一决定因素，而是手术的直接效果。

2. 摄食因素　由于 GBP 手术可使患者胃容积明显缩小，也有人认为，手术治疗 2 型糖尿病的作用与患者术后进食量减少有关。但任何一种代谢性手术后的患者饮食都会发生巨大的变化，从禁食转变为流质、半流质饮食。由于最开始时糖负荷较小，残余的胰岛 B 细胞分泌的胰岛素足够应对血糖的改变，而当患者恢复正常饮食时，往往体质量已经明显下降，这导致人体胰岛素耐受的情况得到了极大好转，因此，血糖又一次能够得到平衡。乍一听该种假设似乎有些道理，但是从临床研究的角度来说，限制摄食量作用最强的减肥手术不是 GBP，而是可调节胃束带术(AGB)等纵行减肥手术，但是 AGB 术后 2 型糖尿病治愈率(40%~47%)明显低于 GBP(83%)。相反，仅仅是改变消化道的路径，而不减少摄食，却能达到降低血糖的效果。动物实验显示：自发糖尿病大鼠(GK 大鼠)在保持同样胃容积的情况下，是否离断十二指肠会导致不同的血糖水平，也不支持术后进食减少与 GBP 的降糖作用相关。

所以体重下降、摄食减少均不是缓解糖尿病的根本原因。一定还有其他因素也参与到代谢性手术术后血糖控制的机制中。

3. 肠 - 胰岛素轴　现在多数的学者认为：代谢性手术术后胃肠道内分泌激素对糖代谢的调节作用是代谢性手术治疗糖尿病的最重要的机制之一，即肠道神经内分泌学说。在研究葡萄糖的促胰岛素释放作用时发现，与静脉输注相比，等量的口服或内源性葡萄糖可促使胰岛素释放更多。20世纪60年代Perley提出“肠促胰素”的概念，即食物在经过消化道时，胃肠道可分泌某种“激素”，可以促进胰岛素的分泌。除了已知的几种激素如胰高血糖素样肽-1(GLP-1)、多肽YY(PYY)、抑胃肽(GIP)、胃促生长素(Ghrelin)、胆囊收缩素(CCK)，肠道还能产生几百种以上的生物活性肽，它们一起参与了对糖代谢的调节。

GLP-1 对于GLP-1的研究目前很热门，对其功能也比较清晰，GLP-1受体激动剂也已应用于临床治疗糖尿病，并取得良好的降糖效果，故对于其功能介绍不予赘述。

PYY 是一种由36个氨基酸组成的多肽，与GLP-1储存在肠道L细胞内，餐后分泌入血。目前存在有PYY3-36和PYY1-36两种形式。PYY3-36具有调节大脑神经细胞活性的作用。通过大量动物实验和人志愿者的临床试验，证明PYY3-36可作用于摄食中枢，对下丘脑摄食中枢异常神经传导有矫正作用，能稳定维持人体摄食中枢的正常机能，减少饥饿感，增强饱腹感，有效地抑制病理性的过多获取食物。研究表明，肥胖人群中PYY3-36水平降低，餐后PYY3-36水平降低的患者表现出较低的饱腹感，并且与肥胖程度呈负相关。澳大利亚悉尼加尔文医学研究所研究人员最新发现，血液中PYY水平较低的人，得2型糖尿病的风险较高。大多数研究认为，在啮齿类、灵长类和人类中，PYY3-36有降低食欲、减少进食的作用。此外，小鼠如果缺乏PYY，将会出现贪食及肥胖。而给予肥胖啮齿类动物输注PYY3-36则可减少脂肪的沉积。且具有较高PYY水平的转基因小鼠与饮食诱导的肥胖相反。最新有对于人类的研究发现，PYY3-36也许部分参与到胃旁路手术术后体重的减轻及食欲下降方面获益之中。

GIP 由十二指肠和近段空肠的K细胞合成释放。由于肠道K细胞和胰岛B细胞有相似的葡萄糖敏感系统，当营养物质尤其是葡萄糖和脂肪到达小肠时，GIP分泌增加，快速作用于胰岛B细胞，刺激胰岛素分泌。GIP在体内发挥着调节脂肪细胞的分化成熟、调控脂肪细胞的脂解及再酯化、促进甘油三酯的贮存、促进脂肪细胞对葡萄糖的摄取等多重作用，从而加速肥胖和胰岛素抵抗的形成，产生高胰岛素血症。Patriti等研究显示，在对非肥胖2型糖尿病GK大鼠模型行胆胰转流术或GBP术后发现其近端空肠释放的GIP大大减少，从而改善了糖代谢。

Ghrelin 是由28个氨基酸组成的肽类激素，主要由胃底和近侧小肠分泌，为内源性生长激素促分泌素受体的天然配体，故称作胃促生长素。Ghrelin是迄今所发现的唯一的一个具有增进食欲生理活性的胃肠道激素，动物和人体试验都已证明：注射外源性ghrelin可引起饥饿感，使摄食明显增加。Ghrelin也有抑制胰岛素分泌、调节血糖的作用。作用于下丘脑调节食欲，和其受体均在胰岛细胞有表达，通过旁分泌机制抑制胰岛素分泌，促进食欲和食物摄入，抑制能量消耗和脂肪分解，其水平与体重呈负相关其作用机制与促进下丘脑弓状核神经肽Y(NPY)神经元活性及NPY表达和释放有关，也可能由下丘脑侧区的增食欲素(orexin)通路介导，且外周注射ghrelin产生的促食欲作用有赖于传入迷走神经的完整性。而内源性ghrelin表达和分泌水平与高脂饮食诱导的肥胖动物摄食过多和能量过剩的关系目前尚未见相关报道。Ferchak等回顾了大量相关文献，发现有6项回顾性研究提示GBP术后Ghrelin水平下降。研究显示，GBP使食物绕过了Ghrelin分泌细胞最密集的大部分近端胃，加之手术还阻断了迷走神经所介导的Ghrelin释放，使患者血浆Ghrelin水平下降，改善糖代谢。

CCK 是由小肠黏膜I细胞释放的一种肽类激素。既往研究主要集中在其促进胰腺腺泡分泌各种消化酶，促胆囊收缩，排出胆汁方面。近来的研究表明CCK及其受体水平的变化或基因突变可能与糖尿病发病有关，但目前相关研究不多。Milewicz等研究发现，CCK在肥胖2型糖尿病或非糖尿病妇女中与瘦素、胰岛素变化明显正相关，由于CCK与摄食行为及胰岛素分泌的调节密切相关，肥胖人群可能存在CCK代谢障碍和形成CCK抵抗。Roux-en-Y胃旁路手术(Roux-en-Y grastric bypass，RYGB)等几种术式均涉及有效胃容量的减少。人类和大鼠行全胃切除术，均可见CCK水平明显增加，增加的CCK水平可以接到减少摄食及减轻体重。

代谢性手术术后，尤其是Roux-en-Y旁路手术、胆胰旷置术和十二指肠转流术后，能够明显改变这些胃肠道激素的水平，从而达到相应的内分泌效应，增加胰岛素分泌，改善胰岛素抵抗，最终达到改善血糖的效果。关于肠道内分泌学说，主要有以下两种即前肠学说和后肠学说。

前肠学说由Rubino等提出：胃远端、十二指肠、空肠上段的上消化道黏膜分布大量"K"细胞(前肠),经食物刺激产生"胰岛素抵抗因子"如GIP等增多,导致胰岛素抵抗,机体的胰岛素抵抗成为2型糖尿病的始因。前肠假说认为代谢性手术后,由于食糜不经过十二指肠及上段空肠,减少了食物对十二指肠和近端空肠上皮细胞的刺激,减少"胰岛素抵抗因子"等的释放,从而降低其刺激胰岛细胞分泌过量胰岛素的功能,减轻胰岛素抵抗,从而降低血糖。Rubino等人对糖尿病大鼠分别行十二指肠-空肠旁路术和胃空肠吻合术,两者区别在于十二指肠-空肠旁路术完全旷置了前肠(十二指肠、近端空肠),而胃空肠吻合术仍有部分食物可通过前肠。结果,接受十二指肠-空肠旁路术组大鼠2型糖尿病比后者获得明显缓解。将接受十二指肠-空肠旁路术的糖尿病大鼠再次手术,改为胃空肠吻合术,已改善的糖耐量异常,再次受到损害,上述实验支持了该学说。

后肠学说由Cummings等人提出,该学说认为:代谢性手术均不同程度的缩短了食糜由胃到回肠的通路,使食糜较早的接触中段空肠或末端回肠而不被过度稀释,从而产生更为强烈的刺激进而大量释放肠道降糖激素如GLP-1和PYY,发挥其相应作用,达到血糖良好控制,此即后肠学说。Kindel等对GK大鼠行十二指肠空肠旁路术,结果显示:术后糖尿病大鼠体重明显减轻、糖耐量显著改善,且GLP-1均显著升高,用GLP-1拮抗剂处理后糖耐量改善作用消失,这提示十二指肠空肠绕道可能主要是通过升高GLP-1改善血糖。目前后肠学说已得到普遍认可,起码认为它是众多降糖因素中的重要一环。而在内科治疗上,肠促胰岛素也已成为新的靶点,与之相关的GLP-1类似物、GLP-1受体激动剂和DPP-Ⅳ抑制剂等新型抗糖尿病药物已经上市,并初步取得了良好的收益。

4. 其他 包括脂肪-胰岛素轴学说、炎症因子学说、肠-脑轴神经内分泌学说等。这些学说均认为代谢性手术治疗2型糖尿病与相关激素水平的变化相关。减肥术后瘦素、脂联素、炎症因子白细胞介素-6(IL-6)、C反应蛋白(CRP)等激素水平被证实发生了显著变化。如HindLe等发现肥胖2型糖尿病患者脂联素的表达较非糖尿病者下调1.5倍,而接受减肥手术后脂联素的表达上调2.79倍,接近正常对照组水平。目前关于这些激素在术后缓解糖尿病的研究很少且有争议,需要更精心设计的临床试验来证明其是否在减肥术后T2DM的变化中起作用。

四、糖尿病手术的术式分类

目前,糖尿病手术主要分为3类:

1. 限制性手术(限制摄入) 如腹腔镜可调节胃束带术(laparoscopic adjustable gastric banding, LAGB)、胃袖套状带切除术(sleeve gastrectomy, SG)、垂直胃成形术(vertical-banded gastroplasty, VBG)。

2. 减少吸收的术式(限制吸收) 如BPD或BPD-DS、JIB、十二指肠空肠旁路术(Duodenal-jejunal Bypass, DJB)等。

3. 混合型术式 如RYGB、改良简易型胃肠短路术(mini gastric bypass, MGB)。

目前临床常用的减肥手术方式主要有以下几种。具体包括:LAGB、RYGB、SG、BPD/BPD-DS,具体手术方式及步骤图解见表7-1-5所示。

五、手术治疗糖尿病的效果评价

糖尿病手术可以使47.9%~99%的肥胖伴2型糖尿病患者达到临床缓解。糖尿病手术不仅能治愈或改善糖尿病、减轻体重,还能改善与肥胖相关的病患如高血脂、高血压及睡眠呼吸暂停综合征等,甚至还能明显降低糖尿病患者相关并发症和病死率。而不同的手术方式对糖尿病及其相关伴发病的改善情况有所差别。

六、糖尿病手术的术后并发症

任何有创治疗都存在一定的风险,尤其对糖尿病病人而言,在高血糖的状态下,手术切口不易愈合,感染发生率也会大大增加。因此,糖尿病病人行手术治疗的风险比一般人要大很多。除了术前、术中将血糖控制在良好平稳的水平之外,也需要谨慎防范术后其他并发症。这些并发症具体包括胃轻瘫、倾倒综合征、胆结石、吻合口漏、吻合口溃疡、肠梗阻、门静脉损伤、切口感染、肠粘连、腹内疝、出血、嵌顿性腹疝或肠套叠、束带滑脱引起胃囊扩张、套管孔感染、U形钉周边瘘、束带胃壁侵蚀、低血糖以及营养不良相关的并发症(部分维生素、微量元素吸收不良,特别是维生素B、铁和钙吸收不良)等。不同术式的并发症有所不同,具体详见表7-1-5。

表 7-1-5 不同糖尿病手术类型、图解、疗效及并发症

术式		RYGB	LAGB	SG	BPD	BPD-DS
手术类型		混合型	限制摄入	限制摄入	限制吸收	限制吸收
术式图解						
治疗效果	体重改善	61.6%	2 年间下降 47.5%	1 年间下降 33%~83%	10年间下降 63.2%~77.8%	74%
	血糖改善	83.7%	57%,47.9%	66%	95%,98.9%	95%,99%
	高血压改善	87%	43.2%	88%	81.3%	83%
	高脂血症改善	71%	58.9%	—	70%	99%
	睡眠呼吸暂停综合征改善	95%	95%	87%	—	92%
并发症	早期并发症(术后 <30d)	吻合口漏 肠梗阻 出血 切口感染 肺栓塞 深静脉血栓形成	胃和食道穿孔 切口感染 出口梗阻 出血	U 形钉周边瘘 脓肿 出血 狭窄 切口感染 脾脏损伤	切口感染 缝合线开裂 吻合口漏	U 形钉周边瘘
	晚期并发症(术后 >30d)	吻合口狭窄 肠梗阻 切口疝 吻合口溃疡 营养缺乏	束带滑脱 套管孔感染 束带胃壁侵蚀	U 形钉周边瘘 胆总管结石和胆管狭窄	蛋白质营养不良 切口疝 胃溃疡 贫血 低蛋白血症	蛋白质营养不良 切口疝
手术死亡率(<30d : >30d)		0.16% : 0.09%	0.06% : 0	0.46% : 0.15%	1.3% : NA	1.11% : NA

七、代谢性手术治疗的前景与争议

虽然减重手术对糖尿病患者的受益是显而易见的，但是，仍存在许多困惑：

1. 关于 BMI 的切点，目前尚存争议，减重手术对 BMI<35kg/m^2 的糖尿病患者的疗效是现阶段研究的热点之一，BMI 处于 30~35kg/m^2 的人群占肥胖人群中比重最大。近年，相关研究明显增多，一个最近发表的 13 项涉及 BMI<35Kg/m^2 2 型糖尿病患者减重手术后的荟萃分析表明，随访 6~216 个月，80% 的患者在没有使用降糖药 HbA1c<7%，66% 的患者达到的糖化血红蛋白 <6% 的目标。BMI 降低了 5.2kg/m^2，腰围 <20cm，血脂改善，90% 在没有使用降压药的情况下血压正常。严重并发症率较低(3.2%)，无死亡发生。进一步分析 BMI30~35kg/m^2 与 BMI25~29.9kg/m^2 相比，BMI 下降较多和糖尿病缓解更明显，且没有观察到过度的体重减轻。另外的两项研究也证实了这一点，因此，BMI30~35 kg/m^2 的 2 型糖尿病患者进行减肥手术似乎是有吸引力。但是现有的研究结果尚缺乏大样本随机对照研究的支持。还需要进行更有说服力的大样本的研究，并应评估不同的手术技术在随机临床试验的安全性和有效性及探索成本效益。

其次，亚洲人群在 BMI 处于较低水平时糖尿病发病风险要高于白人，外科减重手术的适应证主要基于患者的肥胖程度，而其数据主要来源于白人，而适用于亚裔人群的外科减重手术的适应证标准仍存争议。

除此之外，还有学者对以 BMI 作为判定是否行减重手术的标准提出了质疑，其观点认为，BMI 作为减重手术是否执行的标准的基础主要基于高 BMI 与死亡率相关的临床观察。尽管一些研究确实发现一个 BMI 与死亡率的相关性，但是也有相反的研究结果。因此一些研究表示以 BMI 值判定患者是否行减重手术是片面，如在 Framingham 研究中，其结果是高 BMI 与死亡率相关，但是当分析心血管疾病的危险因素时，发现高 BMI 与死亡率相关的强度减弱。减肥手术使用 BMI 标准进行的长寿研究已显示出该手术有很小获益或没有长寿的获益。因此应综合考虑其心血管风险，进行包括内脏脂肪含量等在内的综合评定。

2. 手术风险评估，尽管减重手术带来很大获益，但手术并发症也会给患者带来极大风险。如何减少风险并最大化获益这是我们未来需要关注的焦点。来自美国代谢和减肥外科手术协会认证的 272 个减肥手术治疗中心的数据显示，GBP 后 30 天和 90 天死亡率分别为 0.29%、0.35%。这与来自 Buchwald 荟萃分析的 30 天死亡率接近：LAGB 为 0.1%，GBP 为 0.5%。与其他一些手术相比，这类手术的死亡率更低。目前杜克大学减肥手术外科医师 Eric DeMaria 分析了 4433 名患者的资料，这 4433 名患者曾于三所医学中心接受减肥手术；其中发生手术相关的死亡病例，在 2166 名低度风险患者死亡率为 3.67‰，在 2142 名中度风险患者的死亡率为 12.1‰，而在 125 名高度风险患者的死亡率 24‰。虽然高度风险患者占总手术比例的不到 3%，但他(她)们比起没有风险因子的最低度风险族群，死亡风险却高出 6 倍。DeMaria 根据上述分析提出了减重手术风险评估系统。得到以下 5 个因子，为风险较高的独立预测指标：男性；年龄大于 45 岁；BMI 值高于 50kg/m^2；高血压；具有肺栓塞高危因素。具备 0~1 项风险因素的视为低风险组群；而具备 2 至 3 项危险因子的，则落于中度风险区间，而有 4 至 5 项危险因子的患者，则被视为高风险。目前风险评估系统的有效性仍需要大规模的人群实验加以证明，但其完善和发展有利于全面评估减重手术的适应证。风险评估模型是个好的开始，但它离会影响手术因子的完整清单还差得很远。未来的研究需要找出更多的评估指标来预测减重手术的风险与获益比值。

3. 现有的研究结果对预测不同类型的减肥手术后会导致何种营养不良，以及如何有效处理这些并发症，仍有没太多证据形成共识，需要进一步研究。蛋白质、铁、钙、维生素 D 以及维生素 B_{12} 缺乏是减肥手术后最常见营养不良类型，但可能减肥手术后导致营养物质的改变并不仅限于此。目前尚缺乏设计良好的随机对照研究证实减重术后补充维生素及矿物质的最合理剂量及安全性，因此多数学者仍然建议每日补充提供符合推荐摄入量的多种维生素和矿物质制剂。然而，对于减重术后胃肠道结构和功能发生的变化，摄入的维生素和矿物质吸收利用率如何，能否满足需要，能否根据血液学检查结果进行分类补充等均无大规模人群试验结果。尽可能早期发现以及给予针对性的干预措施可能是目前最有效临床治疗手段。因此内分泌科医师早期参与到患者减肥手术治疗过程中，可能会更加有效减少术后营养不良的发生。

4. 未成年人现在所面临的最重要的公共健康问题之一，现状是该人群越来越普遍罹患典型的“成人”的疾病，如 2 型糖尿病，高血压，血脂异常。

这些合并症的早期出现将明显下降预期寿命。肥胖的发病率在未成年人口已考虑更积极的治疗方法，也包括手术治疗，但该人群的手术治疗具有特殊的风险和获益，青少年患者独特的心理和情感需求，使患者的选择过程及围手术期的管理基本上不同于成年患者，其对青少年人口的长期影响尚不清楚，需要进一步的探讨及认证。

5. 减重手术之后怀孕及妊娠问题

① 减肥术后对新生儿出生体重的影响？减肥手术对葡萄糖的代谢有着巨大的影响，几乎 76.8% 的糖尿病患者手术后立即被治愈。体重减轻和胰岛素敏感性的改善理论上应该减少怀孕期间代谢并发症发生的风险。但目前发表的文章表明了相互矛盾的结果。随着母亲的 BMI 的增加，出生体重和巨大儿的风险增加。研究表明经过减肥手术的妇女所生新生儿出生体重较相同 BMI 未做减肥手术女性所生的新生儿低，巨大儿的风险较低，但小于胎龄儿的风险没有增加。一项来自瑞典的研究，分析了大约 50 万名 1973—1983 年间出生的女性资料，调查发现一共有 681 名女性接受了减重手术，其中 314 人在研究过程中没有怀孕，241 人在产后接受减重手术，另外 126 人在术后妊娠。手术与分娩平均间隔时间刚好超过 4 年。结果发现，产后手术的女性更多采用剖腹产分娩，而且新生儿往往比同胎龄儿大。相比较而言，手术后妊娠的女性其妊娠期往往相对较短，她们的新生儿出生体重相对较低，且与其他所有对照组同胎龄儿相比较小。另一项研究也显示减肥手术后小于胎龄儿的风险增加，研究对象同样是与非 BMI 匹配的人群妇女进行比较，因此难以独立评估减肥手术和产妇体重的相对影响。

② 减肥手术后何时妊娠？现在还有一个问题有待解决，那就是减重手术后多长时间怀孕更有益。虽然最近以色列一项研究发现间隔一年以内和超过一年相比，妊娠并发症和早产的发生率相当，但特别是在术后一年内，体重下降稳定前，还是有一些关于维生素缺乏导致胎儿畸形的担忧。最近的研究并没有提及先天畸形的风险，但是还需要更大样本的研究。由于胎儿营养不良，胎儿生长受限，应事先给予减肥手术的妇女提供怀孕期间胎儿生长监测。继发于胃绕道手术后的解剖变化引起吸收不良而导致微量营养素缺乏的风险增加，这可能导致出生缺陷，如神经管缺陷的风险增加。有关减重手术后产妇营养不足导致的严重的妊娠并发症的发生的相关报告已经出版。然而，大多数这些出生缺陷是罕见的，并且需要更大规模的研究或全面数据显示减肥手术的真实影响。手术造成的降低热量消耗和吸收不良甚至可能诱发产妇营养不良，对胎儿的生长有潜在不利影响。对接受减肥手术的产妇推荐维生素和矿物质补充以避免不良妊娠结局。

③ 减重手术对妊娠并发症及分娩方式的影响？随着孕前 BMI 的增加，先兆子痫及妊娠高血压的发生风险增加。大多数研究认为在减肥手术后妊娠其糖尿病和妊娠期高血压 / 子痫前期的风险降低。一项荟萃分析估计，肥胖妇女剖宫产的几率约为正常 BMI 妇女的 2 倍，而严重肥胖的妇女则比正常 BMI 妇女高 3 倍。减肥手术后剖宫产的几率约为 30%，但在 15.3% 和 87.8% 的范围，在手术前组剖宫产的风险变化在 9.5%~100%。一些研究表明，减重手术是剖宫产的一个独立的危险因素，但其他人没有发现任何风险的差异，甚至减肥手术后剖宫产的风险较低。这是很难确定减肥手术是否会影响剖宫产的风险，分娩方式可能会更受当地风俗的影响。

综上所述，减重手术为肥胖合并 2 型糖尿病的患者提供了一种全新高效的治疗手段，但手术治疗糖尿病目前还处于起步阶段，很多问题尚待解决。最突出的问题是手术对非肥胖型糖尿病患者是否可行，其血糖控制的机制与肥胖型糖尿病患者有何区别？其次对于体重指数 30~35 kg/m^2 的糖尿病患者，如果内科药物血糖控制良好，是否还需手术治疗？此外随着手术技巧和安全性的提高，如胆胰分流术和(或)十二指肠转位术这类疗效显著的手术方式能否通过降低术后并发症发生率而得以推广？是否可以对糖尿病高危人群早期实行预防性手术？青少年和儿童患者的手术指针及手术方式该如何把握？上述问题都还需要大量临床研究给出明确的答案。另外通过对减重手术这一糖尿病治疗模型的研究，是否可以让我们对糖尿病的发生、发展有一个全新的认识，从而进一步促进内科药物治疗糖尿病的研究值得期待。

(高政南)

第九节 糖尿病脂毒性

一、脂毒性概念的提出及争议

肥胖的发病率逐年升高，已经成为全球流行性疾病。现已公认，肥胖是 2 型糖尿病发病的独立危险因素。随着肥胖患者日益增多，2 型糖尿病的发病率也逐年升高。我国的研究资料显示，随着 BMI 的增加，尤其是内脏脂肪的增多，糖耐量减低、2 型糖尿病发病的风险成数十倍增加。肥胖患者若未进行有效干预，每年将有 1%~5% 转化为 2 型糖尿病，反之通过饮食控制及运动疗法有效减轻体质量后，2 型糖尿病患病率降低，糖耐量减低亦可部分逆转。与此同时，在 2 型糖尿病患者中血脂异常也十分普遍。因此，2001 年，McGarryl 首次在 ADA 上提出了“糖尿病是糖脂病”的概念，使脂代谢紊乱（脂毒性）与 2 型糖尿病发病机制的相关研究得到人们的重视。脂毒性概念的提出使糖尿病病因学的研究取得了极大的进展，为糖尿病的防治工作开辟了另一个广阔、崭新的天地。脂毒性（lipotoxicity）是指血中游离脂肪酸（free fatty acid，FFA）水平增高后，超过脂肪组织的储存能力和各组织对游离脂肪酸的氧化能力，使过多的游离脂肪酸以甘油三酯的形式在非脂肪组织过度沉积造成该组织的损伤。如脂肪在胰岛中过多沉积可以使胰岛 B 细胞凋亡加速并使其功能减退，而在胰岛素作用的靶组织如肝脏、肌肉和脂肪组织中过度沉积将造成胰岛素抵抗。胰岛素抵抗和胰岛功能的减退最终可引起血糖升高。从某种意义上讲，“脂毒性”并非是精确的科学术语，因为脂肪酸本是哺乳动物体内不可或缺的供能营养物质，其毒性仅指在能量供应过剩或代谢紊乱之时出现的血脂异常对各种细胞功能的损害作用。故若严格定义，“脂毒性”应称“高脂毒性”似更为贴切。

事实上，我国科学家早在 20 世纪 80 年代就已经提出血甘油三酯水平的增高是糖尿病发病的独立危险因素。我国的大庆研究分析了 1986 年进入研究的非糖尿病患者 432 例，随访 6 年以后调查糖尿病的发病率。结果发现初访时空腹甘油三酯水平高的个体，6 年以后 2 型糖尿病的发病风险明显升高。为证明甘油三酯和糖尿病的关系，将受试者按初访时的空腹甘油三酯水平分成 3 组，经多因素分析发现，6 年后糖尿病的累计发病率在甘油三酯水平最高组中为 38.6%，是最低组的两倍多。在调整了年龄、性别、初访时的空腹血糖和体重指数后，6 年后的糖尿病累计发病相对危险性甘油三酯水平最高组是最低组的 2.3 倍，P 值达到显著的统计学差异。由于该观察是前瞻性的有关糖尿病发病率的研究，故其结果表明甘油三酯水平增高是糖尿病发病的独立危险因素。

1. 争议一　脂毒性导致糖尿病和糖尿病合并血脂异常是一回事儿吗？目前大部分的文献未严格区分二者，甚至将二者混为一谈。而杨文英教授则认为：从脂毒性到糖尿病和糖尿病合并血脂异常，这是两个完全不同的概念。糖尿病合并血脂异常的典型脂谱是甘油三酯升高、高密度脂蛋白 - 胆固醇（HDL-C）降低及小而密的低密度脂蛋白（LDL-C）和极低密度脂蛋白（VLDL-C）增多。血脂异常发生的原因非常复杂，主要因为 2 型糖尿病患者多存在胰岛素抵抗和胰岛素分泌不足，使脂蛋白酯酶（lipoprotein lipase，LPL）的合成和活性下降，导致甘油三酯的水解减慢，使富含甘油三酯的脂蛋白及其残粒在血中滞留时间延长，引起甘油三酯水平增高和 HDL-C 水平降低。同时血中甘油三酯长期增高使胆固醇酯转运蛋白（cholesteryl ester transfer protein，CETP）和肝脂酶（hepatic lipase，HL）的活性增高，CETP 促进甘油三酯向低密度脂蛋白和高密度脂蛋白颗粒中转运增多，由于甘油三酯容易氧化，因此促进了小而密的 LDL-C 和小而密的 HDL-C 颗粒增多。另外糖尿病特有的非酶糖基化作用、氧化应激作用增强引起的脂蛋白颗粒以及转运异常，也参与了脂蛋白代谢异常的发生。上述过程中的中心环节是糖尿病发生后的胰岛素作用下降（包括胰岛素抵抗和胰岛素水平降低）。糖尿病合并脂代谢异常的危害主要是动脉粥样硬化。而糖尿病发生前的脂毒性是引起胰岛素抵抗和胰岛素分泌下降的原因，它的危害主要是引起糖尿病。

2. 争议二　糖毒性和脂毒性究竟谁先谁后？众所周知，糖脂代谢相互影响。高浓度的脂肪酸作用胰岛 B 细胞后，葡萄糖刺激的胰岛素分泌（glucose-stimulated insulin secretion，GSIS）被抑制，胰岛素基因表达降低，B 细胞凋亡，血糖升高。但是，有些实验则指出，脂毒性必须是在葡萄糖水平较高的情况下才能发生，体内也有相似的结果。葡萄糖可以通过影响脂肪酸在胞内的代谢阻止慢性脂肪酸的毒性作用。Prentki 等首先提出在胰岛 B 细胞中，葡萄糖决定脂肪酸的分解。当葡萄糖浓度很低时，脂肪酸经由肉碱棕榈酸酰基转移酶 -1（CPT-1）被转运至线粒体进行 β 氧化；相反，当葡萄糖浓度和脂肪酸浓度增高时，胞内过量的葡萄糖进行糖代谢，生成柠檬酸盐，进而生成丙二酰 CoA。一旦 B 细胞中脂肪酸的合成活性比乙酰 CoA 羧化酶活性低，丙二酰 CoA 主要的作用就是去抑制 CPT-1 的活性，导致脂肪酸 β 氧化受阻，胞内长链脂酰 CoA（LC-CoA）大量堆积。堆积的 LC-CoA 直接或间接地对 B 细胞功能有损伤作用。

那么，糖脂毒性究竟谁先谁后呢？目前主要有以下两种观点：(1)脂代谢异常开始早于血糖的升高，可能为糖尿病的始动因素，故提议将糖尿病改为“糖脂病”；(2)高血糖是发生脂毒性的先决条件，若无高血糖，脂毒性也难以发生。对此病理现象之认识似可表述为：(1)糖毒性和脂毒性两者可单独或同时存在，前者使后者加重；(2)两者的联合毒性是2型糖尿病患者B细胞功能进行性衰退的重要机制。

二、脂毒性致2型糖尿病发病的机制

(一)脂毒性与胰岛B细胞功能

血浆胰岛素的水平与脂肪酸浓度密切相关。正常浓度的FFA对GSIS有增强作用，但如果长期暴露于高浓度的血浆FFA中，胰岛B细胞功能受到损伤，GSIS减少。其中的机制包括：

1. 削弱胰岛素的分泌、抑制胰岛素基因的表达　FFA主要通过影响糖、脂代谢关键酶活性来削弱胰岛素分泌，如抑制丙酮酸脱氢酶(PDH)与乙酰辅酶A羧化酶(ACC)活性和增加PDH激酶活性来抑制葡萄糖氧化，进而抑制GSIS。同时脂肪酸还可以激活解耦连蛋白2(UCP2)，UCP2通过解偶联作用导致ATP合成减少，使ATP/ADP比值降低。而葡萄糖刺激的胰岛素分泌需要高比值的ATP/ADP，所以一旦脂肪酸促使UCP2表达增加，胰岛素分泌就会减少。另外，FFA还可以削弱B细胞胰岛素基因如*bcl-2*、*bax*、*caspase*-3和胰岛素原基因等基因的表达。

2. 诱导胰岛B细胞凋亡　正常情况下，B细胞的数量维持相对稳定的状态，即每天约有0.5%的B细胞凋亡，同时有相当数量的细胞再生补充，当B细胞的凋亡明显增加超过细胞再生时，B细胞的数量减少，整体功能随之下降，分泌的胰岛素不能满足机体需要而发生糖尿病。Butler等发现肥胖的糖尿病患者胰岛B细胞凋亡率为正常人的3倍。FFA对B细胞的毒性作用目前有两种观点：以McGarry和Unger为代表的学者认为FFA本身可以直接损害胰岛B细胞，提出过“脂凋亡”(lipoapoptosis)的概念，即FFA导致B细胞内脂酰辅酶A的增加，使神经酰胺(ceramide)增高，在B细胞中诱导一氧化氮合酶(NOS)，表现为NO的细胞毒性，抑制胰岛素原基因的表达，从而加速B细胞的凋亡。而以Poitout和Robertson等为代表的学者则认为单纯的脂质异常并不会导致B细胞损害，只有在高血糖的状态下方表现出脂毒性，故称为“糖脂毒性”，即没有高血糖则脂质对B细胞的毒性不一定发生，脂毒性可以看成在高糖毒性状态下的雪上加霜。这可解释相当一部分肥胖伴血脂异常的患者并不发生糖尿病(B细胞功能衰退)的现象。

无论是“糖毒性”、“脂毒性”、“糖脂毒性”或“糖脂联合毒性”均与一磷酸腺苷激活的蛋白激酶(AMPK)密切相关，AMPK是感知细胞能量状态并在营养过剩时(ATP增加，AMP下降)将B细胞调节为“储存模式”的代谢感受器，此时AMPK受抑制。AMPK的活性与葡萄糖及FFA浓度呈负相关，高葡萄糖和棕榈酸可抑制其活性。多种激活AMPK的措施如节食、运动、减重、脂联素、瘦素、二甲双胍及噻唑烷二酮类药物对减轻糖毒性、脂毒性和糖脂联合毒性均有益处。

(二)脂毒性与胰岛素抵抗

胰岛素抵抗(insulin resistance，IR)是指胰岛素作用的靶器官，如肝脏、肌肉、脂肪组织等对一定量的胰岛素的生物学反应低于正常预计水平。胰岛素抵抗是2型糖尿病的发病机制之一，与血浆中FFA水平的变化密切相关。研究表明血循环中FFA升高，可使胰岛素作用的靶器官如肝脏、肌肉和脂肪组织表现为胰岛素抵抗，确切机制尚未完全阐明。

1. 脂毒性与肝脏胰岛素抵抗　研究表明肝脏胰岛素抵抗与脂毒性密切相关。“门静脉学说”指出内脏脂肪分解形成FFA能力明显高于其他部位的脂肪组织，内脏TG储存增加时，经过门静脉输送到肝脏的FFA增加，肝脏FFA升高能降低胰岛素的作用，加速肝脏糖异生和增加肝脏葡萄糖输出，抑制肝糖利用，导致肝脏胰岛素抵抗。给予正常人烟酸制剂使血浆FFA降低，结果发现糖异生与FFA浓度变化相同，而糖原分解与FFA呈负相关。2型糖尿病患者肝脏对内源性葡萄糖生成的自我调节能力降低，糖异生作用发生异常，降低FFA可显著地影响空腹血糖水平。此外，高浓度FFA也可影响胰岛素分泌和胰岛素在肝脏的清除，这两种机制均可影响内源性葡萄糖的生成。因而，很多学者认为肝脏胰岛素抵抗是空腹血糖升高的关键因素。

2. 脂毒性与骨骼肌胰岛素抵抗　骨骼肌是2型糖尿病胰岛素抵抗发生的主要部位。脂毒性参与了肌肉组织胰岛素抵抗的病理生理过程。经研究证实，FFA水平升高通过经典的葡萄糖-脂肪酸循环(又称RandLe循环)抑制肌肉组织对胰岛素介导的葡萄糖摄取利用。RandLe循环指的是FFAs氧化的增强抑制了葡萄糖的酵解和氧化，这是通过改变细胞的氧化还原电位和抑制糖酵解及柠檬酸循环的一些关键酶来完成的。反之,葡萄糖氧化的增强也可以抑制 FFAs 的氧化。RandLe 循环把肌肉组织中 FFA 与葡萄糖作为竞争性底物,将 FFA 升高与骨骼肌胰岛素抵抗联系起来。Levin 等研究发现,肌细胞内脂肪与全身胰岛素敏感性呈负相关,与其他提示胰岛素敏感性的指标如体重指数、腰臀比或总体脂含量相比,肌细胞内脂肪与胰岛素敏感性的相关性更好。但 Wolfe 等在健康人群、肥胖或糖尿病患者中皆没有观察到 FFA 对葡萄糖摄取的抑制作用。

骨骼肌是胰岛素作用的敏感组织,胰岛素刺激组织摄取利用葡萄糖的过程通过胰岛素受体所介导的一系列的信号转导通路来完成。越来越多的研究表明,FFA 可作用于胰岛素信号转导通路的多个位点,如降低胰岛素受体底物 1,2(insulin receptor substate-1,2,IRS-1,2)及葡萄糖转运蛋白4(glucose transporter 4,GLUT4)的表达,降低 PI-3K 的活性及 GLUT4 向细胞膜的转位,从而降低骨骼肌对葡萄糖的摄取利用,导致骨骼肌胰岛素抵抗。

3. 脂毒性与脂肪组织胰岛素抵抗　近年的研究发现脂肪组织不仅具有储存脂质的功能,更是重要的内分泌器官,进一步的研究发脂肪组织很可能是胰岛素抵抗产生的始发部位和关键环节。在内脏脂肪肥胖者发生胰岛素抵抗和 2 型糖尿病的几率远远高于仅皮下脂肪肥胖者。脂毒性对脂肪组织的影响是双向的,一方面循环中 FFA 升高使脂质过度沉积,导致脂肪细胞体积增大伴有数目增多,Weyer 等发现,Pima 印第安肥胖人群脂肪细胞的大小与胰岛素敏感性呈负相关。另一方面增大的脂肪细胞通过分泌一系列激素和细胞因子,如 FFA、血浆纤溶酶原活化抑制剂(PAI-1),TNF-α,IL-6 及瘦素等,引起或加重胰岛素抵抗。脂肪组织的胰岛素抵抗主要表现为脂肪合成的不敏感及 LPL 活性减低使脂肪分解增强和脂肪合成减弱。脂肪分解增强和脂肪合成减弱导致循环中 FFA 水平升高,从而加重脂毒性。

无论哪个部位的胰岛素抵抗,现在的观点认为都与大量 FFA 刺激脂肪组织分泌过量的炎症因子,如 TNF-α,IL-6,巨噬细胞趋化蛋白(monocyte chemoattractant protein-1,MCP-1)等有关。FFA 和上述炎症因子共同作用,造成机体主要代谢器官长期处于低度炎症状态,最终形成以胰岛素抵抗为主要特征的糖、脂代谢紊乱状态,出现以腹型肥胖、糖尿病、血脂异常和高血压聚集倾向的代谢综合征(metabolic syndrome,MS)。

三、脂毒性与2型糖尿病慢性并发症

(一)脂毒性与糖尿病心血管并发症

在糖尿病的诸多慢性并发症中,糖尿病性心脏病的危害性最大。近年来发现在血糖升高的胰岛素抵抗阶段心脏功能已经受到损害,并且这种心功能受损可能与高 FFA 血症所致的心肌异位脂质沉积有关,其具体机制尚不十分清楚。研究发现可能与乙酰辅酶合成酶、脂蛋白脂酶及过氧化物酶体增殖物激活受体 γ 的表达和功能改变有关,从而导致脂质输入和利用的不平衡,因而导致心室收缩功能障碍。Mark 等认为,选择性瘦素抵抗和瘦素作用丧失会导致脂质积聚于骨骼肌、胰岛细胞和心脏,其脂毒性促使胰岛素抵抗和心脏功能障碍。

(二)脂毒性与糖尿病肾病

糖尿病肾病是糖尿病最常见的微血管并发症之一。近年来脂毒性在糖尿病肾病发病中的作用备受关注,但脂毒性所致肾脏微血管内皮损伤的机制尚不十分清楚,目前发现的机制大致可以归纳为以下几方面:

1. 修饰脂蛋白的作用　小而密的 LDL 与受体的结合力降低,在循环中的半衰期延长,更易被修饰并被吞噬细胞摄取。修饰的脂蛋白可发挥多方面的肾损害作用,如引起系膜细胞增生和系膜基质扩增;损伤内皮细胞功能;促发炎症反应;激活肾素—血管紧张素—醛固酮系统(RAS)等。

2. 遗传机制　并非所有糖尿病患者都出现糖尿病肾病,其中遗传因素起了很重要的作用,但核心基因尚不清楚。目前发现的与脂代谢有关的基因有 apoE 基因多态性、LPL 基因变异、血管紧张素转换酶(ACE)基因多态性、乙酰辅酶 A 羧化酶 β 多态性等。

3. 其他相关分子机制　如转化生长因子-β(TGF-β)、血管内皮生长因子(VEGF)、细胞间黏附分子(ICAM-1)、生长激素(GH)和胰岛素样生长因子(IGF)、表皮生长因子(EGF)等都在脂毒性致糖尿病肾脏损伤过程中发挥重要作用。

(三)脂毒性与糖尿病视网膜病变

糖尿病视网膜病变的发生是高血糖特征性并发症。其实在血糖正常的人群中,研究发现单纯脂代谢紊乱与视网膜微血管的损伤也有关,只不过目前尚缺乏脂毒性引发视网膜微血管损伤的直接证据。杨文英等发现高脂饲养的大鼠在血糖升高之前已经出现早期视网膜微血管的损伤。缺氧诱导因子(HIF-1)是机体适应缺氧损伤的主要转录调节因子,主要调节血管内皮生长因子(VEGF)表达,促进新生血管形成以减少轻度缺血对局部组织造成的损伤。高脂喂养的大鼠视网膜HIF-1 mRNA及VEGF mRNA表达明显增加,提示缺氧可能是脂毒性视网膜病变发生的重要机制之一。同时高脂喂养的大鼠经吡格列酮干预后,HIF-1 mRNA及VEGF mRNA的表达明显改善,视网膜微血管的损伤减轻,可能与其降低循环中的FFA水平,改善视网膜毛细血管缺氧有关。

四、糖尿病脂毒性的防治及其现状

脂毒性在2型糖尿病的发病过程中发挥着重要的作用,早期干预脂毒性对于改善胰岛B细胞功能、减轻胰岛素抵抗、预防和延缓糖尿病及其并发症的发生必将起到积极的作用。

(一) 饮食和生活方式干预

控制饮食、改善生活方式是基础,必须贯穿脂毒性治疗始终。具体内容包括:减少饱和脂肪酸和胆固醇的摄入;选择能够降低LDL-C的食物(如植物甾醇、可溶性纤维);减轻体重;改变静坐的生活方式,增加有规律的体力活动;戒烟、限酒、限盐等。国内外的研究无一例外的证实了生活方式干预的有效性,但生活方式干预的患者依从性欠佳,需要医护人员付出更多努力,对患者进行教育管理。

(二) 药物干预治疗

在生活方式干预的基础上,根据病情、危险因素、血脂水平等决定是否开始药物治疗。

调脂药物:多项动物实验提示应用如他汀类、贝特类、烟酸及其衍生物等调脂药可以降低血游离脂肪酸水平,改善高脂喂养的大鼠或小鼠的胰岛素敏感性,增加血葡萄糖的清除率,纠正糖耐量异常,降低糖尿病发病率。动物实验的结果如此,那么早期应用调脂药能否预防人类糖尿病的发生呢?由于人胰岛珍贵难得,体外培养瓶颈问题尚待突破。脂毒性脂凋亡机制远未清晰,还应在人胰岛及灵长类实验动物中继续探讨。赵家军等观察到早期应用非诺贝特干预脂毒性可以预防IGT的发生。调脂药的应用参照第七章脂代谢异常。

AMPK激动剂:近年来,AMPK被认为是治疗脂毒性、肥胖和2型糖尿病的关键靶点。AMPK最主要的生物学效应是通过感受胞质内AMP/ATP比值的变化,调节细胞内糖脂代谢。细胞内能量消耗使胞质内AMP/ATP比值升高,从而使AMPK被激活,后者可通过磷酸化形式使乙酰辅酶A羧化酶失活,降调胞质内丙二酰辅酶A的含量,解除了后者对脂肪酸β氧化的关键酶——肉毒碱脂酰转移酶1(CPT1)的抑制作用,促进细胞内脂肪酸的β氧化供能,因此,AMPK被称为细胞的"能量感受器"。AMPK通过丙二酰辅酶A调节细胞内能量的信号机制在胰岛B细胞、骨骼肌、肝脏、脂肪组织和内皮均已被证实。McGarry于2001年美国糖尿病年会上不仅提出2型糖尿病是"糖脂病"的概念,更指出AMPK活性降低可能是肥胖和2型糖尿病易感人群发生胰岛素抵抗的原发因素。研究证实,运动、节食减重可以激活AMPK,增加胰岛素敏感性。5-氨基-4-咪唑甲酰胺核苷酸(AICAR)、脂肪细胞因子(如脂联素、瘦素等)、二甲双胍和噻唑烷二酮类药物(TZD)等都是AMPK的激动剂。

噻唑烷二酮类药物和二甲双胍能够清除胰岛中的脂肪,对B细胞的脂性凋亡有保护作用,因此二者可以改善暴露于脂肪中的人类胰岛的胰岛素分泌。二甲双胍通过激活AMPK促进骨骼肌、肝脏、B细胞等的脂质氧化,降低非脂肪组织TG的堆积。在美国前瞻性糖尿病研究(UKPDS)中,二甲双胍对超重糖尿病患者的降糖效果与磺脲类药物、胰岛素相似,而其在降低糖尿病大血管并发症发病率及死亡率方面则明显优于后者,与其直接激活内皮细胞的AMPK,增加脂质氧化,减轻脂毒性而改善糖尿病患者异常的内皮细胞功能有关。

TZD类药物主要通过激活脂肪组织的过氧化物酶体增殖物激活受体γ(PPAR-γ),促进前脂肪细胞分化为成熟的脂肪细胞,扩大脂肪组织贮存TG的容量,调节脂肪组织的内分泌功能,减少脂质的异位沉积,改善胰岛素抵抗。除此之外,TZD还可以直接激活骨骼肌和其他组织的AMPK活性,增加胰岛素抵抗组织AMPK介导的糖利用。罗格列酮作为TZD类的代表药物能使AMPK的下游底物3羟-3-甲基戊二酰辅酶A还原酶磷酸化而失活,降低胆固醇的合成,降低高危人群2型糖尿病的发生。

中医中药:脂毒性理论与中医过食肥甘,形肥胃肠燥热为毒而致消渴极为相似。近年来,许多中医学者探索出一系列能改善胰岛素抵抗的中药制剂,如黄连素、月见草、大黄、真菌降脂素等。

抗肥胖药物:目前在全球范围内正式获准临床应用的抗肥胖药物仅有三个,包括两个去甲肾上腺素能药物盐酸芬特明(phentermine hydrochloride)和盐酸安非拉酮(diethylpropion hydrochloride)以及一个脂酶抑制剂奥利司他(orlistat/Xenical, Alli)。奥利司他(商品名:赛尼可)是至今在美国被批准可以长期(>6 个月)治疗肥胖症的唯一药物。其主要作用机制是减少小肠脂肪吸收,在饮食和运动治疗的基础上可进一步减少热量的摄入。Kelley 等发现服用奥利司他的患者血 FFA 水平及胰岛素敏感性改善较好,推测血浆 FFA 降低较多可能是胰岛素敏感性改善的主要原因。

糖尿病脂毒性的防治现状:脂毒性对机体的影响是复杂的、多方面的,能直接造成多器官的损害,应该引起大家的高度重视。这一概念的提出刷新了对 2 型糖尿病发病机制的认识,并将对 2 型糖尿病的防治策略产生深远的影响。其临床意义在于预防脂毒性不仅可以把糖尿病预防前移,而且可以把糖尿病并发症的预防前移。然而脂毒性的防治任重道远,目前仍存在诸多问题需要解决。

何时开始干预?许多脂代谢异常出现较早,高妍教授发现肥胖的中学生已明显表现出脂蛋白异常和血脂紊乱,但是否应从此时开始干预,尚不清楚。另外,干预的益处、其费用 - 效果如何等都是值得探讨的。

患者对生活方式干预的依从性差也是阻碍脂毒性防治的重要因素。

在药物方面,目前仍没有行之有效的预防脂毒性的药物。前面提到的无论是调脂药、AMPK 激动剂(如二甲双胍、TZD 类药物)还是中医中药都是在患者发生血脂、血糖代谢异常时方开始使用,目前尚没有预防用药的指征。而且 TZD 类药物近年来因为可能增加心衰、骨折、膀胱癌等风险而饱受争议。抗肥胖药物在过去的几十年里更是因为安全性问题频频退市,因此,医生在治疗肥胖症时很难有更多的选择。

(赵家军)

参 考 文 献

1. Sicree R, Shaw J, Zimmet P. Executive Summary. In: Gan D, ed. Diabetes atlas, 2nd ed. Brussels: International Diabetes Federation and World Diabetes Foundation, 2003.
2. Shaw JE, Sicree RA, Zimmet PZ. Global estimates of the prevalence of diabetes for 2010 and 2030. Diabetes Res Clin Pract, 2010, 87:4-14
3. Leibiger IB, Leibiger B, Berggren PO. Insulin feedback action on pancreatic β cell function. FFBS Letters, 2002, 532:1-6
4. Li J, Li XJ, Lou M, et al. Evidence for insulin resistance of pancreatic α cells. Diabetologia, 2004, 47:A169
5. UK. prospective diabetes study 16. Overview of 6 years' therapy of type Ⅱ diabetes: a progressive disease. UK. Prospective Diabetes Study Group. Diabetes, 1995, 44 (11): 1249-1158.
6. Wajchenberg BL. Beta-cell failure in diabetes and preservation by clinical treatment. Endocr Rev, 2007, 28 (2): 187-218
7. Korner J, Leibel RL. To eat or not to eat how the gut talks to the brain. N Engl J Med, 2003, 349:926 - 928
8. Turton MD, O' Shea D, Gunn I, et al. A role for glucagon-like peptide-1 in the central regulation of feeding. Nature, 1996, 379:69-72
9. Hekkala Anne, Knip Mikael, Veijola Riitta. Ketoacidosis at diagnosis of type 1 diabetes in children in Northern Finland. Temporal changes over 20 years. Diabetes Care, 2007, 30:861-866
10. Keenan CR, Murin S, White RHJ Thromb Haemost. High risk for venous thromboembolism in diabetics with hyperosmolar state: comparison with other acute medical illnesses. 2007, 5(6); 1185-1190
11. Grundy SM, Benjamin IJ, Burke GL, et al. Diabetes and cardiovascular disease: a statement for healthcare professionals from the American Heart Association. Circulation, 1999, 100(10): 1134-1146
12. Haffner SM, Lehto S, Ronnemaa T, et al. Mortality from coronary heart disease in subjects with type 2 diabetes and in nondiabetic subjects with and without prior myocardial infarction. *N Engl J Med*, 1998, 339(4): 229-234
13. 中华医学会内分泌学分会 . 成人 2 型糖尿病胰岛素临床应用的中国专家共识 . 中华内分泌代谢杂志, 2013, 29(1): 1-6.
14. 许曼英 . 糖尿病学 . 第 2 版 . 上海: 上海科学技术出版社, 2010
15. Buchwald Hl. Weight and type 2 diabetes after bariatric surgery: systematic review and meta-analysis. Am J Med, 2009, 122(3): 248-256.
16. Patriti A, E Facchiano, A Donini, Effect of duodenal-jejunal exclusion in a non-obese animal model of type 2 diabetes: a new perspective for an old disease. Ann Surg, 2004, 240(2): 389-391.
17. Colditz GA, Willett WC, Rotnitsky A, et al. Weight gain as a risk factor for clinical diabetes in women. Arch Int

Med, 1995, 122: 481-486

18. Gurwitz JH, Field Ts, Glynn RJ, et al. Risk factors for non-insulin dependent diabetes mellitus requiring treatment in the elderly. JAM Geriatr Soc, 1994, 42: 1235-1240
19. McCarty MF. AMPK activation as a strategy for reversing the endothelial lipotoxicity underlying the increased vascular risk associated with insulin resistance syndrome. Med Hypotheses, 2005, 64: 1211-1215
20. Weyer C, Foley JE, Bogardus C, et al. Enlarged subcutaneous abdominal adipocyte size, but not obesity itself, predicts type Ⅱ diabetes independent of insulin resistance. Diabetologia, 2000, 43: 1498-1506

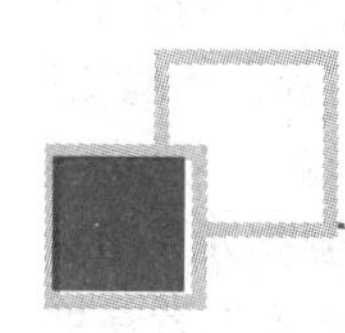

第二章　1 型糖尿病

第一节　成人隐匿性自身免疫糖尿病:回顾、现状与展望

一、值得商榷的病名

成人隐匿性自身免疫糖尿病(latent autoimmune diabetes in adults,LADA)的概念现已深入人心,但该病的本质尚未完全清楚。就 LADA 名称而言,其概念提出也经历了一段变迁。

自 20 世纪 70 年代,有学者观察到部分成年非胰岛素依赖糖尿病患者血胰岛细胞抗体(islet cell antibody,ICA)或谷氨酸脱羧酶抗体(glutamic acid decarboxylase antibody,GAD-Ab)阳性,大多数为非肥胖者,易出现口服降糖药继发失效而需改用胰岛素治疗。鉴于其临床表现介于 1 型和 2 型糖尿病之间,学者称其为 1.5 型糖尿病。随着认识的进展,人们发现这部分患者具有以下特点,如 HLA-DR3 和 DR4 等 1 型糖尿病的易感基因频率增加;随访观察到其 B 细胞功能持续下降,故将其称之为隐匿性(latent)或迟发性(late-onset)1 型糖尿病、缓慢进展性胰岛素依赖性糖尿病(slowly progressive IDDM,SPIDDM)、抗体阳性的 2 型糖尿病、诊断时不需要胰岛素的自身免疫性糖尿病(autoimmune diabetes not requiring insulin at diagnosis)等。

现在国内外文献普遍倾向于将 GAD-Ab 或 ICA 等胰岛自身抗体阳性的成人起病的酷似 2 型糖尿病者采用 LADA 这一名称。之所以将 LADA 这一名称单独提出,其中一个重要的目的是引起人们对成人自身免疫性糖尿病的重视,将貌似 2 型糖尿病的这部分与 1 型糖尿病患者区别开来。

尽管 LADA 这一名称应用最为广泛,近来越来越多的学者对这一命名提出了质疑。首先,“隐匿性自身免疫糖尿病”患者从定义上来说,应该是仅仅有休眠的或隐藏的自身免疫病理过程,而没有糖尿病的临床表现,而事实却不是这样。LADA 患者存在胰岛素分泌进行性减少的病理过程,并伴有胰岛自身抗体的血清学证据,只要进行检测,自身免疫的病理改变是客观存在的,并不是隐匿的。其次,这种隐匿起病的特征不是仅限于成年人,年轻人一样可以患上这种进展缓慢的自身免疫性糖尿病,由此可见,起病隐匿、进展缓慢的自身免疫糖尿病可见于各个年龄阶段,因此去除“成人”这个后缀,不作进一步的限定而使用定义更广的名称“自身免疫性糖尿病”,会使它在临床工作中更加实用。故将来“LADA”一词可能会成为历史。但不管怎样命名,他们的共同点即是胰岛自身抗体阳性(主要指 ICA 和 GAD-Ab),这也是学者们研究 LADA 的重点之一。

二、对临床特征和诊断的认知

从 LADA 这一名称上讲,诊断 LADA 应主要具备成年起病、病程进展缓慢(起病至少六个月内不依赖胰岛素治疗或无诱因时不发生酮症)、具有胰岛自身免疫破坏的证据如一种或多种胰岛自身抗体阳性三个特征。胰岛自身抗体作为 B 细胞发生自身免疫破坏的标志物,可将 LADA 从 2 型糖尿病中区别出来;而在诊断后有一段时期不依赖胰岛素治疗或不发生酮症则是 LADA 与 1 型糖尿病的不同点。

LADA 最重要的特征即缓慢进展的免疫破坏过程,在临床上表现为逐渐减退的胰岛功能,理论上讲,其胰岛功能的衰减速度应介于经典 1 型和 2 型之间。但真实情况如何,哪些是预测胰岛功能衰减的指标?这些都是早期学者们重点探讨的问题,尤其是起病年龄、病程、性别、体重、胰岛功能的自然病程、其他自身免疫性内分泌紊乱的合并情况等是研究热点。

1. 起病年龄　关于 LADA 诊断的最小年龄界限,由 15 岁至 45 岁不等,目前多数采用 30 岁。年轻者 LADA 患病比例较高;而且在 7~8 岁的儿童亦存在缓慢进展的自身免疫性糖尿病,被称为青年人隐匿性自身免疫糖尿病(latent autoimmune diabetes in the young,LADY)。目前,国际上较为公认的 LADA

诊断标准为国际糖尿病免疫学会(IDS)标准,将起病年龄界定在30岁。根据在25个城市共46个中心联合进行的LADA China多中心协作研究显示,中国18岁以上初诊2型糖尿病中LADA的患病率为6.1%。依据目前国际通用的年龄划分点,LADA China多中心研究发现在中国人群中,小于30岁的临床初诊2型糖尿病患者GADA阳性率高达11.4%;而大于30岁患者GADA阳性率为5.9%,>30岁患者以10岁为年龄段划分的各年龄亚组间无统计学差异。考虑中国对于成人的定义为18周岁以上,并且我们已有相应年龄的患病数据,因此在"中华医学会糖尿病学分会关于LADA诊疗的共识"中,我国专家建议将年龄截点定为18岁。

研究发现胰岛自身抗体的检出率及抗体滴度也与年龄相关。UKPDS的结果显示,起病年轻者的GAD-Ab检出率和高抗体滴度的比例均大于其他起病年龄较大组,且这种趋势在25~65岁之间以10岁区分的各年龄组中均存在。我们对不同起病年龄LADA亚组的分析则发现,GAD-Ab的阳性率在15~34岁组最高,为14.2%,而年龄>35岁组的阳性率为6.5%;且15~34岁组患者的平均抗体滴度也高于起病>35岁者。随访研究显示,起病年龄较轻者具有的残存胰岛B细胞功能较差,其胰岛细胞破坏可能呈直线性快速进展,而年龄较大(>40岁)发病者的细胞损伤可能以迂曲反复的方式缓慢进展。因此,不同年龄组别患者中GAD-Ab的阳性率及滴度分布是LADA患者免疫破坏进展速度差异的一种反应。对于>65岁起病的老年糖尿病患者来说,GAD-Ab检出率也在5%~10%之间,提示自身免疫性糖尿病在老年糖尿病患者中亦较为多见,应重视对这部分患者进行胰岛自身抗体的筛查。

2. 病程 LADA的发病过程在临床上可分为非胰岛素依赖阶段和胰岛素依赖阶段。起病半年或数年后出现胰岛B细胞功能衰竭、患者发生继发性口服药物失效、需依赖胰岛素治疗。LADA患者的胰岛功能衰减速度不同,因此每一个体从发病至出现胰岛素依赖的时间不一,也短至半年者,也有长达十几年者。Landin-Olsson指出LADA发病后一般3年内会发展为胰岛素依赖,而胰岛自身抗体阴性的2型糖尿病患者通常需要6~8年。UKPDS对新诊糖尿病患者的随访研究显示,起病年龄<45岁的LADA患者仅2年就有一半的患者依赖胰岛素治疗,所有患者在起病5年后均进展为胰岛素依赖阶段。我们对国人2型糖尿病和LADA患者胰岛B细胞功能进行的长达4年和6年的前瞻性观察显示,在病程3.3年时,LADA患者空腹C肽下降达50%以上者所占百分比已达33%,而在病程6.3年时此比例达100%;而2型糖尿病患者在病程7.8年时仅有22%空腹C肽下降达50%以上。胰岛B细胞功能随病程变化趋势的这种差异提示LADA本身也具有异质性。就平均而言,LADA患者在糖尿病诊断后3~5年内可进展为胰岛素依赖,而2型糖尿病诊断后7~8年才见C肽水平降低。

根据文献报道,LADA的一个诊断标准就是:在诊断为糖尿病后,至少有六个月的时间是不依赖胰岛素的。但对患者是否依赖胰岛素治疗的影响因素很多,如疾病的自然病程,疾病诊断的时间相对自然病程处于的时期,医生的个人治疗意见等。因此,为了使LADA诊断统一化及标准化,尚需要对其自然病程与发病机制的相关知识进一步深入研究。在鉴别诊断上,酮症起病的2型糖尿病,经胰岛素治疗而解除糖毒性后,可迅速不依赖胰岛素治疗,这个过程通常小于半年。而青少年起病的1型糖尿病患者通常终身依赖胰岛素治疗。虽然开始使用胰岛素的时间能否作为LADA的诊断标准尚存争议,但目前是否依赖胰岛素治疗是区分酮症起病的经典1型糖尿病与LADA的唯一有效的临床指标。因此在"中华医学会糖尿病学分会关于成人隐匿性自身免疫糖尿病(LADA)诊疗的共识"中,我国专家建议将"诊断糖尿病后至少半年不依赖胰岛素治疗"作为LADA的诊断标准之一。

3. 胰岛自身抗体 胰岛自身抗体,包括胰岛细胞抗体(ICA)、GADA、IAA、IA-2A及ZnT8A是诊断LADA的重要免疫指标。ICA由于检测方法难标准化,目前临床应用有限。LADA的筛查主要采用GADA。因GADA出现早且持续时间长,临床预测价值已证实,加之检测业已标准化,是迄今公认的诊断LADA最敏感的免疫指标。其余如IAA、IA-2A及新近发现的ZnT8A等阳性对LADA的诊断也有参考价值。虽然IAA、IA2A及ZnT8A在中国人群中阳性率低于高加索人群,但结合GADA检测仍可提高LADA诊断的敏感性。羧基肽酶H自身抗体(CPH)、SOX13抗体等也被报道与自身免疫糖尿病相关,但因其与胰岛功能无明显关联,尚未广泛应用于临床诊断。综上所述,我国专家建议将"胰岛自身抗体阳性[GADA为首先推荐检测的抗体,联合IA-2A、IAA、ZnT8A可提高检出率]"作为LADA的诊断标准之一。

综上,在"中华医学会糖尿病学分会关于成人隐匿性自身免疫糖尿病(LADA)诊疗的共识"中,我国专家建议中国LADA的诊断标准为：糖尿病诊断成立后，排除妊娠糖尿病或其他特殊类型糖尿病，并具备下述3项：①胰岛自身抗体阳性（GADA为首先推荐检测的抗体，联合IA-2A、IAA、ZnT8A可提高检出率）；②年龄≥18岁［如年龄<18岁并具有①和③者则诊断为LADY］；③诊断糖尿病后至少半年不依赖胰岛素治疗。

4. 性别　许多自身免疫性疾病如系统性红斑狼疮等的发生与性别有关。对于经典的IDDM而言，有研究显示其在白人中男性略多于女性，而在非白种人中则女性略多于男性，其差异不十分显著。性别对于LADA的患病率及其病程进展是否有影响尚无定论。瑞典的研究显示，ICA在15~34岁的糖尿病患者中的阳性率无性别差异；而其在30~34岁组中的阳性率则偏低。日本学者Kobayashi的研究发现，ICA阳性的男性LADA患者的胰岛功能较女性差，指出男性是LADA进展的一个危险因素。虽然胰岛自身抗体在初诊2型糖尿病患者中的检出率不存在性别差异，但男性患者似乎比女性的胰岛功能减退的更快，这可能与性激素及其结合蛋白、性连锁易感基因位点及体脂分布的差别有关。这与其他的自身免疫性疾病有何差异？值得研究。

5. 合并其他自身免疫性疾病的情况　现已被确认，其他自身免疫性疾病如自身免疫性甲状腺疾病，乳糜泻等均与经典1型糖尿病相关，这些自身免疫性疾病的聚集性与HLA DR3-DQ2，DR4-DQ8等高危基因型有关。LADA患者，与经典的T1DM相似，易合并甲状腺自身免疫紊乱，其可作为自身免疫多内分泌腺病综合征（APS）的一个重要组成成分。LADA与1型糖尿病的HLA危险等位基因以及其他器官特异的自身免疫性疾病有关，从这一点来看，我们认为LADA亦应属于多发性自身免疫性内分泌腺病的一个组成成分。研究显示，在中国人LADA中，伴甲状腺自身抗体阳性［甲状腺过氧化物酶抗体（TPO-Ab）16.7%，甲状腺球蛋白抗体（Tg-Ab）6.7%，任一抗体阳性占18.9%］和亚临床甲状腺功能异常（亚临床甲减或甲状腺功能亢进，27.4%）最常见。因此与1型糖尿病相似，LADA患者也应常规筛查自身免疫甲状腺疾病。

三、胰岛自身抗体与LADA

LADA以B细胞缓慢损害为特征，进展速度不一，可长期维持一定的分泌功能也可较快进展为胰岛素依赖，说明LADA的异质性。LADA其胰岛B细胞功能的缓慢衰减与遗传基因、体液免疫和细胞免疫均密切相关，早期探测患者的高危因素对预测胰岛功能进展、指导治疗等均有重要作用。目前证据较为充足的研究集中在胰岛自身抗体滴度对胰岛功能的影响方面，这也进一步说明了为何胰岛自身抗体是诊断LADA的必要指标。

1. 胰岛自身抗体对胰岛功能的影响　LADA作为一种特殊类型的糖尿病，患者的其临床表型具有很大的异质性，既有类似于经典的1型糖尿病、胰岛功能迅速衰竭的患者，也有数年病程无明显进展的；既有特别消瘦的，也有肥胖或合并有代谢综合征的等。许多学者对这种异质性的原因进行过研究，发现其和胰岛自身抗体水平有关。而在所有的抗体中，与LADA胰岛功能最为密切的是GAD-Ab。GAD-Ab的存在较为稳定，持续时间较长，可维持存在十余年。我们在临床中也观察到不同患者的抗体水平存在不同的变化规律，大部分保持稳定，部分呈现滴度逐渐下降或者转阴，也有极少数患者的抗体滴度逐渐上升或转阳。

早在2001年，Lohmann观察到ICA和GAD-Ab皆阳性和高滴度GAD-Ab的LADA患者的临床特征更类似经典1型糖尿病，而单独ICA阳性或低滴度GAD-Ab的LADA患者的表现接近2型糖尿病，从而提出LADA-1亚型和LADA-2亚型的概念。这一概念的提出丰富了LADA的疾病谱。来自我们中国的研究也发现，以GAD-Ab滴度0.3为界可将LADA的异质性加以区分。这提示处于自身免疫机制介导的以胰岛素缺乏为主的经典1型糖尿病和以胰岛素抵抗为主的2型糖尿病之间的，是既存在胰岛素分泌缺陷又存在胰岛素抵抗的过渡类型-1.5型糖尿病即LADA。进一步细分，LADA-1亚型患者的胰岛素缺乏程度较重，或许可称之为1.2（或1.3）型糖尿病；LADA-2亚型的胰岛素抵抗较为明显，可称其为1.7（或1.8）型糖尿病。因此，糖尿病从整体上表现为一个连续的疾病谱，在典型青少年起病的1型糖尿病和伴有多种代谢异常的2型糖尿病之间存在多种过渡类型。提示应用连续的观点来看待糖尿病的分型诊断。就这方面而言，或许基于任何意义上的糖尿病分型都存在其局限性。

但有关LADA亚型的观点并未得到学者的一致认可，Palmer在讨论如何将自身免疫性糖尿病的命名标准化时，强调从病理机制而不是临床表型入手。他建议将成人起病且进展迅速的患者归为1型糖尿病；那些抗体阳性但临床表现与2型糖尿病相似的患者称为1.5型糖尿病；而只有那些起病年

龄 >35 岁、抗体阳性且起病早期不依赖胰岛素治疗的非肥胖患者被称为 LADA。

ICA 滴度常随病程发展下降，那么初诊时的 ICA 滴度对胰岛功能是否有预测价值呢？数个大规模的前瞻性观察未能明确发现 ICA 对 LADA 胰岛功能衰退的预测价值：ICA 对胰岛功能的预测价值仍存在争议，其与 LADA 患者残存 B 细胞间的关联有待进一步深入探讨。此外，ICA 由于检测复杂、难以标准化、结果判定主观性强等缺陷限制了它在临床的大规模应用。目前越来越趋向于采用特异性胰岛自身抗原（如 GAD、IA-2、胰岛素等）抗体的放射配体检测替代 ICA 的免疫荧光检测，可提高 LADA 诊断的特异性。

其他在 LADA 中少见的抗体，如 IAA、IA-2A 等由于阳性率低，人数较少，因此目前尚不能获得这些抗体对 LADA 胰岛功能的影响的确切证据。

总之，国内外研究均已证实 GAD-Ab 是胰岛 B 细胞免疫破坏的特异性标志，亦是诊断 LADA 的最佳指标。总的来说，GAD-Ab 具有与 B 细胞缓慢损伤相关性更好、出现早、持续时间长、年龄跨度大、阳性率高、检测方便等特点，是公认的较好的诊断 LADA 及预测胰岛功能进展的免疫学指标。

2. 易感基因与胰岛自身抗体　现已有证据表明，强烈的遗传易感性（主要是 HLA 基因）与快速细胞破坏相关的多为高滴度的 ICA 和 GAD-Ab，因此认为 HLA 基因不仅可促进免疫应答的发生且在一定程度上控制了应答强度，甚至某个基因型的存在可能促进某种抗体的形成。与 GAD-Ab 相关的是 HLA-DR3、DR3/DQ2。但也有结果不同的报道：携不同基因的 T1DM 同胞间的 GAD-Ab/ICA/IAA 分布并无显著性差异，提示基因与抗体类型间并无关联，且并非所有携高危基因 / 抗体阳性者一定会发展成 1 型糖尿病；也有报道发现 LADA 后代携较高的 HLA-DQB1 基因型，但急性期胰岛素释放低于对照，说明该基因型与胰岛素分泌下降有关，然而自身抗体与胰岛素分泌间却未发现联系提示 HLA 与自身抗体对胰岛功能的影响尚不十分清楚，需深入探讨。

3. 细胞免疫与胰岛自身抗体　LADA 和经典 T1DM 一样，是由 T 细胞介导的胰岛 B 细胞选择性破坏的自身免疫性疾病。20 世纪 70 年代中期到 90 年代中期，研究多集中在自身抗体的检测并由此发现了许多重要的自身抗原，曾认为 B 细胞介导的体液免疫在 1 型糖尿病的发病过程中起决定性作用，但随着研究的深入，这一观点已日益受到挑战。因为将 ICA 及 GADA 阳性患者外周血单个核细胞转移给严重联合免疫缺陷小鼠，并通过转移人类 B 淋巴细胞使小鼠产生 ICA，但其并未发生胰岛细胞损害、糖耐量异常或糖尿病。这说明胰岛自身抗体本身并不足以诱导 B 细胞破坏，而只是针对 B 细胞自身免疫反应的标志物而已，而且出现的时间晚于自身免疫性 T 细胞。

学者们常利用 PBMC（外周血单个核细胞）对胰岛抗原的增殖反应来观察细胞免疫。60%~70% 的新发 IDDM 和亲属可测得对 GAD 的该种反应，可见细胞免疫在发病前就已存在。1992 年就有学者发现 LADA 患者的 PBMC 可抑制大鼠的胰岛细胞分泌胰岛素，这足以证明 LADA 体内活跃着细胞介导的自身免疫反应。Fukui 等观察到 GAD-Ab+ 的 T2DM 患者不仅存在胰岛炎还鉴别出 PBMC 对 GAD 的反应，并将患者分成胰岛素缺乏和非缺乏组进行比较：前者与对照有差异后者无，说明疾病发展越接近 1 型者其细胞免疫反应越强。但机体诱发的细胞免疫过程非常复杂，与病程和胰岛自身抗原存在多个显性表位等因素有关，加上研究方法复杂、不易标准化，因此细胞免疫检测尚不能广泛应用于临床。

四、应重视 LADA 存在的胰岛素抵抗及代谢综合征

LADA 作为自身免疫性 1 型糖尿病，以胰岛 B 细胞遭受免疫破坏、内源性胰岛素绝对缺乏为特点，因此长期以来有关 LADA 的研究多集中在胰岛素缺乏方面。尽管目前已有证据表明 LADA 患者也存在胰岛素抵抗，但有关此方面的研究并没引起重视，没有研究通过标准的高胰岛素正糖钳夹试验来报道 LADA 患者的胰岛素抵抗情况。

Carlsson 研究了 111 例 LADA 患者在三种血糖水平（5.6 mmol/L，14 mmol/L，28 mmol/L）时胰岛 B 细胞对葡萄糖和精氨酸的反应，将精氨酸刺激胰岛素分泌高峰的 1/2 处血糖水平用以反映胰岛素敏感性。结果发现在所有的血糖水平，LADA 患者对精氨酸的反应所产生的胰岛素分泌能力均较 2 型糖尿病差，而胰岛素的敏感性在两者间并无差异，且两组的胰升糖素水平均较正常对照组为高，但 LADA 和 2 型糖尿病间无显著性差异，作者认为 LADA 存在胰岛素抵抗，但其胰岛素的分泌能力较 2 型糖尿病差，同时具有经典 1 型糖尿病和 2 型糖尿病的共同特点。此后 Behme 及周智广等用稳态模型（HOMA）公式评价了胰岛素抵抗水平，也发现

LADA 患者的 HOMA 胰岛素抵抗指数显著性高于正常对照。由于 LADA 患者存在一定程度的胰岛素抵抗，在评价其胰岛 B 细胞功能时应注意校正。

从临床角度来看，对 LADA 患者进行代谢综合征的研究亦能揭示胰岛素抵抗在患者中的分布情况。但目前有关 LADA 与代谢综合征关系的研究很少。欧洲多中心的 ACTION-LADA，发现代谢综合征在 1 型、LADA 和 2 型糖尿病中的比例分别为 31.9%、41.9% 和 88.8%；提示近半的 LADA 患者伴有代谢综合征。来自我们多中心的 LADA-China 研究显示，约 59.8% 的 LADA 伴有代谢综合征，高 GAD-Ab 滴度 LADA 患者伴有代谢综合征的比例约为 38.9%，显著低于低滴度患者的 67.8%。与胰岛素抵抗相关的炎症因子如 IL-6、lipocalin 2（LCN2）、超敏 CRP（hs-CRP）和脂联素在 LADA 患者也明显升高，而且脂联素与 GAD-Ab 滴度呈正相关。

肥胖的糖尿病患者中也有一定数量的 LADA。周智广研究组关于 2035 例初诊 2 型糖尿病的研究表明 LADA 在肥胖糖尿病者（以 BMI≥25kg/m^2 作为判断标准）中的患病率达 8.8%，提示肥胖并不是排除 LADA 的标准。而且，随着现代生活方式变化所引起肥胖症的患病率逐渐增加，肥胖的 LADA 患者也会增多，因为一方面有更多的 LADA 患者合并有肥胖，另一方面肥胖及其伴随的胰岛素抵抗会诱导胰岛功能已有一定程度受损的 LADA 前期患者发病。已有学者提出"肥胖是 1 型糖尿病发病的加速器"；但目前肥胖与 LADA 的关系尚未受到足够重视。我们建议对所有的新发糖尿病患者进行抗体检测，以明确 LADA 在肥胖糖尿病患者中的分布频率及早期正确分型。

处理伴有胰岛素抵抗的 LADA 患者时，除积极尽量维持良好的糖代谢外，直接改善胰岛素抵抗对于减少其发生心血管并发症具有重要意义。尤其对于低 GAD-Ab 滴度的患者，是否可单用胰岛素增敏剂或与胰岛素合用以纠正其存在的胰岛素抵抗和胰岛素缺乏，尚在研究中。

五、LADA 的治疗策略及研究进展

LADA 存在非胰岛素依赖及胰岛素依赖两个临床阶段，对 LADA 的诊断和治疗的重点在非胰岛素依赖阶段。在此阶段中，治疗 LADA 的目的在于减少胰岛自身免疫损害、尽可能保留残存 B 细胞功能，延缓胰岛素依赖阶段的出现、取得良好的代谢控制、防止并发症。由于血糖水平于 LADA 患者是较抗体阴性的 2 型糖尿病患者更严重的危险因素，控制血糖以延缓并发症的发生是重要的，同时要保护残存的胰岛细胞功能，因为对 1 型糖尿病患者的研究证明有 C 肽分泌功能的患者发生微血管并发症的频率较低。针对 LADA 患者胰岛 B 细胞遭受缓慢免疫破坏的特点，最佳的治疗方式应是除能满意控制血糖以外，尚可预防和延缓 B 细胞功能衰竭。对 LADA 进行干预的临床试验很少，因此目前临床治疗尚无统一策略。各类降糖药物对 LADA 患者的胰岛功能和预后可能产生不同的影响。

"Cochrane Collaboration" 曾对 10 个随机对照的临床试验进行荟萃分析，纳入 1019 例 LADA 患者，干预方案包括 DiaPep 277、GAD 疫苗、胰岛素皮下注射、活性维生素 D3 和罗格列酮。DiaPep 277 的干预研究尚在进行中，计划将纳入 400 例 LADA 患者。荟萃分析结果显示：磺脲类药物可能加速 LADA 患者进入胰岛素依赖阶段，对血糖控制也效果较差。20ug 的 GAD 疫苗似对维持 C 肽水平有一定疗效，但仍需进一步验证。

1. 磺脲类药物　其促胰岛素分泌作用将持续刺激 B 细胞而引起胰岛素分泌颗粒中抗原性物质的释放，可能会加剧正在进行的免疫破坏，促使胰岛细胞衰竭。从而激活针对 B 细胞的免疫反应、最终加速 B 细胞的破坏。Kobayashi 等的小样本及后续的多中心研究均显示磺脲类药物会加速 LADA 胰岛 B 细胞功能的衰减。因此目前对临床确诊为 LADA 的患者多不主张使用磺脲类药物。

2. 双胍类药物　降糖机制为抑制肝糖输出、促进外周组织对葡萄糖的摄取即提高胰岛素敏感性，无胰岛素促泌作用。对 NOD 鼠的研究表明二甲双胍不能阻止胰岛中淋巴细胞的浸润和 NOD 鼠发生糖尿病，提示此药可能对 LADA 的免疫破坏无作用，但其降糖作用可能会使胰岛细胞免受高血糖的刺激而起到有益作用。因此对于胰岛素抵抗明显的肥胖 LADA 患者早期可考虑使用。

3. 格列酮类药物　为 PPARγ 的配体有潜在的抗炎和免疫调节作用，可保存内源性胰岛素和促进胰岛素合成，降低血中 IFN-γ 和 TNF-α 等细胞因子水平。近来的研究表明，这类药物如曲格列酮、罗格列酮和吡格列酮均可预防 NOD 鼠发生糖尿病。我们对国人 LADA 患者进行的小样本的干预结果显示，罗格列酮（较磺脲类药物或较单用胰岛素治疗）均有助于保护 LADA 患者的胰岛 B 细胞功能。这为 LADA 及 T1DM 的治疗和预防提供了新的可能，值得进一步研究。

4. 胰岛素　可使 B 细胞得到休息、减少自身

抗原的异常表达、促进残存B细胞修复还有诱导免疫耐受、提高Th2细胞功能及抑制B细胞凋亡等作用。临床试验也表明胰岛素可防止LADA的B细胞进一步损害并维持一定功能，尤其早期应用胰岛素对抗体滴度高且胰岛功能较好的LADA患者有保护作用，对入组时C肽水平低于10ng/ml者无效，这提示LADA患者应尽早使用胰岛素保护残存B细胞。

5. GAD疫苗 由于自身抗原可诱导自身免疫耐受，所以GAD抗原可被用于1型糖尿病的预防和治疗。但直接给予自身抗原诱导免疫耐受仍存在许多不足，如效率不高、所需量大、蛋白纯化繁琐等，将编码鼠GAD65的DNA质粒（DNA疫苗）直接注射NOD鼠并使其在体内表达GAD65可免除上述问题。因此近年来，基因疫苗已成为一种有广阔前景的预防包括T1DM在内的自身免疫性疾病的手段。最近有一项Ⅱ期临床试验报道了GAD疫苗对LADA患者的干预效果，初步显示了GAD疫苗保护胰岛细胞功能、延缓B细胞破坏的作用。国内构建GAD疫苗的技术也已成熟，这为T1DM的免疫干预提供了实验基础。我们期待着构建的基因疫苗将来能应用到临床预防和治疗T1DM及LADA患者。

6. 其他 其他可能用于LADA的措施多来自于对经典1型糖尿病的预防研究，如以抗原为基础的疗法，CD3等单克隆抗体疗法，细胞因子疗法，免疫抑制剂如环孢素A、雷公藤多甙等，烟酰胺，卡介苗，二氮嗪等。这些免疫疗法对经典1型糖尿病的保护作用尚不确实且停药后容易反复，对胰岛功能的保护作用尚不确定，其对LADA患者的效果需要进一步的临床试验阐明。

因此，我国专家建议：LADA患者应避免使用磺脲类药物。LADA患者如代谢状态（血糖、糖化血红蛋白、胰岛功能等）良好，可考虑使用除磺脲类外的其他口服降糖药治疗方案（双胍类等），直至进展至胰岛素依赖阶段。胰岛自身抗体高滴度且代谢状况较差的LADA患者应早期使用胰岛素治疗。

由于LADA的进展缓慢，存在胰岛素非依赖阶段，这为临床干预提供了更广阔的治疗机会，可作为研究自身免疫糖尿病的人类疾病模型，因此应对LADA患者开展更多的临床干预研究。考虑到LADA存在较大的异质性，在选择病例时，应对患者的病程、年龄、胰岛功能、抗体数目及滴度、HLA基因型等情况进行匹配。

六、LADA的进一步研究思路

1. 临床 明确LADA的本质；达到LADA命名与诊断标准的一致性；完善简单实用的临床标准区别LADA与经典1型糖尿病和2型糖尿病。

2. 自然病程 亚临床疾病和胰岛自身免疫的持续时间尚不清楚，可能存在两个极端。LADA患者既可能出现多年长期的胰岛自身免疫和缓慢的B细胞破坏，也可能经历较短临床前期就首次以胰岛自身免疫破坏起病；对LADA的亲属进行代谢（胰岛素分泌，胰岛素作用）和免疫学功能的纵向研究，随访胰岛自身抗体阳性的儿童和青年直至成人。

3. 免疫 寻找其他自身抗原目标，特别是ICA阳性，GADAb阴性，IA2Ab阴性，IAA阴性的个体，评价胰岛特异性自身抗原T细胞功能。

4. 遗传 明确HLA-DR或DQ易感基因型、*IDDM2*基因的频率、其余1型糖尿病的相关基因和2型糖尿病基因。

5. 病理 分析尸检或活检胰岛标本；明确LADA患者的胰岛炎是否在定性和定量上与1型糖尿病不同。

6. 治疗 明确不同治疗方案如口服降糖药或皮下胰岛素及联合治疗，哪一种更有利于保护B细胞功能。

7. 干预 进行免疫治疗试验以减轻胰岛自身免疫；进行生活方式干预和（或）胰岛素增敏药物试验以治疗胰岛素抵抗。

近年国际糖尿病界掀起了LADA研究的热潮，如欧洲的Action-LADA、日本的胰岛素干预研究、瑞典的GAD疫苗干预研究、我国的LADA-China研究等。这些研究涉及LADA的代谢、免疫及遗传特征，形成命名及诊断标准的共识，以及进行干预试验以探索符合国情的治疗方案等，将为我们深入认识LADA的本质提供新的依据。

第二节 暴发性1型糖尿病临床研究进展

随着1997年ADA和1999年WHO相继公布糖尿病诊断标准，糖尿病的分型诊断从临床分型进入了病因学分型时代。其中，1型糖尿病（type 1 diabetes mellitus，T1DM）可分为自身免疫性糖尿病和缺乏自身免疫证据的特发性1型糖尿病（idiopathic type 1 diabetes mellitus，T1BDM）。暴发性1型糖尿病（fulminnant type 1 diabetes，FT1DM）

是Imagawa等2000年提出的1型糖尿病的新亚型。由于胰岛自身抗体检测多为阴性，所以FT1DM被认为是T1BDM的亚型。但随着自身免疫检测手段的发展及多种胰岛自身抗原的应用，越来越多的证据表明部分FT1DM中存在自身免疫特征。另外，起病急、进展快、病情重、预后差等是FT1DM的主要临床特征，如未能及时诊断和治疗，常可导致严重的临床后果。关于FT1DM免疫学分型的认识不断发展，其不良预后也引起了临床工作者对其诊断与治疗的思考和重视。

一、FT1DM命名的由来及发展

1979年Yoon等在新英格兰医学杂志上报道了1例10岁男孩在出现流感样症状后第3天发生了严重的酮症酸中毒，7天后死亡。2000年Gienke报道了1例以突发酮症酸中毒就诊的6周龄女婴，该患儿起病时血糖27.4mmol/L，HbA1c 5.3%，谷氨酸脱羧酶抗体（GADA）阴性。由此可见，超急性起病的T1DM并不是新近发现的糖尿病类型，而是因其临床严重性重新进入了我们的视野。

2000年，日本学者Imagawa等将56例新发T1DM患者根据胰岛自身抗体和糖化血红蛋白水平进行分组并分析各组间临床特征，发现胰岛自身抗体阴性并糖化血红蛋白较低的一组患者具有病程明显更短，血糖更高，缺乏胰岛自身抗体，绝大多数伴有胰酶升高，胰岛功能衰竭等特点。因其起病急、进展快、病情重、预后差等特点而被命名为暴发性1型糖尿病。

FT1DM被提出以后，相继有个案报道。如韩国Jung报道了1例流感症状7天后出现的FT1DM。日本Taniyama报道了1例生活在日本的菲律宾妇女低热2天后出现极度的口干多饮，酮症酸中毒，诊断为FT1DM。在我国，周智广研究组首先报道了急骤起病伴胰酶升高的1型糖尿病即FT1DM 2例。Chiou报道了1例药物过敏综合征后发生的FT1DM。周健等报道了1例FT1DM合并横纹肌溶解症病例。然而，在高加索人群中，Pozzilli观察了新诊断的82例意大利1型糖尿病患者，Maldonado观察了41例美国休斯顿地区连续的酮症倾向糖尿病患者均未发现FT1DM患者。由此可见，FT1DM病例主要集中于东亚人群。

日本和韩国的研究显示：FT1DM分别占以酮症或酮症酸中毒起病1型糖尿病的19.4%和7.1%。我国郑超等对湖南汉族人群的研究显示其患病率约为1型糖尿病的10%。FT1DM患者起病年龄跨度大，90%以上发病人群大于20岁。FT1DM患者男女发病率相当，且无显著性差异。中国FT1DM患者发病在时间和空间上均呈散发，没有特别的时间和区域差异性。

二、对临床特征的认识

从T1DM到LADA，再到2型糖尿病（type 2 diabetes mellitus，T2DM），糖尿病各亚型呈一个连续的疾病谱。而FT1DM提出后，其地位则处于糖尿病谱的一个极端——起病最急、进展最快、病情更重、预后更差。FT1DM具体临床特征有以下几个方面：

（一）诱发因素

FT1DM绝大多数为成人起病，妊娠妇女为本病的高危人群，特别以妊娠中晚期或分娩后2周内发病较多见。且妊娠合并FT1DM比非妊娠患者的临床症状更严重，表现为更低的糖化血红蛋白和动脉血pH值，死胎发生率更高。日本研究报道18例妊娠期间发病的FT1DM女性患者中12例发生了死胎。另外，大多数患者发病前2周内有前驱感染病史，上呼吸道感染样症状者占71.7%，表现为发热、咽喉痛、头痛、关节痛等，以发热最为常见。腹部不适症状者占72.5%，表现为恶心、呕吐、腹痛、腹泻等，以恶心、呕吐最为常见。血清学检测同样可见柯萨奇病毒、腮腺炎病毒等病毒抗体阳性。另有报道显示FT1DM也可能和头孢氨苄、头孢呋辛、对乙酰氨基酚、卡马西平、别嘌醇等药物过敏综合征有关。

（二）发病急骤、进展迅速

患者从出现“三多一少”等高血糖症状到发生酮症酸中毒时间一般在1周以内，平均为（4.4±3.1）天，明显短于T1ADM患者（36.4±25.1）天。有些患者甚至不出现高血糖症状，直接以酮症酸中毒就诊。Sekine报道了1例患者发病前1天血糖在正常范围，次日即出现血糖骤升和C肽水平骤降。某些患者甚至出现发病前低血糖现象，可能和胰岛迅速被破坏致大量胰岛素释放入血有关。由于病程短暂，患者起病时的糖化血红蛋白水平往往正常（6.4±0.9）%或者轻度升高（<8.5%）。

（三）严重的代谢紊乱

90%以上的FT1DM患者以酮症酸中毒起病，约半数起病时伴有意识障碍。与T1ADM相比，FT1DM患者起病时平均血糖水平更高（44.4±20.0mmol/L *vs* 24.1±11.8mol/L）。酮症酸中毒、电解质紊乱情况更为严重。

（四）胰岛功能衰竭

T1ADM患者起病时往往有少量胰岛功能残

留，而FT1DM患者起病时胰岛功能近乎完全丧失。患者起病时空腹C肽、餐后或者胰高糖素刺激后的C肽水平均极低。郑超等对12例FT1DM患者进行了为期3年的随访观察，发现无1例患者出现胰岛功能好转或恢复，提示胰岛细胞发生了完全不可逆的破坏。胰岛自身抗体阳性的糖尿病患者胰岛B细胞功能明显低于抗体阴性者。且抗体滴度对ADM患者胰岛功能衰竭具有一定的预测价值。与T1ADM、LADA患者不同，抗体阳性和抗体阴性的FT1DM患者间胰岛功能及血糖、糖化血红蛋白、胰岛素剂量等均无差异。

(五) 胰腺外分泌异常

日本多中心研究对100例FT1DM患者胰酶水平检查发现，有98例患者存在至少一种胰酶水平增高，而43例T1ADM患者中有17例出现胰酶升高。Imagawa报道的11例FT1DM患者中有3例在诊断5个月内接受了胰腺组织活检，发现胰岛A和B细胞均明显减少，胰岛内/周围没有淋巴细胞浸润，而在胰腺外分泌腺中发现了淋巴细胞浸润，且和胰酶升高呈正相关。但大多数FT1DM患者起病前的腹部CT和B超检查并没有观察到胰腺水肿等影像学改变，且随着酮症酸中毒的好转，胰酶一般在2~3周内恢复正常，这和急性胰腺炎的病程不同。胰酶升高可以发生在起病前，也可以在起病后，这提示FT1DM病程中胰腺内分泌腺和外分泌腺的异常可以同时并存，但却各自独立。

(六) 其他特点

除胰腺外分泌功能异常外，FT1DM患者还可同时合并心、肝、肾、肌肉等多脏器的功能损害。如酮症酸中毒时由于严重失水，有效血容量减少可引起急性肾衰竭。另外，FT1DM患者还应警惕横纹肌溶解导致的急性肾衰竭的发生。严重的电解质、酸碱平衡紊乱还可导致致死性的心律失常，甚至心搏骤停等。

(七) 并发症

日本一项前瞻性研究表明，FT1DM患者胰岛功能比T1ADM患者更差，血糖波动幅度及严重低血糖事件发生频率更高，导致糖尿病急性并发症如酮症酸中毒及慢性微血管并发症发生的风险增加。

三、应重新认识FT1DM的免疫病理特征

(一) 体液免疫

虽然1型糖尿病是T淋巴细胞介导胰岛被破坏的自身免疫性疾病，但目前直接在体检测致病性T细胞仍较困难。因此，胰岛自身抗体是1型糖尿病诊断和判断预后的重要指标。目前，日本学者关于FT1DM的研究均采用谷氨酸脱羧酶抗体(GADA)作为诊断是否存在自身免疫的指标。一项日本全国多中心研究发现GADA在FT1DM患者中的阳性率为4.8%(7/138)。但在中国人群T1DM的研究中发现GADA联合蛋白酪氨酸磷酸酶抗体(IA-2A)及锌转运体-8抗体(ZnT8A)能显著提高自身免疫糖尿病的诊断效率。F1 China研究同时检测了GADA、IA-2A及ZnT8A，发现20例FT1DM患者中有8例患者存在至少1种胰岛自身抗体阳性，其中7例为GADA阳性。由此可见，中国FT1DM患者胰岛自身抗体阳性率远高于日本。另外，IA-2A在FT1DM患者中均阴性，ZnT8A阳性患者有4例。提示FT1DM可以出现多种胰岛自身抗体阳性，联合多种胰岛自身抗体检测可有助于FT1DM的免疫异常探讨。对抗体滴度的随访观察发现，GADA滴度可以降低、转阴或者增高，这或许部分解释了日本研究中GADA多为阴性，可能是随着病程发展滴度降低至转阴。由于大多数FT1DM患者胰岛抗体滴度低，且转阴很快，所以检测时机也非常重要。

另外，FT1DM可以和多种自身免疫性疾病并存，如Graves病等。FT1DM患者的血清中可以检测到其他胰岛自身抗体，如类风湿因子和促甲状腺激素受体抗体(TRAb)，胰腺相关自身抗体如抗碳酸酐酶抗体(ACA)、抗乳铁蛋白抗体(ALF)、α淀粉酶2自身抗体等。

(二) 细胞免疫

多个研究发现部分FT1DM存在针对GAD抗原的自身反应性T细胞。其中，Kotani等发现FT1DM患者中69.3%(9/13)存在GAD反应性T细胞，高于T1ADM患者中GAD反应性T细胞阳性率(46.9%，23/49)。酶联免疫斑点检测(enzyme-linked immunospot assay，ELISpot)是一种体外在单个细胞水平检测抗原特异性刺激后细胞因子水平以反映细胞功能的方法。相对于T细胞增殖法(3H掺入法)、有限稀释法、ELISA及流式细胞内染色法，该方法具有较高的敏感性，应用于1型糖尿病、结核等疾病中致病性T细胞的检测。郑超利用ELISpot的方法检测了GAD反应性T细胞在6例FT1DM患者中的分布，发现3例患者中存在GAD反应性T细胞。而日本研究中GAD反应性T细胞阳性率69.3%(9/13)，两个种族FT1DM均有较高频率的GAD反应性T细胞。由此可见，从细胞免疫的角

度讲，两个种族FT1DM间自身免疫特征是相似的。另外，除了GAD抗原外，还有胰岛素原、前胰岛素原、胰岛素、C肽等胰岛自身抗原可用于胰岛抗原反应性T细胞检测。因此，联合检测多种胰岛抗原反应性T细胞可有助于丰富FT1DM的免疫学特征。

基于体液和细胞免疫检测的结果，日本学者进一步分析了GADA和GAD反应性T细胞在同一患者中的分布。结果发现GADA和GAD反应性T细胞在FT1DM中存在不同的排列组合：GADA阳性病例中可以无GAD反应性T细胞；GADA阴性病例中可以有GAD反应性T细胞，即同一个患者内GAD抗体和GAD反应性T细胞可以不同时出现。张冬梅等对初步诊断为特发性1型糖尿病的病例进一步检测了罕见的胰岛自身抗体，发现部分T1BDM患者中可以有羧基肽酶抗体（CPH-A）和SOX13抗体等。张翼等发现部分T1BDM患者存在自身反应性T细胞。因此，随着自身免疫检测手段的发展及多种胰岛自身抗原的应用，“缺乏自身免疫证据”的特发性1型糖尿病（包括FT1DM）也逐渐暴露了自身免疫的证据。因此，在中国FT1DM患者中，只有联合检测针对多种胰岛抗原的体液和细胞免疫指标提高其自身免疫诊断的效率，从而揭示其自身免疫的本质。

（三）遗传易感性

HLA基因是T1DM发病相关的主要免疫遗传基因，其与FT1DM的关联尚无一致结论。日本学者发现HLA DR4-DQ4在FT1DM患者中频率为41.8%，高于T1ADM（22.8%）和正常对照（12.1%）。Jung等报道1对韩国孪生兄弟，两者有同样的HLA DRB1*0405/*0701、DQA1*0303/*0201、DQB1*0401/*0202，一例为T1ADM，另一例为FT1DM。王建平等研究发现汉族人群T1ADM易感单体型为HLA-DQA1*03-DQB1*0303、DQA1*03-DQB1*0401和DQA1*05-DQB1*0201，保护性单体型为DQA1*0102-DQB1*0602。而郑超等将FT1DM患者HLA DQ单体型的频率与T1ADM患者HLA DQ单体型进行比较，结果发现T1ADM的易感单体型中HLA-DQA1*03-DQB1*0303的频率在FT1DM中降低，DQA1*03-DQB1*0401和DQA1*05-DQB1*0201则无显著性差别。保护性单体型DQA1*0102-DQB1*0602的频率也无显著性差别。但是DQA1*0102-DQB1*0601单体型的频率在FT1DM患者组中较T1ADM和正常对照组明显增高，提示该单体型可能为FT1DM特有的易感单体型。因此，FT1DM患者的易感/保护单体型与T1ADM患者并不完全一致，需要大样本研究明确及相关机制研究证实。

（四）组织病理

FT1DM患者是否存在胰岛炎尚有争议。Imagawa等对3例起病5个月内的FT1DM患者进行胰腺活检时发现无胰岛炎的表现，但胰腺外分泌腺中有单核细胞的浸润。Yamazaki和Hayashi报道了1例起病33天后胰腺活检也未发现胰岛炎。然而，Tanaka等对1例入院30分钟后死亡的FT1DM患者胰岛病检发现胰岛内有淋巴细胞的浸润。值得注意的是，两项研究观察到胰腺外分泌组织的淋巴细胞浸润。胰腺病检发现T1ADM患者主要以胰岛B细胞特异性减少，而FT1DM患者A和B细胞均明显减少。T1ADM患者胰腺中可以观察到胰岛细胞上Fas和浸润的单核细胞上Fas配体的表达，而在FT1DM患者的胰腺内没有该现象，提示FT1DM患者的胰岛破坏机制与T1ADM患者不完全相同。

四、诊断和鉴别诊断的要点

（一）诊断标准

FT1DM诊断主要依据2007年日本糖尿病学会的标准，具体分为筛查标准和诊断标准。筛查标准为：①出现糖代谢紊乱症状（口干、多饮、多尿、体重下降等）1周内发生糖尿病酮症或酮症酸中毒；②初诊时血浆葡萄糖水平≥16.0mmol/L。诊断标准为：①出现糖代谢紊乱症状迅速（一般1周以内）出现酮症或酮症酸中毒；②初诊时血浆葡萄糖水平≥16.0mmol/L或HbA1c<8.5%；③尿C肽<10μg/d或空腹C肽<0.1nmmol/L（0.3ng/ml）、胰高糖素刺激后或进食后C肽峰值<0.17nmol/L（0.5ng/ml）。其他常见于FT1DM中的表现：GADA、IA-2A、IAA等多为阴性；起病到开始胰岛素治疗在1到2周以内；约98%的患者伴有胰腺外分泌功能受损的表现（胰酶增高）；70%的患者伴有流感样症状（发热、上呼吸道症状等）或消化道症状；发生于妊娠过程中或产后。

（二）鉴别诊断

1. **经典1型糖尿病** 多为青少年起病，三多一少症状明显，一般在起病半年内自发酮症或酮症酸中毒，胰岛自身抗体阳性，胰岛功能差，依赖胰岛素治疗。FT1DM患者则病程更短，胰岛功能更差，糖化血红蛋白正常或轻度升高。

2. **特发性1型糖尿病** T1BDM可分为三种临床表现形式，即表现同T1ADM但缺乏自身免疫证据的T1BDM,FT1DM和非典型糖尿病。FT1DM需与临床表现类似T1ADM的T1BDM鉴别。一般而言,虽然二者胰岛功能均较差,胰岛自身抗体为阴性,但FT1DM患者病程更短,胰岛功能更差,糖化血红蛋白更低。

3. 急性胰腺炎 急性胰腺炎患者血淀粉酶升高同时可伴有高血糖和酸中毒,起病前多有胆道疾病或暴饮暴食、饮酒等诱因,重症胰腺炎有相应的体征和影像学改变。而FT1DM伴有胰酶升高的大多数患者起病初期无腹部体征和影像学改变,且随着酮症酸中毒的好转,胰酶逐渐恢复到正常,但胰岛功能不能恢复。

五、FT1DM的治疗策略及研究进展

(一) 患者一旦疑诊为FT1DM,需立即按照酮症酸中毒治疗原则积极治疗。治疗措施包括:补液和纠正电解质紊乱;胰岛素治疗;纠正酸中毒;去除诱因;对症治疗和并发症治疗;加强护理监测。

(二) 对FT1DM患者起病1年后的随访研究发现:所有的患者均依赖胰岛素治疗,且使用剂量明显高于T1ADM患者。由于胰岛功能几乎完全丧失,患者血糖漂移很大,容易出现高血糖和低血糖交替,需注意预防致死性低血糖事件发生。

动态血糖监测及持续胰岛素皮下输注治疗 日本一项前瞻性研究表明:FT1DM患者胰岛功能比T1ADM患者更差,血糖波动幅度及严重低血糖事件发生频率更高,导致糖尿病微血管并发症发生风险增高。周健等利用动态血糖监测系统监测患者血糖变化,并比较两种强化治疗方案治疗效果,发现采用每日胰岛素四次皮下注射治疗(三短一长)的FT1DM患者较持续胰岛素皮下输注治疗(胰岛素泵)仍存在较大的血糖波动,以平均血糖波动幅度定量判断,是正常上限的2~3倍。而持续胰岛素皮下输注治疗不仅能改善FT1DM患者日内血糖波动幅度,还能减轻日间的血糖波动。从而提高患者每日间的血糖重复性,使得治疗方案的调整有规律可循。其原因可能与胰岛素泵治疗使用短效或超短效胰岛素,吸收稳定性更好,且注射部位相对恒定,胰岛素吸收变异度小等有关。

六、FT1DM研究尚存在的问题和展望

FT1DM作为T1DM的新亚型,为大家所认识不过10余年的时间。尽管临床医生和基础研究者做了大量关于FT1DM的工作,但对于其发病机制的认识尚存在争议,对其诊断标准和治疗策略仍需进一步探索。

(一) 发病机制

自身免疫是否参与了FT1DM的发生呢?日本学者认为由于FT1DM起病急骤、进展迅速,一方面患者体内尚未形成足够的胰岛自身抗体并呈现出体液免疫异常;另一方面患者胰岛细胞迅速破坏,抗原丢失使得患者无法产生相应的免疫效应。因此,FT1DM属于缺乏自身免疫证据的T1BDM。但越来越多的证据,分别从体液免疫、细胞免疫、免疫病理、遗传易感性等层面,表明FT1DM存在自身免疫证据。因此,日本糖尿病协会在2007年关于FT1DM筛查标准和主要诊断标准均未再提及需要胰岛自身抗体阴性。然而,另一个问题出现:为什么FT1DM患者中GAD反应性T细胞阳性率高于T1ADM患者呢?

近年来,研究发现自身免疫疾病的发生与调节性T细胞功能异常,不能有效抑制自身免疫反应有关。主要表现为调节性T细胞频率的减少及相关功能分子表达的下降。日本学者发现*CTLA-4*基因CT60AA可增加FT1DM的易感性,且血清sCTLA-4水平较正常人低。而在尸检胰岛中发现有效应性T细胞浸润,但未检测到调节性T细胞浸润。调节性T细胞可以在胸腺、外周血、胰腺周围淋巴结及胰岛等多个环节发挥作用,抑制效应性T细胞分化、增殖及其过度的免疫反应。因此,日本学者的研究提示FT1DM中在外周血和胰岛局部均可能存在调节性T细胞免疫缺陷。另有研究发现CD28-/-NOD鼠由于不能产生足够数量的调节性T细胞,在注射病毒dsRNA后1周内发生糖尿病,其表现类似于人FT1DM。王臻等研究则发现FT1DM患者外周血单个核细胞中调节性T细胞特异转录因子Foxp3及效应分子CTLA-4表达降低。因此,FT1DM的发生可能和调节性T细胞缺陷有关。

目前尚无理想的研究FT1DM的模型。不同动物模型除了呈类暴发性起病外,具体机制却不尽相同。王臻等发现FT1DM患者外周血单个核细胞中TLR9表达降低,进一步研究发现TLR9通路可以促进调节性T细胞关键转录因子Foxp3表达。然而,由于FT1DM患者*Foxp3*基因启动子区域呈高甲基化状态,DNA甲基化阻止了TLR9通路对Foxp3的转录激活作用。Zhang Y和Wen L均在NOD鼠中发现TLR9基因敲除可以延缓糖尿病的发生,可能是通过抑制CD8+T细胞活化成为致病效应性T细胞。Zipris D在BBDR鼠中发现克氏病毒(KPV)通过TLR9通路诱导天然免疫活化和自身免疫发生。

Fallarino C 在链脲菌素诱导的自身免疫糖尿病鼠模型中发现 TLR9 通路激活可以保护糖尿病的发生。因此,TLR9 通路在自身免疫糖尿病中起保护作用,还是致病作用呢?考虑研究结果不一致的原因包括:①研究的层面:是在体研究还是体外研究;②研究的角度:在机制研究上,没有从致病性和保护性两方面进行探讨;③研究的对象:NOD 鼠和 BBDR 鼠模型的研究支持 TLR9 通路在糖尿病中致病性作用,而链脲菌素糖尿病鼠模型及糖尿病患者的研究支持 TLR9 通路在糖尿病中保护性作用。因此,建立适当的 FT1DM 动物模型对阐明其发病机制具有重要作用。

(二) 诊断标准

目前采用较多的是 Imagawa 提出的 FT1DM 诊断标准之后 Tanaka 等将其中糖化血红蛋白的水平从 8.5% 修改为 8.0%。然而,无论哪项研究,多数 FT1DM 患者糖化血红蛋白水平小于 7.0%,这也更能反映起病急骤、进展迅速的特点。因此,无论糖化血红蛋白诊断切点定为 8.5%、8.0%,还是 7.0%,均需在大样本研究的循证医学证据上深入探讨。

(三) 治疗

目前关于 FT1DM 患者血糖控制的研究罕有报道。周健等提出在动态血糖监测下采用持续胰岛素皮下输注治疗能使 FT1DM 患者血糖控制获得更大收益。

总之,FT1DM 的研究任重道远,亟待多中心合作,在全国范围内进行针对 FT1DM 全面系统的流行病学调查,包括患病率、高危因素、远期并发症和不同方案治疗效果等,以进一步阐明其发病机制和病程转归,为临床治疗和预防该疾病提供坚实的理论基础。

第三节　胰岛自身抗体及其检测研究进展

一、概述

自身免疫糖尿病是由 T 细胞介导的自身免疫性疾病,以遗传为基础,在某些环境因素的作用下,诱发以胰岛炎为病理特征的胰岛 B 细胞自身免疫反应,损伤 B 细胞使其丧失合成和分泌胰岛素的功能,引起糖代谢紊乱。自身免疫糖尿病患者或发病前期个体体内存在胰岛自身抗体等体液免疫标志物。目前直接反映胰岛 B 细胞破坏的自身反应性 T 细胞检测尚有待于进一步优化和标准化,故胰岛自身抗体检测仍然是自身免疫糖尿病鉴别诊断和预测的重要基石。

常见的胰岛自身抗体有谷氨酸脱羧酶抗体(GADA)、蛋白酪氨酸磷酸酶自身抗体(IA-2A)、胰岛素自身抗体(IAA)、胰岛细胞抗体(ICA)等。新发现对自身免疫糖尿病具有应用价值的自身抗体有锌转运体 8 自身抗体(ZnT8A)等。而羧基肽酶 H 抗体(CPHA)、转录因子 SOX-13 抗体(SOX-13A)的阳性率较低,人细胞外酶 CD38 抗体的出现与病程及空腹 C 肽水平相关联,这些特征制约了其临床应用。ICA69 虽然在鼠胰腺中特异性表达,但非人胰岛特异性抗原。此外热休克蛋白、骨桥蛋白在人胰岛和肾脏中均有表达,这些自身抗体均未用于临床自身免疫糖尿病的诊断与预测。本节就胰岛自身抗体特性、临床应用以及检测方法及标准化等方面作一介绍。

二、胰岛自身抗体特性

(一) 胰岛细胞抗体

1974 年,Bottazzo 等在研究其他自身免疫性疾病时发现了胰岛细胞抗体(ICA)。随后研究人员发现 70%~85% 新发 T1DM 患者血清中存在 ICA,并随病程延长而阳性率降低。有报道病程 10 年以上 T1DM 患者血清中 ICA 阳性率仅存 5% 左右。在 T1DM 一项临床试验(DPT-1)中,ICA 阳性的未发病 T1DM 一级亲属,如果伴随第一时相胰岛素反应降低,则 5 年发展为 T1DM 风险性为 60%,10 年则接近 90%。另外在 5.3% 的 T2DM 患者中也可检出 ICA,ICA 阳性的 T2DM 患者有随后几年发展为胰岛素依赖的倾向,且其葡萄糖刺激的胰岛素分泌的最大能力低于对照组和 ICA 阴性 LADA 患者的后代。在一项对成人发病的糖尿病患者进行 12 年前瞻性研究发现,初诊抗体阴性患者在随访中 ICA 如果转为阳性,即表现出空腹 C 肽水平下降。目前大部分研究观察到自身免疫糖尿病患者中 ICA 与 GADA 的阳性率相似,但 ICA 滴度波动大,随病程延长滴度降低迅速,认为将其与 GADA 联合检测时有诊断意义。

ICA 是多克隆抗体,与胰岛细胞所有基质均发生反应,按理来说应当最能全面反映自身免疫糖尿病的体液免疫状态,目前 ICA 检测应用受到限制的原因是:①因检测方法为间接荧光免疫法,特异性较差,干扰因素众多而难以标准化,且难以实现高通量检测。②该法易造成胰岛素组分在自身抗原固定和洗涤过程中丢失,故 ICA 检测与 IAA 一致性差。③因每个实验室采用的胰岛组织切片来源不同，导致不同实验室结果可比性差。④随着GAD和IA-2克隆成功，使重组蛋白能用于抗体的液相结合检测，液相分析比固相分析能更好地反映构象型空间表位。而且GADA和IA-2A等检测日趋标准化，联合多种抗体检测不仅能替代ICA，而且能获得更多的临床信息。

(二)胰岛素自身抗体(IAA)

1. IAA的发现 1959年Berson和Yalow首先报道了在接受外源性胰岛素治疗糖尿病患者血清中存在胰岛素抗体(IA)。其基本结构是免疫球蛋白，主要是IgG型，而在疾病早期可有IgM型抗体。1967年Deckert等应用人和猪胰岛素配体来研究胰岛素治疗糖尿病患者前后血清中的胰岛素抗体，认为其在胰岛素治疗开始之前并不存在。尽管1960年有学者提出IAA可存在于未接受胰岛素治疗的病人血清中，但Berson和Yalow观点仍然盛行了多年。

1968年日本学者平田幸正在1例未经胰岛素治疗的自发性低血糖病人血中发现抗胰岛素抗体，并称该病为胰岛素自身免疫综合征(IAS)。空腹低血糖或反应性低血糖及内在胰岛素自身抗体是该病的特征。1972年日本又报道了6例类似的病例，随后，全世界超过100例得以报道。1983年，Palmer等用放射结合分析法(RBA)报道了112例未经治疗的T1DM患者中的18例血清γ-球蛋白有胰岛素结合特性，并称之为IAA。数月后，Wilkin和Nicholson报道了用酶联免疫吸附试验(ELISA)在非糖尿病的自身免疫患者血清中发现能与胰岛素结合的IgG抗体。随着检测技术的不断发展以及对抗体产生的免疫学机制深入研究，IAA对T1DM特别是1型糖尿病的一级亲属患病预测越来越受到关注。研究尚发现，IAA可出现在其他非糖尿病的自身免疫性疾病如甲状腺疾病、系统性红斑狼疮等，以及有自身免疫倾向的精神分裂症病人血清中。一些药物，如使用含巯基(-SH)的药物甲巯咪唑能诱导患者IAA的产生，这说明IAA并非糖尿病特异性抗体。

2. IAA的起源 有证据表明，胰岛素自身免疫综合征患者或非糖尿病个体但有自身免疫紊乱疾病如Graves病和SLE患者出现的IAA局限于κ或λ轻链，但非两者，提示克隆局限化。然而，糖尿病患者出现的IAA是否克隆局限化尚未证实。一些学者认为IAA的出现与胰岛损伤无关，IAA释放可能是由于胰岛损伤导致结构变异的胰岛素分子释放，后者为免疫识别系统当着外来抗原识别，从而诱导产生IAA。也有可能并非胰岛素分子本身变异，而是抗原的不正常表达导致IAA的形成，有报道在胰岛B细胞质膜上发现胰岛素有免疫反应性。近年来，更有学者提出，一种或多种病毒可能以与胰岛素有足够的分子相似性而诱导IAA的产生。这些相似性例子有：乙肝抗体肽与变应性脑炎的髓磷酯碱性蛋白有交叉反应；抗链球菌M蛋白抗体与风湿性心脏病肌浆球蛋白有交叉反应。人们尚发现，在一种由呼肠孤病素引起的鼠科动物糖尿病中，有IAA及其他自身抗体的出现。另外，在NOD鼠中，p73(一种在糖尿病鼠中发现的内源性脉压反转录病毒和特异性抗原)的自身抗体与IAA同时存在且具有相似的结合特性。然而，人类糖尿病中IAA的出现及B细胞损伤机制是否与NOD鼠一致尚未证实。

目前倾向于IAA可能是自身免疫疾病的一个易感性指标。自身免疫性甲状腺疾病、胰岛素自身免疫综合征及药物诱导IAA形成均支持这个结论。正常人有低水平的循环自身抗体，可能保护个体不受周围环境中与自身抗原有相似肽段的物质损害。通常，这些抗体水平为免疫抑制机制所调节，当正常的免疫抑制缺乏时，才导致自身反应性克隆被激活，引起疾病的发生。非糖尿病的Graves病人IAA与甲状腺抗体一同出现，即是免疫系统对未知损害应答，导致IAA被多克隆激活。所以，IAA可能是一个独特型和抗独特型级联的反应。一旦胰岛B细胞开始损害，一个抗独特型抗体将形成来结合和封闭更多的IAA影响。反之，如果正常人出现低水平的自身抗体(可能通过封闭外界抗原与自身表位反应来避免自身免疫疾病)，IAA将对胰岛B细胞免疫损害起防御作用。

3. IAA的免疫学特性 与胰岛素抗体(IA)不同，IAA出现于未用过胰岛素的个体。两种抗体比较见表7-2-1。

表7-2-1 IA与IAA比较

	IA	IAA
与胰岛素治疗	有关	无关
抗体类型	IgG	IgG(与T1DM有关) IgM(尚未知)
克隆化	多克隆	未知
临床意义	影响糖尿病治疗效果 影响胰岛素药代动力学	胰岛素自身免疫综合征 T1DM的预测与诊断

胰岛素诱导产生的IA分子有λ和κ轻链，而在一些胰岛素自身免疫综合征病人出现的IAA有其特有的κ轻链，有报道IgG型IAA与T1DM关系更密切。IAA分子呈均一性，尽管IAA与HLA-DR4高度相关，而个体的HLA-DR单倍体呈多样性，但IAA与胰岛素分子结合的位点却是相同的。人胰岛素原与IAA结合力稍高于胰岛素，猪胰岛素仅1个氨基酸残基不同于人类胰岛素(B30位置上)，而牛、鼠、绵羊胰岛素分别有3~4个残基不同于人类，4种胰岛素均能与人类IAA结合，只是结合力略低于人类胰岛素；鸡胰岛素有7个残基与人类不同，与IAA结合力比人胰岛素低20倍；鱼胰岛素与IAA反应低下，豚鼠胰岛素几乎不存在与IAA结合力。胰岛素的类似物—谷氨酰胺[17]A胰岛素和去-(B23-B30)胰岛素与IAA反应性良好，提示A17和多个B链残基并不为IAA识别所必需。然而，胰岛素类似物色氨酸13A胰岛素显著降低反应性。Castano等用不同的胰岛素类似物，绘制了IAA A8-A13和B1—B3区域的识别表位区域。这些表位与胰岛素受体结合区域不相关，受体结合区域位于胰岛素三维晶状结构的反面，受体结合胰岛素原和去-(B23-B30)胰岛素能力比IAA低10~20倍和1000倍。单独的A链和B链均不能竞争结合IAA，提示IAA识别胰岛素分子的共同表位，同时也说明线性肽段序列不能与IAA结合。IAA具有高亲和力和低结合容量，提示T淋巴细胞参与IAA的形成过程。Sklener证实，在IAA产生过程中，T淋巴细胞似乎比B淋巴细胞作用更大。

4. IAA的临床应用　非糖尿病母亲的婴儿脐带血中可含高滴度IAA，但这种IAA属于HLA-限制性。在前瞻性的"Babydiab"研究发现，42例糖尿病母亲的新生儿脐带血样中，32例(76%)显示IAA增高，其中18例IAA滴度与母体循环水平呈高度相关；247例T1DM父亲的子代脐带血中无1例IAA水平超过正常，且与婴儿9个月时血样IAA无显著性差异。这提示胰岛自身免疫是从出生后开始，母亲的子代脐带血IAA可能来自于胎盘。

IAA对T1DM发病风险性预测价值已得到证实。在高危人群如一级亲属中，IAA多出现于ICA阳性血清中，有报道32%~40%ICA阳性个体中IAA呈阳性。一项Barts-Windsor-MiddLesex预期家庭研究报道，ICA与IAA同时阳性的11例中8例随后进展为T1DM；ICA阳性而IAA阴性的9例中3例进展为T1DM；IAA阳性而ICA阴性中的12例中只有1例进展为T1DM，说明IAA与ICA联合检测可增加T1DM的预测价值。IAA在无论新诊断的T1DM患者或其高危亲属中均与年龄呈负相关，通过静脉葡萄糖耐量试验发现，在糖尿病一级亲属中IAA和ICA同时阳性对胰岛B细胞功能异常也有预测意义。Atkinson等发现，ICA和IAA均阳性的非糖尿病一级亲属70%为胰岛素分泌不足，而ICA阳性、IAA阴性的人26%为胰岛素分泌不足。

然而，也有一些学者对IAA的预测价值提出质疑。在BB鼠中，有报道IAA阳性后来并未进展为糖尿病；在另一项研究发现，NOD鼠中ICA与IAA阳性对T1DM发病并无预测价值。一些药物，如青霉素胺、甲巯咪唑、普鲁卡因胺以及肼屈嗪均报道与IAA产生有关联，慢性病毒性肝炎患者注射α-干扰素也可诱导IAA产生。有报道21例用青霉素治疗的类风湿性关节炎患者43%IAA阳性，当停用药物，IAA的效价仍呈高滴度。另有报道某些病毒入侵，如鸡痘，腮腺炎等，可诱导体内IAA(IgG/IgM)出现。

综上所述，IAA并非糖尿病特异性抗体，IAA发现者美国Palmer教授提出4种可能性：①IAA未参与B细胞损伤，仅是B细胞损伤的一个标志；②IAA倾向于出现在有自身免疫疾病的个体，这些人随后小部分进展为T1DM；③IAA直接或间接介导B细胞损伤过程，但未发现残余B细胞功能与IAA滴度之间关系；④IAA不介导B细胞损伤，仅是机体对防御B细胞损伤的一个部分。许多研究表明，自身抗体是健康人体的一部分，并非都与疾病有联系，许多正常个体均存在自身抗体。

目前，对IAA与B细胞功能关系并无定论，多数观点认为IAA，特别是与ICA联合对T1DM具有预测价值。对于新诊T2DM来说，在筛查GADA和IA-2A基础上进一步检测IAA，能够增加LADA的阳性诊断率。

(三) 谷氨酸脱羧酶抗体

1. 谷氨酸脱羧酶　谷氨酸脱羧酶(GAD)是人和动物体内的正常酶蛋白，为抑制性神经递质γ-氨基丁酸(GABA)的合成酶，它存在于分泌GABA的神经元细胞及非神经元(包括胰岛B细胞、甲状腺、胸腺、卵巢、睾丸、肾上腺、垂体、肝、肾、脾等组织)中。1990年Baekkeskov等证明了T1DM患者血清中存在GADA，且认为GAD是T1DM自身免疫反应的关键抗原。

GAD存在GAD65和GAD67两种同功酶形式，分别由位于第10号染色体和第2号染色体上的2个非等位基因所编码，各含有585个和594个氨基酸，这两者分子量近似于65 000和67 000。它们有65%的氨基酸序列相同，主要区别在于N端的1~95位及325~355位氨基酸。不同种属之间有高度的同源性，大鼠和人的GAD65和GAD67的氨基酸序列分别有96%和97%一致性。人胰岛中仅有GAD65，人脑神经元细胞中GAD65和GAD67两者均有，以GAD65为主。在新发病的T1DM患者及其前期患者血清中，有60%~80%可检测出GAD65A，仅有26%可检测出GAD67A，而且没有单独检测出GAD67A。GAD65A是针对GAD65的特异性抗体，而GAD67A识别的抗原决定簇是两种同功酶共有的区段。所以，GAD65是人类T1DM自身免疫反应的主要自身抗原。GAD67是由于具有与GAD65相同的抗原决定簇而引起的交叉反应的抗原。

2. 谷氨酸脱羧酶的免疫学特性 GAD65有两个立体抗原决定簇和多个线性抗原决定簇。两个立体抗原决定簇分别位于第240~435位氨基酸和第451~570位氨基酸之间。免疫印迹法证实，来自新发T1DM和T1DM前期的患者血清主要与全长的GAD65起反应，不能与变性的GAD结合，也不能结合GAD片段及合成多肽，说明T1DM中特异性的GADA识别的是GAD立体抗原决定簇，当GAD65蛋白被分解成片段时，其抗原决定簇的空间构型即消失。而僵人综合征(SMS)患者血清GADA在免疫印迹法中能与变性的GAD65、GAD片段、GAD多肽结合，不能与变性的GAD67结合，说明SMS识别的是GAD65线性抗原决定簇和GAD67立体抗原决定簇。

3. GADA的临床应用 众多研究认为，在已知的胰岛自身抗体中，GADA阳性检出率高、持续时间长，是诊断自身免疫糖尿病(包括T1DM和LADA)最敏感的免疫学指标。在初诊T1DM患者中，GADA阳性率在50%~80%之间；而在初诊T2DM患者中，GADA也存在3%~15%的阳性率，并且根据GADA滴度高低能将LADA患者分为LADA-1和LADA-2两个亚型。拥有高GADA滴度的LADA-1临床特征更倾向于经典T1DM患者，如低体重指数(BMI)、较差的胰岛功能以及易合并如自身免疫甲状腺炎等其他自身免疫疾病。而GADA低滴度的LADA-2临床特征更类似T2DM。

英国前瞻性糖尿病研究(UKPDS)认为，GADA阳性的初诊T2DM患者预示以后需要胰岛素治疗的可能性增加，高滴度的GADA预示着更快的胰岛B细胞功能衰竭。GADA作为LADA诊断的免疫学指标，其敏感性为76%，特异性为88%，而ICA的敏感性为67%，特异性为68%。可见在检出LADA病人时GADA要优于ICA。GADA检测有利于早期发现LADA病人，加强随访，早期予以胰岛素治疗，可以保护残存的胰岛B细胞功能，也为使用免疫抑制剂等阻断这一自身免疫过程提供了可能性。

(四) 蛋白酪氨酸磷酸酶抗体(IA-2A)

1. IA-2抗原 应用T1DM患者血清筛选人类胰岛细胞cDNA文库，得到一个新的T1DM胰岛B细胞自身抗原—ICA512。而分离胰岛细胞瘤削减文库独立得到了另一个自身抗原，称为IA-2。后来的序列分析认为ICA512和IA-2之间的差异主要是由于技术原因所造成。Northern印迹法证实IA-2在胰岛、脑垂体中均有表达，广泛存在于神经内分泌细胞中，但不在非神经内分泌组织中表达。IA-2是Ⅰ型跨膜糖蛋白，由一胞外结构域、单一跨膜结构域和一胞内结构域组成，其抗原决定簇位于胞内结构域中。多中心研究表明，用IA-2胞内结构域作为抗原进行IA-2A检测，其敏感性和特异性优于全长IA-2。人IA-2与小鼠具有高度同源性，尤其是胞内结构域同源性更高达95%。人类的IA-2和IA-2β(IA-2类似物)是两种异构型，各含有979及986个氨基酸，分子量为106kD及108kD，分别是染色体2q35及7q36编码的自身抗原。IA-2和IA-2β高度同源，全长具有42%的同源性，在胞内结构域有74%的同源性，两者关系类似于GAD65和GAD67，均能与T1DM患者血清发生免疫沉淀反应。

2. IA-2抗原的免疫学特性 IA-2A与GADA一样，是ICA集合体中的一个成分。IA-2和IA-2β的体液免疫主要直接针对蛋白的胞质段，其抗体主要识别构象性抗原表位，但也识别线性抗原表位。目前已鉴定在IA-2和IA-2β分子上至少有4种抗原性区域：即自身抗体特异性针对JM(近膜)区、针对IA-2 PTP样区、针对IA-2βPTP样区和与IA-2及IA-2β交叉反应的PTP样区。一些学者采用IA-2缺失突变体、融合蛋白、单克隆抗体研究发现，T1DM相关的IA-2A直接针对IA-2的细胞质部分(aa 601-979)近膜区(JM，aa 605-979)的多个表位，以及PTP样C末端区域。且在T1DM前驱期，IA-2A直接针对JM区和C末端。临床糖尿病的进展与存在多IA-2/IA-2β表位的反应性抗体相关，尤其是与JM区特异性反应性抗体，且与遗传易感基因相关联。

3. IA-2A的临床应用 IA-2抗体(IA-2A)对

T1DM 诊断、鉴别诊断、预测及治疗监控有着重要的临床意义，且 IA-2A 阳性的高危一级亲属合并 IA-2βA 阳性者糖尿病发病风险性增高。IA-2A 存在于 40%~60% 的新诊 T1DM 患者中，而在健康对照中其阳性率约 1%。IA-2βA 在新诊 T1DM 患者中的阳性率较 IA-2A 稍低，约 30%~50%。研究发现 IA-2A 水平与 IA-2βA 水平显著相关，且 98%IA-2βA 阳性血清 IA-2A 亦阳性。有 10% 的 T1DM 新诊患者及 DM 前期个体血清 IA-2A 阳性而 IA-2βA 呈阴性，仅 1% 个体血清 IA-2βA 阳性而 IA-2A 阴性。在两抗体均阳性的血清中，用过量的 IA-2A 重组蛋白预孵育可完全抑制 IA-2β 与其抗体的结合反应，而 IA-2A 与 IA-2 的结合仅被 IA-2β 部分抑制，提示针对 IA-2β 的自身免疫反应可能因与其高度同源物 IA-2 的交叉反应引起。

然而，IA-2A 和 IA-2βA 在初诊 T2DM 患者中阳性率较低。UKPDS 研究对 4169 例 25~65 岁新诊断为 T2DM 的白种高加索人检测 IA-2A 和 IA-2βA，IA-2A 和 IA-2βA 的阳性率分别为 2.2% 和 1.4%。IA-2A 在年轻者中出现频率更高，并与 HLA-DR4 等位基因相关联。而且 IA-2A 的出现，增加了诊断后的 6 年内需要胰岛素治疗的可能性。如果 GADA 和 IA-2A 同时存在，则需要胰岛素治疗的风险性由单独 GADA 阳性的 OR5.4 增加到 OR8.3，相应的阳性预测值由 33% 增加到 50%。提示 IA-2A 与 HLA-DR4 单倍体相关联，故 IA-2A 检测对 LADA 患者将来需要胰岛素治疗有预测作用。而联合 IA-2βA 检测对于 LADA 患者来说，并不能提供更多的信息。目前，IA-2A 通常与 GADA 一起联合检测，用于在初诊 T2DM 中筛查 LADA 患者。

（五）锌转运体 8 自身抗体（ZnT8A）

1. ZnT8 抗原　在人体组织中，胰腺 B 细胞含锌量最高。对分泌胰岛素的 B 细胞而言，锌是一个重要的金属离子。研究表明无论在生理还是病理状态下锌对胰岛素的合成及功能都起着关键作用。锌的稳态有赖于一类特殊蛋白质，主要包括金属硫蛋白和锌转运体。金属硫蛋白用于细胞内的锌储存和运输，锌转运体则确保锌的跨生物膜转运。锌转运体属于 SLC30（锌转运体蛋白质）家族，允许锌离子外排到细胞外基质或者细胞内囊泡。在哺乳动物细胞，存在 10 个同源性的 SLC30 蛋白质，命名为 ZnT1~ZnT10，ZnT8 为其中之一。

ZnT8 由 369 个氨基酸组成，其拓扑结构在第四和第五个螺旋之间富含组氨酸区域，此序列与 ZnT2、ZnT3 以及 ZnT4 密切关联。在 B 细胞中 ZnT8（GenBank 登记号为 AY117411）是胰岛素成熟和（或）储存中供锌的主要成分，由 SLC30A8 基因编码，定位于 8q24.11，含 8 个外显子和 7 个内含子。研究发现，大鼠、小鼠、黑猩猩和狗与人 ZnT8 有着相同的基因组结构，编码的蛋白质共享 98% 的保守氨基酸和 70% 相同的残基，反映了序列的高度同源性。ZnT8 在进化中高度保守，提示其在胰腺 B 细胞对锌的转运中发挥了核心作用。ZnT8 mRNA 特异地在胰岛中表达，免疫组化分析发现，ZnT8 表达于胰岛细胞，激光共聚焦显微技术进一步显示，ZnT8 仅定位于分泌胰岛素的 B 细胞，其与胰岛素共区域化，在胰岛素合成或分泌中起着重要作用。在胰岛素合成中，ZnT8 能使锌掺入到胰岛素囊泡中，易化锌 - 胰岛素固相六聚体的形成。锌是胰岛 A 细胞和 B 细胞分泌的胰高血糖素以及胰岛素旁分泌和自分泌的调节剂。研究还发现，ZnT8 表达增高能刺激锌的富集和增加分泌胰岛素 Ins-1E 细胞内锌浓度，而且 ZnT8 高表达的细胞显示高的葡萄糖刺激胰岛素分泌现象。葡萄糖刺激诱导的 ATP/ADP 比率增高封闭了 ATP 依赖钾通道，激活浆膜的去极化，导致电压敏感性钙通道开放，钙流出和钙离子浓度增加，胰岛素囊泡与浆膜的融合，引起胰岛素分泌。研究已证明，锌在多水平上调控此通路，如 K-ATP 通路、胰岛素合成与储存及 α 细胞水平方面。

2. ZnT8A　2007 年，美国 Wenzlau 等研究人员首次发现 ZnT8 是 T1DM 的一种主要自身抗原，并建立了放射免疫结合法（RBA）检测 ZnT8A。研究发现，60%~80% 的新发高加索 T1DM 患者 ZnT8A 阳性，而在健康对照组中 <2%，在 T2DM 中 <3%。ZnT8A 尚存在于 26% 的其他抗体阴性（包括 GADA、IA2A、IAA 和 ICA）的 T1DM 患者中，提示 ZnT8A 很可能是一个独立的 T1DM 标志物。

ZnT8A 目前已成为胰岛自身抗体又一新成员。近几年来，各国报道其在 T1DM 患者中阳性率有所差异。如美国 60%~80%，德国 60%，瑞典 65%，比利时 58%，而中国 T1DM 患者 ZnT8A 阳性率 24.5%，与日本 T1DM 患者阳性率 27.8% 相似。提示 ZnT8A 阳性率可能存在种族差异性。

是否与 GADA、IA-2A 等一样，ZnT8A 能够应用于从初诊 T2DM 患者中筛查 LADA 患者呢？国内周智广牵头 LADA China 全国多中心研究结果显示，ZnT8A 在初诊 T2DM 患者中存在 1.99% 的阳性率，与 IA-2A 阳性率 1.96% 相似，高于目前国际报道的 1.4%。如在传统的 GADA 和 IA-2A 检测基础上，进一步联合检测 ZnT8A，则将 LADA 的诊断阳性率由 7.57% 提高到 8.62%。由于 ZnT8 具有高度胰岛 B 细胞特异性，其自身抗体 ZnT8A 阳性较其他自身抗体阳性更能准确和特异地反映胰岛存在的自身免疫反应。故在检测 GADA 和 IA-2A 基础上，进一步联合检测 ZnT8A 能够提高 LADA 的诊断阳性率，降低漏诊误诊率，在临床中有着重要的实际意义。

ZnT8A 对 T1DM 发病的预测价值不如其他主要胰岛抗体如 IAA、GADA、IA-2A 大（仅为 37%，而其他 3 种均超过 50%），临床上 ZnT8A 的主要优势就是联合检测经典 T1DM 自身抗体提高自身免疫性的总体检出敏感性，并且增加预测价值尤其是对只有单个经典 T1DM 自身抗体阳性而又没有明显风险因素的个体。由于 ZnT8 是高度 B 细胞特异性，因此 ZnT8A 检测对监测起病后胰岛功能破坏和评估治疗干预 B 细胞特异性自身反应或重建 B 细胞团可能十分有用。

（六）其他糖尿病相关自身抗体

1. 羧基肽酶 H 抗体 羧基肽酶-H（carboxypeptidase-H，CPH）是一种糖蛋白，为羧基肽酶 B 样酶，广泛分布并表达于分泌多肽激素和神经递质的细胞中，CPH 能裂解激素前体的 COOH 末端，它与两个内肽酶：胰岛素原转化酶 2（PC2）和转化酶 3（PC3）一起涉及胰岛素原的加工过程。CPH 是胰岛素分泌颗粒的主要成分（2%~5%），是仅次于胰岛素原（PI）和胰岛素之后的最丰富的胰岛蛋白。CPH 可在多种牛和大鼠组织中检测到，特别是脑组织、胰岛 B 细胞和非 B 细胞，人脑中同样可检测到。

免疫细胞化学研究显示在胰腺组织中，CPH 定位于胰岛中的含胰高血糖素的 α 细胞和含胰岛素的 B 细胞中。在 B 细胞中，此酶与胰岛素一起存在于分泌颗粒中，与此前在亚细胞的分离、分泌的研究中的发现一致。人们还观察到 B 细胞中行免疫标志的 CPH 的密度并不受葡萄糖浓度的刺激的影响。CPH 与胰岛素共同定位于 B 细胞膜，并通过胞吐作用将自身释放出来，提示二者可通过这一方式在一定的疾病环境下被免疫系统的某些成分所识别。1996 年，Alcalde 等首先构建了人胰岛 cDNA 文库和从中克隆了人胰岛 CPH。

CPH 虽然是公认的 T1DM 的潜在自身抗原之一，但因缺乏疾病和器官特异性，对于其是否真正参与了 T1DM 的发病，目前尚无定论。90 年代初，有学者发现 T1DM 患者血清中 CPHA 阳性率较低，而且其在 GADA 阴性者中无一例阳性，即 CPHA 并不增加 T1DM 诊断的敏感性故认为其对于经典 T1DM 的诊断价值不大。2003 年，我国周智广发现该抗体在 LADA 患者中的检出率却明显高于正常对照和 T2DM 患者，且 CPHA 同时合并 GADA 或 IA-2A 阳性者罕见。与抗体阴性的 T2DM 相比，CPHA 阳性者有较低的 BMI、低的空腹 C 肽水平和更多的酮症发生率。CPHA 对 LADA 的诊断价值评价仍需进一步扩大样本量和增加随访时间来证实，同时需进一步研究 CPHA 阳性患者是否携带自身免疫糖尿病的易感基因。

2. SOX13 抗体 人类 SOX13 是转录因子 SOX 蛋白家族成员之一，可广泛表达于人类多种组织细胞内，尤以胰腺、肾脏、胎盘最突出。研究发现，SOX13 基因定位邻近 T1DM 易感位点 D1S504，而 SOX13 蛋白是 T1DM 自身抗原 ICA12 的同源物，由此提示 SOX13 基因或 SOX13 自身抗体（SOX13-Ab）与自身免疫糖尿病具有相关性。人类 SOX13 蛋白含有 604 个氨基酸，包括 3 个特殊的结构功能区，即为亮氨酸拉链区（LZ 区，包含 7 个亮氨酸的重复序列）、富含谷氨酰胺序列区（Q 区）、HMG 功能区。

1992 年 Rabin 等采用 T1DM 患者血清免疫筛选胰岛细胞抗原，发现 6 例 ICAs 阳性的患者同时显示出针对 ICA12（随后的研究证明 ICA12 即为 SOX13）的反应性，其中 5 例又均同时表现出针对 ICA512 的反应性，因此推测 ICA12/SOX13 与 ICA512 均可与 T1DM 患者血清发生免疫反应，且可能为 ICA 抗原群体中不同的抗原组分。随后人们发现，SOX13 分子内部至少存在两个不同的抗原决定簇，分别处于氨基酸序列 66~604 位（完整的 SOX13 分子结构）和 327~604 位（HMG 结构区），前者系其免疫原性的主要决定表位。由此，SOX13-Ab 逐渐引起各国研究学者的关注。SOX13-Ab 在 T1DM 中阳性率报道为 7.6%~18%，近于类风湿性关节炎患者中报道的阳性率 4.0%~11.4%。SOX13-Ab 在 T2DM 阳性率为 9%，健康对照组为 2.0%。在隐匿起病糖尿病患者中阳性率 10.4%，且 SOX13-Ab 常出现在病程较长的患者中，而这部分患者临床特征呈多样性表现。提示其可能并非自身免疫糖尿病患者自身免疫的特异性指标，可能是抗体分子表位扩展所致。

3. 抗 CD38 抗体 人 CD38 是 45kD 的细胞外酶，为细胞表面受体的转导信号分子，包括一个短的膜内结构域、跨膜结构域和一个长的膜外结构域。CD38 主要表达在造血系统及其他组织（包括肌肉组织），人胰岛细胞表面也表达 CD38。起因于糖基化的模式不同，表达在胰岛的 CD38 分子量轻度增高。CD38 是胰岛素分泌的生理学调节物，体内及体外实验证实，CD38 抗体在靶细胞调节 Ca 释放以及胰岛中胰岛素的释放过程中显示拮抗活性。抗 CD38 抗体可结合 CD38+ 靶细胞，催化生成环二磷酸腺苷，从而动员钙离子释放，使胰岛细胞向胞外释放胰岛素颗粒，而这种结合不参与 ICA 的免疫荧光反应。抗 CD38 抗体在 T1DM 儿童阳性率为 4.4%，且抗 CD38 抗体阳性的 T1DM 患者与阴性 T1DM 患者在临床表型上并无差异。目前认为，抗 CD38 抗体迟发出现，14.9% 的 LADA 患者抗 CD38 抗体阳性(健康对照组 1.5%)，明显高于新发病的 T1DM，且抗 CD38 抗体阳性的 LADA 患者显示出更好的胰岛素分泌、更高的 BMI 和更少的胰岛素治疗需要。其临床表型与大多数 LADA 患者相反。而且进一步对抗 CD38 抗体阳性 LADA 患者血清分析发现，均表现出对 Ca^{+} 动员的拮抗特性。抗 CD38 抗体与高的空腹 C 肽水平相关联，且病程长的糖尿病中检出率反而更高。在 T2DM 中，抗 CD38 抗体常与其他胰岛自身抗体共存(如 GADA)，单独抗 CD38 抗体阳性的 T2DM 患者 OGTT 显示正常的胰岛功能，更类似于经典 T2DM，且抗 CD38 抗体尚可出现在 Graves 病(阳性率 7.7%)、慢性甲状腺炎(阳性率 10.4%)。故认为抗 CD38 抗体是胰岛免疫的重要组成部分，可用来鉴别残余胰岛功能较好的患者。目前研究的重点可能应放在建立灵敏度和特异性高的抗 CD38 抗体检测方法，并结合 CD38 特异性 $CD4^{+}/CD8^{+}$ T 细胞反应性研究，才能进一步阐明抗 CD38 抗体在自身免疫糖尿病发生尤其是发展过程中的作用。

4. 趋化因子抗体(CCL3 抗体)　趋化因子(chemokine)是小分子量碱性分泌蛋白超家族，能使细胞发生趋化运动，参与了多种细胞的募集和活化过程，诱导细胞运动及细胞脱颗粒。并在各种免疫细胞和免疫器官的发育、免疫应答过程、炎症反应等方面发挥重要作用。根据其 N 端半胱氨酸残基的相对位置及数目不同可将趋化因子分为 4 个亚族：C、CC、CXC 及 CX3C。CC 趋化因子 3(CCL3)，即巨噬细胞炎性蛋白 1-α，是趋化因子超家族 CC 亚族的一员，由单核 / 巨噬细胞、淋巴细胞、中性粒细胞、嗜碱性粒细胞、肥大细胞、成纤维细胞及树突状细胞等免疫细胞产生，通过与细胞表面 CCR1、CCR3 和 CCR5 3 种受体相结合而发挥各种生物学效应。MIP-1α 能诱导蛋白在体外表现出各种各样的促炎活动(包括白细胞趋化)，可以促使 T 细胞由血循环进入到炎症组织区域，趋化 $CD4^{+}$ 细胞、$CD8^{+}$ 细胞、自然杀伤细胞(NK)及树突状细胞迁移穿过血管内皮细胞与相应受体结合后，在免疫反应部位协调免疫反应的发生。

目前，国际上以及国内对 CCL3 抗体在 T1DM 患者中的阳性率报道是矛盾的(阳性率 3.1% 到 87.4%)，且发现在全身性自身免疫疾病如 SLE 和类风湿性关节炎患者中有较高的阳性率(分别达 15.6% 和 12.5%)，究竟是检测方法未标准化还是其他影响因素造成的尚未知。所以，CCL3 抗体是否对 T1D 患者诊断具有临床意义尚无定论。

三、胰岛自身抗体的临床应用策略

(一) T1DM 诊断

1. 自身抗体阳性率　胰岛自身抗体检测对于 T1DM 的价值主要在于鉴别诊断和发病预测。自身抗体阳性 T1DM 者通常划分为经典 T1DM 即 T1ADM 型，而阴性者归属于特发性 T1DM 即 T1BDM 型。诸多横段面研究显示，IAA、GADA、IA-2A 以及 ZnT8A 在白种人 T1DM 中阳性率为 30%~50%、70%~80%、50%~70% 以及 60%。我国 T1DM 人群 4 种抗体的阳性率分别为 21.8%、53.4%、25.8% 以及 24.1%。因研究对象的遗传背景、年龄、病程等不同而阳性率存在差异。IAA 倾向于出现在年幼的个体，而 GADA 和 ZnT8A 分布受年龄影响不明显。T1DM 患者抗体滴度并非稳定而持续存在，GADA 较 IA-2A 和 IAA 维持时间长。由于自身免疫反应的程度减弱或者胰岛 B 细胞破坏较多而使抗原提呈减少，可发生阳 - 阴性转变。或者少量的胰岛 B 细胞再生，甚至存在与 B 细胞结构或功能相似的外源性蛋白，少数患者尚出现阴 - 阳性转变。联合 GADA、IA-2A 以及 ZnT8A 检测，能将我国 T1DM 阳性诊断率提高至 65.5%。

2. 联合筛查策略　在制订 T1DM 筛查策略方面，要统筹考虑自身抗体的出现和演变规律以及患者年龄、病程、家属史等。对于≤5 岁的疑为 T1DM 的年幼患者，应首选 GADA 和 IAA 检测，其次是 IA-2A 和 ZnT8A 检测；对于>5 岁的疑为 T1DM 患者，首选 GADA 和 IA-2A 检测，其次是 IAA 和 ZnT8A 检测。如经济条件许可，对所有疑为 T1DM 患者，尽量进行 GADA、IAA、IA-2A、ZnT8A 的联合检测，以便正确指导分型。同时，多次抗体的检测能降低经典 T1DM 漏诊率。

(二) T1DM 预测

1. 自身抗体出现的时序性　基于 T1DM 自然病史的前瞻性研究，如美国 DAISY 研究、芬兰 DIPP

研究以及德国BabyDIAB研究均提示胰岛自身抗体对糖尿病的进展预测有着重要意义，糖尿病发病前数月或数年乃至于早在一出生体内即可能存在自身抗体，且各种自身抗体的出现呈一定时序性。DAISY研究曾对155例自身抗体阴性的T1DM一级亲属每隔3~6个月检测IAA、GADA、IA-2A，直至一个抗体转为阳性。发现不存在多个抗体同一时期转阳的现象。而且自第一个抗体出现后，第二个或第三个抗体出现的时间间隔数月到数年不等。通常在糖尿病发病时体内已不只一个抗体阳性，且一般在获得最后一个抗体后的2年内发病。抗体出现的时序性与携带高危HLA DQ3/4并无关联。这说明针对胰岛自身抗原体液免疫的获得是一个循序进程，而非“灾难性”突然发生。进一步对抗体出现顺序研究发现，GADA、IAA倾向于最先出现，而IA-2A随后。在最终进展为多抗体阳性者中，2/3首先获得GADA，而1/3首先获得IAA，且GADA和IAA的出现先后，对T1DM的无病生存率并无影响。在一项对882例T1DM一级亲属随访11年研究发现，每一种自身抗体的出现都额外增加T1DM发病的风险性。对于合并2种抗体阳性者，3年内糖尿病发病风险性为39%，5年内为68%。而合并3种抗体阳性者5年内发病风险性为100%。而且与T1DM母亲相比，患T1DM父亲的后代更易出现IAA、GADA、IA-2A。另一项研究证实，对于IA-2A阳性的亲属，如合并其同源物IA-2βA阳性，T1DM发病风险性显著增高。Siljander等对755例新诊断T1DM的非糖尿病同胞以及3475例正常儿童观察15年发现，GADA或IA-2A阳性虽然在两种人群间糖尿病预测敏感度上并无显著差异，但在累积发病风险性上非糖尿病同胞组要高于正常儿童组。如果GADA和IA-2A双抗体阳性，则两组累积发病风险性相当。这说明多种自身抗体检测不仅对于T1DM高危人群，而且对于正常儿童T1DM发病预测也有着重要的意义。研究尚显示，妊娠糖尿病妇女检测GADA、IA-2A有助于评估其在不远的将来进展为T1DM的风险性。

2. 联合筛查策略 对于T1DM高危亲属，应当至少每隔1年进行自身抗体的检测随访，首选GADA，其次为IAA，阳性者再加上IA-2A检测。而对于正常儿童人群，在将来社会经济条件成熟时，如能筛查GADA和IAA，对阳性者早期干预，则有望降低T1DM的发病率。

（三）LADA诊断及对胰岛素治疗需要的预测

1. 自身抗体阳性率 UKPDS报道，4500例初诊T2DM患者中，11.6%存在ICA、GADA或IA-2A，而GADA阳性的患者占抗体阳性的84%，IA-2A占16.5%。且与经典T1DM不同，LADA患者的GADA水平在诊断后数年尚能稳定存在。超过50%的GADA阳性T2DM患者在诊断后6年内即需要胰岛素治疗，而GADA阴性者不足10%。我国两项大型全国多中心研究（LADA China和中国人糖尿病和代谢综合征患病率变迁）结果显示，GADA在初诊T2DM阳性率分别为5.9%和4.1%，IA-2A和ZnT8A分别为1.96和1.99%、以及1.4%和1.6%。这说明GADA是诊断LADA最敏感的指标。同时，GADA阳性的LADA患者胰岛B细胞功能减退平均速率是T2DM的3倍，这说明GADA对于预示LADA患者以后需要胰岛素治疗的可能性有着重要的临床意义。

GADA滴度在LADA中呈双峰性分布，可将LADA患者分为高滴度LADA-1亚型和低滴度LADA-2亚型。与低滴度LADA-2亚型相比，高滴度LADA-1亚型胰岛素缺乏证据更加明显，更接近T1DM。有更高的糖化血红蛋白和IA-2A和TPO阳性率，高的基因型DRB1*03-DQB1*0201出现频率，而BMI、代谢综合征发病率、DQB1*0602以及DRB1*0403出现频率均较低。这说明精确检测GADA滴度不仅能将LADA患者从T2DM中分辨出来，而且能预测疾病的进程。

IA-2A在初诊T2DM中阳性率较低（1.4%~2.2%），GADA合并IA-2A阳性者，诊断后6年内需要胰岛素治疗的风险值由单独GADA阳性者的5.4增加到8.3，对应阳性预测值由33%上升到50%。与T1DM一级亲属不同，进一步加测IA-2βA，则并不能增加预测价值。故在LADA筛选中，不推荐IA-2A作为一线筛查指标，而建议对GADA阳性者加测IA-2A，增加LADA患者对胰岛素治疗需要的预测。IAA在初诊T2DM中阳性率达3.39%，分布与年龄无关（与T1DM相异）。IAA阳性者临床特征与IA-2A阳性者相似，接近普通T2DM患者。GADA和IAA同时阳性的LADA患者与随后快速需要胰岛素治疗相关联，IAA阳性但GADA/IA-2A阴性的个体缓慢发展为胰岛素依赖。ZnT8A在初诊T2DM中阳性率与IA-2A相似，在已检测GADA基础上，进一步联合IA-2A和ZnT8A能将LADA的阳性诊断率由6.43%提高到8.62%。

2. 联合筛查策略 就目前兼顾提高LADA阳性检出率和预测胰岛素治疗需要来看，LADA一线筛查指标当首选GADA，然后进一步行IA-2A和

ZnT8A 检测。对未使用过胰岛素治疗的初诊 T2DM 患者，经济条件许可，可进一步联合检测 IAA。

（四）临床应用中遇到的问题

1. 抗体的假阳性或短暂性阳性　假阳性是指本身为阴性的样本因检测技术等因素误判为阳性，可通过重复检测或采用标准化检测方法进行核实。为了避免假阳性的出现，临床上应对单次筛查抗体阳性的标本复查进行核实。对复查后仍处于阈值边缘的弱阳性标本，建议 1~3 个月后重新抽血复查。

短暂性阳性是指经初次抽血复查后抗体仍为阳性的患者，间隔 3~6 月后重抽血复查转为阴性并一直维持阴性的患者。在基于 T1DM 自然病史的前瞻性研究，如美国 DAISY 等研究中就遇到过这种情况，推测为机体产生一过性自身抗体。建议对此类患者密切随访。

2. 抗体与胰岛 B 细胞功能　对于 T1DM 患者，胰岛自身抗体阳性者 B 细胞功能更差，但每种抗体对 B 细胞的贡献是不同的。随着病程的延长，一方面 B 细胞功能迅速衰竭，可检测出的 C 肽水平受到限制；另一方面除 GADA 滴度在一段时期内相对恒定，IAA、IA-2A 以及 ZnT8A 滴度大多呈进行性降低。因为 T1DM 的 B 细胞破坏为 T 淋巴细胞直接介导，而且自身抗体滴度的降低与 B 细胞功能衰竭是否存在关联尚未知。对于 T1DM 患者 3~6 年胰岛功能的预测，目前认为初诊年龄是主要的预测因素，自身抗体滴度的预测价值尚不足。

对于 LADA 患者，由于相对于经典 T1DM 来说胰岛 B 细胞功能衰竭慢，患者体内自身抗体的滴度、类型、特别是同时合并自身抗体的数目，均能为 LADA 患者 5 年后胰岛功能以及胰岛素治疗需要提供预测信息。

3. 使用胰岛素治疗与 IAA 检测　尽管采用噬菌体展示技术等能区分 IAA 与患者因使用外源性胰岛素治疗而产生的 IA，但就目前临床采用的检测方法而言，尚不能有效地将两者鉴别开来。根据机体产生抗体的规律，对使用胰岛素治疗一周（初次使用胰岛素至采血时间）以上的糖尿病患者，不建议进行 IAA 检测。

四、胰岛自身抗体检测方法及标准化

（一）检测方法回顾

自 20 世纪 80 年代末人们最初采用免疫印迹法（western blotting）检测胰岛自身抗体以来，检测方法先后经历了免疫荧光法（IFA）、免疫酶活性沉淀法（EIP）、放射免疫法（RIA）、酶联免疫分析法（ELISA）、放射结合分析法（RBA，也称放射配体法 RLA）等阶段。

1. 免疫印迹法（western blotting）　最初该方法是用人或鼠脑制备 GAD 粗品，经 10%SDS-PAGE 凝胶电泳后，转移到硝酸纤维素膜上与待检血清温育，再与兔抗羊或兔抗人的免疫球蛋白 G 的抗体温育，最后与 ^{125}I- 蛋白 A 结合并进行放射自显影，根据放射自显影的图谱来测定 GADA。该方法的特异性好，但操作繁琐耗时，灵敏度低，因而应用较少。

2. 免疫荧光法（immunofluorescence）　将待测血清与含 GAD 的组织或细胞培养物作用，分离组织或细胞，洗涤，再与结合荧光染料的抗人免疫球蛋白抗体作用，于荧光显微镜下分析，则可检测 GADA。该方法操作步骤简便，污染小，但干扰因素多，灵敏度和特异性差，因而应用亦少。

3. 免疫沉淀酶活性分析法（EIP）　血清与鼠脑制备的 GAD 粗提液孵育，而后加入蛋白 A- 琼脂糖分离免疫复合物。洗涤，沉淀与含 L- 谷氨酸和 [^{14}C]-L- 谷氨酸的溶液反应，用吸附海胺的滤纸吸收产生的 $^{14}CO_2$，加入闪烁液后于液闪仪上进行计数。该法因操作繁琐费时，不利于大批量标本的常规检测，因此应用受到限制。

4. 放射免疫分析法（RIA）　采用氯胺 T 标记法获得 ^{125}I 标记的胰岛自身抗原，然后与血清在分析缓冲液中 4℃孵育过夜。加蛋白 A- 琼脂糖后于 4℃放置 1 小时，沉淀经洗涤后进行放射计数。目前有方法将孵育模式优化为常温下 2 小时，但灵敏度有所下降。由于采用氯胺 T 标记法前，必须获得高纯度及高活性的胰岛自身抗原。且在标记过程中，有可能导致胰岛自身抗原的损伤或空间构象的改变，从而降低方法的灵敏度，故该法较少应用于标准化分析。

5. 酶联免疫吸附法　酶联免疫吸附法（ELISA）检测 GADA 和 IA-2A 在我国各级医院应用较广，目前检测方法主要基于 3 种不同原理。

(1) 包被抗原法（直接法）：直接用纯化的 GAD 或 IA-2 蛋白包被 96 孔微量滴定板并封闭，加入血清室温下反应后洗涤，而后加入连接碱性磷酸酶的抗人免疫球蛋白抗体和对硝基苯酚磷酸盐溶液，终止反应后于酶标仪上 405nm 处检测吸光度，与标准品对照，即可知待测血清 GADA 或 IA-2A 水平。由于直接包被平板可能导致抗原决定簇空间构象不能充分展露，且易带来 HOOK 效应。此外，直接包被非特异性吸附高，导致检测本底吸光度增高。因此，虽然该方法成本较低，但灵敏度和特异性不高。

(2) 包被抗体法(间接法)：先将 GADA 或 IA-2A 单克隆抗体包被于 96 孔微量滴定板内，再加入纯 GAD 或 IA-2 抗原，洗涤后加入预稀释的血清，最后加入连接碱性磷酸酶的抗人免疫球蛋白和对硝基苯酚磷酸盐溶液，终止反应后检测吸光度，与标准品对照，即可知待测血清 GADA 或 IA-2A 水平。该方法与直接法相比，灵敏度和特异性有所提高，但临床应用中还是出现较多的假阳、阴性。

(3) 应用亲和素和生物素放大系统的 ELISA 法：亲和素—生物素系统在 ELISA 中的应用有多种形式，可用于间接包被，亦可用于终反应放大。可以在固相上先预包被亲和素，应用吸附法包被固相的抗体或抗原与生物素结合，通过亲和素—生物素反应而使生物素化的抗体或抗原固相化。这种包被法不仅可增加吸附的抗体或抗原量，而且使胰岛自身抗原决定簇空间构象充分暴露，提高反应灵敏度。另外，酶标抗体也可用生物素化的抗体替代，然后连接亲和素—酶结合物，以放大反应信号，增加胰岛自身抗体检测敏感性。

亲和素和生物素放大系统的 ELISA 法，是目前 ELISA 检测检测胰岛自身抗体灵敏度和特异性最高的方法，已得到国际糖尿病自身抗体标准化工作组(DASP)的认可。

6. 放射配体检测法 1994 年，丹麦 Dyrberg 博士和美国华盛顿大学 Lernmark 博士同时建立了 GADA 的放射配体检测法。经过近 20 年的临床应用证实，放射配体法检测胰岛自身抗体灵敏度和特异性高，是目前国际标准化的检测方法。该方法是在 ^{35}S 标记的蛋氨酸(^{35}S-Met)存在下，胰岛自身抗原 cDNA 在兔网织红细胞裂解液反应体系中，经由体外转录/翻译直接获得 ^{35}S 标记的胰岛自身抗原。经凝胶过滤层析法纯化后的标记抗原与血清 4℃缓慢振荡孵育 24 小时，用蛋白 A-琼脂糖沉淀抗原抗体复合物。沉淀物经缓冲液充分洗涤后，加入闪烁液置于液闪仪上计数，结果以抗体指数或国际标准单位形式报告。该方法获得的标记胰岛自身抗原能较好地保持其生物活性与空间构象，全液相缓慢振荡孵育 24 小时能使抗原抗体分子更充分接触，因而灵敏度和特异性高。

上述方法属于试管法，目前国际上权威实验室随后建立了平板放射配体法检测胰岛自身抗体。其采用微孔平板对抗原抗体进行孵育，所需血清量小，适宜于大规模儿童人群的筛查。在洗涤步骤上改用了 Millipore 分离技术取代了传统的试管法洗涤沉淀复合物，使洗涤更加充分完全，更易于自动化和大样本检测。该方法灵敏度略低于试管法。胰岛自身抗体检测国际标准化工作组(DASP)推荐该方法应用于 IAA 检测，以获得较高的灵敏度和特异性。

7. 时间分辨免疫荧光检测法 GADA 和 IA-2A 的时间分辨免疫荧光检测法于 2003 年得以建立。其原理是采用链酶亲和素包被微孔平板，然后加入生物素标记的抗原孵育后，加入血清标本与质控物，孵育后加入铕标记的抗原。洗涤后，用时间分辨荧光仪检测荧光信号。该方法灵敏度低于放射配体检测法。

8. 荧光素酶免疫沉淀系统法 2007 年，建立荧光素酶免疫沉淀法(luciferase immunoprecipitation system，LIPS)检测胰岛自身抗体。该方法首先构建抗原与荧光素酶融合的真核表达载体，并用脂质体等方法瞬时转染真核细胞 COS1，以表达抗原与荧光素酶的融合蛋白。将患者的血清与细胞裂解液孵育，随后将之转移到含有蛋白 A/G 磁珠的 96 孔板中以捕获抗原抗体复合物，最后加入荧光素酶的底物，用光度计测定光度值。从 2012 年国际胰岛自身抗体标准化计划(IASP 2012)工作报告来看，该方法灵敏度与放射配体检测法相当，是一种有前途的非同位素标记检测方法。尚需解决的问题是降低检测成本和排除非特异荧光的干扰。

9. 电化学发光免疫检测法 电化学发光免疫测定(electro chemiluminescence immunoassay，ECLIA)是新一代标记免疫测定技术，是电化学发光(ECL)和免疫测定相结合的产物。它实际上包括了电化学和化学发光两个过程。ECL 不仅可以应用于所有的免疫测定，而且还可用于 DNA/RNA 探针检测，但此法目前较少应用于胰岛自身抗体检测(全球参加 IASP 2012 的 35 个权威实验室中，仅 1 个实验室应用电化学发光检测 GADA 和 IA-2A)。

综上所述，放射配体检测法是目前检测胰岛自身抗体的国际标准方法，采用亲和素和生物素放大系统的 ELISA 法能满足于常规临床应用，对可疑的标本，建议采用放射配体检测法进行核实。荧光素酶免疫沉淀法是一种很有前途的胰岛自身抗体检测方法。

(二) 检测方法标准化

胰岛自身抗体诸多检测方法的建立与应用，在极大地推动了自身免疫糖尿病研究的同时，也带来了一系列问题。由于胰岛自身抗原的特殊性，能有效应用于其他抗原或抗体的方法并不一定适合于胰岛自身抗体的检测。在实践中人们发现,许多研究报告的结果并不相符,有的甚至还自相矛盾。其原因虽然与人种及样本量有关,但后来证实主要原因是检测方法的灵敏度与特异性,以及结果报告形式各异造成的。这种多样性导致了统一评价研究结果的困难性。自胰岛自身抗体(IAA、ICA、GADA、IA-2A和ZnT8A等)检测方法的建立开始,即引起国际糖尿病学界对其标准化工作的关注,国际相关组织和参与标准化的实验室为此投入了大量的工作。

1. 标准化管理机构　从20世纪80年代开始,先后有国际青少年糖尿病基金会(JDF)、糖尿病免疫工作组(IDW)、英国国家生物标准与检定所(NIBSC)等从事过胰岛自身抗体检测国际标准化评估工作。从2000年起,国际标准化工作统一由WHO指导下的国际糖尿病免疫学会(IDS)和美国疾病预防控制中心(CDC)共同组成的糖尿病自身抗体国际标准化计划(DASP)工作组负责。而从2012年开始,正式指定国际糖尿病免疫学会(IDS)和美国佛罗里达大学共同举办的胰岛自身抗体国际标准化计划(IASP)负责实施。国际上凡发表与胰岛自身抗体阳性率有关的文章,大多引用了采用的检测方法在参加DASP中的灵敏度和特异性,以便说明结果具有室间可比性。

2. 标准化工作进展　多次国际标准化研究工作显示,放射配体法(RLA或RBA)灵敏度和特异性较高,是检测胰岛自身抗体的最有效方法,也是目前国际权威实验室采用的主流检测方法(全球参加IASP 2012的35个权威实验室中,采用RBA为23个,其次为ELISA 7个)。近年来国际标准化工作同时显示,ELISA方法检测GADA和IA-2A灵敏度在不断提高,已经达到了与RBA相当的水平。ZnT8A是2007年新发现的一种胰岛自身抗体,作为自身免疫糖尿病预测和诊断的一个新免疫标志物,目前国际上主要采用RBA法检测。目前国际标准化的努力方向在于采用统一的标准品,并采用统一的国际标准化单位报告结果,督促参与实验室改进和优化检测方法,最大程度减小不同地区和实验室检测结果的批间误差,实现胰岛自身抗体检测结果的溯源性和可比性。

与检测日趋标准化的GADA、IA-2A相比,ICA和IAA因检测方法等原因而应用受到限制。ICA多采用间接荧光免疫法,干扰因素众多,特异性较差,难以高通量检测;而且ICA属多克隆抗体,随着临床研究的深入,人们发现不同自身抗体的存在及滴度高低对胰岛功能衰竭以及合并其他自身免疫疾病风险性的预测价值各异,单独ICA检测并不能提供更精细的预测信息。IAA目前多采用RIA法检测,不同实验室之间的检测结果差异较大,而且其检测的灵敏度和特异性还有待于提高,目前国际标准化工作组推荐采用微量平板RBA法检测IAA,并建议在全球有条件的实验室开展。

3. 胰岛自身抗体的国际标准品　第一次胰岛自身抗体检测标准化工作(ICA标准化)追溯到1985年,一个代码为"673"的血清标本,在所有参加标准化工作的实验室中均检测出阳性。该血清来源于一位新发的12岁T1DM瑞典女孩,刚接受过血浆置换治疗。1987年和1988年,糖尿病免疫工作组(IDW)和国际青少年糖尿病基金会将首次标准化工作发现的阳性血清"673"作为标准物,用ICA阴性血清进行倍比稀释,尝试以统一的JDF单位报告结果,发现批间变异得以减小。随着GADA、IA-2A放射配体检测法的建立,国外学者在对GADA、IA-2A检测标准化研究中发现,ICA检测的JDF标准血清(第一次标准化代码为"673"的血清)GADA、IA-2A均阳性。为了合理利用此资源,国际青少年糖尿病基金会提出计划,由美国国家生物标准与控制机构(NIBSC,WHO生物标准的国际实验室)将该血清分装到4000个安瓿瓶,冷冻干燥,并在氮气下密封。一大批专业实验室参与了此次制备工作,并成立了世界卫生组织ICA国际合作研究组,对制备的标准品(代码为97/550,最初的阳性血清673)进行了深入研究。此次研究目的在于确定97/550是否能成为ICA检测的国际标准品,以及成为GADA、IA-2A检测的标准品。最终,WHO生物标准专家委员会审核后确立97/550为第一个ICA国际标准品,定义为20个国际单位。另外,97/550可作为GADA检测的国际参考物,以及作为IA-2A检测的NIBSC参考物。

目前,胰岛自身抗体国际标准品由NIBSC负责保存与分发,由于数量等因素,每年分发量受到限制。故建议每个开展胰岛自身抗体检测的实验室必须建立与国际标准品相匹配的室内标准品。

五、胰岛自身抗体的异质性

在胰岛自身抗体检测方法日趋完善和标准化的同时,人们在临床研究中发现,有的自身抗体阳性个体能快速进展为T1DM,而其他拥有相似抗体状况(类型和滴度)个体却在很多年内不受影响,甚至终生不发病。这一方面说明了遗传背景与环境因素的交织作用,另一方面也提示除了抗体的“量”因素影响外,“质”也同时起着重要的作用。自身抗体的存在无疑是预测和诊断自身免疫糖尿病的重要依据,而抗体针对自身抗原表位识别的变化、抗体同种型构成、以及抗体亲和能力的成熟研究将进一步阐明T1DM的病理发展过程。

(一) 胰岛自身抗体的异质性与T1DM

对于T1DM,抗体的异质性研究主要集中在高危亲属发病的预测。在多数T1DM患者前期中,GADA对抗原表位的识别呈动态,经历了渐进的扩展过程,少数个体在起病前的数月或数年内表位扩展迅速发生变化,而GAD抗原中段是自身免疫的始动靶位。亚临床期高危T1DM儿童的血清GADA特异性识别GAD中段和羧基端。在高危儿童中,特异性结合氨基端和中段的抗体结合强度显著增加,而低危儿童中无改变。高危疾病进展期与特异性识别氨基端和中段构象型表位的抗体出现相关联。而与表位扩展者相比,IA-2A限制性表位反应性者IgA表达更频繁以及IgE滴度更高。导致这种现象的原因可能是抗原提呈特异性作用于遗传易患性个体,以及环境因素等影响。而对自身抗体亚类分布情况进一步研究发现,多种IgG亚类存在与高滴度的自身抗体水平相关联,GADA抗体亚类分析并不能区分GADA阳性的T1DM一级亲属进展者与非进展者。而在IA-2A阳性的一级亲属中,IgG2、IgG3或IgG4 IA-2A阳性者发病风险性显著高于阴性患者(10年内发病风险分别为100%和37%),但存在IgE IA-2A亚类的儿童罕见发展为糖尿病。在IAA阳性一级亲属中,IgG2、IgG3或IgG4 IAA阳性者发病风险性也显著高于阴性者(10年内发病风险分别为68%和28%)。说明IA-2A和IAA IgG亚类分析能显著改进T1DM风险性评估,且IgE IA-2A的出现是一种保护性指标。此外,自身抗体的亲和力高低与T1DM高危亲属随后发生多种抗体阳性及发病风险性增高相关联。

(二) 胰岛自身抗体的异质性与LADA

对于LADA,抗体的异质性研究主要集中在患者胰岛素治疗需要的预测。GAD蛋白羧基端和中段是最频繁检测出的表位识别模式。与抗体滴度相似,GADA针对GAD抗原表位识别同样可将LADA分为两个亚组,即抗体针对羧基端阳性亚组(占82%)和阴性亚组(仅针对GAD中段阳性,占18%)。前者平均BMI低、基线C肽水平低、随后需要胰岛素治疗者比例高,易合并甲状腺自身抗体阳性。此外,抗体针对羧基端阳性者GADA滴度显著高于针对中段单独阳性者。与T1DM相异,UKPDS研究发现,在随访6年中GADA表位识别模式随时间变化不明显。提示在LADA诊断初期对于GADA阳性者进行表位识别模式分析有助于预测胰岛素治疗需要。先前的抗体亚类研究主要集中在抗体阳性的T1DM高危亲属,而对于LADA患者鲜有报道。Hillman发现,T1DM IgG亚类出现频率的高低顺序为IgG1>IgG3>IgG2>IgG4,而LADA为IgG1>IgG4>IgG2>IgG3,且仅在LADA患者中检测出GADA IgG4亚类,GADA IgG4抗体阳性者在起病初期有更好的胰岛B细胞功能,提示与Th2细胞因子高表达有关。但这种高表达可能并不能提供完全的保护,只能延缓B细胞损伤。

所以,胰岛自身抗体的检测是诊断自身免疫糖尿病的重要依据,而对自身抗体的异质性研究能进一步阐明自身免疫的发生与发展过程,并增加T1DM发病风险和LADA患者对胰岛素治疗需要的预测价值。

六、面临的问题及挑战

目前,即使联合所有常见的胰岛自身抗体进行筛查,仍有部分自身抗体阴性的患者漏诊。由于T1DM是T细胞介导的自身免疫性疾病,检测胰岛自身抗原特异性T细胞将更直接反映胰岛自身免疫状态。酶联免疫斑点分析(ELISPOT)是在以往ELISA检测基础上、以双抗体夹心法检测胰岛特异性自身抗原刺激T细胞分泌的细胞因子等,以生物素-链霉亲和素系统偶联酶放大斑点检测信号,并以电子扫描系统记录分析检测结果,可以直接检测出外周血中极少量的、甚至是早期反应的抗原特异性T细胞,以及利用其所形成的克隆在单细胞水平上分析其分泌的细胞因子从而了解其功能,不需要体外扩增,特异性、敏感性都有所提高。然而,ELISPOT目前尚需进一步标准化后应用于临床。

对于反映自身免疫Th1/Th2平衡的血清细胞因子检测,目前上存在许多问题。包括缺乏正常参考范围、检测方法的变异度大、体内浓度受生理因素影响大,此外过敏症(原)存在、药物应用以及外周血浓度与胰腺炎症及自身免疫的关联性等需要在分析时考虑。而且一些细胞因子用现行的技术测出在正常人血清中也存在一定浓度,故对于自身免疫糖尿病缺乏特异性,尚不能独立阐明疾病的病理生理过程。

将来，随着胰岛自身抗体以及抗原特异性T细胞检测进一步标准化，胰岛自身抗体并联合抗原特异性T细胞检测，有望进一步提高自身免疫糖尿病诊断效率，并建立体液联合细胞诊断和筛查自身免疫糖尿病的新策略。

（王 臻 李 霞 黄 干 周智广）

参考文献

1. Zhou Z,Xiang Y,Ji L,et al. Frequency,immunogenetics and clinical characteristics of latent autoimmune diabetes in China(LADA China Study):A nationwide,multicenter, clinic-based cross-sectional study. Diabetes. 2013,62(2): 543-550
2. Tuomi T,Groop LC,Zimmet PZ,et al. Antibodies to glutamic acid decarboxylase reveal latent autoimmune diabetes mellitus in adults with a non-insulin-dependent onset of disease. Diabetes,1993,42:359-362
3. Fourlanos S,Dotta F,Greenbaum CJ,et al. Latent autoimmune diabetes in adults(LADA)should be less latent. Diabetologia,2005,48:2206-2212
4. Xiang Y,Zhou Z,Deng C,Leslie RD. Latent autoimmune diabetes in adults in Asians:similarities and differences between East and West. J Diabetes,2013,5(2):118-126
5. 杨琳,周智广,黄干,等. 成人隐匿性自身免疫性糖尿病患者胰岛B细胞功能的6年前瞻性研究. 中华糖尿病杂志,2004,12:335-339
6. Liao Y,Xiang Y,Zhou Z. Diagnostic criteria of latent autoimmune diabetes in adults(LADA):a review and reflection. Front Med,2012,6:243-247
7. Gale EA. Latent autoimmune diabetes in adults:a guide for the perplexed. Diabetologia,2005,48:2195-2199
8. Palmer JP,Hirsch IB. What's in a name:latent autoimmune diabetes of adults,type 1.5,adult-onset,and type 1 diabetes. Diabetes Care,2003,26:536-538
9. Zimmet PZ,Tuomi T,Mackay IR,et al. Latent autoimmune diabetes mellitus in adults(LADA):the role of antibodies to glutamic acid decarboxylase in diagnosis and prediction of insulin dependency. Diabet Med,1994,11:299-303
10. Niskanen LK,Tuomi T,Karjalainen J,et al. GAD antibodies in NIDDM:ten-year follow-up from the diagnosis. Diabetes Care,1995,18:1557-1565
11. Davies H,Brophy S,Fielding A,et al. Latent autoimmune diabetes in adults(LADA)in South Wales:incidence and characterization. Diabet Med,2008,25:1354-1357
12. Buzzetti R,Di Pietro S,Giaccari A,et al. High titer of autoantibodies to GAD identifies a specific phenotype of adult-onset autoimmune diabetes. Diabetes Care,2007, 30:932-938
13. Mohatt J,Gilliam LK,Bekris L,et al. Type 1 diabetes-related autoantibodies are rare in Alaska native populations. Int J Circumpolar Health,2002,61:21-31
14. Li X,Huang G,Lin J,et al. Variation of C peptide decay rate in diabetic patients with positive glutamic acid decarboxylase antibody:better discrimination with initial fasting C peptide. BMC Endocr Disord,2013,13:10
15. Kawasaki E,Eguchi K. Current aspects on the clinical immunology and genetics of autoimmune diabetes in Japan. Diabetes Res Clin Pract,2007,77(Suppl 1):104-109
16. Zhou Z,Ouyang L,Peng J,et al. Diagnostic role of antibodies to glutamic acid decarboxylase in latent autoimmune diabetes mellitus in adults. Chin Med J(Engl),1999,112:554-557
17. Qi X,Sun J,Wang J,et al. Prevalence and correlates of latent autoimmune diabetes in adults in Tianjin,China: a population-based cross-sectional study. Diabetes Care, 2010,34:66-70
18. Hwangbo Y,Kim JT,Kim EK,et al. Prevalence and clinical characteristics of recently diagnosed type 2 diabetes patients with positive anti-glutamic acid decarboxylase antibody. Diabetes Metab J,2012,36:136-143
19. Karvonen M,Viik-Kajander M,Moltchanova E,et al. Incidence of childhood type 1 diabetes worldwide. Diabetes Mondiale(DiaMond)Project Group. Diabetes Care,2000,23:1516-1526
20. Törn C,Gupta M,Nikitina Zake L,et al. Heterozygosity for MICA5.0/MICA5.1 and HLA-DR3-DQ2/DR4-DQ8 are independent genetic risk factors for latent autoimmune diabetes in adults. Hum Immunol,2003, 64:902-909

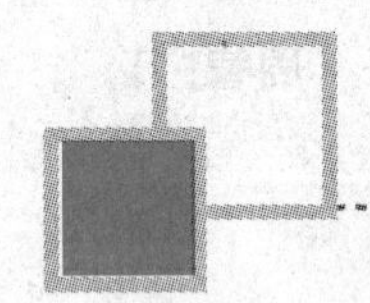

第三章　特殊类型糖尿病

特殊类型糖尿病是一组病因比较明确或具有显著特征的糖尿病，包括继发于特殊情况的糖尿病和与特殊疾病或综合征相关的糖尿病，它囊括了除1型糖尿病、2型糖尿病和妊娠糖尿病以外所有的病因引起的糖尿病。近年来，随着分子生物学检测技术的发展和进步，许多原来隐藏在1型糖尿病、2型糖尿病以及妊娠糖尿病中的特殊类型糖尿病，逐渐被研究阐明并而陆续归入特殊类型糖尿病的范畴，特殊类型糖尿病的种类数在迅速扩张。

虽然特殊类型糖尿病是近年糖尿病专业领域中病因研究进展最快、解析最明的部分，但在实际的临床工作中，该类型糖尿病仍然是临床医师在糖尿病专业领域中最为生疏且认识相对滞后的部分。希望通过本章节的学习能够使大家在临床或基础研究工作中对糖尿病这个极度异质性的临床疾病有一个较为完整的最新认识，以便能及早发现、正确诊断、合理治疗这些特殊类型糖尿病，并在研究糖尿病和深入探索解析人类血糖增高机制中开拓研究思路。

根据WHO 1999年的分类建议，目前特殊类型糖尿病可分为8个亚型(表7-3-1)。

表7-3-1　特殊类型糖尿病病因分类(WHO，1999)

一、胰岛B细胞功能基因异常
  1. 第20号染色体，肝细胞核因子4α(HNF-4α)基因突变(MODY1)
  2. 第7号染色体，葡萄糖激酶(GCK)基因突变(MODY2)
  3. 第12号染色体，肝细胞核因子1α(HNF-1α)基因突变(MODY3)
  4. 线粒体DNA
  5. 其他

二、胰岛素作用基因异常
  1. A型胰岛素抵抗
  2. 矮妖精貌样综合征
  3. Rabson-Mendenhall综合征
  4. 脂肪萎缩性糖尿病
  5. 其他

三、胰腺外分泌疾病
  1. 胰腺炎
  2. 创伤/胰腺切除术后
  3. 胰腺肿瘤
  4. 胰腺囊性纤维化
  5. 血色病
  6. 纤维钙化性胰腺病
  7. 其他

四、内分泌疾病
  1. 肢端肥大症
  2. Cushing综合征
  3. 胰升糖素瘤
  4. 嗜铬细胞瘤
  5. 甲状腺功能亢进症
  6. 生长抑素瘤
  7. 醛固酮及其他

五、药物或化学制剂所致
  1. vacor(N-3吡啶甲基N-P硝基苯尿素)
  2. 喷他脒
  3. 烟酸
  4. 糖皮质激素
  5. 甲状腺激素
  6. 二氮嗪
  7. α受体激动剂
  8. 噻嗪类利尿剂
  9. 苯妥英钠
  10. α干扰素
  11. 其他

六、感染
  1. 先天性风疹
  2. 巨细胞病毒感染
  3. 其他

七、免疫介导的罕见类型
  1. 僵人综合征
  2. 胰岛素自身免疫综合征
  3. 胰岛素受体抗体
  4. 其他

八、可伴糖尿病的遗传综合征
  1. Down综合征
  2. Klinefelter综合征
  3. Turner综合征
  4. Wolfman综合征
  5. Friedreich共济失调
  6. Huntington舞蹈病
  7. Laurence-Moon-Beidel综合征
  8. Prader-Willi综合征
  9. 强制性肌营养不良
  10. 卟啉病
  11. 其他

一、B 细胞功能的遗传缺陷

1. 青少年的成人起病型糖尿病 B 细胞功能遗传性缺陷糖尿病是几种有单基因缺陷而导致的糖尿病，以显性遗传方式和早年时（通常在 25 岁以前）就出现高血糖症状为特征，被称为青少年的成人起病型糖尿病（maturityonset diabetes of the young，MODY）。此型糖尿病表现为胰岛素分泌障碍而非胰岛素作用缺陷，以常染色体显性方式遗传，呈高度异质性。

MODY 最初仅根据临床标准进行诊断，其临床特征包括：①累及 3 代以上的家族成员，呈常染色体显性遗传，与人类白细胞抗原无关；②家族中一般有 2 个以上患者在 25 岁以前发病，少年期往往无症状，仅在感染等应激状态下出现症状；③从口服葡萄糖耐量试验（oral glucose tolerance test，OGTT）异常到空腹血糖增高的自然病程进展缓慢，且糖耐量可时而正常，时而减退；④一般无酮症酸中毒，至少在发病 2 年内不依赖胰岛素治疗；⑤在少年期，MODY 患者以非肥胖者居多；⑥可有大血管和微血管并发症。

随着分子生物学技术检测突变基因的确定，我们对 MODY 的认识发生了改变，最近的美国糖尿病学会和世界卫生组织糖尿病分类，根据已经被确定的 6 个特异性 B 细胞基因突变将 MODY 分类为不同的遗传学亚型（表 7-3-2）。通过对致病基因的研究，每个病因基因突变相对应的 MODY 亚型临床特点各不相同，分子遗传学的明确常常有助于决定

表 7-3-2 MODY 不同亚型间的临床特点比较

特点	MODY1	MODY2	MODY3	MODY4	MODY5	MODY6
分子病因	胰岛 / 胰腺转录因子缺陷	胰岛 B 细胞胰岛素分泌信号缺陷	胰岛 / 胰腺转录因子缺陷	胰岛 / 胰腺转录因子缺陷	胰岛 / 胰腺转录因子缺陷	胰岛 / 胰腺转录因子缺陷
突变基因	杆细胞核因子 4α（HNF4α）	葡萄糖激酶（GCK）	肝细胞核因子 1α（HNF1α）	胰岛素启动子因子 1（IPF1）	肝细胞核因子 1β（HNF1β）	神经源性分化因子 1（NeuroD1）和胰岛 - 脑 -1 突变
染色体上的位置	20q	7p	12q	13q	17q	2q
高血糖症的发生	青少年或成人早期	幼儿期（从出生开始）	青少年或成人早期	35 岁左右	25 岁以前	幼儿期（从出生开始）
高血糖症的严重程度	进行性加重，可能会变得严重	轻度，随年龄恶化较少	进行性加重，可能会变得严重	血糖升高时发作性腹痛、发热和血清淀粉酶活性增高	可变得严重	轻重不一
微血管并发症	常见	少见	常见	资料有限	常见	常见
病理生理学	B 细胞功能障碍	B 细胞功能障碍 葡萄糖感应性失调	B 细胞功能障碍	B 细胞功能障碍	B 细胞功能障碍和胰岛素抵抗	B 细胞功能障碍
非糖尿病性相关特征	低血浆甘油三酯	出生体重减轻	低肾糖阈	纯合突变引起的胰腺发育不全	肾囊肿，肾衰竭	
治疗	口服降糖药物和胰岛素，对磺脲类药物敏感	一般仅在怀孕期间需要接受治疗（多数饮食控制即可，极少数需要胰岛素治疗）	早期饮食控制或口服降糖药物，对磺脲类药物敏感，随着年龄增长病情加重也需要胰岛素治疗	急性发作期予支持疗法，给予低脂饮食及抗胆碱能药物，如有肠道吸收不良则用胰酶，应严格控制血糖	依赖于高血糖的严重程度，饮食和运动控制不佳时考虑行口服降糖药物治疗，必要时加用胰岛素	依赖于高血糖的严重程度，饮食和运动控制不佳时考虑行口服降糖药物治疗，必要时加用胰岛素

可能的临床经过、预后和最佳的治疗选择。MODY可能是糖尿病研究中的第一个分子遗传学对临床和研究起重要作用的领域。

MODY 的基因检测和筛查检验对于明确或预测患者本身及其家庭成员的糖尿病诊断，确定亚型以便分析胰腺外特征、寻找特效治疗、评估妊娠结局，以及制定临床随访计划、筛查相关并发症等临床护理的指导具有重要的临床意义，但同时由于基因检测费用昂贵且不能确定发生糖尿病的具体时间、可能增加相关人群的焦虑状态并恶化家庭关系，MODY 的基因检测目前仅应用于科研和临床研究工作中，而并未在实际的临床工作中广泛开展。

2. 线粒体基因突变糖尿病 绝大多数的线粒体基因突变糖尿病患者是由一种线粒体基因内的一种突变，即线粒体亮氨酸转运 RNA 基因（$tRNA^{Leu(UUR)}$）的线粒体核苷酸序位 3243 上的 A3234G 突变所致，本病具有母系遗传、起病较早、可伴神经性耳聋等特点。A3234G 突变通常引起 MELAS 综合征（mitochondrial myopathy，encephalopathy，lactic acidosis，and stroke-like syndrome），表现为线粒体肌病、脑病、乳酸性酸中毒和卒中样综合征。然而，MELAS 综合征中仅 20%~50% 可伴糖尿病，这意味着这种遗传突变可表达不同的表型。

线粒体基因突变糖尿病的诊断：①在家系内糖尿病的遗传符合母系遗传特点；②起病早伴病程中胰岛 B 细胞分泌功能明显进行性减低或尚伴体质指数低且胰岛自身抗体检测阴性的糖尿病患者；③伴神经性耳聋的糖尿病患者；④伴中枢神经系统、骨骼肌表现、心肌病、视网膜色素变性、眼外肌麻痹或乳酸性酸中毒的糖尿病患者或家族中有上述表现者。对疑似者首先应作 $tRNA^{Leu(UUR)}$A3234G 突变检测。如为阴性结果尤其是有上述多种情况者，尚应作其他线粒体 DNA 突变检查。

A3243G 突变糖尿病患者的胰岛 B 细胞功能减损进展较快，所以确诊后应尽早应用胰岛素治疗。因为患者的葡萄糖有氧氧化减少而无氧酵解相对增强，乳酸产生增多，所以本病患者不宜应用双胍类口服降糖药及进行持续或剧烈运动。

二、胰岛素作用的遗传缺陷

1. 胰岛素受体基因突变 目前已发现逾 60 种自然存在的胰岛素受体基因突变，而临床上与这些受体突变有关的特殊综合征主要为以下三种：①矮妖精样综合征，是一种罕见的胰岛素受体基因突变致胰岛素不敏感综合征，表现为小妖精面容、眼距增宽、多毛、生长迟滞、矮小，常伴智力障碍、黑棘皮病或脂肪营养不良症，因严重的胰岛素不敏感和高胰岛素血症，可致空腹低血糖发作和餐后高血糖状态，多数患者于 1 岁前死亡；② Rabson-Mendenhall 综合征，患者有牙齿畸形、皮肤干燥、指（趾）甲增厚、青春发育期提前、外生殖器增大、松果体增生、黑棘皮病和智力缺陷，胰岛素受体数目减少，亲和力下降，患者多于青春期前因糖尿病酮症酸中毒而死亡；③ A 型胰岛素抵抗，又称卵巢性高雄性激素血症 - 胰岛素抵抗性黑棘皮病综合征，是胰岛素受体突变中病变程度最轻的，多累及青少年女性（8~30 岁），表现为糖耐量异常、严重的胰岛素抵抗、黑棘皮病和高雄激素血症，常有卵巢功能低下、多囊卵巢，伴原发性或继发性闭经、多毛及不同程度的女性男性化，饮食治疗、氯米芬无反应，可口服二甲双胍，必要时加用胰岛素增敏剂，卵巢楔形切除可明显降低血清雄激素水平，减轻黑棘皮症状，氟他胺和螺内酯对本综合征患者的多毛症有一定疗效。

2. 脂肪萎缩性糖尿病 脂肪萎缩性糖尿病包含了一组遗传学异质性的罕见综合征，临床特点如下：①全身脂肪完全性萎缩，包括皮下脂肪及其他部位贮存的脂肪组织；②对胰岛素不敏感，因脂肪缺乏不采用胰岛素亦不易发生酮症；③显著的高脂血症伴有黄色瘤（xanthoma）；④肝脏或脾脏肿大；⑤基础代谢率升高，但甲状腺功能正常。

根据遗传方式和脂肪萎缩范围不同，可分为：①全身性脂肪萎缩性糖尿病先天性类型：患者自幼发病，处于代谢活跃的脂肪（皮下、腹下、胸内和骨髓等）萎缩、消失，而代谢不活跃的脂肪（掌心、眼球后、面颊部等处）组织不受累。该型包括显性遗传（Kobberling-Dunnigan 综合征，脂肪萎缩发生于躯干和四肢，呈对称分布，伴黑棘皮病、胰岛素不敏感和结节性黄色瘤，有报道病人可用胰岛素增敏剂和调脂药治疗）和隐性遗传（Beradinelli-Seip 综合征，伴智力发育障碍、第三脑室畸形和精神障碍，因生长加速、骨龄提前、肌肉肥厚引起所谓“大力士”体征，胰岛 B 细胞功能正常，血液中无胰岛素抑制物或抗胰岛素和抗胰岛素受体抗体，可并发糖尿病肾病、周围神经病变、视网膜病变）；②获得性全身性脂肪萎缩糖尿病（Lawrence 综合征，男女发病比例 1∶2，通常于儿童期或青春期发病，约 4 年后出现糖尿病，伴肝大或肝硬化）；③获得性部分性脂肪萎缩糖尿病（Barraquer-Simons 综合征，面部和躯干上部进行性局部脂肪萎缩，腰以下脂肪正常或增加，偶尔脂肪萎缩可累及下半身或其他部位，女性更易发病，有研究表明此类患者胰岛素受体与胰岛素结合正常甚至增加，严重的胰岛素不敏感可能主要与胰岛素受体后缺陷有关，部分患者胰岛素清除率增加）。

据全身性脂肪萎缩的特殊表现、抗胰岛素性糖尿病及明显的高脂血症等特点即可对脂肪萎缩性糖尿病患者作出诊断。目前，本症尚无可靠的治疗方法能使脂肪在正常部位贮存起来，而对于糖尿病可采用饮食调节或口服磺脲类药物，必要时使用大剂量胰岛素治疗。本症病程长短不一，短者年余，长则可达 20 年以上，死亡原因多为继发感染、全身衰竭、肝硬化引起的消化道出血或肝衰竭等。

三、胰腺外分泌疾病

胰腺中的内分泌组织——胰岛细胞分泌的激素，尤其是有胰岛 B 细胞分泌的胰岛素，对稳定血糖水平起极其重要的作用。胰腺病变，即便是原发于外分泌腺的组织损害，最终亦可累及胰岛引发糖尿病。

继发胰源性糖尿病包括：①胰外分泌腺导管堵塞或狭窄致胰腺自身消化，如急性 / 慢性胰腺炎（包括特发性胰腺炎、遗传性胰腺炎和酒精性胰腺炎）、纤维钙化性胰腺炎、胰腺囊性纤维化；②自身免疫胰腺组织损害（自身免疫性胰腺炎）；③铁沉积致胰腺组织氧化应激损害（血色病、铜蓝蛋白缺乏症）；④正常胰腺组织块丧失（胰腺切除、胰腺癌）；⑤机制尚未明确的胰腺组织损害（GEL 基因突变伴糖尿病）。

1. 纤维钙化性胰腺炎　一种由非酒精性慢性胰腺钙化引起的糖尿病，一般仅发生于热带国家，有家族聚集现象。其病理学改变主要在胰腺，包括：胰腺腺体缩小，外形不规则，有腺体的萎缩和纤维化，胰腺导管扩张、变薄，在胰总管和其分支处常常可见多发性结石。男女发病比例 2∶1，好发于年轻人，患者常有重度蛋白质 - 能量营养不良，表现为肌肉萎缩、眼球下陷、双侧腮腺无痛性肿大和腹水，并可有多种维生素缺乏，皮肤感染的临床表现。

本病的诊断标准主要是糖尿病、胰腺结石和腹痛。约 80% 的患者需要胰岛素治疗，少数患者磺脲类药物治疗有效，治疗效果与患者的 C 肽水平有关；若腹痛程度严重或难以消除可行胰腺导管括约肌切开术。

2. 胰腺囊性纤维化　为常染色体隐性遗传病，胰岛素敏感性正常但胰岛素清除率增加。患者有不同程度的糖耐量减低或临床糖尿病，很少发生酮症，病程长，慢性并发症少见，依赖胰岛素治疗。

3. 血色病　是最常见的常染色体隐性遗传病，男女发病比例 3~5∶1，其临床表现与铁吸收过多并沉积于肝脏、胰腺、心脏等组织有关。观察性研究提示铁沉积所致的胰岛素抵抗先于胰岛 B 细胞功能异常，并最终导致显性糖尿病的发生。

在诊断血色病时，应注意铁代谢的生化指标，即血清铁、转铁蛋白饱和度和铁蛋白水平，分子诊断有赖于聚合酶链反应 - 限制性片段长度多态性（PCR-RFLP），但引物设计和反应条件不当可导致结果错误。

在疾病早期，成功的去铁治疗（常规的放血治疗）可减少肝硬化的发病率和进展，改善糖尿病的控制，减少其他靶器官的损害，但并不能防止肝癌的发生。不能承受放血治疗的患者，如地中海贫血和其他形式贫血的患者，去铁胺螯合治疗是可选择的方法之一。

四、内分泌疾病

内分泌激素广泛调节机体的物质代谢，故内分泌激素过多或过少时常见糖代谢异常，可呈血糖过高或过低。其中，生长激素、肾上腺皮质激素、胰高血糖素具有肝脏及（或）周围组织拮抗胰岛素生理效应的原发作用；生长抑素有抑制胰岛 B 细胞分泌胰岛素的原发作用；儿茶酚胺及醛固酮可抑制胰岛 B 细胞分泌胰岛素，近年研究尚见两者可引起周围组织胰岛素抵抗；血管活性肠肽则除抑制胰岛 B 细胞分泌胰岛素外，尚可能通过其结构上与胰高血糖素相似而促进肝糖原分解；甲状腺激素对胰岛素分泌及胰岛素敏感性均有影响外，尚增加胰岛素清除率。

具有这些内分泌激素过多临床情况的患者，包括疾病和外源激素应用，均可能呈现血糖水平增高，部分患者血糖水平可达到糖尿病诊断范围。此类糖尿病在临床表现上存在以下共同特点：①患病率高于普通人群中的 2 型糖尿病的患病率；②大多数患者病程短，糖尿病慢性并发症少见；③原发内分泌疾病经过治疗体内内分泌激素水平恢复正常后，患者血糖水平也可恢复正常，糖尿病有可能治愈。

五、药物或化学性糖尿病

应用各种药物或化学物质可在先前无糖尿病的个体导致糖耐量异常或糖尿病，在先前已诊断糖尿病的患者加重高血糖。这种致糖尿病的作用可能是由直接或间接对胰岛细胞功能的作用致胰岛B细胞分泌不足,或在肝脏或肝外部位对胰岛素作用致胰岛素抵抗引起(表7-3-3)。药物是否引起糖尿病或血糖增高还受到以下两个因素的影响:①个体对药物的敏感性,包括药物的代谢差异;②个体中其他类型糖尿病的遗传和环境发病风险因素的聚积情况。

表7-3-3 致高血糖的药物和化学制剂

药物	抑制胰岛素释放	降低胰岛素敏感性
胰岛细胞毒类药物和化学制剂		
喷他脒	+	–
Vacor(杀鼠剂)	+	–
链佐星(动物)	+	–
四氧嘧啶(动物)	+	–
免疫调节药物		
α-干扰素	+	–
环孢素A	+	–
他克莫司	+	–
抗高血压药物		
β受体阻滞剂	–	+
噻嗪类利尿剂	+	+
二氮嗪	+	–
可乐定	+	–
其他		
L-门冬酰胺酶	+	–
去羟肌苷	+	–
生长抑素	+	–
苯妥英钠	+	–
烟酸	–	+
糖皮质激素	–	+
咖啡因	–	+
乙醇	–	+
口服避孕药	–	+
甲状腺激素	+	+

六、感染

自1899年Harris NF首次报道一例腮腺炎患者起病后迅速出现糖尿病至今,不断有研究提示多种病毒可能参与糖尿病发病。其中,大多数的患者存在1型糖尿病HLA和免疫学标志的特征。

病毒感染参与1型糖尿病的发病机制包括:①病毒有胰岛B细胞趋向性,感染B细胞后通过固有免疫导致B细胞崩解,即病毒感染可不通过自身免疫机制而直接导致胰岛B细胞破坏,发生糖尿病(柯萨奇病毒、脑炎心肌炎病毒和Mengo病毒);②虽然病毒具有胰岛B细胞趋向性,但感染B细胞后不致B细胞崩解,而是感染改变了胰岛B细胞的抗原性;③病毒不具有胰岛B细胞趋向性,而是通过全身或其他部位感染激活了分子模拟(柯萨奇B病毒、风疹病毒、轮状病毒和巨细胞病毒等)、旁观者效应、病毒感染等体内自身免疫反应机制。

近年亦发现丙型肝炎病毒和疱疹病毒8感染以及艾滋病患者进行抗脉压反转录病毒治疗后可呈现2型糖尿病的临床表现,相关机制目前尚在进一步研究中。

七、罕见的免疫介导的糖尿病

1. B型胰岛素抵抗 病因与抗胰岛素受体自身抗体直接与胰岛素受体结合阻滞受体的作用有关。典型的抗胰岛素受体抗体为多克隆IgG,能与胰岛素竞争性结合胰岛素受体,部分抗体有拟胰岛素作用,故可发生低血糖症,一般采用结合-抑制试验、免疫沉淀试验和α球蛋白胰岛素样活性测定等方法进行抗体检测。

本病的男女发病比例为1∶2,发病年龄多在40~60岁,多数伴有其他自身免疫性疾病,如系统性红斑狼疮或干燥综合征。80%的患者有严重的黑棘皮病,并与胰岛素不敏感的程度平行。临床上有报道该病患者予极大剂量胰岛素治疗无效的情况下加用糖皮质激素后,临床症状明显改善,继而血糖逐渐恢复正常,且不再需要胰岛素和糖皮质激素治疗而自行恢复。

2. 僵人综合征 僵人综合征(stiff-man syndrome)是一种与谷氨酸脱羧酶(glutamic acid decarboxylase,GAD)自身抗体有关的以肌肉强直伴发作性肌阵挛为特点的中枢神经系统自身免疫病,以女性患者多见。

临床上发现有中轴伸屈肌僵直并延及肢体近端肌伴肌阵挛者,肌电图示至少在一条体轴机出现持续的运动单位活动(CMUA),而认知功能、运动及感觉神经功能检查正常,且应有苯二氮草类药物后可缓解,应考虑本病;检查GAD抗体呈阳性,尤其是高滴度者可确诊。本病治疗的一线药物为苯二氮草类及(或)氯苯氨络酸(GABA受体兴奋剂),必要时可添加抗癫痫药及肌肉弛缓剂。免疫抑制剂或调节剂中首选IgG静脉注射,亦可应用烷化剂、糖皮质激素及血浆置换。糖尿病的治疗首选胰岛素。

八、可伴糖尿病的遗传综合征

遗传综合征是指由基因组或基因结构变化引起个体的器官组织发育、代谢及功能缺陷所致的多种临床表现组合情况。这些遗传综合征的遗传方式多种多样，糖尿病患病率不一，糖尿病发病机制亦不相同，有时将此类糖尿病统称为综合征糖尿病(syndrome diabetes)。

超过50个显著的罕见遗传综合征和糖耐量异常有关。它们中的一些表现为染色体异常，例如Down综合征(21三体，患者1型糖尿病患病率增加，其发病有自身免疫机制参与)、Klinefelter综合征(主要核型为47,XXY，男性表型，本病患者中15%~40%有糖耐量异常，8%~10%有糖尿病，患者胰岛素抵抗程度与血浆睾酮水平呈负相关)和Turner综合征(主要核型为45,XO，女性表型，存在胰岛素分泌不足和周围胰岛素抵抗)，而很多其他综合征由单基因缺陷引起。除先天性胰腺疾病和某些先天性代谢障碍以外，由胰岛素受体结构和功能异常引起的以严重或极度的胰岛素抵抗为特征的各种疾病可能引起糖耐量异常或非胰岛素依赖型糖尿病。与肥胖相关性胰岛素抵抗连锁的遗传疾病包括Prader-Willi综合征(临床上以肌张力低下、智力低下、性功能减退及肥胖为特征，分为胰岛素抵抗型和非胰岛素抵抗型，前者二甲双胍或曲格列酮治疗有效)，Laurence-Moon-BiedL综合征(常染色体隐性遗传病，诊断主要依据临床特征，包括肥胖、神经发育不良、语言障碍，口腔、牙齿、耳鼻和听力障碍，指趾畸形、性腺功能减退、色素性视网膜炎和肾小球硬化等，约6%的患者伴有糖尿病)及它的变异体Bardet-BiedL综合征(一种细胞纤毛病，呈常染色体隐性遗传，临床表现为视杆 - 视锥细胞营养不良、肥胖、多指 / 造字005畸形、男性性功能减低学习认知障碍、肾结构及功能异常等)。在某些遗传综合征中，典型自身免疫1型糖尿病的发病率显著增高，如Wolfram综合征(常染色体隐性遗传并，尿崩症、糖尿病、视神经萎缩和感觉神经性耳聋是其四个主要表现，现已确定的WFSI基因定位于4p16，与双向情感障碍有关，糖尿病表现同1型糖尿病，故临床上见精神病与1型糖尿病并存时，要首先考虑到Wolfram综合征的可能)及其变异体。

在日常诊疗中若患者存在以下一项或几项情况时需警觉综合征糖尿病的可能性：①起病年龄较早；② 家系内有多个糖尿病患者；③患者不但有糖尿病并有其他系统，尤其是多系统临床异常表现；④近亲通婚或配偶双方的出生地一致，尤其是较闭塞的地区。对伴随异常临床情况的患者及每一例家族成员进行仔细检查，确认各种临床表现的性质，并根据伴随的异常临床表型及家系内疾病的传递方式进行鉴别诊断，判断为何种遗传综合征。进一步的确诊需要对致病基因及基因突变性质及其产物的功能进行探究。

九、其他特殊类型糖尿病

1. 肝源性糖尿病 肝脏是参与个体糖代谢的重要器官之一，也是维持血糖稳定的关键组织。各种慢性肝病如各种脂肪肝、病毒性肝炎、肝硬化及肝细胞癌患者中糖尿病患病率很高。相关研究提示，肝源性糖尿病发病机制中以肝脏的胰岛素抵抗为主，但同时也存在周围胰岛素抵抗伴胰岛B细胞分泌功能缺陷机制。

治疗肝源性糖尿病是，判断肝功能失代偿程度至关重要。肝硬化者常呈糖、脂及蛋白质分解代谢亢进并可伴明显营养不良，故除绝对忌酒外，饮食调节不宜过度严格限制。控制血糖首选胰岛素治疗；肝功能失代偿者胰岛素清除率降低且糖异生减少，须密切监测血糖并及时调整胰岛素用量，防止低血糖发生。口服药物可选用α糖苷酶抑制剂；但肝功能失代偿者应避免双胍类及磺脲类药物。

2. 移植后糖尿病 移植后糖尿病(PTDM)是指移植前无糖尿病病史的移植患者术后出现持续性高血糖，且达到糖尿病诊断标准。PTDM是实体器官移植后常见的并发症，是导致移植后脏器功能衰竭、心血管疾病及感染的重要危险因素。其病因主要包括免疫抑制剂、丙型肝炎感染、肥胖等。临床上主要有三种类型：①以胰岛素抵抗为特征的早发型PTDM：一般于移植后3~6个月起病；②以胰岛素抵抗和胰岛素分泌不足为特征的早发型PTDM：一般于移植后3~6个月起病；③晚发型PTDM：患者多在移植后6个月后发病。

器官移植患者建议定期监测血糖，必要时行OGTT检查，以及早发现并诊断糖尿病。在围移植期，PTDM以胰岛素治疗为主，以后采取饮食调节、适当运动及药物治疗等综合措施，尽量避免免疫抑制剂和糖皮质激素的使用。降糖药物以胰岛素为主，可酌情加用口服降糖药物或胰高糖素样肽类似物，并同时兼顾调脂治疗。

3. 危重病人应激性高血糖 应激反应指机体突然受到强烈有害刺激(如创伤、手术、失血、感染、中毒、缺氧、饥饿等)时,对内外环境作出的适应性反应。其反应之一即应激性高血糖。应激性高血糖的发生主要与神经激素调节异常、神经内分泌改变(下丘脑-垂体-肾上腺皮质轴即HPA轴的强烈兴奋)、反调节激素分泌增多、细胞因子大量释放及胰岛素抵抗有关。现在普遍认为长期和短期高血糖均会对机体产生显著有害作用,尤其对于危重病患者,血糖增高可直接或间接损害机体重要器官的功能,进而影响预后。危重患者血糖过高应予胰岛素治疗,但不应引起低血糖且不宜使血糖降低过速而引起患者在短期内出现较大的血糖波动。

4. 营养不良相关性糖尿病　根据新的糖尿病分类方法,营养不良性糖尿病的诊断已经取消,但在一些热带地区的发展中国家仍有这类糖尿病的发生。目前认为这类糖尿病都是与营养不良有关或无关的一类病因不同、发病机制各异的糖尿病综合征,很难进行归类。

营养不良相关性糖尿病的主要亚型是蛋白质缺乏胰腺性糖尿病,其临床特点为:青年发病、体型消瘦、有蛋白质热能营养不良的证据、体质指数低、需要大剂量的胰岛素控制高血糖、多有胰岛素抵抗以及撤除胰岛素后也不容易发生酮症。该病与HLA-DR3、DQ2等位基相关,部分患者体内存在胰岛细胞抗体(ICA),说明除营养因素外,其发病可能与遗传和自身免疫机制有关。

十、糖尿病分型有待进一步完善

目前通用的特殊类型糖尿病分类还不足以将所有的临床情况准确无误地归入单一亚型中。由于8个亚型的分型基础并不在一个层面上(如内分泌疾病、胰腺疾病、遗传综合征依据临床表现分类;而少见自身免疫疾病依据病理生理机制分类),故一个临床糖尿病情况有可能被归入几个亚型中:如应用α干扰素引起的自身免疫介导糖尿病可归入药物诱致糖尿病亚型,亦可归入免疫介导糖尿病的罕见类型内。此外,目前的分型尚未能涵盖各种糖尿病的临床情况:如见于危重患者的病理性应激引发的糖尿病在当今糖尿病分型中尚无归属。又如,肝脏是糖代谢与血糖调节的重要器官,而肝脏病伴糖尿病在现今通用的特殊类型糖尿病中未有一席之地。由此可见,目前的糖尿病分型尚存在诸多问题值得进一步探究。

糖尿病的分型随着对糖尿病本质的认识深入而在逐渐变动,糖尿病分型会在变动中日臻完善,最终使每一个糖尿病患者在病因上有一个正确归属,这是患者得到正确的个体化防治的前提。

(杨　涛)

参考文献

1. CRonald Kahn, Gordon CWeir, George LKing, et al. Joslin's Diabetes Mellitus. 14th Ed. LippincottWilliams & Wilkins, 2006
2. Shlomo Melmes, Kenneth SP, P Reed Larsen, et al. Textbook of endocrinology. 12th Ed. Saunaders, 2011
3. 项坤三,贾伟平. 特殊类型糖尿病. 1版. 上海:上海科学技术出版社,2011
4. 廖二元,莫朝晖. 内分泌学. 2版. 北京:人民卫生出版社,2007
5. American Diabetes Association. Diagnosis and classification of diabetes mellitus. 2010.
6. Hjelmesaeth J, Jenssen T, Hartmann A. Diagnosing PTDM. Transplantation, 2003, 75(10): 1761
7. Dungan KM, Braithwaite SS, Preiser JC. Stress hyperglycaemia. Lancet, 2009, 373: 1798
8. Barsheshet A, Garty M, Grossman E, et al. Admission blood glucose level and mortality among hospitalized nondiabetic patients with heart failure. Arch Intern Med, 2006, 166: 1613
9. Furnary AP, Gao G, Grunkemeier GL, et al. Continuous insulin infusion reduces mortality in patients with diabetes undergoing coronary artery bypass grafting. Thorac Cardiovasc Surg, 2003, 125: 1007

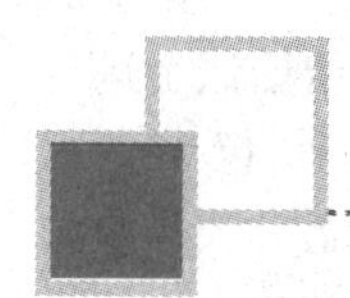

第四章 肥 胖 症

肥胖症(obesity)是指体内脂肪堆积过多和(或)分布异常,常伴有体重增加、腹部脂肪积聚过多。WHO将肥胖定义为可能导致健康损害的异常或过多的脂肪堆积。作为一种由多因素引起的慢性代谢性疾病,肥胖症早在1948年就被WHO列入疾病分类名单(ICD编码E66),目前在某些发达国家及地区人群中的患病情况已达到流行的程度。

2005年WHO工作报告中估计全球大约有16亿成人(15岁以上)超重,至少4亿成人肥胖,全球5岁以下儿童中至少有2000万人肥胖。WHO预计到2015年,全球成年人口中将有23亿人超重,肥胖人口7亿。肥胖不仅发生在高收入国家,在低到中等收入国家(尤其是城市)超重及肥胖人口的增长趋势更加令人关注。我国2011年发布的在全国31个省(区、市)开展的第三次国民体质监测结果显示,2010年成年人和老年人的超重率分别为32.1%和39.8%,比2005年分别增长3.0和4.2个百分点;成年人和老年人的肥胖率分别为9.9%和13.0%,比2005年分别增长1.9和1.7个百分点。自2000年以来,我国成年人、老年人超重与肥胖率持续增长。2005年,我国城市和农村5岁以下儿童的超重和肥胖发生率,分别为5.3%和3.9%;2010年,城市和农村分别升至8.5%和6.5%。

超重及肥胖可导致严重的健康后果,而且随着体质指数(BMI)的上升这些相关危险呈上升趋势。与BMI增加有关的主要慢性疾病包括心血管疾病、糖尿病、肌肉骨骼疾病、骨关节炎及多个不同系统的癌症。

尽管导致肥胖的原因诸多,但最根本者是摄入与消耗的能量不平衡,按病因肥胖症可分为原发性和继发性。继发性肥胖症是由于下丘脑-垂体感染、创伤、肿瘤、皮质醇增多症、甲状腺或性腺功能减退、胰岛素瘤、多囊卵巢综合征等疾病所致,本文所涉及者仅针对原发性肥胖症(又称单纯性肥胖)。

第一节 肥胖症的界定及应思考的问题

一、肥胖的界定

肥胖的界定标准并非一成不变,临床上主要通过对身体外部特征的测量值间接反映体内的脂肪含量和分布,目前最为普遍接受及使用的标准为体质指数。体重指数(body mass index,BMI)即体重除以身高的平方(kg/m^2)。国际上不同地区的学术组织对肥胖界定所采纳的BMI值有所不同。目前,WHO将BMI≥25kg/m^2定义为超重,BMI≥30kg/m^2定义为肥胖。由于亚洲人群整体体型均要小于其他人种,因此WHO针对亚太地区人群的特点,在2002年《亚太区肥胖的重新定义与处理》中提出亚洲成年人BMI在23.0~24.9kg/m^2为超重,大于25kg/m^2为肥胖。而针对我国国情,卫生部疾控司发布了中国成人超重和肥胖症预防控制指南(试行)2003版,提出中国人肥胖的诊断BMI界值(表7-4-1)。此外在肥胖分度上美国国立卫生研究院(NIH)提出成人BMI30~34.9为Ⅰ度肥胖,35~39.9为Ⅱ度肥胖,>40为Ⅲ度肥胖。但是我们需要认识到以上的危险分层的界值存在着局限性,也有学者提出Edmonton肥胖分期系统等其他肥胖分级系统对于肥胖相关疾病负担及死亡预测更为有效。对于肥

表7-4-1 中国成人超重和肥胖的体重指数和腰围界限值与相关疾病*危险的关系

分类	体重指数(kg/m^2)	腰围(cm)		
		男:<85 女:<80	男:85~95 女:80~90	男:≥95 女:≥90
体重过低**	<18.5	…	…	…
体重正常	18.5~23.9	…	增加	高
超重	24.0~27.9	增加	高	极高
肥胖	≥28	高	极高	极高

*相关疾病指高血压,糖尿病,血脂异常和危险因素聚集

**体重过低可能预示有其他健康问题

胖患者的危险分层方法仍有待相关研究以进一步明确。

尽管BMI测量法便利、安全、成本低，但是具体应用时临床医师应认识到BMI是较为粗略的指标，不同种族、不同性别、不同个体中相同的BMI水平并不总意味着相同的肥胖水平。BMI常受到骨骼、肌肉等相关因素的影响，特别是针对肌肉特别发达的个体，BMI不宜作为肥胖水平判定的绝对标准。BMI不能直接反映脂肪的分布情况，在BMI相同情况下，亚裔体脂含量更高，腹内脂肪增多更为显著。

腰围(waist circumference，WC)是另一个被用来反映肥胖程度的指标，该指标与腹部内脏脂肪堆积的相关性优于腰臀比值，在2005年国际糖尿病联盟(IDF)诊断代谢综合征的标准中已成为必备条件。WHO建议男性腰围>94cm，女性>80cm作为肥胖的标准，但是对于亚太地区，则建议男性>90cm，女性>80cm作为肥胖的标准。目前国内有研究提示，针对中国女性而言腰围>85cm可能是一个更为合适的标准。迄今为止腰围的测量部位仍未达成共识，WHO推荐采用最低肋骨下缘与髂前上棘连线的中点作为测量点，被测者在平静呼气状态下取直立位，用软尺松紧适度地水平环绕于测量部位，测量过程中避免吸气，同时保持软尺各部分处于水平位置。由于腹部内脏脂肪堆积较皮下或外周脂肪堆积危害更大，因此BMI合并WC测量可对疾病风险评估更为准确。

腰围臀围比值(简称腰臀比)(waist-to-hip ratio，WHR)也可反映腹部脂肪堆积，正常成年人WHR男性<0.90，女性<0.85。

此外使用腰围身高比值(waist-to-height ratio，WHtR)被不少研究者认为是更能反映肥胖相关风险的指标。已有研究提示在新诊断的2型糖尿病患者中WHtR与心血管疾病发生风险相关，国内一项研究认为WHtR可能在预测中国人发生2型糖尿病及心血管疾病方面更具价值。2012年一项纳入31项研究的荟萃分析显示，WHtR作为鉴别肥胖风险因子优于BMI及WC，更能精确预测高血压、糖尿病和心脏病等与肥胖相关的疾病风险，排序为WHtR > WC > BMI。WHtR的诊断价值仍需进一步研究来证实，且WHtR的具体诊断切点尚未明确。

双能X线吸收法(DXA)、超声检测法、腹腔计算机断层扫描(computerized tomography scanning)和磁共振成像(magnetic resonance imaging)等仪器检查法也可用来评判肥胖，主要能反映皮下脂肪和内脏脂肪的组成情况，特别是对内脏脂肪含量的评估较为敏感。一项在美国对9088位受试者进行的DXA与BMI对肥胖判定的研究显示，仅39%以BMI标准衡量为超重的美国人，用双能X线吸收测量法衡量为肥胖。尽管DXA对肥胖的检出更为敏感，但由于其费用较昂贵，不适于大规模流行病调查使用。此外，排空气测量法、生物电阻测量法和皮褶卡钳法虽较BMI更准确测定脂肪含量，但也存在其局限性。

二、中心性肥胖的界定

中心性肥胖(内脏性肥胖)目前受到越来越多的关注，体内脂肪分布与代谢综合征、糖尿病、高血压、高脂血症、心血管疾病等肥胖相关疾病的发生发展关系密切。中心性肥胖易导致胰岛素抵抗，是代谢综合征的中心环节，可引发各种肥胖相关性疾病。

中心性肥胖的界定目前仍存在争议，使用的诊断指标也有所不同。根据WHO的现行标准，男性WHR>0.90，女性WHR>0.85为中心性肥胖；而美国胆固醇教育计划成人治疗组第三次报告(NCEP-ATP Ⅲ)则界定男性WC>102cm，女性WC>88cm为中心性肥胖。由于种族之间体型存在差异，国际糖尿病联盟(IDF)针对中国人群设定的中心性肥胖的标准为，男性WC≥90cm，女性WC≥80cm。

三、儿童肥胖症的界定及争议

儿童期肥胖不仅对生长发育有影响，而且与成年期的代谢综合征关系密切，近期研究显示青少年肥胖个体有更高的糖尿病风险。根据儿童生长发育特点，WHO认为10岁以下及10岁以上儿童评价标准应该有所区别，推荐10岁以下儿童使用身高别体重(weight-for-height，WFH)作为评价指标。国际肥胖问题工作组织(International Obesity Taskforce，IOTF)则推荐BMI用于判断儿童期肥胖，美国疾病控制和预防中心(Centers for Disease Control and Prevention，CDC)将BMI≥同年龄同性别BMI的第95百分位数定义为肥胖，第85~95百分位数定义为超重。在我国，1999年中华医学会儿科学分会儿童保健学组将WFH超过参考人群同年龄同性别20%定义为肥胖，10%~19%定为超重，其参照人群为NCHS-CDC制定的WFH质量标准。2003年中国肥胖问题工作组(Working Group on Obesity of China，WGOC)制定了中国学龄儿童超重、肥胖 BMI 筛查分类参考标准(表 7-4-2)。但英国一项纳入约 1.5 万名十一二岁的儿童的研究结果显示,BMI 指数所显示出的肥胖比例,要低于 WC 和 WHtR 这两个参数所显示出的肥胖比例,男孩中这个差距达 6%,而女孩中这个差距可达 15%。综上所述,儿童期肥胖的界定指标及标准仍需进一步评估。

表 7-4-2 中国学龄儿童超重、肥胖 BMI 筛查分类参考标准(WGOC,kg/m^2)

年龄(岁)	超重		肥胖	
	男	女	男	女
7~8	17.2	17.4	18.9	19.2
8~9	18.1	18.1	19.9	20.3
9~10	19.0	18.9	21.0	21.4
10~11	20.0	19.6	22.1	22.5
11~12	21.1	20.3	23.3	23.6
12~13	21.9	21.0	24.5	24.7
13~14	22.6	21.9	25.6	25.7
14~15	23.0	22.6	26.3	26.4
15~16	23.4	23.1	26.9	26.9
16~17	23.7	23.5	27.4	27.4
17~18	23.8	23.8	27.7	27.8
18	24.0	24.0	28.0	28.0

第二节 肥胖症发病机制的研究现状及思索

肥胖症是一组异质性疾病,病因尚未明确,被认为是包括遗传及环境因素在内的多种因素相互作用的结果。基因的突变和变异是肥胖的基础,饮食等生活方式是发病的条件。能量摄入超过能量消耗的后果是脂肪积聚,但是这一能量平衡紊乱的原因目前尚未阐明。

1. 遗传因素 肥胖症有家族聚集倾向,但至今未能确定其遗传方式和分子机制,且不能完全排除共同饮食、活动习惯的影响。少数遗传性疾病可致肥胖,如 Prader-Willi 综合征及 Laurence-Moon-BiedL 综合征等。LEP、LEPR、POMC、PCSK1、MC4R、SIM1 等单基因突变引起的肥胖症极为罕见,对绝大多数人类肥胖症来说,至今尚未发现其单一的致病原因。目前认为绝大多数单纯性肥胖是复杂的多基因系统与环境因素综合作用的结果。近来有研究发现引发肥胖的新基因——GRP120,其编码的蛋白质 G 蛋白偶联受体 120 是长链非饱和脂肪酸的受体,在脂肪生成、食欲控制方面有调节作用,如果这种基因出现变异,肌体燃烧脂肪的能力就会降低,能量代谢出现异常。贪吃基因 Bdnf(脑源性神经营养因子)的提出也成为肥胖症的基础研究的一个亮点。饱食后,Bdnf 基因可调控神经细胞向下丘脑发送化学信号,大脑收到信号后会向身体发出不再进食的指令。在动物模型中该基因的突变会阻断神经系统与机体间的信号传递,无法获得饱腹感,从而不停进食,但在人类中的具体作用有待进一步研究。

2. 环境因素 主要包括饮食和体力活动,饮食习惯不良,例如进食多、喜好甜食或油腻食物使摄入能量增多;久坐生活方式、体力活动不足、体育运动少使得能量消耗减少。文化因素则通过饮食习惯及生活方式而参与肥胖症的发生。一项针对 45~50 岁成年女性的调查显示,女性工作时间越长,更可能出现吸烟、酗酒、睡眠不足和不运动等不良生活习惯,体重增幅越大,每周工作超过 49 个小时的女性平均增重达到 1.9%。此外,胎儿期母体营养不良、蛋白质缺乏,出生时低体重儿,成年期饮食结构发生变化时,也易发生肥胖症。英国一项研究显示,孩子肥胖不仅与出生后的生活方式有关,与母亲怀孕期间的饮食结构也有关系;如果孕妇在怀孕早期摄入的碳水化合物不足,可能会引起胎儿某些基因的功能,引起孩子成长过程中中心性肥胖风险增高,从而导致孩子今后肥胖的风险增大。

3. 脂肪组织和脂肪细胞在肥胖发生中的作用 近年来研究表明,作为一种高度分化的细胞,脂肪细胞不仅有贮存能量的功能,同时还是一个活跃的内分泌器官,可分泌数十种脂肪细胞因子、激素或其他调节物质,在机体代谢和内环境稳定中起到重要作用。营养状况、激素及各种细胞生长因子均可促进前脂肪细胞的分化、增殖为成熟的脂肪细胞。但短期内出现的体重迅速改变往往是脂肪细胞体积增大或缩小的结果,而非脂肪细胞数量的改变。男性型脂肪主要分布于内脏和上腹部皮下,称为"腹型"或"中心性"肥胖;女性型脂肪主要分布于下腹部、臀部及股部皮下,称为"外周性"肥胖。中心性肥胖者发生代谢综合征的危险性较大。

4. 疾病离子组学 2012 年中科院上海生命科学研究院营养所率先提出"疾病离子组学"的新概念,为今后进一步研究金属离子在代谢相关疾病中的作用及机制提供了重要的理论依据和新思路。该研究不仅发现血浆中铜、磷与肥胖、代谢综合征、2型糖尿病均具有显著的关联，还发现不同元素在与代谢性疾病的相互关联中的作用模式各不相同。钾和铬较倾向于单独发挥作用，铁在2型糖尿病中更趋向于与其他元素如铜等互相影响而发挥作用，铜既可以单独在肥胖中发挥作用，亦可与其他离子相互作用从而影响机体营养代谢。

第三节 肥胖症的治疗对策及评价

肥胖及其相关共患病对患者的危害及对生活质量的影响都是惊人的，因此应该强调实施预防及干预措施的重要性。

肥胖症的治疗主要包括减轻及维持体重的措施、对伴发疾病及并发症的治疗两个方面。可通过医学营养治疗、体力活动、认知行为干预、药物治疗以及手术治疗来改善体重，其中医学营养治疗、体力活动及认知行为治疗是肥胖管理的基础并贯穿治疗始终，必要时患者也应该积极采取药物或手术治疗方式以达到减轻或控制体重、减少及控制并发症的目的。

一、肥胖症治疗的总体原则

对超重、肥胖并有肥胖相关疾病的高危个体，强调合理的体重减轻(6个月时间减少原有体重的5%~15%)，以达到减少健康风险、促进健康状态的目的，并应该兼顾持续减轻和维持体重，预防体重周期性波动。同时对已出现的肥胖伴发疾病(2型糖尿病、高血压、血脂紊乱、呼吸系统疾病、骨关节炎、相关精神-心理障碍等)进行针对性的治疗，且有效的肥胖管理能减少对肥胖伴发疾病的治疗药物的需要。通过健康教育使患者充分认识到肥胖是一种慢性疾病，从而提高患者对肥胖症危险性的认识，并努力提高患者的信心，树立终生进行体重管理的理念。肥胖症作为一种慢性疾病，随访对于预防体重再次增加以及防治伴发疾病是必不可少的。

二、医学营养治疗

医学营养治疗的总体原则为减少食品及饮料中能量的摄入；减少总摄食量；避免暴饮暴食；避免餐间零食；避免睡前进餐；个体化原则，兼顾营养需求、体力活动强度、伴发疾病以及原有饮食习惯。平衡膳食中，蛋白质、碳水化合物及脂肪提供的能量比，应分别占总能量的15%~20%、60%~65%及25%左右。强调健康的饮食习惯，增加谷物、富含纤维素食物以及蔬菜、水果的摄取，食用低脂食品，减少高脂食物的摄取。

每天1200kCal以上的饮食计划为低热量平衡饮食(hypocaloric balanced diets，HBD)，每日摄取1200 kCal以下饮食可导致微量营养素的缺乏。每天提供总热量在800~1200kCal为低热量饮食(low calorie diets，LCD)；每天低于800kcal热量为极低能量饮食VLCD，VLCD主要进食鱼、瘦肉、家禽等。VLCD仅限于少数患者的短时间治疗，有更多节食并发症，治疗期间可能需要密切的医疗监护，且不适用于儿童、青少年、老年人及妊娠、哺乳期妇女。较为简便的膳食干预方法是在习惯饮食的基础上减少15%~30%的能量摄取，对于体重稳定的患者较为合适；或每天减少600kcal的能量摄入，有可能每周减轻约0.5 kg体重。

三、体力活动

体力活动的目标包括减少久坐的行为方式、增加每天的运动量。在增加体力活动的过程中患者应得到专业指导，制订锻炼方案时要考虑到患者的运动能力及健康状况，根据循序渐进、安全第一的原则，建议一般每天进行30~60分钟中等强度的体力活动，每周运动3~5天，才能预防或减轻体重再增加的效应。

中等强度体力活动消耗的能量，男、女分别为4.8~7.0kcal/min及3.3~5.1kcal/min；低强度体力活动则分别是1.9~4.6kcal/min及1.4~3.2kCal/min。如使用心率来大致区分活动强度，则进行中等强度体力活动时心率可达100~120次/min，低强度活动时为80~100次/min。

安排的体力活动的量及时间应根据减体重目标计算，对于每日需要消耗的能量，其中50%(40%~60%)可由增加体力活动的能量消耗来解决，其余的50%可由减少饮食总能量和减少脂肪的摄入量来控制。增加体力活动的时间，。肥胖者应根据其体能、年龄和兴趣等因素进行来进行体力活动，有意识地与日常活动相结合，也可用能量消耗相等的或相似的体力活动或运动来取代或交换(表7-4-3)。

表 7-4-3 各种运动和体力活动 30 分钟的能量消耗

运动项目	活动 30 分钟的能量消耗(kCal)
静坐、看电视、看书、聊天、写字、玩牌	30~40
轻家务活动:编织、缝纫、清洗餐桌、清扫房间、跟孩子玩(坐位)	40~70
散步(速度 1609m/h)、跳舞(慢速)、体操、骑车(速度 8.5 公里 /h)、跟孩子玩(站立位)	100
步行上学或上班,乒乓球,游泳(速度 20m/min),骑车(速度 10 公里 /h)	120
快步,速度 1000~1200m/min	175
羽毛球,排球(中等),太极拳,跟孩子玩(走、跑)	150
擦地板,快速跳舞,网球(中等强度),骑车(15 公里 /h)	180
网球,爬山(50 坡度),一般慢跑,羽毛球比赛,滑冰(中等)	200
一般跑步,跳绳(中速),仰卧起坐,游泳,骑车(速度 19~22 公里 /h),山地骑车	200~250
上楼,游泳(速度 50m/min),骑车(速度 22~26 公里 /h),跑步(速度 160m/min)	300

四、认知行为干预

认知行为治疗(cognitive behavioural therapies, CBT)的目的在于改变患者对肥胖和体重控制的观点及知识,建立信念,并鼓励患者采用有效减轻并维持体重的行为措施。常包括减少刺激、制定可达到的减重目标、自我监测、提高解决问题的能力等方面。

五、精神 - 心理支持

精神 - 心理支持对于肥胖的治疗效果十分重要,既包括在整体管理措施中对患者进行一般性的心理支持和疏导,也包括对相关的精神疾患如抑郁、焦虑等的针对性治疗,必要时应请专科医师进行相应治疗。

六、药物治疗及窘境

药物治疗无疑是肥胖患者更愿意接受的手段,因为相比较生活方式的干预,药物对患者毅力的要求更小,依从性更高;但药物治疗存在的不良反应特别是心血管风险却使其应用陷入了窘境。

1. 药物治疗的指征 有相当一部分患者在控制饮食量、减少脂肪摄入、增加体力活动后,仍由于种种原因体重不能减低,或不能达到期望的减重目标,该类患者可考虑使用药物辅助减重。此外,对于存在伴发疾病尤其是增加体力活动可加重原有疾病或使病情出现新变化的患者也需考虑采用药物辅助减重。欧洲成人肥胖治疗指南建议对于 BMI>30kg/m^2 或 BMI >27kg/m^2 同时伴肥胖相关疾病(如高血压、2 型糖尿病)者进行药物治疗。国内建议的药物减重的适应证为:①食欲旺盛,餐前饥饿难忍,每餐进食量较多;②合并高血糖、高血压、血脂异常和脂肪肝;③合并负重关节疼痛;④肥胖引起呼吸困难或有阻塞性睡眠呼吸暂停综合征;⑤BMI≥24kg/m^2 有上述合并症情况,或 BMI≥28 kg/m^2 不论是否有合并症,经过 3~6 个月的单纯控制饮食和增加活动量处理仍不能减重 5%,甚至体重仍有上升趋势者,可考虑用药物辅助治疗。禁忌证为:①儿童;②孕妇和乳母;③对该类药物有不良反应者;④正在服用其他选择性血清素再摄取制剂者。值得指出的是,只有在采取了充分的饮食、运动和行为治疗的前提下才予以考虑药物治疗。

2. 药物减重的目标 使原体重减少 5%~10%;减重后维持体重不反弹;使降压、降糖、调脂药物能更好发挥作用。

3. 药物治疗的选择 目前治疗肥胖症的药物主要分为食欲抑制剂、增加能量消耗的药物和抑制肠道消化吸收的药物等(表 7-4-4)。

芬氟拉明、右旋芬氟拉明、苯丙胺及西布曲明等较早上市的药物均因药物不良反应被 FDA 撤市或是自动退市(西布曲明),大剂量托吡酯、利莫那班、塔拉那班等也因可能存在的风险而停止药物临床研究,由此可见在达到减重目的的同时,药物不良反应更应在用药过程中受到重视。安非拉酮及芬特明都是去甲肾上腺素能药物,仅被美国批准用于短期(≤12 周)治疗肥胖症,而肠道胰脂肪酶抑制剂奥利司他则可用于长期(>6 个月)的治疗。奥利司他通过与脂肪形成无活性的中间体脂基 - 酶络合物,对胃肠道脂肪酶活性产生可逆性抑制,使膳食脂肪吸收减少约 33%,而未被吸收的甘油三酯及胆固醇可随大便排出,从而达到减重的目的。奥利司他同时能降低肥胖的糖尿病患者 WC、BMI、血压、空腹血糖及 HbA1c 水平,降低超重及肥胖患者血总胆固醇及 LDL-c 水平,在持续给药 20~28 周时可达最大疗效。该药物的副反应包括肠胃道胀气、便急、便失禁、油样便及皮脂溢出增多,发生率约 15%~30%;由于干扰了脂溶性的维生素 A、维生素 D、维生素 E 及维生素 K 的吸收,因此在服用奥

表 7-4-4 目前使用的主要减肥药物的比较

药品名称	作用机制	用法	疗效(减轻体重 %)	副作用	注意事项
安非拉酮	拟交感神经药	25mg×3 次 /d	3	口干、失眠、头昏、轻度血压升高和(或)心率增快	用药中需检测血压;妊娠 B 类
奥利司他	肠道胰脂肪酶抑制剂	120mg×3 次 /d	3	大便稀软;脂性腹泻	对含脂肪较高的膳食效果较好但可能增加副反应;副反应随时间科减轻;妊娠 B 类
芬特明	拟交感神经药	15,30 或 37.5mg/d	4	口干、失眠、头昏、轻度血压升高和(或)心率增快	需检测血压;可能导致肺动脉高压;妊娠 C 类
罗卡西林	选择性 5- 羟色胺 2C 受体激动剂	10mg×2 次 /d	5~6	头痛、恶心、头晕、疲乏	致癌作用、瓣膜病变、心血管风险
芬特明 / 托吡酯	拟交感胺和抗惊厥药	小剂量,3.75 mg/23mg/d;中剂量,7.5mg/46mg/d;大剂量,15mg/92mg/d	5~11	头痛、感觉异常、口干、味觉异常、头晕	抑郁、认知障碍、心率加快产生的心血管风险、出生缺陷

利司他前或后至少 2 小时补充这些维生素。对于慢性吸收不良综合征、胆汁淤积症患者应禁用奥利司他。在用药过程中还可能出现肝损害、肝衰竭,因此应密切关注相关体征和症状,一旦出现则须及时终止用药。

罗卡西林(lorcaserin),是近 13 年美国食品药品管理局批准的首款减肥药。该药获准用于成人 BMI≥27 kg/m^2 的患者,且患者至少有一项与体重相关的疾病(如高血压、2 型糖尿病或高脂血症)。该药物通过激活脑部 5- 羟色胺 2C 受体发挥作用,帮助他们在进食较少的情况下即可产生吃饱的感觉,从而起到减肥作用。该药的标签推荐,应用 12 周后如不能减重 5% 的患者则应停药,因为继续使用不能使患者临床获益。BLOOM-DM 研究评价了罗卡西林的安全性和疗效,该研究纳入了 604 例 2 型糖尿病患者,糖化血红蛋白(HbA1c)在 7%~10% 之间,罗卡西林治疗组近一半受试者最终 HbA1c<7%,因此糖尿病患者有可能在治疗过程中更为获益,但目前尚不明确该药物是否有独立于减重之外的降低血糖的作用。罗卡西林在非糖尿病患者中常见的不良反应有头晕,头痛,疲乏,口干,恶心,便秘;糖尿病患者中最常见不良反应为低血糖,背痛,头痛,咳嗽及疲劳。该药物的心血管风险尚未明确,仍需要进一步的药物研究来评估。

2012 年美国 FDA 批准了芬特明 / 托吡酯(PHEN/TPM)的复方制剂,较单药治疗时的减重效果更为显著,同时可减少托吡酯的用量,对于原来单用托吡酯所存在的抑郁、焦虑、认知相关主诉、心血管危险、碳酸氢盐水平下降等潜在风险有所削弱。虽然 PHEN/TPM 复方制剂的减重效果优于目前其他正在研发的减肥药物,但是其存在的心血管事件和出生缺陷风险则需要临床医生更为关注并严密监测。

肥胖与 2 型糖尿病之间关系密切,部分降糖药物(如二甲双胍、胰淀粉样多肽类似物、GLP-1 受体激动剂或 GLP-1 类似物)有一定的减重作用,在肥胖的 2 型糖尿病患者中可以选用。对于肥胖的 2 型糖尿病患者,二甲双胍可作为首选用药。胰淀粉样多肽可减慢食物(包括葡萄糖)在小肠的吸收速度,降低患者食欲,主要用于单用胰岛素,联合应用胰岛素和磺脲类药物和(或)二甲双胍仍无法达标的糖尿病患者。GLP-1 受体激动剂或 GLP-1 类似物在控制血糖的同时可减轻体重,该作用与抑制食欲及摄食,延缓胃内容物排空有关,具有明显的剂量依赖性。尽管部分降糖药物有在非糖尿病肥胖患者中减重的临床研究,但目前均无用于单纯性肥胖患者的注册适应证。

4. 药物治疗效果的评价 建议药物治疗 3 个月后对疗效进行评价。如非糖尿病患者体重下降 >5%、糖尿病患者 >3%,则可被视为有效,可以继续药物治疗。对于无效患者则宜停药,并对整体治疗方案进行重新评估。为避免不良反应的出现,应对使用中枢性减重药物者进行随访，起始时每2~4周一次，3个月后可改为每月一次。

七、手术治疗及其利弊

1. 手术治疗的指征 手术治疗肥胖症的主要目的是预防及治疗其伴发疾病，单纯以BMI作为手术指征具有局限性。中国肥胖病外科治疗指南(2007)建议以外科治疗肥胖病的关键——由单纯脂肪过剩引起的伴发病(代谢紊乱综合征)为选择病人的手术适应证，有以下①~③之一者，同时具备④~⑦情况的，可考虑行外科手术治疗：①确认出现与单纯脂肪过剩相关的代谢紊乱综合征，如2型糖尿病、心血管疾病、脂肪肝、脂代谢紊乱、睡眠呼吸暂停综合征等，且预测减重可以有效治疗。②腰围：男≥90cm，女≥80cm；血脂紊乱：TG(甘油三酯)≥1.70mmol/L和(或)空腹血HDL-ch(高密度脂蛋白胆固醇)：男性<0.9mmol/L，女性<1.0mmol/L。③连续5年以上稳定或稳定增加的体重，BMI≥32kg/m^2(应指病人正常情况下有确认记录的体重及当时的身高所计算的系数，而如怀孕后2年内等特殊情况不应作为挑选依据)。④年龄16~65岁。65岁以上者，由于肥胖相关的并发症顽固且复杂，应根据术前各项检查权衡手术利弊，再决定手术与否。16岁以下青少年病人要综合考虑肥胖程度、对学习和生活的影响，以及是否有家族遗传性肥胖病史、本人意愿。⑤经非手术治疗疗效不佳或不能耐受者。⑥无酒精或药物依赖性，无严重的精神障碍、智力障碍。⑦病人了解减肥手术方式，理解和接受手术潜在的并发症风险；理解术后生活方式、饮食习惯改变对术后恢复的重要性并有承受能力，能积极配合术后随访。

2. 手术类型 减重手术根据原理可分为减少吸收型手术及限制摄入型手术。前者包括胆胰旷置术、十二指肠转位术、小肠绕道术和回肠转位术等。后者包括垂直绑带式胃减容术、胃球囊术、袖状胃切除术和可调节胃绑带术(adjustable gastricbanding，AGB)等。还有兼顾减少吸收和限制摄入的混合型手术如胃分流术及Roux-en-Y胃旁路手术(Roux-en-Y gastric bypass operation，RYGBP)。目前RYGBP被认为是极度肥胖和肥胖相关并发症最有效的治疗方法之一，但仍有许多患者不能达到和(或)维持充分的体重下降。

3. 手术治疗的风险 大部分的手术方式将永久性改变患者的消化道解剖结构，患者需充分了解手术将带来的可能并发症以及术后生活方式的改变。恶心、呕吐为手术后最常见的症状；术后并发症包括吻合口漏、胃肠道出血、胃空肠吻合口狭窄、肠梗阻等，长期后遗症中脂肪泻、肠绞痛等较常见。可调节胃绑带术的并发症多与胃绑带的机械性故障有关(胃绑带移位、阻塞、破裂、皮下泵倾斜、注水泵失灵及植入物感染等)。肥胖合并2型糖尿病的患者术后倾倒综合征的发生率较高。减少吸收型手术术后可出现维生素和微量元素缺乏。Roux-en-Y胃旁路手术术后患者因高草酸尿、低钙血症所致患尿路结石的风险高于可调节胃束带术。

4. 术后随访 手术治疗后需要终生随访，掌握患者体重减轻及伴发疾病的情况，有无手术并发症发生，有无营养物质、维生素及矿物质的缺乏，以便根据需要行相应的检查并及时调整治疗方案，必要时还应进行相关的心理辅导。术后第1年中，至少进行3次门诊随访，及更多的电话或其他方式的随访。对于施行可调节胃绑带术的患者，门诊随访的次数可按需增加，根据患者的减重程度从而对绑带进行适当的调节。

八、儿童期肥胖的治疗

儿童期肥胖症的治疗应基于不影响儿童正常生长发育的原则，行为矫正、饮食调整结合运动的治疗方案较为有效，禁食、药物治疗及手术治疗则不适于在肥胖儿童中使用。

(陈璐璐)

参考文献

1. WHO/NUT/NCD. Obesity. Preventing and managing the global epidemic(report of a WHO consultation on obesity). Gneva：WHO. 1997，3，5
2. 第三次国民体质监测结果(2011年9月2日公布). http://www.china.com.cn/ guoqing/2012-06/06/content_25580008.htm
3. 中国0-6岁儿童营养发展报告(2012)(2012年5月31日公布)http://www.moh. gov.cn/wsb/pxwfb/201205/54990.shtml
4. 中国肥胖问题工作组．中国成人超重和肥胖症预防控

制指南(试行)2003 版

5. National Institutes of Health, National Heart, Lung, and Blood Institute. Clinical guidelines on the identification, evaluation, and treatment of overweight and obesity in adults: the evidence report. Obes Res, 1998, 6(suppl 2): 51-210
6. Padwal RS, Pajewski NM, Allison DB, *et al.* Using the edmonton obesity staging system to predict mortality in a population-representative cohort of people with overweight and obesity.CMAJ, 2011, 183: 1059-1066
7. 中华医学会内分泌学分会肥胖学组．中国成人肥胖症防治专家共识．中华内分泌代谢杂志, 2011, 27(9): 711-717
8. Alberti KG, Zimmet P, Shaw J.IDF Epidemiology Task Force Consensus Group. The metabolic syndrome--a new worldwide definition. Lancet, 2005, 366(9491): 1059-1062
9. Bao Y, Lu J, Wang C, *et al.* Optimal waist circumference cutoffs for abdominal obesity in Chinese. Atherosclerosis, 2008, 201(2): 378-384
10. Wu HY, Chen LL, Zheng J, et al. Simple anthropometric indices in relation to cardiovascular risk factors in Chinese type 2 diabetic patients. Chinese Journal of Physiology, 2007, 50(3): 135-142
11. Dong X, Liu Y, Yang J, et al. Efficiency of anthropometric indicators of obesity for identifying cardiovascular risk factors in a Chinese population. Postgrad Med J, 2011, 87(1026): 251-256
12. Xu F, Wang YF, Lu L, et al. Comparison of Anthropometric Indices of Obesity in Predicting Subsequent Risk of Hyperglycemia among Chinese Men and Women in Mainland China. Asia Pac J Clin Nutr, 2010, 19(4): 586-593
13. Ashwell M, Gunn P, Gibson S. Waist-to-height ratio is a better screening tool than waist circumference and BMI for adult cardiometabolic risk factors: systematic review and meta-analysis. Obes Rev, 2012, 13(3): 275-286
14. Shah NR, Braverman ER. Measuring adiposity in patients: the utility of body mass index(BMI), percent body fat, and leptin. PLoS One, 2012, 7(4): e33308
15. Hirooka M, Kumagi T, Kurose K, et al. A technique for the measurement of visceral fat by ultrasonography: comparison of measurements by ultrasonography and computed tomography. Intern Med, 2005, 44(8): 794-799
16. Ng AC, Wai DC, Tai ES, *et al.* Visceral adipose tissue, but not waist circumference is a better measure of metabolic risk in Singaporean Chinese and Indian men. Nutr Diabetes, 2012, 6; 2: e38
17. Maislin G, Ahmed MM, Gooneratne N, et al. Single slice vs. volumetric MR assessment of visceral adipose tissue: reliability and validity among the overweight and obese. Obesity (Silver Spring), 2012, 20(10): 2124-2132
18. Ibrahim MM. Subcutaneous and visceral adipose tissue: structural and functional differences. Obes Rev, 2010, 11(1): 11-18
19. Alberti KG, Zimmet PZ. Definition, diagnosis and classification of diabetes mellitus and its complications. Part 1: diagnosis and classification of diabetes mellitus provisional report of a WHO consultation. Diabet Med, 1998, 15: 539-553
20. Expert Panel on Detection Evaluation and Treatment of High Blood Cholesterol in Adults, Executive summary of the third report of The National Cholesterol Education Program(NCEP) Expert Panel on Detection, Evaluation, and Treatment of High Blood Cholesterol in Adults(Adult Treatment Panel Ⅲ). JAMA, 2001, 285: 2486-2497

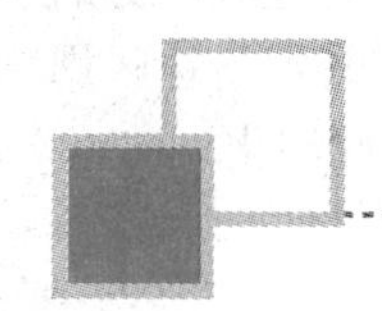

第五章　非酒精性脂肪性肝病

非酒精性脂肪性肝病(non-alcoholic Fatty Liver Disease,NAFLD)是指除外过量饮酒和其他明确的损肝因素所致的肝细胞内脂肪过量沉积,是一组获得性的代谢应激相关性肝病,包括从单纯的肝脂肪变性到非酒精性脂肪性肝炎(NASH),以致一部分最终发展为肝硬化,甚至演变为肝细胞癌。NAFLD在西方国家十分常见,估计普通人群中患病率为20%~30%,在肥胖或糖尿病人群中达到70%~90%。近年来在亚太地区呈上升趋势,患病率接近北美。我国NAFLD的流行态势同样不容乐观,上海市成人NAFLD患病率高达15%。NAFLD患病率的上升与这些地区的中心性肥胖、2型糖尿病、代谢综合征(MS)患病率上升相一致。NAFLD与MS及糖代谢异常/糖尿病密切伴随,尤为重要的是已在多个前瞻性研究中证实NAFLD可以预测2型糖尿病和心血管疾病(CVD)的发生。显然NAFLD患者已成为2型糖尿病和CVD的高危人群。2型糖尿病和NAFLD合并症的现象已经相当常见,国内外已有诸多研究证实2型糖尿病合并NAFLD患者其胰岛素抵抗、糖脂代谢、肝酶水平、炎症因子均较单纯糖尿病患者更加恶化,更高的糖脂毒性和氧化应激状态加重了患者的肝脏负担和慢性血管并发症风险从而增加心血管相关死亡率。

由于NAFLD与代谢之间存在密切关系,当前对NAFLD的关注已从它本身的肝病意义扩展到代谢意义。随着NAFLD领域研究的迅速发展,许多新的、有价值的临床循证依据不断报道,NAFLD从肝病领域延伸到多个学科。由于肝脏作为代谢的中枢性器官,肝脏脂肪沉积与代谢紊乱疾病的关系越来越密切,尤其对内分泌代谢专业的医生来说,应提高对NAFLD的认识和临床处理能力,开展NAFLD的早期诊断和早期筛查,对防治2型糖尿病和动脉粥样硬化性心血管疾病有着非常重要的意义。

第一节　NAFLD临床特点、诊断标准及应思考的问题

一、NAFLD的临床特点

NAFLD患者可有乏力、食欲减退、右上腹不适、肝脏肿大等临床表现。但绝大多数脂肪肝患者无任何症状,仅在常规体检中偶然发现有肝大,或ALT、AST、GGT的轻中度升高,也可在超声、CT检查时发现肝脂肪沉积。同时,非酒精性脂肪性肝病患者往往合并超重或者肥胖,以及糖尿病、高脂血症等多种糖脂代谢异常。因此,常常在糖尿病或者肥胖门诊被初次确诊。

1. 肝脏病变　大部分单纯性脂肪肝肝脏本身呈良性病程,而非酒精性脂肪性肝炎(NASH)则容易进展为肝硬化甚至肝衰竭。一旦疾病进展至失代偿期肝硬化,即可出现腹水、食管-胃底静脉曲张破裂出血、水肿以及肝性脑病发作等临床表现。黄疸常常发生于NASH晚期,并提示疾病进展。肝活检证实NASH患者中25%~33%合并桥接样纤维化,10%~15%合并肝硬化。进展性肝纤维化的独立预测因素主要是年龄和糖尿病,也包括肥胖、高血压以及胰岛素抵抗等。因此,非糖尿病NAFLD与合并糖尿病的NAFLD患者存在截然不同的肝病结局。已知合并糖尿病NAFLD患者其NASH的患病率为68%~78%,而其进展为纤维化的比例可达22%~60%,显著高于无糖尿病的代谢正常NAFLD患者。

2. 肝外病变　NAFLD患者肝脏脂肪沉积除了损伤肝脏,也可能加重和(或)诱导胰岛素抵抗,影响2型糖尿病患者的血糖控制,且可独立预测2型糖尿病、心血管疾病的发病。肝脏脂肪含量独立于BMI和腹内脂肪沉积,与肝脏、肌肉及全身胰岛素抵抗独立相关,且NAFLD患者5-10年发生动脉粥样硬化的风险显著高于无NAFLD人群。即便是在非糖尿病非肥胖的代谢正常人中,肝脏脂肪样变仍

可能提示胰岛素抵抗和糖尿病、心血管疾病的发病风险，因此，NAFLD可能是一种前哨病变，参与或者预示了代谢性疾病的发生。而对于伴随糖尿病的NAFLD患者，肝脏脂肪含量可影响IR的严重程度，使糖脂代谢进一步恶化。伴有2型糖尿病和肝脂肪变的患者比无脂肪肝者胰岛素抵抗更重，更易发生血脂紊乱并伴有更高的循环炎症指标。有研究表明脂肪肝严重程度在一定程度上可预测糖尿病患者控制血糖所需用胰岛素的量。因此，脂肪肝可能是决定糖尿病患者改善血糖控制和远期预后的一个重要因素。

二、病理表现

NAFLD的肝组织学改变主要分为以下三个病理阶段，即单纯性非酒精性脂肪肝、NASH和脂肪性肝硬化。肝脂肪样变是组织学诊断NAFLD的必要条件，即脂肪变性的肝细胞>5%时或肝内脂肪大于肝重的5%可病理诊断为脂肪肝。单纯性脂肪肝的组织学改变以肝细胞脂肪变性为主，不伴有肝细胞变性坏死、损伤及纤维化。NASH的肝病理特征则包括脂肪变性、多种炎性细胞浸润、肝细胞气球样变、坏死和纤维化。NASH时还可见到多型核白细胞浸润和Mallory小体，但并非诊断所必需。需要注意的是，单纯脂肪变性或有小叶内炎症而无肝细胞损伤征象的脂肪变性仍属于NAFLD扩大的疾病谱一部分，不符合NASH诊断，因为两者在预后上存在巨大差别。一旦进展至NASH相关肝硬化阶段，肝内正常结构完全被破坏，代之以广泛的假小叶形成和肝纤维化。

目前国内外指南均推荐采用NAFLD活动度积分和纤维化评分系统对NAFLD进行分期分级评估。NAFLD活动度积分是脂肪变性、气球样变和炎症积分总和，其分值范围从0分到8分。肝脂肪变性依据肝细胞脂肪变性占据所获取肝组织标本量的范围，分为4级：0分，<5%肝细胞脂肪变；1分，5%~33%肝细胞脂肪变；2分，33%~66%肝细胞脂肪变性；3分，66%以上肝细胞脂肪变。根据肝小叶炎症程度分为4级：0分，无炎症；1分，每200倍视野少于2个炎症病灶；2分，每200倍视野2~4个炎症病灶；3分，每200倍视野>4个炎症病灶。肝脏气球样变积分分为3级：1分，无气球样变；2分，少见气球样变；3，大量或突出肝细胞气球样变。NAS<3定义为无NASH，NAS>4确诊为NASH。NAS评分处于3~4分的患者为可疑NASH。肝纤维化评估不列入NASH分级诊断，而单独分为5级：S_0，无纤维化；S_1，腺泡3带局灶性或广泛的窦周/细胞周纤维化；S_2，纤维化扩展到门管区，局灶性或广泛的门管区星芒状纤维化；S_3，纤维化扩展到门管区周围，局灶性或广泛的桥接纤维化；S_4，肝硬化。

三、诊断及鉴别诊断

由于绝大多数NAFLD患者无任何临床表现，很多情况下是在超声体检发现脂肪肝病变或转氨酶升高而首次确诊。因此建议常规对糖尿病或肥胖门诊的患者进行肝脏超声筛查。对于筛查发现的脂肪肝患者，需进一步排除其他引起肝脂肪样变的病因而最终确立NAFLD诊断。

非酒精性脂肪性肝病的诊断需满足以下三个必要条件：

(1) 影像学或组织学的肝脂肪样变证据。

(2) 排除近1年内过量饮酒史(男性≥140g/周，女性≥70g/周)。

(3) 无合并其他慢性肝脏疾病或可引起肝脂肪样变的其他系统疾病。

由于肝脏病理学诊断往往不易获得，2007年亚太地区NAFLD诊疗指南中提出了NAFLD诊断的实用工作定义，包括以下情况：1)影像学检查提示弥漫性脂肪肝病变而无其他病因解释；2)无法解释的肝酶升高大于半年且合并代谢综合征任意组分的患者。如果经过有效的减重或者改善胰岛素抵抗治疗，异常的肝酶或者脂肪肝影像学特征获得改善甚至恢复则可明确NAFLD的诊断。

由于NAFLD本身是一个排他性诊断，在诊断前需仔细排除其他可能引起肝脏脂肪样变的因素：

(1) 排除酒精性脂肪肝：男性饮用乙醇≥140g/周，女性≥70g/周应首先考虑酒精性脂肪肝诊断。

(2) 排除引起NAFLD或肝酶升高的其他肝病：病毒性肝炎、自身免疫性肝炎、乳糜泻、肝豆状核变性、α_1抗胰蛋白酶缺乏等慢性肝病以及肝脏恶性肿瘤、感染和胆道疾病。对于肝酶异常的HBsAg阳性患者，若其血清HBV DNA滴度<10^4拷贝/ml且存在代谢危险因素时，其肝酶异常更有可能是脂肪性肝病。

(3) 除外服用可能导致脂肪肝的药物：糖皮质激素、合成雌激素、三苯氧胺、氨碘酮、丙戊酸钠等。

(4) 除外伴随全身疾病的继发性脂肪性肝病：全胃肠外营养、炎症性肠病、垂体前叶功能减退、甲状腺功能减退、脂肪萎缩症等，常伴有脂肪肝。此时疾病的命名应该包括病因和相应的病理改变，例如：肠外营养诱导性脂肪性肝病(或脂肪性肝炎)。

对于已经确诊的NAFLD患者，如果需要进一步获得肝脏炎症或者纤维化进展方面的信息必须依赖肝脏穿刺病理活检。然而由于肝脏穿刺病理活检本身是一项有创检查，存在严重并发症风险，因此不推荐对所有NAFLD患者进行肝脏病理学检查，而应根据个体化原则决定肝穿刺指征。我国NAFLD指南推荐对以下患者考虑肝脏穿刺病理活检：1)NAFLD诊断仍不明确者；2)NASH或者进展性肝纤维化的高危患者（合并代谢综合征或NAFLD纤维化评分≥-1.455)。NASH的筛查或确诊有助于诊断进展性肝病，不仅可提供预后信息，还可能改变患者的治疗方案。脂肪性肝炎的无创诊断对于识别进展性高危患者是必要的。目前已有研究建立一系列的血清学预测公式，如NAFLD纤维化评分、进展性肝纤维化评分（ELF)，以及弹性超声的方法来无创评估肝纤维化程度。尤其是NAFLD纤维化评分因其简便易行及对桥接样肝纤维化和肝硬化的诊断效力正逐渐被推荐用于NASH及其相关肝纤维化高危人群的筛查。为个体化NAFLD诊断方案的实施奠定了基础。

NAFLD本身是代谢综合征在肝脏的临床表现，且NAFLD患者第一位的死亡原因心血管疾病。因此，对NAFLD的病情评估还应包括患者的糖脂代谢状况及糖尿病、心血管疾病的风险评估。其代谢风险主要包括以下几个方面：

(1) 形体参数：包括身高、体重、BMI和腰围等。

(2) 糖代谢状态：建议采用空腹和餐后2小时血糖作为筛查方法，如有异常建议行OGTT血糖和糖化血红蛋白测定进一步明确糖代谢状态。

(3) 脂代谢状态：血脂谱，尤其是甘油三酯和高密度脂蛋白水平，需要在首次诊断NAFLD时进行评估。

(4) 血压测定：对于NAFLD患者，血压大于140/90mmHg可诊断高血压，而对于合并糖尿病和（或）肾功能不全患者，正常血压的标准更加严格（要求130/80mmHg）以下。

(5) 伴随其他内分泌疾病：应注意筛查评估多囊卵巢综合征、皮质醇增多症、肾上腺皮质功能减退、甲状腺功能减退、垂体前叶功能减退等可合并肝脂肪样变的内分泌疾病。

心血管疾病风险评估：早期进行NAFLD患者心血管疾病风险的评估干预有望改善患者的生存率。颈动脉内中膜厚度被认为是动脉粥样硬化的替代终点，可辅助识别需积极干预心血管风险的高危人群。推荐常规颈动脉内中膜厚度测定评估NAFLD患者心血管疾病风险。

第二节 NAFLD发病机制的研究现状及思索

一、肝脏脂肪沉积的发病机制

NAFLD的发病机制复杂，至今仍有争议。肝脏内甘油三酯（TG）由三分子游离脂肪酸（FFA）与一分子甘油结合而成。任何原因引起肝脏FFA及TG的摄取或合成过多（饮食摄入、脂肪组织分解增多，使血浆FFA升高，肝脏摄取FFA增多；肝内脂质从头合成增多）以及输出及利用减少（FFA在肝细胞线粒体β氧化减少，以及TG以极低密度脂蛋白（VLDL）形式向肝外转运障碍)，都可以导致肝脏脂肪沉积。下列可能机制通过一个或多个环节导致肝细胞内TG异常沉积。

1. 能量过剩 NAFLD的发生与不健康的生活方式有关。能量摄入过多和利用减少，使体内能量过剩，肝脏脂肪沉积。饮食因素被认为是导致NAFLD发生的重要环境因素。除脂肪摄入外，碳水化合物的过量摄入也可以导致肝脏脂肪沉积。高胰岛素血症及高血糖可以上调一些关键的脂肪合成转运因子如固醇调节元件结合蛋白（SREBP）1c和碳水化合物响应元件结合蛋白（ChREBP）摄入促进肝脏脂质从头合成增多。摄食种类与NAFLD的发生发展息息相关。近来果糖的致脂肪肝作用越来越得到重视，与葡萄糖不同，循环中果糖几乎全部由肝脏摄取，它不能被用来合成糖原，而是转化为3-磷酸甘油醛，参与肝脏脂质从头合成。

2. 肥胖 NAFLD与肥胖密切关联，在超重及肥胖人群中高发。研究显示，肥胖患者扩张的脂肪组织的脂解，使大量FFA入肝；且往往伴有摄食过多及肝脏脂质从头合成增多。有报道显示，肝脏脂肪59%来源于循环中的FFA，26%来源于肝脏脂质从头合成，15%从饮食中获得。与皮下脂肪积聚相比，内脏脂肪积聚与NAFLD，胰岛素抵抗关系更密切，扩张的内脏脂肪可释放大量脂肪因子，调节机体能量与物质代谢，同时肥胖的病人脂肪组织浸润了较多的巨噬细胞，启动了慢性炎症。

3. 胰岛素抵抗（IR） IR是NAFLD发生的最主要机制。几乎所有的NAFLD患者都存在周围组织和肝脏的IR，且IR的严重程度与NAFLD的病情进展相关。生理状态下，胰岛素在肝脏抑制葡萄糖生成和促进脂肪酸合成。在外周脂肪细胞，胰岛素可以刺激前脂肪细胞分化为成熟的脂肪细胞,并在成熟的脂肪细胞中,有促进脂肪生成及抑制脂肪分解作用。当 IR 时,胰岛素抑制肝糖生成的作用减弱,而促进脂肪酸合成的能力依然保持。高胰岛素血症促进外周脂肪组织脂肪分解,血液中 FFA 含量增高,肝脏摄取 FFA 增加。同时高胰岛素血症及高血糖可以上调一些关键的脂肪合成转运因子如 SREBP1c 和 ChREBP,促进了肝脏脂质从头合成增多。胰岛素介导的 SREBP1 的激活可以增加丙二酰 COA,FFA 的 β- 氧化障碍,结果使大量的 FFA 蓄积在肝脏,酯化形成 TG 增多。因原料增加,VLDL-TG 分泌出肝增多,但尚不能完全代偿,导致 TG 在肝脏积聚。IR 除了使肝脏脂肪积聚外,其在胰岛素敏感组织如骨骼肌和肝脏等部位的蓄积,使该组织对胰岛素的敏感性下降所致,加重了 IR,两者互为因果,恶性循环。

二、非酒精性脂肪性肝炎的发生与进展机制

单纯性脂肪肝病理学改变温和且主要局限于肝细胞内。大约 20%~30% 的患者,在肝细胞脂肪变的基础上发生肝细胞损伤和氧化应激增加,启动炎症反应,引起非酒精性脂肪性肝炎(NASH),进而肝细胞凋亡增加,星状细胞增生,发生纤维化。10 年内约 20%~30% 的 NASH 患者进展为严重的肝纤维化,甚至进展为肝细胞肝癌。NASH 的发生与进展主要机制包括以下几个方面:

1. 胰岛素抵抗　IR 在 NASH 的发生、发展中起了重要作用。在肝脂肪变性基础上,高胰岛素血症及高血糖直接上调相关的组织生长因子导致肝脏星状细胞有丝分裂,并刺激纤维化生成,引起肝脏炎症、纤维化。同时,高胰岛素血症加剧了 FFA 的肝脏的蓄积,FFA 及毒性代谢产物(如甘油二脂、神经酰胺等)对肝脏产生脂毒性损伤,激活肝细胞、Kupffer 细胞及其他免疫细胞的炎症通路,导致炎症、肝细胞凋亡、肝小叶损害。另外,研究显示,高胰岛素血症可以改变了胆固醇代谢核转录调节剂,导致肝脏游离胆固醇的积聚,损害肝细胞,使单纯性脂肪肝转化为 NASH。

2. 缺氧　缺氧对胰岛素敏感性、脂质代谢和炎症的都有一定影响。在大量临床、基础研究中,缺氧已被证实为 IR 的一个独立危险因素。缺氧可导致脂肪组织炎症加重,肥胖患者脂肪细胞减少和巨噬细胞聚集与局部的低氧血症有关。缺氧环境培养脂肪细胞释放更多炎症因子如 TNF-α、IL-6 和更低水平的脂联素。肥胖患者脂肪组织也可见脂肪细胞的线粒体功能障碍,并可因此导致脂肪组织缺氧及其功能障碍。目前对于缺氧及 NASH 的关联的研究尚处于起始阶段,有待于进一步探索。

3. 氧化应激与脂质过氧化损伤　氧化应激与脂质过氧化损伤是单纯性脂肪肝进一步发展为 NASH 的重要因素,其标记物与肝脏炎症、纤维化严重程度呈正相关。氧化应激是由于活性氧簇(ROS)产量增加所致,NAFLD 时多种机制可导致 ROS 生成增加:线粒体氧化能力减弱时,线粒体源性 ROS 的产量会相应增加;胞质内 FFA 过量沉积,引起过氧化物酶体和微粒体代偿性激活,增加非线粒体源 ROS 的生成;内质网(ER)对蛋白进行折叠修饰时,若需求超出了 ER 的正常容量,会导致未折叠或错误折叠蛋白质在内质网腔蓄积,形成 ROS;当脂肪肝出现 ER 应激时,ER 负荷加重,也会造成 ROS 生成增多。ROS 与膜磷脂的不饱和脂肪酸反应形成脂质过氧化物(LPO),ROS 和 LPO 共同导致肝细胞损伤形成恶性循环。ROS 可进一步损害线粒体氧化功能加重 ER 应激,同时激活 C-Jun 氨基末端激酶(JNK)等炎症通路,引起 ATP 消耗、肝脏损伤和凋亡的发生。LPO 能抑制抗氧化系统的保护作用,并通过共价键与蛋白结合,引起免疫反应和导致免疫性肝炎。综上所述,氧化应激和脂质过氧化反应在单纯性脂肪性肝病向脂肪性肝炎演变过程中起着重要的始动和促进作用。最终使肝脏出现炎症、坏死和纤维化。

4. 炎症细胞因子　慢性低度炎症状态与 NASH 的发生密切相关。NASH 患者体内的一些炎症标记物如:C 反应蛋白、IL-6,TNF-α 等较正常人或单纯性脂肪肝患者增高,补体系统 C3 和 C4 及自然杀伤 T 细胞广泛的激活。IR、脂毒性损伤、线粒体功能损伤、氧化应激等激活了核因子 κB(NF-κB)、JNK 等炎症通路,促进 TNF-α、IL-6、IL-1β 等细胞因子的产生,引起肝细胞损伤、炎症和坏死。肥胖或者超重的 NAFLD 患者扩张的内脏脂肪组织存在炎性反应,其中的脂肪细胞和浸润的巨噬细胞会释放 FFA、一系列炎症因子及脂肪因子。研究显示,NASH 患者中脂联素水平降低,瘦素及抵抗素水平增高。脂联素能够通过许多机制改善胰岛素的敏感性,具有直接抗炎、抗纤维化形成的作用,并诱导肝星状细胞调亡;瘦素具有促胰岛素抵抗,刺激纤维增生等作用;抵抗素在动物研究中发现其能导致炎症,但在人体研究中尚未明确证实。PPAR-γ 的功能与 NASH 也有着密切的关系。PPAR-γ 有促进

脂肪细胞成熟及增加脂肪细胞储脂能力，改善IR，抗炎、抗纤维化的作用。这些炎性反应会导致促炎通路的激活、星状细胞增生、引起肝纤维化，而且这些通路最终聚合在两条主要的细胞内转录因子信号通路上——NF-κB和JNK通路，成为IR的级联反应中的重要环节从而加重IR。

5. 遗传因素（相关易感基因的研究现状） NASH存在遗传易感性，影响胰岛素敏感性，以及调节FFA代谢、氧化应激、免疫反应、纤维化进展的基因均可以影响到NASH的发生、发展。GWAS研究显示，最明确的预测“NAFLD/NASH基因”为磷脂酶家族成员A3（PNPLA3，SNP rs738409），也称为脂肪滋养蛋白，可能参与调节能量代谢、脂肪合成与分解。已有多项研究证实，其C>G（I148M）的多肽性与肝脏脂肪含量、炎症，纤维化密切正相关，甚至增加了相关性肝细胞肝癌的发生风险，但大多数研究发现这一多态性改变与胰岛素敏感性无关。这一发现引起研究者极大兴趣：意味着胰岛素抵抗作为NAFLD重要发病机制的理论受到极大挑战。除此之外，至今为止已有五项关于NAFLD的GWAS研究显示蛋白磷酸酶1调节亚基3B（PPP1R3B）、种群特异性成分（GC）、淋巴细胞胞质蛋白1（LCP1）、脂质磷酸酶相关蛋白类型（LPPR）4、溶质载体家族成员8、神经蛋白聚糖（NCAN）的变异与NAFLD的发生相关；溶血磷脂酶（LYPLAL1）、葡萄糖激酶调节蛋白（GCKR）胶原XIII型A1（COL13A1）、EF-手型结构域钙结合蛋白（EFCAB）4B、单核苷酸多态性（SNP）rs2499604、rs1421201及rs2710833变异与NASH相关；NCAN、GCKR、金合欢乙酸二磷酸转移酶（FDFT）1、SNPrs1227756的变异与肝脏纤维化相关。其他的已在较小规模的研究中证明与NAFLD相关的SNP包括相关的微粒体甘油三酯转运蛋白（MTTP）、磷脂酰乙醇胺甲基转移酶（PEMT）、载脂蛋白（Apo）C3（在印度人中发现，但未在芬兰人中证实）、PPAR-α、孕烷X受体（PXR），过氧化物歧化酶（SOD）2，IL-6、TNF-α和血管紧张素Ⅱ受体等，其中SOD2，MTTP，PEMT，IL-6，PXR的变异与NASH相关。

三、NAFLD对代谢紊乱发生机制的思考

胰岛素抵抗对NAFLD/NASH的发生发展起到关键的作用，反之，肝脏脂肪（尤其是饱和脂肪酸）沉积也加重了IR。目前多数观点认为：IR是代谢紊乱发生的核心，肝脏作为代谢的中枢性器官，其脂肪沉积与代谢紊乱疾病的关系越来越密切，大多数学者已经将NAFLD作为代谢综合征的组分之一。国外多个前瞻性研究发现脂肪肝可以预测MS、2型糖尿病和心血管疾病（CVD）的发生，强烈提示肝脏脂肪含量增加对2型糖尿病和CVD的发病机制中起着关键性的作用。

基于以上观点，肝脏脂肪含量的积聚可以启动代谢紊乱的发生。引起我们思考的问题是：既然脂肪肝作为糖脂代谢紊乱的启动因素，那么肝脏脂肪含量增加到什么程度可以启动糖脂代谢紊乱的发生呢？即：对于糖脂代谢紊乱而言，肝脏脂肪沉积是否有一个阈值（切点）？要回答这个问题首先要解决肝脏脂肪含量定量的问题。目前普遍采用的超声检测是定性方法，不能测定确切的肝脏脂肪含量。肝穿刺病理诊断的方法是肝脏脂肪定量的金标准，然而这一方法的有创性和严格的适应证，限制了在大样本的人群研究中的应用。建立无创的肝脏脂肪含量测定方法对研究肝脏脂肪含量和糖脂代谢紊乱之间的量效关系才能回答上述问题。磁共振波谱分析（^{1}H MRS）的方法是目前无创肝脏脂肪含量定量的金标准，然而因费用和技术条件的限制不推荐常规应用。高鑫教授课题组首次报道的标准矫正的超声测定肝脏脂肪含量的方法，并以此方法在社区人群中首次观察到肝脏脂肪含量大于10%时，出现糖耐量异常。肝脏脂肪含量增加引起糖代谢异常的切点还需要在不同人群、不同年龄和不同性别人群中进一步验证。引起代谢紊乱的肝脏脂肪含量切点一旦确定，对代谢紊乱防治目标的确立具有重要价值。

胰岛素抵抗启动肝脏脂肪过量沉积的理论受到挑战（对上述观点的挑战）：研究发现，部分患者存在肝脏脂肪过量沉积，但并不伴有胰岛素抵抗。2008年，Romeo等首次报道了PNPLA3基因变异（C>G，I148M）与NAFLD密切相关。在后续的研究中，至少10个不同的种族中验证了上述结果。Romeo等，一系列后续研究及近期的meta分析均显示PNPLA3的变异所致的NAFLD不伴随肥胖、胰岛素抵抗、高血糖、高TG或低HDL-C血症。这一发现意味着胰岛素抵抗作为NAFLD重要发病机制的理论受到极大挑战。那么PNPLA3引起NAFLD的具体机制又是如何的呢？细胞及动物研究显示，PNPLA3变异可以使甘油三酯水解酶功能下降，肝TG分解减少，或者增加溶血磷脂酸酰基转移酶（LPAAT）活性，肝TG合成增多，引起肝脏脂肪沉积，但以前者为主ENREF 15。确切机制目前

尚未明确,值得进一步探索。

NAFLD 不仅仅是简单的肝脏疾病,而是一种代谢性疾病,我们对 NAFLD 的认识不能只停留在肝病的认识水平,要着眼于其对代谢紊乱的影响,重视 NAFLD 患者的代谢紊乱的诊治。

四、对 NAFLD 发病机制研究进展

在过去的几年中,对 NAFLD 的发病机制的认识不断进展,然而至今为止尚未完全认识。除传统的发病机制外,一些新型的发病机制已经得到一定程度的证实。NAFLD 的发生、发展其他组织间的对话,脂质组分对 NAFLD 的进展的影响值得进一步的深入研究;NAFLD 与不同的 microRNA 的关联及其在 NAFLD 发病机制及潜在的治疗作用需要继续探索。这些发病机制包括:

1. 内毒素 NASH 患者肠道渗透性显著增加,在临床表现上存在小肠细菌过度生长,有学者对此也进行了大量研究,实验显示,内毒素与 NASH 的发病有关。NASH 时存在内毒素性肝损伤,内毒素激活肝脏库普弗细胞以及促使 TNF-α 等细胞因子释放可能是 NASH 发病机制之一。

2. 肝脏铁的负荷 肝脏铁的负荷可以增加 IR,并且可独立于 IR 对肝脏有直接损伤作用,铁负荷可以增加氧化应激,损害 DNA,产生 NASH 并导致脂质过氧化,产生丙二醛,激活星状细胞,导致肝纤维化。

3. 内源性大麻素受体 内源性大麻素受体(CB)1 系统通过中枢和外周效应调节食欲和能量平衡,从而改善血糖和血脂代谢。肝脏中 CB1 的过度活化促进 SREBP-1c 的表达,增加肝内脂质的从头合成,并可抑制 VLDL-TG 聚合体输出肝脏,最终导致肝内脂质沉积。饮食中的脂肪不仅直接参与肝脏内脂肪酸形成,还可在脂肪组织中 CB1 的作用下,在脂肪组织中形成脂肪酸,转运到肝脏,加重肝内脂肪沉积。大麻素受体可以调节星状细胞的凋亡,与肝脏炎症、纤维化相关。

4. 脂质组分 不同的脂质对肝细胞损伤能力不同。研究显示,饱和脂肪酸 / 不饱和脂肪酸比例增加、脂肪酸去饱和障碍、细胞内游离胆固醇增加,与肝脏炎症、纤维化的病理改变正相关。动物研究发现,饱和脂肪酸如神经酰胺等具有较强的脂毒性可以导致炎症通路激活,线粒体功能障碍,细胞凋亡蛋白酶激活,诱导细胞凋亡,而由不饱和脂肪酸所构成的甘油三酯中对肝细胞的损害相对较小。肝脏饱和脂肪酸量较肝细胞甘油三酯含量与肝脏病理改变的关系更为密切。因此,有学者提出,脂肪肝的治疗不应以降低肝脏脂肪含量为首要目标。然而,脂质代谢的变化影响炎症的确切的机制尚未完全明确,目前世界上使用无创肝脏质子磁共振波谱法测定肝脏脂肪含量的最大的研究——Dallas Heart Study 显示,校正了肝脏脂肪含量后,PNPLA3 变异的肝脏致炎作用消失,提示了肝脏脂肪积聚可能是 NAFLD 进展的主要原因。所以,单纯肝脏的 TG 的积聚是否是 NAFLD 进展的主要原因仍值得探索。

5. 表观遗传学修饰 在过去的 10 年,表观遗传学在病因学及发病机制方面的作用越来越得到认可,其 NAFLD 的发病机制方面的作用还大多未知。最近发现人类 NASH 患者有 100 多个 microRNAs(miRs)表达异常(包括参与 NAFLD 发病相关的糖脂代谢、未折叠蛋白应答调控、内质网应激、氧化应激、细胞分化、炎症、凋亡等)。肝脏表达丰富的 miR-122 在许多肝病中受到了广泛关注,它占据了肝脏所有 miRs 的 70%。与健康人群相比,NASH 患者的表达明显下调(63%)。除参与脂质、胆固醇代谢之外,miR-122 还发现具有促进脂肪细胞分化的功能,通过调控昼夜节律基因表达参与生物钟输出系统。其他的一些 miRs 也有报道称参与 NAFLD 的发病过程,miRs34a、miRs146b 在 NASH 患者中显著表达上调(分别为 99%、80%),miR-335 及 miR-181d 与肝内 TG 及胆固醇含量相关。

综上所述,由于 NAFLD 发病机制的复杂性,许多机制尚未阐明,上述的研究热点开拓了思路,值得进一步探索,引领我们深入了解 NAFLD 的发病机制,为治疗 NAFLD 提供有效手段。

第三节 糖尿病与脂肪肝共患对代谢紊乱和肝病结局的影响

一、糖尿病伴随脂肪肝使糖脂代谢紊乱进一步恶化的证据

糖尿病人群中 NAFLD 的发病率日益增高,T2DM 患者中超声诊断的 NAFLD 患病率已达近 70%。国外已有前瞻性研究发现脂肪肝可以预测 2 型糖尿病的发生,NAFLD 患者的肝脏和外周(骨骼肌和脂肪组织)胰岛素抵抗显著增高,是影响 T2DM 发生发展的主要机制之一。肝脏胰岛素受体敲除小鼠表现为空腹和餐后血糖升高、继而发生骨骼肌胰岛素抵抗。脂肪代谢障碍是胰岛素抵抗的一个

极端例子，患者常有高甘油三酯血症和肝脏脂肪沉积，严重的先天性全身脂肪代谢障碍患者的基础葡萄糖产生增加，无法抑制肝糖异生，并且在高胰岛素-血糖正常的情况下无法刺激外周葡萄糖摄取，导致糖尿病患病率增加。给予瘦素后，这些患者的肝脏内甘油三酯含量减少 90% 且肝胰岛素敏感性改善，另外，肌肉的甘油三酯含量降低 30%，胰岛素刺激的整体葡萄糖清除率增加近 2 倍。中山医院内分泌科课题组研究发现在糖代谢和脂质代谢正常的人群中，约有 30% 的人肝脏脂肪含量超过正常，并且他们的甘油三酯水平和全天血糖谱开始出现正常范围内升高，高密度脂蛋白胆固醇水平开始出现正常范围内降低。人体肝脏脂肪含量增加至 10% 时，开始出现胰岛素抵抗，B 细胞早相分泌代偿增高；当增加超过 10% 时，早相和整体 B 细胞分泌功能受损伴血糖升高。这些证据表明 NAFLD 是糖尿病的早期阶段，提示肝脏脂肪沉积参与了 2 型糖尿病的发生。

在糖尿病患者中，脂肪肝的情况使得患者的血糖更难控制且对胰岛素的需求量较高。在接受胰岛素治疗的 T2DM 患者中，每日胰岛素剂量与肝脏脂肪含量呈正相关。给予 T2DM 患者低热卡饮食，使肝内脂肪降低 81%，并伴随着肝糖生成减少和空腹血糖降低，但是骨骼肌内脂肪含量和外周胰岛素抵抗并无明显改善，主要是通过降低肝脏脂肪含量改善了肝脏胰岛素抵抗。此外，合并 NASH 的 T2DM 患者存在更严重的肝脏胰岛素抵抗。更重要的是，近年来的研究证据表明，NAFLD 与糖尿病患者的微血管和大血管并发症发生率显著增加相关，特别是心血管疾病风险。对肝穿刺证实 NAFLD 的 173 例患者随访 13 年的研究结果显示心血管疾病是最常见的死因，并且 NASH 患心血管疾病的风险比单纯性脂肪肝更大。一项 3000 例未筛选的 2 型糖尿病患者的大型研究，和一个 1 型糖尿病的小型队列发现，冠状动脉、脑血管及周围血管疾病的患病率在合并 NAFLD 的患者中显着升高，并且独立于传统的大血管危险因素，糖尿病病程，血糖控制水平，调脂、降糖、降压、抗血小板药物的使用以及代谢综合征组分。此外，磁共振波谱（MRS）诊断的 NAFLD，与已知冠状动脉疾病的 2 型糖尿病患者心肌灌注减少相关，独立于传统的危险因素、内脏脂肪及胰岛素敏感性。关于 NAFLD 和微血管并发症的研究资料尚有限。Targher 等人在 1 型糖尿病人群中观察到 B 超诊断 NAFLD 患者的糖尿病视网膜病变发病率较高，NAFLD 与视网膜发病率相关且独立于年龄、性别、糖尿病病程、药物应用、糖化血红蛋白和代谢综合征。已有大规模观察性研究提示了 NAFLD 和慢性肾脏病（CKD）之间的关联，包括糖尿病人群。已证实 B 超诊断的 NAFLD 与微量白蛋白尿和 CKD 的发病率增加相关，前瞻性研究也证实 2 型糖尿病合并 NAFLD 患者的 CKD 发病率增加。但是这种关联性须在更大的对照研究以及更广泛的人种和 1 型或 2 型糖尿病人群中进一步验证。除了传统的糖尿病相关的血管并发症，最新证据表明糖尿病和各种癌症，特别是肝细胞肝癌（HCC）、乳腺癌、大肠癌之间的关联。由于 NAFLD 明确与 HCC 的患病风险增加有关，糖尿病的并存可能赋予 NAFLD 患者额外的风险。

2 型糖尿病和 NAFLD 合并症的现象已经相当常见，国内外已有诸多研究证实 2 型糖尿病合并 NAFLD 患者其胰岛素抵抗、糖脂代谢、肝酶水平、炎症因子均较单纯糖尿病患者更加恶化，更高的糖脂毒性和氧化应激状态加重了患者的肝脏负担和慢性血管并发症风险从而增加心血管相关死亡率。

二、糖尿病伴随脂肪肝加速不良肝病结局

研究发现大多数 2 型糖尿病患者患有脂肪肝，其中 NASH 所占比例可高达 50% 或更多。Soderberg 等人平均随访时间为 21 年的研究证实，NASH 与全因死亡率、心血管疾病死亡率、肝病相关死亡率的增加相关。NAFLD 和 T2DM 两者可能有共同的土壤，糖尿病可能通过特殊的病理机制影响 NAFLD，特别是通过相互关联的代谢通路，从而加快了 NAFLD 进展为 NASH 的步伐。

2013 年发表在 Hepatology 上来自韩国的一个 5 年前瞻性队列研究显示，相比轻度脂肪肝，T2DM 与中重度 NAFLD 更加相关，且 NAFLD 是未来发生 T2DM 的独立危险因素。美国一项社区队列研究显示，NAFLD 与糖尿病患者的总体死亡风险增加有关。另一项多中心横断面研究显示，糖尿病与发生 NASH、纤维化和进展性纤维化的风险强烈相关，尤其在非糖尿病患者中，糖尿病家族史与 NAFLD 患者发生 NASH 和肝纤维化相关。一项荟萃分析表明，年龄、糖尿病、肥胖、高血压和胰岛素抵抗程度是纤维化的独立预测因素，其中 T2DM 与 NASH 纤维化存在显著相关性，NASH 和肝纤维化发病率显著增加，且肥胖和糖尿病均独立增加肝细胞肝癌的发生风险，使 NASH 患者的肝脏相关死亡率上

升10倍。已有研究证实2型糖尿病合并NAFLD更高的糖脂毒性和氧化应激状态加重了患者的肝脏负担,从而增加了NAFLD相关肝硬化、肝癌的发生率、肝脏相关死亡率和心血管事件的发生,这对NAFLD患者的临床和预后具有重要的影响。也有基因多态性研究认为,PNPLA3 rs738409多态性与2型糖尿病患者的肝纤维化相关,独立于BMI或肝脏脂肪含量,肝脏脂肪变性和纤维化的患病率在G等位基因携带者中高于C等位基因纯合子。NAFLD严重程度需要依赖肝活检明确诊断,因此NASH的发病率在一般人群中很难估计,在不同的研究队列的差异很大。目前,国外一些小样本的病理研究显示,肝活检证实NAFLD的T2DM患者中,NASH、进展性纤维化的患病率分别为66%~78%、34%~60%ENREF 75。虽然这些以糖尿病患者为研究对象的肝脏病理研究,样本量较小且得到NASH和纤维化的患病率差异较大,但足以引起研究者们对2型糖尿病患者肝脏状态的广泛关注。

已有的临床证据均证实合并DM的NAFLD患者可能更容易发生进展性肝病,提示我们应警惕合并NAFLD的2型糖尿病患者发生肝脏纤维化和肝脏不良结局的风险,不仅需要关注T2DM患者的代谢状况和急慢性并发症,而且对T2DM合并NAFLD患者的肝病状态及结局同样值得重视。然而,目前NASH在2型糖尿病患者中仍经常被忽视,并且没有指南协助临床医生如何对这种情况进行筛选。我国是糖尿病大国,成人糖尿病患病率已高达9.7%,患者总数达9240万,遗憾的是,国内尚无T2DM人群确切的NASH尤其是肝纤维化的患病率数据。早期诊断和干预NAFLD对防治T2DM的发生和进展具有重要意义。另一方面,在糖尿病与NAFLD共患人群中肝病不良结局及肝病相关死亡率增加,因此,既要关注非糖尿病人群的NAFLD,又要关注糖尿病人群的肝病进展。糖尿病和脂肪肝共患人群也将成为未来研究NAFLD和NASH的发病机制以及设计临床试验干预NASH的研究对象。

三、伴随糖尿病使NASH发生与进展的机制

糖尿病人群中NAFLD和NASH的发病机制是相当复杂的,糖尿病造成NAFLD进展的因素目前尚未确定,很可能是由脂质代谢紊乱,胰岛素抵抗、高胰岛素血症和胰岛素相对缺乏相关的糖调节受损,氧化应激的增加,以及局部和全身的炎症之间相互作用的结果。遗传和环境条件可能交互作用导致NAFLD和NASH的发生,并影响了它们与共患2型糖尿病之间的密切关系。

2型糖尿病加剧并导致NAFLD进展的机制仍未完全阐明。但是多数研究发现糖尿病所伴随的胰岛素抵抗相关的高胰岛素血症和胰岛素相对不足可能会导致NAFLD的进展。在胰岛素抵抗状态,脂肪酸的外源性吸收和肝脏的从头合成,加剧了脂质输出的减少,导致NAFLD中脂质合成和肝脏脂肪含量的增加。肝内脂质存储增加和清除减少共同作用超出了肝脏FFA存储和氧化能力,通过线粒体功能不足和过氧化物酶β氧化产生对肝脏的脂毒性作用。这个过程可以促进NAFLD和胰岛素抵抗进一步增加的病理恶性循环,还可以通过诱导炎症反应,氧化应激,内质网应激对肝脏造成打击。参与NASH形成的炎性细胞因子和细胞通路主要包括:NF-κB及其下游通路,巨噬细胞趋化蛋白-1及其受体,C-C趋化因子受体2,TNF-α及其信号通路,以及白细胞介素IL-1β、IL-18和IL-33,C-Jun-氨基末端激酶是NASH中激活炎症的重要的第二信使。和库普弗细胞、自然杀伤细胞、T细胞、肝窦内皮细胞和肝星状细胞(HSCs)一样,肝细胞在NASH中也扮演着重要的促炎细胞作用。NAFLD的炎症反应可能加剧了胰岛素信号通路的缺陷。此外,糖尿病的脂联素水平下降也可能导致肝脏纤维化的进展,因为脂联素具有抗纤维化的作用,它与HSCs激活的标志物表达减少以及凋亡增加相关。

综上所述,2型糖尿病加剧NAFLD的致病过程大致总结如下:①在肥胖个体中,糖尿病导致脂肪组织的脂肪分解增加,增加脂肪酸运送到肝脏;②糖尿病持续的高胰岛素血症和选择性肝胰岛素抵抗,引起从头脂肪合成更早,随后导致肝纤维化的发生;③高血糖和糖基化终末产物(AGE)促进肝细胞死亡,激活肝HSCs,诱导促纤维化因子,如结缔组织生长因子(CTGF)。反过来,继发于NAFLD的肝脏胰岛素抵抗可能导致代偿性高胰岛素血症以及继发于T2DM和严重高血糖的胰岛B细胞功能衰竭。

现有的证据让人们对非酒精性脂肪性肝病这个疾病有了新的认识,从早期仅仅对病变肝脏本身的描述,扩展到目前对整个疾病多重代谢结局的关注。因此,有必要对这个疾病多种代谢结局的影响有全面的认识,提高对这个疾病的重视程度,对有效防治代谢相关疾病有着重要意义。

第四节　NAFLD 治疗对策及评价

NAFLD 的治疗与管理不仅应包括肝病的治疗，而且应包括对伴随的糖脂代谢异常与心血管风险的治疗，如肥胖、高血脂、胰岛素抵抗、2 型糖尿病等。由于 NAFLD 病因与发病机制不明，针对肝病本身目前尚缺少公认有效的药物治疗手段。推荐改善生活方式作为 NAFLD 的基础治疗。

一、减轻体重治疗

对超重 / 肥胖（腹型肥胖）的 NAFLD 患者，首选以减轻体重为目的的生活方式治疗。这些干预措施不仅有效改善了 NAFLD，也改善了 NAFLD 相关的代谢综合征、2 型糖尿病和心血管疾病危险因素。

1. 减重目标，不同减重程度对 NAFLD 的影响　最初 6 个月以内减肥目标为减轻目前体重的 5%~10%。减重至少 3%~5% 可改善肝脏脂肪变性体重减轻≥7% 或 9% 的患者肝脏脂肪变性、小叶炎症、气球样变、NAFLD 活动度评分（NAS）均显著改善，但是体重能够减轻 7% 以上的患者不足 50%，而且纤维化没有改善。

2. 减轻体重的速度　每周体重下降不宜超过 1.6kg，过快的减肥可能导致门静脉炎症和纤维化加重。

二、减重治疗方法

减重可通过生活方式干预、减肥手术和药物等方式进行。

（一）生活方式干预

生活方式干预包括饮食控制，运动，或者饮食控制联合运动等方法

1. 饮食控制　Meta 分析纳入 11 个研究结果显示，经过单纯饮食干预 1~6 个月，平均体重可减少 4%~14%，7 个研究中有 5 个研究报道了肝酶下降，无论采用肝活检还是影像学诊断，均测得肝脏脂肪含量明显下降。仅一个研究有治疗后肝活检的信息（n=5），显示采用成酮饮食干预后，平均体重下降 14%，肝脏脂肪变性与炎症改善，肝纤维化有改善趋势（P=0.07）。6 个研究中有 5 个报道了糖代谢与胰岛素敏感性改善。

（1）限热卡饮食：限制热卡饮食（建议 25kcal/(kg·d)）或将目前饮食减少 500kcal/d。低热卡饮食，不管是低脂肪还是低碳水化合物饮食，均可导致体重减轻，ALT 下降，胰岛素抵抗改善，但肝脏组织学益处不明。

（2）饮食组成：目前尚没有关于 NAFLD 的最佳营养饮食组成的报道。一份来自意大利的综述推荐 NAFLD 患者饮食构成比例如下（表 7-5-1）。

摄入低升糖指数（GI）和高纤维的碳水化合物（例如，新鲜蔬菜、水果、豆类、谷物等）可改善胰岛素敏感性和血脂谱。减少碳水化合物的总量，特别是单糖含量，可以减少肝脏总乙酰辅酶 A，因此可降低肝脏脂质合成。

摄入比一般的美式饮食[47% 碳水化合物，38% 脂肪（20% 饱和脂肪酸），15% 蛋白质]更低碳水化合物、低饱和脂肪、高蛋白质的饮食有利于改善代谢综合征，包括改善胰岛素敏感性和血脂谱。但高蛋白质摄入可能容易导致某些人肾功能异常，调整饮食中蛋白质含量对 NAFLD 患者的影响需要进一步研究。

摄入 n-3 脂肪酸，特别是二十二碳六烯酸（DHA）和十二碳五烯酸（EPA），可减少肝脂肪变性。需要更多的研究来阐明 n-3 脂肪酸特定的剂量、剂型、n-3 脂肪酸对 NAFLD 患者的影响。

建议进食橄榄油等多不饱和脂肪酸（MUFAs）来代替高饱和脂肪酸的食物。MUFAs 通过改善血脂、血管内皮功能、胰岛素敏感性，有利于减少患冠心病和 T2DM 的风险。

应避免摄入碳酸饮料和其他含糖饮料。因为高果糖、高蔗糖摄入可以诱导肝脏脂肪合成（DNL），加重脂肪肝形成和高甘油三酯血症，降低胰岛素敏感性。

2. 运动（运动强度、持续时间）　运动是最为经济有效的干预脂肪肝的方式之一。NAFLD 患者应进行中等程度运动锻炼，至少每天 30 分钟。一些研究应用 MRS 测定肝脏脂肪含量，比较在不进行饮食控制情况下，仅单纯运动对肝脏脂肪含量的变化。运动计划包括每周运动 ~3 次，每次 30~60 分钟，

表 7-5-1　NAFLD 患者饮食推荐比例（每日摄入能量 %）

碳水化合物	脂肪	蛋白质	饱和脂肪酸	单不饱和脂肪酸	多不饱和脂肪酸	胆固醇	纤维
55	30	15	<10	15	5	200mg/d	20g/d

共6~12周，研究显示在体重没有明显变化之前，肝脏脂肪已消失，但是肝脏组织学其他病变的改善作用不清楚。

3. 饮食控制联合运动 Meta分析显示，经过12个月饮食控制联合运动的强化生活方式干预，虽然肝酶无明显改变，但是伴随体重下降8.5kg，肝脏脂肪含量（^{1}H MRS）显著下降50.8%（$P<0.05$），与对照组相比（仅接受糖尿病支持与教育），基线无NAFLD的患者发展为NAFLD的比例为3%，而对照组为26%（$P<0.05$）。表明联合饮食控制与运动不仅改善脂肪肝，而且可以预防NAFLD发生。

几个研究采用组织学方法评估了饮食控制联合运动对NAFLD的治疗作用，肝脏脂肪含量平均相对下降40%~43%。其中一个样本较大（$n=30$）的研究显示，经过饮食控制与运动6个月，体重下降10.6%，可显著减少肝脏炎症、气球样变、纤维化（$P<0.05$）。

（二）减肥手术

由于大多数接受减肥手术的患者均伴有脂肪肝，可把减肥手术作为NASH的潜在治疗选择。

Mathurin等前瞻性研究了381位严重肥胖接受减肥手术的成人患者，这些患者分别接受了不同手术方式，结果显示，与基线相比，减肥手术后1年和5年肝脏脂肪变性与气球样变的患病率和严重性均有显著改善，NAS评分、NASH的缓解率均显著改善。大多数组织学获益在术后1年即表现明显，在术后1年和5年之间肝脏组织学没有统计学差异。此研究基线中没有处于F3或F4阶段的患者，因此减肥手术对进展性肝纤维化或肝硬化的作用无法评价。

几项meta分析评价了减肥手术对NAFLD患者肝脏组织学及相关心血管风险的作用。一个meta分析显示，减肥手术后伴随体重下降，肝脏脂肪变性、脂肪性肝炎、纤维化病变表现为改善或完全恢复。然而，最近发布的综述认为由于没有足够证据支持或反对，对减肥手术治疗NASH的利与弊无法评估。一个系统综述表明，在大多数的病态肥胖患者中，减肥手术可改善大多数肥胖相关并发症，包括2型糖尿病、高血压、血脂异常、代谢综合征、非酒精性脂肪肝病、肾病、左心室肥大和阻塞性睡眠呼吸暂停。减肥手术通过这些有益作用和其他可能的独立机制以减少心血管发病率和死亡率；腹腔镜Roux-en-Y胃旁路手术（LRYGB）比腹腔镜可调节胃束带手术（LAGB）在减肥方面和改善并发症方面更有效。

尚没有RCTs研究评估各种类型的减肥手术对NAFLD或NASH的特异治疗作用。

目前对于减肥手术的态度是：具备适应证的NAFLD或NASH肥胖患者，减肥手术并非禁忌（明确肝硬化的患者除外）；对NAFLD导致肝硬化的肥胖患者，手术类型、安全性和有效性尚不明确；减肥手术作为NASH患者特异性治疗选项，尚不成熟；还需要不断积累证据。

（三）减肥药物

2个RCT研究调查了奥利司他（一种肠脂肪酶抑制剂）结合生活方式干预对NAFLD的治疗作用。Ziegler-Sagi等研究显示，奥利司他不改善体重，可改善ALT和超声诊断的肝脂肪变性，因为多数患者没有进行后续肝脏活检，对肝脏组织学的影响无法评估。Harrison等研究显示奥利司他不改善体重与肝脏组织学病变。目前没有足够证据支持或反对应用奥利司他治疗NAFLD。

三、药物治疗

1. 胰岛素增敏剂治疗 由于胰岛素抵抗是NAFLD主要发病机制之一，因此改善胰岛素敏感性的药物成为NAFLD的主要治疗选择。

（1）二甲双胍：由于二甲双胍具有增加胰岛素敏感性及减重的作用，推测可治疗NAFLD，但研究显示在生活方式干预基础上加用二甲双胍在改善肝胰岛素敏感性与肝酶或肝组织学方面并不优于安慰剂。最近的一个meta分析得出结论，6~12个月的在生活方式干预基础上加用二甲双胍与单纯生活方式干预治疗相比，肝酶或肝脏组织学没有得到改善。因此，考虑到使用二甲双胍对于肝组织学无显著益处，因此不推荐作为成人NASH患者的特异性治疗措施。

TZD类药物是PPARγ受体激动剂，主要增加脂肪组织对胰岛素的敏感性，降低脂肪分解，减少外周脂肪组织释放的游离脂肪酸向肝脏流动，从而改善脂肪肝。主要包括2种药物：罗格列酮、吡格列酮。

（2）罗格列酮：在一个早期研究中，22位活检证实为NASH的患者，罗格列酮治疗后可以改善肝酶与肝脏脂肪变性，气球样病变，炎症评分，但是没有改善纤维化。随后一个RCT研究显示，罗格列酮可以改善肝酶，肝脏气球样病变，但是没有改善坏死性炎症或纤维化，2年开放延长研究得到的类似结果。采用罗格列酮治疗NAFLD循证依据不足。

（3）吡格列酮：Belfort等对伴有糖耐量异常或2型糖尿病的NASH患者进行了一项RCT研究，采用吡格列酮45mg/d治疗，尽管治疗后体重增加了

2.5±0.5kg，但肝酶与肝脏脂肪变性、气球样病变、炎症却显著改善。吡格列酮相对于安慰剂，有更多的患者NAS评分得到改善（73% *vs* 24%，$P<0.001$），肝纤维化评分呈改善趋势（$P=0.08$）。另一个RCT研究显示74位NASH患者，在生活方式干预基础上加用吡格列酮30mg/d治疗12个月，与安慰剂相比，尽管肝脏脂肪变性没有达到统计学差异，但是肝细胞损害和纤维化显著改善。

PIVENS研究是一个大规模多中心RCT研究，247位无糖尿病的NASH患者被随机分配到吡格列酮组（30mg/d），维生素E组（800IU/d），安慰剂组，治疗24个月。主要研究终点是NAS评分改善≥2分，同时肝细胞气球样变改善至少1分，小叶炎症或者脂肪病变评分改善至少1分，纤维化评分无增加。达到主要研究终点的比例吡格列酮组为34%（与安慰剂组相比，$P=0.04$），维生素E组为43%（与安慰剂组相比，$P=0.001$），在安慰剂组为19%。由于此研究由两个比较组组成，吡格列酮组 *vs* 安慰剂组；维生素E组 *vs* 安慰剂组，P值小于0.025被认为有统计学意义。因此，尽管吡格列酮可以带来组织学的改善，但研究者认为吡格列酮没有达到主要研究终点的统计学获益。不过，作为一个关键次要研究终点的NASH缓解率，吡格列酮组比安慰剂组更高（47%*vs* 21%，$P=0.001$）。值得注意的是，与安慰剂相比，吡格列酮组不良反应主要是体重增加（增加了4.7kg，$P<0.001$）。吡格列酮治疗中断后肝酶反弹，但升高的体重无明显下降。维生素E和吡格列酮组均耐受性良好，在其他不良反应方面没有统计学差异。

包含PIVENS研究的相关meta分析结果显示，吡格列酮可降低肝脏脂肪含量及各项肝酶；可改善大部分肝脏组织学病变，包括肝脏脂肪变性、气球样变、炎症等；不加重纤维化；改善NAFLD伴随的血糖、血脂紊乱、胰岛素抵抗、炎症水平；降低全因死亡率、心梗、卒中的风险（PRO active study），有良好的耐受性。因此，美国NAFLD指南推荐吡格列酮可用于治疗经肝活检证实的NASH患者。然而，需要注意参与吡格列酮治疗NASH临床试验的患者大多数为非糖尿病患者，应用吡格列酮治疗NASH的长期安全性与有效性还不明确。

关于TZDs类药物长期应用的心血管疾病、心衰、膀胱癌、骨量减少等方面存在相当的争议。近期Meta分析纳入了19个临床试验，总数16 390位2型糖尿病患者，结果显示，吡格列酮治疗与主要死亡终点、心梗、卒中显著下降相关（$P=0.005$），然而与对照组相比，吡格列酮仍然有较高心衰发生率（2.3% *vs* 1.8%，$P=0.002$），因此对于心功能受损的患者应用吡格列酮需要注意。

2. 基于GLP-1的治疗　胰高血糖素样肽-1（GLP-1）受体激动剂/类似物及DPP-4抑制剂是一类新型的治疗糖尿病药物。GLP-1是回肠和结肠L细胞分泌的一种重要肠促胰素。在体内具有多种重要的生理功能，是一种天然血糖调节肽。GLP-1分泌入血后被二肽基肽酶4（DPP-4）迅速分解失活，在体内的半衰期仅为2 min，因而限制了其在临床中的应用。GLP-1受体激动剂/类似物具有类似GLP-1的作用，同时由于与天然GLP-1结构存在差异而不被DPP-4降解。另一类提高体内GLP-1浓度的药物是DPP-4抑制剂，通过抑制DPP-4酶的活性，延长内源性GLP-1的高活性。目前应用于临床的GLP-1受体激动剂主要有艾塞那肽和利拉鲁肽。DPP-4抑制剂主要有西格列汀、沙格列汀、维格列汀及阿格列汀。

最近的研究发现GLP-1受体激动剂/类似物及DPP-4抑制剂除了降低血糖外，对治疗NAFLD有一定的疗效。艾塞那肽能够明显降低血ALT的水平。8例2型糖尿病合并NAFLD的患者皮下注射艾塞那肽连续28周后，经肝活检证实4例患者肝纤维化评分减少1分。一项小样本的研究表明在2型糖尿病患者，艾塞那肽联合吡咯列酮减轻肝脏脂肪含量优于单用吡咯列酮治疗。利拉鲁肽呈剂量依赖性减轻2型糖尿病合并NAFLD的患者肝脏脂肪含量并能改善肝功能。15例糖尿病合并NASH患者，口服西格列汀1年，肝脏气球样变及NASH评分较基线明显好转。

相关机制研究提示艾塞那肽可能通过激活胰岛素下游信号通路、激活自噬性溶酶体，减轻肝细胞脂肪变性。高脂饮食饲养的小鼠脂肪肝模型上，证实了西格列汀可抑制肝脏脂质合成相关基因的表达，减轻肝脏脂肪变性。

关于GLP-1受体激动剂/类似物及DPP-4抑制剂用于治疗NAFLD具有一定的前景，但需要大规模前瞻性研究进一步证实疗效及探索机制。

3. RAS系统阻断剂　肾素-血管紧张素系统（RAS）不仅在调节血压和体液平衡中具有重要作用，在胰岛素抵抗和NAFLD的发病机制中也扮演了关键角色。此外，RAS抑制剂可改善细胞内胰岛素信号通路，控制脂肪组织增生和脂肪因子的产生。RAS阻滞剂主要有两大类药物：血管紧张素Ⅱ受体拮抗剂（ARBs）和血管紧张素转换酶抑制剂

(ACEIs),可显著减少心血管事件和死亡率。由于ARBs和ACEIs可改善胰岛素抵抗并可能改善血脂,表明这些药物可能适于治疗NAFLD和NASH。

动物研究显示ARBs与ACEIs对NAFLD具有有益的作用,但相关的临床研究仍然较缺乏。初步研究表明氯沙坦(50mg/d)可以改善NASH患者(n=12)生化参数、肝脂肪变性、炎症,但不改善纤维化。另一个试验性研究中,7例NASH患者服用氯沙坦(50mg/d)治疗48周,循环中肝纤维化标志物、血浆TGF-β1水平、肝酶水平均下降,肝脏坏死性炎症和纤维化均改善。不过,Torres等研究显示,罗格列酮与二甲双胍或罗格列酮与氯沙坦联合治疗48周与单独应用罗格列酮相比,氯沙坦没有增加额外的肝脏组织学益处。

Georgescu等采用替米沙坦与缬沙坦治疗54位伴有轻中度高血压的NASH患者共20个月,治疗结束后,所有患者中ALT水平均明显降低,2组患者无统计学差异。所有患者HOMA-IR与NAS均改善,但替米沙坦组比缬沙坦组改善更明显。一个随机开放平行对照的FANTASY研究比较了替米沙坦20mg/d(n=12)与氯沙坦50mg/d(n=7)治疗伴有2型糖尿病及高血压的19位NAFLD患者共12个月,结果显示尽管两组肝酶没有显著变化,但替米沙坦组FFA水平显著下降(P=0.005),CT测定的肝脾比值显著增加(P=0.049),而在氯沙坦组没有观察到此变化。提示替米沙坦可能通过改善脂肪肝发挥有益的作用。替米沙坦对胰岛素抵抗和肝脏组织学显示出更高的功效,也许是因为它独特的PPAR-γ配体效应还具有肝脏特异的部分PPAR-α受体激动剂作用,通过上调脂联素水平和下调抵抗素水平发挥抗炎作用和调节脂肪因子水平作用。此外,结构上的差异导致不同的ARBs具有不同药理特性并影响他们与Ang II受体的亲和力,可能也是不同ARBs类药物作用差异的原因之一。目前尚没有ACEI治疗NAFLD的临床证据。

总之,由于循环与局部RAS在NAFLD与NASH发病机制中均发挥作用,且RAS抑制剂临床应用广泛,相对便宜,安全性好,因此用RAS抑制剂来治疗NAFLD引起很多学者兴趣。然而,尽管动物研究证据令人鼓舞,人类研究的数据却是有限的,需要更多的和更大样本的RCTs直接评估的ACEI和ARB治疗NAFLD的有效性。

4. 调脂药物的应用

(1) 他汀类药物对NAFLD的治疗作用:NAFLD与NASH患者是心血管疾病的高危人群,研究已经证明心血管疾病是NAFLD与NASH患者最常见的死因。NAFLD患者应该进行心血管疾病的危险分层,并对其心血管危险因素进行相应的管理。调脂治疗应该被考虑用于减少NAFLD患者的心血管风险。

一些小样本研究表明,他汀类药物可改善肝脏的生物化学特性和NASH患者组织学。目前还没有他汀类药物对NASH患者组织学终点治疗作用的RCT研究。

最近的一个关于心血管结局研究(GREACE)显示他汀类药物显著改善肝酶升高患者的肝脏生化学指标和心血管结局。GREACE研究事后分析是首项在肝功能异常患者证实他汀能进一步降低心血管事件的研究。该研究纳入437例冠心病合并轻中度肝酶升高的患者,这些患者主要为NAFLD。患者被随机给予或不给他汀(主要为阿托伐他汀)治疗3年。结果显示,阿托伐他汀可降低肝功能异常患者心血管事件发生率。在肝功能受损组,与未接受他汀治疗者相比,接受他汀者心血管事件的相对风险显著降低68%(P<0.001)。这一获益甚至显著高于肝功能正常组的获益(接受他汀者心血管事件相对风险降低39%,P<0.001)。亚组分析显示,阿托伐他汀可减轻NAFLD患者的肝损害,随访3年,与基线相比,阿托伐他汀治疗组患者的肝酶水平显著降低。

他汀类用于肝病患者的安全性问题:由于担心他汀类的肝脏安全性,一些NAFLD和NASH患者不愿使用他汀类药物。尽管在接受他汀类药物治疗的患者中,肝酶升高并不少见、但在临床实践中,他汀类药物引起严重肝损伤是罕见的。在过去的十年里,许多研究已经证实:①他汀类药物在肝病患者的应用是安全的;②没有证据显示慢性肝病包括NAFLD和NASH患者应用他汀类药物引起严重肝损伤的风险比那些没有肝脏疾病的高。因此可用于治疗NAFLD和NASH患者的血脂异常;但是仍然需要更多临床试验以组织学终点证明他汀类的有效性。目前他汀类不作为NASH的一线治疗。

(2) 贝特类药物对NAFLD的治疗作用:非诺贝特,属于PPARα受体激动剂,可增加FFA在肝脏的氧化,改变肝脏TG合成,减少肝脏VLDL的合成,减少炎症标志物的水平,如C反应蛋白和IL-6,并可能改善胰岛素抵抗,非诺贝特有望通过与他汀类不同的机制改善NAFLD的病理特点。

到目前为止,除了小样本的试验研究,研究非诺贝特对NAFLD病理生理学的影响的临床试验不多。尚没有临床研究评价他汀联合非诺贝特类药物与单药相比治疗NAFLD的效果和安全性。在特定亚组分析中，如低HDL水平或高甘油三酯血症的患者中，已观察到联合治疗对心血管和微血管的有益结果。关于非诺贝特的获益，包括心血管事件发病率和死亡率，几个大型研究的结论是不一致的。在采用非诺贝特治疗2型糖尿病或具有代谢综合征组分的患者的所有研究中，心血管事件有降低但没有统计学意义。

5. 中药在NAFLD中的治疗作用　小檗碱是中药黄连、黄芩、黄柏的主要成分，盐酸小檗碱广泛用于消化道感染的治疗。2004年蒋建东教授发现，小檗碱可通过转录后修饰机制稳定mRNA以增加LDL受体表达，从而发挥降低血脂作用，与目前使用的他汀类降血脂药物的作用机制完全不同，该研究发表在国际权威的Nature Medicine杂志上。由于脂肪肝与血脂代谢紊乱密切相关，小檗碱可能通过改善脂代谢从而对脂肪肝产生治疗作用。此后，高鑫教授课题组发现小檗碱可以有效降低高脂喂养的大鼠肝脏脂肪含量，并通过表观遗传学方面的研究发现，小檗碱可以通过降低肝脏微粒体甘油三酯转运蛋白(MTTP)启动子区域的甲基化水平，上调MTTP的表达，使甘油三酯从肝脏转运增加从而改善脂肪肝。迄今国外尚未见到应用小檗碱治疗NAFLD的临床研究，国内有2个研究报道了应用小檗碱治疗后使患者血糖、血脂、肝酶、BMI等指标较治疗前明显下降，患者耐受性好。但是这两项研究均为治疗前后自身对照，而非随机对照研究。高鑫教授课题组近期完成一项随机对照研究(NCT00633282)，结果显示：改善生活方式和(或)吡格列酮或小檗碱治疗16周，均可有效减降低NAFLD患者肝脏脂肪含量。尤其是小檗碱组可以使患者肝脏脂肪含量降低50%，而且在减轻体重、腰围与降低血脂方面有着独特优势，耐受性良好。小檗碱价格低廉，耐受良好，有可能成为改善代谢的新药。

6. 伴随糖尿病的NAFLD的治疗　上述治疗方案主要针对单纯肝脏病变的疗效。事实上，NAFLD患者多同时伴有各种代谢异常，包括肥胖、糖尿病、高血压、血脂紊乱、胰岛素抵抗，甚至已经合并心脑血管疾病，因此在临床上需要综合评估患者病情，全面管理与治疗，不仅兼顾肝病治疗，还要同时纠正上述代谢异常。

在制定伴糖尿病的NAFLD的患者的治疗方案时，应该综合考虑三个层面的获益：首先是代谢获益：血糖控制、努力达标；其二是心血管获益：治疗伴随的心血管疾病以及降低心血管疾病风险，如他汀类药物的使用；第三是肝脏获益：从以上三个方面考虑，结合已经发表的相关RCT研究的证据，在生活方式干预的基础上，选用胰岛素增敏剂，包括二甲双胍和TZDs类药物具有有很好的合理性。阿托伐他汀对NAFLD合并高脂血症患者的益处的循证依据比较充分，不仅有效降低心脑血管事件，而且能够改善肝功能，在一定程度上改善肝脏病理改变。在选择降压药方面可以考虑ARBs类药物对心血管和肝脏获益。

（高　鑫）

参考文献

1. Targher G, Day CP, Bonora E. Risk of cardiovascular disease in patients with nonalcoholic fatty liver disease. The New England journal of medicine, 2010, 363: 1341-1350
2. Park SH, Jeon WK, Kim SH, et al. Prevalence and risk factors of non-alcoholic fatty liver disease among Korean adults. Journal of gastroenterology and hepatology, 2006, 21: 138-143
3. Fan JG, Farrell GC. Epidemiology of non-alcoholic fatty liver disease in China. Journal of hepatology, 2009, 50: 204-210
4. Farrell GC, Larter CZ. Nonalcoholic fatty liver disease: From steatosis to cirrhosis. Hepatology, 2006, 43 (Suppl 1): 99-112
5. Argo CK, Caldwell SH. Epidemiology and natural history of non-alcoholic steatohepatitis. Clin Liver Dis, 2009, 13: 511-531
6. Dixon JB, Bhathal PS, O'Brien PE. Nonalcoholic fatty liver disease: predictors of nonalcoholic steatohepatitis and liver fibrosis in the severely obese. Gastroenterology, 2001, 121: 91-100
7. Leite NC, Villela-Nogueira CA, Pannain VL et al. Histopathological stages of nonalcoholic fatty liver disease in type 2 diabetes: Prevalences and correlated factors. Liver Int, 2011, 31: 700-706
8. Minervini MI, Ruppert K, Fontes P, et al. Liver biopsy findings from healthy potential living liver donors: reasons for disqualification, silent diseases and correlation with

liver injury tests. J Hepatol, 2009, 50: 501-510
9. Adams LA, Waters OR, Knuiman MW, et al. NAFLD as a risk factor for the development of diabetes and the metabolic syndrome: An eleven-year follow-up study. Am J Gastroenterol., 2009, 104: 861-867
10. Korenblat KM, Fabbrini E, Mohammed BS, et al. Liver, muscle, and adipose tissue insulin action is directly related to intrahepatic triglyceride content in obese subjects. Gastroenterology, 2008, 134: 1369-1375
11. Fracanzani AL, Burdick L, Raselli S, et al. Carotid artery intima-media thickness in nonalcoholic fatty liver disease. Am J Med, 2008, 121: 72-78
12. Kelley DE, McKolanis TM, Hegazi RA, et al. Fatty liver in type 2 diabetes mellitus: relation to regional adiposity, fatty acids, and insulin resistance. Am J Physiol Endocrinol Metab, 2003, 285: 906-916
13. Ryysy L, Hakkinen AM, Goto T, et al. Hepatic fat content and insulin action on free fatty acids and glucose metabolism rather than insulin absorption are associated with insulin requirements during insulin therapy in type 2 diabetic patients. Diabetes, 2000, 49: 749-758
14. Zeng MD, Fan JG, Lu LG, et al. Guidelines for the diagnosis and treatment of nonalcoholic fatty liver diseases. J Dig Dis, 2008, 9(2): 108-112
15. Brunt EM. Histopathology of non-alcoholic fatty liver disease. Clin Liver Dis, 2009, 13: 533-544
16. Brunt EM, Kleiner DE, Wilson LA, et al. Portal chronic inflammation in nonalcoholic fatty liver disease (NAFLD): a histologic marker of advanced NAFLD-clinicopathologic correlations from the nonalcoholic steatohepatitis clinical research network. Hepatology 2009, 49: 809-820
17. Matteoni CA, Younossi ZM, Gramlich T, et al. Nonalcoholic fatty liver disease: a spectrum of clinical and pathological severity. Gastroenterology, 1999, 116: 1413-1419
18. Kleiner DE, Brunt EM, Van Natta M, et al. Design and validation of a histological scoring system for nonalcoholic fatty liver disease. Hepatology, 2005, 41: 1313-1321
19. Farrell GC, Chitturi S, Lau GK, et al. Guidelines for the assessment and mangement of non-alcoholic fatty liver disease in the Asia-Pacific region. Executive summary. J Gastroenterol Hepatol, 2007, 22: 775-777

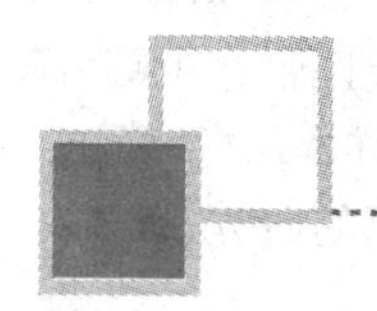

第六章　神经性厌食症和神经性贪食症

第一节　概　　述

神经性厌食症(anorexia nervosa,AN)和神经性贪食症(bulimia nervosa,BN)是进食障碍的两大主要综合征。

AN是以盲目追求瘦、强烈恐惧体重增加、故意节食导致消瘦为特征的进食障碍,常导致营养不良、代谢和内分泌障碍(如骨质疏松、月经紊乱)以及躯体功能紊乱,严重的甚至可以出现恶病质状态、机体衰竭进而危及生命。

BN是以反复发作的,不可控制的,冲动性的暴食,继之采用自我诱吐、使用泄剂或利尿剂、禁食、过度锻炼等方法避免体重增加为主要特征的进食障碍。

AN与BN可交替出现,害怕发胖和对体形体重的歪曲认识与期望是AN和BN共同的重要病理心理特点。

流行病学研究资料显示:AN与BN多发生于青年女性,AN的患病率约为1%,BN约为2%,发病的高峰年龄在青春期的中晚期,AN 19~20岁,BN 16~20岁。随着社会经济的发展,进食障碍的患病率呈增加的趋势,最新研究表明,在过去十年中,虽然进食障碍总的发病率明显增加,AN与BN发病率并无显著变化。AN与BN均可增加患者死亡率,特别是AN,10年死亡率可高达10%,在所有精神障碍中死亡率最高,BN死亡率亦呈增加趋势。

AN最先出现在西方国家,多见于现代化和城市化的社会,曾被认为是西方国家特有的疾病,国外也有资料认为白种人发病率较高,但近年来日本、新加坡、以色列和中国的关于神经性厌食症的研究日益增多,发现神经性厌食症已经较为普遍的存在于亚洲的一些国家和地区。国内大规模流行病学调查相对较少,现有调查结果与西方国家基本一致。

第二节　发病机制的研究现状及思索

AN与BN的发病机制尚未阐明,涉及生物学、社会文化和心理学等方面。在近几十年里,随着神经生物学及相关基因的认识的不断深入,AN与BN的发病机制的研究逐渐由生物-心理-社会医学模式逐渐转为生物医学模式。

一、神经生物学因素

(一)神经内分泌异常

与发病机制相关的神经内分泌激素主要有4种:糖皮质激素释放激素(corticotrophin-releasing factor,CRF),阿片肽,Ghrelin和瘦素。

CRF水平升高,下丘脑-垂体-肾上腺(hypothalamo-pituitary-adrenal,HPA)轴激活,是AN发病机制中最核心的神经内分泌改变。CRF既是调节HPA轴的关键激素,也可以作用于大脑的其他部位如边缘系统和外周神经系统。CRF的作用主要通过CRF1和CRF2两种受体介导,CRF1介导HPA轴功能,CRF2介导HPA轴之外的功能。HPA轴过度活跃可以导致能量负平衡,性功能障碍,心血管改变,情绪异常。更为重要的是,肥胖恐惧是AN与BN的核心症状,CRF在这种条件性恐惧的形成中起关键作用,同时促进条件性恐惧的记忆的形成。

阿片肽可通过调节奖赏系统进而影响能量摄入及利用。AN患者的过度节食可以导致阿片肽释放增加,激活中脑腹侧被盖区内多巴胺能神经元,使其位于伏隔核的神经末梢释放多巴胺,引起奖赏效应,产生欣快感,并逐渐形成对节食行为的精神依赖。研究表明阿片肽通过*r*-氨基丁酸能神经元间接引起伏隔核中多巴胺水平的升高。阿片肽作用于*r*-氨基丁酸能神经元上的μ受体,减少抑制性神经递质*r*-氨基丁酸在中脑腹侧被盖区的释放,解除对多巴胺能神经元的抑制而使伏隔核内多巴胺水平上升。

Ghrelin是肠道激素的一种，是目前发现的唯一由外周分泌的促进动物食欲的一种激素。Miljic的研究表明在AN患者体内，Ghrelin的浓度高于正常水平，这是机体在饥饿条件下的适应性调节。升高的Ghrelin作用于下丘脑CRF，可激活HPA轴，引发条件性恐惧心理。同时Ghrelin持续升高，可能损伤GH/IGF-1轴，从而导致GH升高和IGF-1降低（即GH抵抗），增加分解代谢，机体更加消瘦。

瘦素是作用于摄食中枢的重要激素之一，与Ghrelin作用相反，瘦素可通过抑制下丘脑神经肽Y而抑制食欲，减少脂肪合成。Hebebrand研究发现AN患者瘦素水平明显下降，低水平瘦素可以促进骨髓的脂肪沉积，后者在饥饿时具有保护作用，可以提高生存率。因而瘦素水平的降低，是机体的一种保护性调节。

（二）遗传因素

大量的流行病学证据表明，遗传因素在发病中起重要作用。AN的发生有明显的家族聚集性，AN患者一级亲属成员终身罹患AN的危险性为普通人群的10倍；同卵双生子患AN的一致率（35%~56%）明显高于异卵双生子（5%~7%）。越来越多的证据支持AN是一类家族显性基因遗传缺陷病，已发现大量与AN相关的遗传因素。目前，有资料显示在第1、2、4、10、11、13、15号染色体上可能存在重要的AN易感基因。

进食障碍的候选基因一般分布在与饮食、体重及进食行为相关的蛋白编码区域，AN易感基因及相关单核苷酸多态性（SNP）位点的研究主要集中在以下神经生物学系统：①中枢神经系统及神经递质系统：5-羟色胺2A受体基因、5-羟色胺1D受体基因、5-羟色胺转运体基因、脑源性神经营养因子基因、去甲肾上腺素类基因，小电导钙激活型钾通道；②摄食动机及奖赏系统相关基因：多巴胺-D2受体基因、儿茶酚胺氧位甲基转移酶基因、D型阿片受体基因、大麻素受体1基因；③体重调节系统：瘦素基因、饥饿素基因、豚鼠相关蛋白基因、胆囊收缩素基因；④神经内分泌系统着重于性激素：雌激素受体α基因、雌激素受体β基因。

临床上，有30%~50%恢复体重的AN患者在出院后1年或不足1年便会复发，仍需后续治疗；而另外一些体重完全恢复的患者依然存在与AN精神病理学相关的追求完美、焦虑及强迫等特质。因此，寻找与AN病理机制相关的靶基因，可确立对AN个体化诊断、治疗及预防的新途径。另外，AN可能是一种多基因遗传病，每个基因只起到很小一部分作用，所以需要多个研究进行Meta分析得出综合结果。未来应该施行全球性合作策略，制定统一标准，进行严格的多血统大样本研究。而且，未来有待开展基因与环境交互作用的研究，以进一步解释AN的发病机制。

二、社会因素

在进食障碍的多发国家，社会价值观念崇尚的是"以瘦为美"，苗条是社会标榜的理想体形，女性往往通过对苗条身材的追求来获得社会的认可和赞许。大众传媒也对进食障碍的发病起到一定作用。影视、报纸杂志上的女性身材几乎都是以苗条为主，瘦即是美，在这种意识形态的影响下，女性为追求理想体形，极易走入进食障碍的误区。

家庭功能失调促进进食障碍的形成。家庭沟通方式、成员关系、父母婚姻和谐度、父母管教子女的态度和方式、父母本身的人格特征以及父母的进食行为和对自己身材的看法，都会影响子女进食障碍的形成。如果父母过度干涉、过度保护子女或对子女管教特别严格，对子女期望值过高，会导致子女对自己的要求也过高，增加其患进食障碍的可能。在进食障碍患者的家庭，成员之间是敌对、干预的关系，患者的情感需求常常被忽视，患者多属于不安全依恋类型。

三、心理因素

进食障碍患者常表现一定的人格特征和异常进食方式，作为调节应激和焦虑的方法。这些人格特征有：自我评价低、高神经质水平、完美主义倾向等。进食障碍患者存在人际焦虑，当患者感到被人拒绝时，就会采取不恰当的应对行为，即进食异常。进食障碍患者具完美主义倾向，她们盲目追求以"瘦"为美的理想体形，将自己属正常范围内的体重体形视为缺陷，采取异常的进食方式来达到完美体形。她们的自我评价也很低，自我评价完全依赖于对自己身体的评价。Marina等人研究发现进食障碍患者的共同人格特点为高神经质水平。进食障碍也反映出患者在自我控制方面的问题。患者女性居多，发病年龄多在青少年阶段，此时青少年的心理发展正处于从"依附"到"独立"的关卡，面对需要独立解决并承担责任的各种问题，同时又因为女性的应对能力本身比男性单一，常常会出现难于应付的场面，因此她们往往选择对进食行为、体态和体形进行自主控制来达成心理独立和自我控制的目的。进食障碍患者也表现出分裂的人格特征，逃避不愿面对的重大创伤性事件。此外，进食障碍患者对食物、体重体形的过分关注，以及神经性贪食症患者不可抑制的大量进食反映出患者具有强迫一冲动性人格特征。

第三节　临床表现——值得关注的内分泌与代谢并发症

众所周知，AN 以过度关心体重与体形，伴有体象障碍，恐惧体重的增加或肥胖，有意节制食量进而导致消瘦为核心症状，常常伴有影响患者社会功能的精神症状，如强迫症状、焦虑、抑郁甚至自杀。近年来，有关 AN 导致的内分泌及代谢紊乱的研究越来越引起人们的关注。这是由于 AN 患者常常拒绝承认有病，不愿配合诊治，多因月经紊乱或闭经、骨质疏松、营养不良等并发症就诊。

1. 内分泌紊乱　月经紊乱及闭经是 AN 的典型症状，是由营养不良、运动过度、体脂减少、心理应激引起的下丘脑 - 垂体 - 性腺轴功能紊乱，在男性则表现为性欲及性功能减退。如果是青春期前发病，会导致青春期延迟启动或停止启动，随着疾病的好转，青春期可以正常启动，但初潮会延迟。如果在达到理想身高之前发病，会导致生长缓慢和身材矮小，补充营养后，可能会加速生长，但不一定能达到理想身高。另外还可以出现生长激素、皮质醇水平升高，胰岛素分泌异常。

2. 骨质疏松　AN 可以减慢骨骼生长速度，增加骨吸收，减少骨形成，降低骨密度，破坏骨微结构，从而降低骨强度，增加骨折风险，而且在 AN 发病后很快出现。骨密度降低是营养不良和激素水平变化共同的结局。青春期是骨骼生长发育和峰值骨量最大化的关键时期，与未来骨骼健康和骨折风险密切相关。AN 常于青春期起病，使得患病青少年骨密度降低，骨骼生长速度减慢。更重要的是，研究显示在青春期患过进食障碍的成年女性较正常女性骨密度降低，说明即便 AN 痊愈，AN 对成人骨量的影响也会持续存在，说明体重增加，月经恢复后骨密度与骨骼生长速度仍不能完全恢复，AN 对骨量的影响是持久的，终生的。

3. 营养不良　AN 患者最严重的并发症源自营养不良，病人表现为肌肉萎缩、无力，生命体征改变，如体温心率血压降低，四肢发凉发紫，皮肤变黄或苍白，脱水，电解质紊乱及心律失常。引吐、滥用导泄剂和利尿剂的患者更易出现脱水及电解质紊乱。饮水过度时会出现低钠血症，低钠血症与水中毒容易诱发致命性的抽搐与昏迷。AN 常伴有骨髓抑制，红细胞、白细胞、血小板计数降低，白细胞降低会导致难治性感染，改善营养可以使红细胞、白细胞、血小板计数恢复正常。另外转氨酶升高也是 AN 营养不良的常见表现。

BN 和 AN 一样，主要见于年轻女性，患者不停地担忧体形和体重 . 但是 BN 患者的体重一般都保持在正常范围内。大多数 BN 患者的躯体症状由引吐、导泻所致，如口腔前部牙釉质侵蚀、腮腺无痛性肿胀、喉部与声带异常、严重的水电解质紊乱(特别是低血钾)。极少数情况下，暴食过程中会可能出现致命的并发症如，如胃穿孔，食管破裂。

与 AN 相比，BN 患者清楚自己的行为，对此更具悔恨或罪恶感，在富有同情心的医生面前，会更坦率地承认自己的担心和忧虑。此类患者也不像 AN 患者那么内向，而且更易有冲动行为，药物和酒精滥用以及明显的抑郁症状。

AN 患者的躯体并发症相对比较繁多，有的甚至还会危及到患者的生命安全。因此，当患者出现了乏力，营养吸收不良或者是女性闭经的时候，都会自我感知到身体的不适，继而及时就医。早期发现后及时就诊，可以预防 AN 患者的躯体并发症发生。相对 AN 而言，BN 的躯体并发症就显得比较隐晦，不容易被发现。因此，很多 BN 患者都存在一定程度的精神抑郁或者是心理障碍，如果得不到及时地缓解，就可能造成患者轻生。因此，我们需要对这种情况予以高度的重视，加大对进食障碍诊疗常识的宣传。

第四节　日趋完善的诊断标准

19 世纪末英国 William Gull 提出了“神经性厌食症”，但直到 20 世纪 50 年代之后，才逐渐引起临床医生的注意。1959 年美国 Stunkard 报道了在肥胖和正常体重的人群中，存在暴食、继之呕吐、导泻等现象，并称之为“狂吃综合征”，后改为“贪食症”。1979 年，英国 Russell 首次提出“Bulimia nervosa”这一术语，并逐渐被公众所接受。

诊断标准的制定和完善对治疗的发展具有促进作用，目前国际上影响最大采用最多的是 2000 年美国精神病学会制定的《精神障碍诊断和统计手册》第 4 版的修定版(DSM-Ⅳ-TR)。

DSM-Ⅳ-TR 对神经性厌食症的诊断标准：

(1) 拒绝保持与自身年龄和身高所对应的最

低正常体重值(如体重减轻并维持在正常体重值的85%以下;或在发育期体重不能正常增长,低于期望体重值的85%)。

(2) 即使体重过低,仍非常害怕增重或变胖。

(3) 不能正确感知自身的体重或体形,自我评价受到体重或体形的过度影响,或否认当前体重过低状态的严重性。

(4) 已经月经来潮的女性出现闭经,即至少连续3个月没有月经(如果女性的月经只有在服用激素(如雌激素、避孕药)的情况下才能发生,就可认为是闭经)。

BN的诊断标准:

(1) 反复发作的暴食。暴食具有以下两个特征:

1) 在一个独立的时间段内(如在2个小时内),进食的食物数量明显比大多数人在同等状况下和同等时间内多。在一定时间内(如2小时内),进食量明显多于同等条件下的大多数人。

2) 在症状发作时,失去了对进食行为的控制(例如,感觉不能停止进食,无法控制进食的食物种类或数量)。

(2) 反复发作的为阻止体重增加而采取的代偿性行为,比如,自我催吐,滥用轻泻药、利尿药或者是其他药物,禁食或者过量运动。

(3) 暴食及不恰当的代偿性行为1周至少发生2次,持续3个月。

(4) 自我评价受体形及体重的影响。

尽管DSM-Ⅳ-TR的诊断标准非常有效与实用,但疾病本身及人们对疾病的认识在过去10余年里发生了巨大变化,DSM-Ⅳ-TR的不足之处也逐渐暴露出来。依据DSM-Ⅳ-TR,患者在体重下降但未降到应有体重的85%以下时,尽管具有体像障碍、肥胖恐惧、故意节食仍不能诊断AN;除了月经正常或停经不足3个连续周期外,符合其他所有AN诊断标准的也不能诊断AN;除发作频率不足每周2次外,符合其他所有BN诊断标准的也不能诊断BN。而研究表明以上这些对AN及BN的诊断与结局并无影响,却导致约40%~60%具有AN及BN症状的患者不能完全达到DSM-Ⅳ-TR诊断标准而被漏诊,从而降低了人们的重视程度,无法得到及时有效的治疗。

2013年5月18日美国正式推出了DSM-5,对AN与BN的诊断标准做出重要修正。①删除"拒绝维持体重"的字样(因为那是部分病人的主观意愿,很难评价);②不再设定AN的体重具体标准;③取消闭经或至少连续3个周期无月经(因为这一条不适用于男性、月经初潮前女性、应用口服避孕药及绝经期后女性;④将BN发作的最小频率降至每周1次,持续3个月。Ornstein RM等人研究发现,应用DSM-5诊断标准,AN与BN在进食障碍中的所占比率分别从30.0%增加至40.0%,7.3%增加至11.8%。

值得思考的是,在美国DSM-Ⅳ-TR中,"肥胖恐惧"一直被认为是AN的"核心"病理心理学,然而亚洲的AN患者常缺乏肥胖恐惧。在中国有许多AN病人否认"怕胖",甚至希望自己更胖些。"一半多(58.6%)的病人缺乏肥胖恐惧,她们以'胃胀'、'无胃口'、'不饿',甚至'不知道'为理由拒绝进食"。中国和西方巨大的历史、文化、经济差异造成了AN的不同临床表现形式,那么在中国,是否即使不承认怕胖心理,依然可以诊断为AN呢?我们期待专属于国人的进食障碍诊断标准,或者未来的DSM版本关于进食障碍的分类多些种族与文化的考虑。

第五节 迄待提高的治疗手段

一、AN的治疗

AN是一种严重影响全身多个器官功能的精神内分泌疾病,由于发病机制尚未彻底明确,目前还没有针对病因及发病机制的有效治疗。据统计,只有33.8%的AN患者曾经得到治疗,接受治疗的患者也只有大约一半得到恢复。

AN治疗的主要目标是使体重恢复至理想体重,治疗出现的并发症,同时纠正导致AN的心理和环境因素。所以对于确诊的AN患者应作全面的评价,提供营养支持治疗、心理治疗、药物治疗等综合治疗。

不少国家制定了自己的AN治疗指南(我国尚未制定),其中英国国家临床推荐治疗方案研究所(NICE,2004)和美国精神病学协会(APA,2006)推荐的指南在国际上应用最为广泛。

1. 营养支持治疗 目前,几乎没有什么对照实验可以指导治疗,但是许多观察性研究提示,迅速恢复体重是AN治疗的首要任务,使得AN患者恢复理想体重,同时恢复正常的饥饿感和饱腹感,规范饮食习惯,纠正营养不良。经口摄入为最常用的方法,严重营养不良或患者拒绝进食时需要肠内或肠外营养,除非患有严重胃肠功能紊乱,一般不进行全肠外营养。在营养支持过程中应遵循循序渐进的原则。对于门诊病人,治疗开始时每天提供1200~1500kcal热量,以后每四天增加500kcal,女性患者增加至每天3500kcal,男性患者增加至每天4000kcal,使得体重以每周0.5~0.9kg的速度逐渐增加,如此可以迅速改善营养状态并且不发生再喂养综合征。同时还可以减轻(但不能完全消除)AN患者的情感冷漠、嗜睡及与食物相关的强迫意念。

再喂养综合征在青少年住院患者中的发生率约为6%,临床表现为以低磷血症为特征的电解质代谢紊乱及由此产生的一系列症状,多发生于体重低于理想体重70%的和接受肠外或肠内营养的患者。临床表现可以是一过性足部水肿,也可以表现为顽固的胃肠功能紊乱以及心律失常,急性心力衰竭,心搏骤停,低血压,休克,呼吸肌无力,呼吸困难,呼吸衰竭,麻痹,瘫痪,谵妄,幻觉等。所以在营养支持过程中应密切监测生命体征并关注有无外周水肿、心肺功能改变、血磷、血镁等电解质水平以及肾功能,及时给与必要的处理。当出现意识变化、心动过速、充血性心力衰竭、不典型腹痛、QT间期延长、血钾浓度低于3.0mmol/L、血磷浓度低于0.8mmol/L时,需要紧急处理。

监测骨密度.预防骨质疏松。虽然尚无证据表明补充钙剂及维生素D能够增加骨密度,不过当钙的饮食摄入不足时应考虑补充钙剂,如果患者缺乏日照可给予维生素D。当确诊骨质疏松时,对青春期AN女孩,给予生理剂量的雌激素替代治疗,可以增加脊柱及髋骨的BMD,但不能完全恢复骨密度与骨骼生长速度;对成人,双磷酸盐可增加椎骨及髋骨骨密度;双磷酸盐可以增加青少年股骨颈的骨密度,考虑到它可以降低骨转换速率且半衰期较长,建议青少年患者慎用。

2. 心理治疗 由于AN的发生发展与心理因素、人格特征及社会文化因素密切相关,AN的心理治疗逐渐得到更多的认识和重视。具体内容包括心理教育、家庭治疗、认知行为治疗、精神分析治疗、人际关系心理治疗、聚焦式心理治疗等,目的是对思维扭曲及自我挫败行为的纠正。AN是一种较难治疗的精神障碍,每种心理治疗都有其自身的优点和缺点,多种心理治疗的整合成为目前发展的趋势。另外,心理治疗来自西方国家,国内对于心理治疗的理解和接受程度与西方人并不相同;更何况中国人的家庭关系和人文观念及文化背景与西方国家也有很大差别,因此,只有通过对本土的经验探索和研究,方能开发出对中国AN患者较为适合的综合性治疗模式。

3. 药物治疗 药物治疗的目标有两个:一是改善食欲;二是治疗与AN并存的其他精神障碍。目前尚无FDA批准的药物用于治疗AN,临床主要使用抗抑郁药、抗精神病药、激素类、抗癫痫药物和营养补剂等药物,但大部分相关临床试验结果不甚理想,不能明显增加患者的体重或改善患者的病理心理,并伴随大量不良作用,因此单独使用药物治疗AN是不可取的,尤其在改变患者的进食态度和行为上必须配合心理干预。

二、BN的治疗

1. 心理治疗 心理治疗是BN治疗的关键,研究表明行为认知治疗可作为BN的一线治疗。行为认知治疗,是一组通过改变思维或信念和行为的方法来改变不良认知,达到消除不良情绪和行为的短程心理治疗方法。治疗中,可通过澄清与神经性呕吐有关的社会心理因素,进行有针对性的解释、疏导、支持治疗,也可采用厌恶治疗或阳性强化等行为治疗减少呕吐行为,直至呕吐清除。在采用个别心理治疗的过程中,使用精神动力学和精神分析方法也有一定作用。对于那些与父母关系欠佳的青少年患者,还要注重家庭治疗。

2. 药物治疗 根据呕吐轻重注意对症支持治疗,如予以维生素、能量合剂等。可根据伴随症状对症处理,小剂量舒必利、氟西汀有效;抗焦虑药对缓解症状有一定帮助。

(张力辉 张松筠)

参考文献

1. Frédérique RE Smink, Daphne van Hoeken, Hans W Hoek. Epidemiology of eating disorders: incidence, prevalence and mortality rates. Curr Psychiatry Rep, 2012, 14(4): 406-414
2. Micali N, Hagberg KW, Petersen I, et al. The incidence of eating disorders in the UK in 2000-2009: findings from the General Practice Research Database. BMJ Open, 2013, 3(5): e002646
3. Tong J, Miao S, Wang J, et al. A two-stage epidemiologic study on prevalence of eating disorders in female university

students in Wuhan, China. Soc Psychiatry Psychiatr Epidemiol, 2014, 49 (3): 499-505

4. Hasan TF, Hasan H. Anorexia nervosa: a unified neurological perspective. Int J Med Sci, 2011, 8 (8): 679-703
5. LaryeaG, ArnettMG, MugliaLJ. Behavioral studies and genetic alterations in corticotropin-releasing hormone (CRH)neurocircuitry: insights into Human psychiatric disorders. Behav Sci (Basel), 2012, 2 (2): 135-171
6. Kontić O, Vasiljević N, Trisović M, et al. Eating disorders. Srp Arh Celok Lek, 2012, 140 (9-10): 67
7. Suzuki MH.Bone health in patients with anorexia nervosa. Clin Calcium, 2013, 23 (2): 263-269
8. Howgate DJ, Graham SM, Leonidou A, et al. Bone metabolism in anorexia nervosa: molecular pathways and current treatment modalities. Osteoporos Int, 2013, 24(2): 407-421
9. Kingston Rajiah, Elizabeth M Mathew, Sajesh K Veettil, et al. Bulimia nervosa and its relation to voice changes in young adults: A simple review of epidemiology, complications, diagnostic criteria and management. J Res Med Sci, 2012, 17 (7): 689-693
10. Ornstein RM, Rosen DS, Mammel KA, et al. Distribution of eating disorders in children and adolescents using the proposed DSM-5 criteria for feeding and eating disorders. J Adolesc Health, 2013, 53 (2): 303-305
11. O'Connor G, Nicholls D. Refeeding hypophosphatemia in adolescents with anorexia nervosa: a systematic review. Nutr Clin Pract, 2013, 28 (3): 358-364
12. Misra M, Katzman D, Miller KK, et al.Physiologic estrogen replacement increases bone density in adolescent girls with anorexia nervosa. J Bone Miner Res, 2011, 26 (10): 2430-2438
13. Miller KK, Meenaghan E, Lawson EA, et al. Effects of risedronate and low-dose transdermal testosterone on bone mineral density in women with anorexianervosa: a randomized, placebo-controlled study.J Clin Endocrinol Metab, 2011, 96 (7): 2081-2088
14. Hay P. A systematic review of evidence for psychological treatments in eating disorders: 2005-2012. Int J Eat Disord, 2013, 46 (5): 462-469

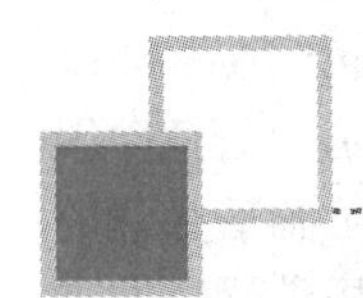

第七章　脂代谢异常——临床困惑与解析

血脂异常(dyslipidemia)指血浆中脂质的质和量的异常。由于脂质不溶或微溶于水,在血浆中必须与蛋白质结合以脂蛋白的形式存在,因此,血脂异常实际上表现为脂蛋白异常血症。

血脂异常作为脂质代谢障碍的表现,也属于代谢性疾病,但其对健康的损害则主要在心血管系统,导致冠心病及其他动脉粥样硬化性疾病。由于血脂异常通常无明显症状,往往通过查体化验或发生了相应的心脑血管事件才得以发现,因而早期识别血脂异常,并积极进行干预对于防治动脉硬化、减少心脑血管事件、降低死亡率意义重大。

血脂异常防治对个体而言,血脂谱的达标很重要;但对于群体而言,规范的诊疗却是关键所在。规范血脂异常的管理需要遵循指南的指引,这些指南包括2007年中国成人血脂防治指南、2011年欧洲心脏病学会(ESC)和欧洲动脉粥样硬化学会(EAS)首次联合发布的血脂异常管理指南、2013年美国糖尿病协会(ADA)、美国临床内分泌医师协会(AACE)糖尿病防治指南和2010年中国2型糖尿病防治指南等相关内容。

一、何为血脂、何为脂蛋白

血脂是血浆中所含中性脂肪(胆固醇和甘油三酯)和类脂(磷脂、糖脂、类固醇等)的总称。

血液中的胆固醇和甘油三酯必须与特殊的蛋白质即载脂蛋白(apolipoprotein, apo)结合形成脂蛋白,才能被运输至组织进行代谢。应用超速离心方法,可将血浆脂蛋白分为:乳糜微粒(chylomicron, CM)、极低密度脂蛋白(very low density lipoprotein, VLDL)、中间密度脂蛋白(intermediate density lipoprotein, IDL)、低密度脂蛋白(low density lipoprotein, LDL)和高密度脂蛋白(high density lipoprotein, HDL)。

二、血脂异常如何分类

(一) 病因分类

按病因可分为:①继发性血脂异常:指由于全身系统性疾病或某些药物所引起的血脂异常。可引起血脂异常的系统性疾病主要有糖尿病、肾病综合征、甲状腺功能减退症,其他疾病有肾衰竭、肝脏疾病、系统性红斑狼疮、库欣综合征、糖原累积症、骨髓瘤、脂肪萎缩症、急性卟啉病、多囊卵巢综合征等。此外,某些药物如利尿剂、β受体阻滞剂、糖皮质激素、干扰素、环胞霉素以及避孕药等也可能引起继发性血脂异常。②原发性血脂异常:在排除了继发性血脂异常后,即可诊断为原发性血脂异常。

需要注意的是原发性和继发性血脂异常可同时存在。

(二) 表型分类

根据世界卫生组织(WHO)的表型分类系统,共分为6型。该分类法过于繁杂,临床不实用。

(三) 临床分类

主要分为以下4类:①高胆固醇血症:血清TC升高;②高甘油三酯血症:血清TG升高;③混合型高脂血症:血清TC、TG均升高;④低高密度脂蛋白血症:血清HDL-C水平降低。此分类法简单易行,便于临床应用。

(四) 基因分类

随着分子生物学的迅速发展,人们对血脂异常的认识已逐步深入到基因水平。相当一部分原发性血脂异常患者存在单一或多个遗传基因的缺陷。由基因缺陷所致的血脂异常多具有家族聚集性,有明显的遗传倾向,故临床上通常称为家族性高脂血症。原因不明的称为散发性或多基因性脂蛋白异常血症。

三、血脂异常的临床表现

血脂异常可见于不同年龄、性别人群。血脂异常的主要临床表现有:黄色瘤、动脉粥样硬化、胰腺炎、角膜环又称老年环等。继发性血脂异常的患者可有各种原发疾病的临床表现。

通常情况下,多数血脂异常患者并无明显症状和异常体征。不少人是由于其他原因进行血液生化检验时才发现有血脂异常。此外,血脂异常可作为代谢综合征的一部分，常与肥胖、高血压、冠心病、糖耐量异常或糖尿病等疾病同时存在或先后发生。

四、如何早期识别血脂异常？

为了及时发现血脂异常，建议20岁以上的成年人至少每5年测量1次空腹血脂，包括TC、LDL-C、HDL-C和TG测定；40岁以上男性和绝经后女性每年检查；对于缺血性心血管病及其高危人群，则应每3~6个月测定1次血脂。首次发现血脂异常时应在2~4周内，再予复查。对于因缺血性心血管病住院治疗的患者应在入院时或24小时内检测血脂。

血脂检查的重点对象：①已有冠心病、脑血管病或周围动脉粥样硬化病者；②有高血压、糖尿病、肥胖、吸烟等；③有冠心病或动脉粥样硬化病家族史者，尤其是直系亲属中有早发冠心病或其他动脉粥样硬化性疾病者；④有皮肤黄色瘤者；⑤有家族性高脂血症者。

临床上血脂的基本检测项目为：TC、TG、HDL-C、LDL-C。对于任何需要进行心血管危险性评价和给予降脂药物治疗的个体，都应进行此4项血脂检测。

需注意受检查者采血前至少2周内保持一般饮食习惯和体重稳定；测定前24小时内不应进行剧烈体育运动，至少禁食12小时采血；如血脂检测异常，在进一步处理前，应在2个月内进行再次或多次测定，但至少要相隔1周。

五、我国血脂异常防治现状

2012年5月杨文英教授等在Circulation上发表的文章，为我国成人血脂和脂蛋白水平提供了最新数据。该研究采用中国人群糖尿病和代谢紊乱研究的资料，对46 239例成年人（≥20岁）的血脂水平进行了分析，结果显示，我国人群平均总胆固醇（TC）、低密度脂蛋白胆固醇（LDL-C）和甘油三酯（TG）水平显著高于既往调查数据。在我国年龄≥20岁成人中，31.5%（3.08亿）TC >5.18mmol/L，20.4%（1.96亿）LDL-C>3.37mmol/L，22.3%（2.15亿）HDL-C <1.04mmol/L。与既往调查结果相比，仅5~6年时间，国人平均TC和TG水平分别增加了23.9%和42.7%。更值得关注的是，我国血脂异常人群的知晓率、治疗率和控制率分别为11.0%、5.1%和2.8%，显著低于西方国家。与国内情况相反，在过去几十年间，世界范围很多国家胆固醇水平呈下降趋势。调查显示，澳大利亚、北美和欧洲TC水平每10年降低约0.2mmol/L；美国1960-1962年至1999-2002年间，TC水平由5.75mmol/L降至5.26mmol/L。

就糖尿病患者这一人群而言，是心血管危险因素的高度聚集人群，糖尿病患者发生心血管疾病的危险性比一般人群高2~4倍。流行病学研究发现糖尿病患者大约有50%合并血脂异常，血脂异常是糖尿病发生冠心病的重要独立危险因素。纪立农教授报道的中国2型糖尿病患者心血管疾病危险因素-血压、血脂、血糖的评估（CCMR-3B研究），该研究是一项非干预性、观察性的横断面研究，共纳入全国华东、中南、西南、东北、华北和西北六大地区100多家医院的25 450例门诊2型糖尿病患者，以了解其血压、血脂以及血糖三指数达标率。结果显示，42%的2型糖尿病患者伴有血脂紊乱，糖尿病人群血糖、血压和血脂三项指标共同达标者不足12%，而在LDL-C不达标人群，不到20%的患者服用他汀类药物。

我们曾对中国中心城市20家三甲医院内分泌专科门诊的2型糖尿病患者进行血脂控制情况的调查，结果显示我国血脂治疗临床实践与指南要求之间存在很大差距：在被调查的4872例2型糖尿病患者中，合并血脂异常者达78.14%；其中血脂异常知晓率仅55.5%；血脂异常治疗率仅44.73%；在已治疗的患者中，满足总体达标的仅占治疗总人群的9.45%；LDL-ch达标率也仅39.11%。充分显示我国2型糖尿病患者血脂管理存在严重不足，形势严峻。

国人血脂异常患病率如同糖尿病患病率呈迅猛增长，如不进行有效干预，在不久的将来，中国的动脉粥样硬化性心血管疾病将剧增。这是一个重要且严峻的公共卫生问题，必须引起全国范围对血脂异常的重视。

六、血脂异常防治中的常见问题

（一）如何看待检验单上的血脂正常值

美国ATP Ⅲ和中国成人血脂异常防治指南均以LDL-C<3.4mmol/L（130mg/dL）和总胆固醇<5.2mmol/L（200mg/dL）为合适范围。2011 ESC/EAS血脂异常防治指南取消“血脂合适水平”的描述，强调根据危险分层指导治疗。指南认为，心血管事件发生率并非取决于个体具有某一危险因素的严重程度，仅仅靠血脂水平化验结果并不能真实反映患者健康水平。胆固醇“合适范围”有可能掩盖导致脑卒中、冠心病、心肌梗死等其他危险因素的作

用，从而低估心脑血管疾病发病危险。因此，根据危险分层来决定血脂干预强度有着更积极的意义。欧洲血脂防治指南也强调胆固醇，尤其是 LDL-C 在动脉粥样硬化发生和进展中的关键影响。人体血浆总胆固醇中约 60%~70% 为 LDL-C，而 LDL-C 为最重要的致动脉粥样硬化成分。结合年龄、性别、吸烟与否、血压水平，总胆固醇水平从 4.0mmol/L 起即可评估患者的心血管死亡危险。如果一个 55 岁吸烟的男性患有高血压，那么，即使总胆固醇仅仅为 4.0mmol/L，其心血管危险分层已经为高危。

欧洲根据自己 30 年来前瞻性流行病学研究的结果，建立了适合欧洲人的心血管危险评估（SCORE）系统，摒弃了既往沿用美国的 Framingham 心脏评分（FHS）系统。SCORE 系统采用年龄、性别、吸烟、血压水平和总胆固醇水平以 10 年内发生心血管死亡的绝对危险来进行危险分层：>10% 为极高危，5%~10% 为高危，1%~5% 为中危，<1% 为低危。根据大量随访研究结果，欧洲人罹患心血管疾病（包括外周动脉血管疾病）、糖尿病、慢性肾病（eGFR<60ml/min）后 10 年内的心血管死亡危险均 >10%，因此，欧洲血脂指南将所有确诊的心血管病患者以及糖尿病和中度以上肾功能不全（CKD Ⅲ期）患者均归为极高危，不需进行 SCORE 评估。实际上，欧洲血脂指南中 SCORE 系统是专门对存在心血管危险因素而尚未发生过心血管疾病的人群进行一级预防的危险评估体系。

（二）为什么 LDL-C 为首要的控制目标

循证医学证据显示，降低 LDL-C 水平可使冠心病患者的心血管事件显著降低。LDL-C 每降低 1.0mmol/L，可使每年平均心血管事件风险减少 1/5，冠心病死亡风险降低 20%，其他心脏性死亡风险降低 11%，全因死亡风险降低 10%。与标准治疗相比，强化降低 LDL-C 水平（1 年时 LDL-C 差值为 0.51mmol/L）使冠脉死亡和非致死性心梗风险降低 13%，冠脉血管重建风险降低 19%，缺血性卒中险降低 16%。不论基线 LDL-C 水平如何，LDL-C 每降低 1mmol/L 减少心血管事件风险相似。因此，目前所有指南仍将 LDL-C 作为首要目标，但具体数值有所不同。

欧洲血脂指南确认，治疗和管理血脂异常的目的是预防心血管终点事件的发生。根据目前已有的循证医学证据，LDL-C 是首要的治疗靶标，如果不能检测 LDL-C，那么总胆固醇应作为治疗的靶标。其他如 non-HDL-C 和 Apo-B 亦可作为次要的治疗和管理靶标。而由于缺乏足够的心血管终点研究证据，HDL-C 水平升高仅仅可以用于心血管危险评估，不建议作为治疗和管理的靶标。

（三）糖尿病合并血脂异常，LDL-C 应降低到多少

糖尿病血脂异常的防治首先是根据患者心血管风险的分层，来制定血脂控制目标。2013 ADA 糖尿病指南推荐：合并心血管疾病的糖尿病患者 LDL-C <1.8mmol/L 或较基线状态降低 30%~40%；没有心血管疾病的糖尿病患者 LDL-C<2.6mmol/L。

2011 年 ESC/EAS 联合发布的血脂防治指南带来了更多的亮点，将 1 型糖尿病和 2 型糖尿病分开讨论，并且设定了更为严格的 LDL-C 目标值：所有 1 型糖尿病患者，尤其是合并微量白蛋白尿和肾脏疾病的 1 型糖尿病患者，无论基础 LDL-C 水平如何，均应使用他汀将 LDL-C 降低至少 30%；合并心血管疾病或慢性肾病的 2 型糖尿病患者，无心血管疾病且年龄大于 40 岁、合并 1 个或者多个其他心血管疾病危险因素（高血压、吸烟、微量白蛋白尿、早发性心血管疾病）、或合并靶器官损伤的 2 型糖尿病患者，LDL-C<1.8mmol/L 或 LDL-C 降幅 ≥50%。除上述人群，所有 2 型糖尿病患者 LDL-C 均应 <2.5mmol/L。

与降低 LDL-C 水平所带来的确切临床效益有所不同，对于高 TG 水平和低 HDL-C 水平管理的临床益处仍值得商榷，因此各指南推荐也有所不同。2013 年 ADA 糖尿病指南推荐 TG<1.7mmol/L，HDL-C 男性 >1.04mmol/L，女性 >1.40mmol/L。而 2011 年 ESC/EAS 指南未将 HDL-C 推荐为治疗靶点，TG 仅在高 TG 血症时被考虑，但将非 HDL-C 和 Apo B 作为继 LDL-C 后的次要控制目标。

（四）基础治疗的重要性

治疗性生活方式改变（therapeutic life-style change，TLC）是控制血脂异常的基本和首要措施。恰当的生活方式改变对多数血脂异常者能起到与降脂药相近似的治疗效果，在有效控制血脂的同时可以有效减少心血管事件的发生风险。

基础治疗主要内容包括：①医学营养治疗：减少饱和脂肪酸、反式脂肪酸和胆固醇的摄入，选择能够降低 LDL-C 的食物（如植物甾醇、可溶性纤维）；②控制体重，保持在合适水平；③增加有规律的体力活动；④采取针对其他心血管病危险因素的措施如戒烟、限盐、限酒等。

但在实际工作中，我们常忽视 TLC，过多的依赖药物治疗。应向患者说明 TLC 的多重效益，并强调说明即使使用药物仍需要 TLC。

（五）糖尿病患者何时启动药物调脂

2013 年 ADA 糖尿病防治指南推荐：合并心血管病史的糖尿病患者，无心血管病史，但年龄≥40 岁且伴≥1 个心血管危险因素的糖尿病患者，无论其基线血脂水平如何，都应在生活方式干预基础上加用他汀治疗。糖尿病合并明显心血管病史患者（极高危患者），可选择使用大剂量他汀。除上述情况外，如无明显 CVD 及 <40 岁，若 LDL-C 持续 >2.6 mmol/L 或有多个心血管危险因素的糖尿病患者，应考虑加用他汀。

2011 年 ESC/EAS 血脂异常管理指南略有不同：对所有 1 型糖尿病患者，尤其是合并微量白蛋白尿和肾脏疾病，无论 LDL-C 基线水平，均应首选他汀；2 型糖尿病合并心血管疾病或慢性肾病；无心血管病史，但年龄≥40 岁且伴≥1 个心血管危险因素；或合并靶器官损伤，无论其基线血脂水平如何，都应在生活方式干预基础上加用他汀治疗；40 岁以下的 2 型糖尿病患者，如果治疗时间较短，无其他危险因素和并发症，且 LDL-C<2.6 mmol/L 无需降脂药物。

（六）调脂为什么首选他汀

1. 他汀的基石地位 他汀是预防和治疗动脉粥样硬化性心血管病不可动摇的基石，同时也是关注的焦点。糖尿病患者常见的血脂异常是 TG 升高及 HDL-C 降低。但 HPS-DM、ASCOT-LLA、CARDS、TNT-DM 等研究证明他汀类药物无论是一级还是二级预防，可以显著降低糖尿病患者发生大血管病变和死亡的风险；令人欣喜的是在 COSMOS 和 SATURN 研究中，他汀甚至可以延缓和逆转冠脉斑块。2010 年一项包括 5 项大剂量他汀与标准剂量他汀比较试验和 21 项他汀与安慰剂比较试验的荟萃分析显示：他汀使 LDL-C 每降低 1.0mmol/L，可使每年平均心血管事件风险减少 1/5，且糖尿病患者的收益大于非糖尿病患者。58 项他汀临床试验（治疗组 76 359；安慰剂 71 962）结果显示，LDL-C 降低幅度越大，时间越长、心脏事件减少越多，即他汀需要长期应用。同年另一荟萃分析显示与中等剂量他汀相比，大剂量他汀可降低 ACS 患者总死亡率及 ACS 相关事件发生率。强化治疗组平均 LDL-C 再降低 0.35mmol/L，主要心血管事件再下降 6%。那么，何时需要强化他汀治疗？2013 ADA 和 2011 ESC/EAS 指南提出，极高危患者，LDL-C 应 <1.8mmol/L，可选择使用大剂量他汀；如果在最大耐受剂量的他汀治疗下仍未达标，使 LDL-C 比基线降低 30%~40% 也可接受（>50%2011 ESC/EAS）；此外，在发生急性冠脉综合征时也需要强化他汀治疗。

2. 使用他汀安全吗

（1）他汀强化降脂可能导致肌酶升高？他汀剂量增加，肌病风险增加。SEARCH 试验中辛伐他汀用药剂量为 80mg 的患者中有 52 例发生肌病，而剂量为 20mg 的患者中仅 1 例发生肌病。此外，大剂量组中有 22 例出现横纹肌溶解，20mg 剂量组则均未出现。患者在服药第 1 年内发生肌病和横纹肌溶解风险最高，上述风险在老年和女性患者中更高。2011 年美国 FDA 建议：限制使用大剂量辛伐他汀。在新诊断患者中不应启动辛伐他汀 80mg 治疗，包括已服用小剂量辛伐他汀的患者；辛伐他汀 80mg 应限于已服用该药 12 个月，且无肌病证据患者。同时，FDA 建议：在服用胺碘酮、维拉帕米和地尔硫䓬的患者中，辛伐他汀剂量不应超过 10mg；在服用氨氯地平的患者中，辛伐他汀剂量不应超过 20mg。

（2）大剂量他汀增加新发糖尿病风险？2011 年 6 月 26 日 ADA 年会上 Preiss 以“他汀相关性糖尿病：发生率、病因及临床意义”为题进行大会报告，使更多学者关注他汀与新发糖尿病的关系。

其实，早在 2001 年发表的西苏格兰冠心病预防研究（WOSCOPS）中研究者就注意到了他汀与新发糖尿病有一定的关系。该研究中普伐他汀可减少糖尿病风险 30%。但后续多个他汀研究却得出了相反的结论。2003 年 HPS（辛伐他汀）、2004 年 ASCOT-LIA（阿托伐他汀）、2007 年 CORONA（瑞舒伐他汀）和 2008 年发表的 JUPTTER（瑞舒伐他汀）研究发现，他汀治疗分别将糖尿病风险增加了 14%、15%、14% 和 25%。2006 年 Takano 等在 2 型糖尿病患者中观察到，阿托伐他汀有使血糖升高的趋势。2010 年 Koh 等一个小样本的随机双盲研究表明，在高胆固醇血症的患者中阿托伐他汀 10mg、20mg、40mg 和 80mg 治疗 2 个月后，HbA1c 分别较基线升高 2%、5%、5% 和 5%，空腹胰岛素同时升高了 25%、42%、31% 和 45%。同年，Bays 等在代谢综合征的患者中也观察到他汀类药物可使血糖轻度上升。

2008 年 Coleman 等荟萃分析显示普伐他汀倾向于减少糖尿病风险而其他他汀却有加糖尿病风险。2009 年 Swapnil 等荟萃分析显示在纳入 5 个他汀研究，糖尿病风险增加 13%。2010 年 Sattar 和 Preiss 等在 Lancet 发表的荟萃分析显示在 13 个他汀研究中（共 91 140 名受试者），平均随访 4 年，与安慰剂和标准治疗比较,大剂量他汀治疗增加了9%新发糖尿病风险,特别是老年患者。2011年Preiss等在JAMA上发表的一项荟萃分析显示与中等剂量的他汀相比,大剂量他汀增加新发糖尿病风险(比值比为1.12),但同时显著减少新发心血管疾病的风险。

目前缺乏确切的理论来解释大剂量他汀与糖尿病风险增大之间的关系。在大剂量他汀治疗中,应意识到心血管风险的不断减小可能伴随糖尿病风险的增大。另一方面,这些结果的公布不应使心脏病患者或存在心脏病高危因素的人群远离他汀类药物。心脏病患者、有既往卒中史或存在心脏病高危因素的人群仍然可以从他汀类药物中获益。

(3) 他汀的肝脏毒性? FDA总结,自20世纪90年代以来,他汀类药物应用不断增加,但并未发现与他汀类应用可能相关的死亡或严重肝脏损害病例增长。

美国FDA于2000–2009年,通过检索不良事件报道系统(AERS)的数据显示,他汀类药物相关的严重肝脏损害发生率极低(每年百万患者中≤2例)。根据药物所致肝损害网络(DILIN)肝脏损害程度量表,评分为4(严重肝损害)或5(死亡或肝移植)的严重肝损害病例。符合这些标准的报道进一步评估其存在的因果关系。75例病例(其中27例评分为4分,48例评分为5分)评估其因果关系。经评估,其中30例(14例死亡,7例肝脏移植,9例严重肝功损害)认为可能与他汀类药物治疗相关,但未发现有病例与他汀类药物治疗存在高度相关。

FDA也回顾了来自DILIN和急性肝衰竭研究小组(ALFSG)的病例,这些组织在其肝损害结果研究中,负责向FDA提交药物相关的肝损害病例报道。如2011年1月1日,DILIN向FDA递交了25例他汀类药物相关的肝损害,其中12名患者最终接受住院治疗;一份来自2010年ALFSG的报道包含了133名特异性的药物所致肝脏损害导致急性肝衰竭的病例。在这133名患者中,有15人正在服用他汀类药物,经鉴定,只有6名患者是只因服用了他汀类药物引起肝损害。

基于所有已获得的数据,FDA认为,现售的所有他汀类药物,与严重肝损害的相关性极低,定期监测血清丙氨酸氨基转移酶(ALT)并不能发现或预防严重的他汀类药物相关的肝损害。

2012年2月28号美国FDA批准他汀类降胆固醇药的安全性标签更改。移除了服用他汀类药物的患者需要定期监测肝酶的必要性。新标签推荐应在开始他汀类药物治疗前进行肝酶检查,此后有临床指征再行监测。FDA总结道:他汀类药物的严重肝脏损害较少见,且在个体病人中无法预测。因此,定期肝酶监测在发现或预防严重肝脏损害方面的意义不大。但是,鉴于中国肝病患者的数量远高于欧美国家,我们对FDA的推荐还应采取谨慎的态度。

(4) 他汀对认知的影响? 为评估他汀类药物对认知功能的作用,FDA回顾了AERS数据库、已公布的医学文献(病例报道和观察研究)和临床随机试验。

上市后不良事件报道描述了大于50岁的个体,但不明确的记忆丧失或障碍,在停用他汀类药物治疗后是可逆性的,这种影响与年龄显著相关。发生这一损害的时间高度可变,从开始使用他汀类药物一天到几年不等。这些病例看起来与进行性痴呆如阿尔兹海默病无相关性。在审查中,此类不良事件和某一特定他汀类药物、个体的年龄、他汀类药物的剂量或同时服用的药物之间并未发现存在相关性。

来自观察性研究和临床试验的数据表明,认知改变或临床显著的认知下降和他汀类药物应用之间不存在相关性。在他汀类说明书中添加了有关他汀类药物潜在的非严重性和可逆性认知方面的副作用,如记忆丧失、意识模糊等。

总之,在临床工作中,LDL-C降幅大小并非绝对,个体化降脂治疗可能更为重要,在他汀类药物治疗时,特别是强化降脂时,药物的效益-风险比亦值得考虑。

(七) 所有的糖尿病血脂异常患者都需要他汀吗

新诊断的T2DM血脂异常(年轻、肥胖、胰岛功能好、没有其他CVD风险)可能通过生活方式联合胰岛素强化达到DM的长期缓解(即危险度的下降),因此2011 ESC/EAS指南提出40岁以下的2型DM患者,如果治疗时间较短,无其他危险因素和并发症,且LDL-C<2.6mmol/L,无需降脂药物。

糖尿病前期(空腹血糖受损、糖耐量异常)被认为存在增高冠状动脉疾病的危险,其血脂治疗目标应与糖尿病相同,但考虑到他汀升高血糖的副作用,因此对于糖尿病前期患者,如太早使用他汀类药物,患者可能进展为糖尿病,此时需要根据心血管风险判断进行综合权衡。

（八）何时联合其他降脂药物

糖尿病血脂异常患者，他汀降 LDL-C 是首要的，但他汀类药物存在“6”定律，即他汀类剂量加倍，LDL-C 降幅仅增加 6%，同时随着剂量的加大，药物的副作用和费用随之增加；同时，即使他汀使 LDL-C 水平达标，仍存在发生严重大血管事件的残留风险，并且糖尿病患者的残留风险高于非糖尿病患者。高 TG 和低 HDL-C 水平（糖尿病血脂异常的特点）均为独立于 LDL-C 的心血管事件预测因子。在他汀治疗基础上加用其他种类的调脂药，可进一步降低 LDL-C 水平，纠正高 TG 和低 HDL-C 水平也是毋庸置疑的。

2013 ADA 指南建议：如果使用最大可耐受剂量的他汀仍然未达标，可考虑联合使用其他调脂药物来达到血脂目标，但是这一治疗办法的 CVD 转归或安全性，至今尚未在终点研究中进行评估。

1. 使用胆固醇吸收抑制剂，进一步降低 LDL-C？ 加用胆固醇吸收抑制剂－依折麦布，能从内源和外源双途径控制胆固醇水平，使 LDL-C 进一步降低 15%~20%。并且，依折麦布几乎不通过细胞色素 P450 酶代谢，不影响他汀类药物浓度，二者合用不会发生有临床意义的药物间的相互作用，安全性和耐受性良好。除降低 LDL-C 外，依折麦布的益处还包括降低 LDL 亚组分水平、改善家族性高脂血症、改善脂肪负荷后内皮细胞功能和肝脂肪变性。这些均与依折麦布独特的作用机制有关。

主动脉狭窄患者辛伐他汀联合依折麦布治疗的研究（SEAS 研究）和终止糖尿病动脉粥样硬化研究（SANDS 研究）的亚组分析则显示，联合应用他汀与依折麦布可以降低受试者缺血性心血管事件的发生率或延缓颈动脉粥样硬化病变的发展。但 ENHANCE 试验和 2009 年被提前终止的 ARBITER6-HALTS 研究，显示依折麦布组 LDL-C 水平虽有下降，但颈动脉中层厚度（IMT）无显著变化，且严重心血管事件发生率显著高于烟酸组，该结果对这种联合提出了质疑。但后续心肾保护研究（SHARP 研究）得出了利于依折麦布的结果，显示用辛伐他汀 20mg/d 加依折麦布 10mg/d 降低 LDL-C，对各种晚期慢性肾病患者，可安全地降低主要动脉粥样硬化事件。

虽然临床在使用依折麦布方面仍存在一些疑惑，但它仍有一定的治疗效果。当他汀类单药使用无法使患者的 LDL-C 达标时，可增加依折麦布。

2. 贝特进一步降低 TG：全面调脂？ 贝特类是降低 TG 最有效的药物。对于 TG≥4.5mmol/L 的患者，应首选贝特类药物，以降低急性胰腺炎风险。如 TG<4.5mmol/L，仍应首选他汀。那何时选择加用贝特类药物？

Goldberg 和 Jones 等研究显示，在混合性血脂异常患者中，中小剂量的他汀加贝特，血脂全面达标（LDL-C、TG 和 HDL-C）的比率高于单用他汀，并且不良反应并未增加。Jones 等一个多中心研究显示在血脂异常的患者中非诺贝特＋阿托伐他汀＋依折麦布组和阿托伐他汀＋依折麦布组均能使 LDL-C 降低大于 50%，但前者对 HDL-C（13.0% 对 4.2%），TG（-57.3% *vs* -39.7%）更加显著，两组不良事件相似。

全面调脂是为了降低心血管事件风险，TG 进一步的下降是否能如愿以偿？著名的 ACCORD 研究结果却令我们有些失望，在高心血管事件风险的 2 型糖尿病患者中，联合应用贝特类和他汀类进行强化降脂治疗，并不能降低患者的心血管风险，尽管 TG、HDL-C 及胆固醇水平显著下降。

但随后 ACCORD 血脂研究的亚组分析提示，对于 TG>2.30mmol/L（204mg/dL）且 HDL-C<0.88mmol/L（34mg/dL）的糖尿病患者，非诺贝特在他汀基础上降低心血管风险达 31%。而其他研究也进一步证实了这个结论。Bruckert 等对 5 个大型临床试验进行系统回顾和 meta 分析显示在 HDL-C<0.91mmol/L（35mg/dL）或（和）TG> 2.26mmol/L（200mg/dL）的患者中贝特类药物使患者主要心血管风险减少 28%~30%，但非目标人群仅仅减少 6%。Lee 等对 6 个临床试验进行的 meta 分析也得出了类似的结果。

因此，在探索他汀基础上加用贝特时，关键点是需要有效地鉴定哪部分人群能从他汀治疗中获益。

3. 加用烟酸，升高 HDL-C？ 理论上，在降低 LDL-C 的基础上，升高 HDL-C 可进一步减少大血管事件的风险，但理论和现实存在差距。

烟酸是目前升高 HDL-C 最有效的药物。2009 年被提前终止的 ARBITER6-HALTS 研究备受瞩目。该研究在他汀基础上加用烟酸或依折麦布治疗 8 个月后，烟酸组 HDL-C 水平升高，平均及最大颈动脉内膜中层厚度（IMT）显著减小。随访 14 个月后，这一效果仍然存在。依折麦布组 LDL-C 水平虽有下降，但 IMT 无显著变化，且严重心血管事件发生率显著高于烟酸组。

时隔 1 年半，2011 年 5 月，AIM-HIGH 试验亦

被NIH提前叫停。该试验入选3414例既往有心血管疾病史、HDL-C水平低且TG水平高的患者，在辛伐他汀基础上随机予以安慰剂或逐渐加量的缓释烟酸（最大剂量为2000mg/d）治疗，随访32个月。结果显示，他汀联合烟酸治疗对主要复合终点事件（心肌梗死、卒中、急性冠脉综合征入院或心脑动脉血运重建）年发生率无影响（5.8%*vs*5.6%），且烟酸联合治疗组卒中发生率有所升高（1.6%*vs*0.7%），故该研究被提前终止。

被提前叫停的AIM-HIGH试验对烟酸升高HDL-C有助于降低心血管剩余风险这一理念提出了挑战，因此有必要停下来反思一下。

AIM-HIGH试验中，缓释烟酸升高HDL-C水平20%，同时降低TG水平约25%，虽然这一结果未对心血管事件造成影响，但无法排除试验以外的患者可能从升高HDL-C水平的治疗中获益，可能原因在于：该试验并未入选最高危的患者，且良好控制的LDL-C水平（平均LDL-C 1.86mmol/L）可能掩盖了升高HDL-C水平带来的额外益处。HDL-C有质和量的区分，该研究仅仅测定了HDL-C量的改变。所以很难推测烟酸升高HDL-C水平的治疗是否无益。

2012年完成的HPS2-THRIVE［treatment of HDL to reduce the incidence of vascular events（Heart Protection Study-2）］显示在使用他汀实现良好LDL-C控制的基础上，加用缓释烟酸（ERN）/前列腺素D2受体-1拮抗剂拉罗匹仑（LRPT）在大血管事件（主要终点）方面无额外获益，而肌病风险却有升高，尤其中国患者中容易发生。因此，他汀基础上加用烟酸升高HDL-C，前途渺茫。

4. 胆汁酸螯合剂（resins）　胆汁酸螯合剂为碱性阴离子交换树脂，不溶于水。常用的药物包括：考来烯胺和考来替泊。此类药物口服后胃肠道不吸收，在肠道以氯离子与胆酸交换，形成不被吸收的多价螯合物随大便排出，阻断胆汁酸的肝肠循环，使胆汁酸不能反复吸收利用。胆汁酸螯合剂是最安全的降脂药物，但因为不被吸收入血，所以副作用主要集中在胃肠道，表现为恶心、腹胀、消化不良和便秘。但它通常表现不良的胃肠道反应。在降脂试验中，胆汁酸螯合剂在最大剂量时，可降低LDL-C水平达15%~21%，并能升高HDL-C水平（3%~9%）和TG（2%~16%）水平。当他汀类单药治疗无法使患者的LDL-C达标时，可选择胆汁酸螯合剂单药治疗，或在他汀类药物的基础上增加胆汁酸螯合剂。

已证明，消胆胺和考来替泊可有效降低LDL-C和减少冠心病相关死亡。例如，LRCCPPT试验结果显示，消胆胺可减少CHD风险，降低LDL-C水平的幅度达12%。第二代胆汁酸螯合剂考来维仑的胆酸亲和力更大，耐受性更好（和第一代比较）。考来维仑单药治疗（3.8g/d）可使高胆固醇血症患者的LDL-C水平降低幅度达到16%。

此外，胆汁酸螯合剂还有一个重要作用，就是可以降低空腹血糖和糖化血红蛋白水平（0.9%）。因此，伴有高胆固醇血症的糖尿病患者可以使用该类药物治疗。

他汀类药物可使糖尿病患者的心血管事件显著减少，但仍然存在的心血管剩留风险，要求在他汀类药物治疗的基础上加用其他降脂药物。然而何种联合调脂方案更优？联合治疗对临床硬终点的益处如何？耐受性和安全性怎样？目前尚缺乏充分的循证证据，有待进一步研究确证。

（九）随访和监测血脂的频度

2011 ESC/EAS指南提出：治疗前至少2次，间隔1~12周（除了急性冠脉综合征要立即启动他汀同时查血脂）；启动治疗后，每（8±4）周复查，调整剂量后每（8±4）周复查，直到达标，如果达标，每年复查（如果没有依从性问题或其他特别原因）。

2013年ADA糖尿病指南推荐：诊断之时必查，此后空腹血脂至少每年1次；

复查频度个体化调整（心血管危险因素、治疗情况、达标情况等）；检查内容包括TC、TG、HDL-C、LDL-C、non-HDL-C、apo B等。

2013 AACE推荐在启动治疗后6周评估血脂状态，并间隔6周再次评估，直至达到治疗目标；如存在下述临床情况，推荐更频繁地评估血脂状态：DM控制恶化；使用已知可影响血脂水平的新药；动脉粥样硬化血栓形成性疾病的进展；体重明显增加；任何血脂参数意想不到的改变；发生了新的CAD危险因素；新的临床试验证据或建议更严控制血脂目标的指南出现。

综上所述，血脂异常已成为一种流行病，降低LDL-C是血脂异常防治的首要目标。生活方式调脂和他汀类仍是血脂异常治疗的基石，但在大剂量使用时应注意其副作用如肌酶的升高以及发生糖尿病风险的增加等。在强调个体化治疗的同时，应建立和完善适合我国国情的指南，推广血脂异常的规范处理。

（严　励）

参考文献

1. Yang W, Xiao J, Yang Z, et al. Serum lipids and lipoproteins in Chinese men and women. Circulation. 2012, 125(18): 2212-2221
2. Farzadfar F, Finucane MM, Danaei G, et al. National, regional, and global trends in serum total cholesterol since 1980: systematic analysis of health examination surveys and epidemiological studies with 321 country-years and 3.0 million participants. Lancet, 2011, 377(9765): 578-586
3. Baigent C, Blackwell L, Emberson J, et al. Efficacy and safety of more intensive lowering of LDL cholesterol: a meta-analysis of data from 170 000 participants in 26 randomised trials. Lancet, 2010, 376(9753): 1670-1681
4. Takayama T, Hiro T, Yamagishi M, et al. Effect of rosuvastatin on coronary atheroma in stable coronary artery disease: multicenter coronary atherosclerosis study measuring effects of rosuvastatin using intravascular ultrasound in Japanese subjects (COSMOS). Circ J, 2009, 73(11): 2110-2117
5. Nicholls S J, Borgman M, Nissen S E, et al. Impact of statins on progression of atherosclerosis: rationale and design of SATURN (Study of Coronary Atheroma by InTravascular Ultrasound: effect of Rosuvastatin versus AtorvastatiN). Curr Med Res Opin, 2011, 27(6): 1119-1129
6. Armitage J, Bowman L, Wallendszus K, et al. Intensive lowering of LDL cholesterol with 80 mg versus 20 mg simvastatin daily in 12, 064 survivors of myocardial infarction: a double-blind randomised trial. Lancet, 2010, 376(9753): 1658-1669
7. Armitage J, Bowman L, Wallendszus K, et al. Intensive lowering of LDL cholesterol with 80 mg versus 20 mg simvastatin daily in 12, 064 survivors of myocardial infarction: a double-blind randomised trial. Lancet, 2010, 376(9753): 1658-1669
8. Freeman D J, Norrie J, Sattar N, et al. Pravastatin and the development of diabetes mellitus: evidence for a protective treatment effect in the West of Scotland Coronary Prevention Study. Circulation, 2001, 103(3): 357-362
9. Takano T, Yamakawa T, Takahashi M, et al. Influences of statins on glucose tolerance in patients with type 2 diabetes mellitus. J Atheroscler Thromb, 2006, 13(2): 95-100
10. Koh KK, Quon MJ, Han SH, et al. Atorvastatin causes insulin resistance and increases ambient glycemia in hypercholesterolemic patients. J Am Coll Cardiol, 2010, 55(12): 1209-1216
11. Bays HE, Roth EM, Mckenney JM, et al. The effects of fenofibric acid alone and with statins on the prevalence of metabolic syndrome and its diagnostic components in patients with mixed dyslipidemia. Diabetes Care, 2010, 33(9): 2113-2116
12. Coleman CI, Reinhart K, Kluger J, et al. The effect of statins on the development of new-onset type 2 diabetes: a meta-analysis of randomized controlled trials. Curr Med Res Opin, 2008, 24(5): 1359-1362
13. Rajpathak SN, Kumbhani DJ, Crandall J, et al. Statin therapy and risk of developing type 2 diabetes: a meta-analysis. Diabetes Care, 2009, 32(10): 1924-1929
14. Sattar N, Preiss D, Murray HM, et al. Statins and risk of incident diabetes: a collaborative meta-analysis of randomised statin trials. Lancet, 2010, 375(9716): 735-742
15. Preiss D, Seshasai S R, Welsh P, et al. Risk of incident diabetes with intensive-dose compared with moderate-dose statin therapy: a meta-analysis. JAMA, 2011, 305(24): 2556-2564
16. Evans M A, Golomb B A. Statin-associated adverse cognitive effects: survey results from 171 patients. Pharmacotherapy, 2009, 29(7): 800-811
17. Beydoun MA, Beason-Held LL, Kitner-Triolo MH, et al. Statins and serum cholesterol's associations with incident dementia and mild cognitive impairment. J Epidemiol Community Health, 2011, 65(11): 949-957
18. Bettermann K, Arnold AM, Williamson J, et al. Statins, risk of dementia, and cognitive function: secondary analysis of the ginkgo evaluation of memory study. J Stroke Cerebrovasc Dis, 2011
19. Rana JS, Visser ME, Arsenault BJ, et al. Metabolic dyslipidemia and risk of future coronary heart disease in apparently healthy men and women: the EPIC-Norfolk prospective population study. Int J Cardiol, 2010, 143(3): 399-404
20. Rossebo AB, Pedersen TR, Allen C, et al. Design and baseline characteristics of the simvastatin and ezetimibe in aortic stenosis (SEAS) study. Am J Cardiol, 2007, 99(7): 970-973

第八章 高尿酸血症与痛风

高尿酸血症与痛风目前已成为常见的代谢性疾病。全球经济发展所带来的饮食结构的改变，特别是酒精类饮料和蛋白类食品的大量摄入是导致痛风发病的重要原因。保守估计目前我国约有高尿酸血症患者1.2亿，约占总人口数的10%。预计在未来5~10年内高尿酸血症和痛风将成为我国仅次于糖尿病的第二大代谢性疾病。高尿酸血症和痛风不但引起关节剧痛、畸形、骨折，还诱发高尿酸性肾病导致尿毒症，诱发和加重心肌梗死、冠心病等心脑血管疾病，使心脑血管疾病的患病率增加2~5倍，已成为一种严重危害公众健康的代谢性疾病。面对高尿酸血症和痛风这类新生常见病，有许多关键问题亟待解决，如痛风的鉴别诊断问题、高尿酸血症和痛风的标化治疗问题和高尿酸血症及痛风合并症的合理用药问题等，本章拟对其展开讨论。

第一节 高尿酸血症

一、定义及流行病学

高尿酸血症(hyperuricemia，HUA)是指在正常嘌呤饮食状态下，37℃时，两次空腹血尿酸水平：男性或绝经后女性≥420μmol/L(7.0mg/dL)；绝经前女性≥360μmol/L(6.0mg/dL)。该浓度为尿酸在血液中的饱和浓度，超过此浓度时尿酸盐即可沉积在组织中，造成痛风组织学改变。

随着饮食结构改变及人均寿命的延长，全球范围内高尿酸血症的患病率呈逐渐升高趋势。有关资料显示美国高尿酸血症的患病率为18.2%。台湾男性高尿酸血症患病率高达42.1%，女性为27.4%。近年来，我国高尿酸血症的患病率已接近欧美发达国家。1996-1997年我国上海黄浦地区流行病学调查结果显示，该地区高尿酸血症患病率为10.1%，其中男性14.2%。2002年广州老年女性中高尿酸血症患病率为12.01%。2009年我国山东沿海地区流行病学调查显示，该地区高尿酸血症患病率为16.99%，其中男性22.89%。高尿酸血症的流行总体呈现逐年升高的趋势，男性高于女性，且有一定的地区差异，南方和沿海经济发达地区较同期国内其他地区患病率高，尤其重要的是高尿酸血症的患病人群呈现日益年轻化的趋势，酒精类、海产品和高蛋白、高胆固醇食物的摄入增加是主要原因。

二、分类与发病机制

1. 分类 根据发病机制不同，可将高尿酸血症分为原发性和继发性高尿酸血症两类。原发性高尿酸血症是指由于先天性嘌呤代谢紊乱和(或)尿酸排泄障碍所引起的高尿酸血症。

常见的先天性嘌呤代谢酶缺陷有(图7-8-1)：次黄嘌呤-鸟嘌呤磷酸核糖转移酶(HPRT)缺陷、磷酸核糖焦磷酸(PRPP)合酶活性增加、磷酸核糖焦磷酸酰基转移酶(PRPPAT)增多或活性增加、腺嘌呤磷酸核糖转移酶(APRT)缺陷、黄嘌呤氧化酶活性增加等，这些酶的改变均可导致血尿酸水平升高。

肾脏是尿酸排泄的主要器官，肾小球滤过率降低、近端肾小管对尿酸的重吸收增加和尿酸分泌减少均可导致肾脏尿酸排泄减少，其中近端肾小管对尿酸的重吸收增加是先天性肾脏尿酸排泄减少的主要原因。由于尿酸为极性分子，不能自由透过细胞膜脂质双分子层，其在细胞内外的转运依赖离子通道。如图7-8-2所示，近端肾小管对尿酸的重吸收和分泌由一系列离子通道协同完成，包括GLUT9、URAT-1、ABCG2、MRP4、NPT1、OAT1、OAT3等，其中GLUT9、URAT-1为近端肾小管尿酸重吸收的主要离子通道，ABCG2、MRP4为近端肾小管分泌尿酸的主要离子通道，编码上述离子通道的基因单核苷酸多态性与肾脏尿酸排泄减少密切关联，是导致肾脏尿酸排泄减少的重要原因。

继发性高尿酸血症是指由各种比较明确的病因所导致的尿酸合成增多和(或)尿酸排泄减少所引起的高尿酸血症，如糖原累积病、血液病、肿瘤、

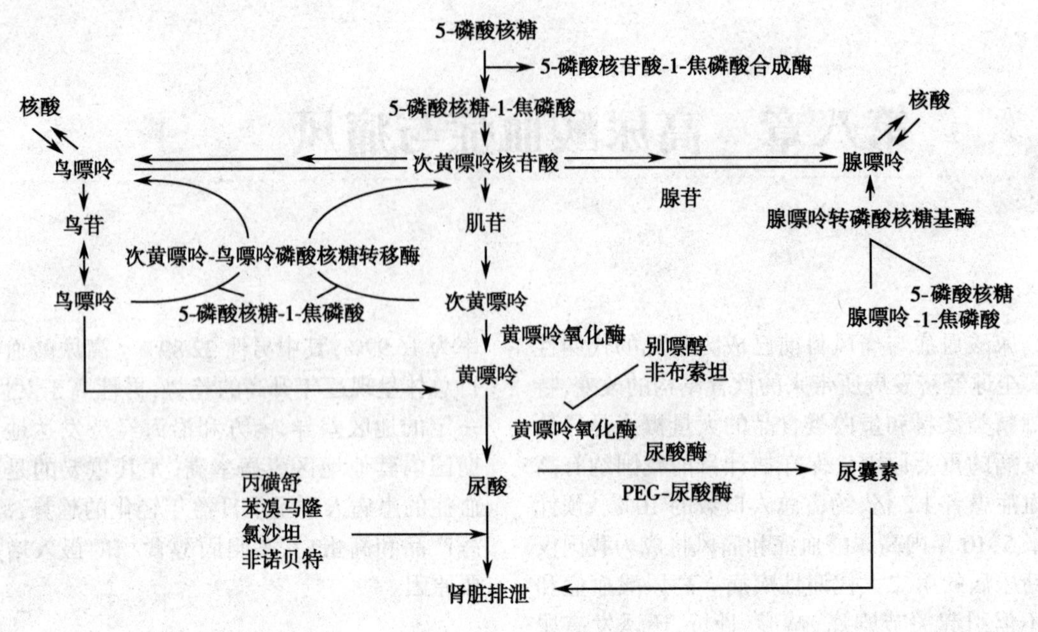

图 7-8-1 嘌呤代谢示意图

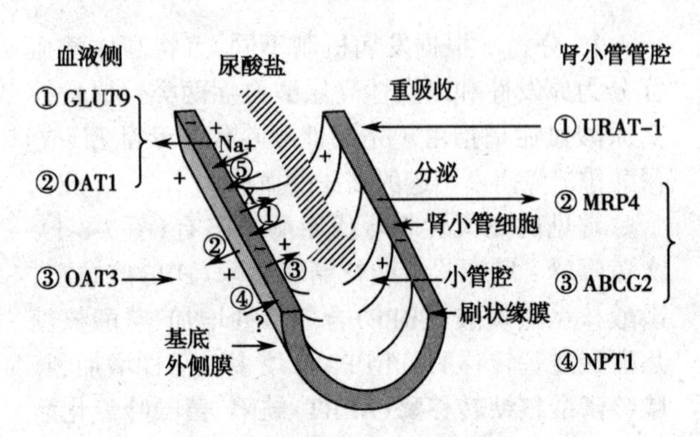

图 7-8-2 参与近端肾小管尿酸转运的离子通道

慢性肾炎等疾病所引起的血尿酸升高，均称为继发性高尿酸血症。

2. 肾脏尿酸排泄 肾脏是尿酸排泄的主要器官，约 90% 原发性高尿酸血症是因肾脏尿酸排泄减少所致。人类肾脏尿酸排泄经历了肾小球滤过、分泌前重吸收、肾小管主动分泌和分泌后重吸收四个过程，这是人类血尿酸明显高于低级动物的重要原因。

如图 7-8-3 所示，尿酸 100% 从肾小球滤过，几乎 98%~100% 的尿酸又在近端肾小管起始部 S1 段主动重吸收；到达近端小管曲部 S2 段的尿酸，50% 分泌到管腔，随原尿到达近端小管的直部 S3 段，又有 40%~44% 尿酸被二次重吸收，最终经肾小球滤过的尿酸仅有 6%~10% 随尿液排出体外。

3. 高尿酸血症的发病机制

(1) 尿酸生成过多，常见于：

1) 生理性升高，如摄入过多嘌呤类食物、长期

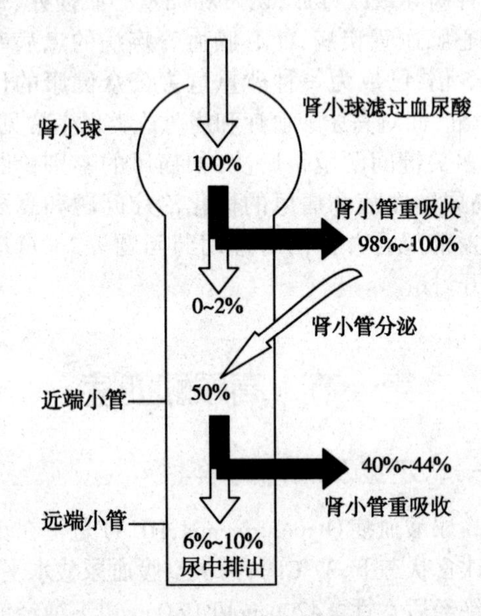

图 7-8-3 尿酸在肾脏中的排泄

禁食与饥饿；

2) 先天性代谢性疾病，如 Lesch-Nyhan 综合征、糖原累积病等；

3) 其他代谢性疾病，如糖尿病酮症酸中毒、乳酸性酸中毒及酒精性酮症等；

4) 某些血液病，如白血病、多发性骨髓瘤、淋巴瘤、红细胞增多症、溶血性贫血等；

5) 肿瘤广泛转移和溶解、肿瘤放疗或化疗后；

6) 某些药物也可使尿酸生成增多，如肿瘤化疗药物、能量合剂、肌苷片、胰酶制剂等可使尿酸合成底物增加，而维生素 B_1 和 B_{12}、叶酸等可使尿酸转化增加，从而升高尿酸。

(2) 尿酸排泄减少，常见于：

1) 慢性肾脏病变，主要有慢性肾小球肾炎、肾盂肾炎、多囊肾、高血压晚期、铅中毒等；

2) 药物如噻嗪类利尿药、呋塞米、阿司匹林、大剂量维生素C、喹诺酮类抗生素、青霉素类抗生素、胰岛素、吡嗪酰胺、乙胺丁醇、左旋多巴、静脉注射硝酸甘油等均能减少肾脏尿酸排泄，引起高尿酸血症及痛风。

(3) 混合性(尿酸生成多合并尿酸排泄减少)，常见于：

1) 葡萄糖-6-磷酸酶缺乏；

2) 果糖-1-磷酸醛缩酶缺乏；

3) 大量饮酒；

4) 休克。

三、临床表现

本病可见于任何年龄段，患病率随年龄增长有逐渐增高趋势。临床上仅表现为血尿酸升高，无其他临床症状。继发性高尿酸血症除血尿酸升高外，还伴有其原发病的临床表现。在原发性高尿酸血症患者中，约10%~20%发展为痛风。从血尿酸增高至痛风症状出现可达数年甚至数十年。

四、实验室及特殊检查

1. 血清尿酸测定　目前广泛使用的方法为尿酸酶法。由于血尿酸水平受饮食、运动、药物等因素的影响，因此要求受检者在检查前，需空腹8小时以上，晚上10点后禁食、禁水，次日起床空腹采静脉血进行测定。

男性正常值：210~416μmol/L

女性正常值：150~357μmol/L

男性及绝经后女性：血尿酸≥420μmol/L　高尿酸血症

绝经前女性：血尿酸≥360μmol/L　高尿酸血症

2. 尿酸清除率　尿酸清除率(Cua)=尿尿酸×每分钟尿量/血尿酸

受检者低嘌呤饮食5天后，留取24小时尿液，应用尿酸酶法检测尿酸水平，根据尿酸清除率将高尿酸血症分为以下三型：

(1) 尿酸排泄不良型：尿酸排泄<0.48mg/(kg·h)，尿酸清除率<6.2ml/min；

(2) 尿酸生成过多型：尿酸排泄>0.51mg/(kg·h)，尿酸清除率≥6.2ml/min；

(3) 混合型：尿酸排泄>0.51mg/(kg·h)，尿酸清除率<6.2ml/min。

考虑到肾功能对尿酸排泄的影响，以肌酐清除率校正，根据Cua/Ccr比值对HUA分型如下：>10%为尿酸生成过多型，<5%为尿酸排泄不良型，5%~10%间为混合型。

3. 肾脏B超　B超下，可发现尿酸盐结晶、尿酸盐结石和肾囊肿等。由于尿酸易在酸性环境中形成结晶或结石，因此尿酸盐结晶或结石多位于肾集合管、肾窦、肾盂等处，呈泥沙样或不规则形状，体积一般<0.5cm，结构松散，在X光线下不显影。

4. 其他　包括尿常规、血生化、心电图等。

五、高尿酸血症与其常见病间的关联

1. 高尿酸血症与肾损害　高尿酸血症人群中，虽然大部分患者处于无症状状态，但近年来大量研究表明，无症状高尿酸血症不仅导致肾脏疾病的发生，而且可加重已有的肾脏损害，使肾衰竭的发病风险增加3~10倍。

Iseki等对48 177例日本成人随访7年发现，当血尿酸水平男性超过420μmol/L，女性超过357μmol/L时，终末期肾病的发生危险分别增加4倍和9倍，对6400例肾功能正常人群调查研究发现，与血尿酸水平<300μmol/L相比，血尿酸水平>480μmol/L者，在2年内发生肾功能不全的危险性在男性增加2.9倍，而在女性增加10.0倍。Tomita对97 590例成年男性随访5.4年，发现血尿酸高于510μmol/L者，肾衰竭风险较尿酸在298~381μmol/L者增加8倍。在血尿酸控制良好的肾脏疾病患者中，肾功能继续恶化者占16%，而血尿酸未控制的患者中，肾功能继续恶化者占47%。对伴有高尿酸血症的慢性肾功能不全患者使用别嘌醇减少尿酸生成，可有效延缓肾脏病进展。肾结石是高尿酸血症患者常见的并发症。高尿酸血症患者中肾结石的患病率达10%~30%。血尿酸高于780μmol/L者，肾结石患病率高达50%，其中约80%为尿酸性肾结石，余为尿酸和草酸钙的混合型结石及单纯的草酸钙或磷酸盐结石。如果肾结石未能及时清除，易合并慢性泌尿系统感染，加速尿毒症的进展。如伴有高血压、糖尿病等，则进入尿毒症期更快。如能给予早期诊断和恰当治疗，肾脏病变的程度可以减轻或停止发展，这一点有别于其他类型肾脏疾病。

2. 高尿酸血症与心脑血管疾病

(1) 高尿酸血症与冠心病：目前众多研究结果显示，血尿酸水平与传统心血管疾病危险因素密切关联，高尿酸血症是动脉粥样硬化等心血管疾病的独立危险因素。有关资料显示，高尿酸血症患者心脑血管疾病的发生率是正常人群的2~5倍。冠心病患者如果合并高尿酸血症，心肌梗死的发生率将明显升高，死亡率明显增加。在已确诊的冠心病患者中，血尿酸 >433μmol/L 人群的死亡率是血尿酸 <303μmol/L 人群的5倍；血尿酸每升高59.5μmol/L，在死亡危险度方面，男性增加48%，女性增加126%。高血压是脑卒中的主要危险因素，高血压患者一旦合并高尿酸血症，则脑卒中的几率将增加3~5倍。这些研究说明高尿酸血症可诱发和加重动脉粥样硬化性疾病，增加动脉粥样硬化患者心肌梗死、脑卒中的发病率和死亡率。

高尿酸血症引起动脉粥样硬化的机制如下：①高尿酸血症促进低密度脂蛋白氧化和脂质过氧化；②尿酸盐作为促炎介质，通过经典和旁路激活补体，刺激中性粒细胞释放蛋白酶和氧化剂，刺激肥大细胞，激活血小板，促进血小板聚集和血栓形成，血管平滑肌增生；③高尿酸血症使氧自由基生成增加，启动氧化应激反应；④高尿酸血症时，尿酸微结晶沉积于血管壁，引起局部炎症，直接损伤血管内膜，导致内皮细胞功能紊乱；⑤高尿酸血症常合并高胰岛素血症和脂代谢紊乱，从而导致动脉粥样硬化形成。

(2) 高尿酸血症与高血压：大量研究资料显示，高血压病患者常伴发高尿酸血症。未经治疗的高血压患者中约25%合并高尿酸血症；使用利尿剂治疗的高血压患者中，50%合并高尿酸血症；而在急进型高血压中，高尿酸血症发病率高达75%。而高尿酸血症患者中也常伴发高血压病。高尿酸血症患者中高血压病的发病率高达40%~60%。男性血尿酸水平每增加1.14mg/dL，高血压发病相对危险增加1.4倍。血尿酸水平 >420μmol/L 者比 <420μmol/L 者发生高血压的危险增加2.19倍。

原发性高血压伴发高尿酸血症的机制可能与下列因素有关：①排钾利尿剂的应用，增加肾小管对尿酸盐的重吸收；②高血压微血管损害导致组织缺氧，抑制离子交换与转运，使肾小管分泌尿酸被抑制；③高血压引起肾脏病变，如肾动脉硬化、肾血管阻力增加等导致高尿酸血症。

3. 高尿酸血症与肥胖 高尿酸血症与肥胖关联密切。有研究表明，BMI<25.0kg/m^2 的人群中，高尿酸血症的患病率为17.8%，而在 BMI>25.0kg/m^2 的人群中，高尿酸血症的患病率高达37.1%。美国 Framingham 研究显示，男性体重每增加30%，血清尿酸含量增加1.0mg/dL，女性体重每增加50%，血清尿酸含量则增加0.8mg/dL。对我国汉族和维吾尔族的调查研究发现，肥胖特别是腹型肥胖与高尿酸血症密切关联，高尿酸血症患者肥胖发生率是普通人群的2.09倍。

肥胖引起或合并高尿酸血症的机制包括多个方面，除饮食在内的生活习惯及酒精摄入等环境因素外，内脏脂肪蓄积所引起的胰岛素抵抗是导致血尿酸水平升高的重要原因，因为胰岛素抵抗可导致肾脏尿酸排泄减少。此外，肥胖患者进食过多，由 NADP-NADPH 介导的5-磷酸核糖向磷酸核糖焦磷酸(PRPP)合成途径活跃，导致尿酸产生增多。另外，肥胖患者存在明显的交感神经系统和肾素-血管紧张素系统的激活，使脂肪组织分泌血管活性因子，导致肾血流量下降，肾脏尿酸排泄减少。

4. 高尿酸血症与糖代谢紊乱 早在20世纪50年代，Griffiths 等就发现，如果应用尿酸酶抑制剂将大鼠诱导为高尿酸血症状态，则大鼠胰岛素水平明显降低，血糖水平明显升高。进一步研究发现，胰岛B细胞表面有必需氨基酸精氨酸残基的尿酸特异性识别位点，该位点与尿酸结合可影响葡萄糖信号转导，显著抑制离体大鼠胰岛B细胞基础胰岛素和葡萄糖刺激后胰岛素的分泌。提示高尿酸血症可导致大鼠糖代谢紊乱。

目前已有10多项大样本横断面和前瞻性病例对照研究的结果支持高尿酸血症 是糖代谢紊乱的独立危险因素这一结论。2006年土耳其学者对1877例男性和女性研究对象进行横断面分析发现，血尿酸水平最高组的糖尿病患病风险是最低组的1.89倍。Dehghan 等对4536名非糖尿病人群进行长达10年的前瞻性队列研究发现，血尿酸水平最高组的糖尿病患病风险是最低组的2.83倍。在校正了体重、腰围、血压和高密度脂蛋白胆固醇的影响后，血尿酸水平最高组的糖尿病患病风险仍达最低组的1.68倍。与 Dehghan 等的研究结果相似，中国台湾学者 Kuo-liong Chien 等对2690例原发性高尿酸血症患者进行了长达9年的随访研究发现，糖尿病的累计发病率高达20.4%，在校正了年龄、性别和体重指数的影响后，血尿酸水平最高组的糖尿病患病风险是最低组的1.63倍。日本学者对2310例日本成年男性随访7年的研究结果显示，血尿酸水平最高组的糖尿病患病风险是最低组的1.78倍。不同种族、不同地域的研究结果说明，长期慢性高尿酸血症将促进人体糖代谢紊乱的发生和发展。

六、高尿酸血症的预防与治疗

（一）高尿酸血症的预防

1. 关注高尿酸血症易发人群　高龄、男性、肥胖、高血压、高血脂、高血糖、一级亲属中有高尿酸血症或痛风史、静坐的生活方式、经济状况好及合并心、脑、肾等脏器疾病的人群均为高尿酸血症的易发人群。

2. 避免各种危险因素

(1) 饮食因素：进食高嘌呤食物如肉类、海鲜、动物内脏、浓的肉汤等，饮酒（尤其是啤酒）以及剧烈体育锻炼等均可使血尿酸水平升高。

(2) 药物因素：如小剂量阿司匹林（每天服用<325mg），袢利尿剂和噻嗪类利尿剂，替米沙坦、环孢素-A、麦考酚酯、吡嗪酰胺、乙胺丁醇等均可抑制肾脏对尿酸的排泄，使血尿酸升高。

(3) 疾病因素：高尿酸血症多与心血管和代谢性疾病伴发，相互作用，相互影响。因此注意对这些患者进行血尿酸的检测，及早发现高尿酸血症。

（二）高尿酸血症的治疗

1. 高尿酸血症的治疗原则

(1) 合并心血管危险因素或心血管疾病者：应同时进行生活指导及降尿酸药物治疗，将血尿酸水平长期控制在360μmol/L以下。

(2) 对于有痛风发作的患者：需将SUA长期控制在300μmol/L以下，以防止反复发作。

(3) 对于既无心血管危险因素和心血管疾病，又无痛风的高尿酸血症患者：1）如果血尿酸水平大于540μmol/L，应即刻进行生活指导及降尿酸药物治疗，使血尿酸长期控制在<360μmol/L。

(4) 如果血尿酸水平介于480~540μmol/L之间，可先进行2~3个月的生活指导，如果无效，再考虑使用降尿酸药物治疗，使血尿酸长期控制在<360μmol/L。

(5) 如果血尿酸水平介于420~480μmol/L之间，一般通过生活指导，可使血尿酸长期控制在<420μmol/L。

2. 一般治疗

(1) 生活指导：生活方式的改变包括健康饮食、戒烟酒、坚持规律合理的运动和控制体重等，不但有利于高尿酸血症的防治，而且也有利于高尿酸血症的伴发病如冠心病、肥胖、代谢综合征、糖尿病、高脂血症及高血压等的治疗。

1）饮食指导：高尿酸血症、有代谢性心血管危险因素及中老年人群，饮食应以低嘌呤食物为主。常见的高嘌呤食物有鱼肉、动物内脏、贝类（蛤蜊、蚝、扇贝等）、蟹、香菇等，应限制食用；肉类、虾、豆类、豆制品、菠菜等为中嘌呤食物，可适量选用；蔬菜、水果、牛奶、鸡蛋等嘌呤含量较低，可放心选用。啤酒和白酒均为高尿酸血症的危险因素，因此应严格控制饮酒。由于果糖摄入过多会导致体内腺嘌呤核苷酸产生增多，进而促进尿酸生成，因此应少食含果糖的食物及饮料。荟萃分析显示，饮食治疗大约可以降低10%~18%的血尿酸或使血尿酸水平降低70~90μmol/L。

2）多饮水，戒烟酒：维持每天1.5~2升以上液体摄入，保证尿量在1500ml以上，最好>2000ml/d，以利于尿酸排泄，预防尿路结石形成，同时提倡戒烟，禁啤酒和白酒，红酒适量。

3）坚持运动，控制体重：养成良好的运动习惯，每日中等强度运动30分钟以上，肥胖者应减体重，使体重控制在正常范围。但运动前后应注意补充水分，以防止大汗淋漓造成的尿酸从肾脏排泄减少。尽量从事较舒缓的运动，如慢跑、太极拳、游泳、踢毽子等。

4）碱化尿液：当尿pH<6.0时，需碱化尿液。使尿pH值维持在6.2~6.9之间，以利于尿酸盐结晶溶解和从尿液排出。因为尿pH<6.2可尿酸盐易形成结晶，但尿pH超过7.0，易形成草酸钙及其他类型的结石。常用的药物有碳酸氢钠或枸橼酸钾口服。

碳酸氢钠（小苏打）的用法为1~2g，每日3次。由于本品在胃中产生二氧化碳，增加胃内压，常见嗳气和腹胀等不良反应，也可加重胃溃疡，长期大量服用可引起高血压、碱血症及电解质紊乱、充血性心力衰竭和水肿，肾功能不全者慎用。晨尿呈酸性时，可晚上加服乙酰唑胺250mg，以增加尿酸溶解度，避免肾结石的形成。

枸橼酸钾钠合剂：Shohl溶液（枸橼酸钾140g，枸橼酸钠98g，加蒸馏水至1000ml），每次10~30ml，每日3次。使用时应监测血钾浓度，避免发生高钾血症。此外也可选用枸橼酸钾钠颗粒剂、片剂等。

(2) 避免长期使用可能造成血尿酸升高的治疗其他疾病的药物：建议经过权衡利弊去除可能造成尿酸升高的治疗其他疾病的药物。例如，噻嗪类及袢利尿剂、烟酸、小剂量阿司匹林等均可升高尿酸，对于需服用利尿剂且合并高尿酸血症患者，避免应用噻嗪类及袢利尿剂。而小剂量阿司匹林（<325mg/d）尽管升高血尿酸，但作为心血管疾病的

重要防治措施不建议停用。其他可以使血尿酸升高的药物还有：环孢素-A、麦考酚酯、吡嗪酰胺、乙胺丁醇等。

(3) 积极治疗与血尿酸升高相关的代谢性及心血管危险因素：欧洲抗风湿联盟(EULAR)、英国风湿病学会(BSR)、美国风湿病学会(ACR)等多个权威学术机构均强调，积极控制与高尿酸血症相关的心血管危险因素应作为高尿酸血症治疗的重要组成部分。常见的高尿酸血症相关心血管危险因素包括肥胖、酒精滥用、代谢综合征、2型糖尿病、高血压、高脂血症、冠心病或卒中的危险因素、慢性肾病等。

3. 降尿酸药物的选择 降尿酸药物主要包括抑制尿酸合成药物、促进尿酸排泄药物及促进尿酸分解药物。通常，根据肾功能、24小时尿尿酸排泄量、患者的依从性及经济承受能力等选择药物。

(1) 抑制尿酸合成药物：主要为黄嘌呤氧化酶抑制剂，代表药物为别嘌醇(allopurinol)和非布索坦(febuxostat)。

1) 别嘌醇：主要通过抑制黄嘌呤氧化酶，使次黄嘌呤不能转化为尿酸。口服后在胃肠道内吸收完全，2~6小时血药浓度达峰值，3小时内在肝脏即完全代谢为有活性的氧嘌呤醇，氧嘌呤醇的半衰期为15~24小时，主要由肾脏排出体外。别嘌醇可迅速降低血尿酸浓度，抑制痛风石及尿酸结石形成。

该药适用于体内嘌呤产生过多，而肾功能正常及痛风石或尿酸结石比较明显患者，为目前降尿酸治疗的首选药物。常用剂量100mg，2~4次/d。别嘌醇的常见副作用主要有腹泻、恶心、呕吐、白细胞减少、血小板减少等，停药和对症治疗后一般可恢复。个别患者可发生严重不良反应如急性肝细胞坏死、重症多形红斑性药疹、剥脱性皮炎型药疹、大疱性表皮坏死松解型药疹等。

①别嘌醇使用注意事项：小剂量起始，逐渐加量：不但能预防痛风发作，也可以规避严重的别嘌醇相关的超敏反应。②肾功能下降时，如Ccr<60ml/min，别嘌醇推荐剂量为50~100mg/日，Ccr<15ml/min禁用。儿童治疗继发性高尿酸血症常用量：6岁以内每次50mg，一日1~3次；6~10岁，一次100mg，一日1~3次。③密切监测别嘌醇常见的超敏反应：别嘌醇超敏反应多发生在使用后的1~728天(平均47天)，最常见的为剥脱性皮炎，比较严重的有stevens-Johnson综合征、中毒性表皮坏死松解症等，文献报道死亡率达20%~25%，在美国发生率为0.1%，在我国的发生率未见报道。

超敏反应的主要危险因素有使用噻嗪类利尿剂、肾衰及HLA-B*5801阳性。已有研究证明HLA-B*5801与别嘌醇超敏反应密切相关(OR=3.94)。由于HLA-B*5801在亚洲人群中阳性率较高，达6%~12%，而在白人中仅为2%，因此，2012年美国风湿病学会(ACR)建议：亚裔人群在使用别嘌醇前，应该进行HLA-B*5801快速PCR检测，对于结果阳性的患者禁止使用。因此，在使用别嘌醇之前，应该检测HLA-B*5801，防止严重过敏反应的发生。

2) 非布索坦：是一种全新、高效的非嘌呤类黄嘌呤氧化酶选择性抑制剂。其降尿酸作用优于别嘌醇，不良反应少，适用于轻、中度肾功能不全(肌酐清除率Ccr 30~89ml/min)及对别嘌醇过敏者。该药于2009年在美国上市，常用剂量为40mg或80mg，每日一次，治疗高尿酸血症患者，每日80mg的疗效优于每日40mg和别嘌醇300mg。非布索坦最常见的不良反应包括肝功能异常、恶心、食欲缺乏、腹泻等胃肠道反应、关节痛以及皮疹等，发生率与别嘌醇相当。

(2) 促进尿酸排泄药物：该类药物共同的作用机制为抑制尿酸盐在肾小管的主动重吸收，增加尿酸盐从肾脏的排泄，降低血尿酸水平。代表药物为苯溴马隆、丙磺舒。主要适用于肾脏尿酸排泄减少的高尿酸血症患者。为避免用药后因尿尿酸浓度急剧增高而导致肾脏损害及尿路结石，用药时应从小剂量开始，在用药的同时口服碳酸氢钠或柠檬酸钾钠碱化尿液，并多饮水，将尿液pH值维持在6.5~6.9之间。该类药物由于促进尿酸排泄，可能引起尿酸盐晶体在尿路沉积，有尿酸结石的患者属于绝对禁忌证。也不推荐儿童使用。

1) 苯溴马隆：常用剂量每日50~100mg，4小时内起效，6~8天血尿酸值可降至360μmol/L以下。该药长期使用对肾功能没有影响，可用于Ccr>20ml/min的肾功能不全患者，对于肌酐清除率>60ml/min的成人无需减量，与降压、降糖和降脂药物合用没有药物相互影响。该药可对抗噻嗪类利尿剂所致的高尿酸血症，可增强苯丙酮香豆素、双香豆素乙酯等的抗凝效应。肾功能不全时疗效降低，心衰和中重度高血压患者慎用。

2) 丙磺舒：初始剂量为0.25g，每日2次，2周后逐渐增至0.5g，每日3次。最大剂量不应超过每日2g，只能用于肾功能正常的高尿酸血症患者，肾功能不全，对磺胺类药过敏者禁用。不宜与水杨酸类药、阿司匹林、依他尼酸、氢氯噻嗪、保泰松、吲哚美辛及口服降糖药合用。

3) 其他:URAT1 抑制剂 Lesinuad(RDEA594)是正在研究的新型降尿酸药物,其作用机制与苯溴马隆相似。初步研究的结果显示,单药治疗降血尿酸作用强于苯溴马隆。

此外,氯沙坦除降压作用外,可通过促进肾脏尿酸排泄使血尿酸在原有基础上进一步下降7%~15%;非诺贝特、阿托伐他汀除降低血脂水平外,也兼有降低尿酸的作用。

(3) 促进尿酸分解的药物:此类药物主要为尿酸酶(uricase),通过将尿酸分解为可溶性尿囊素(soluble allantoin)、过氧化氢和二氧化碳,排出体外,降低血尿酸水平。主要用于重度高尿酸血症、难治性痛风,特别是肿瘤溶解综合征患者的治疗。生物合成的尿酸氧化酶主要有:①重组黄曲霉菌尿酸氧化酶(rasburicase):又名拉布立酶,粉针剂,目前适用于化疗引起的高尿酸血症病人;②聚乙二醇化重组尿酸氧化酶(PEG-uricase):静脉注射使用,每两周1次,可迅速改善难治性痛风患者的关节症状,促进痛风石的溶解,2010年FDA同意该药用于难治性痛风或痛风石难以溶解的痛风患者的治疗。由于该类药物均为蛋白质类药物,静脉滴注时可出现过敏、输液反应、痛风复发等,且价格昂贵,目前不作为降尿酸的一线用药。符合该药适应证的痛风患者必须经医生进行综合健康评估,然后由医生决定是否应用该类药物。

(4) 如果单用一种降尿酸药物不能使尿酸降至360μmol/L,可考虑降尿酸药物联合使用。联合用药注意事项:

1) 别嘌呤醇和非布索坦不能联合使用;

2) 苯溴马隆和丙磺舒不能联合使用;

3) 别嘌呤醇和非布索坦可分别与苯溴马隆或丙磺舒联合应用;

4) 联合用药血尿酸达标(≤360μmol/L)后,选择一种降尿酸药物长期维持。

第二节 痛 风

一、定义及流行病学

痛风(gout)是长期嘌呤代谢紊乱和(或)尿酸排泄减少所引起的一组异质性慢性代谢性疾病,其临床特点为高尿酸血症、反复发作的急性痛风性关节炎、慢性关节肿胀、痛风石形成,可累及肾脏引起肾脏病变,并常诱发和加重心脑血管疾病及其他代谢性疾病,已成为严重危害人类健康的重大疾病。

该病在世界各地的发病率为0.3%~4%。2008年美国痛风患病率为3.9%,而在80岁以上的老年人中,其患病率高达12.6%。1948年以前,我国仅有2例痛风病例报道,1958年以前,也只有25例报道,而2010年,我国痛风患病人数已超过5000万。有关资料显示,痛风是导致40岁以上男性关节疼痛和畸形的最主要原因。2009年山东沿海居民痛风流行病学调查结果显示,痛风患病率为1.36%,已接近欧美发达国家水平。

二、诱因及发病机制

饮酒、高嘌呤食物、劳累、寒冷、感染、情绪波动、创伤及手术等为痛风常见诱因,但不同地域、不同种族群体痛风常见诱因不同,例如在山东青岛,啤酒加海鲜是痛风最常见的诱因,而青海省格尔木地区,高原缺氧和动物内脏是痛风最常见的诱因;汉族是痛风高发人群,而哈萨克族和维吾尔族人群痛风的患病率明显低于汉族人群。

痛风是尿酸钠晶体在关节内及其周围组织广泛沉积所引起的急慢性炎症反应(图7-8-4)。当血尿酸水平>420μmol/L时,尿酸钠晶体将析出并沉积于关节及其周围软组织,诱导巨噬细胞趋化和吞噬尿酸钠晶体,激活巨噬细胞内的炎症复合体NALP3,产生成熟的IL-1β,IL-1β通过与关节滑膜表面的受体结合,使关节滑膜细胞释放前炎性因子,进而诱导其他巨噬细胞和中性粒细胞趋化、黏附和吞噬尿酸盐晶体,大量释放TNF-α、IL-6等炎性介质,产生炎症反应。在此过程中,高尿酸血症是痛风发作的必要条件,单核细胞对尿酸盐晶体的吞噬是痛风发作的始动因素,细胞因子对中性粒细胞的趋化是关键环节,中性粒细胞对尿酸盐晶体的吞噬和大量炎性因子的释放是痛风发作的直接原因。

原发性高尿酸血症与痛风均属于多基因遗传性疾病,其发病是遗传因素和环境因素相互作用、共同作用的结果,其中约60%与遗传因素有关,40%与环境因素有关,但目前对其遗传易感性尚缺乏深入的认识,目前所知的痛风易感基因如*SLC2A9*、*ABCG2*、*SLC17A1*、*SLC22A11*、*SLC22A12*、*SLC 16A9*、*GCKR*、*LRRC16A*、*PDZK1*等只能解释少部分患者高尿酸血症的病因,但不能解释大部分患者痛风的发病原因。

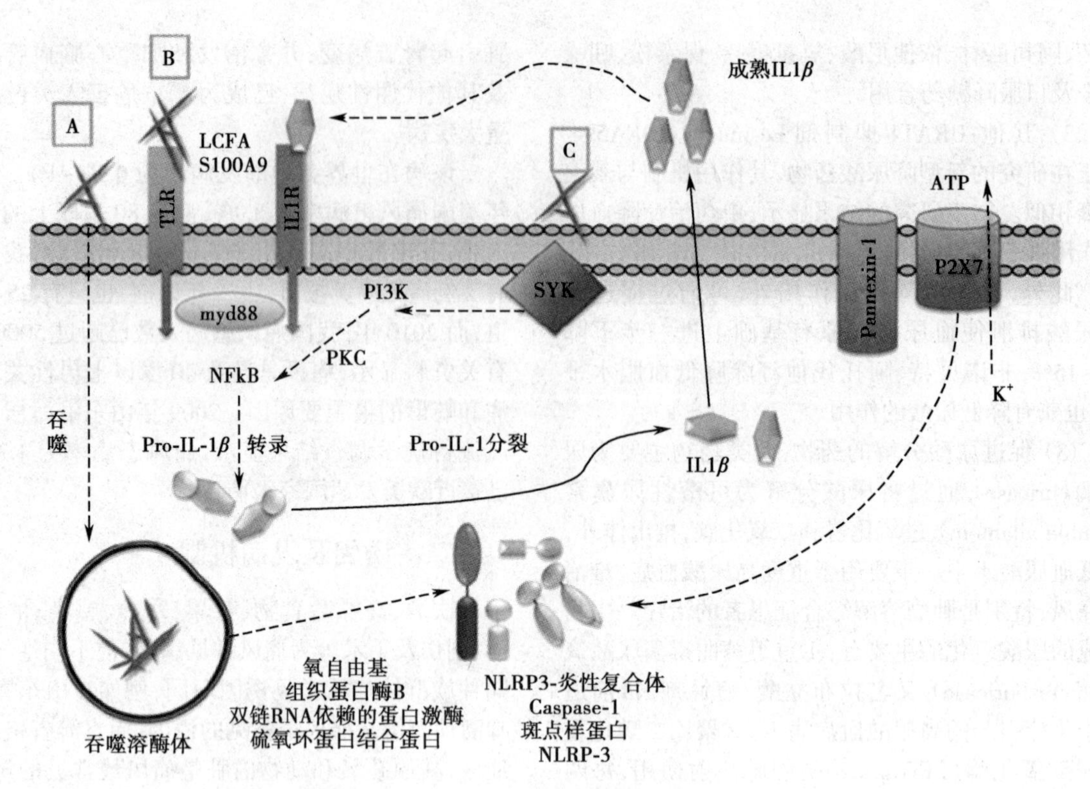

图 7-8-4 痛风发病机制示意图

三、临床表现

临床上原发性痛风分为五期，即无症状期、急性关节炎期、间歇期、痛风石及慢性关节炎期、慢性痛风性肾病期。

1. 无症状期 该期仅表现为血尿酸一过性或持续性升高，无其他临床症状。在原发性高尿酸血症患者中，约10%~20%将发展为痛风。从血尿酸增高至症状出现可达数年甚至数十年。

2. 急性关节炎期 急性痛风性关节炎往往起病急骤，24小时内炎症反应达到高峰。初发时往往表现为单关节受累，继之可累及多个关节，以第一跖趾关节为好发部位，其次为足背部、踝、足跟、膝、腕、指和肘关节。常为夜间发作，数小时内出现患处关节及周围软组织明显肿胀、发热、活动受限及剧烈疼痛，疼痛常影响行走及睡眠。可伴有体温升高、白细胞增多、血沉增快等全身症状。一般急性关节炎期经数小时至数日可自行缓解。急性关节炎缓解后，常无明显临床症状，有些患者存在局部皮肤瘙痒脱屑，甚至仅表现为高尿酸血症。

3. 间歇期 从急性痛风性关节炎发作终止，到急性痛风性关节炎再次发作，这一段时间称为痛风间歇期。该期除存在高尿酸血症外，患者无痛风的其他临床表现。间歇期可持续数月到数年不等，初次发作有较长间歇期（1~2年），约60%患者1年内复发，约78%患者2年内复发，仅7%患者10年内仅发作一次，少数终生1次。随着痛风病程的延长及痛风发作次数的增多，受累关节增多，间歇期逐渐缩短，甚至消失。

缓解期是痛风有别于其他类型关节炎的典型临床特征，也是预防痛风发作的最佳干预阶段。缓解期降尿酸治疗，使尿酸达标是预防痛风发作的最有效措施。但目前许多医生和患者忽视了该阶段的治疗，这也是目前我国痛风反复发作的重要原因。

4. 慢性关节炎及痛风石期 若痛风未经治疗或者治疗不规范，导致痛风反复发作，将进入慢性关节炎及痛风石期。该期有以下临床特点：

（1）发作频繁，缓解期缩短甚至消失，疼痛加剧；

（2）受累关节增多，表现为多个关节同时发作，可伴有发热，一般为低热，偶见高热。

（3）出现关节畸形、功能受限；

（4）痛风石形成，常出现在耳廓、手足、胫前、尺骨鹰嘴等处（图7-8-5/文末彩图7-8-5），如痛风石破溃，可导致无菌性溃疡，分泌物中可检测出白色粉末状的尿酸盐结晶；

（5）骨质破坏甚至骨折，痛风引起的骨质破坏影像学多表现为虫蚀样、斧凿样的骨质缺损，后期

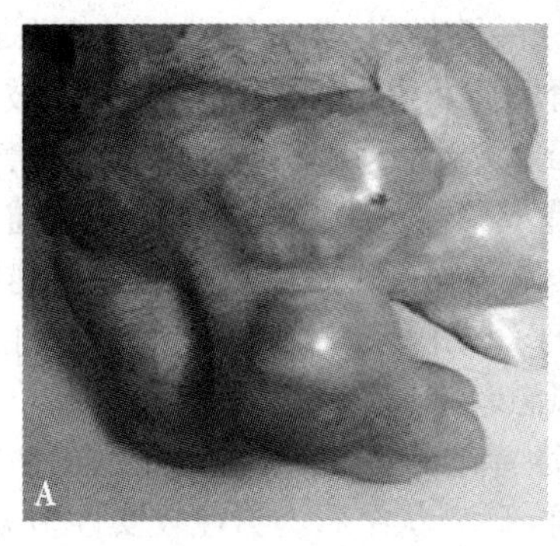

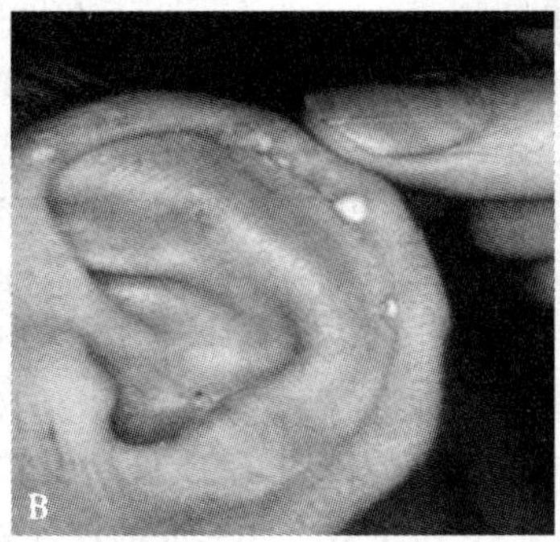

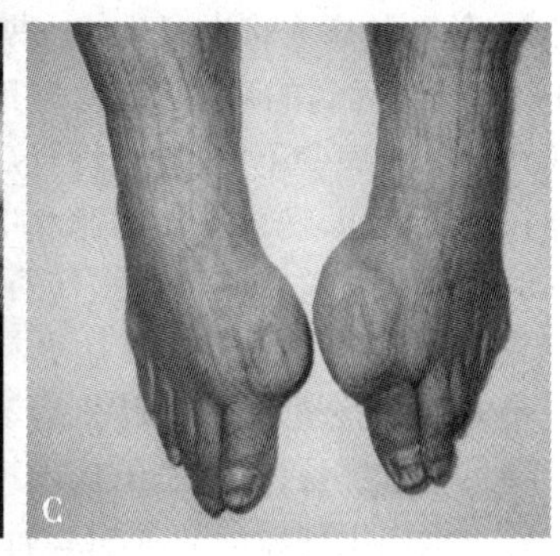

图 7-8-5　发生在耳轮和四肢关节处的痛风石
A. 掌指关节痛风石；B. 耳廓痛风石；C. 第一跖趾关节痛风石

可表现为骨皮质的不连续甚至骨折。

痛风石为位于四肢关节周围质地偏硬、状如石子的硬结，主要由于尿酸盐晶体在皮下沉积导致无菌性炎症所致，痛风石不断聚集扩大可使皮肤绷紧，最终导致皮肤破裂。可见豆腐渣样尿酸盐晶体流出，长期迁延不愈。当血尿酸浓度超过 535μmol/L 时，约 50% 的患者会出现痛风石；而血尿酸低于 475μmol/L 时，只有约 10% 的患者出现痛风石。病程越长，血尿酸水平越高，痛风石发生率越高，痛风石的数目越多，体积越大。另外，经饮食控制和药物治疗后，长期将血尿酸控制在 300μmol/L 以下，可使痛风石逐渐缩小甚至消失。

如图 7-8-6 所示，在慢性痛风治疗过程中由于血管中尿酸浓度急剧降低，关节腔及其周围尿酸盐晶体溶解，关节腔及其周围尿酸浓度升高，尿酸反渗入血，血管中尿酸浓度急剧升高，尿酸由血管反渗透入关节腔，引发痛风发作，称之为“转移性痛风”，也叫“二次痛风”。有关资料显示，慢性痛风急性发作患者中约一半以上的患者为转移性痛风，小剂量秋水仙碱使转移性痛风的发生率明显降低。

转移性痛风的临床特点：

(1) 多发生在降尿酸治疗过程中，血尿酸水平明显好转时；

(2) 主要表现为痛风突然发作，如果未及时治疗，痛风将反复发作；

(3) 可累及单个及多个关节；

(4) 疼痛较以往轻，红肿一般不明显；

(5) 偶尔出现高热、关节剧烈疼痛等症状；

(6) 小剂量秋水仙碱治疗有效。

5. 肾病期　大量尿酸盐在肾脏沉积所导致的肾脏损伤称之为痛风性肾病，也叫高尿酸性肾病。临床表现为尿酸结石，小分子蛋白尿、水肿、夜尿增加、高血压、血、尿尿酸升高及肾小管功能损害等。该病多发生在痛风病史 10 年以上患者，进展缓慢。与其他慢性肾脏疾病不同，该病如能早期诊断并给予恰当的治疗，肾脏病变可减轻或停止发展，否则，将进入尿毒症期。临床上约 20%~60% 的痛风患者有不同程度的肾损害，在降尿酸药问世前，有

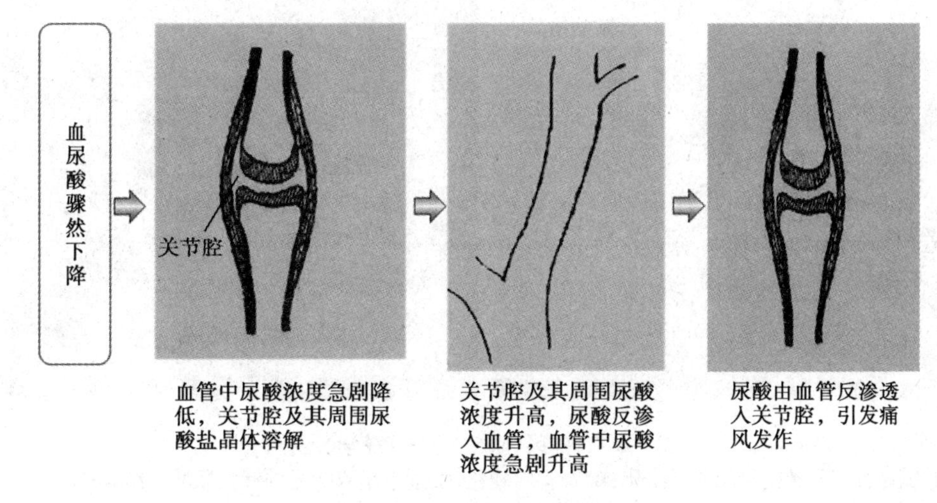

图 7-8-6　二次痛风的发作原理

10%~25% 的痛风病人将进展为终末期肾衰。

(1) 痛风性肾病的病理特点：与其他原因引起的肾病和肾间质病变不同，痛风性肾病是由于尿酸盐晶体在肾脏沉积，诱发单核细胞和中性粒细胞聚集，释放炎性因子，对肾脏造成损伤所致，不存在免疫复合物损伤机制。由于尿酸盐更易在酸性环境中形成晶体，因此尿酸盐晶体特别容易沉积在远端肾小管和集合管部位，其典型的病理特征表现为肾间质和肾小管内出现尿酸盐沉积或痛风石，可见双折光的针状尿酸盐结晶，这些结晶造成其周围单个核细胞浸润，导致肾小管上皮细胞坏死、肾小管萎缩 、管腔闭塞、间质纤维化，进而肾单位毁损(图7-8-7/ 文末彩图 7-8-7)。

(2) 痛风性肾病的临床分型

1) 慢性尿酸性肾病：为尿酸盐结晶在肾间质沉积引起。起病隐匿，早期可仅表现为轻度腰痛及间歇性蛋白尿和镜下血尿；随着病程进展，可发展为持续性蛋白尿、肉眼血尿、高血压，如处理不当，一般 10~30 年后可进展为氮质血症甚至尿毒症。

2) 急性尿酸性肾病：起病急骤，由大量尿酸盐结晶沉积于肾间质及肾小管内，肾小管管腔被尿酸填充、阻塞所致。患者可突然出现少尿、无尿，如处理不及时会造成急性肾衰竭。主要见于骨髓增生性疾病、恶性肿瘤放化疗后或应用噻嗪类利尿剂后，亦可发生于短期内尿酸显著升高的原发性高尿酸血症及痛风患者。

3) 尿酸性肾结石：为尿酸盐结晶沉积在肾脏形成的泥沙样、砂砾状结石。男性较女性多见，多发于青壮年。细小泥沙样结石可以通过尿液排出，较大结石常引起肾绞痛、血尿、尿路感染及尿路梗阻等症状。

(3) 痛风性肾病的临床分期

1) 无临床表现的痛风性肾病：这类痛风患者一般症状都比较轻，平时也很少有痛风性关节炎发作，没有肾脏病的临床症状，尿常规检查正常，各项肾功能检查也在正常范围内。所以，临床上难以确诊，只有做肾穿刺活检进行病理检查才可确立诊断(图 7-8-7A)。

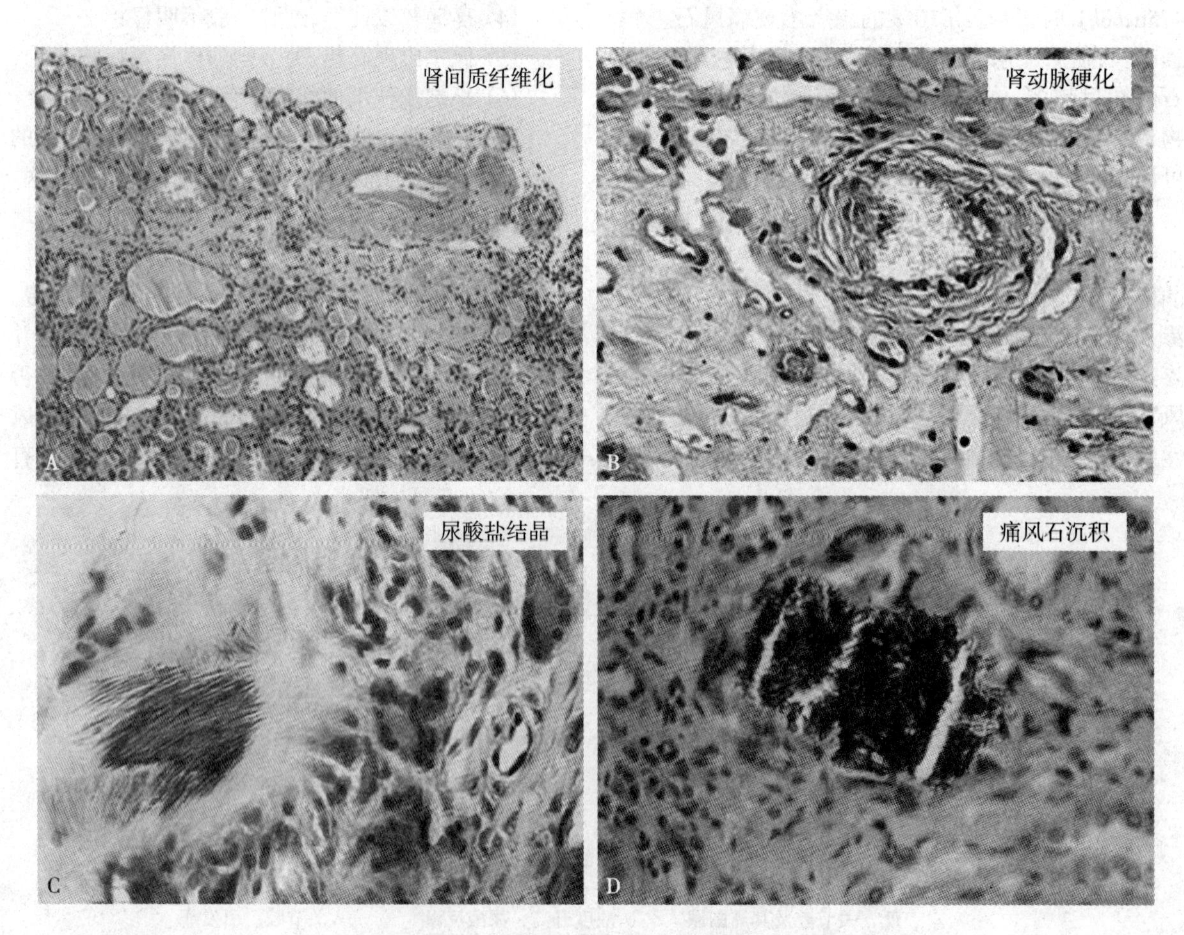

图 7-8-7 痛风导致的肾脏病理学改变

A. 痛风性肾病导致的肾间质纤维化；B. 肾动脉硬化；C. 镜下呈双折光的针状尿酸盐结晶；D. 痛风石

2）早期痛风性肾病：一般也不会有明显的临床症状，大多是在做尿常规检查时发现微量蛋白尿，而且呈间歇性特点，此时尿中白蛋白与 β2- 微球蛋白明显增加，表明有早期肾小球与肾小管功能受损。部分患者可出现夜尿增多、尿比重低等临床表现。

3）中期痛风性肾病：该期患者尿常规检查已有明显改变，蛋白尿变为持续性，尚可发现红细胞或者管型。患者可出现轻度水肿及低蛋白血症。部分患者还会出现高血压、腰酸、乏力、头昏、头痛等症状。相关的肾功能检查可发现轻至中度肾功能减退，但血中尿素氮与肌酐水平尚不会有明显升高。

4）晚期痛风性肾病：患者最突出的表现是肾功能不全的加重，尿量逐渐减少，尿素氮、肌酐进行性升高，出现明显的氮质血症，甚至可发展为尿毒症。

四、痛风的诊断及鉴别诊断

（一）诊断

对于中年以上的男性，有或无诱因而突然出现第一跖趾等单个关节的红、肿、热、痛、功能障碍，尤其是伴有泌尿系统结石病史或者痛风石者，均应考虑痛风可能。结合血尿酸增高及骨关节摄片，受累关节软骨骨质穿凿样缺损，滑囊液检查发现有尿酸盐结晶等，一般诊断并不困难。

1. 痛风诊断标准　目前对于痛风的诊断，参照1977年美国风湿病学会（ACR）制定的诊断标准：

(1) 关节液中有特异性尿酸盐结晶，或

(2) 用化学方法或偏振光显微镜证实痛风石中含尿酸盐结晶，或

(3) 具备以下12条（临床、实验室、X线表现）中6条

1）急性关节炎发作 >1 次；

2）炎症反应在1天内达高峰；

3）单关节炎发作；

4）可见关节发红；

5）第一跖趾关节疼痛或肿胀；

6）单侧第一跖趾关节受累；

7）单侧跗骨关节受累；

8）可疑痛风石；

9）高尿酸血症；

10）不对称关节内肿胀（X线证实）；

11）无骨侵蚀的骨皮质下囊肿（X线证实）；

12）关节炎发作时关节液微生物培养阴性。

2. 痛风诊断标准的评价　ACR诊断标准中的第1、2条均强调只要发现或证实尿酸盐结晶即可确诊痛风。但作为创伤性检查，尿酸盐结晶临床获取存在一定的难度。实际工作中，90%以上的痛风患者通过ACR诊断标准中第3条来诊断。参照ACR诊断中的第3条即符合12条中的6条来诊断痛风的敏感性为87.6%。误诊率为19.5%。

3. 痛风诊断线索的价值（按价值大小排序）

(1) 痛风石（证实或可疑）；

(2) 应用秋水仙碱治疗后，炎症反应在48小时内明显缓解；

(3) 不对称关节周围肿胀（X线证实）；

(4) 第一跖趾关节疼痛、肿胀；

(5) 单侧第一跖趾关节受累；

(6) 高尿酸血症；

(7) 无骨侵蚀的骨皮质下囊肿（X线证实）；

(8) 单侧跗骨关节受累；

(9) 四肢关节疼痛、肿胀2次以上，发病急，1~2周内自行缓解；

(10) 夜间发作；

(11) 明显红肿且炎症反应在1天内达高峰；

(12) 关节炎发作时关节液微生物培养阴性。

（二）痛风的鉴别诊断

容易误诊为痛风的疾病主要有假性痛风、骨性关节炎、类风湿性关节炎和化脓性关节炎等。

1. 假性痛风　假性痛风是指焦磷酸钙双水化物结晶沉着于关节软骨所致的疾病。多见于甲状腺激素替代治疗的老年人，常为单关节炎，慢性时可侵犯多关节，呈对称性，进展缓慢，与骨关节炎相似。常累及膝、髋、肩、肘等大关节，四肢小关节较少受累，很少累及第一跖趾关节。临床表现与痛风相似，但症状较轻。血尿酸水平不高，关节滑液中可发现焦磷酸钙双水化物结晶，X线照片可见关节软骨成点状或线状钙化（图7-8-8）。

2. 骨性关节炎　骨性关节炎是一种慢性关节疾病，主要病理改变是关节软骨的退行性变和继发性骨质增生。起病缓慢，多在40岁以后发病。女性发病率高于男性。常累及膝、髋等负重关节，往往伴有压痛、骨性肥大、骨性摩擦音等体征。关节痛与活动有关，休息后疼痛可缓解。血尿酸水平一般不高，X线表现为关节间隙变窄，关节面凹凸不平（图7-8-9）。

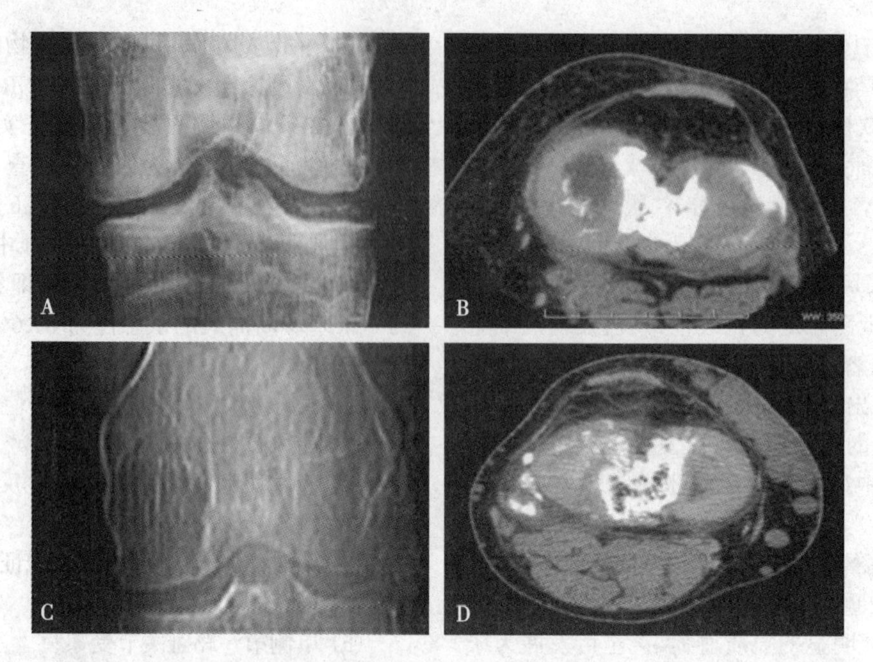

图 7-8-8 假性痛风与痛风性关节炎的影像学改变

A. 膝关节假性痛风，X 线示半月板钙化线，边缘锐利；B. 假性痛风性关节炎 CT 可见半月板内斑片状、条状钙化；C. 膝关节痛风性关节炎，X 线示关节间隙增宽；D. 痛风性关节炎 CT 可见半月板表面见高密度的尿酸盐沉积，并与周围软组织内痛风结节相延续

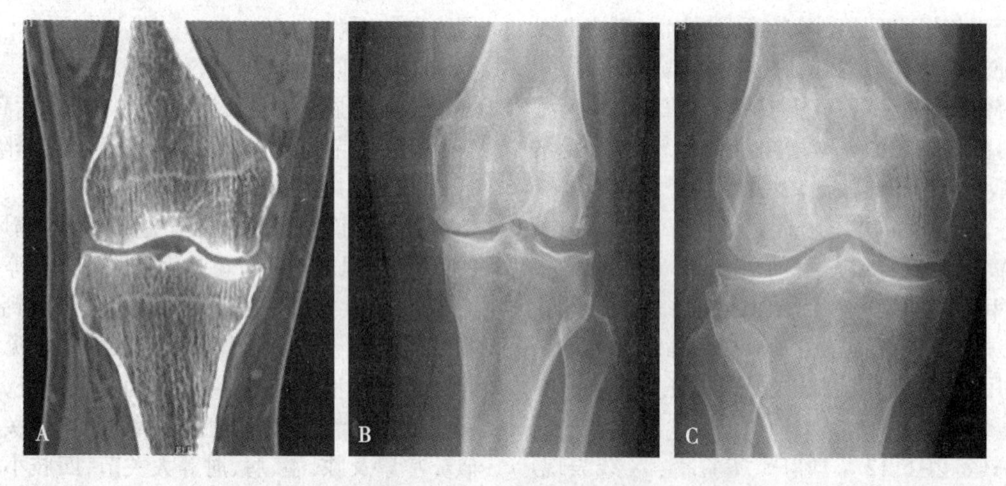

图 7-8-9 痛风性关节炎与骨性关节炎的影像学鉴别

A. 膝关节痛风性关节炎：CT 冠状位示周围软组织见高密度痛风结节，未见明显关节退变征象；B. 膝关节骨性关节炎：内侧关节间隙变窄，关节面边缘见骨赘形成，周围软组织无明显肿胀改变；C. 膝关节痛风性关节炎合并骨性关节炎：平片示弧形骨质破坏，云雾状软组织肿胀，髁间隆突变尖

表 7-8-1 骨性关节炎与痛风性关节炎的鉴别

症状	骨性关节炎	痛风性关节炎	骨性关节炎合并痛风
软骨破坏	有(早期)	少见(早期)	有
关节间隙变窄	常见	少见	常见
骨赘	有	无	有
关节面下囊变	常见	少见	常见
骨质破坏	无	常见	常见
高密度结节	无	有	有
软组织肿胀	少见	常见	常见

3. 类风湿性关节炎　类风湿性关节炎是一种以关节滑膜炎为特征的慢性全身性自身免疫性疾病。发病年龄20~45岁，女性多见。好发于手、腕、足等小关节，反复发作，呈对称分布。近侧的指间关节最常发病，呈梭状肿大。早期有关节红肿、热痛和功能障碍，晚期关节出现不同程度的僵硬、畸形。晨间关节僵硬，肌肉酸痛，适度活动后僵硬现象可减轻。类风湿因子多为阳性，血尿酸水平正常。X线显示关节面粗糙，关节间隙变窄、融合，但骨质穿凿样缺损不如痛风明显（图7-8-10）。

表7-8-4　类风湿性关节炎与痛风性关节炎的鉴别

症状	类风湿性关节炎	痛风性关节炎
好发部位	手足小关节	第一跖趾关节
肿胀	梭形对称	偏心性
关节间隙变窄	常见	无
骨髓水肿	常见	少见
骨质破坏	较小，边缘模糊	较大，边缘硬化
骨质疏松	常见	少见
高密度结节	无	有
关节脱位	常见	少见

4. 化脓性关节炎　化脓性关节炎是一种由化脓性细菌直接感染，并引起关节破坏及功能丧失的关节炎。好发于儿童、老年体弱和慢性关节疾患者。男性多见，常见于10岁左右儿童。90%为单关节炎，成人多累及膝关节，儿童多累及髋关节。突发寒战、高热等中毒表现。关节红、肿、热、痛，压痛明显，活动受限。原发感染病的症状和体征。血尿酸水平正常。关节腔积液细菌培养阳性。关节滑囊液检查无尿酸盐结晶（图7-8-11）。

表7-8-5　化脓性关节炎与痛风性关节炎的鉴别

症状	化脓性关节炎	痛风性关节炎
软组织积气	可有	无
骨质破坏	关节面下多见	关节面边缘多见
关节间隙变窄	有	少见
高密度结节	无	有
关节脱位	常见	少见
死骨	有	无
骨膜反应	有	少见
骨质疏松	有	少见
关节强直	多见	少见

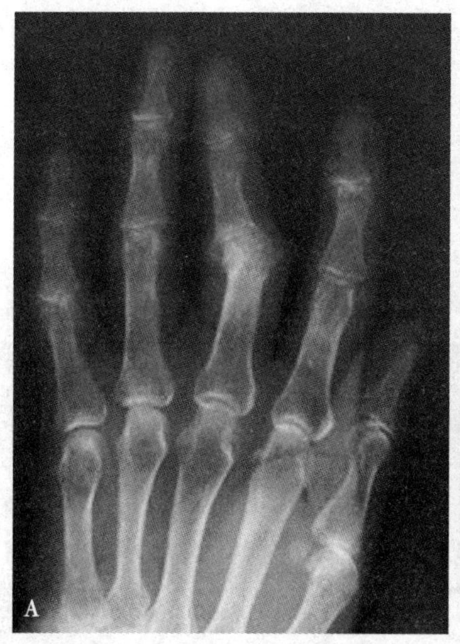

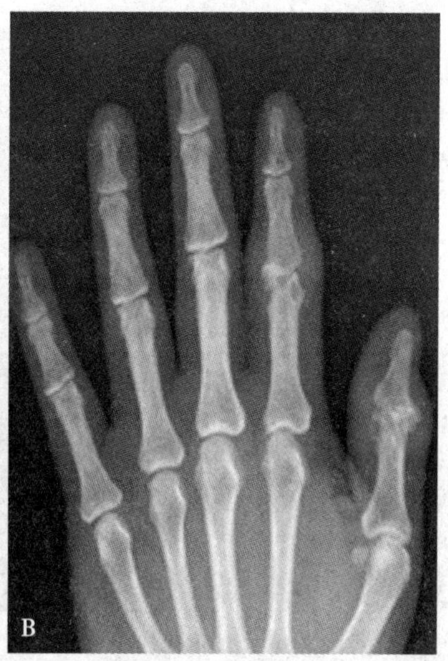

图7-8-10　类风湿性关节炎与痛风性关节炎的影像学改变

A. 手部类风湿性关节炎，第3近节指关节半脱位，周围软组织肿胀。多个指间关节间隙变窄，伴有广泛骨质疏松；B. 手部痛风性关节炎，第一指间关节、第二近节指间关节骨缘见虫蚀样骨质破坏，未见明显脱位，周围软组织肿胀，内见云雾状高密度，无骨质疏松改变

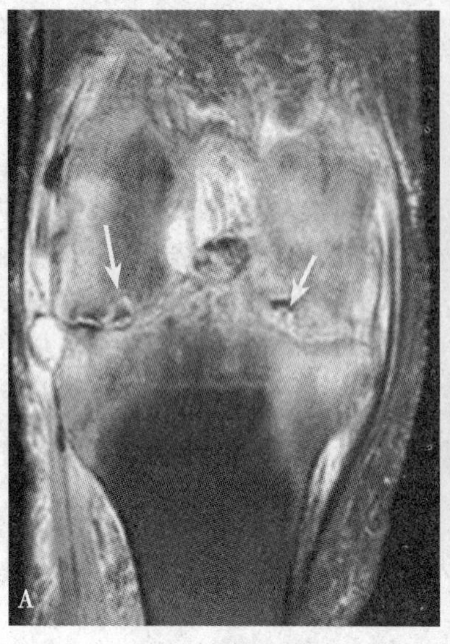
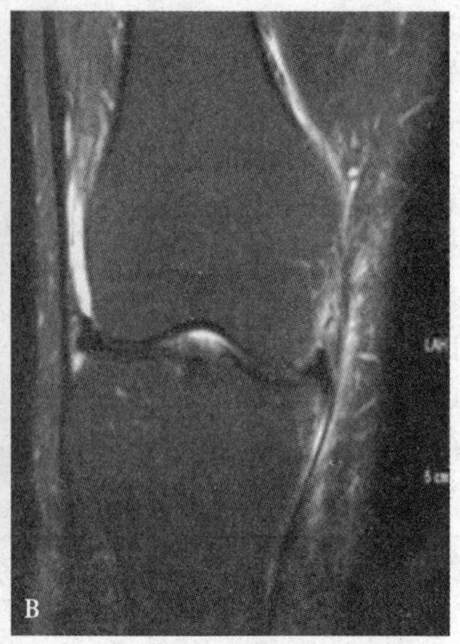

图 7-8-11 化脓性关节炎与痛风性关节炎的影像学改变

A. 膝关节化脓性关节炎，MR 冠状位示关节间隙变窄，弥漫性软骨和软骨下骨质破坏，股骨和胫骨见大片状骨髓水肿，周围软组织肿胀；B. 膝关节痛风性关节炎，关节间隙尚正常，可见长 T1 高压脂信号的痛风结节，相邻骨质见小片状骨髓水肿信号，周围软组织肿胀

（三）辅助检查

1. **血液检查** 血尿酸升高是痛风患者重要的临床生化特点。男性及绝经后女性正常上限为420μmol/L，而绝经前女性为360μmol/L。另外，急性痛风性关节炎发作期间可有外周血白细胞增多、血沉加快。痛风性肾病发展到肾小球功能受损阶段时，可出现血尿素氮和肌酐升高。

2. **滑囊液检查** 通过关节腔穿刺抽取关节滑囊液，在偏振光显微镜下可发现双折光的针状尿酸钠晶体。此外，滑囊液的白细胞计数一般在 1×10^9~7×10^9/L，主要为分叶核粒细胞。

3. **尿液检查** 尿常规及尿酸排泄分数是常见的尿液检查方法，具体见上节。

4. **影像学检查** 早期急性痛风性关节炎仅表现为软组织肿胀，关节显影一般正常。随着病情进展，可出现关节软骨缘破坏、关节面不规则、关节间隙变窄。受累关节骨质边缘可出现蚕噬样或斧凿样缺损，边缘锐利，缺损边缘骨质可有增生反应。痛风性关节炎晚期时，关节附近骨质被破坏，边缘可呈穿凿样改变，严重时可出现病理性骨折（图 7-8-12）。

单纯性尿酸盐结石质地比较疏松，可透过 X

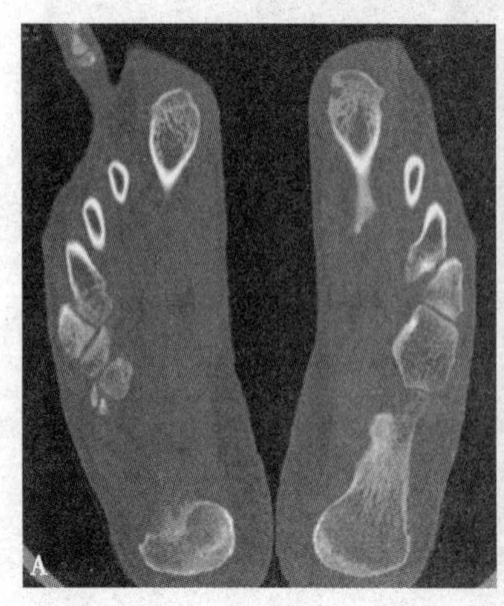
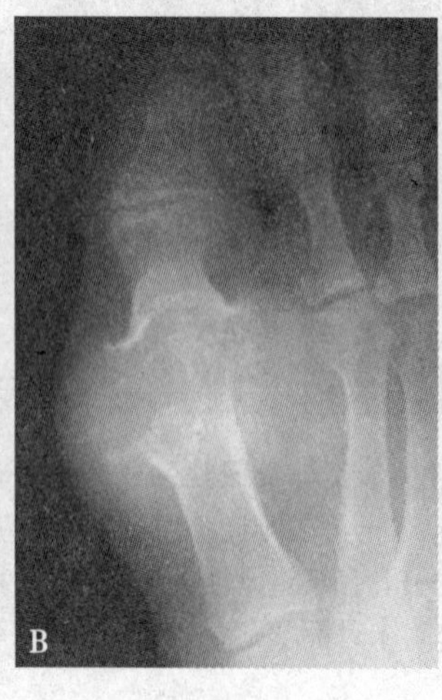
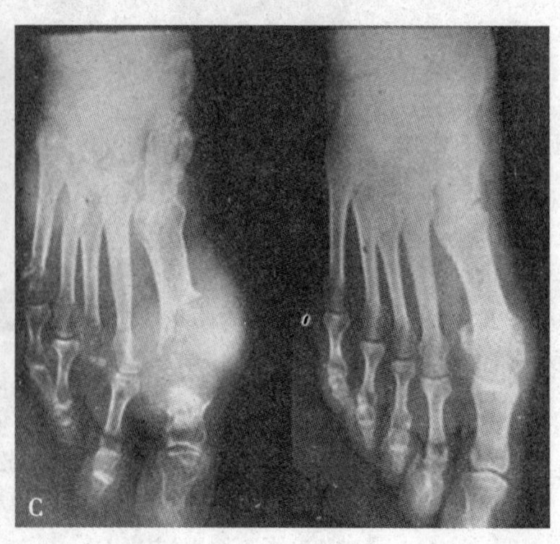

图 7-8-12 痛风导致的骨质破坏

A. 骨质蚕噬样改变；B. 关节穿凿样改变；C. 病理性骨折

线，其诊断有赖于B超检查。当B超显影而X线检查不显影时，可基本确定为尿酸盐结石。

五、痛风病的治疗原则

本病的治疗原则为：分期、分级、综合、联合，即根据痛风发病的不同时期，不同严重程度，多种治疗方式联合，综合处理痛风及其并发症。

1. 分期治疗原则

(1) 痛风急性期：主要以镇痛为主，一般不主张使用降尿酸药物。

(2) 间歇期：主要以降尿酸为主，根据肾脏尿酸排泄能力，合理选择降尿酸药物。

(3) 慢性期：镇痛、降尿酸等治疗同步进行。

(4) 肾病期：使血压、血糖、血脂、尿酸达标，辅以改善肾功能药物。

2. 分级治疗原则

(1) 镇痛：根据疼痛程度不同，合理选择镇痛药物。

(2) 消肿：根据肿胀程度不同，药物选择和持续用药时间不同。

(3) 降尿酸：血尿酸的水平不同，降尿酸药物的选择和剂量不同。

(4) 排石：肾结石的大小不同，排石方法不同。

(5) 溶石：痛风石的大小和位置不同，治疗方法不同。

(6) 保肝：转氨酶的种类和程度不同，保肝药物的种类和剂量不同。

(7) 保肾：肾功能异常的程度不同，保肾药物的种类和剂量不同。

(8) 降糖：血糖升高的程度不同，降糖药物的种类和剂量不同。

3. 综合治疗原则　在治疗痛风性关节炎的同时，兼顾痛风并发症的治疗，体现"多病同治"及"多病分治"的治疗原则。因为痛风患者特别是老年患者往往多病缠身，而不同疾病之间相互影响，因此在治疗时应根据病人的病情和身体状况，权衡利弊，综合考虑，辨证施治。

4. 联合治疗原则　在治疗痛风过程中，参照痛风的分期、分级以及药物间的相互作用，合理选择用药，组合优化治疗方案。

六、痛风病的治疗

1. 痛风病的治疗目标　①迅速终止急性关节炎发作，缓解疼痛；②将血尿酸水平控制在360μmol/L以内；③促进已形成的尿酸盐结晶的溶解；④延缓和阻止痛风性肾病的发生发展，保护肾功能；⑤预防痛风性关节炎复发。

2. 痛风病的治疗措施

(1) 生活方式干预治疗：改变不良的生活方式和饮食习惯，避免过度紧张、劳累、受寒、关节损伤、感染等诱发因素，可避免或减少痛风发作。此内容上节已说明，此处不再赘述。

(2) 镇痛、消肿治疗

1) 镇痛治疗的必要性：痛风急性发作时，如果治疗不及时、拒绝治疗或治疗不当，疼痛持续时间将会延长，对局部关节的侵害也会加重，是急性痛风性关节炎转为慢性痛风性关节炎的重要原因。此外，对伴有缺血性心脑血管疾病的患者，痛风发作时，如果不能及时镇痛，将增加心肌梗死和卒中的发病风险。因此对于疼痛程度较重的痛风患者，原则上都应给予及时的镇痛治疗。

2) 关节疼痛的分级

0分：无疼痛。

1分：有疼痛但可被忽视。

2分：有疼痛，无法忽视，但不影响正常生活。

3分：有疼痛，无法忽视，部分影响正常生活。

4分：有疼痛，无法忽视，所有日常活动都受影响；但能完成基本生理需求，如进食、睡眠和如厕等。

5分：剧烈疼痛，无法忽视，不能完成基本生理需求。

3) 常用镇痛药物：目前临床上常用的痛风镇痛药物主要有秋水仙碱，非甾体类抗炎药和糖皮质激素等。

① 秋水仙碱：秋水仙碱用于痛风急性期的治疗至今已有2000多年的历史，它一直作为一种缓解痛风疼痛的特效药在临床上广泛使用。该药主要通过抑制细胞内肌动蛋白活性，抑制单核细胞和中性粒细胞趋化及炎性因子的释放，发挥镇痛作用。但由于其有效量和中毒量非常接近，约80%以上服用该药治疗痛风的患者将出现腹痛、腹泻等消化道中毒症状，因此限制了该药在临床的广泛使用。2009年FDA批准小剂量秋水仙碱可用于痛风的预防和治疗，其用法如下：

急性痛风性关节炎：秋水仙碱0.5mg tid或首剂量1.0mg，1小时后再服0.5mg。该方案特别适用于痛风初次发作、疼痛评分>3分或不能明确诊断者。该方案不但使秋水仙碱副作用的发生率明显降低，而且对急性痛风性关节炎有明显疗效。治疗3天后，治疗方案改为秋水仙碱0.5mg bid治疗7~10天，总疗程 10~14 天。

该方案在使用过程中应特别注意剂量和疗程。因为在剂量方面许多医生和患者仍然参照药品说明书用药，而目前的药品说明书所描述的秋水仙碱的用法为首剂量 1.0mg，其后每小时 0.5mg，每日最大用量不超过 6mg，按照这一用法，几乎 80% 以上患者会出现中毒症状，因此目前该使用方法已经淘汰。

秋水仙碱疗程不足是目前普遍现象，这也是痛风反复发作的重要原因。这有两方面的原因：其一，患者的依从性差。大部分患者认为只要关节不痛了，就不需要再继续用药了，因此自行停药。其二，医生强调的不够。许多医生对秋水仙碱需连续使用 10~14 天不理解，因此对疗程不重视。急性痛风性关节炎秋水仙碱连续应用 10~14 天的依据在于痛风从发作到自然终止一般需 7~14 天的时间。秋水仙碱治疗 2~3 天后虽然疼痛缓解、肿胀减轻甚至消失，但此时炎症并未完全消失，继续巩固治疗 7~10 天是病情和预防复发的需要。

应用秋水仙碱时应注意：a. 肾功能不全时剂量要减量，内生肌酐清除率低于 30ml/min 者禁用；b. 与他汀类降脂药合用将增加他汀类药物的副作用——肌溶解的机会；c. 与下列药物合用将增加秋水仙碱中毒机会，如钙调蛋白抑制剂、P- 糖蛋白或强 CYP3A4 抑制剂（克拉霉素、红霉素、环保霉素 A、酮康唑、氟康唑、维拉帕米、双硫醒等）。

预防痛风反复发作：二次痛风是慢性痛风患者治疗过程中痛风反复发作的常见原因，2012 年美国风湿病协会建议小剂量秋水仙碱长期使用，预防痛风反复发作。具体用法为：秋水仙碱 0.5mg 或 1.0mg qd，连续使用 2~12 个月。

② 非甾体类抗炎药（NSAIDs）：NSAIDs 类药物在临床使用已经有一百多年的历史。该类药物镇痛效果好，是治疗急性痛风的一线用药，也可用于痛风病的预防。该类药物主要通过抑制 COX-1 和 COX-2，抑制花生四烯酸转化为前列腺素而发挥作用。如图 7-8-13 所示体内的花生四烯酸，在 COX-1 和 COX-2 的作用下，产生不同作用的前列腺素（黑色代表坏的作用，白色代表好的作用）。COX-1 途径产生的前列腺素，有保护胃黏膜、血小板活化、维持肾血流量、维持肾功能、巨噬细胞分化等生理作用，同时有加重炎症的病理作用。COX-2 途径产生的前列腺素，有维持肾功能的生理作用，也有导致炎症、疼痛、发热、异常调节的增殖的病理作用。因此 COX-2 选择性抑制剂是目前急性痛风治疗首选

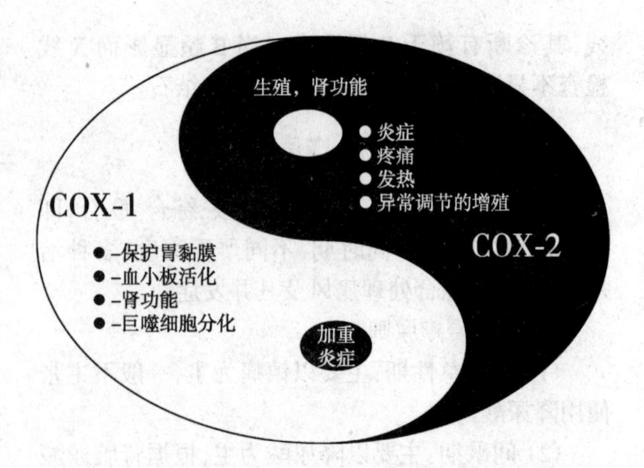

图 7-8-13 生理情况下 COX-1 和 COX-2 在体内的作用

的 NSAIDs 类药物。

目前临床常用的 NSAIDs 类药物大部分为非选择性 NSAIDs，如吲哚美辛、布洛芬、双氯芬酸等，高选择性环氧化酶 -2 抑制剂只有依托考昔和罗非昔布，特别是依托考昔已广泛应用于急性痛风的治疗，在临床应用中不但获得了奇效，且胃肠道副作用明显低于其他 NSAIDs 类药物。急性痛风性关节炎是该药的绝对适应证，具体用法为：依托考昔 120mg qd 连用 3 天，改为 60mg qd 连用 7 天，停药。

对于单用 NSAIDs 类药物效果不佳者，可考虑联合用药，原则如下：a. 对于疼痛评分 <3 分的急性痛风性关节炎患者，在排除该类药物使用禁忌前提下，可选择使用 1 种非甾体类消炎镇痛药。必要时可与该类药物软膏外敷联合应用；b. 对于疼痛评分 3~4 分者，最好与小剂量秋水仙碱联合用药；c. 对于疼痛评分 4~5 分者，最好选用依托考昔与小剂量秋水仙碱联合用药；d. 对磺胺药过敏者，非甾体类消炎镇痛药物中只能选择依托考昔。

NSAIDs 药物使用注意事项：a. 为减少胃肠道副作用，尽量应用选择性环氧化酶 -2 抑制剂如依托考昔等，消化道溃疡患者慎用；b. 因该类药物均可诱发和加重肾缺血，导致肾功能不全，因此肾移植、慢性肾功能不全患者禁用；c. 因该类药物抑制血小板的活化，因此血小板异常、妊娠、分娩及血液病患者禁用；d. 因该类药物长期使用均诱发和加重心脑血管疾病，因此高血压、心脑血管疾病患者慎用；e. 尽可能短期用药，不宜长期应用。

③ 糖皮质激素：糖皮质激素可作为急性痛风的一线用药，其用药途径分为局部用药和全身用药。

局部用药：a. 痛风急性发作时，在密切观察的情况下，将关节腔内液体吸出，并将长效类固醇激素注入关节腔内，不但有效，而且副作用小，患者耐

受好；b. 痛风急性发作时，将地塞米松 10mg 均匀涂于内含 NSAIDs 类药物的电热片上，利用超声电导仪将地塞米松和 NSAIDs 类药物导入受累关节，该方法不但镇痛效果佳，而且副作用少，患者的依从性好。

全身用药：痛风急性发作时，将地塞米松 5~10mg 加入液体中静脉点滴，连用 3~5 天或强的松 10~30mg 顿服，连用 5~7 天，可迅速缓解症状，但停药后易复发。

糖皮质激素使用过程中的注意事项：a. 尽可能短期用，不要长期用，因为糖皮质激素连续应用超过 3 个月，痛风石的发生率增加 5 倍；b. 尽可能局部用，不宜全身用，因为局部用药不但镇痛效果好，而且副作用少；c. 尽可能与秋水仙碱 0.5mg bid 合用，不宜单独用，因为合用不但镇痛效果更好，而且停用糖皮质激素后痛风不复发。

4）关节肿胀的治疗原则：肿胀主要是尿酸盐晶体在关节腔及其周围沉积引起无菌性炎症所致。尿酸晶体消融，局部炎症改善后，肿胀多可消退。应当依据关节肿胀评分进行分级治疗。

关节肿胀评分：

0 分：皮肤纹理、骨突无改变，关节无积液。

1 分：皮肤纹理变浅、附近骨突清晰可见，关节积液少量。

2 分：皮肤纹理基本消失、肿胀与骨突相平，骨突标志不明显，关节积液中等。

3 分：皮肤纹理完全消失、肿胀高出骨突，骨突标志消失，关节积液多，影响功能。

对于肿胀评分在 2 分以内者，镇痛治疗后，肿胀多在 1 周内消退，一般不超过 10 天。对于肿胀评分达 3 分者，关节腔内积液较多，吸收较慢，肿胀消退较慢，可考虑关节腔内抽液及生理盐水冲洗，仅适用于较大关节。对于肿胀长期不消患者，应尽量将血尿酸长期维持在 300μmol/L 左右，同时小剂量秋水仙碱及碱性药物长期维持。

(3) 降尿酸治疗

1）降尿酸的目的：

a. 阻止新的尿酸盐晶体沉积；

b. 促使已沉积的晶体溶解；

c. 逆转和治愈痛风；

d. 预防和治疗相关并发症。

2）尿酸控制目标：

a. 所有痛风患者：血尿酸 $<360\mu mol/L$，预防痛风发作；

b. 痛风石患者：血尿酸 $<300\mu mol/L$ 有助于痛风石的溶解，血尿酸 $< 240\mu mol/L$ 将加速痛风石的溶解 。

因此，不论是原发性痛风还是继发性痛风，均应在急性期发作后尽早开始降尿酸治疗。有关常用降尿酸药物的选择和用药已在上一节中有详尽描述，此处不再赘述。

(4) 手术治疗：痛风石的部位不同，大小不同，治疗方法也不同。

1）位于关节腔内的痛风石对关节的损坏极大，极易导致关节的损害和畸形，应尽快手术取石。

2）位于心内、肾脏、角膜及球后的痛风石可导致严重的心律失常，肾功能不全，闭塞性青光眼及失明等严重后果，应尽快手术取石及肾脏排石。

3）位于关节周围较大的痛风石，可导致骨破坏，诱发和加重关节畸形，应尽快手术取石，以解除对关节的压迫。

4）较小的痛风石，可应用别嘌醇，秋水仙碱和小苏打溶石治疗。

3. 痛风常见合并症的治疗　痛风患者尤其是老年痛风患者常合并多种疾病如高血压、心脑血管疾病、糖尿病等，由于疾病和疾病之间及药物和药物之间存在相互影响，因此在制定治疗方案时需综合考虑、权衡利弊，对治疗方案进行优化，才能使患者多方面受益。

(1) 痛风合并高血压：在痛风患者中高血压的患病率约为 50%~60%，远高于普通人群。痛风与高血压互为因果、互相促进。痛风合并高血压降压药物选择时，应考虑以下方面：降压效果，对血尿酸的影响和价格，因此建议如下：

1）首选：氯沙坦（科素亚）或氨氯地平（络活喜），这两种药物均有降压和降尿酸双重作用，其中氯沙坦可使血尿酸在原来的基础上进一步下降 7%~15%。

2）次选：ACEI 类药物，如依那普利，福辛普利。

3）尽量不选：β 受体阻滞剂，如普萘洛尔，美托洛尔等，因为该类药物长期使用，血尿酸水平升高。

4）坚决不选：替米沙坦、排钾利尿剂，如呋塞米，吲达帕胺，复方降压片等，该类药物影响肾脏尿酸排泄，使血尿酸水平升高。

(2) 痛风合并糖尿病：在痛风患者中糖尿病的患病率可达 20%~30%，而且痛风病史越长，糖尿病的患病率越高。痛风合并糖尿病患者降糖治疗应遵循以下原则：

1）如果没有禁忌证，首选胰岛素增敏剂，次选双胍类药物，可选 α- 糖苷酶抑制剂，尽量不选胰岛素促泌剂或胰岛素，因为胰岛素促泌剂或胰岛素抑制肾脏尿酸排泄；

2）若必须选择胰岛素促泌剂，可选择格列美脲。因为该药不但促进胰岛素分泌，而且明显改善外周胰岛素抵抗，达到同样的降糖效果，所需内源性胰岛素量最少，从而间接降低血尿酸水平。该药最好与双胍类或胰岛素增敏剂联合应用，进一步降低内源性胰岛素的用量；

3）若必须选择外源性胰岛素治疗，最好与胰岛素增敏剂、双胍类或 α- 糖苷酶抑制剂联合应用，以减少胰岛素的用量。

(3) 痛风合并脂代谢紊乱：痛风患者中脂代谢紊乱的发病率高达 75%~80%，因此降脂治疗也是痛风治疗的重要组成部分。治疗原则为尽量选择即能降脂又能降血尿酸的药物。

1）单纯高甘油三酯血症：首选非诺贝特，因为该药在强效降甘油三酯的同时，使血尿酸在原来的基础上进一步下降 15%~30%。

2）单纯高胆固醇血症：首选阿托伐他汀钙，因为该药在降胆固醇和甘油三酯的同时，使血尿酸进一步下降 6%~10%。尽量不选洛伐他汀，因为洛伐他汀抑制肾脏尿酸排泄，使血尿酸水平升高。

3）混合型高脂血症：若以甘油三酯升高为主，首选贝特类药物。如果两者均明显升高，则首选阿托伐他汀钙。因为阿托伐他汀钙既能降胆固醇，也能降甘油三酯。

(4) 痛风合并肾结石：肾结石通常分为三类，钙盐结石、尿酸盐结石和混合型结石。痛风患者中肾结石的发病率约 20%~30%，其中 80% 以上为尿酸盐结石。尿酸盐结石体积一般 <0.5cm^3，结构松散，可透过 X 光线，多在 B 超下发现。钙盐结石体积一般 >0.5cm^3，结构紧密，可在 X 光线下发现。根据肾结石的大小、数目和性质的不同，治疗方法建议如下：

1）直径 >2.5cm 的肾结石需手术治疗，否则易在泌尿系统嵌顿，引起肾积水，影响肾功能；

2）肾结石直径 <2.5cm，但 >1cm，且伴有肾积水者，首选手术取石治疗；

3）肾结石直径介于 0.6~2.5cm 之间且无肾积水者，首选体外碎石治疗；

4）直径 <0.6cm 的尿酸性结石，可考虑使用别嘌醇降血尿酸及枸橼酸氢钾钠和大量饮水排石治疗；

5）直径 <0.6cm 的钙盐结石，不能碱化尿液，应采用排石合剂或微波碎石治疗；

6）对于直径 <0.6cm 的混合性结石，可使用枸橼酸氢钾钠和大量饮水排石治疗。注意：在排石过程中每日饮水量 2000~4000ml。

4. 其他　关节畸形的治疗原则：

(1) 关节僵直：关节畸形严重，关节功能丧失，一般需做关节置换。

(2) 关节功能存在，行走疼痛难忍：可考虑关节腔内局部应用关节润滑剂如玻璃酸钠和注射用糖皮质激素针剂如得宝松等。

(3) 关节积液，长期不消：关节局部穿刺抽液，辅以消炎镇痛药物及小剂量秋水仙碱。

(4) 关节疼痛，长期不缓解：降尿酸、碱性药物及小剂量秋水仙碱联合用药。

（李长贵）

参考文献

1. Short RA, Johnson RJ, Tuttle KR. Uric acid, microalbuminuria and cardiovascular events in high-risk patients. Am J Nephrol, 2005, 25(1): 36-44
2. Rho YH, Zhu Y, Choi HK. The epidemiology of uric acid and fructose. Semin Nephrol, 2011, 31(5): 410-419
3. Chang HY, Pan WH, Yeh WT, et al. Hyperuricemia and gout in Taiwan: results from the Nutritional and Health Survey in Taiwan (1993-1996). J Rheumatol, 2001, 28(7): 1640-1646
4. Chen S, Du H, Wang Y, et al. The epidemiology study of hyperuricemia and gout in a community population of Huangpu district in Shanghai. Chin Med J, 1998, 111(3): 228-230
5. Xiong Z, Zhu C, Qian X, et al. Serum uric acid is associated with dietary and lifestyle factors in elderly women in suburban Guangzhou in Guangdong province of south China. J Nutr Health Aging., 2013, 17(1): 30-34
6. 阎胜利，赵世华，李长贵，等．山东沿海居民高尿酸血症及痛风五年随访研究．中华内分泌代谢杂志，2011，27(7): 548-552
7. Roddy E, Doherty M. Epidemiology of gout. Arthritis Res Ther, 2010, 12: 223
8. Iseki K. Significance of hyperuricemia as a risk factor for developing of ESRD in a screened cohort. Am J Kidney Dis, 2004, 44: 642-650
9. Tomita M, Mizuno S, Yamanaka H, et al. Does hyperuricemia affect mortality? A prospective cohort study of Japanese

male workers. J Epidemiol, 2000, 10:403-409

10. Siu YP, Leung KT, Tong MK, et al. Use of allopurinal in slowing the progression of renal disease through its ability to lower serum uric acid level. J Am J Kidney Dis, 2006, 47:51-59
11. Kim SY, Guevara JP, Kim KM, et al. Hyperuricemia and coronary heart disease: a systematic review and meta-analysis. Arthritis Care Res (Hoboken), 2010, 62(2): 170-180
12. Cannon PJ, Stason WB, Demartini FE, et al. Hyperuricemia in primary and renal hypertension. N Engl J Med, 1966, 275:457-464
13. Kahn HA, Medalie HJ, Neufeld HN, et al. The incidence of hypertension and associated fators: the Israel ischemic heart disease study. Am Heart J, 1972, 84:171-182
14. Jossa F, Farinaro E, Panico S, et al. Serum uric acid and hypertension: the Olivetti heart study. J Hum Hypertens, 1994, 8:677-681
15. Krishnan PV, Vadivu AS, Alappatt A, et al. Prevalence of sleep abnormalities and their association among hypothyroid patients in an Indian population. Sleep Med., 2012, 13(10): 1232-1237
16. Scott FW, Trick KD, Stavric B. Uric acid-induced decrease in rat insulin secretion. Proc Soc Exp Biol Med, 1981, 166:123-128
17. Oat A, Uyarel H, Hergenc G. Serum uric acid is a determinant of metabolic syndrome in a population-based study. Am J Hypertens, 2006, 19:1055-1062
18. Dehghan A, van Hoek M, Sijbrands EJ. High serum uric acid as a novel risk factor for type 2 diabetes. Diabetes Care, 2008, 31:361-362
19. Chien KL, Chen MF, Hsu HC. Plasma uric acid and the risk of type 2 diabetes in a Chinese community. Clini Chem, 2008, 54:310-316
20. Nakanishi N, Okamoto M, Yoshida M. Serum uric acid and risk for development of hypertension and impaired fasting glucose or type 2 diabetes in Japanese male office workers. Eur J Epidemiol, 2003, 18:523-530

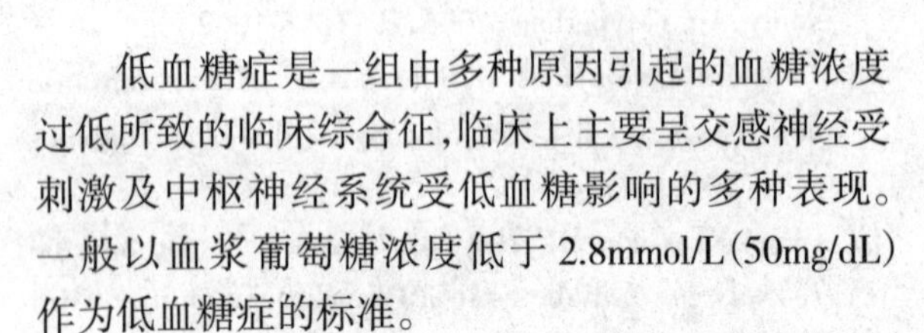

第九章 低血糖症

低血糖症是一组由多种原因引起的血糖浓度过低所致的临床综合征，临床上主要呈交感神经受刺激及中枢神经系统受低血糖影响的多种表现。一般以血浆葡萄糖浓度低于2.8mmol/L(50mg/dL)作为低血糖症的标准。

1922年Mann等学者在对肝脏切除的狗的血糖研究中第一次描述了低血糖的临床症状，随后1924年Harris第一次将低血糖与高胰岛素联系起来，此后关于低血糖病例的文献报道越来越多，对其病因的推测也各种各样，最早报道的有胰岛细胞瘤、肝脏肿瘤引起的低血糖、糖尿病引起的低血糖以及家族性低血糖等。

一、临床表现

当血糖下降至2.8~3.0mmol/l时，胰岛素分泌受到抑制，升糖激素(胰升糖素、肾上腺素、生长激素及糖皮质激素)分泌增加，交感神经兴奋，表现为出汗、颤抖、心悸、紧张、焦虑、饥饿、流涎、软弱无力、面色苍白、心率加快、四肢冰凉、收缩压轻度升高等。随着血糖的进一步下降，大脑皮质功能首先受到抑制，继而皮质下中枢、基底节、下丘脑、中脑、延脑相继受影响。当大脑皮质受抑制时，可出现意识蒙眬、定向力和识别力丧失、嗜睡、震颤、肌张力下降、精神失常、言语不清。当皮质下中枢受抑制时，出现意识不清、躁动不安、痛觉过敏、兼有阵挛性及舞蹈样动作，或幼稚动作(吸吮、鬼脸)，心动过速、瞳孔散大，甚至强制性痉挛、锥体束阳性。当延脑受抑制时，进入严重昏迷阶段，去大脑僵直，各种反射消失，呼吸变浅。若低血糖及时纠正，按上述顺序逆向恢复。由于葡萄糖是大脑的主要能量来源，且脑细胞储存葡萄糖的能力有限，仅能维持数分钟脑部活动对能量的需求，并且还不能利用循环中的游离脂肪酸作为能量来源，故而脑细胞所需要的能量几乎全部来自于血糖。虽然在缺糖时脑组织还可利用酮体，但酮体的形成需要时间，因此当急性低血糖发作时脑组织不能依靠利用酮体作为保护措施，若低血糖持续得不到纠正，就会出现上述低血糖神经症状，严重时甚至死亡。

低血糖症状的严重程度取决于以下几种情况：①血糖下降的程度；②低血糖发生的速度和持续时间；③机体对低血糖的反应性；④个体的年龄及基础情况。糖尿病患者由于血糖的快速下降，即使血糖高于2.8mmol/l，也可出现明显的交感神经兴奋症状，称之为“低血糖反应”。部分患者虽然低血糖但无明显症状，往往不易被察觉，极易进展成严重低血糖症，陷于昏迷或惊厥称为“未察觉的低血糖症”，这种情况下病人对低血糖的感觉能力降低或者缺失，甚至直至意识障碍、昏迷才知道发生低血糖，这就使病人失去早期纠正低血糖的机会，使脑组织受到重创，这种情况若反复发作，脑组织受到损伤，病人可表现出思维障碍、智力下降、痴呆，严重者甚至发展为脑死亡。

低血糖不是一种独立的疾病，而是由多种原因引起的血糖浓度过低，是一种病理状态而不是一种疾病，故而确诊低血糖后必须明确低血糖的病因。

二、临床分类

低血糖症根据其临床表现可分为空腹低血糖及餐后低血糖，根据病理生理可分为葡萄糖生成底物可用性障碍，糖生成障碍和糖利用增多三类，根据病因可分为药物性低血糖、胰源性低血糖、肝源性低血糖、肿瘤相关性低血糖、自身免疫性低血糖及酒精性低血糖、其他原因所致的低血糖(表7-9-1)。此外除了成人低血糖外还有新生儿低血糖症。

目前将非糖尿病引起的低血糖症分为空腹低血糖和餐后低血糖的传统分类方法已经受到质疑，胰岛素瘤患者的典型表现为空腹低血糖，也可为餐后低血糖，胃旁路术后的病人其典型表现为餐后低血糖，也可为空腹低血糖，事实上，某些疾病，如人为的低血糖，很难被分类为空腹或者餐后低血糖。

表 7-9-1 低血糖的临床分类

一、空腹低血糖
1. 内源性胰岛素分泌过多
胰岛素瘤、胰岛 B 细胞增生、促胰岛素分泌剂(磺脲类)所致、自身免疫性低血糖症、异位胰岛素分泌
2. 药物性低血糖
外源性胰岛素、磺脲类降糖药、乙醇、喷他脒、奎宁、水杨酸盐、普萘洛尔等
3. 肝源性
严重的肝脏损害:重症肝炎、肝硬化晚期、肝癌、肝瘀血(心衰)、胆管性肝炎
肝酶系异常:糖原累积病、半乳糖血症、遗传性果糖不耐受、果糖 1,6- 二磷酸酶缺乏、糖异生酶类缺乏、糖原合成酶类缺乏
4. 肾源性
肾性糖尿、肾衰竭晚期(非透析引起)
5. 内分泌性
垂体前叶功能低下、肾上腺皮质功能低下、甲状腺功能低下、多种腺体功能低下。
6. 过度消耗及摄入不足
长期饥饿、剧烈运动、透析失糖、哺乳、妊娠、慢性腹泻、吸收不良、长期发热。
7. 胰外肿瘤
二、餐后低血糖
1. 特发反应性低血糖
2. 滋养性低血糖:胃大部分切除(倾倒综合征)、胃肠运动功能异常综合征
3. 肠外营养治疗引起的低血糖
4. 2 型糖尿病早期

三、诊断及鉴别诊断

根据典型的 Whipple 三联征可确定低血糖:①低血糖症状;②发作时血糖低于 2.8mmol/l;③供糖后低血糖症状迅速缓解。少数空腹血糖降低不明显或处于非发作期的患者,应多次检测有无空腹血糖或者吸收后低血糖,必要时采用 48~72 小时饥饿实验。

1. 血糖的检测有血清、血浆及全血的检测 全血血糖含量受血细胞比容及较多非糖物质的影响,测值较血浆血糖低 10%~15%,临床上多采用血浆血糖测定。毛细血管血糖采用全血,由于组织对糖的利用和血细胞比容的不同影响,静脉血糖低于毛细血管血糖。而血凝后的血清由于放置时间过长血糖分解,故多不采用血清测血糖。

2. 血浆胰岛素水平检测 血浆胰岛素水平检测对低血糖的诊断及鉴别诊断很重要,但高胰岛素水平仅在同时伴有低血糖发作时才具有意义。血糖 <2.8mmol/l 时相应的胰岛素浓度≥36pmol/l(放射免疫法)或者胰岛素浓度≥于 18pmol/l(ICMA 法),提示低血糖为胰岛素分泌过多所致。临床上常用胰岛素释放指数作为低血糖症鉴别诊断的依据。胰岛素释放指数是指血浆胰岛素(mU/L)与同一血标本测定的血糖值(mg/dL)之比。正常人该比值 <0.3,多数胰岛素瘤患者 >0.4,甚至 1.0 以上,血糖不低时,此值 >0.3 无临床意义。

3. 正常人血浆胰岛素原占总胰岛素测值的比例为 15%,胰岛素瘤及某些胰岛素分泌亢进的病人,因胰岛素原来不及分解为胰岛素即释放入血,故胰岛素原所占比例增高。胰岛素瘤患者血浆胰岛素原比总胰岛素值应 >20%,可达到 30%~90%。

4. C 肽为胰岛素中 A-B 链的链接肽,从 B 细胞释放到血循环中是与胰岛素等分子量,且由于 C 肽不被肝脏破坏,半衰期较胰岛素明显长,故测定血循环中 C 肽水平更能反映 B 细胞合成与释放胰岛素的功能,血清高 C 肽水平虽然有利于诊断胰岛素瘤或增生,但仍需除外反应性低血糖时由于 B 细胞受刺激而分泌过多。测定 C 肽还有利于鉴别由于外源性胰岛素注射而引起的低血糖,此时往往 C 肽水平低下、正常或者并不上升,但胰岛素水平可较高。

5. 72 小时饥饿实验是诊断低血糖最经典的实验。其操作程序如下:

1) 最后一次摄入糖类后,作为禁食试验的开始,停用所有非必须的药物;

2) 可饮无热卡、无咖啡因的饮料;

3) 要求病人除睡眠外必须正常活动;

4) 试验过程中每 6 小时采血 1 次,测定血糖、胰岛素、C 肽,当血糖≤60mg/dL(3.3mmol/l),应每 1~2 小时采血一次测定以上指标;

5) 当病人出现低血糖的症状和体征,血糖小于等于 45mg/dL(2.5mmol/l),即应终止试验,若以往已证实有典型的 WhIpple 三联征的病人,血糖≤55mg/dL,即可终止试验;

6) 在终止试验时,采血测定血糖、胰岛素、C 肽、胰岛素原、β- 羟丁酸和磺酰脲类药物,然后静脉注射胰高血糖素 1mg,并测血糖每 10 分钟一次,共 3 次,然后让病人进食;

7) 某些病人在终止试验时,需采血测定血皮质醇、生长激素及胰高血糖素。

美国内分泌学会成人低血糖症的临床指南中提出,对于原因不明的低血糖病人,一开始要根据病史、体检及实验室检查结果进行考虑，排查有无因药物引起、严重疾病、激素缺乏和非胰岛细胞肿瘤引起的低血糖。检测患者血糖、胰岛素、C肽、胰岛素原、β-羟丁酸，进行72小时饥饿试验，且可观察血糖对于静脉注射1.0mg的胰高血糖素的反应，这些步骤有助于区分由内源性或者外源性胰岛素所致的低血糖，以及其他机制引起的低血糖。如果患者出现低血糖症状体征，血糖较低且同时胰岛素、C肽、胰岛素原均升高，则支持内源性高胰岛素血症所致低血糖。静脉注射1.0mg的胰高血糖素后若β-羟丁酸≤2.7mmol/l，血糖至少增加25mg/dL，可说明低血糖是由胰岛素或者IGF引起的。若证实患者为内源性高胰岛素血症所致低血糖，则在除外服用促胰岛素分泌药物的情况下应检测胰岛素自身抗体，若抗体阳性，则考虑为自身免疫性低血糖症，若抗体阴性，则应考虑胰岛素瘤，必要时需要行定位检查及诊断，但除胰岛素瘤外，还应考虑弥漫性胰岛细胞增生、异位胰岛素分泌等。此外，若无其他临床线索，应考虑行肾上腺皮质功能试验，除外有无肾上腺皮质功能不全等内分泌系统疾病。

低血糖症由于其临床表现的不典型性，及其神经系统症状，常被误诊为精神病、癫痫或者其他脑血管疾病。因此当临床上遇到此类症状的病人，详细的询问病史，以及血糖的化验都可极大限度的避免误诊。

此外，低血糖症也应与颈椎病引起的交感神经兴奋症状进行鉴别，颈椎病引起的交感神经兴奋多与颈部活动有关，与饮食无关，且可自行缓解，没有典型的Whipple三联征。

四、低血糖症的治疗

反复严重低血糖发作且持续时间长，可对患者造成严重甚至不可修复的脑损伤，故应及早识别及早治疗。低血糖的诊断和治疗分别见图7-9-1和图7-9-2。

1. 急症治疗　首先药物引起者立即停用所有降糖药物，可进食者应口服葡萄糖水，不能进食者静脉注射50%葡萄糖40~100ml，若症状无缓解，可反复注射50%葡萄糖，并持续静脉点滴10%的葡萄糖，即便患者清醒后也应持续静脉点滴葡萄糖使其血糖维持在较高的水平，必要时可胰高血糖素0.5~1.0mg肌肉或者静脉注射，胰高血糖素作用迅速但持续时间短，故而使用后应继续静脉给予葡萄糖。若患者血糖上升后仍神志不清可考虑静脉输注氢化可的松以利于恢复。此外由于长时间的低血糖可造成脑水肿，故而可予以20%的甘露醇静脉滴注。

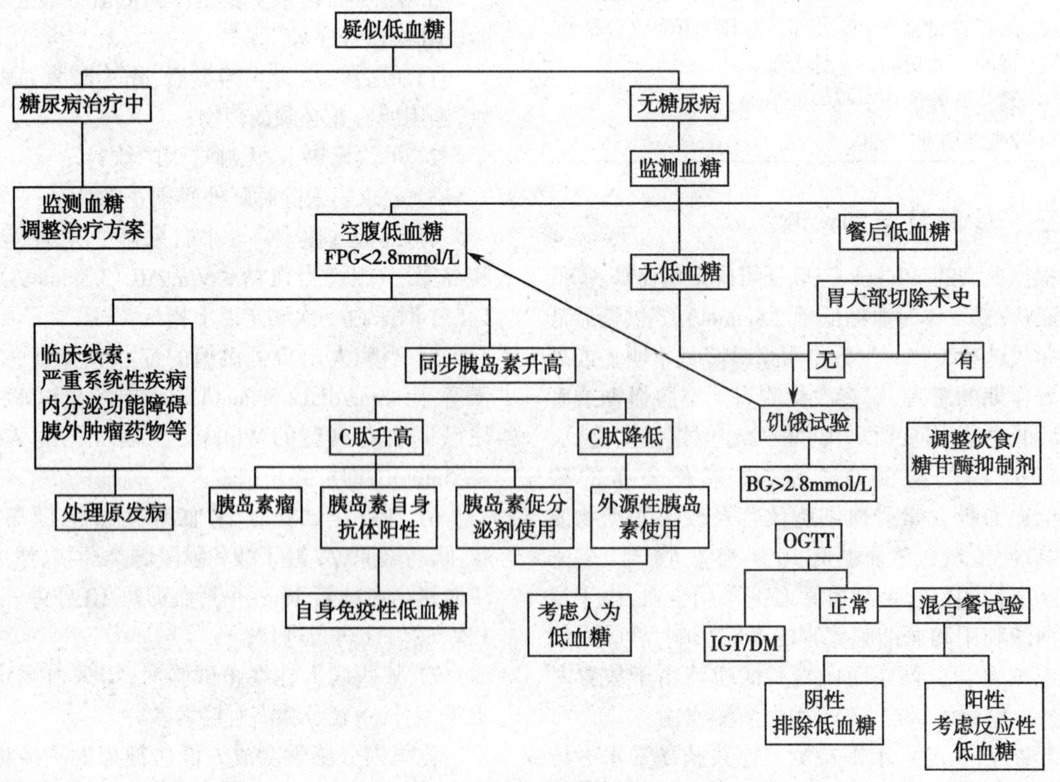

图7-9-1　低血糖的诊断流程

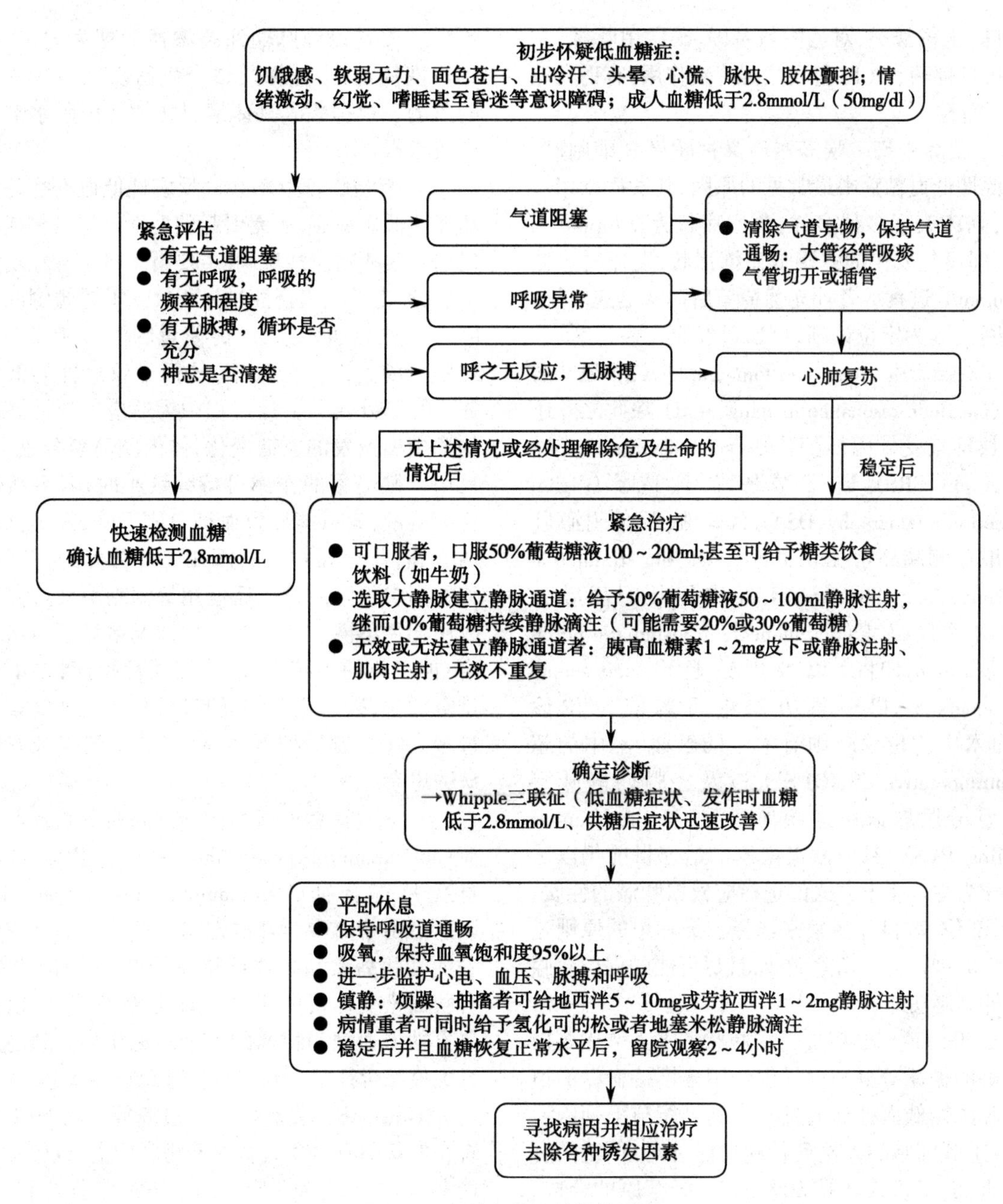

图 7-9-2　低血糖症的抢救流程

2. 病因治疗　明确低血糖症的病因后应根据病因进行治疗，如药物性低血糖应停药，胰岛素瘤或者其他引起低血糖的肿瘤则应外科手术治疗，内分泌疾病或者其他肝源性、肾源性疾病引起的低血糖则应治疗原发病。

五、常见的低血糖症

1. 药源性低血糖症　药源性低血糖症并不罕见，尤其易发生在使用胰岛素制剂、磺脲类及非磺脲类促胰岛素分泌剂的患者。上述药物引起低血糖主要见于药物用量过大、用法不当、摄食不足及运动量过大等，尤其老年患者或者合并肝肾功能不全的患者，由于代谢功能较差，药物在体内蓄积，极易引起低血糖，合并自主神经病变的糖尿病患者，可发生未察觉的低血糖。故而对糖尿病患者一定要加强糖尿病教育，定期检测血糖、糖化血红蛋白、尿常规及肝肾功能，当有进食减少、运动量增加、腹泻、呕吐等情况时应减少降糖药物剂量或者适当调整饮食，当有肝肾功能不全等情况发生时应依据病情调整降糖药物剂量，避免低血糖的发生，同时应加强宣教，避免使用成分不详的纯中药制剂。此外还用注意合并其他药物时的相互作用，许多药物如喷他脒、水杨酸类、对乙酰氨基酚、磺胺甲噁唑、三环类抗抑郁药、ACEI 等可增强降糖作用,有诱发低血糖的危险。

2. 胰岛素瘤　胰岛素瘤又称胰岛 B 细胞瘤,是胰源性低血糖症中最常见的原因,其发病率相对较低,临床表现多种多样,典型症状为 Whipple 三联征,即反复发生的空腹低血糖症状、发作时血糖 <2.8mmol/l、进食或者补充葡萄糖后症状迅速缓解。其诊断关键为定位诊断,可通过经腹超声(US)、计算机体层摄影术(computed tomography,CT)、磁共振成像(magnetic resonance imaging,MRI),除此之外还有生长抑素受体闪烁扫描术(somatostatin receptor scintigraphy,SRS),数字减影血管造影(digital subtraction angiography,DSA)、经动脉钙剂刺激肝静脉取血测胰岛素(intraarterial calcium stimulation with venous sampling,ASVS)、经皮经肝门静脉分段采血测胰岛素(percutaneous transhepatic portal catheterization,PTPC)以及内镜超声(endoscopic ultrasonography,EUS)等方法进行术前定位诊断,而术中定位诊断则有术中的触诊、术中的超声(intraoperative US,IOUS)),以及经脾门静脉穿刺置管分段取血快速胰岛素测定(portal venous sampling,PVS)。针对胰岛素瘤的治疗目前仍以手术治疗为主。手术方式的选择应根据肿瘤的性质、大小、部位、数目等因素来选择。最理想的原则是以最小的创伤完全切除病灶,且尽可能的保留胰腺的内外分泌功能。

3. 肝源性低血糖症　空腹状态下人体主要依赖肝脏的糖原分解和糖异生作用来维持血糖的恒定。肝源性低血糖症的发病机制可能与下列因素相关:①肝细胞的大量死亡和功能衰竭:严重的肝脏损害,肝组织破坏在 80% 以上,肝糖原的合成、储存、分解及糖异生作用减弱,胰岛素代谢清除率下降,门静脉与周围循环出现分流、产生相对的高胰岛素血症等致低血糖;②先天性糖代谢障碍,常见于与糖代谢有关的酶缺陷所致的遗传代谢性肝病,肝糖原分解或糖异生障碍而发生低血糖;③肝肿瘤性低血糖,最常见于原发性肝癌。

4. 酒精性低血糖症　由酒精中毒引起的低血糖表现称之为低血糖症,一般有两种情况:一种为餐后酒精性低血糖,可见于饮酒 3~4 小时。由于乙醇刺激胰岛素分泌增多,过多的胰岛素造成血糖下降。另一种为空腹大量饮酒,发生在饮酒后 8~12 小时,主要为乙醇阻碍能量代谢,抑制肝糖原异生,储存的肝糖原耗竭之后出现低血糖。其治疗主要是以静脉输注高渗葡萄糖为主,使血糖尽快恢复正常,补糖及整个病情恢复中注意血糖的监测。根据病人具体情况酌情使用脱水剂及糖皮质激素。

5. 反应性低血糖症　反应性低血糖症是一种功能性低血糖症,多无引起胰岛素分泌过多或者糖代谢异常的器质性疾病,主要由于自主神经功能不平衡,迷走神经兴奋性过强所致。①胃倾倒综合征因迷走神经功能亢进,促使胃肠激素刺激胰岛 B 细胞分泌过多的胰岛素,从而导致急性的低血糖症。②肠外营养治疗过程中为适应外源性高浓度的葡萄糖诱发的血糖变化,体内胰岛素分泌增加,且由于胰岛素的作用可持续数小时,若突然停用含糖溶液,有可能导致血糖急剧下降,发生低血糖性昏迷,甚至死亡。故而在肠外营养的过程中应该在高渗糖溶液输完后使用等渗糖溶液过渡后再改用无糖溶液。③还有一种情况多见于情绪不稳定、神经质的中年女性,无器质性疾病,多由于胃排空加快,碳水化合物吸收过快,诱发胰岛素分泌过多。④进餐后期低血糖,多见于肥胖合并糖尿病的患者。

6. 自身免疫性低血糖症　自身免疫性低血糖症(autoimmune hypoglycemia,AIH)又称胰岛素自身免疫综合征(insulinautoimmunesyndrome,IAS)。该病是由于血中非外源性胰岛素诱导的高浓度免疫活性胰岛素和高效价胰岛素自身抗体(IAA)或者胰岛素受体抗体所引发的,以反复发作性、严重自发性低血糖为特征的一种罕见疾病。胰岛素自身免疫综合征常合并多种自身免疫性疾病,最常见的为 Graves 病,系统性红斑狼疮等。约 50% 的患者在发病前有过含巯基的药物服用史,以甲巯咪唑最多,其次为硫普罗宁、α 硫辛酸、卡托普利、谷胱甘肽等。

患者血浆胰岛素水平及 C 肽水平明显升高,胰岛素抗体阳性。胰岛素自身免疫综合征的治疗主要包括以下 4 个方面:①去除诱因(尤其是有明确药物导致的);②调整饮食,主张少食多餐,进食低碳水化合物,高纤维素的食物;③对症处理(主要是纠正低血糖的治疗,首选口服含糖饮料或者含糖食品,严重者静脉注射 50% 葡萄糖或者静滴 10% 葡萄糖);④药物治疗。部分患者需考虑在采取上述措施后仍反复出现严重低血糖时,可考虑使用激素、α 葡萄糖苷酶抑制剂、生长抑素等治疗,甚至有极少数病人需考虑使用血浆置换治疗。

(王玉环)

参考文献

1. Mann Fc, M. T. Studies on the physiology of the liver: Ii. the effect of the removal of the liver on the blood sugar level. Archives of Internal Medicine, 1922, 30(1): 73-84
2. Harris S, Hyperinsulinism and Dysinsulinism. JAMA, 1924, 83(10): 729-733
3. Nicholis AG. Simple adenoma of the pancreas arising from an isand of langerhans. Jour Med Res, 1902, 8: 385
4. Flinn Lb.Arcinoma of the islands of langerhans with hypoglycemia and metastasis to the liver. Journal of the American Medical Association, 1941, 117(4): 283-285
5. Wilder Rm.Carcinoma of the islands of the pancreas: hyperinsulinism and hypoglycemia. Journal of the American Medical Association, 1927, 89(5): 348-355
6. Cochrane W A, WW Payne. familial hypoglycemia precipitated by amino acids. Journal of Clinical Investigation, 1956, 35(4): 411-422
7. Moersch Fp. Hypoglycemia: neurologic and neuropathologic studies. Archives of Neurology & Psychiatry, 1938, 39(2): 242-257
8. 洪洁,宁光.成人低血糖症的诊断和治疗——美国内分泌学会临床指南.中华内分泌代谢杂志,2009,25(4):446-450
9. 胡仁明.内分泌代谢病临床新技术.北京:人民军医出版社,2002,561
10. 石翠梅,刘一为.低血糖症196例临床分析.内蒙古中医药,2012,31(7):33-34
11. 陆再英,钟南山.内科学.北京:人民卫生出版社,2008,798
12. 汤志刚,纪涛,邱陆军,等.功能性胰岛B细胞瘤的外科诊治分析.临床外科杂志,2008,1612:817-819
13. Tucker ON, Crotty PL, Conlon KC. The management of insulinoma. Br J Surg, 2006, 93: 264- 275
14. 屈春梅,杨刚毅.致低血糖症的原因综述.临床误诊误治,2004,17(3):163-166
15. 陈灏珠.实用内科学.12版,北京:人民卫生出版社,2005:1071-1072
16. 刘彦坡,常洪山.酒精性低血糖24例临床分析.临床和实验医学杂志,2006,5(9):1414-1415
17. Uchigata Y.Hirata Y, Iwamoto Y.Drug induced insulin autoimmune syndrome. Diabetes Res Clin Pract, 2009, 83(1): e19-e20
18. Yaturu S, DePrisco C, Lurie A.severe autoimmune hypoglycemia with insulin antibodies necessitating plasmapheresis.Endocr Pract, 2004, 10: 49-54

第十章　胰岛B细胞瘤

胰岛B细胞瘤(islet cell tumors,ICT)又称胰岛素瘤、功能性B细胞瘤(functioning islet cell tumors of pancreas,FIT),起源于胰腺B细胞、瘤体自主分泌过量胰岛素,是最为常见的胰腺内分泌肿瘤。胰岛细胞瘤占所有胰腺肿瘤的1%~2%,全世界每年的发病率约3~4/100万,近年来其发病率有增加的趋势,可发生于各年龄组,而以30~60岁患者较多。根据其是否有内分泌紊乱相关临床症状而分为功能性和非功能性胰岛细胞瘤(nonfunctioningislet cell tumors of pancreas,NFIT)。

胰岛素瘤是器质性低血糖的常见病因,其发病率相对较低,临床表现差异较大,且肿瘤体积多较小,位置隐蔽,易长期被误诊为癫痫等神经精神类疾病,国外有文献报道因其精神及神经症状而导致平均延迟诊断4.34年(1~30年),国内文献报道中有病例长达27年后方被确诊为胰岛素瘤。胰岛素瘤的诊治贵在及时,如拖延过久,长时间反复低血糖发作将导致大脑皮质退行性改变和萎缩,造成神经组织不可逆性损伤。尤其是恶性胰岛素瘤预后差,平均生存期仅为2年,患者多死于严重且频繁的低血糖发作。因此非常有必要加强对本病的认识。

第一节　胰岛素瘤的认识历程及流行状况

胰岛素瘤最早于1902年由Nicholis在尸检中发现,当时并未报道相关临床表现。1922年Banting及其同事在临床观察中发现了以低血糖表现为主的一系列症状,常常有紧张、发抖、饥饿感、虚弱、出汗、面色苍白或者潮红、焦虑、神经衰弱、眩晕甚至复视等表现。1923年Harris首次提出了“胰岛功能亢进”的概念,并曾与Banting讨论,直至1924年7月Harris发表文章报道了3例血糖低于70mg且进食后症状明显改善的病例,但其并未将其与“胰岛功能亢进”相联系。1927年Wilder等报道了第一例胰岛功能亢进伴胰岛细胞瘤病例,该病例患者出现意识不清,血糖水平低至25mg/dL,癌细胞已迁延至肝脏及肠系膜,且后来经尸检取出该肝脏转移瘤,发现其提取物可表现出胰岛素样作用,自此临床上首次将胰岛功能亢进、胰岛素瘤与低血糖相关临床表现联系起来。随后于1929年Howland报道了第一例手术治疗胰岛素瘤的病例。1935年Whipple又报道了6例胰岛细胞瘤患者,并且发现手术后患者的低血糖及其相关症状明显缓解,其中2名患者于手术后1月低血糖症状再次复发,第二次手术后症状缓解。自发现胰岛素瘤100余年以来,随着对胰岛素瘤认识的加深及诊断手段的进步、影像学技术的发展,国内外对该病的报道日益增多。

美国一项大型流行病学调查(SEER)研究了自1973年至2003年间共101 173例胰腺肿瘤病人,其中胰岛细胞瘤为1310例,占胰腺肿瘤的1.3%,平均年龄为59岁,中位生存期为38月,1973-1991年间、1992-1999年间、2000-2003年间胰岛细胞瘤的发病率分别为1.6/100万、1.4/100万、1.2/100万。该流行病学调查研究还发现非功能性胰岛细胞瘤(2158例)约占全部胰腺肿瘤的2%。胰岛细胞瘤的年度发病率已经从1.4/100万上升至3/100万。国内有文献统计自2000年至2009年我国共报道胰岛素瘤病例5013例,其中有效统计文献中共报道3524例胰岛素瘤,其中男性1750例,女性1710例,男女比例约为1.02∶1。按照地区划分发病率分别为东北地区1/23.4万,华北地区1/18.5万,西北地区1/84.1万,华东地区1/31.3万,华南地区1/97.9万,华中地区1/34.2万,西南地区1/112.0万,并发现中国胰岛素瘤具有地域特征,即中国地区的胰岛素瘤(56.4%)主要分布在华北、华东地区。然而这种地域性差异的原因目前尚不清楚。

第二节　胰岛素瘤的临床表现的多样性、病理表现的复杂性

一、临床表现的多样性

功能性胰岛素瘤因分泌过多的胰岛素导致

出现相应临床表现的证候综合征，典型症状为Whipple三联征，即反复发生的空腹低血糖症状（如饥饿、虚弱、苍白、出冷汗、震颤、肢端麻木等）、发作时血糖<2.8mmol/l、进食或者补充葡萄糖后症状迅速缓解。除此外常见的症状还有无明显诱因的嗜睡、乏力，定向力下降，性格异常改变，短暂活动后心慌、多汗、头晕等，甚至出现抽搐、惊厥、晕厥、意识障碍等。

由于功能性胰岛素瘤除低血糖症状外并无特异性临床表现，故而易漏诊、误诊，常因晕厥、四肢抽搐或者一些精神性症状等表现而被误诊为癫痫，甚至是精神性疾病。

国内有文献报道胰岛素瘤患者均为肥胖，体重指数均>30。患者由于长期反复发作的低血糖症状，从而由经验所致增加饮食，或者服用糖果以预防低血糖发生，或者由于医嘱而长期使用糖类，极易导致极度肥胖，Whipple医生报道的病例中就有病人极度肥胖导致外科手术困难。

非功能性胰岛细胞瘤约占全部胰岛细胞瘤的20%~41%。因其发病率低且临床上无内分泌紊乱症状、缺乏典型的临床表现，早期常难以发现。患者往往是由于偶在腹部扪及包块或者是肿瘤过大压迫周围脏器、肿瘤侵及邻近器官或者转移而引起症状才来就诊。通常表现为腹部包块、腹部不适感、饱胀感或者疼痛，若肿瘤压迫胆管可引起黄疸，患者可出现皮肤黏膜黄染、食欲缺乏、消瘦等症状。也有患者完全无自觉症状，仅在体检时影像学偶然发现。

二、病理改变、分类及其在诊治中的作用

胰岛素瘤大多数是高分化的内分泌肿瘤，通常体积较小，但肿瘤的大小与病情的严重程度及临床症状并无明显关联。病理诊断有胰岛细胞瘤、胰岛细胞腺癌和胰岛细胞增生。而非功能性胰岛细胞瘤通常体积较大，直径常常大于5cm。大体上，胰岛素瘤为分界清楚的肿块，多呈圆形，质地通常比周围胰腺软，切面多呈红褐色，直径多在2cm以内，很少见到变性、坏死或者囊性变。多数胰岛素瘤为单发，多发肿瘤仅占2%~7%。大多数胰岛素瘤限于胰腺内，极个别发生于十二指肠等异位胰腺内。

非功能性胰岛细胞瘤以胰头多见，约占2/3，较大的肿瘤可出现囊性变。非功能性胰岛细胞瘤可直接蔓延至周围组织或者器官，大静脉内亦可见到瘤栓。主要转移至淋巴结及肝，晚期可发生远处转移。

胰岛素瘤多数为良性，只有10%~15%为恶性，其他功能性及非功能性胰腺内分泌肿瘤约60%为恶性。非功能性胰岛细胞瘤通常为低度恶性，直径小于0.5cm的肿瘤称之为微腺瘤，因临床上多无症状，故认为为良性。但国内有文献报道的3例非功能性胰岛细胞瘤，1例细胞生长活跃，1例细胞有较多核分裂象，1例浸润包膜、血管、神经，分别于术后14、40、49个月死于肝脏转移。1例包膜受浸润的胰岛素瘤患者术后8年出现肝脏转移。日本有文献报道一例非功能性胰岛细胞瘤为43岁女性，直径8mm，为体检时无意发现。所有胰腺相关内分泌激素水平均在正常值范围内，但CA19-9为53U/ml，略高于正常水平，诊断为非功能性胰腺内分泌肿瘤，考虑恶性可能。半年后肿瘤直径未有增长，然CA19-9增高为253U/ml，考虑肿瘤恶性的可能性不能除外，故而进行手术切除。切除组织病理显示肿瘤侵及周围胰腺及神经组织。故而作者提出，以往我们所认为的微腺瘤多为良性而可不行手术治疗的认识应有所改变，即便是微腺瘤也应行手术切除治疗以免延误病情。

第三节　诊断、鉴别诊断中面临的问题及影像学检查进展

胰岛素瘤患者由于反复发作低血糖，可以导致严重的中枢神经损伤，尽早明确诊断，尽早手术治疗可以减少患者因反复低血糖带来的损害。胰岛B细胞瘤的诊断包括两个部分：首先应进行定性诊断：确定低血糖是否存在，确定是否同时伴有高胰岛素分泌的证据，血胰岛素水平的增高成为诊断胰岛素瘤的金标准。其次为定位诊断。

一、定性诊断

1. Whipple三联征，即反复发生的空腹低血糖症状、发作时血糖<2.8mmol/l（50mg/dL）、进食或者补充葡萄糖后症状迅速缓解。

2. Per de Herder等人指出胰岛素瘤的6个诊断标准，即发作时血糖≤2.5mmol/l（45mg/dL），同时伴随着血清胰岛素水平≥36pmol/l（免疫化学法检测时≥3μU/l），血清C肽水平≥200pmol/l，血清胰岛素原≥5pmol/l，血清β羟丁酸水平≤2.7mmol/l，且排除血清或者尿液中磺脲类药物的存在。

3. 血清胰岛素水平与同步血糖比值（IRI/G）>0.3，如>0.4，其确诊率可上升至75%以上。

4. 必要时可在监护下行72小时饥饿实验。接近一半的胰岛素瘤病人在禁食12小时内出现小于2.2mmol/l的血糖值,2/3的病人在禁食24小时内出现符合诊断标准的低血糖。C肽水平通常较血清胰岛素水平更能反映内生胰岛素水平。在72小时饥饿实验中C肽水平通常≥0.20nmol/ml(0.06ng/ml)。但也有文献报道过一例胰岛素瘤病例,患者血清C肽及IRI/G均不高,考虑是由于组织蛋白酶B降解了C肽蛋白的缘故。且患者静脉注射促胰岛素分泌剂后胰岛素的分泌值明显升高,而既往报道的胰岛素瘤患者在接受此激发试验时胰岛素的分泌多无明显改变。这也使我们意识到胰岛素瘤的诊断不能仅仅依靠一些内分泌激素的检测,必须考虑的更加系统和全面,关于静脉注射促胰岛素分泌剂的激发试验对于胰岛素瘤的诊断价值也需更进一步的研究和探讨。

5. 动态血糖监测:这种方法更容易发现低血糖发生的频率和分布时间,但目前尚无确诊的标准。

二、定位诊断

定性诊断明确后,为明确肿瘤的具体位置及转移情况,以及之后的手术治疗做准备,定位诊断尤为重要。定位诊断主要依靠逐渐完善的先进的影像学检查技术。

目前关于胰腺内分泌肿瘤的定位诊断大体上可分为术前诊断及术中诊断。术前诊断主要有经腹超声(US)、计算机体层摄影术(computed tomography,CT)、磁共振成像(magnetic resonance imaging,MRI),除此之外还有生长抑素受体闪烁扫描术(somatostatin receptor scintigraphy,SRS)、数字减影血管造影(digital subtraction angiography,DSA)、经动脉钙剂刺激肝静脉取血测胰岛素(intraarterial calcium stimulation with venous sampling,ASVS)、经皮经肝门静脉分段采血测胰岛素(percutaneous transhepatic portal catheterization,PTPC)以及内镜超声(endoscopic ultrasonography,EUS)等侵入性定位方法。而术中定位诊断则有术中的触诊、术中的超声(intraoperative US,IOUS)),以及经脾门静脉穿刺置管分段取血快速胰岛素测定(portal venous sampling,PVS)。术中静滴亚甲蓝行瘤体染色可能发现病灶。

经腹超声(US)是目前临床上较为常用的检测方法,该方法检查方便易行,无创伤且经济。该法对胰岛素瘤的检出率约为50%~60%,对于直径>3cm的肿瘤检出率较高。饮水后半卧位检查以及六氟化硫微泡造影可在一定程度上提高胰岛素瘤的检出率。但对于肥胖者、或者手术后胃肠道气体较多者检查通常受影响,且检出率也易受超声设备及医生经验水平的影响。

对于直径较小的胰岛素瘤,内镜超声(EUS)的检出率较高。有文献报道内镜超声对于胰岛素瘤的检查率约为82%~94%。这是由于内镜超声的探头距离胰腺表面较近,减少了胃肠道气体及其他软组织对胰腺的干扰,故而其对位于胰头部的胰岛素瘤的检查率较高。在内镜超声引导下的肿瘤细针穿刺细胞学检查(EUS-FNA)也是一种病理学诊断的有效方法。

胰腺的CT检查是临床上检查胰岛素瘤的最主要的方法。尤其是胰腺的薄层、多期动态增强扫描(层距3~5mm)更加提高了胰岛素瘤的检查率。国外文献报道其检出率可高达94%。通过采用CT扫描还可了解胰岛素瘤有无邻近器官的转移。

同样,MRI平扫对于胰岛素瘤的检查在临床上也较为常用,多采用频率选择预饱和法抑脂技术及动态增强快速干扰梯度回波(FSPGR)序列扫描,其检出率约为45%~95%。联合应用薄层CT增强扫描的检出率明显提高,可达85%~100%。

数字减影血管造影(DSA)是通过对肿瘤发生部位血管增强造影,是病变部位更易被观察的一种检查方法,可以检查出经腹部超声、CT无法检出的小的肿瘤,但是对于直径<1cm的肿瘤的敏感性并不高。国内报道其阳性检出率可达90.48%。DSA的敏感性与肿瘤大小、血供情况相关,再次手术者胰腺局部血管分布改变不宜行DSA检查,且由于DSA是一种创伤性检查,故而一般不作为胰岛素瘤的常规检查方法。

经动脉钙剂刺激肝静脉取血测胰岛素(ASVS)是一种有创检查,是向供应胰腺不同区域的动脉内注入钙剂,而后在肝静脉内取血测胰岛素水平,如果与基础胰岛素水平相比明显升高,就可以判断肿瘤所在区域。这种方法于1989年被首次提出作为胰岛素瘤的术前定位方法。这种诊断方法不依赖于胰岛素瘤的大小,并且可以判断出肿瘤是否具有内分泌功能,对胰岛素瘤的检出率约为80%~100%。但是由于ASVS是一种有创检查方法,即便检出率较高也不作为胰岛素瘤的常规检查手段。而且该法是通过血流灌注区域对胰岛素瘤进行定位,故并不能判断胰岛素瘤的确切位置,若同一灌注区域有多个肿瘤或者多个肿瘤在不同灌注区域,该法并不能判断和鉴别。若患者在检查前有服用影响胰岛素分泌的药物或者患者有胰腺及其邻近器官手术史时，ASVS将无法对其胰岛素瘤进行定位诊断。

经皮经肝门静脉分段采血测胰岛素（PTPC）是将导管插入肠系膜上静脉和肝静脉的分支，通过检测胰岛素峰值出现的位置来判断肿瘤位于哪个灌流区域，通过峰值的个数来判断肿瘤的个数。这种检查方法操作难度较大，目前并不作为诊断胰腺内分泌肿瘤的常规手段。

生长抑素受体闪烁显像（SRS）对于胰岛素瘤的检出率往往 <25%，其通常不能测出直径 <1cm 的胰岛素瘤，且40%胰岛素瘤的生长抑素受体表达为阴性，该法并不能检出这部分肿瘤。故而目前国内应用此法不多，尚不能代替传统的影像学检查。

术中超声（IOUS）是指手术过程中，在胰腺充分暴露的情况下对胰腺进行超声扫查，这样可以排除胃肠道气体的干扰，以便发现体积较小或者位置较深的胰腺肿瘤，且可清楚显示胰腺肿瘤在胰腺的位置以及与邻近组织、血管、神经的毗邻关系，必要时可在术中超声引导下穿刺行病理活检以明确肿瘤性质。术中超声的探查可以减少术中触诊对于胰腺的挤压，从而降低术后相关并发症的发生率。目前术中超声已逐渐成为胰岛素瘤手术治疗的常规检查，其结果多与手术医师和超声科医师的配合以及操作经验相关。

经脾门静脉穿刺置管分段取血快速胰岛素测定（PVS）是在术中暴露脾静脉，通过穿刺取脾静脉不同部位的血液快速测胰岛素。该法不受胰岛素瘤的大小和位置影响，术中定位准确率可高达92.9%。但是由于该法操作较为复杂，需要手术操作人员相互配合，且不可在取血前因人为挤压胰腺、血管引起激素分泌影响检查结果，故而目前也不能作为常规检查手段。

目前大量的研究纷纷指出多种定位诊断方法联用可有效提高胰岛素瘤的定位准确率。因此对于临床和生化检查已明确或者怀疑胰岛素瘤的病例，检查方法应从易到难，先行无创伤性检查：首选经腹超声，再行常规及薄层CT增强扫描、MRI检查，若仍为阴性，则可考虑DSA、ASVS或者PTPC等侵入性检查，最后为手术探查结合术中触诊、术中超声检查。对于术前定位困难的病例，鉴于反复检查给患者带来的心理及经济负担，可考虑直接手术探查定位。总之尽早定位诊断，明确肿瘤情况，尽早手术治疗，可减少手术时间，减少手术并发症的产生。

非功能性胰岛细胞瘤因无内分泌紊乱的相关临床表现，故通常在疾病的晚期才被发现或确诊。对于怀疑为非功能性胰岛细胞瘤的患者，也应行上述定位诊断，其目的在于判断肿瘤的具体位置、有无转移及是否多发病变，与其他胰腺肿瘤相鉴别。且由于非功能性胰岛细胞瘤早期不易发现，待发现时多数肿瘤直径已 >5cm，超声、CT、MRI等影像学检查的检查率相对于胰岛素瘤来说明显较高。

三、鉴别诊断

胰岛素瘤由于发病率较低，临床表现不典型，极易被误诊和漏诊，临床上常需与以下疾病相鉴别：

1. 多发性内分泌肿瘤1型（MEN-1） 约5%的胰岛素瘤可为MEN-1的一部分，故应行血清胃泌素、血钙、血催乳素、甲状旁腺素等检查，以除外MEN-1的可能性。

2. 胰岛细胞增生症 多见于新生儿和儿童，成人罕见。临床表现与胰岛素瘤相似，72小时饥饿实验阳性。应行薄层胰腺CT增强扫描和MRI检查鉴别，胰岛细胞增生症在增强CT中病灶多与正常胰腺组织等密度。

3. 胰源性非胰岛素瘤低血糖综合征 患者往往进食一段时间后出现低血糖症状，且72小时饥饿实验阴性。术中探查无明确病灶。

4. 胃大部分切除术后引起的倾倒综合征 通过询问病史及血清胰岛素水平的检测可鉴别。

5. 自身免疫性低血糖综合征 胰岛素抗体阳性。

6. 异位内分泌肿瘤 影像学检查可鉴别。

非功能性胰岛细胞瘤由于常以腹部肿块及其压迫症状就诊，故需与以下疾病鉴别：首先和胰腺癌鉴别，胰腺癌通常浸润性生长，多可引起胰管的扩张、双管征和黄疸。其次和其他胰腺肿瘤相鉴别，比如胰腺实性假乳头状肿瘤、胰腺囊腺瘤、胰腺囊腺癌、胰腺结核、胰腺原发性淋巴瘤等。

第四节 胰岛素瘤治疗方式的演变及评价

一、手术治疗

针对胰岛素瘤的治疗目前仍以手术治疗为主。

手术方式的选择应根据肿瘤的性质、大小、部位、数目等因素来选择。最理想的原则是以最小的创伤完全切除病灶，且尽可能的保留胰腺的内外分泌功能,解决肿瘤引起的激素分泌过多问题,防止肿瘤恶变及转移。功能性肿瘤体积小、无转移、切除率高。

对于良性肿瘤,若病灶位于胰腺表面,体积较小,可考虑行肿瘤摘除术;若病灶位于胰头部,可根据肿瘤情况行保留十二指肠的胰头切除术或者胰头十二指肠切除术;若病灶位于胰腺的颈部、体部,可选择胰腺节段切除术;若病灶位于胰腺的体部、尾部,且肿瘤较大或者多发,可选择保留脾脏的胰尾切除术。

对于恶性肿瘤,若病灶在胰头,则需选择经典的胰头十二指肠切除术;若病灶在胰腺尾部且较大,则宜行脾脏及远端胰腺切除;若病灶为多发、广泛分布于胰腺,则必须行全胰腺切除术;若存在淋巴结转移,则应行淋巴结清扫术;若存在肝脏转移,则可根据转移灶的部位和数量,考虑行肝叶切除,或者根治性切除。

由于胰岛素瘤的体积较小,术中常需要术者进行胰腺触诊、术中超声检查来明确肿瘤具体位置及肿瘤是否多发,故而通常手术切口较大,术后恢复较慢,并发症发生率较高。

随着腹腔镜微创手术技术的成熟和发展,经腹腔镜手术切除胰岛素瘤已逐渐成为可能。1996年,Sussman报道了第一例成功的腹腔镜下胰岛素瘤切除术。由于腹腔镜下胰岛素瘤切除术创伤小、恢复快,自2002年来,国内也逐渐开始开展此种治疗方式。经腹腔镜进行胰岛素瘤手术开展最早、最为基础的是肿瘤摘除术,主要适应于瘤体位于胰腺的上下缘、胰体尾或者胰头,且病灶突出胰腺表面,与主胰管较远的肿瘤,多为良性肿瘤。而病灶位于胰腺实质内且与主胰管关系密切的胰岛素瘤最好选择腹腔镜胰腺远端切除术。而对于其他与主胰管、周围大血管关系密切的位于胰头部的胰岛素瘤,则依然选择开腹手术的方法。由于缺乏准确的术前定位,Ayav A报道的腹腔镜手术中仅约有19%的病例术中可确定肿瘤的具体位置。随着腹腔镜超声(laparoscopic ultrasonography,LUS)的逐渐发展和应用,腹腔镜下胰岛素瘤的切除的成功率已上升至89.3%~96.9%。腹腔镜超声结合了腹腔镜探查和术中超声的优点,既能明确肿瘤的位置,又可以判断肿瘤与周围大血管和胰管的关系,可以为手术方式的选择提供参考。但是LUS可受检查者的经验和技术水平的影响,对于慢性胰腺炎及有脂肪浸润的胰腺组织,易出现假阴性。腹腔镜下胰岛素瘤切除术由于不能行术中扪诊,即便借助了LUS仍有极少数情况找不到肿瘤,这种情况下有两种可能:一是肿瘤体积较小,或者肿瘤位置较深,或为异位胰岛素瘤;一是胰岛增生症。若术中LUS不能找到肿瘤要及时转开腹手术。

胰岛素瘤术后最严重的并发症是急性坏死性胰腺炎,主要原因可能为术中探查时间过长,创伤过大,造成胰腺损伤,而引起急性胰腺炎。关于这一点,强调术前准确的定位检查,术中操作人员探查手法轻柔,摘除肿瘤时尽量避免波及周围组织,避免损伤血管和胰管。胰岛素瘤切除术后最常见的并发症是胰瘘,胰液外漏可引起腹腔感染,组织坏死,影响手术切口的愈合。加强术后的引流,并注意禁食和抑酸治疗,辅助以生长抑素制剂,持续胃肠减压,有助于胰瘘的愈合。

总之,胰岛素瘤的开腹手术治疗及腹腔镜下肿瘤切除术各有各自的优缺点,在为患者制订治疗方案时,应结合患者术前定位诊断,若术前定位诊断明确且肿瘤为良性,体积较小,病灶位置较为浅表且远离胰管、血管,就可考虑行腹腔镜下胰岛素瘤切除术,当然也要结合病人基础身体条件及医院的医疗设备、技术水平。若术前定位诊断不明确则应谨慎选择手术方式,若在术中探查不到肿瘤位置,切不可盲目行胰腺体尾部切除术,目前没有数据表明在这种情况下切除胰腺体尾部具有治疗意义。

术前与术后处理:在手术前,注意于手术日晨静滴10%葡萄糖液200ml,输液不宜过多,以免影响术中血糖测定值的变化,此类患者宜首先硬膜外麻醉,因为其既可以满足手术肌松要求,便于手术操作,又对血糖无影响,且患者始终处于清醒状态,便于及时发现低血糖昏迷。肿瘤切除后血糖上升到术前的2倍,或切除后1小时内上升到5.6mmol以上,可以认为完全切除。在正常胰岛分泌功能尚未恢复时,会出现一段时间的高血糖反应,必须予以胰岛素治疗。术后每日测定空腹血糖,确定是否需要使用胰岛素及其用量,直至血糖恢复正常。

非功能性胰岛细胞瘤也首选手术治疗,其基本治疗方式及原则同胰岛素瘤一致。但是由于非功能性胰岛细胞瘤早期不易发现,患者就诊时通常已经是晚期,多伴有肝脏转移。就文献统计随访的资料来看,NICT无论是良性还是恶性,远期生存率均较胰腺外分泌恶性肿瘤要高得多。Chung等报道,即使是恶性NICT,根治性切除后5年生存率亦高达52.8%,与胰腺癌的不足5%有天壤之别。因此,目前对于肝脏转移的恶性非功能性胰岛细胞瘤,有学者主张应施行积极的手术治疗,首选方案为原发肿瘤根治切除联合肝转移瘤切除术。尽最大努力切除原发灶及远处转移灶,为综合治疗获得较高的远期生存率创造条件。但事实上非功能性恶性胰岛细胞瘤症状较为隐匿,即便发生肝脏的转移也通常不会严重影响肝脏功能,且往往发现时肝脏的转移病灶已经扩散,约有90%的患者在发现时已经无法行根治性手术,对于这类患者,是否行姑息性手术尚存争议。有学者通过比较手术切除组及非手术治疗组的5年生存率发现无明显差别,从而提出肝脏转移肿瘤的根治性切除术未必能提高生存率。但国内报道恶性非功能性胰岛细胞瘤的根治性切除患者3年生存率为80%,而姑息性切除患者1年的生存率为40%,三年为0。除此治疗方式外,目前还有一些其他治疗手段,譬如酒精注射、肝动脉插管化疗、经动脉化疗栓塞术(TACE)、射频消融术及生长抑素类药物等。Hung等通过对文献报道的病例的总结统计认为TACE或者射频消融术可以改善患者预后。目前尚未见有关于恶性非功能性胰岛细胞瘤的非手术性姑息性治疗方式及其临床价值的大型调查及研究,因而对于非功能性恶性胰岛细胞瘤根治性切除术、姑息性切除术以及非手术治疗的选择和预后尚有待进一步的临床验证和研究。

二、非手术治疗

对于那些广泛转移并因而失去手术机会或手术后复发的患者,临床上还可采用非手术疗法。生长抑素类似物(奥曲肽)、90Y生长抑素(多肽)受体的靶向同位素治疗:约90%的神经内分泌肿瘤表达生长抑素受体,生长抑素类似物虽然客观上对肿瘤的缩小率不足10%,但可部分阻止肿瘤进展、改善症状,并延长患者的生存时间。多肽受体的靶向同位素治疗也是针对肿瘤的生长抑素受体发挥破坏作用,治疗后肿瘤稳定的比例可达30%甚至更高,并可有效控制症状。采用α-干扰素可使约半数的患者病情稳定并改善症状。链佐星由于能够选择性破坏胰腺内分泌细胞,被公认为恶性胰岛瘤化疗的首选药物,目前最常用的化疗药物是链佐星和氟尿嘧啶,且联合用药比单一用药疗效更好。化疗有效率在20%~60%,如果不考虑肿瘤分化程度的差异,Kouvki等报道其总有效率可达39%,但其毒性较为明显。近年来临床上采用小分子多靶向的酪氨酸激酶抑制剂sunitinib maleate,治疗恶性胰岛细胞瘤初见疗效。2009年RaouI和Niccoli等报道了sunitinib对于局部及转移的胰岛细胞瘤的Ⅲ期临床试验。在试验的中期分析中,sunitinib药物治疗组和对照组相比,具有明显的疗效。胃肠胰神经内分泌肿瘤是一种血供丰富的肿瘤,并且分泌多种如VEGF、PDGF等促自身生长的生长因子,其受体高表达,且这些物质与疾病进展相关。sunitinib可同时阻断VEGFR介导的肿瘤血管生成途径及EcFR介导的肿瘤增殖途径。因此被认为对恶性胰岛细胞瘤的持续生长具有双重的抑制效果。目前研究已显示sunitinib对不可切除的恶性胰岛细胞瘤有较好的疗效,但目前尚处于临床试验阶段,其将来能否成为进展期恶性胰岛细胞瘤的一线用药亟待更大规模临床试验的结果。

由于恶性胰岛素瘤十分罕见,生物学行为又有很大差异,因此目前对不同治疗方式的临床效果进行评价十分困难,多中心的前瞻性研究和meta分析有望解决这一难题。

附:

美国国家综合癌症网络(NCCN)神经内分泌肿瘤临床实践指南2011版中对于胰岛素瘤及非功能性胰岛细胞瘤的诊疗指南如图7-10-1、图7-10-2。

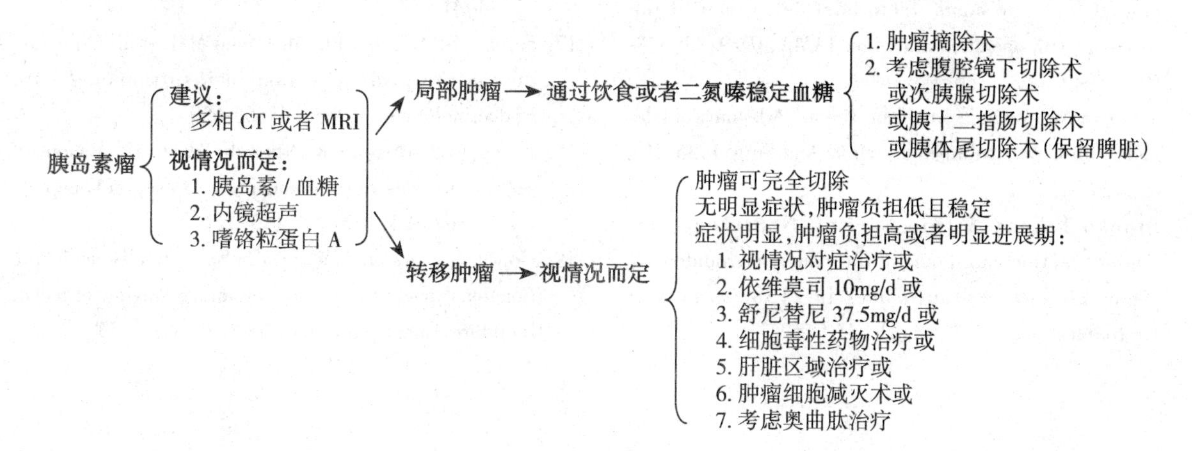

图7-10-1　胰岛素瘤的诊疗指南

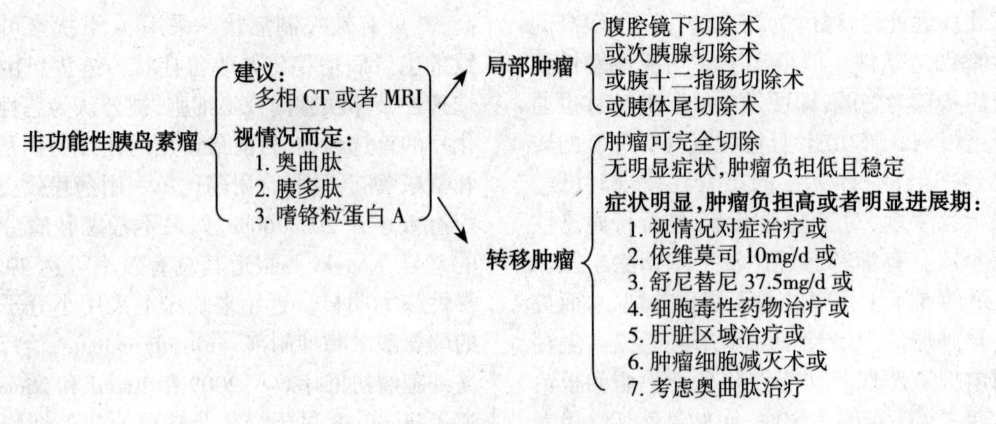

图 7-10-2 非功能性胰岛细胞瘤的诊疗指南

（王玉环）

参考文献

1. Ong SL, Garces G, Ppllard Ca. A fuller understanding of pancreatic neuroendocrine tumours combined with aggressive mangement improves outcome. Pancrcatology, 2009, 9(5):583-600
2. Striano P, Striano S. Insulinoma presenting as refractory late-onset epilepsy. Epilepsia, 2006, 47:452
3. Nicholis AG. Simple adenoma of the pancreas arising from an isand of langerhans. Jour Med Res, 1902, 8, 385
4. Banting FG, Canmpbell WR. Further clinical experience with insulin (pancreatic extracts)in the treatment of diabetes mellitus. Br Med J, 1923, 1(3236):8-12
5. HarrisS.Hyperinsulinism and dysinsulinism. JAMA, 1924, 83(10):729-733
6. Wilder RM., Allan FN, Power MH, et al. Carcinoma of the islands of the pancreas, hyperinsulinism and hypoglycemia. JAMA, 1927, 89, 348-355
7. Howlanf G, Campbell WR, Maltby EJ, et al, Dysinsulinism: convulsions and coma dueto islet cell tumor of the pancreas with operation and cure. JAMA, 1929, 93:674-679
8. Whipple AO, Virginia Kneeland Frantz. Adenoma of islet cells with hyperinsulinism a review. Ann Surg, 1935, 101(6):1299-1335
9. Franko J, Feng W, Yip L, et al. Non-functional neuroendocrine carcinoma of the pancreas: incidence, tumor biology, and out-comes in 2158 patients. J Gastrointest Surg, 2010, 14(3):541-548
10. 刘国强，邱法波，曲玉虎，等．胰岛素瘤的流行病学特征及诊治经验调查 3524 例．世界华人消化杂志，2010，18(31115)：1620-1623
11. Whipple AO.Present day surgery of the pancreas. New England JMed, 1942, 226, 513-526
12. 汤志刚，纪涛，邱陆军，等．功能性胰岛 B 细胞瘤的外科诊治分析．临床外科杂志，2008，1612：817-819
13. Ikenaga N, Yamaguchi K, Konomi H, et al. A minute nonfunctioningislet cell tumor demonstrating malignant features. J Hepatobiliary Pancreat Surg, 2005, 12(1):84287
14. Tucker ON, Crotty PL, Conlon KC. The management of insulinoma. Br J Surg, 2006, 93:264- 275
15. 赵向前，蔡守旺，刘荣，等．胰岛细胞瘤诊治分析．中国全科医学，2009，12(2)：124-125，134
16. De Herder WW. Biochemistry of neuroendocrine tumours. Best Pract Res Clin Endocrinol Metab, 2007, 21:33- 41
17. Service FJ, O'Brien PC, McMahon MM, et al. C-peptide during the prolonged fast in insulinoma. J Clin Endocrinol Metab, 1993, 76:655-659
18. Fujikura J, Hosoda K, Noguchi M, et al. A case of secretin-responsive insulinoma with low serum C-peptide levels. Endocr J, 2007, 54:113 -121
19. Goldin S.B, Aston J, Wahi MM.Sporadically occurring functional pancreatic endocrine tumors: review of recent literature. Curr Opin Oncol, 2008, 20(1):25-33

第十一章 胰岛素自身免疫综合征

自身免疫性低血糖症(autoimmune hypoglycemia, AIH)又称胰岛素自身免疫综合征(insulin autoimmune syndrome, IAS)。该病是由于血中非外源性胰岛素诱导的高浓度免疫活性胰岛素和高效价胰岛素自身抗体(IAA)或者胰岛素受体抗体所引发的,以反复发作性、严重自发性低血糖为特征的一种罕见疾病。

1970年日本学者Hirata Y首次报道了一例未用过胰岛素的甲亢患者发生严重的低血糖症,患者血中可检出胰岛素抗体。故而自身免疫性低血糖症也被称为Hirata病。随后其他国家也陆续报道同样的病例。1985年我国上海第二医学院附属瑞金医院向大振等人报道了一例毒性弥漫性甲状腺肿患者在甲巯咪唑治疗过程中出现了低血糖昏迷,此为我国文献报道的第一例胰岛素自身免疫综合征。

一、流行病学

胰岛素自身免疫综合征好发于亚裔人种,尤其是日本人群,在日本该病被列为自发性低血糖症的第三大病因,而其他人种少见。Hirata调查1970—1997年间日本244例胰岛素自身免疫综合征患者发现,40岁以上人群多见,发病高峰为60~69岁,且在日本该病无明显的地域分布特征。而同时间段除日本以外的东亚国家及地区仅报道了10例胰岛素自身免疫综合征,其中华人占9例。我国北京协和医院学者总结了1994—2004年间文献报道的40例胰岛素自身免疫综合征(男17例,女23例),患者年龄18~74岁,中位数43岁。而该病在西方国家更为少见,有文献报道至2009年5月非亚裔胰岛素自身免疫综合征患者共58例,患者0.8~84岁,其中42例患者年龄>40岁。其中我国40例患者中除5例文献中未描述可能病因外,其他病例的主要病因为Graves病,占68%(24/35),其中因服用甲巯咪唑诱发的占62%(22/35),有2例合并风湿系统疾病。非亚裔的58例患者中,5.2%(3/58)合并甲亢,34.5%(20/58)合并其他自身免疫性疾病。而日本的244例患者中以服用甲巯咪唑的Graves病患者最为常见,约41%的患者应用了含巯基的药物后发病。笔者临床中曾见2例甲巯咪唑诱发的低血糖患者,一例男性21岁,因低血糖昏迷入院,确诊为甲亢1月,采用甲巯咪唑治疗2周,另一例为女性,18岁,反复发作性低血糖入院,确诊为甲亢1月余,采用甲巯咪唑治疗3周后出现反复发作性低血糖,改用丙硫氧嘧啶治疗仍有低血糖发作。计成等对36例INS研究发现:甲巯咪唑占63.89%(23/36),硫普罗宁占19.44%(7/36),另有5.56%(2/36)为丙硫氧嘧啶。

二、病因及发病机制

胰岛素自身免疫综合征常合并多种自身免疫性疾病,最常见的为Graves病,系统性红斑狼疮等。多项研究显示患者在发病前有服用含巯基的药物史。日本一项样本量为380例胰岛素自身免疫综合征患者的研究显示约50%的患者在发病前有过含巯基的药物服用史,以甲巯咪唑(他巴唑)最多,其次为硫普罗宁、α硫辛酸、卡托普利、谷胱甘肽等。并且显示出亚裔患者常常合并Graves病且应用含巯基药物,而非亚裔患者则更多见于合并风湿或者血液系统疾病。该发现与Lupsa等人的研究相一致。

目前认为含巯基的药物其-SH可与胰岛素分子的二硫键(S-S)相互作用,使内源性胰岛素发生变构,胰岛素分子的免疫原性被改变,暴露其自身抗原,且被特异性主要组织相容性复合物分子识别并触发特异性T细胞克隆增殖,生成胰岛素自身抗体。但也有研究显示应用含巯基药物治疗的无低血糖表现的甲状腺功能亢进的患者血清中可以检测到胰岛素自身抗体,阳性率为1.17%~11.96%,且也有患者在应用含巯基药物前血清中已检测到胰岛素自身抗体,部分患者用药后胰岛素自身抗体转为阴性。这说明即便胰岛素自身抗体阳性也不一定导致胰岛素自身免疫综合征,必须结合临床表现及药物史等具体分析。目前也有不含巯基药物引起胰岛素自身免疫综合征的报道,例如亚胺培南、抗结核药物、类固醇药物及干扰素等。故而服用含巯基药物而引起的胰岛素自身抗体阳性与胰岛素自身免疫性综合征之间的关系及发生机制、非巯基药物与胰岛素自身免疫综合征之间的发病机制尚需进一步探讨。

随着人胰岛素的广泛应用,其分子结构与人体自身分泌的胰岛素完全相同,所以由于注射胰岛素而引起的相关自身抗体显著升高的报道很少见,且注射外源性胰岛素后产生的胰岛素抗体一般为低至中等水平,多数无明显临床意义,产生高低度的胰岛素抗体且引起严重低血糖的患者极少,今年4月国内报道了一例61岁男性患者因注射优泌乐70/30降糖治疗而引起的自身免疫性低血糖症,患者胰岛素水平明显升高且胰岛素自身抗体阳性。考虑人胰岛素注射而产生胰岛素自身抗体的机制是内源性胰岛素与人基因重组胰岛素三维空间构象差异及制剂中高浓度的胰岛素形成高分子量聚合物促进胰岛素抗体的产生。

胰岛素自身抗体为IgG,可分为多克隆型与单克隆型。研究表明在DR1链上的74位氨基酸对决定胰岛素自身抗体的克隆性起重要作用,在多克隆抗体患者DR1链的74位氨基酸为谷氨酸,而单克隆抗体患者为丙氨酸。亚裔人群中胰岛素自身抗体多为多克隆抗体,而非亚裔人群中胰岛素自身抗体多为单克隆型。

胰岛素自身免疫综合征患者血中胰岛素抗体滴度很高,其进食后血糖升高促进胰岛素分泌,胰岛素与胰岛素自身抗体结合,导致胰岛素原及C肽水平升高,胰岛素不能与肝脏及外周组织的胰岛素受体结合,不能发挥其生理作用导致高血糖,甚至糖化血红蛋白也升高,随着胰岛素自身抗体与胰岛素的解离使得胰岛素迅速发挥作用又可造成低血糖,胰岛素与自身抗体的结合和解离不受血糖水平的调控,从而引起高血糖及低血糖并存。也有学者认为胰岛素自身抗体存在有两个结合位点,分别为低亲和性/高容量、高亲和性(K1)/低容量(b1)。胰岛素自身抗体的Scatchard分析表明,低血糖反应严重时,抗体结合位点由高亲和力/低容量转变为低亲和力/高容量状态,而经治疗病情缓解后该抗体结合位点转变为高新合力/低容量。低血糖时其实是胰岛素与抗体的低亲和性/高容量位点结合,此时胰岛素大部分与抗体分离,而高血糖时结合位点为高亲和性/低容量,此时胰岛素与抗体紧密结合,不能发挥正常的生生物学活性。但是关于胰岛素与胰岛素自身抗体的结合与解离是如何调控的或者说胰岛素与其自身抗体结合位点是如何选择的目前还尚未清楚,亟待进一步研究。

三、遗传易感性

胰岛素自身免疫综合征有遗传易感性,与HLA-DR4高度相关,其中DRB1*0406可能为胰岛素自身免疫综合征的主要易感基因。2000年一项对HLA-DR4等位基因流行率的调查显示,DRB1*0406在日本、韩国、中国北方的汉族及满族人群较为常见,而在欧美、太平洋岛屿等地区人群中DRB1*0403更常见。96%(49/51)的日本患者表达HLA-DR4,其中82%(42/51)的多克隆型患者携带DRB1*0406,少数为DRB1*0403及DRB1*0407。2001年报道了一例胰岛素自身免疫综合征的日本患者为单克隆抗体,基因型DRB1*0401。国内关于胰岛素自身免疫综合征HLA基因型方面的报道尚不多见,目前仅有2例病例报告HLA基因型均为DRB1*0406。此基因型的分布或许可以解释胰岛素自身免疫综合征的地域分布,目前关于此的大型流行病学尚缺乏,尤其我国关于此的报道较少。

四、临床表现、诊断及鉴别诊断

胰岛素自身免疫综合征多合并自身免疫性疾病,如Graves病、类风湿性关节炎、特发性血小板减少性紫癜、系统性红斑狼疮等。临床表现为反复空腹或者餐后晚期的低血糖发作,低血糖发作的程度可极为严重,最初出现以交感神经兴奋为主的症状,如多汗、心悸、震颤等,严重者可有精神失常,癫痫样抽搐,甚至昏迷。部分患者在反复低血糖发作的同时可伴有糖耐量受损或糖尿病。

诊断标准:①有典型的自发性低血糖症状;②发作时血糖水平 <2.8mmol/L;③尽管从未接受过胰岛素治疗,但血中存在IAA且活性增高;④放射免疫法测血浆总免疫反应性胰岛素显著增高;⑤偶有糖尿病症状或尿糖;⑥病理组织学上可见到胰岛肥大增生。尤其是第3条为确诊本病的关键。符合上述标准的1~4条即可诊断,尤其是第3条是确诊标准。

辅助检查:血浆总免疫反应性胰岛素(IRI)明显高于正常,发作时更为明显,采用放射免疫法测定总免疫反应性胰岛素可受胰岛素自身抗体的影响,林向阳等用竞争法放射免疫分析测定一例确诊胰岛素自身免疫综合征患者血中胰岛素水平而出现了假阴性结果,胰岛素水平小于5mU/L。C肽浓度也明显升高,但其浓度是要远低于血中高浓度的胰岛素浓度，呈C肽和胰岛素分离的状态。胰岛素抗体阳性，活性增高。

鉴别诊断：

1. 胰岛素瘤　两者临床表现相似且胰岛素水平均升高，胰岛素自身免疫综合征比胰岛素瘤升高更明显，大多大于100mU/L。常用影像学手段进行鉴别，但胰岛素微腺瘤通常并不能通过影像学手段确诊，而胰岛素自身免疫综合征也可有胰岛增生、肥大，其胰腺影像学检查结果可能存在异常，极易误诊。所以胰岛素自身抗体IAA的鉴别成为关键。临床上常用的检测方法并不能区分胰岛素抗体是来源于1型糖尿病、胰岛素自身免疫综合征还是外源性注射胰岛素所诱导形成的。有学者通过噬菌体展示技术可以鉴别以上三种抗体，但目前这种检测技术还不能广泛应用于临床。

2. 糖尿病　糖尿病患者由于胰岛素分泌延迟，也可出现空腹或者餐后的低血糖症状，但患者多有糖尿病家族史，多肥胖或者超重，胰岛素水平不会明显升高。

3. B型胰岛素抵抗综合征　也多伴有自身免疫性疾病，胰岛素受体抗体阳性，胰岛素水平升高。患者也可出现低血糖症状，但是其低血糖前均有高血糖、高胰岛素血症、胰岛素抵抗的表现，且胰岛素受体抗体阳性。

4. 酒精性低血糖、药物性低血糖　均可通过询问病史鉴别。

五、治疗

胰岛素自身免疫综合征的治疗主要包括以下4个方面：①去除诱因（尤其是有明确药物导致的）；②调整饮食，主张少食多餐，进食低碳水化合物，高纤维素的食物；③对症处理（主要是纠正低血糖的治疗，首选口服含糖饮料或者含糖食品，严重者静脉注射50%葡萄糖或者静滴10%葡萄糖）；④药物治疗。部分患者需考虑在采取上述措施后仍反复出现严重低血糖时，可考虑使用激素、α葡萄糖苷酶抑制剂、生长抑素等治疗，甚至有极少数病人需考虑使用血浆置换治疗。对于胰岛素自身免疫综合征合并糖耐量受损或糖尿病的患者，应在其好转后复查糖耐量，以明确糖耐量受损或糖尿病是原发还是伴发表现，以免漏诊或过度治疗。

胰岛素自身免疫综合征多数可自行缓解，预后良好。国内报道多数患者在治疗后1~3月内低血糖症状消失，最长1年缓解。IAA转阴的时间为2周~1年。有研究显示日本与国内及非亚洲人群的治疗方式略有不同，日本无需用药而自行缓解的病例比例明显高于国内及非亚洲人群。中国及非亚洲人群更多应用激素治疗，主要为泼尼松，考虑该原因可能与样本量偏小相关，也有可能是因为非亚洲人群胰岛素自身免疫综合征患者更多的伴有自身免疫性疾病，亦或者是由于国内对该病预后缺乏认识，过度治疗。

胰岛素自身免疫综合征在临床上相对少见，应正确认识该疾病及其预后，对低血糖反复发作的病人尤其是伴有甲亢、服用甲巯咪唑的患者，应及时检测胰岛素及其抗体，避免误诊和不必要的手术。

（王玉环）

参 考 文 献

1. Yukimasa hirata, Msato Tominaga, Jun-ichi ito, Akito Noguch. Spontaneous hypoglycemia with insulin autoimmunity in Graves' Disease. Annals of Internal Medicine, 1974, 81(2): 214-218
2. 向大振，陈家伦，许曼音，等．胰岛素自身免疫综合征——胰岛素自身抗体所致低血糖．中华内分泌代谢杂志，1985，02：24-27
3. Uchigata Y, Hirata Y. Insulinautoimmune syndrome(IAS, Hirata disease). Ann Med Interne, 1999, 150: 245-253
4. 夏维波，顾锋，吴韬，等．胰岛素自身免疫综合征三例并文献复习．中华内科杂志，2006，01：61-62
5. Lupsa, Beatrice C, Angeline Y, et al. Autoimmune forms of hypoglycemia. Medicine, 2009, 88(3): 141-153
6. Uchigata Y, Hirata Y, Iwamoto Y. Drug induced insulin autoimmune syndrome. Diabetes Res Clin Pract, 2009, 83(1): e19-e20
7. 张明臻，于凤美．甲状腺功能亢进患者胰岛素抗体测定的临床意义．临沂医学专科学校学报，2003，25：236-237
8. Goswami R, Jayasuryan N, Jaleel A, et al. Insulin autoantibodies before and after carbimazole therapy in Asian Indian patients with Graves' disease. Diabetes Res ClinPract, 1998, 40: 201-206
9. 焦书文，王保瑞，冯新燕．外源性人胰岛素致自身免疫性低血糖1例分析．山西医科大学学报，2013，04：317-318

10. V Castera, A Dutour Meyer, MC Koeppel, et al. Systemic allergy to human insulin and its rapid and long acting analogs: successful treatment by continuous subcutaneous insulin lispro infusion. Diabetes & Metabolism, 2005, 31(4): 391-400
11. CavacoB, UchigataY, PortoT, et al. Hypoglycaemia due to insulin autoimmune syndrome: report of two cases with characterisation of HLA alleles and insulin autoantibodies. Eur J Endocrinol, 2001, 145(3): 311-316
12. 卜石，杨文英．自身免疫性低血糖症．中国糖尿病杂志，2007，15(1)：60-61
13. Halsall DJ, Mangi M, Soos M, et al. Hypoglycemia due to an insulin binding antibody in a patient with an IgA-kappa myeloma. Clin Endocrinol Metab, 2007, 92(6): 2013-2016
14. Uchigata Y, Hirata Y, Omori Y, et al. Worldwide differences in the incidenceof insulin autoimmune syndrome (Hirata disease) with respect to the evolution of HLA-DR4 alleles. Hum Immunol, 2000, 61: 154-157
15. Murakami M, Mizuide M, Kashima K, et al. Identification of monoclonal insulin autoantibodies in insulin autoimmune syndrome associated with HLA-DRB1*0401. Horm Res, 2001, 54: 49-52
16. 杜建玲，李昌臣，谷玲，等．甲巯咪唑致胰岛素自身免疫综合征一例．中华内科杂志，2001，40(7)：438
17. 傅世华，陈道雄，刘海蔚，等．胰岛素自身免疫综合征一例报告．中华内分泌代谢杂志，2001，17(5)：300
18. 刘纪宁．胰岛素自身免疫综合征．刘新民，主编．实用内分泌学．第3版．北京：人民军医出版社，2004：1538-1539
19. 林向阳，郑景晨，史梅，等．胰岛素自身免疫综合征可导致胰岛素测定假阴性．临床检验杂志，2001，19(5)：294-294Devendra D, Galloway TS, Horton SJ, et al. The use of phage display to distinguish insulin autoantibody (IAA) from insulin antibody (IA) idiotypes. Diabetologia, 2003, 46: 802-809

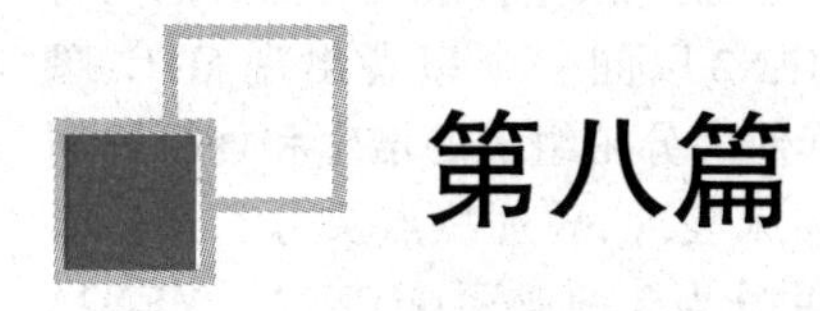

第八篇

多发内分泌腺肿瘤综合征

一、历史和命名

多发内分泌腺肿瘤(multiple endocrine neoplasia, MEN)综合征是一类常染色体显性遗传性疾病,临床表现为同一患者同时或先后出现两个或两个以上的内分泌腺的肿瘤或增生。

1903年,Erdheim首次描述了1例肢端肥大症合并3个甲状旁腺增大的病例(尸检结果)。1953年,Mayo Clinic的Underdahl及其同事报道了8例同时存在垂体、甲状旁腺及胰岛腺瘤的病例,从此开启了MEN综合征的时代。1954年,哥伦比亚大学的Wermer等明确了包括垂体、甲状旁腺及胰岛腺瘤在内的这种综合征为显性遗传性疾病。此后,该综合征先后被称为Wermer综合征、多发内分泌腺瘤病(multiple endocrine adenomatosis)、多发内分泌腺病(multiple endocrine adenopathy)等。1961年,Sipple等报道了1例同时患有嗜铬细胞瘤、甲状腺髓样癌(MTC)及甲状旁腺腺瘤的病例,并且指出嗜铬细胞瘤患者中MTC的发病率显著增加。因此,嗜铬细胞瘤和MTC同时存在又被称为Sipple综合征。1968年,Steiner等采用MEN综合征来描述同时存在的内分泌腺肿瘤,并建议将Wermer综合征命名为MEN综合征1型(MEN 1),将Sipple综合征命名为MEN综合征2型(MEN 2)。

1988年,MEN1的致病基因(MEN1抑癌基因)被定位于11号染色体(11q13)。1993年,MEN2的致病基因(RET原癌基因)被克隆,1998年MEN1基因被克隆。

有关MEN综合征的命名,有三个问题需要澄清:

第一,曾经使用的英文名称adenomatosis(腺瘤病)并不精确,虽然MEN综合征的肿瘤大多数是良性的,但是MTC是恶性的,少数嗜铬细胞瘤也可以是恶性的。因此,用neoplasia(肿瘤)代替adenomatosis是合理的。

第二,MEN综合征的肿瘤不局限于内分泌腺体,内分泌腺外的肿瘤也很常见。1968年Steiner提出MEN术语时,MEN的肿瘤还仅定义为内分泌腺体的肿瘤。1973年,Sizemore等将MEN的范畴扩展到内分泌腺外,如神经瘤。在个别MEN亚型中,内分泌腺外的肿瘤是主要临床表现。

第三,并不是只要2个或2个以上内分泌腺体发生肿瘤就可诊断为MEN综合征。譬如,甲状旁腺腺瘤和甲状腺乳头状癌可同时存在,尽管发生在同一个体,但仍认为这两种内分泌腺肿瘤是不相关的,故不属于MEN综合征。

二、MEN综合征的分类

根据病变的不同组合,可将MEN分为MEN1、MEN2及MEN混合型。MEN1又称Wermer综合征,以甲状旁腺、消化道胰腺及垂体的内分泌肿瘤为特征(表8-1-1)。MEN2以同一个患者出现MTC、嗜铬细胞瘤以及其他内分泌组织的增生和(或)肿瘤为特征。根据临床表现、病理特点及分子遗传学的不同,MEN2可分为3种亚型:MEN2A、MEN2A变异型及MEN2B。MEN2A又称Sipple综合征,以甲状腺髓样癌(MTC)、嗜铬细胞瘤及甲旁亢为特征。MEN2A变异型包括家族性MTC(FMTC)、MEN2A伴皮肤淀粉样苔癣、MEN2A或FMTC伴Hirschsprung病。MEN2B,旧称MEN3型或黏膜神经瘤综合征,以黏膜神经瘤、MTC、嗜铬细胞瘤及类马凡体型为特征(表8-1-2)。MEN混合型包括重叠综合征、家族性的两个或两个以上内分泌腺的肿

表 8-1-1 MEN1 的病变组合及其特征

病变部位	外显率
内分泌器官	
甲状旁腺腺瘤或增生	90%
消化道胰腺	
胃泌素瘤	40%
胰岛素瘤	10%
无功能性腺瘤	20%
其他	2%
垂体	
催乳素瘤	20%
其他	17%
肾上腺	
无功能性皮质腺瘤	20%
嗜铬细胞瘤	<1%
前肠神经内分泌肿瘤	
胃	10%
胸腺	2%
支气管	2%
非内分泌器官	
面部血管纤维瘤	85%
胶原瘤	70%
脂肪瘤	30%
平滑肌瘤	10%
脑膜瘤	5%
室管膜瘤	1%

表 8-1-2　MEN2 的病变组合及其特征

MEN2A	MEN2A 变异型	MEN2B
甲状腺髓样癌(100%)	家族性甲状腺髓样癌(FMTC)	甲状腺髓样癌(100%)
嗜铬细胞瘤(50%)	MEN2A 伴皮肤淀粉样苔藓	嗜铬细胞瘤(50%)
甲状旁腺肿瘤或增生(10%~35%)	MEN2A 或 FMTC 伴 Hirschsprung 病	没有甲状旁腺疾病
		类马凡体型(>95%)
		肠道神经节瘤病和黏膜神经瘤(98%)

瘤。后者包括 von Hippel-Lindau(VHL)病、神经纤维瘤病 1 型(NF-1)、Carney 复合体(CNC)。重叠综合征包括 MEN2 合并胃泌素瘤、MEN2A 合并催乳素瘤、MEN1 合并垂体后叶肿瘤、MEN1 合并嗜铬细胞瘤、MEN1 或 MEN2B 伴结肠腺瘤样息肉等。

三、发病机制及分子遗传学研究进展

早在 1950—1980 年期间,就已经认识到 MEN1、MEN2、VHL 病、NF-1 及 CNC 在家系中以常染色体显性方式遗传。之后,随着分子生物学技术的发展,MEN 综合征各种类型的致病基因陆续被定位和克隆。

1. MEN1　其发病与抑癌基因 *MEN1* 的突变或杂合性缺失有关。该基因定位于第 11 对染色体长臂(11q13)上,全长 9.8kb,包含 10 个外显子,编码一个由 610 个氨基酸组成的 menin 蛋白。该蛋白在几乎所有组织中都有表达,具有抑制肿瘤的作用。

迄今为止,在 MEN1 患者中已发现 400 余种 *MEN1* 基因突变,其中 21% 为无义突变,53% 为插入或缺失突变,7% 是剪切位点突变,19% 是错义突变,大部分突变都造成 menin 的缺乏或失活。由于 *MEN1* 基因突变位点分布广泛,尚未发现存在相对集中的突变类型,也未发现 *MEN1* 中基因型与表现型或肿瘤侵袭性之间存在明确的相关性。另有研究提示,其他未知基因可能通过失活抑癌基因或激活原癌基因而参与 MEN1 肿瘤的发生。此外,有较高比例的散发性甲状旁腺肿瘤、胰腺内分泌肿瘤及类癌亦可存在 *MEN1* 基因突变。

2. MEN2　其发病与 RET 原癌基因的激活突变有关。该基因定位于第 10 对染色体长臂靠近着丝点处(10q12.2),全长 60kb,包含 21 个外显子,编码产物为酪氨酸激酶受体蛋白 RET。RET 在神经嵴起源的许多组织中均有表达,其中包括甲状腺 C 细胞、肾上腺髓质、交感神经和副交感神经、肠道神经节等。它常与胶质细胞源性神经营养因子(GDNF)受体 α(GDNFR-α)偶联形成一个多亚基受体。在正常情况下,当 GDNF 与其受体结合后,才能形成 RET 受体二聚体和发生自身磷酸化,进一步激活下游信号转导通路,参与调控细胞生长和分化。

大约 98% 的 MEN2 患者中存在 RET 基因的种系突变,位于第 10、11、13、14、15 及 16 外显子。这些突变主要是错义突变,可分成两大类:一类影响富含半胱氨酸残基的细胞外结构域,另一类则影响细胞内酪氨酸激酶结构域。与 MEN1 不同,MEN2 中特定突变与临床表型存在高度相关性。在 RET 富含半胱氨酸的细胞外结构域中发生的错义突变(例如,第 10 外显子 609、611、618、620、630 和第 11 外显子 634 密码子的突变)是造成大多数 MEN2A(93%~98%)和 FMTC(80%~96%)的原因,其中第 634 密码子发生任何错义突变的家系总是会出现 MEN2A 或 MEN2A 变异型。这些突变使高度保守的半胱氨酸变成其他氨基酸,从而导致 RET 受体自发形成二聚体,引起受体中酪氨酸残基的自身磷酸化,并激活下游信号转导通路。另一方面,多数 MEN2B 与 RET 细胞内酪氨酸激酶结构域的突变有关。在超过 95% 的 MEN2B 患者中,第 16 外显子第 918 位密码子存在错义突变,该突变使蛋氨酸变成苏氨酸,导致在没有 RET 受体二聚体形成的情况下发生酪氨酸残基的自身磷酸化,从而激活下游信号转导通路。此外,3%~5% 的 FMTC 家系中没有发现上述结构域的任何点突变。在少数 FMTC 家系中,已发现密码子 768、790、791、804 及 891 的突变。

RET 基因突变激活 RET 受体的固有活性,促使 RET 酪氨酸激酶的活化,细胞内下游信号转导通路的激活启动了一系列级联反应,使细胞过度增殖,进而形成肿瘤。因此,RET 受体的激活是 MEN2 发病的关键环节。

四、病理学特点

各种肿瘤的形成都经历从增生到腺瘤的过程,部分甚至发展为癌,增生的细胞可以来源于多个不同的克隆,多中心起源。

在 MEN1 中,甲状旁腺是最常见的病变部位,通常 4 个甲状旁腺均受累,早期多为增生,诊断较晚者可为腺瘤或腺瘤样增生，几乎不会进展为甲状旁腺癌。消化道胰腺内分泌肿瘤是第二常见的病变部位，常为多发性腺瘤或腺癌，极少数为增生。垂体瘤也是常见的病变组分，大多数是单个腺瘤，仅少数为增生。

在MEN2中，MTC是最常见和最早出现的病变，起源于甲状腺的滤泡旁细胞（或称C细胞）。病理学上最早为C细胞局灶性增生，继之发展为结节性增生，随后转变为显微镜下可见的髓样癌，最后形成肉眼可见的髓样癌。C细胞生长穿透滤泡基底膜是界定增生向癌转化的组织学变化。其主要特征为双侧性和多中心肿瘤。嗜铬细胞瘤也是MEN2的重要组分，其组织学演变过程类似MTC，首先为局灶性增生，继之发展为弥漫性增生和嗜铬细胞瘤。甲状旁腺的病变相对较轻，其组织学演变过程类似MTC和嗜铬细胞瘤，即在甲状旁腺细胞增生的基础上形成腺瘤。

五、临床表现——与散发性内分泌腺肿瘤的异同点

（一）MEN-1

MEN-1中各种内分泌和非内分泌肿瘤所引发的临床表现和散发的相应肿瘤大致相似，但同时又具有各自的特点。

1. 甲旁亢　首先，MEN1的甲旁亢较散发性甲旁亢发病年龄早（25岁 *vs* 55岁），且没有性别差异（男女比例1∶1 *vs* 3∶1）。第二，两者的甲状旁腺病理学不同。对MEN1患者进行甲状旁腺探查时发现多个甲状旁腺增大，而且其增大的程度极其不均匀。散发性病例通常为单个的甲状旁腺瘤。第三，两者甲状旁腺手术后的结局不同。MEN1患者首次手术中要探查每一个甲状旁腺，这会导致术后甲状旁腺功能减退症发生率增加。成功进行甲状旁腺次全切手术的MEN1患者，在术后随访10年中，约一半的患者甲旁亢会复发。散发性甲旁亢患者术后复发很罕见。第四，MEN1的甲旁亢几乎不会进展为甲状旁腺癌。

2. 肠道和胰岛细胞肿瘤　肠道和胰岛细胞的增生、腺瘤或腺癌是MEN1第二常见的表现，约30%~80%患者可有这一类肿瘤。这些肿瘤常包含多种类型的增生细胞，大多数细胞通过分泌激素引发临床症状，且细胞有恶变致肿瘤转移的可能性。尽管肿瘤可分泌多种激素，但患者一般仅表现出一种激素异常分泌的症状。

胃泌素瘤：MEN1中有胃泌素瘤者均同时伴有甲旁亢，该肿瘤是MEN1的主要死亡原因。MEN1的胃泌素瘤的特征为：①发病年龄较散发性者早，平均提早十年；②肿瘤呈多发性，常位于十二指肠黏膜下层的小结节（<1cm），而在胰腺中则较少见。

胰岛素瘤和其他肠道神经内分泌细胞肿瘤：临床特征与散发性者相似。

3. 垂体瘤　见于约1/3的MEN1患者。大多数是单个腺瘤，仅少数为增生。多为催乳素瘤（60%）或无功能瘤（25%），而较少见的为生长激素瘤（15%）或促肾上腺皮质激素（ACTH）瘤（5%）。临床表现与散发性者相似，取决于垂体瘤的大小及其分泌功能。

4. 类癌　见于约14%的MEN1患者。与散发性者不同，MEN1相关的类癌主要起源于前肠器官，如胸腺、支气管、胃、胰腺、十二指肠等。其中胸腺类癌多见于男性，而支气管类癌多见于女性。MEN1类癌的平均发现年龄是45岁，晚于MEN1的其他肿瘤。

5. 肾上腺皮质肿瘤　"意外瘤"在MEN1中可高达40%。大多数为无功能性腺瘤，极少数为功能性腺瘤，可引起皮质醇增多症、原发性醛固酮增多症或嗜铬细胞瘤的临床表现。此外，尚可见弥漫性或结节性增生，腺癌少见。

（二）MEN2

在MEN2中，MEN2A最多见（占80%以上），而MEN2B很少见（约占5%）。两者均有甲状腺髓样癌（MTC）和嗜铬细胞瘤。MEN2A还可有甲旁亢，但没有多发性黏膜神经瘤。MEN2B没有甲旁亢，但大多有黏膜神经瘤等其他组织发育异常。MEN2A变异型有三个类型，包括MEN2A伴皮肤淀粉样苔癣，FMTC，MEN2A或FMTC伴Hirschsprung病。

MEN2A的临床特征为MTC、单侧或双侧嗜铬细胞瘤（>50%）以及甲状旁腺增生或腺瘤所致的原发性甲旁亢。MEN2B是MEN2中最具侵袭性的类型，其临床特征包括疾病表型更早出现（通常比MEN2A早十年），更具侵袭性的MTC，嗜铬细胞瘤（40%~50%），多发性神经瘤和（或）胃肠道黏膜神经节瘤病（约40%），但一般没有甲旁亢。胃肠道黏膜神经节瘤病可导致腹胀、巨结肠、便秘或腹泻。在MEN2B患者中，还可出现身材发育异常，例如类马凡体型、上部量/下部量比值降低、指（趾）骨细长、漏斗胸、脊柱后侧凸或脊柱前凸、髋内翻、关节松弛等。MEN2B患者的合并症和死亡率均高于MEN2A。

1. 甲状腺髓样癌　是大多数 MEN2 最早出现的临床表现，并见于所有的 MEN2 患者中。常于儿童期发生，其主要特征为双侧性和多中心肿瘤。当肿瘤直径 >1cm 时，大多数(>80%)会发生局部淋巴结的转移，而仅有 C 细胞增生者则罕见淋巴结转移。尚可经血行转移至远处部位，最常见者为肝、肺及骨骼，成为 MEN2 患者死亡的主要原因。

FMTC 指在同一家系中至少出现 4 个 MTC 患者，MTC 是 FMTC 唯一的临床表现。与 MEN2A 和 MEN2B 相比，其临床经过和预后相对较好。

2. 嗜铬细胞瘤　MEN2 中 50% 以上有嗜铬细胞瘤。其主要特征如下：①肿瘤多位于肾上腺，肾上腺外极罕见；②肿瘤常为双侧和多发性，且瘤外肾上腺髓质可见增生；③大多为良性，恶性嗜铬细胞瘤罕见。

3. 甲旁亢　MEN2A 患者 10%~35% 有甲旁亢，但甲状旁腺组织学异常约占 50%，其中 85% 为增生，15% 为腺瘤。其临床表现与一般的甲旁亢相似，但病情大多比较轻，肾损害和骨病较 MEN1 少见。MEN2B 中甲旁亢相对罕见。

4. 多发性黏膜神经瘤　是 MEN2B 的主要特征，且常为首发临床表现。在婴儿期即可出现，好发部位主要为舌尖和口唇，也多见于眼结膜下和全胃肠道黏膜。角膜神经受累可由裂隙灯检查发现。颈部或腹部手术时也常可发现神经肥大增粗。胃肠道神经节神经瘤可引起梗阻、结肠扩张或伴有腹泻的儿童期急腹痛样综合征。婴儿期可因咽部神经肌肉发育不良而引起吮乳和吞咽困难。与神经瘤同时出现的其他特征还包括类马凡体型等。

六、MEN 综合征的诊断和筛查

(一) 临床诊断要点

1. MEN1 诊断要点　①甲旁亢，多为 4 个甲状旁腺同时受累；②胰腺内分泌肿瘤；③垂体瘤；④可伴有或不伴有其他肿瘤；⑤常染色体显性遗传家族史。

2. MEN2A 的诊断要点　① MTC；②嗜铬细胞瘤；③甲旁亢，多为 4 个甲状旁腺增生；④常染色体显性遗传史。

3. MEN2B 的诊断要点　①多发性黏膜神经瘤的表型特征；② MTC；③嗜铬细胞瘤；④常染色体显性遗传史。

(二) 临床诊断中需考虑的问题

1. MEN 综合征的各种肿瘤不是同时发生的，当临床上只发现其中一种肿瘤时，易误诊为散发性内分泌腺肿瘤，加上部分肿瘤为无功能性，故本病的诊断相对比较困难。

2. 家族史是诊断的关键。通常家族中至少还有另一个成员患有与患者相同的疾病，即 MEN1 主要相关肿瘤中的两种，或家族一级亲属中有三人患有 MEN1 主要相关肿瘤中的一种，可以诊断 MEN1。

3. 无家族史者，应重视对其他肿瘤的追踪观察。

4. 遗传学检查可以确诊，应进行 *MEN1* 和 *RET* 基因的遗传学筛查。

(三) MEN 综合征的筛查

早期诊断和治疗可以减少并发症和死亡率，故对 MEN 患者的亲属和已有某个临床表型的可疑 MEN 患者应进行筛查。通过种系突变基因检测、致病基因附近的 DNA 单倍型检测及肿瘤性状监测可以发现携带者。

MEN1 基因种系突变分析可发现或排除大多数 MEN1 的携带者。MTC 是 MEN2 综合征最早的临床表现，早年即有转移倾向，也是导致合并症和死亡的主要原因，早期识别 *RET* 原癌基因的种系突变，有助于降低 MEN2 患者的合并症和死亡率。对年轻起病的 MTC 患者和(或)伴有甲状腺 C 细胞增生者应进行 *RET* 原癌基因筛查，早期识别突变基因的携带者使得这类个体有可能在肿瘤出现前通过预防性甲状腺切除术达到预防或治愈 MTC。

七、MEN 综合征的治疗及应考虑的问题

(一) MEN1

肿瘤的多样性是 MEN1 的主要特征，表现为一个组织中出现多个肿瘤以及多个组织发生多种肿瘤。即使在次全切除术后，还会常常呈现复发的特征。尽管如此，MEN1 相关的肿瘤通常还是需要手术治疗。对大多数这类肿瘤而言，最初的手术不是根治性治疗，而且患者一生中常需要多次的手术操作及两个或两个以上内分泌腺的手术。因此，处理这类患者需要确立明确的目标，而非每次发现一个肿瘤就随便地建议手术。

1. 甲旁亢　手术治疗的时机和方式目前仍有争议。有严重高血钙(>3.0mmol/L)、骨病或肾结石者肯定是手术的适应证。轻症甲旁亢伴有胃泌素瘤者也有手术指征，因为血清钙恢复正常可能随之出现血清胃泌素和胃酸分泌的降低，但也有学者持反对意见，理由是针对胃酸分泌过多的药物治疗具有良好的疗效，而且甲状旁腺切除术并不能阻止或

延缓胃泌素瘤的进展。在不具备上述适应证的患者中，有关甲状旁腺探查的必要性仍有争议，对于无症状性的MEN1甲旁亢患者，随访观察可能是适当的。关于手术方式的选择，目前倾向于行甲状旁腺全切除术，并且将自体甲状旁腺移植于前臂肌肉中。若出现复发而需再次手术时，可在局麻下切除移植组织，并摸索组织切除量以使血清钙水平恢复到正常。次选的手术方式为切除3个到3个半甲状旁腺，仔细标记残留组织的位置，以便这些残留组织在今后的手术中能够容易得到定位。

2. 胰腺内分泌肿瘤　MEN1中胰腺内分泌肿瘤的两个特征使其治疗变得复杂。首先，胰腺内分泌肿瘤为多中心性，恶性机会约占1/3，并导致10%~20%的患者死亡。其次，为了防止恶变而切除所有胰岛可导致糖尿病，从而导致严重的慢性糖尿病并发症。这些特征使制定明确的治疗指南变得困难，但某些普遍性观点似乎是有充分根据的。第一，产生胰岛素、胰高血糖素、血管活性肠肽（VIP）、生长激素释放激素（GHRH）或促肾上腺皮质激素释放激素（CRH）的胰腺内分泌肿瘤应予切除，因为药物治疗通常无效。第二，产生胃泌素的胰腺内分泌肿瘤常为多中心性。近期的经验提示，MEN1中多数Zollinger-Ellison综合征由十二指肠壁肿瘤所致，且切除这些肿瘤可提高治愈率。组织胺H_2受体拮抗剂和质子泵抑制剂治疗在多中心性肿瘤或伴有肝转移的患者中为控制溃疡病提供了手术以外的另一种选择。第三，在恶性胰腺内分泌肿瘤发病风险高的家系中，早年施行全胰腺切除术对防止恶变可能是合理的。

由于胰腺内分泌肿瘤的体积小且为多发性，所以手术是否能提高生存率仍存在争议。一项回顾性研究提示，手术治疗MEN1相关的胰腺内分泌肿瘤（<2cm）并不优于保守治疗。然而，其他队列研究提示，早期发现并手术治疗可使MEN1相关的胰腺内分泌肿瘤患者获益。此外，手术前应该对胃泌素瘤、类癌和其他肿瘤的共存情况以及是否出现转移进行评估。

3. 垂体瘤　治疗原则与散发性患者相同。催乳素瘤首选多巴胺能激动剂溴隐亭治疗，药物治疗无效或不能耐受者可行经蝶径路肿瘤切除术，术后可加放疗。生长激素瘤和ACTH瘤首选经蝶手术，术后结合放疗，药物治疗仅用于术前准备、术后复发或不能接受手术治疗者。

4. 其他肿瘤　随着胰腺内分泌肿瘤和垂体瘤治疗的改进，已使MEN1患者的预后得到改善。因此，现在能够见到其他肿瘤如类癌综合征的几率增加。类癌需手术切除，而脂肪瘤通常不必治疗。

（二）MEN2

1. 嗜铬细胞瘤　在所有MEN2患者中，嗜铬细胞瘤切除必须在其他手术之前完成。术前准备同散发性者，术前和术中应使用α和β肾上腺素能受体阻滞剂。由于肿瘤多为双侧性，过去多主张行双侧肾上腺全切除，术中和术后必须补充糖皮质激素和盐皮质激素。随着影像学技术和微创外科技术的发展，更多医生选择外侧手术径路或腹腔镜下切除有病变的肾上腺，对单侧肿瘤者尤为合适。术后要终生随访。此外，另一种可供选择的方法是切除嗜铬细胞瘤和肾上腺髓质，而保留肾上腺皮质。这种处理方法虽然有嗜铬细胞瘤复发的风险，但却可避免需要终身性的类固醇激素替代治疗。

2. 甲状腺髓样癌　无论MEN2A还是MEN2B患者，都建议手术治疗。由于病变为双侧性和多发性，且常有局部淋巴结转移，故应做甲状腺全切除，术后给予甲状腺激素替代治疗。理想的状况是在可能进展为恶性的年龄之前进行手术。目前把遗传性MTC分成三种不同的危险类别，即极高危组、高危组及中危组。极高危组包括*MEN2B*和*RET*基因883、918或922密码子突变的患者。这些患儿在1岁以内即可出现MTC转移，故推荐在出生后6个月内进行甲状腺全切除术和中央区域淋巴结清扫。高危组包括RET基因第609、611、618、620或634密码子突变的患者。在5岁前，应进行甲状腺全切除术，至于是否需要进行中央区域淋巴结清扫术，目前意见尚不一致，但多数医生在首次手术时同时进行了此项处理。中危组包括RET基因第768、790、791、804或891密码子突变的患者。其MTC侵袭性较小，淋巴结转移和MTC相关的死亡不常见。关于这些患者进行甲状腺全切除术的年龄尚未达成共识，但一致的观点是，如果这些患者没有进行早期甲状腺切除术，就应该密切随访。放疗和化疗对MTC的疗效较差。在有颈部广泛局部转移病变的患者中，外放射可防止局部复发或缩小肿瘤体积，但并非根治性方法。应用阿霉素、长春新碱、环磷酰胺及达卡巴嗪联合的化疗可作为姑息性治疗方法。所有遗传性MTC患者在术前都应该常规进行检查以确定嗜铬细胞瘤是否存在，并且在甲状腺手术前应该先行嗜铬细胞瘤切除术。

3. 甲旁亢　早期患者常无临床症状和生化异常，故在甲状腺手术时应常规探查甲状旁腺。如外观异常或可疑者，应做冰冻切片。当证实有增生或腺瘤时，可行手术切除。通常的手术方式是切除3个半的腺体，并将剩余的半个腺体保留在颈部。对于甲旁亢表现突出（几乎总是与RET密码子634突变关联）和常有复发的家系，倾向于行甲状旁腺全切除，并将自体甲状旁腺移植于前臂肌肉中。虽然复发不常见，但术后需常规进行随访。

4. 黏膜神经瘤 神经瘤一般不会癌变。对于面部神经瘤，主要的处理方式是整形和美容手术。神经瘤引起的肠憩室和巨结肠可行手术切除，其他胃肠道病变则仅需对症治疗。

5. 以逆转RET激活为基础的治疗 许多酪氨酸激酶抑制剂，特别是那些以血管内皮生长因子受体家族为靶向者，可抑制RET原癌基因的磷酸化。其中主要有三个抑制剂，凡德他尼（vandetanib）、多吉美（sorafenib）及AMG706。临床试验显示，在MEN2相关的MTC患者中，凡德他尼治疗可使近20%患者出现肿瘤消退的迹象。另外两种抑制剂XL184和AG-013736也已初步显现出治疗效果。

（洪天配）

参考文献

1. Piecha G, Chudek J, Wiecek A. Multiple endocrine neoplasia type 1. Eur J Intern Med, 2008, 19: 99-103
2. Marini F, Falchetti A, Del Monte F, et al. Multiple endocrine neoplasia type 2. Orphanet J Rare Dis, 2006, 1: 45
3. Brandi ML, Gagel RF, Angeli A, et al. Guidelines for diagnosis and therapy of MEN type 1 and type 2. J Clin Endocrinol Metab, 2001, 86: 5658-5671
4. Lips CJ, Landsvater RM, Hoppener JW, et al. Clinical screening as compared with DNA analysis in families with multiple endocrine neoplasia type 2A. N Engl J Med, 1994, 331: 828-835
5. Mulligan LM, Kwok JB, Healey CS, et al. Germline mutations of the RET proto-oncogene in multiple endocrine neoplasia type 2A. Nature, 1993, 363: 458-460
6. Dumitrescu CE, Collins MT. McCune-Albright syndrome. Orphanet J Rare Dis, 2008, 3: 12
7. Gagel RF, Marx SJ. Multiple endocrine neoplasia. In: Kronenberg HM, Melmed S, Polonsky KS, Larsen PR, eds. Williams Textbook of Endocrinology. 11th ed. Philadelphia: Saunders, 2008. 1705-1746
8. 洪天配．多发性内分泌腺病．王海燕．内科学．北京：北京大学医学出版社，2005. 1065-1073

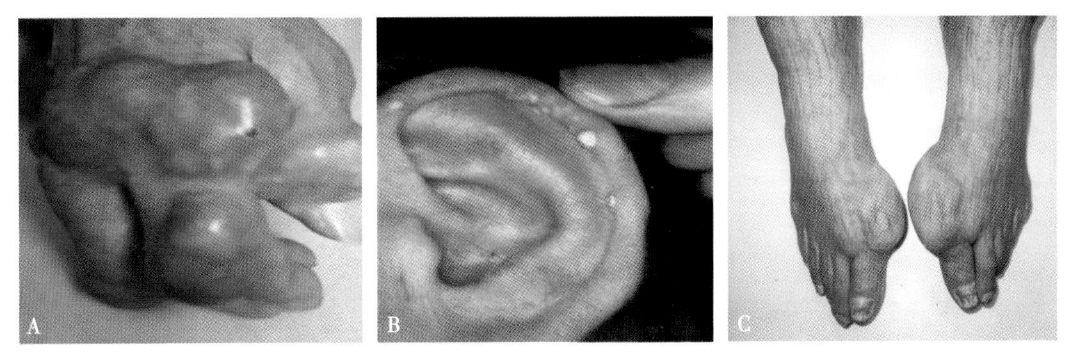

彩图 7-8-5　发生在耳轮和四肢关节处的痛风石

A. 掌指关节痛风石；B. 耳廓痛风石；C. 第一跖趾关节痛风石

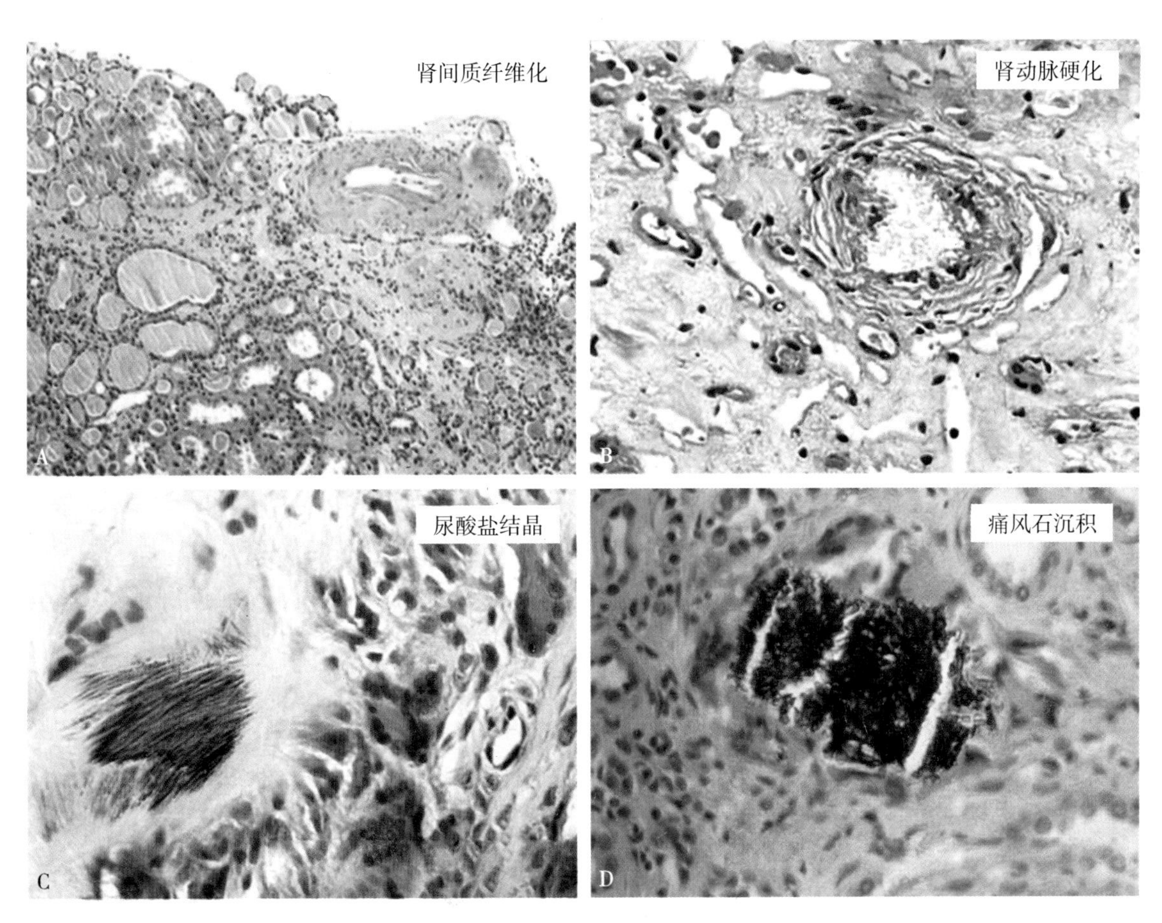

彩图 7-8-7　痛风导致的肾脏病理学改变

A. 痛风性肾病导致的肾间质纤维化；B. 肾动脉硬化；C. 镜下呈双折光的针状尿酸盐结晶；D. 痛风石